Aconselhamento
em Dependência Química

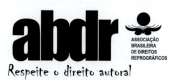

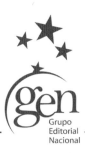

O GEN | Grupo Editorial Nacional – maior plataforma editorial brasileira no segmento científico, técnico e profissional – publica conteúdos nas áreas de ciências da saúde, exatas, humanas, jurídicas e sociais aplicadas, além de prover serviços direcionados à educação continuada e à preparação para concursos.

As editoras que integram o GEN, das mais respeitadas no mercado editorial, construíram catálogos inigualáveis, com obras decisivas para a formação acadêmica e o aperfeiçoamento de várias gerações de profissionais e estudantes, tendo se tornado sinônimo de qualidade e seriedade.

A missão do GEN e dos núcleos de conteúdo que o compõem é prover a melhor informação científica e distribuí-la de maneira flexível e conveniente, a preços justos, gerando benefícios e servindo a autores, docentes, livreiros, funcionários, colaboradores e acionistas.

Nosso comportamento ético incondicional e nossa responsabilidade social e ambiental são reforçados pela natureza educacional de nossa atividade e dão sustentabilidade ao crescimento contínuo e à rentabilidade do grupo.

Aconselhamento em Dependência Química

Terceira edição

Organizadores

Neliana Buzi Figlie

Psicóloga. Especialista em Dependência Química, Mestre em Saúde Mental e Doutora em Ciências pela Universidade Federal de São Paulo (Unifesp). Professora Afiliada, Modalidade: Ensino/Assistencial da Escola Paulista de Medicina. Associada ao MINT (Motivational Interviewing Network of Trainers), com formação em Entrevista Motivacional pela University of New Mexico – Center on Alcoholism, Substance Abuse and Addictions (CASAA). www.nelianafiglie.com.br

Selma Bordin

Psicóloga. Especialista em Dependência Química pela Unifesp. Psicóloga Sênior no Centro de Medicina Preventiva do Hospital Israelita Albert Einstein. Coach em Bem-estar.

Ronaldo Laranjeira

Professor Titular de Psiquiatria da Unifesp. Coordenador do Instituto Nacional de Ciência e Tecnologia para Políticas Públicas do Álcool e Outras Drogas (INPAD) do Centro Nacional de Desenvolvimento Científico e Tecnológico (CNPq).

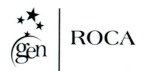

■ Os autores deste livro e a Editora Roca empenharam seus melhores esforços para assegurar que as informações e os procedimentos apresentados no texto estejam em acordo com os padrões aceitos à época da publicação, *e todos os dados foram atualizados pelos autores até a data da entrega dos originais à editora.* Entretanto, tendo em conta a evolução das ciências da saúde, as mudanças regulamentares governamentais e o constante fluxo de novas informações sobre terapêutica medicamentosa e reações adversas a fármacos, recomendamos enfaticamente que os leitores consultem sempre outras fontes fidedignas, de modo a se certificarem de que as informações contidas neste livro estão corretas e de que não houve alterações nas dosagens recomendadas ou na legislação regulamentadora.

■ Os autores e a editora se empenharam para citar adequadamente e dar o devido crédito a todos os detentores de direitos autorais de qualquer material utilizado neste livro, dispondo-se a possíveis acertos posteriores caso, inadvertida e involuntariamente, a identificação de algum deles tenha sido omitida.

■ Direitos exclusivos para a língua portuguesa
Copyright © 2015 by **EDITORA GUANABARA KOOGAN LTDA.**
Publicado pela Editora Roca, um selo integrante do GEN | Grupo Editorial Nacional
Travessa do Ouvidor, 11
Rio de Janeiro – RJ – CEP 20040-040
Tels.: (21) 3543-0770/(11) 5080-0770 | Fax: (21) 3543-0896
www.grupogen.com.br | editorial.saude@grupogen.com.br

■ Reservados todos os direitos. É proibida a duplicação ou reprodução deste volume, no todo ou em parte, em quaisquer formas ou por quaisquer meios (eletrônico, mecânico, gravação, fotocópia, distribuição pela internet ou outros), sem permissão, por escrito, da Editora Guanabara Koogan Ltda.

■ Capa: Bruno Sales
■ Imagem da capa: Nikom Tuytit
■ Editoração eletrônica: R.O. Moura

■ Ficha catalográfica

F483a
3. ed.

Figlie, Neliana Buzi
 Aconselhamento em dependência química / Neliana Buzi Figlie, Selma Bordin, Ronaldo Laranjeira. - 3. ed. - [Reimpr.]. - São Paulo: Roca, 2018.
 554 p. : il. ; 24 cm.

Inclui bibliografia e índice
ISBN 978-85-277-2695-5

1. Toxicomania. I. Bordin, Selma. II. Laranjeira, Ronaldo. III. Título.

14-18541   CDD: 616.86
             CDU: 616.89-008.441.3

Colaboradores

Alessandra Diehl
Psiquiatra. Colaboradora da Uniad/Unifesp. Especialista em Dependência Química pela Unifesp e em Sexualidade Humana pela Universidade de São Paulo (USP). Mestre em Saúde Coletiva pela Unifesp. Doutoranda do Departamento de Psiquiatria da Unifesp.

Ana Carolina Schmidt
Psicóloga. Professora e Orientadora na Pós-graduação Lato Sensu em Saúde Mental para Equipes Multiprofissionais da Universidade Paulista (Unip). Pesquisadora da Uniad/Unifesp. Especialista em Dependência Química pela Uniad/Unifesp.

Ana Maria M. Serra
Psicóloga. Diretora Clínica e Pedagógica e Fundadora do Instituto de Terapia Cognitiva (ITC). Presidente Fundadora e Presidente Honorária da Associação Brasileira de Psicoterapia Cognitiva (ABPC). Especialista em Psicologia Clínica pelo Conselho Regional de Psicologia (CRP). Mestre EdM pela Universidade de Ilinóis. Especialista em Terapia Cognitivo-comportamental e Doutora em Psicologia pelo Institute of Psychiatry da Universidade de Londres.

Andrezza Fontes
Psicóloga. Especialista em Dependência Química e Mestre em Ciências pelo Departamento de Psiquiatria da Unifesp.

Beatriz Silva Ferreira
Mediadora. Terapeuta de Casal e Família. Especialista em Dependência Química pela Unifesp. Coordenadora de Grupos do Amor-Exigente.

Camila Garcia de Grandi
Psicóloga. Especialista em Psicologia pela Pontifícia Universidade Católica de São Paulo (PUC-SP). Especialista em Dependência Química pela Uniad/Unifesp. Mestre em Ciências pelo Departamento de Psiquiatria e Psicologia Médica da Unifesp.

Carmita H. N. Abdo
Médica Psiquiatra e Psicoterapeuta. Especialista em Psiquiatria pela Associação Brasileira de Psiquiatria (ABP). Doutora e Livre-docente em Psiquiatria pela USP. Professora Associada do Departamento de Psiquiatria da USP. Coordenadora e Docente da disciplina Medicina Sexual da Graduação em Medicina da USP. Coordenadora e Docente da disciplina Aspectos da Sexualidade Humana da Pós-graduação em Psiquiatria da USP. Coordenadora e Docente do curso de Especialização em Sexualidade Humana da USP.

Celina Andrade Pereira
Psicóloga. Especialista em Promoção de Saúde e Prevenção de Álcool, Tabaco e Outras Drogas e em Dependência Química pela Unifesp. Mestre em Ciências pelo Departamento de Psiquiatria da USP.

Clarissa Bastos Frota Figueiredo
Médica pela Universidade Federal de Sergipe (UFS). Psiquiatra pela Santa Casa de Misericórdia de São Paulo. Especialista em Dependência Química pela Uniad (Unifesp).

Cláudio Jerônimo da Silva
Médico Psiquiatra. Professor de Pós-graduação Lato Sensu e Diretor de Ensino da Uniad/Unifesp. Especialista em Dependência Química. Doutor em Ciências pelo Departamento de Psiquiatria da Unifesp.

Cynthia Wolle
Psicóloga no Hospital Infantil Darcy Vargas. Especialista em Dependência Química pela Unifesp e em Psicologia Clínica e Teoria Psicanalítica pela PUC-SP. Mestre em Ciências pelo Departamento de Psiquiatria e Psicologia Médica da Unifesp.

Daniel Cruz Cordeiro
Psiquiatra. Especialista em Dependência Química pela Uniad/Unifesp. Mestre em Psiquiatria pela Universidade de Londres/King's College.

Daniel Tornaim Spritzer
Médico Psiquiatra. Professor Colaborador do Módulo de Dependência de Tecnologia do Programa de Residência Médica do Hospital Psiquiátrico São Pedro. Especialista em Psiquiatria da Infância e da Adolescência pelo Serviço de Psiquiatria da Infância e da Adolescência do Hospital de Clínicas de Porto Alegre. Mestre em Psiquiatria pela Universidade Federal do Rio Grande do Sul (UFRGS).

Denise Getúlio de Melo
Psicóloga Clínica e Institucional. Pós-graduada em Psicanálise pelo Centro de Estudos Psicoanalíticos (CEP). Especialista em Dependência Química pela Uniad/Unifesp.

Denise Leite Vieira
Psicóloga. Terapeuta Sexual pelo Centro de Sexologia de Brasília (Cesex). Aluna da Especialização em Terapias Cognitivas pelo Ambulatório de Bulimia e Transtornos Alimentares do Instituto de Psiquiatria (Ambulim/IPq) do Hospital das Clínicas da USP e da Especialização em Sexologia Clínica pela Escola Bahiana de Medicina e Saúde Pública. Mestre em Clinical and Public Health Aspects of Addiction pela Universidade de Londres. Doutora em Ciências pelo Departamento de Psiquiatria e Psicologia Médica da Unifesp.

Edilaine Moraes
Psicóloga. Professora e Coordenadora dos cursos de Aconselhamento em Dependência Química a Distância e Terapia Cognitivo-comportamental aplicada ao Tratamento da Dependência Química a Distância da Uniad/Unifesp. Especialista em Dependência Química e em Economia e Gestão em Saúde pela Unifesp. Doutora em Ciências da Saúde e Pós-doutora em Psiquiatria e Psicologia Médica pela Unifesp.

Elisa Chalem
Psicóloga. Especialista em Psicologia Hospitalar pelo Conselho Federal de Psicologia (CFP). Mestre e Doutoranda em Ciências da Saúde pelo Departamento de Psiquiatria da Unifesp.

Flavia Serebrenic Jungerman
Psicóloga. Professora Colaboradora do IPq do Hospital das Clínicas da USP. Mestre em Dependência Química pela Universidade de Londres. Doutora em Dependência Química pela Unifesp.

Geraldo Mendes de Campos
Psicólogo. Professor da disciplina de Psicologia Cognitiva do departamento de Ciências Humanas da Unip. Especialista em Dependência Química pela Uniad/Unifesp.

Hamer Nastasy Palhares Alves
Médico Psiquiatra. Professor do curso de Especialização em Dependência Química (Modalidade Virtual) da Uniad/Unifesp. Especialista em Dependências pela Uniad/Unifesp. Doutor em Ciênicas pela Unifesp.

Henrique Moura Leite Bottura
Médico Psiquiatra. Professor Convidado da disciplina Psicologia Médica da USP. Coordenador de Ensino do Ambulatório do Jogo Patológico e Outros Transtornos do Impulso do IPq/USP. Especialista em Psiquiatria pela ABP. Mestre em Pedagogia da Motricidade Humana pela Universidade Estadual Paulista (Unesp).

Hermano Tavares
Médico Psiquiatra. Professor Associado II do Departamento de Psiquiatria da USP. Livre-docente em Psiquiatria pela USP.

Ísis Marafanti
Médica Legista do Instituto Médico Legal de São Paulo. Residente de Psiquiatria na ISCMSP.

José Carlos F. Galduróz
Médico Psiquiatra. Professor Adjunto do Departamento de Psicobiologia da Unifesp. Doutor em Ciências pela Unifesp.

Karen P. Del Rio Szupszynski
Psicóloga. Professora Adjunta do curso de Psicologia da Universidade Federal da Grande Dourados (UFGD). Professora da disciplina Psicoterapia

Cognitiva/Processos Biológicos Básicos/Estágio Supervisionado em Psicoterapia Cognitiva da UFGD. Mestre em Psicologia Clínica pela PUC-RS. Doutora em Psicologia pela PUC-RS.

Laura Fracasso

Psicóloga Clínica. Membro do Conselho Nacional de Políticas sobre Drogas (Conad) e Consultora Técnica da Secretaria Nacional de Políticas sobre Drogas (Senad) na Abordagem Comunidades Terapêuticas. Especialista em Dependência Química pela Uniad/Unifesp. Professora da Federação Brasileira de Comunidades Terapêuticas (Febract).

Lilian Ribeiro Caldas Ratto

Médica Psiquiatra. Médica-assistente do Centro Hospitalar do Sistema Penitenciário. Mestre em Medicina e Doutora em Ciências pelo Departamento de Medicina Preventiva da USP. Coordenadora da Unidade de Álcool e Drogas do Centro de Atenção Integrada à Saúde Mental (CAISM) da Irmandade da Santa Casa de Misericórdia de São Paulo (ISCMSP). Professora-assistente da Faculdade de Ciências Médicas da Santa Casa de São Paulo (FCMSCSP).

Lívia Pires Guimarães

Psicóloga. Professora Colaboradora e Coordenadora Pedagógica da Disciplina de Intervenção Breve e Entrevista Motivacional do Centro de Referência Regional em Álcool e outras Drogas da Universidade Federal de Minas Gerais (UFMG). Especialista em Criminologia pela PUC Minas. Especialista em Gestão Pública em Organizações de Saúde pela Universidade Federal de Juiz de Fora (UFJF). Especialista em Dependência Química pela Unifesp. Mestre em Educação, Cultura e Organizações Sociais pela Fundação Educacional de Divinópolis da Universidade do Estado de Minas Gerais (Funedi/UEMG).

Luca Santoro Gomes

Terapeuta, Professor e Supervisor Técnico. Especialista em Dependência Química pela Unifesp. Diploma Msc (Mestre em Ciências) em Adult Psychodynamic Counselling Course pela Universidade de Londres.

Luís André P. G. Castro

Médico Psiquiatra. Especialista em Dependência Química e Doutor em Ciências pelo Departamento de Psiquiatria da Unifesp.

Luiz Antonio Nogueira Martins

Livre-docente. Professor Associado Aposentado do Departamento de Psiquiatria da Unifesp.

Lygia Merini de Oliveira

Médica Psiquiatra. Especialista em Dependência Química pela Uniad/Unifesp.

Marcelo Ribeiro

Psiquiatra e Pesquisador da Uniad/Unifesp. Doutor em Ciências pela Unifesp.

Marco Aurélio Romano-Silva

Médico. Professor Titular de Psiquiatria do Departamento de Saúde Mental da Faculdade de Medicina da UFMG. Especialista em Psiquiatria pela ABP. Doutor em Bioquímica pela UFMG.

Maria Carolina Pedalino Pinheiro

Psiquiatra. Assistente da Unidade de Álcool e Drogas do CAISM da ISCMSP. Orientadora da Liga de Psiquiatria da FCMSCSP. Especialista em Psiquiatria pela ABP. Especialista em Dependência Química pela Uniad/Unifesp.

Maurício Landre

Assistente Social. Coordenador Técnico da Comunidade Terapêutica Rural Santa Carlota – parceria Público-Privada com o Instituto Bairral de Psiquiatria e a Secretaria de Estado da Saúde de São Paulo. Professor da Febract. Especialista em Dependência Química pela Uniad/Unifesp.

Mônica Andreis

Psicóloga. Vice-diretora da Aliança de Controle do Tabagismo (ACT). Membro do Conselho da Framework Convention Alliance (FCA). Especialista em Psicologia Hospitalar pelo CRP. Mestre em Psicologia Clínica pela USP.

Monica L. Zilberman

Médica Psiquiatra. Professora do Programa de Pós-graduação do Departamento de Psiquiatria da USP. Especialista em Psiquiatria pela ABP. Doutora pelo Departamento de Psiquiatria da USP. Pós-doutora pela Universidade de Calgary, Canadá.

Neide A. Zanelatto

Psicóloga Clínica. Especialista em Dependência Química pela Uniad/Unifesp. Mestre em Psicologia da Saúde pela Universidade Metodista de São Paulo (Umesp). Coordenadora e Docente do curso de Terapia Cognitivo-comportamental aplicada ao Tratamento da Dependência Química da Uniad/Unifesp.

Paula Johns

Socióloga. Diretora Executiva da Aliança de Controle do Tabagismo (ACT). Especialista em Ciências Sociais e Mestre em Estudos do Desenvolvimento Internacional pela Universidade de Roskilde, Dinamarca.

Roberta Payá

Psicóloga. Coordenadora e Professora do curso de Capacitação em Terapia Familiar em Dependência Química da Uniad/Unifesp. Especialista em Terapia Familiar e de Casal pela PUC-SP e em Dependência Química pela Unifesp. Mestre em Family and Couple Therapy pela Universidade de Londres. Doutora em Ciências pelo Departamento de Psiquiatria da Unifesp.

Rosiane Lopes da Silva

Psicóloga Clínica. Professora do curso de Especialização da Disciplina Psicodrama e Saúde Mental do Departamento de Pós-graduação em Sociopsicodrama da Universidade Municipal de São Caetano do Sul (USCS). Tutora do Curso EaD Supera (Sistema para Detecção do Uso Abusivo e Dependência de Substâncias Psicoativas) da Unidade de Dependência de Drogas (UDED) do Departamento de Psicobiologia da Unifesp.

Especialista em Psicodrama pela Associação Brasileira de Psicodrama e Sociodrama (ABPS) e em Dependência Química pela Uniad/Unifesp. Aluna da Especialização em Terapia Cognitiva pelo ITC.

Sérgio Duailibi

Professor Afiliado da disciplina Dependência Química do departamento de Psiquiatria da Unifesp. Especialista em Dependência Química pela Uniad/Unifesp. Doutor em Ciências da Saúde pelo departamento de Psiquiatria da Unifesp.

Thaís dos Reis Vilela

Psicóloga. Especialista em Dependência Química pela Uniad/Unifesp. Especialista em Terapia Cognitiva pelo ITC. Mestre em Ciências pelo Departamento de Psiquiatria da Unifesp. Doutoranda do Departamento de Psiquiatria da Unifesp.

Walmir Teodoro Sant'Anna

Psicólogo Clínico. Professor convidado pela Uniad/Unifesp para os cursos de Aconselhamento em Dependência Química e Intervenções Familiares e Dependência Química (online) e das disciplinas Caso Clínico Modelo e Grupos de Autoajuda do Departamento de Psiquiatria da Uniad/Unifesp. Especialista em Dependência Química pela Uniad/Unifesp. Mestrando em Psiquiatria e Psicologia Médica pela Uniad/Unifesp.

Dedicatória

*À família – fonte de inspiração,
realização e razão de ser.*

Agradecimentos

Gostaríamos que as pessoas que participaram de alguma forma desta edição se considerassem agradecidas por nós, em especial amigos, colegas de trabalho, editores, professores, alunos e, principalmente, dependentes químicos, que nos motivaram a criar as condições necessárias para que este livro pudesse ser planejado, desenvolvido e reeditado.

Apresentação

Passados mais de 10 anos da primeira edição e com grande número de livros vendidos, é com sensação de conquista e satisfação que apresentamos a terceira edição do livro *Aconselhamento em Dependência Química*, agora com atualizações importantes que adaptam seu conteúdo à realidade dos desafios que o consumo de álcool, tabaco e outras substâncias impõe a profissionais, usuários, sociedade, família, sistema de saúde e justiça. Assim, recebem destaque os novos capítulos: Crack; Dependência Química e o Portador do Vírus da Imunodeficiência Humana ou de Infecções Sexualmente Transmissíveis; Dependência Química em outras Populações; Transtornos do Controle do Impulso e Dependências Comportamentais; e Comunidade Terapêutica no Tratamento da Dependência Química.

A elaboração deste livro ocorreu pela necessidade de reciclar os conhecimentos dos profissionais da área da saúde que possuem sua prática relacionada à dependência química. Com base nesse objetivo e pautados na seriedade acadêmica, os autores procuraram reunir as mais variadas informações, facilitando a aquisição de conhecimento. Os capítulos foram elaborados por um grupo de especialistas e amigos que se empenharam em criar uma sabedoria prática em cada página, com a esperança de que elas sejam extremamente úteis a todos aqueles que têm a árdua tarefa de desenvolver condições para que o paciente possa se reabilitar e ir além da abstinência, adquirindo sua "independência" pessoal no sentido mais amplo que a palavra atinge.

Vale salientar que esta obra surgiu a partir de um curso de aperfeiçoamento em aconselhamento em dependência química, no qual Ronaldo Laranjeira e eu verificamos a necessidade de adaptar alguns materiais de modo a torná-los mais acessíveis e práticos aos profissionais que se dedicam a atividades clínicas e assistenciais. Nesse sentido, a participação de Selma Bordin e dos vários colaboradores foi fundamental para assegurar uma linguagem simples e objetiva, garantindo a especificidade de algumas temáticas com riqueza imprescindível de detalhes.

Cabem aqui algumas palavras sobre *aconselhamento*. O aconselhamento não deve se restringir a dar informações, conselhos, persuadir e convencer o indivíduo; ele envolve a aceitação de suas percepções e sentimentos, independentemente de padrões e expectativas externas exigidas. Em outras palavras, o profissional deve antes de tudo aceitar o paciente na situação em que ele se encontra para, então, lidar com a posição em que deveria estar. O trabalho envolve respostas aos pensamentos e sentimentos do paciente, sem que se percam a confidencialidade, ingrediente básico para o estabelecimento da confiança e do vínculo terapêutico, a colaboração, a participação e a autonomia de ambos (paciente e profissional).

Consciência e sensibilidade são pré-requisitos importantes para a eficácia do aconselhamento. Não menos relevantes são a informação e a capacitação do profissional, principalmente no que tange às substâncias psicoativas, fundamentais tanto para trabalhar algumas informações com o paciente quanto para que o profissional possa se posicionar com mais propriedade e segurança.

A partir desse referencial de aconselhamento, a obra foi organizada em três partes:

Parte 1: Bases teóricas sobre dependência e consumo abusivo de álcool, tabaco e substâncias psicoativas – abrange desde os sistemas diagnósticos e de recompensa cerebral até a psicofarmacologia das mais variadas substâncias psicoativas.

Parte 2: Bases teóricas relacionadas com a clínica | tratamento da dependência química – envolve as questões mais práticas ligadas ao aconselhamento e tratamento da dependência química, apresentando suas diferentes linhas técnico-teóricas e abordagens de populações específicas.

Parte 3: Noções gerais de prevenção, organização de serviços e políticas públicas quanto ao consumo de substâncias psicoativas – traz a visualização da prática profissional no contexto da saúde pública, abordando prevenção, políticas públicas e organização de serviços para usuários de substâncias psicoativas.

Por fim, espera-se que o leitor tenha a oportunidade de ampliar sua capacitação profissional, adquirindo conhecimentos teórico-práticos acerca de técnicas reconhecidamente eficientes e eficazes no tratamento da dependência química e em suas diferentes e possíveis abordagens para populações específicas.

Boa leitura!

Neliana Buzi Figlie

Prefácio

Fiquei muito feliz e agradecido quando meu grande amigo Dr. Ronaldo Laranjeira, um dos melhores psiquiatras do Brasil, e as duas psicólogas, Neliana Buzi Figlie e Selma Bordin, especialistas em dependência química, me convidaram para escrever o prefácio da terceira edição do livro *Aconselhamento em Dependência Química*. Muitos brasileiros já leram as duas primeiras edições desse clássico, e esta será útil a muitos profissionais no serviço a seus clientes.

As drogas estão presentes no mundo e acompanham a história da humanidade. O uso abusivo de drogas lícitas e ilícitas tem se mostrado um fenômeno negativo, multifacetado e de difícil controle para a sociedade. Trata-se de um importante problema da saúde pública global, gerador de violência, não obstante o progresso da ciência, as ações dos governos e a contribuição dos diferentes seguimentos sociais.

Aliada aos achados científicos dos organizadores está a relação entre a fé e o enfrentamento do estresse e das situações difíceis na vida. O respeito, a identidade e a diversidade do povo, a integração dos vários agentes da rede comunitária, o embasamento, a análise, as pesquisas e as avaliações sobre crianças, adolescentes e jovens em situação de risco social são a problemática científica.

Na abordagem desses maravilhosos autores vemos recursos pessoais preciosos, como o amor e a autoestima, para lidar com as dificuldades químicas. No tratamento, eles consideram as especificidades dos pacientes, seu perfil e suas peculiaridades, mostram a importância de profissionais qualificados usarem diferentes metodologias, qualitativas e quantitativas, para responder às dificuldades oriundas do consumo nocivo de álcool e outras substâncias.

Os organizadores sensibilizam, mobilizam e orientam as pessoas sobre a problemática das drogas e suas consequências nefastas. Os vários colaboradores têm um olhar para o dependente químico como um "coração que vê" – querem incentivar os terapeutas e profissionais a serem uma voz de esperança àqueles que sofrem desse mal, apresentam a plenitude e a dignidade que Deus e nossa Pátria nos dão.

Lendo este livro você perceberá que os organizadores acompanham a evolução das diversas ciências, especialmente medicina e psicologia, bem como as novas pesquisas para melhorar e modificar o tratamento biopsicossocial e a farmacoterapia na dependência química.

Haroldo J. Rahm, SJ
Presidente de honra:
Instituição Padre Haroldo
Amor-Exigente

Sumário

Parte 1   Bases Teóricas sobre Dependência e Consumo Abusivo de Álcool, Tabaco e Substâncias Psicoativas, 1

- 1   Sistemas Diagnósticos em Dependência Química | Conceitos Básicos e Classificação Geral, 3
- 2   Neurobiologia da Dependência Química, 13
- 3   Álcool, 25
- 4   Tabaco, 39
- 5   Cocaína, 54
- 6   Crack, 65
- 7   Opioides, 73
- 8   Alucinógenos, 80
- 9   Maconha, 90
- 10   Anfetaminas, 100
- 11   Solventes e Inalantes, 106
- 12   Sedativo-hipnóticos, 110
- 13   Esteroides Anabolizantes, 116
- 14   Outras Drogas de Abuso, 121
- 15   Cafeína, 133

Parte 2   Bases Teóricas Relacionadas com a Clínica | Tratamento da Dependência Química, 137

- 16   Como Organizar uma História Clínica, 139
- 17   Principais Comorbidades Psiquiátricas na Dependência Química, 150
- 18   Terapia Cognitiva, 162
- 19   Motivação, 183
- 20   Entrevista Motivacional, 195
- 21   Prevenção de Recaída, 220
- 22   Treinamento de Habilidades Sociais e de Enfrentamento de Situações de Risco, 235

23 Gerenciamento de Caso Aplicado ao Tratamento do Consumo Abusivo e Dependência de Substâncias, 260
24 Filhos de Dependentes Químicos, 266
25 Consumo Abusivo de Álcool, Tabaco e Outras Drogas na Adolescência, 279
26 Dependência Química na Mulher, 292
27 Abordagem Familiar em Dependência Química, 299
28 Psicoterapia de Grupo no Tratamento da Dependência Química, 318
29 Grupos de Autoajuda no Tratamento da Dependência Química, 334
30 Dependência Química e Portador do Vírus da Imunodeficiência Humana ou de Infecções Sexualmente Transmissíveis, 355
31 Dependência Química no Idoso, 370
32 Visita Domiciliar | Intervenção Motivacional no Tratamento da Dependência Química, 376
33 Disfunções Sexuais e Dependência Química, 382
34 Dependência Química em Outras Populações, 396
35 Transtornos do Controle do Impulso e Dependências Comportamentais, 408
36 Saúde Mental dos Profissionais | Cuidando de Quem Cuida, 420

Parte 3 Noções Gerais de Prevenção, Organização de Serviços e Políticas Públicas Quanto ao Consumo de Substâncias Psicoativas, 427

37 Prevenção do Consumo Abusivo de Álcool e Outras Drogas, 429
38 Redução de Danos | Uma Abordagem Legítima para Lidar com o Consumo de Substâncias Psicoativas, 445
39 Organização de Serviços de Tratamento para Dependência Química, 466
40 Comunidade Terapêutica no Tratamento da Dependência Química, 490
41 Políticas Públicas Relacionadas com as Bebidas Alcoólicas, 501
42 Políticas Públicas para o Controle do Tabagismo, 513

Glossário, 521

Índice Alfabético, 529

Parte 1

Bases Teóricas sobre Dependência e Consumo Abusivo de Álcool, Tabaco e Substâncias Psicoativas

1 Sistemas Diagnósticos em Dependência Química | Conceitos Básicos e Classificação Geral

Neliana Buzi Figlie, Neide A. Zanelatto, Selma Bordin, Camila Garcia de Grandi e Ronaldo Laranjeira

▶ Introdução

A resposta à pergunta *O que é dependência química?* ainda não está clara, apesar dos inúmeros estudos já realizados. Existe uma grande variedade de modelos que oferecem uma fundamentação teórica para explicar a complexidade da natureza da dependência química. Inicialmente, o modelo moral, hoje em franco desuso, foi utilizado para descrever o fenômeno da dependência como se fosse uma escolha pessoal,[1] como se fosse um desrespeito às normas e regras de convivência social e, portanto, passível de punição. Apesar de todos os avanços científicos realizados, ainda encontramos muitas pessoas, inclusive profissionais de saúde, respondendo ao usuário de álcool ou drogas com ideias e atitudes preconceituosas. Expressões como "outra vez bêbado?", "é um fraco", "não tem vergonha na cara" são, infelizmente, muito comuns. É por esse motivo que devemos evitar o uso de palavras como "vício", "viciado" ou "drogado", as quais se tornaram pejorativas. Vale notar que, até chegarmos aos conceitos mais atualizados sobre essa questão, a dependência teve explicações advindas do modelo de doença de Thomaz Trotter, do modelo da temperança de Benjamin Rush, chegando a uma proposta que é considerada um marco na evolução do conceito de dependência química, feita por Jellinek em 1940.[2]

As teorias mais recentes podem ser resumidas em quatro modelos básicos: o modelo de doença, o modelo de comportamento aprendido, o modelo psicanalítico e o modelo familiar, que descreveremos resumidamente.

O *modelo de doença* teve muita influência nas abordagens de tratamento desde os anos 1970. Entende a dependência como um transtorno primário e independente de outras condições: uma suscetibilidade biológica herdada aos efeitos do álcool ou das drogas. A dependência é vista como similar a distúrbios como a hipertensão essencial, por exemplo, que tem um componente bioquímico herdado. As principais características da dependência, de acordo com esse modelo, são: perda de controle sobre o consumo de álcool ou drogas; negação; uso continuado, a despeito de consequências negativas; e padrão de recaída.

Como diz o próprio nome, os teóricos do *modelo de comportamento aprendido* acreditam que os comportamentos são aprendidos ou condicionados. Logo, os problemas comportamentais, incluindo pensamentos, sentimentos e mudanças fisiológicas, poderiam ser modificados pelos mesmos processos de aprendizagem que os criaram. Fazem parte desse modelo as seguintes escolas de pensamento:

- *Condicionamento clássico*: explica como diversas situações ambientais tornam-se estímulos condicionados capazes de gerar respostas (*craving*, p. ex.)
- *Condicionamento operante*: esses teóricos acreditam que os padrões de comportamento são determinados por reforçadores positivos ou negativos que ocorrem como resultado do comportamento. O consumo abusivo de álcool e drogas seria influenciado pelos dois tipos de reforço: o uso produziria o reforço positivo da euforia, do relaxamento e do bem-estar e removeria a ansiedade, a depressão ou a tensão (reforço negativo)
- *Modelagem*: envolve a observação do comportamento de outras pessoas como forma de desenvolver habilidades. Seria a imitação de comportamentos. É vista como uma forma rápida e eficiente de mudança. Esse modelo tem explicado a iniciação do consumo abusivo de álcool ou drogas, especialmente em adolescentes, os quais imitariam os comportamentos dos pais e colegas. Essa escola propõe a imitação de comportamentos mais funcionais como tratamento
- *Modelo cognitivo-comportamental*: esse modelo acredita que as emoções e os comportamentos são influenciados pelos processos de pensamento. Para esses teóricos, determinados estímulos (internos ou externos) interagem com as vulnerabilidades do indivíduo, com suas crenças disfuncionais a respeito de si mesmos e a respeito do uso de substâncias e levam ao *craving* e ao comportamento de busca.[3]

As escolas do *modelo psicanalítico* mais antigo entendiam o comportamento de uso de álcool e drogas como uma tentativa de se retornar a estados prazerosos da infância. As teorias psicanalíticas mais contemporâneas veem o uso de álcool e drogas como uma forma que o indivíduo encontra de se adaptar a seus déficits de autorregulação, que emergiram de privação ou de interações disfuncionais na primeira infância. Essas teorias têm sido rotuladas como "hipótese de automedicação". De acordo com essa hipótese, algumas deficiências do indivíduo poderiam levar a problemas com consumo abusivo de substâncias:

- Déficits na tolerância aos afetos: aquele paciente que sente "muito" ou "absolutamente nada", que alterna entre intensa ira e vagas sensações de desconforto
- Prejuízo nas habilidades de autoproteção: esses indivíduos falham em se manter atentos, tomar precauções ou evitar comportamentos que possam ter consequências perigosas
- Vulnerabilidade no desenvolvimento da autoestima
- Problemas na construção dos relacionamentos e da intimidade.

Há três teorias de *modelos familiares* utilizados no campo de estudos do uso de álcool e drogas: o modelo de doença familiar, o modelo familiar sistêmico e o modelo comportamental. Apesar de cada um deles ter características distintas, a maioria dos centros de tratamento acaba usando todos os três, emprestando elementos de cada um deles. Essas teorias contribuíram muito para o entendimento da dependência, principalmente no que diz respeito ao conceito de equilíbrio e à importância das regras e metas que governam os relacionamentos familiares e como elas contribuem para a manutenção do uso de substâncias. Abordaremos essas questões no Capítulo 27.

Um quinto modelo concebe a dependência como sendo um fenômeno *biopsicossocial*. Esse modelo tenta integrar as contribuições de todos os quatro anteriores em uma teoria unificada. Parece haver um componente biológico herdado nos transtornos de abuso de substâncias, mas esse componente isolado não explica a complexidade do fenômeno. Fatores psicológicos, sociológicos, culturais e espirituais desempenham um importante papel na causa, no curso e nos resultados do transtorno.

Vale a pena ressaltar que nenhuma teoria, até o momento, consegue, sozinha, dar conta de explicar de forma completa a gênese e a manutenção do processo de dependência, bem como indicar o que pode ter levado à experimentação e aos consequentes graus de dependência. Portanto, deve-se observar quais são os possíveis pontos de interseção entre os modelos e quais são os possíveis diálogos entre eles, de modo a se compreender de forma mais ampla do que se trata esse fenômeno.

Até aqui falamos do uso do álcool e das drogas sob os aspectos psiquiátricos e psicológicos. No entanto, é importante levar em conta o caráter moral que permeia nossa sociedade. Há menos de dois séculos, os bêbados do Reino Unido eram expostos em praça pública e seus nomes eram colocados nos principais jornais da cidade. O objetivo disso era punir com execração todo aquele que excedesse os padrões aceitos de consumo do álcool. Apenas os casos mais avançados, marcados por inúmeras complicações físicas e psíquicas, eram internados em grandes hospitais psiquiátricos. O dependente químico, assim como qualquer outro paciente, precisa ser respeitado e atendido com atenção. Atitudes preconceituosas criam distanciamento e pioram o prognóstico. Antes de tudo, é fundamental uma revisão de crenças pessoais sobre o fenômeno da dependência química por todos os profissionais de saúde que tenham contato direto ou indireto com esses pacientes. Tratar com competência requer, acima de tudo, uma atitude respeitosa e humanitária para todo e qualquer tipo de doença e pessoa.

▶ Uso, consumo abusivo e dependência

Não existe uma fronteira clara entre uso, consumo abusivo e dependência. Poderíamos definir *uso* como qualquer consumo de substâncias, seja para experimentar, seja esporádico ou episódico; *abuso* ou *uso nocivo* como o consumo de substâncias já associado a algum tipo de prejuízo (biológico, psicológico ou social); e, por fim, *dependência* como o consumo sem controle, geralmente associado a problemas graves para o usuário. Isso nos dá uma ideia de continuidade, como uma evolução progressiva entre esses níveis de consumo: os indivíduos passariam, inicialmente, por uma fase de uso, alguns deles evoluiriam posteriormente para o estágio de consumo abusivo e, finalmente, alguns destes últimos tornar-se-iam dependentes.

Portanto, nem todo uso de álcool ou drogas é devido à dependência. Na verdade, a maior parte das pessoas que apresenta uso disfuncional não é dependente. Estudos populacionais demonstram que, das pessoas que fazem uso nocivo do álcool, 60% não progredirão para a dependência nos próximos 2 anos, 20% voltarão para o uso considerado normal e 20% ficarão dependentes.

Outros estudos apontam evidências de que quanto mais cedo for a exposição a álcool, tabaco ou outras drogas de consumo abusivo, maior a possibilidade de desenvolvimento de problemas durante a intoxicação e até a dependência. De modo geral, a prevalência de dependência na vida entre aqueles que começaram a usar drogas com menos de 14 anos de idade é de 34% e esta porcentagem cai para 14% entre aqueles que iniciaram o uso com 21 anos ou mais.[4]

Na verdade, não existe qualquer fator que determine, de forma definitiva, que as pessoas se tornarão dependentes; uma combinação de fatores contribui para que algumas pessoas tenham maiores chances de desenvolver problemas em relação às substâncias durante algum período de suas vidas.

O conceito de síndrome de dependência alcoólica propõe, como veremos, a existência de duas dimensões distintas: a psicopatologia do beber, de um lado, e os problemas decorrentes do uso, de outro (e isto se estende ao consumo de drogas). Uma coisa é a pessoa intoxicar-se, outra coisa é, por estar intoxicada ou intoxicar-se frequentemente, sofrer um acidente, desenvolver uma cirrose, brigar com o patrão ou com os familiares, ser detida por policiais etc.[5] A Figura 1.1 mostra essas duas dimensões. No eixo horizontal temos a dimensão "dependência", entendida como um fenômeno gradativo que pode ser caracterizado em tantos graus quantos se queira, conforme necessidades clínicas, terapêuticas ou de pesquisa. No eixo vertical, está representada a ampla variedade de problemas associados ao uso de drogas, incluindo os de natureza física, psicológica, familiar e social, que também podem ser categorizados em diversos graus. A sobreposição dos dois eixos forma quatro quadrantes: A, B, C e D.[5]

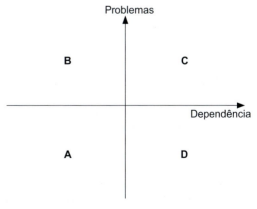

Figura 1.1 Psicopatologia do beber e problemas associados.[1]

- *Quadrante A*: nesse quadrante, localizamos os indivíduos que, independentemente de seus padrões de ingestão, não apresentam indicação alguma de dependência, bem como de problemas associados ao uso. Em relação ao álcool, seriam os chamados bebedores sociais
- *Quadrante B*: aqui encontramos os indivíduos cujo padrão de ingestão já lhes traz algum tipo de dano, prejuízo, complicação ou problema que afeta seu funcionamento físico, psíquico, familiar ou social. No entanto, não evidenciam o menor grau de dependência. Na literatura técnica, seriam chamados de usuários problemáticos e o uso definido como nocivo
- *Quadrante C*: representa os indivíduos cujos padrões de ingestão acham-se, evidentemente, associados a danos, prejuízos, complicações ou problemas e que apresentam, inequivocamente, algum grau de dependência. Esses indivíduos são os dependentes propriamente ditos
- *Quadrante D*: é uma possibilidade inexistente, uma vez que é inconcebível um indivíduo com algum grau de dependência, ainda que mínimo, sem que ao menos o próprio diagnóstico de dependência não seja considerado um problema.

▶ Síndrome de dependência

O conceito de síndrome é utilizado na medicina para designar um agrupamento de sinais e sintomas. Nem todos os elementos estão presentes em todos os casos, mas o quadro deve ser suficientemente regular e coerente para permitir seu reconhecimento clínico e a distinção entre síndrome e não síndrome.

A síndrome de dependência alcoólica (SDA), proposta em 1976 por Griffith Edwards e Milton Gross, psiquiatras inglês e americano, respectivamente, traz importantes distinções em relação aos conceitos anteriormente propostos:[6,7]

- A SDA foi uma proposta a ser testada empiricamente e não uma verdade absoluta, requerendo, portanto, um programa rigoroso de pesquisa para ser completamente entendida. Como consequência, houve uma vasta gama de estudos mostrando sua validade clínica
- Em oposição ao conceito de alcoolismo visto como doença sob uma perspectiva categorial (é ou não é), a SDA propõe um diagnóstico dimensional, ou seja, deve-se avaliar não só a presença, mas também a intensidade dos sintomas ao longo de um contínuo de gravidade. Esse modelo dimensional foi a base sobre a qual os autores da *Classificação estatística internacional de doenças e problemas relacionados com a saúde* (CID-10) assentaram tanto o conceito como as diretrizes diagnósticas da síndrome de dependência.[3] A síndrome pode ser reconhecida pelo agrupamento dos sintomas, embora não seja necessário que todos estejam presentes ao mesmo tempo (o que tenderá a ocorrer conforme a gravidade aumenta)
- O conceito de Edwards e Gross reconhece a importância dos processos de aprendizado na etiologia da SDA: o aprendizado social ou *social learning* (o significado simbólico do álcool dentro de determinada cultura), o condicionamento clássico, o condicionamento operante etc. Um aprendizado importante, que contribuiu muito para o desenvolvimento e a manutenção da dependência, é o da ingestão para alívio dos sintomas de abstinência
- O conceito de SDA faz uma distinção importante entre o que é dependência e o que são problemas relacionados com o uso do álcool
- A SDA sempre sofrerá influências de fatores como personalidade e ambiente cultural (uma cultura não permissiva ou uma personalidade rígida poderiam, p. ex., coibir o uso do álcool pela manhã, embora os sintomas de abstinência estejam presentes).

Os elementos-chave para diagnóstico da SDA, que também podem ser utilizados para diagnosticar dependência de outras drogas, estão relacionados a seguir e em conformidade com os originalmente formulados por Edwards e Gross (1976):[6]

- *Estreitamento do repertório*: conforme a dependência avança, os estímulos relacionam-se crescentemente com o alívio ou a evitação da abstinência. Logo, o repertório pessoal torna-se cada vez mais restritivo, com padrões cada vez mais fixos: o indivíduo passa a ingerir a mesma bebida ou droga, nos mesmos horários e nas mesmas condições; as companhias, o estado de humor ou as circunstâncias vão se tornando cada vez menos relevantes[7]
- *Saliência do uso*: com o avanço da dependência, o indivíduo passa a priorizar a manutenção da ingestão da droga. O consumo vai se tornando mais importante que a família, que o trabalho, que a casa, que a saúde. O sujeito

passa a centrar seu comportamento e suas atividades em função da droga, organizando sua vida e seus compromissos conforme a existência ou não dela[5]

- *Aumento da tolerância*: o sistema nervoso central é capaz de desenvolver tolerância ao álcool e às drogas. Tolerância é definida como a diminuição da sensibilidade aos efeitos da droga, que ocorre como resultado da prévia exposição a ela. Clinicamente, a tolerância se manifesta no fato de, por exemplo, a pessoa ser capaz de ingerir grandes quantidades de bebida alcoólica e conseguir fazer coisas com uma alcoolemia que incapacitaria o bebedor não tolerante. É observada tanto em dependentes quanto em usuários pesados. Nos estágios mais avançados da dependência alcoólica, por motivos que ainda não estão claros, o indivíduo começa a perder sua tolerância e fica incapacitado com quantidades de álcool que antes suportaria: pode, então, começar a cair bêbado na rua[8]
- *Sintomas de abstinência*: os sintomas de abstinência resultam de adaptações feitas pelo cérebro à interrupção ou redução do uso das substâncias. As manifestações clínicas da abstinência variam conforme a droga ingerida. Por exemplo: a abstinência do álcool caracteriza-se principalmente por tremores, náuseas, sudorese e perturbação do humor (entre outros). Depressão, ansiedade e paranoia são sintomas típicos de abstinência de cocaína. Descreveremos com detalhes as manifestações clínicas típicas de cada droga nos capítulos adiante
- *Alívio ou evitação dos sintomas de abstinência pelo aumento do consumo*: constitui o mecanismo adaptativo do indivíduo ao aparecimento da síndrome de abstinência, envolvendo comportamentos que a evitem.[4] O indivíduo pode tentar manter um nível de consumo estável da substância, que aprendeu a reconhecer como confortável e acima de um nível perigoso. Assim, seu consumo agora é desencadeado com o objetivo de evitar ou aliviar os desagradáveis sintomas de abstinência[7]
- *Percepção subjetiva da compulsão para o uso*: é a percepção que o indivíduo tem de sua falta de controle. O paciente pode relatar isso como uma sensação de estar nas garras de algo indesejado, como fissura, *craving*, desejo intenso ou, ainda, de uma forma bem particular.[8] A compulsão tem sido tomada praticamente como sinônimo da perda de controle, que, durante algum tempo, foi tida como elemento central do alcoolismo, em termos conceituais e classificatórios. Entretanto, do ponto de vista psicopatológico, a compulsão é definida como um ato executado contra a vontade ativa do sujeito e apesar do reconhecimento de seu caráter absurdo. Em muitas ocasiões em que se emprega a compulsão como sinônimo de perda de controle, trata-se, na verdade, de uma desistência do controle, em vez de uma perda[5]
- *Reinstalação após a abstinência*: é o processo por meio do qual uma síndrome que levou anos para se desenvolver pode se reinstalar dentro de 72 h de ingestão. A dependência reemerge como se houvesse uma "memória" irreversível instalada.[8] Quanto mais avançado tiver sido o grau prévio de dependência, mais rapidamente o paciente exibirá níveis elevados de tolerância.[5]

▶ O DSM-V e o CID-11 | Critérios diagnósticos

Com o lançamento da 5ª edição do *Manual diagnóstico e estatístico dos transtornos mentais* (DSM, *Diagnostic and statistical manual of mental disorders*) e a expectativa e as notícias referentes à chegada da 11ª edição da CID, algumas questões vêm sendo levantadas.

Em um artigo publicado no periódico *Addiction*, o dr. Charles O'Brien (2011),[9] responsável pela preparação do capítulo do DSM-V sobre problemas relacionados com substâncias e jogo patológico, delineou os novos rumos que o DSM-V propõe, gerando críticas graves, dentre as quais se destacam, em um de seus últimos artigos em vida, as do dr. Griffith Edwards (2012).[9]

A primeira alteração é a eliminação do termo "dependência" e a adoção do termo "transtorno de abuso de substância", uma vez que, segundo O'Brien, o termo dependência pode gerar confusão, já que é utilizado em outras situações na nomenclatura médica, inclusive psiquiátrica. Entretanto, ao não mostrar evidências empíricas que apoiem essa decisão, as críticas apontam para a real necessidade da revisão.

A segunda e mais criticada modificação refere-se à abolição da categoria "abuso". De acordo com os revisores do manual, extinguiu-se essa categoria devido à "falta de dados para sustentar um estado intermediário entre uso e dependência de drogas".[8] Essa decisão vai, segundo Edwards

(2012),[10] contra a experiência clínica que demonstra que as pessoas podem desenvolver um comportamento de beber destrutivo e disruptivo sem sintomas clínicos de dependência.

Somam-se a isso a perda da dimensão de "problemas", categorização do uso de drogas que se faz possível pela ideia de "abuso"; problemas que não significam dependência e representam um conceito bidimensional. Assim, com o DSM-V, há a perda da possibilidade de compreensão do fenômeno do uso de substâncias psicoativas de modo abrangente, que exige mais que a visão unidimensional proposta.

Edwards (2012)[10] aponta não haver dúvida de que o DSM-V será uma publicação recebida com respeito pela comunidade científica internacional. Ele alerta, no entanto, que o capítulo de álcool e drogas irá desviar-se consideravelmente da CID-11, e, nesse caso, pesquisadores serão confrontados com uma escolha quanto à terminologia a ser utilizada no futuro. Esta seria a primeira vez que uma discordância significativa ocorreria entre o DSM e a CID.

DSM-V | Critérios diagnósticos

Segundo o DSM-V,[11] que apresenta uma visão mais dimensional do que categorial,[12] com a já citada abolição da categoria abuso, o diagnóstico para o transtorno de abuso de substância seria realizado levando em conta 11 critérios ou sintomas, sendo avaliado em graus, variando desde a dependência leve, passando por moderada até a grave (Quadro 1.1).

Vale a pena ressaltar que os critérios apontados como diretrizes gerais para diagnóstico do transtorno de abuso de substância não valem na íntegra para todas as substâncias, dadas as especificidades ou caraterísticas de cada uma delas. Os transtornos relacionados com o consumo da cafeína, por exemplo, não estão condicionados à observação dos critérios anteriormente descritos, no entanto, são comtemplados os quadros de intoxicação e sintomas de abstinência do uso dessa substância. A seguir, é apresentado um quadro explicativo relacionando quais critérios são incluídos ou excluídos para uma avaliação completa (Quadro 1.2).

Quadro 1.1 Critérios do DSM-V para dependência de substâncias (adaptados da seção destinada aos transtornos para o uso de álcool).

Padrão de uso disfuncional de uma substância, levando a comprometimento ou desconforto clinicamente significativo, ocorrendo durante qualquer tempo, no período de 12 meses, cuja gravidade dependerá de quantos dos 11 critérios-sintomas (para determinadas substâncias) são atendidos, conforme segue:

- Presença de 2 a 3 sintomas – transtorno leve
- Presença de 4 a 5 sintomas – transtorno moderado
- Presença de 6 ou mais sintomas – transtorno grave
    1. A substância é frequentemente consumida em grandes quantidades ou por um período maior do que o pretendido
    2. Há um desejo persistente ou esforços mal-sucedidos para interromper ou controlar o uso
    3. Uma grande parte do tempo é gasta em atividades necessárias para obter a substância, usá-la ou recuperar-se de seus efeitos
    4. Presença de fissura ou forte desejo ou urgência em relação ao uso da substância
    5. Uso recorrente da substância, resultando na falha no cumprimento de obrigações importantes no trabalho, na escola ou no lar
    6. Uso contínuo da substância, apesar de problemas interpessoais ou sociais causados ou exacerbados por conta deste uso
    7. Atividades sociais, ocupacionais ou recreacionais importantes são abandonadas ou reduzidas em função do uso da substância
    8. Uso recorrente da substância em situações onde há prejuízo físico
    9. A substância é continuamente utilizada apesar do conhecimento da existência de problemas físicos ou psicológicos recorrentes ou persistentes, que são causados ou exacerbados por seu uso
    10. Tolerância, definida por qualquer dos seguintes critérios:
        a. Desejo por quantidades marcadamente maiores para que a intoxicação se manifeste ou para a obtenção dos efeitos desejados
        b. Diminuição clara dos efeitos observados ainda que se use a mesma quantidade da substância
    11. Síndrome de abstinência, manifestada por qualquer dos seguintes aspectos:
        a. Síndrome de abstinência característica da substância
        b. A mesma substância (ou outra bastante parecida) é utilizada para aliviar ou evitar os sintomas de abstinência

Adaptado de American Psychiatric Association (2013).[11]

Quadro 1.2 Critérios do DSM-V por substância utilizada.

Substância	Critérios válidos (1 a 11 – ver Quadro 1.1)
Cannabis (maconha)	1 a 11
Penciclidina	1 a 10 (não incluir síndrome de abstinência)
Outros alucinógenos	1 a 10 (não incluir síndrome de abstinência)
Inalantes	1 a 10 (não incluir síndrome de abstinência)
Opioides	1 a 11
Sedativos, hipnóticos ou ansiolíticos	1 a 11
Estimulantes (anfetaminas, cocaína e outros)	1 a 11
Tabaco (nicotina)	1 a 11

Adaptado de Laranjeira e Nicastri (1996) e OMS (1993).[5,13]

CID-10 | Critérios diagnósticos

As classificações de uso nocivo e dependência da CID-10[13] fornecem critérios gerais para diagnóstico, independentemente da substância consumida, e tendem a considerar o uso nocivo como categoria residual, ou seja, absorve aqueles indivíduos cujos quadros clínicos não caracterizam claramente a dependência. Vale destacar que, conforme anunciado recentemente pela mídia, a CID-11 encontra-se em fase de elaboração com previsão de lançamento em 2015 (Quadros 1.3 e 1.4).

▶ Neurobiologia da dependência

Neurobiologicamente, poderíamos dizer que, diante da exposição a uma substância psicoativa, o equilíbrio do sistema cerebral é abalado produzindo alterações que vão, gradativamente, determinar, além do surgimento da dependência, a gravidade da síndrome, quando estabelecida.

Quadro 1.3 Critérios da CID-10 para dependência de substâncias.

O diagnóstico de dependência deve ser feito se três ou mais dos seguintes critérios forem experienciados ou manifestados durante os últimos 12 meses:

- Desejo forte ou senso de compulsão para consumir a substância
- Dificuldades em controlar o comportamento de consumir a substância em termos de início, término ou níveis de consumo
- Estado de abstinência fisiológica, quando o uso da substância cessa ou é reduzido, como evidenciado por: síndrome de abstinência característica para a substância ou o uso da mesma substância (ou de uma intimamente relacionada) com a intenção de aliviar ou evitar os sintomas de abstinência
- Evidência de tolerância, de tal forma que doses crescentes da substância psicoativa são requeridas para alcançar efeitos originalmente produzidos por doses mais baixas
- Abandono progressivo de prazeres ou interesses alternativos em favor do uso da substância psicoativa: aumento da quantidade de tempo necessário para obter, tomar a substância ou recuperar-se de seus efeitos
- Persistência no uso da substância, a despeito de evidência clara de consequências manifestamente nocivas, tais como dano ao fígado por consumo excessivo de bebidas alcoólicas, estados de humor depressivos consequentes a períodos de consumo excessivo da substância ou comprometimento do funcionamento cognitivo relacionado à droga: deve-se procurar determinar se o usuário estava realmente consciente da natureza e extensão do dano

Adaptado de Thase (1997) e Laranjeira e Nicastri (1996).[3,5]

Quadro 1.4 Critérios da CID-10 para uso nocivo de substâncias.

- O diagnóstico requer que um dano real tenha sido causado à saúde física e mental do usuário
- Padrões nocivos de uso são frequentemente criticados por outras pessoas e estão associados a consequências sociais adversas de vários tipos
- A intoxicação aguda ou a "ressaca" não é por si mesma evidência suficiente do dano à saúde requerido para codificar uso nocivo
- Uso nocivo não deve ser diagnosticado se a síndrome de dependência, um distúrbio psicótico ou outra forma específica de distúrbio relacionado com álcool ou drogas estiver presente

Adaptado de Thase (1997) e Laranjeira e Nicastri (1996).[3,5]

O consumo repetido de uma substância promove a instabilidade da função de recompensa cerebral por meio de mudanças dos mecanismos relacionados, usurpando os circuitos antes estabelecidos para o mecanismo de recompensa natural.

Ou seja, o cérebro contém muitos mecanismos de controle, que trabalham como se fossem sistemas imunes às perturbações que agem contra ou em oposição à neutralidade ou ao equilíbrio efetivo, sejam essas perturbações aversivas ou prazerosas. Há, assim, um modo de funcionamento preventivo, desenvolvido para manter o equilíbrio, independentemente da intensidade do estímulo. Esse dispositivo é composto por subpartes, organizadas de modo temporal, em que dois estados opostos controlam um somatório, determinante do efeito controlador em um dado momento.

Inicialmente, um estímulo (o uso de uma substância psicoativa) desperta um efeito primário, denominado aqui de *estado A*. É uma reação imediata, que traduz a intensidade, a qualidade e a duração do estímulo. Em seguida, como uma consequência do *estado A*, intrinsecamente ligada sob o ponto de vista biológico, o denominado *estado B* é evocado, no sentido oposto. O *estado B* age no sentido contrário ao do *estado A*, fazendo frente ao impacto causado por esse. As duas respostas são consecutivas e ligadas temporalmente (*A* desperta *B*), mas estão vinculadas a mecanismos neurobiológicos diferentes. O *estado B* tem latência maior, além de mais inércia, uma resposta mais lenta e uma decaída mais preguiçosa. Em um dado momento, o efeito será padronizado pela soma dessas influências opostas e a dinâmica revelará, com a passagem do tempo, a rede produzida por esse processo de oposição (Figura 1.2).[4]

Nesse processo de oposição sob a perspectiva da dependência química, tolerância e dependência estão intrinsecamente ligadas. As primeiras autoadministrações de uma droga produzem um padrão de mudanças motivacionais em que o início do efeito da droga produz euforia (*estado A*), seguida pelo declínio de intensidade. Então, após o efeito da droga se dissipar, o *estado B* emerge como estado de fissura e se torna cada vez mais intenso, contribuindo ou produzindo tolerância mais completa do efeito eufórico inicial da droga (ver Figura 1.2).[4]

Cabe frisar que, com a repetição sucessiva do estímulo (uso da droga), o resultado é o aumento progressivo do *estado B*, ou seja, o *estado B* sensibiliza-se por meio do uso da droga e aparece cada vez mais rapidamente após o início do estímulo, durando cada vez mais, mascarando os efeitos do *estado A* e resultando em tolerância. A fissura torna-se, desse modo, cada vez mais intensa e o sujeito trabalhará para reduzir ou dizimar o efeito negativo sentido.[4]

Nota-se, então, que quanto mais o consumo é repetido, maior é a desregulação cerebral e essa mudança pode ser percebida pelo uso compulsivo da droga e perda de controle sobre seu uso, produzindo a vulnerabilidade do sujeito à dependência química e à recaída, quando da abstinência prolongada. Poderíamos dizer ainda que essa patologia do circuito neuronal é a base para a disfunção emocional sempre associada à dependência química. Algumas dessas alterações persistem após abstinência prolongada, causando forte tendência à recaída.[4]

Esses são elementos-chave no desenvolvimento da dependência química sob essa perspectiva neurobiológica.

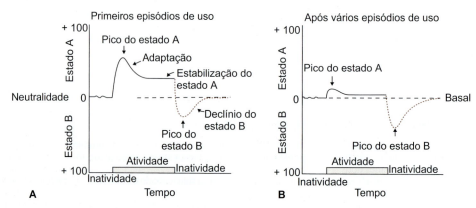

Figura 1.2 Visão neuroadaptativa da dependência de substâncias[2]. **A.** Padrão da dinâmica produzida pelo efeito do estímulo incondicional desconhecido. **B.** Padrão da dinâmica produzida pelo efeito de um estímulo incondicional familiar frequentemente repetido.

Graus de dependência

O estado de dependência não constitui um estado do tipo "tudo ou nada": trata-se de um contínuo, de uma gradação entre um extremo e outro, entre a não dependência e a dependência. Mesmo o estado de dependência não constitui uma categoria homogênea. É mais adequado pensarmos em termos de "graus de dependência".[5]

Não é fácil estabelecer regras absolutas para avaliar a gravidade dessa síndrome. Embora algum elemento possa estar mais ou menos desenvolvido do que outros, o quadro coerente que emerge deve ser o de certo *grau* de dependência, com cada elemento mais ou menos no nível dos outros. Assim, por exemplo, se um indivíduo apresenta sintomas graves de abstinência diariamente, podemos esperar que exista um padrão bem estabelecido de ingestão para alívio. Uma tolerância já está bem desenvolvida e talvez possa começar a aparecer alguma evidência de tolerância em declínio. Muito provavelmente, esse indivíduo está ingerindo as mesmas quantidades diariamente, está consciente de sua compulsão e apresentará uma reinstalação rápida após alguns dias de abstinência. Podemos dizer que, quanto mais vezes o indivíduo tiver repetido os ciclos de abstinência e alívio, mais grave será sua dependência.[8]

Também poderíamos dizer que estará gravemente dependente aquela pessoa que experiencia sintomas de abstinência, em uma base mais ou menos diária, por um período de 6 a 12 meses, e que bebe para aliviar esses sintomas durante o mesmo período (com outros elementos congruentemente desenvolvidos). Poderíamos diagnosticar como um caso inicial de dependência aquela pessoa que experienciou sintomas de abstinência apenas em algumas ocasiões e que percebeu que o álcool traz alívio (mesmo sem ingerir intencionalmente o primeiro drinque do dia). Entre esses dois quadros existem muitas graduações e não graus fixos.[8]

É importante ressaltar que a dependência de substâncias é um fenômeno que se caracteriza por padrões diferenciados de consumo. Pacientes dependentes químicos podem apresentar diversos graus de consumo, desde um consumo que no momento não gere prejuízos evidentes, passando por níveis que afetam determinados contextos da vida do indivíduo, até chegar a padrões que prejudicam intensamente sua vida, o que podemos considerar um nível grave de dependência. Mesmo o paciente tratado e em determinado momento "abstinente" do uso de determinada substância ainda é dependente químico, embora não esteja dependente de uma substância específica naquele exato momento.

O clínico, portanto, deve estar atento a esse padrão de consumo, com o fim de, a partir dessa observação e do que ela consiste, elaborar um plano de tratamento que atenda às necessidades específicas daquele paciente e não utilizar um modelo que chamamos de tamanho único. Devemos evitar posições radicais, não diagnosticando o paciente à luz dos critérios diagnósticos puramente, mas compreendendo os sistemas diagnósticos à luz do paciente que temos à nossa frente e de sua história.

Reforçamos, ainda, a necessidade de que o profissional, que lida com o problema da dependência química, investigue constantemente quais são suas crenças a respeito de seus pacientes. Nossa crença determina nossa conduta, crenças distorcidas levam a comportamentos disfuncionais, que geram, ao longo do processo, prejuízo para ambos, paciente e profissional. A visão do dependente químico como alguém que passa por uma situação problemática (doença), que precisa de ajuda porque não tem recursos internos para promover as mudanças necessárias e que é alguém capaz de desenvolver esses recursos, desde que tenha ajuda, nos conduzirá a uma postura respeitosa e empática em relação a esse indivíduo.

▶ Considerações finais

Neste capítulo, nosso objetivo foi o de apresentar ao leitor quais são os modelos teóricos da atualidade e sua forma de explicar o fenômeno da dependência de álcool, nicotina e outras drogas, bem como informar quais são os critérios diagnósticos que nos orientam na compreensão de cada caso em particular, objetivando o planejamento do tratamento, a partir da hipótese diagnóstica levantada.

▶ Referências bibliográficas

1. CLARK, M. Conceptualising addiction: how useful is the construct? *Journal of Humanities and Social Science*, v. 1, n. 13, p. 55-64, 2011.
2. MARQUES, A. C. P. R. O uso do álcool e a evolução do conceito de dependência de álcool e outras drogas e tratamento. *Revista IMESC*, v. 3, p. 73-86, 2001.
3. THASE, M. E. *Cognitive – behavioural therapy for substance abuse disorders*. In: DICKSTEIN, L. J.; RIBA, M. B.; OLDHAM, J. M. Review of psychiatry. Washington: American Psychiatric Press, 1997.
4. KOOB, G. F.; LE MOAL, M. What is addiction? In: *Neurobiology of addiction*. 1st ed. Orlando: Academic Press, 2005. Capítulo 1, p. 1-22.

5. LARANJEIRA, R.; NICASTRI, S. Abuso e dependência de álcool e drogas. In: ALMEIDA, O.; DRACTU, L.; LARANJEIRA, R. *Manual de psiquiatria*. 1ª ed. Rio de Janeiro: Guanabara-Koogan, 1996. Capítulo 7, p. 83-112.
6. EDWARDS, G.; GROSS, M. M. Alcohol dependence: provisional description of a clinical syndrome. *British Medical Journal,* v. 1, p. 1058-1061, 1976.
7. EDWARDS, G.; MARSHALL, E. J.; COOK, C. C. H. *O tratamento do alcoolismo:* um guia para profissionais de saúde. 3ª ed. Porto Alegre: Artes Médicas, 1999. 318 p.
8. RAMOS, S. P.; BERTOLOTE, J. M. *et al. O alcoolismo hoje*. Porto Alegre: Artes Médicas, 1997.
9. O' BRIEN C. Addiction and dependence. Addiction, v. 106, n. 5, p. 866-867, 2011.
10. EDWARDS, G. Correspondence: the evil genius of the habit: DSM-5 seen in historical context. *J. Stud. Alcohol Drugs,* v. 73, n. 4, p. 699-701, Jul., 2012.
11. AMERICAN PSYCHIATRIC ASSOCIATION. *Diagnostic and statistical manual of mental disorders.* 5th ed. Arlington, VA: American Psychiatric Publishing, 2013.
12. GOLDBERG, D. The classification of mental disorder: a simpler system for DSM V and ICD 11. *Advances in Psychiatric Treatment,* v. 16, p. 14-19, 2010.
13. ORGANIZAÇÃO MUNDIAL DA SAÚDE (OMS). *Classificação de transtornos mentais e de comportamento da CID-10*. Porto Alegre: Artmed, 1993.

2 Neurobiologia da Dependência Química

Cláudio Jerônimo da Silva e Ronaldo Laranjeira

▶ Introdução

Avanços científicos nos últimos 20 anos mostram que a dependência é uma doença crônica e recorrente, que resulta da interação de efeitos prolongados da droga no cérebro. Entretanto, como muitas outras doenças cerebrais, importantes aspectos sociais, culturais, educacionais e comportamentais são partes integrantes dessa doença.[1,2]

A discussão sobre uma droga causar maiores ou menores sintomas de síndrome de abstinência, tolerância ou efeitos biológicos mais ou menos pronunciados não esgota todas as questões envolvidas na dependência. Por exemplo, se alguém sob efeito de droga comete um delito, é preso e não recebe tratamento na prisão, corre-se o risco de criar um verdadeiro tráfico de drogas no sistema prisional, como vem ocorrendo no Brasil nos últimos dois anos. Cria-se uma série de problemas sociais da mais alta gravidade e de difícil resolução. Adequado seria tratar as duas dimensões: a dependência química e o conflito com a lei, sem polarizar nem para o lado do crime, esquecendo-se da doença, e nem para o lado da doença, negligenciando-se o crime. No Brasil ainda existe uma tendência, observada empiricamente, de tratar a dependência química como uma questão de saúde ou de justiça. O uso de drogas e os problemas dele decorrentes se agravam na humanidade do século 21, e para serem tratados de forma adequada é necessário o envolvimento direto de muitas áreas do conhecimento, como a medicina, a psicologia, as ciências sociais, as ciências políticas, a ciência jurídica, entre outras. Este capítulo focalizará os aspectos neurobiológicos da dependência, mas devem ficar claros aos estudantes e profissionais todos os aspectos compreendidos nessa complexa doença – que serão discutidos nos capítulos subsequentes.

▶ Neurobiologia

A dependência química pode ser entendida como uma alteração cerebral provocada pela ação direta da droga nas diversas regiões cerebrais.[3] Entendendo os mecanismos pelos quais as drogas de abuso agem no sistema nervoso central, podemos entender grande parte das alterações comportamentais e das consequências sociais que decorrem do aumento progressivo do uso e estabelecer ações de tratamento pareadas com as necessidades do paciente, aumentando as chances de sucesso.

Os fatores de risco para o uso de droga, já salientados, ultrapassam o campo biológico e qualquer estratégia preventiva leva em conta o indivíduo, a família, a escola, a comunidade e as leis de restrição do uso. Mas falando em consequências e não em etiologia, a dependência tem caráter essencialmente cerebral. Entretanto, grande parte dos sintomas decorrentes dos usos agudo e crônico das drogas de abuso pode ser explicada pela ação da droga nas diversas áreas cerebrais. As alterações do comportamento, da motivação (volição, pragmatismo) e da capacidade de julgamento (crítica) são sinais e sintomas psicopatológicos que se originam da ação direta das drogas de abuso no sistema nervoso central.

Portanto, para tratar a dependência é essencial conhecer os mecanismos pelos quais as drogas levam a tais alterações psicopatológicas. É necessário, ainda, reconhecer que as alterações, inclusive comportamentais, são manifestações da doença. Caso contrário, corre-se o risco de exigir do dependente químico que não apresente ou que suprima determinadas alterações comportamentais, como se estas estivessem sob seu controle voluntário e não como sendo uma alteração psicopatológica merecedora de um tratamento adequado, na linha farmacológica ou não farmacológica, que ajude o paciente a se motivar e se engajar em ações que mudem seu próprio comportamento. A mudança do comportamento, sem dúvida, exige a participação direta do paciente, mas de forma assistida e orientada por um profissional bem preparado. Exigir que o dependente químico suprima as alterações de seu comportamento alterado sem qualquer intervenção é o mesmo que exigir do paciente cirrótico que elimine sua icterícia, para que possa ser admitido no tratamento.

Será feita, a seguir, uma revisão breve sobre o funcionamento celular e sobre o sistema de recompensa cerebral (SRC) e estabelecida uma correlação entre as ações das principais drogas de abuso no sistema nervoso central e as alterações psicopatológicas delas decorrentes.

Funcionamento celular normal

O líquido existente dentro das células (líquido intracelular) é muito diferente do líquido contido fora das células (líquido extracelular). Os líquidos extracelulares incluem o fluido do plasma sanguíneo, que circula nas veias, nas artérias e nos capilares – pequenas ramificações dos vasos sanguíneos que penetram nos tecidos.[4] Os capilares têm um endotélio (células justapostas que formam a parede do vaso) permeável aos íons e em constante troca com o líquido que circunda o espaço entre as células dos diversos tecidos – este espaço é chamado de interstício e o líquido aí presente, de fluido intersticial. Portanto, todas as células dos tecidos são banhadas por um líquido extracelular repleto de oligoelementos (fosfatos, aminoácidos etc.) e de íons positivos (cátions) e negativos (ânions). Entretanto, as concentrações desses elementos são diferentes entre o espaço intersticial e os espaços intracelulares. A diferença de concentração de íons dentro e fora das células é de fundamental importância para a vida celular e é denominada *gradiente de concentração*.

Estrutura da membrana celular

As células são delimitadas por uma membrana de estrutura elástica e muito fina, com 7,5 a 10 nm de espessura. É composta de 55% de proteínas, 25% de fosfolipídios, 13% de colesterol, 4% de outros lipídios e 3% de carboidratos. A disposição desses elementos forma uma estrutura constituída por uma dupla camada lipídica – uma delgada película composta de fosfolipídios e colesterol, disposta de forma contínua por toda a extensão celular. Os radicais fosfato e ácido graxo dos fosfolipídios são insolúveis em água (hidrofóbicos). O núcleo esteroide dos ácidos graxos também é hidrofóbico, mas a hidroxila presente na molécula do ácido graxo é hidrofílica. Visto que a parte hidrofóbica dessas moléculas é repelida pela água, estas tendem a se atrair formando uma camada lipídica voltada para o interior da membrana celular, de modo que a parte solúvel em água ocupe a superfície da membrana.[4] Essa estrutura da membrana celular já é a primeira estratégia celular na seletividade das trocas de íons e outros elementos entre o espaço intracelular e o extracelular, porque torna a membrana impermeável às substâncias hidrossolúveis comuns, como glicose, íons, ureia, entre outras; no entanto, substâncias lipossolúveis como o oxigênio e os álcoois podem atravessar parte da membrana. Submersas nessa camada contínua de membrana existem proteínas globulares que se movimentam livremente na membrana celular. Tais proteínas – que são receptores celulares – têm a capacidade de se ligar precisamente a outras proteínas (os neurotransmissores) e funcionam como meio de comunicação entre as células nervosas, possibilitando que o estímulo gerado em um neurônio se propague adiante, através de circuitos bem desenhados. Essa possibilidade de movimentação das proteínas submersas nas membranas (receptores) dá à célula a capacidade de manter a homeostase de seu funcionamento: caso haja muito estímulo chegando aos receptores pelos neurotransmissores, a célula nervosa diminui o número de proteínas (receptores) expostas na membrana. O fenômeno de neuroadaptação é o principal responsável pelo mecanismo de tolerância chamado de *down-regulation*. Ao contrário, na vigência de poucos estímulos, as células expõem à membrana maior número das proteínas – fenômeno de neuroadaptação conhecido como *up-regulation*.[4]

Células nervosas

As células nervosas diferem das células de outros tecidos, exceto as musculares, por serem excitáveis. Sob determinadas situações eletroquímicas, excitam-se (despolarizam-se) e promovem a liberação de proteínas que têm a capacidade de se ligar a outra célula nervosa por meio de receptores específicos e, assim, provocar modificações elétricas na célula vizinha, de modo que esta também possa liberar substâncias químicas que se ligarão a outras células e assim sucessivamente. Essa corrente de transmissão de informação só é possível pela presença dos neurotransmissores, moléculas proteicas fabricadas pela célula nervosa por comando de seu material genético, contido no núcleo. A comunicação de uma célula nervosa com outra se dá através de um espaço denominado fenda sináptica. É nesse espaço que a célula excitada (despolarizada) libera os neurotransmissores. Estes seguem três caminhos diferentes:

- Ligam-se aos receptores específicos presentes na célula contígua
- São recaptados por receptores existentes na célula que os liberou para serem usados como matéria-prima na fabricação de novos neurotransmissores
- São metabolizados por enzimas encontradas na fenda sináptica.

Portanto, existem três diferentes maneiras de aumentar o estímulo à célula nervosa pelos neurotransmissores:

- Impedir que os neurotransmissores sejam recaptados de volta pelo neurônio que os liberou (neurônio pré-sináptico)
- Aumentar a liberação de neurotransmissor pelo neurônio pré-sináptico ao bloquear a bomba de recaptação
- Impedir que os neurotransmissores sejam metabolizados na fenda sináptica ao inibir as enzimas encarregadas desse papel.

Outra característica que diferencia uma célula nervosa de outras é sua conformação. Como todas as células, as nervosas são delimitadas por membrana celular e contêm um núcleo com seu material genético, mas, ao contrário das demais, possuem diversos prolongamentos da membrana a partir do núcleo, chamados de dendritos, e um prolongamento maior (uma espécie de cauda), chamado de axônio. São esses prolongamentos que possibilitam que as informações se transmitam de célula a célula por longas distâncias. Assim, as fendas sinápticas são os locais de encontro nos quais o axônio de uma célula se comunica, pelos neurotransmissores, com os dendritos das células pós-sinápticas.[5]

Como ocorrem os estímulos elétricos

As Figuras 2.1 a 2.4 descrevem como se dão as trocas iônicas entre o interior das células nervosas e o interstício. A mudança no gradiente de concentração iônico é a grande responsável pelo estímulo celular e sua despolarização. Quando uma célula está em estado de repouso, diz-se que está despolarizada e seu potencial elétrico é ligeiramente negativo em relação ao espaço extracelular (interstício). Tal diferença de concentração iônica é mantida graças aos mecanismos de transporte de íons que a célula dispõe: transporte passivo; transporte ativo; canais de íons voltagem-dependentes; transporte de cloro. Quando estimuladas, há alteração importante nos mecanismos de transporte

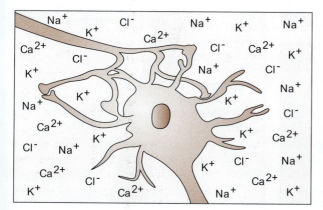
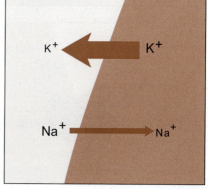

Figura 2.1 Comunicação de dois neurônios e os íons que os cercam no ambiente extracelular. Desenhos: Gisele Grimevicius Garbe.

iônico pela membrana celular e esta se torna levemente positiva em relação ao ambiente extracelular. A inversão de cargas positivas e negativas, alterando a conformação original de repouso, provoca alterações que culminam com a liberação de neurotransmissores na fenda sináptica. Os neurônios que liberam os neurotransmissores na fenda sináptica são chamados de neurônios pré-sinápticos, e os neurônios que possuem os receptores, aos quais se ligarão os neurotransmissores liberados, são chamados de pós-sinápticos. Portanto, os neurotransmissores liberados ligam-se aos receptores das células pós-sinápticas e o estímulo então se propaga. Nesse momento, diz-se que a célula está excitada ou despolarizada. Entretanto, quando o gradiente de concentração entre o ambiente intra e o extracelular atinge um valor de −70 a −50 mV, os canais de sódio e potássio voltagem-dependentes são ativados e provocam grande fluxo de potássio de dentro para fora da célula.[4] Esse é um dos mecanismos que participam da recomposição da célula ao seu estado de repouso original: saindo íons potássio (positivos), o gradiente de concentração volta a ser

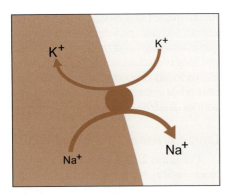
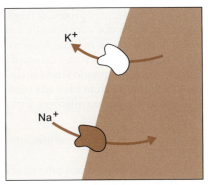

Figura 2.2 Canais de transporte ativo e voltagem-dependente. Desenhos: Gisele Grimevicius Garbe.

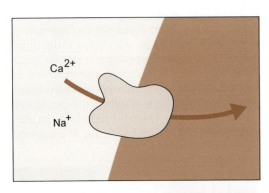
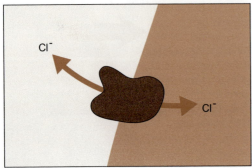
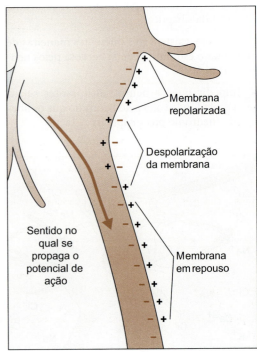

Figura 2.3 Fisiologia dos canais de cálcio e potássio e etapas do processo de atividade celular. Desenhos: Gisele Grimevicius Garbe.

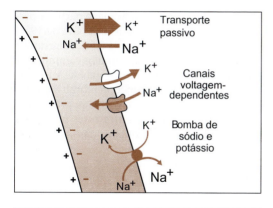

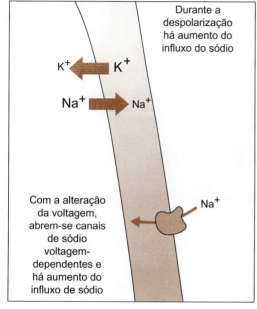

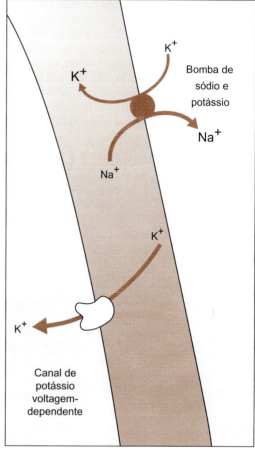

Figura 2.4 Processo de despolarização e repolarização das células nervosas. Desenhos: Gisele Grimevicius Garbe.

ligeiramente negativo no interior da célula em relação ao exterior. Assim, a célula volta ao seu estado de repouso após uma despolarização e está pronta para ser despolarizada novamente diante de um novo estímulo. O processo de volta ao gradiente de concentração iônica original de repouso celular é denominado repolarização. Leia atentamente as Figuras 2.1 a 2.4 para entender os mecanismos aqui descritos.

Sistema de recompensa cerebral

Sentir prazer também é uma das funções vitais do organismo, na medida em que é a sensação de prazer que nos impulsiona a ter relações sexuais e, portanto, perpetuar a espécie; é a sensação de prazer que nos impulsiona a comer; a tocar um instrumento musical, entre outras atividades. Esses comportamentos que nos geram prazer são denominados *recompensas naturais*; entretanto, existe outra possibilidade de se obter prazer de uma forma não "natural" pelo uso de cocaína, metanfetamina, maconha ou outras drogas de abuso.[4]

A questão que se impõe é: o que há de comum entre o uso de drogas e a obtenção de prazeres tão saudáveis? Essa questão há muito tempo vem sendo estudada. As primeiras linhas de investigação datam da década de 1950, cuja conclusão foi de que existe uma determinada região cerebral relacionada com o prazer.[6] Ratos, ao receberem estímulos nessas regiões, pressionavam a barra que deflagrava o estímulo milhares de vezes, negligenciando todas as outras necessidades normais, como se alimentar ou beber água.

Pesquisas posteriores mostraram com maior clareza a anatomia e a fisiologia do "centro do prazer", como é popularmente chamado.[7] O termo científico adotado, entretanto, foi *sistema de recompensa cerebral* (SRC).

Se saciar a fome, ter relações sexuais e saciar a sede são fenômenos prazerosos e estão relacionados com a atividade do SRC, outras questões se impõem: por que os ratos negligenciam prazeres vitais e saudáveis em função da obtenção do prazer pelo estímulo elétrico do SRC ou pela injeção de drogas psicoativas? Parece que, se há semelhanças, há também algumas diferenças associadas às diversas formas de se obter prazer.

As semelhanças são explicadas a partir de pesquisas que avançaram desde a década de 1950, mostrando que o SRC (Figura 2.5) compreendia estruturas cerebrais cujos estímulos caminhavam a partir da área tegumentar ventral (ATV) – uma região localizada no tronco cerebral – para o núcleo *accumbens* (NA) e o córtex pré-frontal (CPF).[6] A comunicação entre esses neurônios se dá pela liberação de dopamina – um dentre

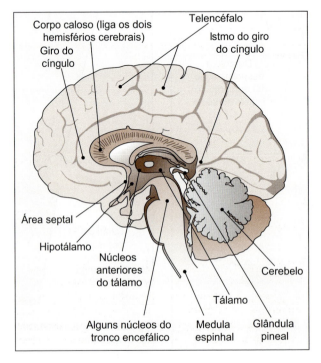

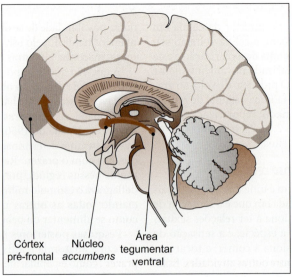

Figura 2.5 Sistema de recompensa cerebral. Desenhos: Gisele Grimevicius Garbe.

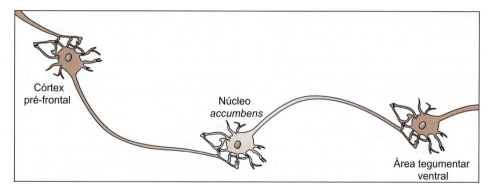

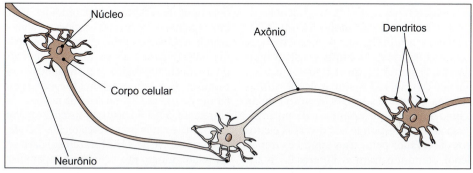

Figura 2.6 Sistema de recompensa cerebral. Desenhos: Gisele Grimevicius Garbe.

centenas de neurotransmissores utilizados para a comunicação entre as células nervosas. Hoje, portanto, está claro que todas as sensações prazerosas estão relacionadas com a liberação, principalmente, de dopamina no sistema de recompensa cerebral, compreendendo estímulos que partem da ATV para o NA e o CPF. (Figura 2.6).

O que diferencia as sensações obtidas de estímulos distintos (uso de cocaína ou de álcool ou outras drogas, ou saciar-se da sede etc.) é a capacidade que cada estímulo tem de provocar liberação de dopamina no SRC – quanto a tempo de estímulo, quantidade de dopamina liberada e mecanismo envolvido no aumento de dopamina nas fendas sinápticas das estruturas do SRC.

▶ Ação das principais drogas de abuso no sistema nervoso central

Cocaína e anfetaminas

O prazer relacionado com o uso de cocaína coincide com o aumento em pico de dopamina no SRC. Esse aumento se dá pela capacidade da cocaína bloquear locais de recaptação de dopamina no neurônio pré-sináptico, de forma aguda e abrupta. As anfetaminas têm efeitos clínicos diferentes – não provocam prazer em pico, mas sim uma sensação de energia e bem-estar, mais duradoura que a cocaína.[8] Essa diferença explica-se pelo mecanismo de ação da anfetamina que, além de bloquear locais de recaptação de dopamina no neurônio pré-sináptico, também inibe a ação de uma enzima que metaboliza a dopamina na fenda sináptica, denominada inibidora da monoamina oxidase (IMAO). Assim, as anfetaminas provocam efeitos clínicos (sensação de prazer) de forma diferente da cocaína: não são em pico, porém mais duradouros.

Essas sutis diferenças nos mecanismos de ação de cada droga ou de cada estímulo gerador de sensações prazerosas talvez respondam à questão sobre o fato dos ratos "escolherem" um estímulo prazeroso (injeção de cocaína) em detrimento de outro (alimentar-se). Hipoteticamente, cada estímulo tem a capacidade de provocar prazeres diferentes, embora todos, em última análise, provoquem a liberação de dopamina no SRC. Portanto, se comprovada a hipótese anterior, seria ingenuidade propor, na clínica, que o paciente encontre um substituto para o prazer que tinha com o uso da droga. Essa seria uma busca inútil e incessante, porque ele jamais encontraria um estímulo que gerasse a mesma sensação proporcionada pelo uso da droga. Um número maior de pesquisas básicas é necessário para a confirmação das hipóteses aqui levantadas.

Álcool

O álcool (etanol) pode ser classificado como uma droga depressora do sistema nervoso central, se tomarmos como base sua ação bioquímica e o correspondente efeito clínico. A ingestão aguda provoca alterações em vários sistemas neuroquímicos cerebrais (Figuras 2.7 a 2.9). O álcool estimula o sistema ácido γ-aminobutírico (GABA, *γ-aminobutiric acid*) (Figura 2.8), que é o maior sistema inibitório cerebral, e inibe o sistema glutamatérgico (Figura 2.9), que é o maior sistema estimulante do cérebro.[9] Assim, o álcool estimula o sistema que inibe a despolarização celular, bem como o sistema que estimula a despolarização. Essa ação corresponde aos diversos efeitos clínicos observados pelos usos agudo e crônico do álcool, como mostram as Figuras 2.7 a 2.9. Além disso, o álcool inibe a entrada de cálcio nas células nervosas, bloqueando os canais de cálcio do tipo L (Figura 2.7). Como o cálcio desempenha um importante papel na liberação de neurotransmissores e na despolarização das células nervosas, a inibição de entrada deste íon na célula provoca inibição na despolarização celular.

Maconha

O Δ-9-tetra-hidrocanabinol (THC) é a principal substância química, com ação no sistema nervoso central, contida na erva (*Cannabis sativa*) utilizada no preparo da maconha.[10] O THC age em dois tipos de receptores canabinoides: CB1, que está espalhado em diversas regiões cerebrais e é o grande responsável pelos efeitos psicotrópicos da maconha (Figura 2.10), e CB2, presente em células do sistema imunológico. A anandamida é um neurotransmissor endocanabinoide capaz de estimular os receptores CB1 no sistema nervoso central; entretanto, a fisiologia deste sistema canabinoide endógeno é ainda pouco esclarecida.[11] O efeito de reforço positivo do THC (prazeroso) deve-se a um estímulo indireto nos neurônios dopaminérgicos do SRC, como mostrado na Figura 2.10.

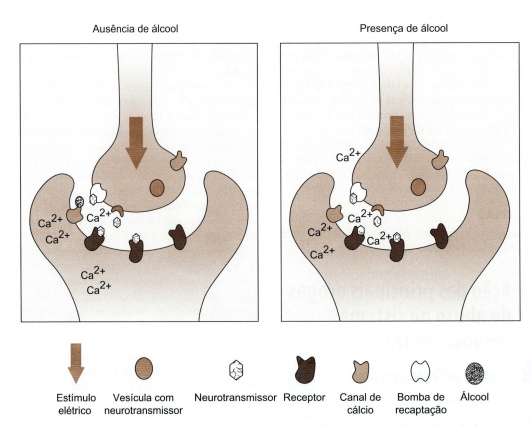

Figura 2.7 Ação do álcool nos canais de cálcio do tipo L. Desenhos: Gisele Grimevicius Garbe.

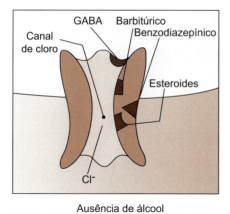

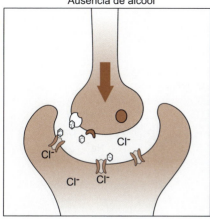

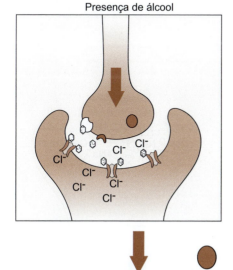

Figura 2.8 Ação do álcool no sistema ácido γ-aminobutiric (GABA). Desenhos: Gisele Grimevicius Garbe.

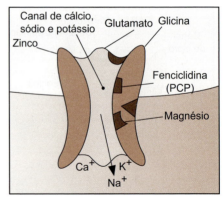
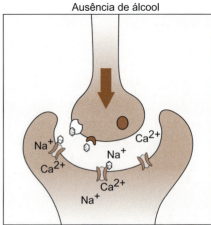
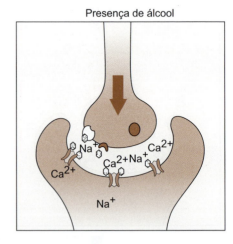

Estímulo elétrico | Vesícula com glutamato | Glutamato | Receptor NMDA | Bomba de recaptação | Álcool

Figura 2.9 Ação do álcool no sistema glutamatérgico. Desenhos: Gisele Grimevicius Garbe. NMDA = N-metil-D-aspartato.

Capítulo 2 | Neurobiologia da Dependência Química 23

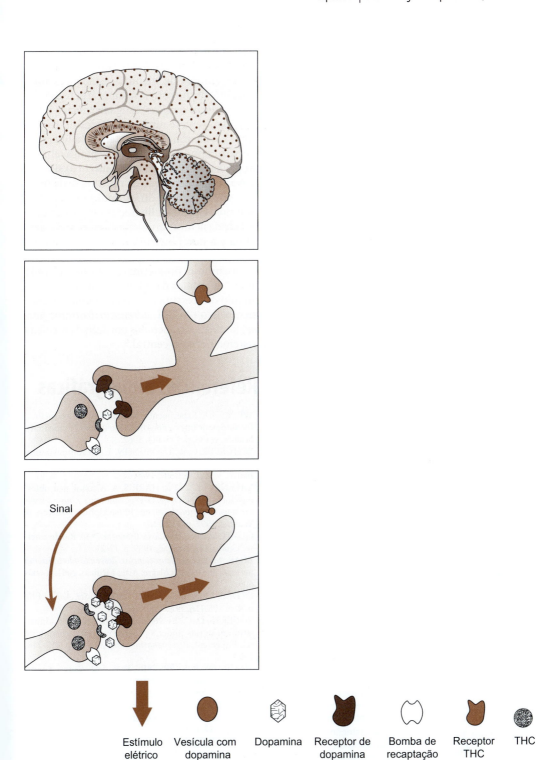

Figura 2.10 Ação do Δ-9-tetra-hidrocanabiol no sistema nervoso central. Desenhos: Gisele Grimevicius Garbe.

Tabaco (nicotina)

A nicotina é a substância química responsável pelo alto potencial dependógeno do tabaco. Além da nicotina, o tabaco contém mais de 4.000 substâncias químicas identificadas com efeitos prejudiciais à saúde, como doenças cardiovasculares, doenças respiratórias não malignas, câncer pulmonar e outros tipos de câncer – de orofaringe, estômago, pâncreas, útero, rins e ureter.[8,12]

Os receptores de nicotina estão presentes, principalmente, no córtex, tálamo, área tegumentar ventral, *locus ceruleus*, amígdala, núcleo interpeduncular, septo e núcleos motores do tronco cerebral.[8] A nicotina estimula, ainda, a liberação de dopamina no SRC – ação responsável pelo reforço positivo (prazeroso) do uso.[8] No sistema nervoso periférico, a ação da nicotina se dá principalmente por meio do estímulo de gânglios autônomos, levando à liberação de uma grande variedade de neurotransmissores, entre eles a acetilcolina e a norepinefrina, como mostrado na Figura 2.11.

O hormônio prolactina (responsável pelo estímulo de células das glândulas mamárias), o hormônio do crescimento e o hormônio adrenocorticotrófico (ACTH, *adrenocorticotropic hormone*) também são liberados por ação da nicotina no sistema nervoso central.[8]

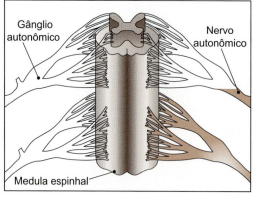
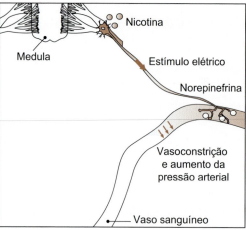
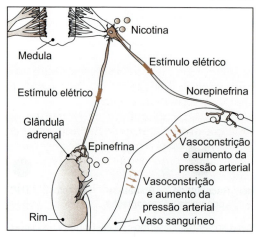

Figura 2.11 Ação da nicotina no sistema nervoso periférico. Desenhos: Gisele Grimevicius Garbe.

▶ Referências bibliográficas

1. WEEKS, J. R. Experimental morphine addiction method for automatic intravenous injection in unrestrained rats. *Science*, v. 138, p. 143-144, 1962.
2. SCHUSTER, C. R.; THOMPSON, T. Self administration of and behavioral dependence on drugs. *Ann. Rev. Pharmacol.*, v. 9, p. 483-502, 1969.
3. VALENZUELA, C. F.; HARRIS, A. Alcohol: neurobiology. In: LOWINSON, J. H. et al. *Substance Abuse: a comprehensive textbook*. 3rd ed. Philadelphia: Williams & Wilkins, 1997. p. 119-120.
4. GUYTON, A. C. *Tratado de fisiologia*. 7ª ed. Rio de Janeiro: Guanabara-Koogan, 1989. p. 12-21.
5. BEAR, M. F. et al. *Neurociências, desvendando o sistema nervoso*. 2ª ed. Porto Alegre: Artes Médicas, 2001. p. 600-605.
6. OLDDS, J. Pleasure centers in the brain. *Sci. Am.*, v. 195, n. 4, p. 105-116, 1956.
7. ROBERTS, D. C.; BENNETT, S. A. Heroin self-administration in rats under a progressive ratio schedule of reinforcement. *Psychopharmacology*, v. 111, p. 215-218, 1993.
8. MCCRADY, B. S.; EPSTEIN, E. E. *Addictions* – a comprehensive guidebook. Oxford: Oxford University Press, 1999. p. 75-88; 105-118; 162-168.
9. HEATHER, N.; ROBERTSON, I. Setting the scene. In: *Problem drinking*. 3rd ed. Oxford: Oxford University Press, 1997. p. 117-136.
10. JOHNS, A. Psychiatric effects of cannabis. *Br. J. Psychiatry.*, v. 178, p. 116-122, 2001.
11. STHAL, S. M. *Essential psychopharmacology*: neuroscientific basis and practical applications. 2nd ed. Cambridge University Press, 2000. p. 499-537.
12. CARVALHO, J. T. *O tabagismo visto sob vários aspectos*. Rio de Janeiro: Medsi, 2000. p. 85-127.

3 Álcool

Cláudio Jerônimo da Silva, Selma Bordin, Neliana Buzi Figlie e Ronaldo Laranjeira

▶ Introdução

O uso do álcool é detectado desde os tempos pré-bíblicos, mas somente na virada do século 18 para o século 19, após a Revolução Industrial, é que aparece, na literatura, o conceito do beber nocivo como uma condição clínica.[1]

A produção do álcool a que o homem estava acostumado até século 18 era artesanal e predominavam, portanto, as bebidas fermentadas (vinhos e alguns tipos de cerveja). Com a Revolução Industrial Inglesa, passou-se a produzi-las em grandes quantidades, o que diminuiu seu custo. Além disso, desenvolveu-se o processo de destilação dos fermentados, técnica capaz de aumentar muito as concentrações alcoólicas. Soma-se a isso o fato de que, com a urbanização, o perfil das relações sociais foi modificado, e o álcool tem importante papel nessas relações.[2]

Todas essas mudanças permitiram que um número muito maior de pessoas passasse a consumir álcool com frequência. Foi a partir daí que alguns médicos começaram a observar uma série de complicações físicas e mentais, decorrentes desse consumo excessivo.[2] Dois nomes estão especialmente ligados à introdução do conceito de alcoolismo: Benjamin Rush, dos EUA, e Thomas Trotter, do Reino Unido.[1]

Rush foi muito influente em sua época e um dos primeiros a perceber que 30% dos pacientes internados em instituições psiquiátricas americanas faziam uso excessivo do álcool. Descreveu o comportamento de beber desses pacientes em seu livro *An inquiry into the effects of spirituous liquors on the human body*, em 1790, no qual também consta sua célebre frase: "Beber começa como um ato de liberdade, caminha para o hábito e, finalmente, afunda na necessidade". Além de ter dado início à descrição de quadros clínicos associados ao uso do álcool, também iniciou a tradição de campanhas de saúde pública, ao envolver-se com a comunidade e tornar-se um dos signatários da Constituição Americana.[1]

Thomas Trotter também desenvolveu ideias avançadas sobre o hábito de beber para sua época, como "o hábito da embriaguez é uma doença da mente". Esta foi a primeira vez que a palavra "doença" foi relacionada com o álcool. Embora isto tenha ocorrido no século 19, o debate sobre ser o beber excessivo uma doença ou não ainda é muito atual. Outros pesquisadores também tiveram influências na literatura dessa época e Magnus Huss, médico sueco, talvez tenha sido o mais representativo deles, com a criação do conceito clínico de "alcoolismo crônico".[2]

Nos cem anos seguintes houve uma grande produção de ideias e mais de 39 classificações do alcoolismo: quanto ao padrão de beber (contínuo ou intermitente); quanto à cronicidade (aguda ou crônica) e quanto à etiologia (causas hereditárias, orgânicas ou de personalidade). Bowman e Jellinek, em meados do século 20, analisaram todas as classificações publicadas, buscando identificar tipos puros de alcoolistas. Em 1960, Jellinek publicou um livro de muita influência, que persiste até hoje entre os seguidores dos Alcoólicos Anônimos, chamado *The disease concept of alcoholism*, no qual classifica o alcoolismo em cinco tipos: α, β, γ, σ e ε, e propõe que o beber excessivo deva ser chamado de alcoolismo somente quando ocorrer uma conjunção entre tolerância, abstinência e perda de controle ou inabilidade para abster-se (tipos γ e σ). Os tipos α, β e ε, segundo essa classificação, apresentariam apenas problemas comportamentais, psicológicos ou sociais associados ao beber.[1]

Foi em 1976 que Griffith Edwards e Milton Gross propuseram o conceito da síndrome de dependência alcoólica (SDA), visto no Capítulo 1, que utilizamos até hoje.

▶ Epidemiologia

O uso de bebida alcoólica é estimulado na maioria dos países do mundo. No Brasil, a ausência de políticas públicas reguladoras do consumo torna-o extremamente disponível, com fácil acesso e baixo custo. Soma-se a esses fatores o estímulo ao uso através da mídia, que associa o álcool às situações prazerosas, omitindo possíveis danos à saúde. Essa facilidade de conseguir bebidas alcoólicas promove o encontro de um número cada vez maior de pessoas, principalmente de adolescentes, com a bebida.

Dados da Organização Mundial da Saúde (OMS) apontam que aproximadamente 2 bilhões de pessoas usam álcool no mundo todo.[3] Os estudos epidemiológicos mostram que o consumo de bebidas alcoólicas no Brasil, particularmente entre os jovens, é um importante problema de saúde pública.

Comparando-se dados dos dois levantamentos nacionais brasileiros realizados pelo Instituto Nacional de Ciência e Tecnologia para Políticas Públicas do Álcool e outras Drogas INPAD, em 2006 e 2012, observamos que o uso de álcool no último ano manteve-se praticamente igual, 52% dos brasileiros tinham consumido álcool no último ano em 2006 e 50% em 2012.

Entretanto, o uso regular (1 vez ou mais por semana) teve um aumento de 20% entre 2006 e 2012. O uso em *binge* (uso de 4 ou mais doses em uma única ocasião) teve aumento de 31,1%.[3] Isso mostra que embora não tenha aumentado a quantidade de pessoas que bebem álcool no Brasil, aqueles que já bebiam, bebem mais e mais frequentemente.

Com relação ao uso de álcool pelas mulheres, o estudo mostrou que 29% delas bebiam regularmente (1 vez ou mais por semana) em 2006 e este número passou para 39% em 2012 (um aumento equivalente a 34,5%). Isso mostra que as mulheres, e especialmente as mais jovens, são a população de maior risco, apresentando maiores índices de aumento entre 2006 e 2012 e bebendo de forma mais nociva.[3]

Com relação aos problemas relacionados com o uso, o segundo levantamento, 2012, mostrou que:

- *32%* (21,8 milhões de pessoas) dos adultos que bebem referiram já não ter sido capaz de conseguir parar depois de começar a beber
- *10%* (6,6 milhões de pessoas) referiram que alguém já se machucou em consequência do seu consumo de álcool
- *8%* (7,4 milhões de pessoas) admitem que o uso de álcool já teve efeito prejudicial no seu trabalho
- *4,9%* (4,6 milhões de pessoas) dos bebedores já perderam o emprego devido ao consumo de álcool
- *9%* (12,4 milhões de pessoas) admitem que o uso de álcool já teve efeito prejudicial na sua família ou relacionamento.

Sobre o comportamento de beber e dirigir, os dados mostraram que:

- *34%* de brasileiros foram parados em *blitz* de estrada
- *11%* foram submetidos ao teste do bafômetro
- *5%* foram parados pela polícia devido a um incidente envolvendo o consumo de álcool
- *4%* foram penalizados por beber e dirigir
- *24%* ainda acham que não há problema em dirigir quando se está apenas começando a sentir os efeitos da bebida alcoólica.

Houve uma diminuição generalizada do comportamento de beber e dirigir entre 2006 e 2012, de 27%, em 2006, para 22% em 2012. Isso equivale a uma diminuição de 22%, e muito provavelmente se deve às políticas públicas que estabeleceram limites, fiscalização e educação com relação ao comportamento de beber e dirigir, desde 2008.

▶ Bioquímica, farmacologia e metabolismo

Particularmente todas as biomoléculas podem ser consideradas como derivadas dos hidrocarbonetos, compostos de carbono e hidrogênio, nos quais o esqueleto é uma ligação covalente entre átomos de carbono. Este esqueleto é muito estável porque as ligações carbono-carbono, simples ou duplas, compartilham seus pares de elétrons igualmente.[4]

Um ou mais átomos de hidrogênio ligados ao hidrocarboneto podem ser substituídos por diferentes espécies de grupos funcionais, produzindo famílias de compostos orgânicos. A troca de um hidrogênio por um grupo hidroxila forma a família dos álcoois. O álcool utilizado para confecção das bebidas são os etanóis.[4]

Como fonte de energia ou alimento, o álcool possui diversas desvantagens: (a) o excedente de caloria provenientes do etanol é convertido em gordura; (b) o consumo agudo do álcool inibe a neoglicogênese a partir do lactato e aminoácidos; (c) o álcool possui as chamadas "calorias vazias". O que este termo pretende significar é que as bebidas alcoólicas contêm quantidades insignificantes de vitaminas e minerais.[5]

O metabolismo do álcool produz cerca de 7 kcal para cada grama. Além disso, sua energia é biologicamente disponível na forma de adenosina trifosfato (ATP, *adenosine triphosphate*), por vias metabólicas bem conhecidas. Os dependentes graves frequentemente obtêm 50% de suas calorias pelo álcool e podem desenvolver graves deficiências nutricionais, particularmente de proteínas, tiamina, folato e piridoxina. Além disso, o dependente grave, em consequência do metabolismo do álcool, pode desenvolver hipoglicemia, acidose láctica, hiperuricemia, hipertrigliceridemia e cetoacidose.[6]

A absorção do etanol se dá completamente pelo trato gastrintestinal. Cerca de 25% do álcool ingerido é absorvido no estômago.

Os outros 75% são absorvidos no intestino. Alguns fatores interferem na absorção: (a) velocidade da ingestão; (b) volume; (c) tipo de bebida alcoólica.[6] Devido às suas propriedades de solubilidade, o álcool atravessa rapidamente as membranas celulares e equilibra-se com a água corporal total. Acumula-se nos tecidos com maiores quantidades de água e pode atravessar a placenta até a circulação fetal. Órgãos com alta perfusão (cérebro, pulmões e rins) apresentam níveis alcoólicos mais elevados que os tecidos com pouco fluxo sanguíneo (músculos). O tempo necessário para atingir a concentração máxima no sangue varia de 30 a 90 min, dependendo de determinados fatores. Concentrações alcoólicas mais elevadas e a presença de dióxido de carbono e bicarbonato em bebidas efervescentes aumenta a absorção. Se o estômago estiver vazio, a absorção é mais rápida. Se estiver cheio, é mais lenta. Mas, em ambos os casos, todo o álcool será absorvido. A temperatura mais baixa do corpo e o exercício físico também reduzem a absorção.

O álcool sofre o primeiro metabolismo no estômago, entretanto, de 90% a 98% são metabolizados no fígado,[4] que tem uma capacidade limitada (metaboliza cerca de 10 g por hora). Isso significa que, até que o fígado tenha tempo de metabolizar toda a quantidade ingerida, o álcool ficará circulando por todo o corpo, inclusive pelo cérebro.

No fígado, o metabolismo se dá por uma via principal, pela oxidase P-450 microssômica, que é ativada pelo álcool e outros agentes. Esta via é responsável por 90% da metabolização. Um homem de tamanho médio metaboliza cerca de 9 g de álcool por hora, independentemente da concentração alcoólica sanguínea.[4] Entretanto, polimorfismos genéticos da desidrogenase alcoólica e da aldeídica no fígado foram identificados. Alguns deles possuem capacidade de metabolismo mais rápido.[7]

O caminho mais importante de metabolização do álcool no fígado é a oxidação (que pode ser vista na Figura 3.1). O álcool etílico é oxidado em acetaldeído pela ação da enzima álcool desidrogenase (ADH). O aldeído, por sua vez, é oxidado em acetato pela enzima aldeído desidrogenase (ALDH). O acetato transforma-se em dióxido de carbono e água, que são liberados para a circulação.

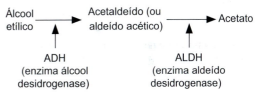

Figura 3.1 Metabolização do álcool.

▶ Etiologia

Não existe um fator único que explique a gênese da dependência do álcool. Sabe-se que há fator genético e hereditário,[7] porém este fator não é suficiente para a instalação da dependência. Participam muitos outros fatores, chamados de *fatores predisponentes*. Os principais são: (a) ambientais (como fácil acesso, baixo custo, alta disponibilidade); (b) culturais (como grande aceitação e aprovação social do uso de álcool); (c) a mídia (que estimula o uso sem especificar a quantidade segura nem as ocasiões nas quais as bebidas alcoólicas não deveriam ser consumidas); (d) psicológicos individuais (como crenças disfuncionais de que "só é possível se divertir sob o efeito do álcool"). O modelo cognitivo é atualmente

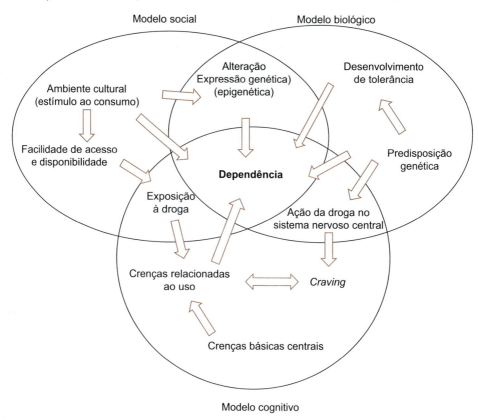

Figura 3.2 Interação entre modelos cognitivo, social e biológico para gênese da dependência química.

o mais aceito e integra todos os fatores citados. Ele parte do pressuposto de que alguns indivíduos tenham características psicológicas e genéticas particulares, que, ao entrar em contato com a substância, desenvolvem uma relação com o álcool que difere em cada pessoa. Algumas tornar-se-ão dependentes e outras não, em função do número e da intensidade dos diversos fatores predisponentes.[8] A Figura 3.2 demonstra a interação entre fatores bilógicos, sociais e psicológicos para a gênese da dependência química.

▶ Uso de baixo risco

Outras pesquisas sobre o consumo de baixo risco demonstram que o uso de 21 unidades de álcool etílico puro para o homem, ou de 14 unidades para mulheres, semanalmente, oferece baixo risco de desenvolvimento de dependência e de problemas relacionados com o uso de bebidas alcoólicas (Figura 3.3).[9]

Por convenção, determinou-se que 10 g de álcool etílico puro correspondem a 1 U (unidade).

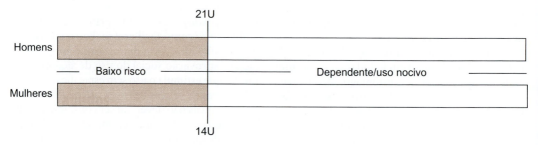

Figura 3.3 Unidades de álcool ingeridas semanalmente para homens e mulheres e seu potencial de risco.

O cálculo em unidades se faz por meio da quantidade de bebidas ingerida e do tipo bebida (que tem gradações alcoólicas diferentes). Exemplificando, uma dose de uísque de 50 mℓ, cuja gradação alcoólica é de 40%, contém 20 mℓ de álcool etílico. Admitindo-se que a densidade do álcool seja igual a 1, 20 mℓ são iguais a 20 g. Se 10 g correspondem a 1 U, então, uma dose de uísque com 50 mℓ a 40% de gradação alcoólica corresponde a 2 U álcool etílico. O cálculo das unidades de álcool consumidas é realizado segundo equação a seguir:

(a) Quantidade de bebida × porcentagem de álcool = mℓ de álcool puro
(b) Densidade = 1 U ∴ quantidade (mℓ) = quantidade (g)
(c) 10 g = 1 Unidade.

As 2 U devem ser distribuídas ao longo da semana, pois o uso episódico de mais de 2 U por ocasião/dia, para a mulher, ou 3 U, para o homem, põe o organismo sob risco de doenças agudas, embriaguez e problemas dela decorrentes (Figura 3.3).[10]

A mulher pode beber em quantidades menores do que o homem por dois motivos:[11] (a) apresenta quantidade menor da enzima álcool desidrogenase no estômago, portanto, há uma metabolização menor do álcool que chega ao estômago e, consequentemente, maior absorção; (b) o álcool é mais hidrofílico e a mulher, proporcionalmente ao homem, tem maior quantidade de gordura corporal e, portanto, o álcool tende a permanecer maior tempo em sua corrente sanguínea. Isso aumenta sua biodisponibilidade e os riscos de lesões teciduais.[12] Pesquisas clínicas demonstram que a mulher tem, em média, problemas clínicos decorrentes do uso do álcool 5 anos antes do que um homem que use álcool nos mesmos padrões.[13]

▶ Conceitos de dependência

A dependência do álcool deve ser entendida como uma doença de caráter biopsicossocial, que se instala por meio de um processo que decorre ao longo de um *continuum* de uso da bebida alcoólica.[10] Esse processo passa pelo uso experimental, uso de baixo risco, uso nocivo, dependência leve, dependência moderada e dependência grave. É difícil estabelecer um ponto preciso ao longo desse processo que determine a passagem de um ponto ao outro. Entretanto, pesquisas realizadas por Edwards Griffith[9] demonstram os principais fatores presentes na síndrome de dependência. O Quadro 3.1 descreve os sete sinais e sintomas que compõem a síndrome de dependência alcoólica (SDA).

Quadro 3.1 Sinais e sintomas da síndrome de dependência, segundo conceito de Griffith.[9]

Estreitamento do repertório	O padrão de uso se torna cada vez mais rígido e estereotipado. Os dias de abstinência ou de consumo baixo vão se tornando mais raros. O paciente passa a beber o dia inteiro para manter um nível alcoólico no sangue que previna a síndrome de abstinência
Síndrome de abstinência	É um conjunto de sinais e sintomas físicos e psíquicos que aparecem em decorrência da diminuição ou interrupção do uso do álcool. Inicialmente, os sintomas de abstinência são leves e intermitentes. Posteriormente, com agravamento da síndrome de dependência, a frequência e a gravidade dos sintomas aumentam
Alívio dos sintomas da síndrome de abstinência pelo uso	Para aliviar ou evitar os sintomas desagradáveis e intensos da abstinência, os pacientes passam a usar álcool, apesar das consequências psíquicas e físicas adversas
Fissura ou *craving*	É o desejo subjetivo e intenso de fazer uso do álcool – *craving* ou fissura. A pessoa experimenta uma falta do controle. Entretanto, não está claro se a experiência é verdadeiramente a perda de controle ou a decisão em não exercer o controle
Evidência de tolerância	Na prática clínica, a tolerância é identificada quando o paciente consegue exercer – mesmo com prejuízo do desempenho – várias atividades (p. ex., dirigir automóveis) com uma concentração de álcool no sangue tão elevada que normalmente incapacitaria o bebedor normal

continua

Quadro 3.1 Sinais e sintomas da síndrome de dependência, segundo conceito de Griffith.[9] (*Continuação*)

Saliência do comportamento de busca	Com o avanço da dependência, a pessoa começa dar prioridade à ingestão alcoólica em detrimento das atividades sociais, profissionais e recreativas. O comportamento passa a girar em torno da procura, consumo e recuperação dos efeitos do álcool, apesar dos problemas psicológicos, médicos e psicossociais
Reinstalação da síndrome de dependência depois de recaída	Na reinstalação da síndrome de dependência após abstinência, o paciente retoma rapidamente o padrão mal-adaptativo de consumo de álcool, após um período de abstinência. Em pessoa com nível de dependência moderado, quando fica abstinente por um período e volta a beber, a síndrome de dependência se reinstala em semanas ou meses. Para um nível de dependência grave, este período pode ser de alguns dias

Distúrbios físicos decorrentes do uso crônico do álcool

Essa é um complicação bastante importante, uma vez que o consumo de álcool é uma causa significativa de morbidade física. Identificar essas complicações no paciente é importante por dois motivos: para avaliar a gravidade da sua situação e para promover um estímulo que possa influenciar o comportamento de beber. O álcool causa danos físicos por meio de efeitos diretos e indiretos sobre o corpo. Sendo uma fonte de calorias (sem qualquer valor nutricional), desloca nutrientes normais, provocando desnutrição. Uma desnutrição secundária ocorre devido à insuficiência pancreática e ao metabolismo deficiente do fígado. Além disso, o álcool e seu metabólito acetaldeído são substâncias tóxicas que têm o potencial de provocar dano tissular. Em algumas condições, tanto o elemento tóxico quanto a perturbação do estado nutricional podem estar simultaneamente implicados como causa do dano. São apresentadas a seguir as principais complicações físicas associadas ao uso de álcool.[1]

Distúrbios gastroenterológicos

- *Doenças hepáticas alcoólicas:* os danos ao fígado constituem as consequências mais graves do consumo excessivo de álcool. Mudanças irreversíveis tanto na estrutura quanto no funcionamento do fígado são comuns. A maioria das mortes (75%) atribuídas ao alcoolismo é causada por cirrose[1]
  - *Esteatose hepática:* acúmulo de gordura nas células hepáticas, presente em 90% dos usuários pesados
  - *Hepatite alcoólica:* inflamação crônica do fígado, cujos sintomas são perda de apetite, dores abdominais, náuseas, perda de peso, icterícia e febre
  - *Cirrose alcoólica:* ocorre quando o tecido hepático fibrosa (uma espécie de cicatrização), prejudicando a arquitetura normal do fígado, podendo levar à alteração da função hepática, com alteração da coagulação sanguínea, por exemplo[14]
- *Pancreatite aguda:* inflamação do pâncreas cujos sintomas iniciam-se com forte dor abdominal, irradiando para as costas, e associada a vômitos
- *Pancreatite crônica*
- *Gastrite (inflamação do estômago):* pode evoluir para ulceração péptica
- *Síndrome de Mallory-Weiss:* esgarçamento do esôfago causado por vômitos frequentes.

Distúrbios musculoesqueléticos

- *Gota*: depósito de ácido nas articulações, causando dores
- *Osteoporose:* redução da massa óssea
- *Miopatia:* dores intensas, hipersensibilidade, edema e fraqueza dos músculos esqueléticos.

Distúrbios endócrinos

- *Pseudossíndrome de Cushing:* quadro semelhante à síndrome verdadeira, caracterizada por obesidade troncular e enfermidades delgadas, aparência pletórica, fácies de lua cheia, equimoses, estrias, fraqueza muscular e hipotensão
- *Hipogonadismo masculino:* diminuição da concentração de testosterona plasmática.

Câncer

O consumo pesado está associado a um risco aumentado de câncer em orofaringe, laringe, esôfago, fígado e mamas. O álcool por si só não é cancerígeno, mas pode potencializar a ação de agentes cancerígenos, diminuindo a proteção do organismo às células cancerosas.[15]

Doenças cardiovasculares

- *Arritmias*: perturbação do ritmo cardíaco normal
- *Hipertensão*: o álcool é o segundo maior fator de risco (não genético)
- *Doença cardíaca coronariana*
- *Miocardiopatia alcoólica*: doença do músculo do coração, caracterizada por aumento e disfunção na contratilidade.

Doenças respiratórias

Excesso de infecções respiratórias decorrentes de defeitos nas respostas imunológicas geradas pelo consumo alcoólico.

Distúrbios metabólicos

- *Hipoglicemia*: mais provável após episódio de uso agudo
- *Hiperglicemia*: mais provável como resultado do uso crônico[16]
- *Cetoacidose alcoólica*: acúmulo de ácido acético, levando à diminuição pH sanguíneo, e cujos sintomas principais são sonolência e prostração
- *Hiperlipidemia*: aumento das gorduras circulantes do sangue (triglicerídios séricos).

Distúrbios hematológicos

- *Anemia*: diminuição da concentração de hemoglobinas nas hemácias e da concentração de hemácias (glóbulos vermelhos) no sangue
- *Macrocitose*: aumento do volume das hemácias
- *Deficiência de ferro*
- *Redução dos leucócitos* (neutropenia) *e de plaquetas* (trombocitopenia).

Distúrbios nos sistemas nervosos central e periférico

- *Convulsões*
- *Degeneração cerebelar alcoólica*: ataxia da marcha e falta de coordenação das pernas
- *Ambliopia alcoólica*: turvação gradual da visão, acompanhada, talvez, pela dificuldade de distinguir o verde do vermelho
- *Síndrome de Wernicke-Korsakoff*: causada por deficiência nutricional de tiamina, caracteriza-se pela paralisia dos músculos do olho, ataxia, confusão, profunda amnésia para eventos recentes e passados, desorientação no tempo e no espaço, ausência de *insight*
- *Encefalopatia por pelagra alcoólica*: estado confusional, com perda de memória global, alucinações visuais, agitação alternando-se com apatia e outros sinais neurológicos
- *Demência alcoólica*: atrofia cerebral, gerando prejuízo de leve a moderado na memória a curto e longo prazos, na aprendizagem, organização e abstração visuoespacial e controle dos impulsos
- *Mielinose centropontina*: distúrbio raro na substância branca do tronco cerebral, causando paralisia pseudobulbar e quadriplegia que se desenvolve em alguns dias ou semanas, resultando em coma ou morte
- *Doença de Marchiafava-Bignami*: distúrbio raro, caracterizado pela degeneração ou desmielinização do corpo caloso e substâncias brancas adjacentes. De forma aguda, agitação, apatia, alucinações, epilepsia e coma. Insidiosamente, causa demência, espasticidade, disartria e incapacidade de caminhar
- *Encefalopatia hepática*: prejuízo da consciência, variando de hipersonia ao coma, delírio, memória recente prejudicada e alterações do humor
- *Neuropatia periférica*: início insidioso de fraqueza, dor, parestesia e amortecimento dos pés, que progride em uma distribuição tipo "dedo de luva".

Síndrome fetal alcoólica

O álcool é facilmente transferido da corrente sanguínea da mãe para o feto. Atravessa a placenta e chega ao cérebro do feto com rapidez e facilidade. Os níveis fetais de álcool tornam-se os mesmos que os da mãe. A síndrome fetal alcoólica ocorre em 30% a 50% de todos os bebês nascidos de mães alcoolistas. As crianças têm seu crescimento reduzido, anormalidades morfológicas em rosto e cabeça, deformidades nos membros e doença congênita. Posteriormente, essas crianças apresentam deficiências cognitivas significativas (retardo mental).

Doenças dermatológicas

Psoríase, eczema discoide e infecções cutâneas por fungos, exacerbação de acne e pelagra (devido à deficiência vitamina B_1).

Supressão do sistema imunológico

A supressão do sistema imunológico pode aumentar os riscos de contágio e/ou desenvolvimento de doenças infecciosas, tais como tuberculose, pneumonia, febre amarela, cólera e hepatite B. A desinibição social provocada pelo álcool aumenta a probabilidade de envolvimento em relações sexuais desprotegidas, aumentando o risco de contágio pelo vírus da imunodeficiência humana (HIV, *human immunodeficiency vírus*). Uma vez infectado pelo vírus, a supressão do sistema imunológico favorece o desenvolvimento de síndrome da imunodeficiência adquirida (AIDS, do inglês, *acquired immunodeficiency syndrome*).[17]

Alteração do funcionamento sexual

Embora o álcool aumente a desinibição social, seu uso interfere no funcionamento sexual. Como disse Shakespeare, "o álcool provoca o desejo, mas retira a *performance*". Além disso, o álcool provoca diminuição da produção de espermatozoides e de testosterona no sangue.[14]

▶ Transtornos psiquiátricos decorrentes do uso de álcool

Intoxicação alcoólica aguda

A intoxicação alcoólica é uma condição clínica decorrente da ingestão aguda de bebidas alcoólicas. Produz alterações neurológicas agudas e transitórias (que podem variar desde embriaguez leve a anestesia e coma, depressão respiratória e, mais raramente, morte). É pouco provável que uma dose excessiva ponha em risco a vida dos pacientes dependentes, em função da tolerância desenvolvida ao álcool. Esses pacientes também podem chegar à inconsciência, mas é mais provável que isso ocorra com o bebedor eventual que exagera na quantidade de bebida, por exemplo, em uma farra de sábado à noite. Para pessoas que não apresentam tolerância, uma concentração sanguínea de 0,03 mg leva à euforia. Com 0,05 mg podem apresentar leves incoordenações. Com 0,1 mg observa-se ataxia e com 0,2 mg confusão mental e diminuição da concentração. Anestesia e morte ocorrem com níveis acima de 0,4%.[18] As alterações de comportamento decorrentes da intoxicação alcoólica aguda incluem comportamento sexual inadequado, agressividade, labilidade do humor, diminuição do julgamento crítico e funcionamento social e ocupacional prejudicados. As mulheres atingem níveis sanguíneos mais elevados que os homens, decorrentes do maior grau de gordura no organismo feminino comparado ao masculino.

A intoxicação alcoólica aguda é uma condição clínica passageira, não existindo um meio rápido de promover a eliminação do álcool do organismo.[11,12] O tratamento consiste em medidas gerais descritas no Quadro 3.2.

Quadro 3.2 Tratamento não farmacológico da intoxicação alcoólica aguda.

Proporcionar um ambiente seguro, que proteja o indivíduo quando este interromper a ingestão de álcool, evitando qualquer dano a si mesmo e a outros
Proporcionar tempo para a metabolização do álcool. O uso de estimulantes tem se mostrado clinicamente ineficaz
Às vezes, está indicada lavagem gástrica
Nos casos graves, quando se ingerem doses letais de álcool, pode-se tentar a hemodiálise. Isto é comum nas intoxicações com metanol, nas quais os riscos de morte e cegueira são relevantes. É fundamental solicitar dosagem dos níveis séricos e respiratórios de álcool, exames toxicológicos da urina e radiografia de crânio para que se possa diagnosticar o coma alcoólico, que é responsável por um índice de mortalidade de 5%
Excluir outras causas orgânicas para a sonolência (traumatismo craniano, hipoglicemia, cetoacidose, infecção sistêmica, superdosagem de outras drogas lícitas ou ilícitas), quando o paciente encontra-se intoxicado, já que a principal medida é deixá-lo dormir até passar os efeitos da intoxicação aguda. Deve-se assegurar, entretanto, que este não aspire seu próprio vômito

Não existem medicamentos clinicamente eficazes, capazes de reverter os efeitos farmacológicos do álcool. Algumas possibilidades, entretanto, estão listadas no Quadro 3.3:

Quadro 3.3 Medicamentos que podem ser utilizados na intoxicação alcoólica aguda.

Flumazenil	É um antagonista benzodiazepínico que parece ser capaz de reverter os efeitos do álcool nos pacientes em coma, além de melhorar a ansiedade e a ataxia induzidas pelo próprio álcool
Naloxona	O uso de naloxona ainda é controvertido. Alguns estudos não conseguiram reproduzir os achados iniciais que demonstraram reversão da intoxicação alcoólica aguda. Esta medicação estaria indicada para reverter ou bloquear os efeitos farmacológicos do álcool, quando administrada antes da ingestão

Síndrome de abstinência do álcool

A síndrome de abstinência do álcool (SAA) é um conjunto de sinais e sintomas que aparece quando as pessoas que bebem excessivamente diminuem ou param de beber.

Levando em consideração a gravidade do diagnóstico, é possível classificar o comprometimento do usuário em dois níveis: *leve/moderado e grave*. A partir desta classificação, o paciente será encaminhado para o melhor tratamento, de acordo com a disponibilidade da rede de serviços de saúde de cada região.

A estrutura biopsicossocial dos fenômenos relacionados com o uso problemático de álcool determinará também a complexidade de seu comprometimento. Consideram-se aspectos *biológicos*, *psicológicos* e *sociais* na definição dos níveis de comprometimento do paciente e o correspondente tratamento a que deve ser submetido.[19] O Quadro 3.4 apresenta os níveis de gravidade e o encaminhamento terapêutico da SAA. A gravidade da SAA pode ser aferida pelo instrumento Clinical Institute Withdrawal Assessment for Alcohol, revisado (CIWA – Ar): escores de 0 a 9 indicam SAA leve, 10 a 18: SAA moderada; escores maiores que 18 indicam SAA grave.

O tratamento clínico da SAA nível I pode ser realizado no ambulatório. O paciente e a família devem ser orientados sobre a doença e os cuidados necessários.[18,19]

O tratamento da SAA nível II é obrigatoriamente hospitalar.[17] Isso se deve ao quadro clínico de diminuição do nível de consciência e complicações clínicas que frequentemente se associam.

Convulsões

A maioria das crises é do tipo tônico-clônica generalizada. Crises convulsivas são uma manifestação precoce da SAA: mais de 90% ocorrem até 48 h após a interrupção do uso de álcool (pico entre 13 e 24 h)[19] e estão associadas à evolução para formas graves de abstinência (cerca de um terço dos pacientes que apresentam crises convulsivas evolui para *delirium tremens* se não forem tratados). Em 40% dos casos, as crises ocorrem isoladamente; nos pacientes que apresentam mais de uma crise, elas ocorrem geralmente em número limitado.[19] Quando houver história prévia de epilepsia, devem ser mantidos os medicamentos já utilizados pelo paciente. O diazepam é a medicação de escolha, na dose de

Quadro 3.4 Sinais e sintomas da síndrome da abstinência do álcool (SAA), níveis I e II e encaminhamento terapêutico.

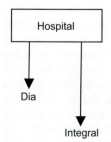

Nível I — Ambulatório → Regular → Domiciliar

Biológicos: leve agitação psicomotora; tremores finos de extremidades; sudorese discreta e facial; episódios de cefaleia; náuseas sem vômitos; sensibilidade visual, sem percepção auditiva e tátil alteradas

Psicológicos: o contato com o profissional de saúde está íntegro; encontra-se orientado temporoespacialmente; o juízo crítico da realidade está mantido; apresenta ansiedade leve; não relata qualquer episódio de violência auto ou heterodirigida

Sociais: mora com familiares ou amigos, e esta convivência está regular ou boa; sua atividade produtiva ainda vem sendo desenvolvida, mesmo que atualmente esteja desempregado/afastado; a rede social é ainda considerada existente

Comorbidades: sem complicações e/ou comorbidades clínicas e/ou psiquiátricas graves detectadas no exame geral

Nível II — Hospital → Dia → Integral

Biológicos: agitação psicomotora intensa; tremores generalizados; sudorese profusa; cefaleia; náuseas com vômitos; sensibilidade visual intensa; quadros epileptiformes agudos ou relatados na história pregressa

Psicológicos: o contato com o profissional de saúde está prejudicado; o paciente encontra-se desorientado temporoespacialmente; o juízo crítico da realidade está comprometido; apresenta-se com ansiedade intensa; refere história de violência auto ou heterodirigida; o pensamento está descontínuo, rápido e de conteúdo desagradável e delirante; observam-se alucinações auditivas, táteis ou visuais

Sociais: o relacionamento com familiares ou amigos está ruim; tem estado desempregado, sem desenvolver qualquer atividade produtiva; a rede social de apoio é inexistente ou restrita ao ritual de uso do álcool; não existe familiar que seja responsável pelo tratamento domiciliar

Comorbidades: com complicações e/ou comorbidades clínicas e/ou psiquiátricas graves detectadas no exame geral

10 ou 30 mg por via oral (ou 10 mg por via intravenosa em crise convulsiva, aplicado lentamente e com suporte clínico para eventuais intercorrências).

Delirium tremens

Forma grave de abstinência, geralmente iniciando-se entre 1 e 4 dias após a interrupção do uso de álcool, com duração de até 3 ou 4 dias.[19] É caracterizado por rebaixamento do nível de consciência, com desorientação, alterações sensoperceptivas, tremores e sintomas autônomos (taquicardia, elevação da pressão arterial e da temperatura corporal). Doses elevadas de benzodiazepínicos são necessárias, mas o uso associado de neurolépticos está indicado. O tratamento farmacológico inclui: diazepam, 60 mg/dia (ou lorazepam até 12 mg/dia, em casos de hepatopatia grave); haloperidol, 5 mg/dia. No caso de distonia induzida por neurolépticos, pode-se fazer anticolinérgicos (biperideno, 2 mg).

Alucinose alcoólica

Alucinação mais tipicamente auditiva que ocorre após um período de pesado consumo alcoólico. É outra complicação da abstinência alcoólica. As alucinações são vívidas, de início agudo e costumam ocorrer em cenário de clara consciência. Incluem sons de "cliques", rugidos, baladas de sinos, cânticos e vozes que normalmente ocorrem 48 h após a diminuição ou cessação da ingestão.

Os pacientes expressam medo, ansiedade e agitação, que são decorrentes dessas experiências.[2] Tipicamente se resolve após algumas semanas, mas pode persistir por meses. *Delirium tremens* e transtornos devem ser excluídos antes de se fazer esse diagnóstico.

Transtorno psicótico delirante induzido pelo álcool

Esses pacientes desenvolvem, tipicamente, delírios paranoides ou grandiosos no contexto de uso pesado, mas permanecem alertas e não manifestam qualquer confusão ou obnubilação da consciência. Como na alucinose alcoólica, não parece haver qualquer associação com a esquizofrenia.

Intoxicação patológica

Início súbito de comportamento agressivo e frequentemente violento, não típico do indivíduo quando sóbrio, que ocorre logo após a ingestão de pequenas quantidades de álcool, as quais não produziriam intoxicação na maioria das pessoas. Existe classicamente uma amnésia para o evento. O *episódio* é, normalmente, seguido por um longo período de sono.

Blackouts alcoólicos (episódios de amnésia induzidos)

Referem-se à perda de memória transitória que pode ser induzida pela intoxicação. Embora essas ocorrências sejam relatadas em cerca de dois terços ou mais dos indivíduos dependentes, também são relativamente comuns em usuários sociais, após incidentes de consumo pesado. Há dois tipos descritos: a variedade em bloco, caracterizada por amnésia densa e total; e a variedade fragmentária, caracterizada por perdas de fragmentos da memória. Começam em um estágio tardio da carreira de beber. Quando acontecem, tendem a recorrer. Não são claras as razões para essa suscetibilidade, mas estão associadas a início precoce de ingestão, picos de consumo elevados e à história passada de lesão cerebral. O uso concomitante de sedativos e hipnóticos pode aumentar a probabilidade de amnésia. Durante um *blackout*, uma pessoa pode realizar qualquer tipo de atividade sem parecer estar em estado mental alterado. Alguns pacientes valorizam esses episódios e outros não dão importância alguma.

Depressão

A depressão é comum entre os indivíduos com problemas com álcool e pode ser o fator decisivo na busca de tratamento. Todavia, ainda não se entende bem a natureza da relação entre eles. É importante conhecer e caracterizar a doença depressiva, cujos sintomas frequentemente estão evidentes em outras síndromes psiquiátricas, por exemplo, na esquizofrenia, na doença obsessiva e na demência. O aspecto essencial de um episódio depressivo é um período de pelo menos 2 semanas no qual existe um humor deprimido e perda de interesse ou prazer em quase todas as atividades. A perturbação do humor frequentemente é pior em determinado momento do dia (em geral, pela manhã). Perda de energia, fadiga e atividade diminuída são comuns, assim como grande cansaço, mesmo que leve. Outros sintomas incluem concentração e atenção reduzidas, baixa autoestima e autoconfiança, ideias de culpa e desvalia, visões pessimistas do futuro, perda do interesse sexual, perturbações do sono e apetite, ideias de autoagressão e suicídio. Em geral, existe irritabilidade aumentada, diminuição da capacidade de pensar ou tomar decisões e má concentração. O paciente pode ficar agitado ou "devagar". Em um episódio depressivo grave, podem ocorrer sintomas psicóticos, como delírios e alucinações.

No entanto, definir se uma pessoa está apenas infeliz ou com depressão pode ser muito difícil quando ela está bebendo, e existe a possibilidade de suicídio como o preço a ser pago por um erro diagnóstico. A avaliação da história é muito importante e o mais sensato é admitir que o diagnóstico não pode ser feito na presença do álcool, e considerar sua interrupção como pré-requisito para a resolução da dificuldade diagnóstica. Em muitos casos, a depressão é secundária ao problema com bebida. O estudo Epidemiological Catchment Area (ECA) relatou que a depressão precedia a dependência ou consumo abusivo do álcool em 66% das mulheres. Além disso, deve-se considerar que os sintomas depressivos são comuns durante a abstinência alcoólica.

Se a depressão existe, precisa ser tratada. Caso contrário, qualquer tentativa de tratar o problema com álcool será profundamente prejudicada. O princípio norteador é que, quando o alcoolista está sofrendo de uma doença depressiva, a prioridade terapêutica será persuadir o paciente a parar de beber. A abstinência aliviará a depressão. Tratá-la será a segunda fase do tratamento. Da mesma forma, será desastroso e ineficaz tentar tratar uma doença depressiva enquanto o paciente estiver bebendo.

Suicídio

O risco de suicídio no alcoolismo é estimado em 3% a 4% nos EUA e outros países ocidentais. Este índice é de 60 a 120 vezes maior do que o da população em geral.

Hipomania

A elevação patológica do humor não é uma condição tão comum quanto a depressão e, quando ocorre, não tende a estar associada à bebida. Ocasionalmente, o paciente hipomaníaco pode achar que o álcool alivia sua ansiedade, irritabilidade e desconfiança. O tratamento é, primariamente, o da doença subjacente.

Ansiedade

Estudos clínicos relatam, consistentemente, uma associação entre alcoolismo e transtornos de ansiedade. Cerca de 30% dos alcoolistas podem ter uma experiência de ansiedade significativa. Pode se desenvolver como resultado de agorafobia ou fobia social e refletir tentativas de automedicação. Paradoxalmente, o álcool parece aumentar ou exacerbar a ansiedade em indivíduos dependentes que apresentam histórias de uso pesado prolongado. Além disso, os sintomas de abstinência alcoólica podem imitar o transtorno de ansiedade e de pânico: é possível que haja um processo neuroquímico comum. Sabe-se que indivíduos dependentes de álcool e com transtorno de ansiedade experienciam sintomas mais graves de abstinência. É difícil avaliar a gravidade dos sintomas fóbicos até que o paciente esteja completamente abstinente por algumas semanas. Se os sintomas fóbicos persistirem em grau grave, o mais recomendado é que sejam tratados enquanto o paciente ainda estiver internado. Os tratamentos mais efetivos envolvem terapia cognitivo-comportamental e antidepressivos. O uso de tranquilizantes e hipnóticos nesses pacientes deve ser considerado com extrema cautela.

Danos ao tecido cerebral

A dúvida sobre existir ou não um dano cerebral no paciente alcoolista está presente frequentemente. As manifestações clínicas de comprometimento cerebral variam de déficits cognitivos leves, detectados somente por meio de testes psicométricos, até danos graves, que produzem incapacitação.[1] Se o dano for grosseiro não haverá dificuldade em diagnosticá-lo. O problema surge com danos menores. O quadro mais familiar é o da demência alcoólica associada: este paciente apresenta uma história de muitos anos de pesado consumo com desenvolvimento final de dano cerebral. Na demência não alcoólica, a sequência dos eventos é contrária: o uso abusivo do álcool é consequência da desinibição decorrente e deterioração da personalidade. Lamentável é o fato de que o dano cerebral será mais facilmente diagnosticável do que tratável. No entanto, é importante que se faça o tratamento para que haja melhora dos sintomas.

Os déficits cognitivos mais frequentes incluem comprometimento da capacidade de resolver problemas e abstração, rigidez mental, dificuldade para apresentar respostas sensorimotoras complexas, capacidade visuoespacial reduzida e memória para eventos recentes alterada. A inteligência geral e habilidade verbal não são afetadas.

Ciúme patológico

O ciúme é uma emoção humana e não é fácil de estabelecer um ponto que divida o normal do patológico. Mas há um grupo de pessoas cujas vidas são atormentadas e corroídas por seus sentimentos ciumentos e que tornam infelizes um outro grupo: o daquelas pessoas de quem se tem ciúme. A causa do ciúme patológico em pacientes dependentes de álcool é ainda discutível. A abordagem prática é persuadir o paciente a parar de beber, avaliar a gravidade do ciúme e torná-lo manejável. Quando o paciente não consegue parar de beber, o resultado é o final do casamento ou um trágico assassinato cometido em estado de embriaguez.

Transtornos de personalidade

É impossível trabalhar com pacientes com problemas com álcool sem perceber a relevância da personalidade para o entendimento da gênese do beber e para o tratamento. As teorias psicológicas, apesar de divergentes, concordam que os pacientes são, às vezes, e em vários graus, infelizes, zangados, não conformistas, antirregras, agressivos e prejudicados em sua capacidade de lidar com as demandas e expectativas sociais. Também concordam que é difícil determinar o que é causa e o que é consequência. Além disso, a perturbação da personalidade pode dificultar o tratamento e precisa ser manejada terapeuticamente como questão significativa.

Existe estreita associação entre personalidade antissocial e consumo de álcool; o primeiro antecede o segundo, promovendo consumo exagerado. Por outro lado, o consumo de álcool também pode levar a comportamentos antissociais.

Transtornos alimentares

Os transtornos alimentares mais comuns que resultam do uso abusivo de bebidas alcoólicas são: obesidade e, paradoxalmente, perda de peso. A obesidade resulta de dois principais fatores: em primeiro lugar, o álcool é uma grande fonte de calorias (sem qualquer valor nutricional). Em segundo lugar, quando presente, o álcool desvia o metabolismo para formação de gordura. A perda de peso está associada à má nutrição geral e ambas são consequências da negligência dietética que normalmente acompanha o quadro. O terapeuta também deverá estar atento às possibilidades de anorexia nervosa (6,7% de prevalência) e bulimia nervosa (prevalência de 9% a 49%). Indivíduos com problemas alimentares e com bebida também podem ter predisposição para outros transtornos de "impulso", tais como automutilação, uso inadequado de drogas ilícitas ou prescritas e outros comportamentos impulsivos.

Esquizofrenia

O ECA relatou prevalência de 3,8% de esquizofrenia entre indivíduos com qualquer problema com álcool. Contrariamente, índices elevados de problemas com álcool foram encontrados nos indivíduos com esquizofrenia (22,1%) e psicose (31,6%). O problema vem aumentando, provavelmente devido ao fato de que a maioria dos pacientes está vivendo na comunidade, onde o acesso ao álcool é facilitado. Os esquizofrênicos podem usá-lo para lidar com o estresse associado à doença. O uso os torna mais propensos à violência e aumenta o risco de desenvolvimento de discinesia tardia.

▶ Complicações sociais

Uma complicação social implica o fracasso em cumprir adequadamente um papel social desejado, seja ele de pai/mãe, marido/esposa, filho/filha, profissional, estudante, motorista etc., e resulta em prejuízos para si mesmo e, quase que inevitavelmente, para outras pessoas. O paciente alcoolista normalmente acaba perdendo sua reputação e a maneira como outras pessoas pensam ou reagem em relação a ele acaba reforçando seu novo papel de alcoolista.[4]

Identificar problemas sociais e considerá-los no prognóstico do paciente são elementos fundamentais para melhor planejamento das estratégias de intervenção, sejam elas preventivas, terapêuticas ou reabilitadoras.[3]

É importante, mas muitas vezes difícil, distinguir entre os efeitos patológicos do uso do álcool e as deficiências no funcionamento social que podem levar a uso abusivo (quem veio primeiro?). Baixa capacidade de se conter, que é uma medida de funcionamento social, é um forte elemento para predizer problemas relacionados com o uso de álcool, especialmente quando combinada com alto nível de angústia.[9] Em geral, homens e mulheres alcoolistas apresentam deficiências no funcionamento interpessoal.[10]

Resumidamente, poderíamos dizer que as complicações sociais do uso abusivo do álcool são as seguintes.[4]

- *Funcionamento familiar e violência doméstica:* o uso abusivo do álcool (e outras drogas) está frequentemente associado a mau funcionamento familiar, violência doméstica e abusos físico e sexual de crianças[5]
- *Problemas no trabalho:* são muitas as influências adversas que o uso abusivo do álcool pode ter sobre o trabalho, e acometem desde a presidência até o chão de fábrica. Os perigos e prejuízos variam conforme as profissões e precisam ser investigados, caso a caso. Um motorista ou piloto alcoolizado pode provocar um acidente fatal. O presidente de uma empresa pode comprometer a sobrevivência da corporação com julgamentos equivocados. Isso sem falar nos constrangimentos, indiscrições, discussões, faltas, demissões, prejuízos, acidentes etc. Seja qual for a atividade profissional, o resultado será uma eficiência prejudicada
- *Habitação:* nas áreas urbanas, os problemas de habitação e os problemas com o uso abusivo de álcool geralmente caminham juntos, exacerbando-se um ao outro. Frequentemente encontramos casos em que o uso de álcool acarreta problemas de habitação (má manutenção da casa, problemas com vizinhos, falta de pagamento de aluguéis e taxas, muitas mudanças de endereços etc.)
- *Dificuldades financeiras:* beber excessivamente é um ato dispendioso. Além das despesas com a bebida para si mesmos, muitos usuários gastam dinheiro com amigos, refeições fora de casa, táxi para retornar, consumo maior de cigarros, jogos etc. Demissão do emprego pode complicar ainda mais a organização financeira do usuário
- *Crimes:* a personalidade, os antecedentes e as circunstâncias sociais que predispõem ao crime também predispõem ao álcool. Com muita frequência, o álcool parece ser o responsável pela desinibição e liberação de comportamentos violentos ou sexualmente agressivos, mas isso não prova que o álcool causou o ato criminoso, apesar de estar cada vez mais evidente que existe uma ligação causal genuína de grande importância[4]
- *Dirigir alcoolizado:* apesar da legislação brasileira atual, o índice de motoristas que dirigem com concentração alcoólica acima do permitido é alto no Brasil: 16%
- *Vitimização:* uma pessoa embriagada torna-se alvo fácil de ladrões e criminosos violentos.

▶ Tratamento farmacológico do consumo abusivo e dependência do álcool

Estamos em um período de grandes mudanças em relação ao tratamento farmacológico das dependências. Melhores modelos biológicos sobre a ação das drogas no cérebro e medicações mais específicas estão contribuindo de forma significativa para um tratamento mais efetivo.

A Food and Drug Administration (FDA), órgão que aprova a liberação de drogas e alimentos para a comunidade americana, aprovou, até o momento, somente duas drogas para o tratamento da dependência do álcool: o dissulfiram e a naltrexona. Tudo leva a crer que o acamprosato também será aprovado.

Dissulfiram

Foi a primeira droga antiálcool aprovada pela FDA, na década de 1940. Reduz o consumo alcoólico, mas não reduz o desejo pelo álcool. Atua inibindo a ação da enzima aldeído desidrogenase, provocando no indivíduo, após ingestão de álcool, aumento da concentração tóxica de aldeído (metabólito do álcool) no sangue e causando os seguintes sintomas desagradáveis: enrubescimento facial (*flushing*), hipotensão, tonturas, fraqueza, sonolência, turvação da visão, náuseas, vômitos, palpitações, taquicardia, dores pulmonares e cefaleia. Reações mais graves incluem *delirium*, convulsões, arritmias cardíacas, insuficiência cardíaca, infarto do miocárdio e depressão respiratória. Em vista desses efeitos, é importante que o paciente seja informado sobre a necessidade de evitar qualquer ingestão alcoólica, incluindo vinagre e soluções de higiene oral. É contraindicado para grávidas, idosos e pacientes portadores de cardiopatias, insuficiências renal e hepática, doença vascular cerebral e doenças pulmonares graves.[12]

O objetivo do uso do dissulfiram não é, obviamente, provocar desconforto no paciente, mas agir como um "freio psicológico". Vários estudos têm demonstrado que o dissulfiram é útil para promover abstinência, especialmente em pacientes bem motivados e socialmente estáveis.

Naltrexona

O álcool parece aumentar a ação dos receptores opioides e o efeito desta estimulação está associado à sensação de euforia produzida pelo álcool.[11]

A naltrexona é um antagonista opioide que atua inibindo esses receptores e reduzindo o desejo por álcool. Tem perfil seguro: não foi constatado potencial de consumo abusivo ou dependência. Os efeitos colaterais mais comuns são náuseas e vômitos. Cefaleia, ansiedade e fadiga são menos comuns e se resolvem em poucos dias. É contraindicada para pacientes com hepatite aguda, deficiência hepática, mulheres em controle da natalidade, pacientes com infecções agudas ou imunodeficiência, dependentes ou abstinentes de opioides.[12]

Acamprosato

A forma como o acamprosato age na redução de ingestão alcoólica permanece incerta e muitos estudos foram e estão sendo conduzidos. É uma droga que parece agir inibindo a atividade excitatória (glutamatérgica) e aumentando a atividade inibitória (GABAérgica) do cérebro. De alguma forma, o acamprosato parece restituir o balanço excitação/inibição cerebral e, aparentemente, reduz a ingestão voluntária de álcool em animais e humanos. É uma medicação segura, com poucos efeitos colaterais e não parece produzir dependência.[11] O efeito colateral é renal. É contraindicado para mulheres grávidas ou em fase de amamentação, idosos e pacientes portadores de deficiência hepáticas e renais.[12]

▶ Referências bibliográficas

1. LARANJEIRA, R.; NICASTRI, S. Abuso e dependência de álcool e drogas. In: ALMEIDA, O.; DRACTU. L.; LARANJEIRA, R. *Manual de psiquiatria.* 1ª ed. Rio de Janeiro: Guanabara-Koogan, 1996. Capítulo 7, p. 83-112.
2. LARANJEIRA, R. R.; PINSKY, I. *O Alcoolismo.* 5ª ed. São Paulo: Contexto, 1998. 61 p.
3. LARANJEIRA, R. R.; MADRUGA, C. *II Levantamento nacional sobre os padrões de consumo de álcool na população brasileira*, 2012. Disponível em www.uniad.org.br.
4. LEHNINGER, A. L. *Princípios de bioquímica.* São Paulo: Sarvier, 1989. p. 453-551
5. WYNGAARDEN, J. B.; SMITH, L. H.; BENNEH, J. C. *Tratado de medicina interna.* 19ª ed. Rio de Janeiro: Guanabara-Koogan, 1992.
6. ZERNING, G.; SARIA, A.; KURZ, M.; O'MALLEY, S. S. *Handbook of alcoholism.* Boca Raton: CRC Press, 2000.
7. JOHNSON, B.; RUIZ, P.; GALANTER, M. *Handbook of clinical alcoholism treatment.* Philadelphia: Lippincott Williams & Wilkins, 2003.
8. SILVA, C. J.; SERRA, A. M. Terapia cognitiva e cognitivo comportamental em dependência química. *Rev. Brasileira de Psiquiatria*, n. 26, supl. I, p. 33-39, 2004.
9. EDWARDS, G.; MARSHALL, E. J.; COOK, C. C. H. *O tratamento do alcoolismo:* um guia para profissionais da saúde. 3ª ed. Porto Alegre: Artes Médicas, 1999.
10. LARANJEIRA, R. R.; NICASTRI, S. Abuso e dependência de álcool e drogas. In: ALMEIDA, O. P.; DRACTU, L.; LARANJEIRA, R. R. *Manual de psiquiatria.* Rio de Janeiro: Guanabara-Koogan, 1996.
11. SAMET, J. H.; O'CONNOR, P. G.; STEIN, M. D. *Clínicas médicas da América do Norte:* abuso de álcool e de outras drogas. 1ª ed. Rio de Janeiro: Interlivros, 1997.
12. ZILBERMAN, M. L.; BLUME, S. B. Women and drugs. In: LOWINSON, J.; RUIZ, P.; MILLMAN, R. B.; LANGROD, J. G. (eds.). *Substance abuse:* a comprehensive textbook. 4ª ed. Philadelphia: Lippincott Williams & Wilkins, 2004. p. 1064-1075.
13. MILLER, N. S.; GOLD, M. S.; SMITH, D. E. *Manual of therapeutics for addiction.* Wileyliss, 1997.
14. HANSON, G., VENTURELLI, P.J. *Drugs and society.* 4ª ed. Boston: Jones and Bartlett Publishers, 1995. 516 p.
15. JULIEN, R. M. *A primer of drug action:* a concise, nontechnical guide to the actions, uses, and side effects of psychoactive drugs. 7ª ed. Nova York: W. H. Freeman and Company, 1995. 511 p.
16. MOAK, D.; ANTON, R. Alcohol. In: McCRADU, B.; EPSTEIN, E. *Addictions:* a comprehensive guide book. Specific drugs of abuse: pharmacological and clinical aspects. Oxford: Oxford University Press, 1999. Capítulo 4, p. 75-94.
17. RAY, O.; KSIR, C. *Drugs, society, and human behavior.* 8ª ed. New York: WCB. McGraw-Hill, 1999. 494 p.
18. CREMESP/AMB. *Usuários de substâncias psicoativas*: abordagem, diagnóstico e tratamento. 2ª ed. São Paulo: CREMESP/AMB, 2003.
19. LARANJEIRA, R.; NICASTRI, S.; SILVA, C. J. *et al.* Consenso sobre síndrome de abstinência do álcool (SAA) e o seu tratamento. *J. Bras. Dep. Quim.*, n. 1, v. 1, p. 5-16, 2000.

4 Tabaco

Selma Bordin, Alessandra Diehl, Rosiane Lopes da Silva, Neliana Buzi Figlie e Ronaldo Laranjeira

▶ Introdução

A Organização Mundial da Saúde (OMS) estima que um terço da população mundial adulta, a qual corresponde a 1 bilhão e 200 milhões de pessoas, seja fumante.[1,2]

No Brasil, segundo dados do *II Levantamento Nacional de Uso de Drogas Psicotrópicas*, realizado pelo Centro Brasileiro de Informações sobre Drogas Psicotrópicas (CEBRID), em 2005, o uso na vida de tabaco é de 44% e a dependência de nicotina é de 10,1%.[3] O Brasil tem porcentagens inferiores às do Chile (72%) e dos EUA (67,3%) quanto ao uso de tabaco na vida.[3]

As taxas de prevalência do tabagismo no Brasil também são inferiores às dos países vizinhos. Porém, deve-se considerar que nesses países os dados sobre as taxas de prevalência do tabagismo são deficitários e não regulares quando comparados: Argentina (38,4%), Uruguai (32,3%), Chile (40,9%) e Bolívia (28,6%).[4]

O tabagismo é uma pandemia (epidemia que alcança proporções mundiais) responsável pela segunda causa principal de morte no mundo. Atualmente, é responsável pela morte de um entre dez adultos (aproximadamente 5 milhões de mortes a cada ano). Acredita-se que a metade das pessoas que fumam hoje eventualmente morrerá em decorrência de doenças relacionadas com o tabaco. Se os padrões atuais de tabagismo permanecerem, até 2020 teremos cerca de 10 milhões de mortes a cada ano e 1 bilhão de mortes até o final do século 21.[2,5]

▶ Dados de epidemiologia

Fator de risco para várias doenças relacionadas com o tabaco

Pensando na fisiopatologia da nicotina como uma substância vasoconstritora, que aumenta o ritmo cardíaco, causa hipertensão, agrega plaquetas, aumenta o depósito de colesterol e é aterogênica (formadora de placas de gordura), é possível explicar a relação do desenvolvimento de diversas doenças desencadeadas por ela.

O tabagismo é fator de risco para mais de 50 doenças relacionadas com o tabaco. Entre elas, pode-se citar: doenças cardiovasculares (angina, infarto agudo do miocárdio [IAM], acidente vascular cerebral [AVC], tromboangeíte obliterante); cânceres (de pulmão, boca, laringe, esôfago, rim, bexiga, útero, fígado, faringe e pâncreas); doença pulmonar obstrutiva crônica – DPOC (bronquite, enfisema).[6] Citam-se ainda: aterosclerose (a nicotina aumenta a lipoproteína de baixa densidade e diminui a lipoproteína de alta densidade); hipertensão arterial (aumenta a catecolamina e a vasopressina); leucemia; catarata (a nicotina diminui antioxidantes no sangue, causando envelhecimento precoce do cristalino); menopausa precoce (diminui o estrogênio); úlcera péptica (diminui o pH do estômago e aumenta a acidez); disfunção erétil e impotência sexual.[2]

O risco relativo (RR) de morte por câncer de pulmão em homens fumantes aumentou de 12,22

(1959 a 1965) para 24,97 (2000 a 2010).[7] São evidentes os riscos de morte por DPOC (RR em homens é 25,61), doença cardíaca isquêmica (RR em homens é 2,50) e qualquer tipo de AVC (RR para homens é 1,92).[7]

Entre os homens de 55 a 74 anos de idade, todas as causas de mortalidade tiveram incidência, pelo menos, três vezes maior entre os fumantes do que entre aqueles que nunca haviam fumado.[7]

Custos econômicos

Os custos econômicos do uso de tabaco são igualmente devastadores. Além dos altos custos para a saúde pública decorrentes dos tratamentos das doenças relacionadas ou causadas pelo tabaco, há que se considerar também o fato de o tabaco matar pessoas em plena fase produtiva de suas vidas.[8]

Se considerarmos os índices que levam em conta os anos de vida saudável perdidos ou anos de vida de inaptidão ajustados (DALY, *disability-adjusted life years*) por morte precoce e incapacidade por doença ou acidentes, o tabaco está em quarto lugar entre as principais causas de ônus por doenças em nível global, perdendo apenas para desnutrição, comportamento sexual de risco e pressão arterial sistêmica.[6]

Assim, os usuários de tabaco também são considerados menos produtivos enquanto vivos, devido ao aumento e aparecimento de doenças correlacionadas. Em 1994, calculou-se que o uso de tabaco resultou em perda de rede global anual nos EUA de 200 milhões de dólares, e um terço desta perda está em países em desenvolvimento.[8]

Ligação entre pobreza e tabagismo

Existem evidências suficientes que mostram uma correlação entre tabagismo, baixa renda e baixo nível de escolaridade.[6,9] Muitos chefes de família de baixa renda usam parte dos recursos de sua renda familiar para a compra de cigarros, o que poderia ser utilizado para a aquisição de uma dieta adequada, lazer, gastos com preservação da sua saúde e de sua família.[6,9]

Dentre os fatores sociais, destacam-se menor acesso à informação, educação e assistência à saúde nas classes sociais menos favorecidas.[9]

Em 2001, um inquérito realizado pelo Instituto Nacional do Câncer (INCA) no município do Rio de Janeiro mostrou que, ao se comparar a proporção da renda familiar despendida com derivados do tabaco entre os dez grupos categorizados pela renda familiar, a fatia de renda familiar gasta com tabaco chega a ser quase oito vezes maior nas famílias com rendimento menor ou igual a dois salários mínimos (2,95%) do que a gasta pelas famílias com renda acima de 30 salários mínimos (0,38%).[10]

Muitos estudos mostram que, nas casas mais pobres de alguns países de baixa renda, até 10% dos gastos totais do domicílio destinam-se ao tabaco.[2]

Essa situação é agravada pelo fato de que, em muitos países, incluindo o Brasil, o cigarro é muito mais acessível economicamente do que alimentos. Um estudo que comparou o custo de um maço de cigarros com o custo de 1 kg de pão, e utilizou o índice "minutos de trabalho necessários para comprar ambos os itens", mostrou que no Brasil o custo de 1 kg de pão chega a ser quase três vezes maior que o custo de um maço de cigarros.[11]

Na China, a probabilidade de indivíduos com nenhuma escolaridade serem fumantes é cerca de sete vezes maior do que indivíduos que têm o 3º grau. No Brasil, entre os grupos de indivíduos com baixo nível de escolaridade, essa probabilidade é cinco vezes maior.[12]

Tabagismo em crianças e adolescentes

Atualmente, um terço da população mundial de 15 anos de idade ou mais é fumante. Cerca de nove em cada dez fumantes iniciaram o hábito antes dos 18 anos de idade. Acredita-se que 90% dos fumantes adultos tornam-se dependentes da nicotina até os 19 anos de idade.[2]

A indústria do cigarro, conhecedora do potencial de mercado, direciona seu *marketing* principalmente para essa faixa etária, assim como para as mulheres.[6]

Um estudo nacional corrobora esse aspecto, mostrando que, do total de aproximadamente 30 milhões de adolescentes entre 10 e 19 anos de idade, 2,7 milhões eram fumantes. Em pesquisa realizada no Rio Grande do Sul, em 2000, o porcentual de fumantes entre os adolescentes foi de 12% e a prevalência de tabagismo entre 17 e 19 anos de idade foi de 26%. Em outros países da América do Sul, a prevalência de tabagismo na adolescência é de aproximadamente 30%.[13,14]

Tabagismo e mulheres

A nicotina, por ter ação hipoestrôgenica, expõe as mulheres à menopausa precoce e ao câncer de mama.[2]

Além disso, a combinação de anticoncepcional oral (ACO) e tabagismo aumenta o risco de IAM, embolia pulmonar e tromboflebite (trombo = coágulo sanguíneo, flebite = inflamação de uma ou mais veias) em mulheres jovens em dez vezes, quando comparadas às mulheres que não fumam e usam ACO. Calcula-se que o tabagismo seja responsável por 40% dos óbitos nas mulheres com menos de 65 anos e por 10% das mortes por doença coronariana nas mulheres com mais de 65 anos de idade.[2]

Mulheres que fumam foram comparadas com mulheres não fumantes e observou-se maior RR de morte para câncer de pulmão (RR 25,66), DPOC (RR 22,35), doença cardíaca isquêmica (RR 2,86) e qualquer tipo de AVC (RR 2,10).[7]

Entre as mulheres de 60 a 74 anos de idade, todas as causas de mortalidade tiveram incidência, pelo menos, três vezes maior entre as fumantes do que entre aquelas que nunca haviam fumado.[7]

Em um estudo no Rio Grande do Sul – Pelotas, 32,4% das mulheres gestantes eram fumantes, e foi observado que as mães que fumam durante a gestação aumentam em 2,5 vezes mais a probabilidade de recorrência de baixo peso do recém-nascido em comparação com mães que nunca fumaram.[15] Apesar do tabagismo materno durante a gravidez estar associado a baixo peso ao nascer, dados demonstram que durante o desenvolvimento há tendência a excesso de peso na infância.[16]

▶ Dependência de nicotina

A relutância do fumante e a falta de serviços compostos por profissionais treinados para detectar o paciente de risco são barreiras na procura de tratamento. Todos os indivíduos que fumam e chegam aos serviços de saúde deveriam ser aconselhados a interromper o uso de tabaco.[17] Duas perguntas simples e fundamentais para o diagnóstico podem ser facilmente incorporadas nas rotinas de atendimento dos profissionais de saúde:

- Qual seu consumo diário de tabaco?
- Você acredita ter problemas associados a esse consumo?

Uma avaliação mais completa pode incluir questionários, escalas e inventários desenvolvidos para diagnosticar e avaliar a gravidade do consumo. O questionário de tolerância de Fagerström (Quadro 4.1) é, em geral, o mais utilizado na prática clínica, com a finalidade de mensurar o grau de dependência de nicotina.[18-21]

Outro bom critério para a avaliação da gravidade da dependência é o tempo decorrido entre o despertar e o uso do primeiro cigarro do dia. A

Quadro 4.1 Questionário de tolerância de Fagerström.

Questões	Respostas	Pontos
1. Quanto tempo depois de acordar você fuma seu primeiro cigarro?	Dentro de 5 min Entre 6 e 30 min Entre 31 e 60 min Após 60 min	3 2 1 0
2. Você acha difícil não fumar em lugares proibidos como igrejas, cinemas, ônibus etc.?	Sim Não	1 0
3. Qual é o cigarro do dia que traz mais satisfação?	O primeiro da manhã Qualquer outro	1 0
4. Quantos cigarros você fuma por dia?	10 ou menos De 11 a 20 De 21 a 30 31 ou mais	0 1 2 3
5. Você fuma com mais frequência pela manhã?	Sim Não	1 0
6. Você fuma mesmo doente, quando precisa ficar de cama?	Sim Não	1 0
Escore de Fagerström	0 a 2 pontos	Muito baixo
	3 a 4 pontos	Baixo
	5 pontos	Médio
	6 a 7	Elevado
	8 a 10	Muito elevado

Adaptado de Halty *et al.* (2002).[21]

maioria o acende na primeira hora de vigília, o que caracteriza uma dependência maior.[22]

As diretrizes diagnósticas da *Classificação estatística internacional de doenças e problemas relacionados com a saúde* – 10ª Edição (CID-10) (F17.2) ou do *Manual diagnóstico e estatístico de transtornos mentais* V (DSM-V, *Diagnostic and statistical manual of mental disorders V*) também podem ser utilizadas para se fazer o diagnóstico da dependência.

▶ Vias de administração

A nicotina é principalmente absorvida pelos pulmões, por meio de cigarros. Mas, também, pode ser absorvida pela mucosa bucal, como no hábito de mascar rapé úmido ou tabaco. Charutos e cachimbos oferecem absorção tanto pelos pulmões quanto pela mucosa bucal.[23]

▶ Efeitos do uso agudo

Absorção, excreção e metabolismo

Além dos pulmões e das mucosas nasal e bucal, a nicotina pode ser absorvida no organismo pela pele e pelo trato gastrintestinal. Pelos pulmões, a absorção é de 90%; pelas mucosas, de 20 a 50%. A nicotina absorvida dos pulmões é levada ao coração e dele é rapidamente distribuída por todo corpo. Uma boa parte do sangue que contém nicotina vai diretamente para o cérebro e leva cerca de 7 s para alcançá-lo. Depois de aproximadamente 30 min, a nicotina deixa o cérebro e concentra-se em fígado, rins, glândulas salivares e estômago. A nicotina cruza muitas barreiras, inclusive a placenta, e pode ser encontrada no suor, na saliva e no leite materno.[24]

A metabolização da nicotina é feita pelo fígado, no qual é transformada em dois metabólitos inativos, sendo a cotinina o principal deles (usada como coadjuvante no tratamento farmacológico do tabagismo). A meia-vida da nicotina é variável: estima-se que seja entre 30 min e 2 h.[24,25]

Parece haver diferenças genéticas entre os indivíduos na maneira como metabolizam a nicotina em seus organismos. A porcentagem da população que tem um defeito genético em suas habilidades para metabolizá-la (capacidade de degradação da nicotina diminuída) é de 16 a 25%. Em outras palavras, alguns indivíduos têm menos probabilidade de se tornarem fumantes e, caso se tornem, fumarão uma quantidade menor de cigarros. Isso parece ser um fator de proteção para essas pessoas.[24]

A quantidade de nicotina excretada pelos rins depende do pH da urina e alcança de 2 a 35% da eliminação total.[6,24]

A nicotina é também excretada no leite materno de mulheres fumantes, que pode conter até 0,5 mg/ℓ de nicotina.[6]

▶ Efeitos farmacológicos

A ingestão inicial da nicotina é, geralmente, uma experiência aversiva, com náuseas, dores de cabeça e mal-estar generalizado. No entanto, a tolerância a esses efeitos desenvolve-se rapidamente.[23]

A nicotina pode estimular, deprimir ou perturbar o sistema nervoso central (SNC), dependendo da dose e da frequência de utilização. Essas ações são mediadas pelos receptores nicotínicos, que estão distribuídos por todo o cérebro e pela coluna vertebral. Os receptores periféricos estão em gânglios autônomos, na adrenal, nos neurônios sensoriais e na musculatura esquelética.[17] A nicotina tanto ativa quanto dessensibiliza os receptores nicotínicos.[23] A dessensibilização de receptores cria um mecanismo compensatório, ou seja, ocorre aumento regulador do número de receptores e, em uma próxima ingestão, a nicotina encontrará mais receptores para estimular. Essa dessensibilização pode, portanto, explicar a rápida aquisição de tolerância.[25]

A ação aguda da nicotina no SNC envolve vários neurotransmissores:[17]

- *Dopamina:* sua liberação provoca euforia
- *Norepinefrina:* sua liberação provoca aumento da frequência cardíaca, náuseas, vômitos, piloereção e melhora da atenção
- *Serotonina:* sua liberação provoca ansiedade
- *Acetilcolina:* sua liberação proporciona melhora na memória.

▶ Efeitos psicoativos que favorecem a dependência

A nicotina promove um rápido e pequeno aumento do estado de alerta, melhorando a atenção, a concentração e a memória. Ou seja, fumar cigarro de tabaco produz um efeito estimulante rápido, semelhante àquele descrito pelos usuários de cocaína/*crack*. A sensação de relaxamento e calma descrita pela maioria dos usuários tem sido atribuída à inibição de sintomas desagradáveis da síndrome de abstinência em vários estudos. Além disso, diminui o apetite.[17]

O efeito estimulante contraposto aos sintomas desagradáveis da ausência da substância no cérebro pode contribuir para a dificuldade de manutenção da abstinência.[17]

▶ Efeitos do uso crônico

Complicações físicas[17]

- *Doenças cardiovasculares:*
  - Ataques cardíacos: o uso de cigarro representa o maior dos fatores de risco
  - Arteriosclerose: o uso de cigarros é o maior fator de risco
  - Aneurisma da aorta
  - Ataques de angina
  - Doenças coronarianas
- *Cânceres:*
  - Pulmão: de 75 a 85% dos cânceres de pulmão decorrem do uso de cigarros. O câncer de pulmão é o tipo de câncer que mais faz vítimas
  - Laringe: são significativamente mais comuns em fumantes que em não fumantes
  - Cavidade uterina
  - Esôfago
  - Bexiga
  - Pâncreas
  - Rins
- *Doenças pulmonares:*
  - Enfisema
  - Bronquite crônica
  - Infecções respiratórias
- *Efeitos sobre o feto.* Os fumantes têm maiores riscos de:
  - Aborto espontâneo
  - Crescimento fetal defeituoso
  - Nascimento prematuro
  - Morte do neonato
  - Menor peso corporal
  - Menor circunferência craniana
  - Síndrome de morte repentina.

Complicações psiquiátricas

O uso de tabaco é comum entre pacientes psiquiátricos e é mais prevalente entre pacientes depressivos e psicóticos. Homens e mulheres com dependência de nicotina têm maiores probabilidades de incidência de distúrbios de uso de álcool e drogas ilícitas, de depressão e de transtornos de ansiedade.[26,27]

Fumantes com histórico de ansiedade, depressão ou esquizofrenia terão menos probabilidades de parar de fumar. Essa característica pode estar associada a fatores de dependência e sintomas de abstinência aumentados, de carência de suporte social ou de menores habilidades de enfrentamento. Fumantes com problemas de uso abusivo ou dependência do álcool têm menores probabilidades de parar, a menos que resolvam estes problemas, igualmente os com desejo intenso induzido pela abstinência.[25]

▶ Comorbidade de síndrome de dependência de álcool, drogas ilícitas (cocaína, maconha) e nicotina

A dependência da nicotina está relacionada com o aumento do consumo de álcool e outras substâncias. Estudos apontam que fumantes são mais propensos a consumir bebidas alcoólicas e os indivíduos consumidores de álcool mais propensos a fumar.[28]

O consumo do tabaco também está relacionado com maiores chances de dependência de cocaína e maconha. Estudos da década de 1970 descrevem que o uso de nicotina poderia estar relacionado com a facilitação do consumo posterior de outras substâncias, o chamado modelo da "porta de entrada".[28]

Estima-se que a prevalência do consumo de nicotina entre os usuários de drogas ilícitas vinculados a programas de tratamento seja de 75%.[28] Um estudo realizado, em 1999, pelo Grupo Interdisciplinar de Estudos de Álcool e Drogas (GREA), do Departamento e Instituto de Psiquiatria do Hospital das Clínicas da Faculdade de Medicina da Universidade de São Paulo, observou que 52% dos usuários de cocaína que procuravam tratamento eram também dependentes de nicotina.[28]

▶ Tabagismo passivo

O tabagismo passivo é uma das principais complicações sociais do tabagismo. Define-se como tabagismo passivo a inalação por não fumantes da fumaça dos derivados do tabaco e produtores de fumaça em ambientes fechados. Essa definição já era conhecida em 1936 na Europa.[6]

A exposição à poluição tabagística ambiental (PTA) está associada a várias doenças e representa um dos fatores contribuintes à iniciação do tabagismo entre jovens. Conforme a Global Youth Tobacco

Survey (GYTS), de 1999 a 2005, em cada região do mundo, 30% e 45% dos estudantes foram expostos ao tabagismo passivo em casa e em locais públicos, respectivamente. Em outro estudo conduzido em sete capitais da América Latina, a nicotina foi detectada em 94% dos locais públicos avaliados, que incluíam escolas e até mesmo hospitais.[6]

O tabagismo passivo é responsável por uma série de problemas e, entre eles, irritações ocular e nasal, tosse, cefaleia e aumento de chances de doenças cardíacas e de câncer.[29]

▶ Síndrome de abstinência

Nos EUA, 90% dos fumantes usam mais que cinco cigarros por dia e a maioria daqueles que já experimentou reduzir o uso descreveu sintomas de abstinência. A síndrome de abstinência da nicotina, cujos sinais e sintomas estão descritos no Quadro 4.2, pode se instalar se o consumo for reduzido a 50%. Parece que quanto maior o consumo, maior a gravidade da síndrome, que pode persistir por meses.[17]

A síndrome de abstinência é mediada pela norepinefrina e inicia-se 8 h após o último cigarro, alcançando o auge no terceiro dia.

Quadro 4.2 Sinais e sintomas da síndrome de abstinência da nicotina.

Psicológicos
- Humor disfórico ou deprimido
- Insônia e sonolência diurna
- Irritabilidade, frustração ou raiva
- Ansiedade
- Dificuldade para se concentrar e manter a atenção
- Inquietação
- Fissura

Biológicos
- Frequência cardíaca diminuída
- Pressão arterial diminuída
- Aumento do apetite
- Ganho de peso
- Falta de coordenação motora e tremores

▶ Tratamento

As pessoas fumam por motivos distintos, assim como consomem quantidades diferentes de nicotina, experimentam sintomas variados de abstinência e não são semelhantes em outros aspectos, como idade, presença de comorbidades clínicas ou psiquiátricas, grau de educação, nível socioeconômico etc.[30]

Daí a importância de tratamentos individualizados. É fundamental para o sucesso do tratamento que o paciente tenha expectativas adequadas, bem como não recorra a tratamentos que já fracassaram em tentativas anteriores.[30]

▶ Tratamento farmacológico para síndrome de dependência de nicotina

Tratamentos farmacológicos não nicotínicos

Antidepressivos

Durante a síndrome de abstinência da nicotina, a relação observada entre sua dependência e a precipitação de sintomas depressivos ou transtornos maiores do humor, tal como a depressão, suporta o uso de medicações antidepressivas como uma farmacoterapia efetiva no tratamento do tabagismo.[21,32]

Além disso, alguns medicamentos antidepressivos podem atuar de maneira específica sob vias neurotransmissoras que participam dos mesmos mecanismos da dependência da nicotina.[31,33]

Bupropiona

A bupropiona é um antidepressivo lançado nos EUA, em 1989, comercializada no Brasil com os nomes de Zyban® (Laboratório GlaxoSmithkline), Wellbutrin®, Zetron®. É apresentada na forma de comprimidos de 150 mg de liberação lenta.[34]

Em geral, este fármaco é indicado aos tabagistas que consomem 15 ou mais cigarros/dia ou apresentam sintomas depressivos.[17]

Mecanismo de ação. Atua na inibição da recaptação de dopamina e norepinefrina, não tendo praticamente efeito serotoninérgico, histamínico, adrenérgico ou muscarínico, o que explica a ausência de efeitos colaterais, como disfunção sexual, sonolência e ganho de peso.[6,34] Sabe-se que a bupropiona exerce sua inibição mais intensa em transportadores de dopamina. Sua ação em receptores pós-sinápticos parece ser mínima. Por outro lado, também é inibidor não competitivo dos receptores da acetilcolina.[6]

Orientações clínicas. Os pacientes devem iniciar a medicação na dosagem de 150 mg/dia, após o café da manhã, antes de 7 dias do chamado "dia D" (destinado a parar de fumar), uma vez que os níveis plasmáticos do fármaco são alcançados dentro de uma semana após o início do uso. A interrupção do cigarro pode ser programada para a segunda semana de tratamento com bupropiona. Depois desse período, recomenda-se aumentar para 300 mg/dia (dois comprimidos ao dia), sendo a segunda tomada não muito além das 16 h da tarde, para tentar diminuir a possível insônia.[32]

O tratamento deve ser seguido por até 12 semanas. Se o paciente não apresentar progresso significativo até a 7ª semana de tratamento, é improvável que pare de fumar somente com o antidepressivo. Nesse caso, deve-se pensar em associar outro método de tratamento, como a terapia de reposição de nicotina (TRN). As associações são indicadas, se não houver contraindicações para outros métodos, quando a monoterapia fracassa.[36]

Efeitos colaterais. Os efeitos mais comuns são sintomas gastrintestinais, *rash* cutâneo (vermelhidão na pele), cefaleia, insônia e xerostomia (boca seca).[32]

Contraindicações. A principal contraindicação da medicação é para pacientes com epilepsia ou histórico de crises convulsivas, mesmo em decorrência de abstinência complicada pelo álcool, uma vez que tende a diminuir o limiar convulsivo.[32]

O risco de convulsão associado ao uso de doses de até 300 mg/dia, na apresentação de liberação prolongada (*slow release*), é da ordem de 0,1% (1/1.000) quando da exposição crônica ao produto (em média, 8 semanas). É importante destacar que esse risco pode aumentar em até dez vezes no caso de uso de doses de 450 a 600 mg/dia. Esse risco pode ser minimizado evitando-se fatores predisponentes, tais como: história patológica pregressa de epilepsia ou de traumatismo craniano, neoplasia (tumor, câncer) do sistema nervoso central (SNC) ou, ainda, diabetes melito.[34,35]

Nortriptilina

É um antidepressivo tricíclico bastante conhecido e amplamente utilizado desde 1960. O nome comercial da nortriptilina é Pamelor®. Sua apresentação é em cápsulas com 10, 25, 50 ou 75 mg.[34]

Quando comparada a outros antidepressivos tricíclicos, a nortriptilina tem algumas vantagens terapêuticas, tais como: baixa incidência de efeitos colaterais colinérgicos, mínima estimulação noturna, baixa incidência de hipotensão ortostática, risco diminuído de crises convulsivas e, de todos os antidepressivos tricíclicos, é o fármaco que menos apresenta efeitos colaterais e com melhor aceitação na população idosa.[37]

Orientações clínicas. Antes de iniciar a medicação, é importante a solicitação de um eletrocardiograma (ECG) para descartar patologias da condução cardíaca.

As doses terapêuticas para tratamento do tabagismo variam de 50 a 100 mg/dia. O tratamento deve ser iniciado com um comprimido de 25 mg e a dose deve ser aumentada em 25 mg a cada 2 dias. É necessário que o paciente aguarde 4 semanas até que se atinjam níveis plasmáticos constantes e, só então, deve-se orientá-lo a parar de fumar.[22]

Efeitos colaterais
- *Xerostomia (boca seca):* contornada com pequenos e frequentes goles de água. Deve-se pedir que evite gomas de mascar açucaradas. Recomenda-se revisão dentária a cada 3 meses
- *Constipação intestinal:* controlada com dieta rica em fibras, como farelo de trigo, o qual não engorda e facilita o trânsito intestinal; laranjas com bagaço também são muito úteis e saudáveis
- *Aumento do apetite e, consequentemente, do peso:* pessoas com tendência a engordar devem estar atentas para essa questão. Atividade física é recomendada
- *Visão borrada:* esse é um problema que deve ser contornado pela diminuição da dose da medicação; não está indicado o uso de colírios
- *Diminuição da libido:* esse efeito é proporcional à dose de medicação

Efeitos colaterais gerais, tais como dores de cabeça, tonturas, zumbidos, queda da pressão arterial ao levantar-se e mesmo alterações do ritmo cardíaco em pessoas com problemas prévios, podem acontecer. Todos esses problemas somem quando a medicação é suspensa e geralmente melhoram quando a dose é reduzida.[22]

Contraindicações. Essa medicação não deve ser usada nas seguintes situações: pacientes com glaucoma de ângulo fechado; durante o primeiro trimestre de gestação ou durante a amamentação; pacientes com alergia aos antidepressivos tricíclicos.

Cuidados especiais com os pacientes são exigidos em situações de arritmias cardíacas, hipertireoidismo e insuficiência hepática. Também são exigidos cuidados especiais quando o paciente faz uso de tranilcipromina ou outros inibidores da monoamina oxidase (IMAO) irreversíveis e em casos de pacientes epilépticos.[22]

Vareniclina

O tartarato de vareniclina é um medicamento relativamente novo, que foi lançado no Reino Unido e nos EUA, no final de 2006, para tratamento do tabagismo.[38] No Brasil, é comercializado com o nome de Champix®.[39]

Estudos têm demonstrado que esse fármaco é o tratamento de primeira linha para o tabagismo,[40-42] com mais eficácia que a TRN com adesivo.[43] Notou-se eficaz no tratamento combinado (vareniclina, goma de mascar e terapia comportamental), com abordagens farmacológicas e não farmacológicas, com taxas de abstinência em um período de 52 semanas de 49%.[44-46]

Trata-se de um agonista parcial de receptores nicotínicos α4 β2 cerebrais, que auxiliam na diminuição tanto da fissura quanto dos sinais e sintomas da síndrome de abstinência pela substância.[39]

É apresentado na forma de comprimidos de 0,5 mg e 1 mg, com três *kits* (início do tratamento, manutenção e reforço).[39]

Orientações clínicas. O paciente deve, primeiramente, fixar o "dia D" para deixar de fumar. A administração da vareniclina deve começar uma semana antes dessa data. A dose inicial é de um comprimido de 0,5 mg/dia, durante 3 dias, passando para um comprimido de 0,5 mg, 2 vezes/dia, nos 4 dias seguintes. Em seguida, a posologia é de um comprimido de 1 mg, 2 vezes/dia, até o fim do tratamento (12 semanas). A dose pode ser reduzida para 0,5 mg, 2 vezes/dia, no caso dos pacientes que não toleram a dose de 1 mg, 2 vezes/dia.[39] Para os pacientes com graves problemas renais, a dose da medicação deve ser de 1 mg, 1 vez/dia. Os comprimidos devem ser ingeridos após as refeições.[39]

Para os pacientes que conseguiram deixar de fumar ao fim das 12 semanas, pode-se aconselhá-los a uma manutenção de 12 semanas ou pode-se, também, haver suspensão progressiva do medicamento.

Efeitos colaterais. O efeito colateral mais comum com a medicação é a presença de náuseas. Outros efeitos menos comuns são cefaleia, insônia e sonhos anormais.[39]

Contraindicações. As contraindicações são o paciente ter hipersensibilidade conhecida ao fármaco ou ser menor de 18 anos de idade.[39]

Tratamentos farmacológicos com nicotina

Uma das justificativas da TRN para interromper o hábito de fumar está no fato de que é certo que a nicotina é o principal reforçador desse hábito; no entanto, as inúmeras substâncias encontradas no cigarro são mais danosas que a própria nicotina.[6] A outra justificativa é a tentativa de diminuir os sinais e sintomas da síndrome de abstinência de nicotina causada pela supressão de modo súbito da substância.[33]

A prevalência de uso abusivo e dependência com os produtos atuais para TRN é nenhuma (para o adesivo) ou muito baixa (menor que 10% para goma, *spray* nasal e inalador). Essa dependência provavelmente será maior com produtos que liberam nicotina rapidamente, porém será menor do que com o uso de cigarros. Mesmo que ocorra dependência, é provável que haja benefício global para a saúde se o sujeito não mais fumar.[47]

A opção de uma modalidade de TRN depende basicamente da escolha do paciente, da rota de administração e do perfil de efeitos colaterais esperados.[32] Não há necessidade de receita para comprar a medicação.

Existem diferentes modalidades de produtos para a reposição de nicotina: goma de mascar, adesivos transdérmicos, dispositivos de inalação de nicotina (*spray* e aerossol), *drops* ou pastilhas de nicotina e comprimidos sublinguais. Os comumente encontrados e utilizados são os dois primeiros.[6,33]

Todas as modalidades de tratamento com TRN são efetivas a médio prazo e bem toleradas pelos pacientes; também podem ser utilizadas em associação, como, por exemplo, o adesivo e a goma de mascar.[33,47] Pacientes que utilizam TRN têm chances uma vez e meia a duas vezes maiores de melhorar a interrupção do tabaco.[32]

Deve-se pedir que evite o consumo de refrigerantes ou bebidas ácidas, café, sucos ou soda imediatamente depois ou durante o uso de TRN, por haver chances de prejudicar a absorção da terapêutica.[32]

Adesivo de nicotina

O mecanismo de ação do adesivo ocorre via S-nicotina, presente no adesivo. Esta, ao alcançar a circulação sistêmica, age nos receptores colinérgicos nicotínicos nos sistemas nervoso central e periférico. Desse modo, os sintomas de abstinência e a fissura pelo cigarro são reduzidos a curto prazo, evitando recaídas por intermédio da liberação lenta e contínua de nicotina na corrente sanguínea.[6]

No mercado, é comercializado com o nome de Niquitin®, com apresentações de 21, 14 e 7 mg.[6,34]

Orientações clínicas

Os adesivos são utilizados de maneira individualizada, sujeitos a cada caso e grau de dependência do paciente. Em geral, inicia-se com adesivo de maior apresentação, trocando-o diariamente e reduzindo a dose de maneira progressiva em 6 a 12 semanas.[32]

O paciente deve fixar o adesivo em região protegida do sol, com rodízio a cada 24 h, e evitar áreas de fixação com pelos ou a região mamária. Em geral, recomenda-se a parte externa do braço.[6,32]

Precauções

Oriente o paciente que o uso de cigarro durante a utilização de adesivo pode provocar intoxicação nicotínica. Ela é caracterizada por náuseas, cefaleia, salivação, palidez, vômito, dor abdominal, diarreia, sudorese, fraqueza, confusão mental até insuficiência respiratória e convulsões.[6,34]

Efeitos colaterais

No local da aplicação podem ocorrer reações cutâneas irritativas locais, tais como prurido, *rash* (vermelhidão), bolhas e eritema infiltrativo. Além de náuseas, vômitos, hipersalivação e diarreia, insônia e sonhos vívidos.[6,32,34]

Contraindicações

Esse tratamento é contraindicado para pacientes com cardiopatias, como portadores de arritmias cardíacas e pessoas que tiveram IAM recente. Também é contraindicado para pessoas com AVC, para crianças e para mulheres durante a gravidez ou em período de amamentação.[34]

Gomas de nicotina

A goma mastigável de nicotina tem apresentações de 2 e 4 mg, comercializadas com o nome de Nicorette® (natural, menta, *freshmint*). Uma das características desses chicletes é seu sabor, em geral, desagradável. As doses altas (acima de 4 mg) são mais efetivas em fumantes com maior dependência de nicotina que naqueles com baixa dependência. A dose média diária é de 8 a 12 g. O consumo deve ser de até 3 meses, com posterior retirada gradual.[32]

A absorção é pela mucosa oral, com ação rápida, não contínua e em picos. Orienta-se mascar por 30 min, utilizando-a nos picos da fissura e após insucesso das habilidades de enfrentamento.[36]

Efeitos colaterais

Os efeitos colaterais documentados são hipersalivação, náuseas, ulceração nas gengivas e amolecimento dentário.[34]

Contraindicações

A goma de nicotina é contraindicada em casos de pacientes com prótese mal ajustada, adolescentes, grávidas e lactantes. Também não é recomendado para pessoas com acidente cardiovascular recente, angina de peito, arritmias graves, insuficiência arterial periférica, feocromocitoma (tumor, em geral, benigno e comumente encontrado em glândulas adrenais e gânglios para-aórticos, que causam aumento da pressão arterial sistêmica), úlcera gastroduodenal e hipertensão.[34,36]

Importante: há pouca pesquisa sobre combinações de diferentes tipos de TRN. Existe evidência limitada de que acrescentar outro tipo de TRN ao adesivo de nicotina aumenta as taxas de sucesso. Existem relatos de pacientes que podem evoluir para dependência da goma.[47]

Outras modalidades terapêuticas

Antagonistas opioides

A justificativa para o emprego dos antagonistas opioides no tratamento do tabagismo deve-se ao relato de efeitos positivos e reforçadores: prazer, aumento do estado de alerta, relaxamento, alívio da ansiedade ao fumar continuamente.[48]

Até o momento, os dados são limitados – provenientes de uma metanálise que incluiu quatro ensaios clínicos (n = 582 fumantes) avaliando a naltrexona (Revia®) *versus* um placebo no tratamento do tabagismo –, não mostrando evidência de que a medicação seja efetiva para o fim proposto.[33,48]

Clonidina

A clonidina é um agente agonista dos receptores adrenérgicos α-2, muito conhecida para o tratamento da hipertensão arterial sistêmica. Também tem sido observado que essa medicação atua no SNC e pode reduzir os sintomas de abstinência de várias dependências, incluindo a de nicotina.[33]

A clonidina (Atensina®, Boehringer Ingelheim, ou Clonesina®, Teuto Brasileiro) tem sido utilizada na dose de 0,1 mg, por via oral (VO), até 0,75 mg/dia, aliviando sintomas da síndrome de abstinência, como ansiedade, irritabilidade, cansaço e fissura.[17] As apresentações mais comuns são em comprimidos de 0,1, 0,15 e 0,2 mg.

O emprego da clonidina pode aumentar as taxas de abstinência em RR para 1,89 (intervalo de confiança de 95% é 1,3 a 2,74). Apesar de ser um medicamento útil para tratamento do tabagismo, está associada à prevalência elevada de efeitos colaterais relacionados com a dose, como boca seca e sedação, os quais muitas vezes limitam sua utilização e/ou aderência.[33,49]

Vacinas

Atualmente, as avaliações de três vacinas para nicotina completaram ensaios clínicos de fases I e II: Nic VAX, CYT002-NicOb e TA-NIC. Com a vacina TA-NIC, as taxas de abandono do hábito de fumar após um ano de início do tratamento foram superiores ao grupo-placebo (38% *versus* 8%), e resultados significativos também foram encontrados com a vacina NicOb (57% *versus* 31%).[32]

Os compostos até então estudados mostram adequada tolerância e eficácia, mas os aumentos dos títulos de anticorpos provocados pelo tratamento mostram variações entre os indivíduos muito amplas e de curta duração.[33,36]

Considerações

Existem poucos ensaios clínicos com evidência sobre as intervenções farmacológicas (TRN e bupropiona) para fumantes adolescentes e nenhum deles até o momento demonstrou efetividade para esta população.[50] Esforços em ampliar estratégias de tratamento nessa população têm aumentado.

Os idosos também representam outro grupo que certamente merece atenção em programas de cessação do tabagismo. Vários estudos randomizados e controlados demonstram que intervenções terapêuticas, como a TRN e a terapia comportamental, são também eficazes em idosos.[6]

Terapias psicossociais | Tratamentos não farmacológicos para o tabagismo

Várias abordagens não medicamentosas vêm sendo avaliadas no decorrer dos anos, para auxiliar na interrupção ao uso do tabaco em conjunto com as terapias farmacológicas. Sendo a dependência de nicotina um problema de amplo espectro, que envolve fatores biopsicossociais, as abordagens não farmacológicas se somam às terapias farmacológicas no tratamento dessa patologia.

A seguir, iremos descrever as principais intervenções disponíveis e avaliadas para a cessação do tabaco.

Materiais de autoajuda

Os materiais de autoajuda têm o objetivo de aumentar a motivação do paciente e oferecer informação sobre o tabagismo e seus riscos, doenças associadas, dicas, maneiras de como deixar de fumar e onde procurar ajuda.

Os materiais de autoajuda comumente utilizados são escritos, seguidos por material de áudio, vídeo e programas para computador.[51]

Uma revisão sistemática realizada por Lancaster *et al.* avaliou 60 ensaios clínicos randomizados para cessação do tabagismo, por pelo menos 6 meses, em que em um dos braços dos estudos incluía-se a intervenção de autoajuda.[52,53] A principal conclusão dos autores refere-se ao fato de que o material padrão de autoajuda pode aumentar as taxas de cessação do tabagismo quando comparadas a nenhuma intervenção. No entanto, o efeito desse método é ainda muito pequeno.

Quando o material é personalizado ou tem características determinadas para um público-alvo específico, como, por exemplo, adolescentes, gestantes, idosos, mulheres etc., tende a mostrar-se mais eficiente do que materiais de autoajuda generalizados.[51-53]

Esse método, quando empregado isoladamente, tem pouca eficácia nas taxas de abstinência. Contudo, parece ter maior impacto apenas em pacientes motivados e com dependência leve de nicotina.[51]

Aconselhamento telefônico

O aconselhamento telefônico pode ser realizado de dois modos: proativo e reativo.

No aconselhamento proativo, o fumante recebe uma ligação de um profissional treinado, que é realizada de comum acordo entre ambos (fumante e profissional). Já no aconselhamento reativo, o fumante liga para redes telefônicas de assistência para tabagistas (p. ex., hotlines ou 0800) à procura de ajuda e aconselhamento.[51,54]

O método de aconselhamento por meio do telefone auxilia na diminuição de barreiras, como a falta de motivação, o deslocamento ao tratamento e a disponibilidade de tempo para ir até um serviço de tratamento especializado.[51]

Uma revisão sistemática, realizada por Stead *et al.*, com o objetivo de avaliar os efeitos do aconselhamento telefônico no auxílio da interrupção do hábito de fumar, avaliou 48 ensaios clínicos com amostra de aproximadamente 35 mil participantes.[54] Entre as principais conclusões, os autores revelam que a intervenção telefônica proativa é bastante útil para fumantes interessados em parar de fumar. Existe uma evidência de "dose-resposta", ou seja, três ou mais ligações aumentam as chances de os pacientes pararem de fumar, em comparação com outras intervenções mínimas, tal como material padrão de autoajuda.[54]

Aconselhamento médico

O aconselhamento médico é uma ferramenta bastante simples que possibilita ao médico influenciar, de alguma maneira, o tabagista a deixar de fumar. Infelizmente, apenas 35% dos médicos ocupam-se dessa tarefa em sua prática diária, quando um tabagista faz, pelo menos, uma visita anual ao seu consultório.[33]

O método chamado PAPA (perguntar, aconselhar, preparar, acompanhar) consiste em abordagem de apenas 10 min, que pode ser utilizada em consulta de rotina, não somente pelo médico, mas também por qualquer profissional da saúde. Trata-se de uma abordagem mínima recomendada pelo INCA, a qual pode ser conduzida da seguinte maneira:[55]

- *Perguntar:* consiste em questionar se o paciente é tabagista. Se a resposta for positiva, o passo seguinte é perguntar se, alguma vez, pensou em parar de fumar. Cabe investigar desde quando fuma e de quantos cigarros vem fazendo uso atualmente, bem como se houve tentativas prévias de interromper o uso
- *Aconselhar:* mostrar interesse e preocupação como profissional da saúde com o hábito que vem sendo mantido e o quão importante é para esse paciente deixar de fumar
- *Preparar:* fomentar uma possível data para a interrupção do uso, oferecer material de autoajuda, colocar-se à disposição para auxiliá-lo nesse processo
- *Acompanhar:* marcar retornos breves, principalmente nas duas primeiras semanas, em que possivelmente a síndrome de abstinência é mais intensa, para acompanhar o processo de cessação. Entre os objetivos estão: oferecer subsídios técnicos para enfrentar a recaída, discutir os possíveis efeitos colaterais das medicações e as dificuldades encontradas no percurso.

Uma revisão sistemática conduzida por Lancaster identificou 21 ensaios clínicos com mais de 7.000 participantes. Dezoito ensaios clínicos compararam aconselhamento individual com uma intervenção comportamental mínima e quatro outros ensaios clínicos compararam diferentes tipos ou intensidades de aconselhamento. Os resultados dessa revisão mostram que o aconselhamento individual foi mais efetivo que o controle (razão de chances [RC] 1,56; intervalo de confiança [IC] 95%, 1,32 a 1,84).[52,53]

Terapias de grupo

Constituem-se em diversas abordagens psicológicas (entrevista motivacional, prevenção de recaída, modelo de 12 passos, terapia cognitiva comportamental) com o propósito de reunir um grupo de pessoas, em local, horário e número de encontros previamente determinados, cujo objetivo principal é trabalhar questões relacionadas com o tabagismo, desenvolver habilidades comportamentais, identificar situações de alto risco e compartilhar experiências.

O tratamento em grupo proporciona algumas vantagens, por exemplo, maior suporte social e maior facilitação da discussão de situações de risco e meios de lidar com elas.[51]

Modelo das sessões de grupo propostas pelo Instituto Nacional do Câncer

Esse modelo inclui quatro sessões iniciais estruturadas semanalmente com grupos de 10 a 15 pessoas, com duração de uma 1 h e 30 min. Cada sessão inclui quatro etapas: atenção individual; estratégias e informação; revisão e discussão; tarefas.[2]

As sessões podem ser organizadas do seguinte modo:

- *Sessão 1:* entender por que se fuma e como isso afeta a saúde
- *Sessão 2:* os primeiros dias sem fumar
- *Sessão 3:* como vencer os obstáculos para permanecer sem fumar
- *Sessão 4:* benefícios obtidos após parar de fumar.[10]

Os retornos posteriores podem ser quinzenais, mensais ou trimestrais, a critério de cada programa.

Terapias complementares

Acupuntura

Dentre as abordagens complementares estudadas para o tabagismo, a acupuntura (tratamento tradicional chinês que utiliza agulhas para estimular pontos específicos do corpo) foi avaliada por White et al., os quais constataram que a técnica pode ser melhor que nenhum tratamento, ao menos a curto prazo. Entretanto, não há provas suficientes para eliminar a possibilidade de que a acupuntura tenha um efeito superior ao placebo.[56]

Exercícios físicos

Os exercícios físicos são rotineiramente recomendados para pessoas que desejam parar de fumar, pois podem ser complementares no alívio de sintomas de abstinência e fissura do cigarro. Ussher avaliou intervenções de atividades físicas na cessação de fumar e observou que a maioria dos ensaios clínicos oferecia alguma evidência de benefício do exercício associado a um programa específico de tratamento de tabaco.[57] O autor ressalta que as amostras dos ensaios clínicos foram pequenas e nem todas as intervenções físicas utilizadas tinham intensidades de exercícios semelhantes comparáveis.

Hipnoterapia

Apesar de a hipnoterapia (terapia por intermédio da hipnose) ser uma abordagem que segue em uso em alguns locais do mundo para auxiliar pacientes a pararem de fumar, a revisão sistemática de Abbot et al. mostra que não há evidência suficiente que possibilite indicar esta modalidade como uma intervenção efetiva no tratamento do tabagismo.[57] O autor reforça que é necessário ampliar a evidência dessa técnica com o desenvolvimento de mais ensaios clínicos randomizados controlados.[58]

Dicas práticas para tabagistas que estão em processo de interrupção do uso do cigarro[59]

- Evite fumar o primeiro cigarro e estará evitando todos os outros. Uma simples tragada pode levá-lo a uma recaída
- Procure seus amigos e familiares. Explique que está parando de fumar e peça que sejam compreensivos e tolerantes com você durante sua fase de abstinência. É comum, nos primeiros dias de abstinência, falar muito sobre o cigarro; afinal, você está vivendo uma separação, um luto. Você tem todo o direito de desabafar. Procure um ou mais aliados que incentivem você a se manter firme no propósito de deixar o tabagismo
- Coma várias vezes ao dia em pequenas quantidades. Compre balas e chicletes dietéticos. Beba muita água
- Faça uma lista de motivos para parar de fumar
- Quando tiver vontade de fumar, respire fundo e lentamente, repetidas vezes, isso ajuda a lidar com a fissura. Não se esqueça de que a vontade de fumar só dura alguns minutos e depois passa
- Mantenha-se ocupado, pois quanto menos ocioso, menos tempo terá para pensar no cigarro. Organize seu dia, buscando atividades que tragam prazer, como fazer uma caminhada, assistir um filme, ouvir seu estilo de música favorito
- Troque os programas. Evite ambientes nos quais muitas pessoas estão fumando ao seu redor. Isso pode aumentar a fissura e agora você não vai querer ser tabagista passivo
- Mentalize seu sucesso. Isso aumenta sua autoconfiança
- Recompense seu esforço. Com o dinheiro que gastaria comprando cigarros compre um presente para você
- Não desanime se ocorrer uma recaída. Muitas pessoas que conseguiram parar de fumar também não obtiveram êxito na primeira tentativa
- Se seu(sua) companheiro(a) fuma, você pode pedir a ele(a) que não fume na cama na sua presença
- Em geral, o cafezinho é um "gatilho" para fumar e algumas pessoas evitam tomar café para não ficarem com vontade. Nem sempre isso é fácil. Avalie se você consegue seguir tomando cafezinho sem fumar
- Outros "gatilhos" muito comuns são as bebidas alcoólicas. Evite bebidas alcoólicas, principalmente se você tiver uma dependência de álcool, pois poderá ter uma recaída para ambas as substâncias.

Alguns desafios no tratamento do tabagismo

Ganho de peso após a cessação do uso de tabaco

O ganho de peso muitas vezes é uma barreira para a cessação do tabagismo, assim como é um fator para a recaída.[17,30] Aproximadamente 79% dos pacientes engordam ao parar de fumar e a média de peso é de 2 a 4 kg. No entanto, alguns pacientes podem chegar a ganhar entre 11 e 13,5 kg.[47] É importante ressaltar que fumar é mais perigoso que os quilogramas adquiridos, portanto, há necessidade de suporte nutricional e de atividades físicas acopladas aos programas de tratamento.[47,59]

Público adolescente

O uso do tabaco em idade precoce tem implicações importantes a longo prazo para a saúde individual e coletiva. Nessa população, o grupo terapêutico está indicado, pois a dificuldade em parar de fumar é a mesma quando se compara esse grupo com os adultos. A intenção de parar de fumar é fator preditivo de cessação em adultos, mas isso não parece ser correspondente em adolescentes, e o jovem tem mais recaídas que o adulto.[17]

Adolescentes são alvos de atenção em programas de tratamento destinados a abandonar o tabaco, uma vez que a busca espontânea para tratamento é baixa, com pobre adesão e resultados pouco favoráveis.[17]

Gestantes tabagistas

A dependência de nicotina durante a gravidez é um fator de risco para a mãe e para o feto. Os efeitos adversos de fumar durante a gestação incluem: aborto espontâneo, nascimentos prematuros e recém-nascidos de baixo peso.[17]

Estudo realizado por Possato et al. em gestantes tabagistas mostra a associação da vivência entre a satisfação do fumar e a culpa pelos malefícios para sua saúde e a de seu bebê, assim como referências de apenas abordagens mínimas para a cessação, o que denota uma necessidade de intervenções intensivas e específicas para essa população.[60]

▶ Considerações finais

É necessário entender que a dependência de nicotina é uma doença crônica e que a recaída faz parte do processo. Muitos fumantes tentam parar cerca de sete vezes até obterem o resultado desejado.[51]

A relação entre os profissionais da saúde e os fumantes em tratamento deve ser sempre de muito respeito, com certa empatia para a motivação e evitando-se qualquer tipo de julgamento.[51] O local de tratamento deve ser um ambiente livre de tabaco.

Restrições ao uso de cigarros destinam-se primeiramente a proteger a saúde do não fumante, mas também do fumante que irá entrar em processo de tratamento.[6]

Dois fatos são extremamente importantes de se considerar. O primeiro é que o tabagismo é passível de prevenção e de esforço para evitar a iniciação ao vício, e o controle social do tabaco deve ser incentivado.[61] O segundo é que o aumento da efetividade e a manutenção da abstinência a longo prazo são desafios para futuros estudos em farmacoterapia e em intervenções psicológicas na dependência de nicotina.[51,62]

▶ Referências bibliográficas

1. ORGANIZAÇÃO MUNDIAL DA SAÚDE (OMS). *Building blocks for tobacco control:* a handbook. Geneva: OMS, 2004.
2. INSTITUTO NACIONAL DO CÂNCER (INCA). *Dados sobre tabaco e pobreza:* um círculo vicioso. Disponível em www.inca.gov.br/tabagismo/31 maio2004/dados.doc.
3. CARLINI, E. A. et al. *II Levantamento domiciliar sobre o uso de drogas psicotrópicas no Brasil:* estudo envolvendo 108 maiores cidades do país. São Paulo: Centro Brasileiro de Informações sobre Drogas Psicotrópicas (CEBRID), 2005.
4. Miera-Juárez BS, Iglesias R. [Taxation and tobacco control: the cases of Brazil and Mexico]. Salud Publica Mex. 2010; (52 Suppl 2):8172-85.
5. WORLD HEALTH ORGANIZATION/TOBACCO FREE INITIATIVE. *Why is tobacco a public health priority?,* 2004. Disponível em http://www.who.int/tobacco/en/.
6. FOCCHI, G. R. A.; MALBEGIER, A.; FERREIRA, M. P. F. *Tabagismo:* dos fundamentos ao tratamento. São Paulo: Lemos Editorial, 2006.
7. THUN, M. J.; CARTER, B. D.; FESKANICH, D.; FREEDMAN, N. D.; PRENTICE, R. et al. 50-Year Trends in Smoking-Related. Mortality in the United States. *N Engl J Med*, v. 368, p. 351-64, 2013.
8. WORLD HEALTH ORGANIZATION (WHO). *Framework convention on tobacco control*, 2003. Disponível em http://www.fctcnow.org.
9. CAVALCANTE, T.; PINTO, M. *Considerações sobre tabaco e pobreza no Brasil:* consumo e produção de tabaco. INCA, 2006.
10. MINISTÉRIO DA SAÚDE. *Secretaria Nacional de Atenção à Saúde. Instituto Nacional do Câncer. Coordenação de Prevenção e Vigilância – Conprev.* Deixando de fumar sem mistérios. Rio de Janeiro: MS/INCA, 2004. 54 p.
11. GUIDON, E.; TOBIN, D.; YACH, D. Trends and affordability of cigarette prices: ample room for tax increases and related health gains. *Tobacco Control*, v. 11, p. 35-43, sep. 2002.
12. WORLD BANK. Tobacco & Health in the Developing World. *A background paper for the high level round table on tobacco control and development policy.* Brussels: European Commission World Health Organization and the World Bank, 2003.
13. MALCON, M.; MENEZES, A. M. B. Tabagismo na adolescência. *Pediatria.* São Paulo, v. 24, n. 3/4, p. 81-82, 2002.
14. KABIR MA; GOH KL; KHAN MM. Adolescent tobacco use and its determinants: evidence from global youth

tobacco survey, 2007. *Asia Pac J Public Health.* Bangladesh, jan. 28, 2013.
15. SCLOWITZ, I. K.T.; SANTOS, I.S.; DOMINGUES, M.R.; MATIJASEVICH, A.; BARROS, A.J. D. Maternal smoking in successive pregnancies and recurrence of low birthweight: the 2004 Pelotas birth cohort study, Brazil. *Cad. Saúde Pública*, v. 29, n.1, p. 123-130, jan., 2013.
16. TIMMERMANS, S. H.; MOMMERS, M.; GUBBELS, J.S.; KREMERS, S.P.; STAFLEU, A.; STEHOUWER, C. D. et al. Maternal smoking during pregnancy and childhood overweight and fat distribution: the KOALA Birth Cohort Study. *Pediatr Obes.* 30. doi: 10.1111/j.2047-6310.2012.00141.x. jan., 2013.
17. MARQUES, A. C. P. R. et al. Consenso sobre o tratamento da dependência de Nicotina. *Rev. Bras. Psiquiatr.*, v. 23, n. 4, p. 200-214, 2001.
18. FAGERSTRÖM, K. O.; SCHNEIDER, N. G. Measuring nicotine dependence: a review of the Fagerström tolerance questionnaire. *J. Behav. Med.*, v. 12, p. 159-182, 1989.
19. FIGLIE, N. B. *Motivação para o tratamento do alcoolismo.* São Paulo: UNIFESP, 2004. Tese (Doutorado) – Universidade Federal de São Paulo – Depto. de Psiquiatria, 2004. Disponível em http://www.nelianafiglie.com.br/doutorado.pdf.
20. MENESES-GAYA, I. C.; ZUARDI, A. W.; LOUREIRO, S. R.; CRIPPA, J. A. S. As propriedades psicométricas do Teste de Fagerström para Dependência de Nicotina. *J. Bras. Pneumol.* [online], v. 35, n.1, p. 73-82, 2009. Disponível em <http://www.scielo.br/scielo.php?script=sci_arttext&pid=S1806-37132009000100011&lng=en&nrm=iso>. ISSN 1806-3713. http://dx.doi.org/10.1590/S1806-37132009000100011.
21. HALTY, L.S.; HÜTTNER, M.D.; OLIVEIRA NETTO, I.C.; SANTOS, V. A.; MARTINS, G. Análise da utilização do Questionário de Tolerância de Fagerström (QTF) como instrumento de medida da dependência à nicotina. *J Pneumol*, v. 28, n.4, 2002.
22. GEORGE, T. P.; WEINBERGER, A. H. Nicotine and tobacco. In: GALANTER, M.; KLEBER, H. D. *The american psychiatric publishing textbook of substance abuse treatment.* 4th ed. Washington, DC: American Psychiatric Publishing, 2008. Capítulo 15, p. 201-213.
23. SLADE, J. Nicotine. In: MCCRADY, S. B.; EPSTEIN E. E. *Addictions:* a comprehensive guideboock. Specific drugs of abuse: pharmacological and clinical aspects. Oxford: Oxford University Press, 1999. Capítulo 9, p. 162-170.
24. MCKIM, W. A. *Drugs and behavior:* an introduction to behavioral pharmacology. 4th ed. New Jersey: Prentice Hall, 2000. 400 p.
25. AMERICAN PSYCHIATRIC ASSOCIATION (APA). Practice guideline for treatment of patients with nicotine dependence. *Am. J. Psych.*, v. 153, suppl., p. 10, Oct., 1996.
26. TARTER, R. E.; AMMERMAN, R. T.; OTT, P. J. *Handbook of substance abuse –* neurobehavioral pharmacology. New York: Plenum Press, 1998. 602 p.
27. SECADES-VILLA, R.; OLFSON, M.; OKUDA, M.; VELASQUEZ, N.; PÉREZ-FUENTES, G.; LIU, S.M.; BLANCO, C. Trends in the Prevalence of Tobacco Use in the United States, 1991-1992 to 2004-2005. *Psychiatr Serv.* 1. doi: 10.1176/appi.ps.002852012, Feb., 2013.
28. MALBERGIER, A.; OLIVEIRA JR., H. P. Dependência de tabaco e comorbidade psiquiátrica. *Rev. Psiquiatr. Clín.*, v. 32, n. 5, Sep./Oct., 2005.
29. PARGANA, E. et al. Tabagismo passivo e gravidade da asma brônquica na criança. *Rev. Port. Pneumol.*, v. 7, n. 1, p. 25-32, 2000.

30. LARANJEIRA, R.; GIGLIOTTI, A. *Tratamento da dependência de nicotina.* Psiquiatria na prática médica. Órgão Oficial do Centro de Estudos – Departamento de Psiquiatria – UNIFESP/EPM, 2000. Disponível em http://www.unifesp.br/dpsiq/polbr/ppm/atu1_02.htm.
31. HUGHES, J. R.; STEAD, L. F.; LANCASTER, T. Antidepressants for smoking cessation. *Cochrane Database Syst. Rev.* Disponível em http://www.musc.edu/psychiatry/research/cns/upadhyayareferences/Hughes_2004.pdf.
32. GARDNER, T. J.; KOSTEN, T. R. Therapeutic options and challenges for substances of abuse. *Dial. Clin. Neuros.*, v. 9, n. 4, 2007.
33. REGALADO-PINEDA, J. et al. Current treatment for smoking. *Salud. Publica Mex.*, v. 49, suppl. 2, p. S270-S279, 2007.
34. CORDIOLI, A. V. et al. *Psicofármacos –* consulta rápida. 3ª ed. Porto Alegre: Artmed, 2005. 695 p.
35. BALBANI, A. P. S.; MONTOVANI, J. C. Métodos para abandono do tabagismo e tratamento da dependência da nicotina. *Rev. Bras. Otorrinolaringol.*, v. 71, n. 6, p. 820-827, Nov./Dez., 2005.
36. ARAUJO, A. J. et al. Diretrizes para cessação do tabagismo. *J. Bras. Pneumol.*, v. 30, suppl. 2, p. S1-S76, Aug., 2004.
37. COSTA, C. L.; YOUNES, R. N.; LOURENÇO, M. T. C. Prospective, randomized, double-blind study comparing nortriptyline to placebo. *Chest*, v. 122, p. 403-408, 2002.
38. FOOD AND DRUG ADMINISTRATION (FDA). *Approves novel medication for smoking cessation.* Press release, 11 May 2006.
39. Chantix: varenicline tablets. Pfizer News Releases, c2007-2009. Atualizado em Mar/2009. Disponível em http://www.chantix.com.
40. SOLANO REINA, S.; VAQUERO LOZANO, P.; SOLANO GARCÍA-TENORIO, R.; MÁRQUEZ NIETO, J. C.; de GRANDA ORIVE, J. I.; JIMÉNEZ RUIZ, C. A. Eficacia y seguridad de vareniclina en el abandono del tabaquismo. *Rev. Patol. Respir*, v. 15, n.1, p. 4-8, 2012.
41. SICRAS MAINAR, A.; NAVARRO ARTIEDA, R.; DÍAZ CEREZO, S.; MARTÍ SÁNCHEZ, B.; SANZ DE BURGOA, V. Tasas de abstinencia de vareniclina frente a bupropión y terapia sustitutiva con nicotina en la cesación del tabaco en atención primaria. *Aten. Primaria*, p. 43, n.9, p. 482-489, 2011.
42. FERNÁNDEZ DE BOBADILLA OSORIO, J.; SÁNCHEZ-MAESTRE, J.; BROSA RIESTRA, M.; ARROYO, O.; SANZ DE BURGOA, V.; WILSON, K. Análisis coste-efectividad de vareniclina (Champix®) en el tratamiento del tabaquismo en España. *An. Med. Interna*, v. 25, n.7, p. 342-348, 2008.
43. SIGAL, T. Comparación entre la eficacia de la vareniclina y la terapia de reemplazo nicotínico para la cesación tabáquica. *Evid. Actual. Práct. Ambul*, v. 12, n.2, p. 75-76, 2009.
44. JIMÉNEZ RUIZ, C. A.; CICERO GUERRERO, A.; MAYAYO ULIBARRI, M. L.; LÓPEZ GONZÁLEZ, G.; AMOR BESADA, N.; CRISTOBAL FERNÁNDEZ, M.. Resultados de un programa de tratamiento combinado vareniclina más chicles de nicotina. *Prev. Tab.*, v. 12, n.2, p. 64-69, 2010.
45. JIMÉNEZ RUIZ, C.A.; CRISTOBAL FERNANDEZ, M.; LÓPEZ GÓNZALEZ, G.; CICERO GUERRERO, A.; MAYAYO ULIBARRI, M.L. Resultados de un programa de tratamiento con vareniclina a largo plazo. *Prev. Tab*, v. 13, n.2, p. 65-69, 2011.
46. ADELL, C.; GOMBAU, C.; QUINTÓ, L.; MATEU, M. S.; CASTILLO, M. A. La adherencia al tratamiento grupal

más vareniclina y el éxito al año en el abandono tabáquico. *Prev. Tab*, v. 12, n.1, p. 12-30, 2010.
47. DIEHL, A. Tratamento farmacológico da síndrome de dependência de nicotina. In: DIEHL, A.; CORDEIRO, D. C.; LARANJEIRA, R. *Tratamentos farmacológicos para dependência química* – da evidência científica à prática clínica. Porto Alegre: Artmed, 2010. Capítulo 8, p. 139-156.
48. DAVID, S. *et al.* Opioid antagonists for smoking cessation. *Cochrane Database Syst. Rev.* issue 3. Art. No.: CD003086. DOI: 10.1002/14651858. CD003086.pub2, 2001.
49. GOURLAY, S. G.; BENOWIETZ, N. Is clonidine an effective smoking cessation therapy? *Drugs*, v. 50, p. 197-207, 1995.
50. GRIMSHAW, G. M.; STANTON, A. Tobacco cessation interventions for young people. *Cochrane Database Syst. Rev.*, v. 18, n. 4, CD003289, Oct., 2006.
51. PRESMAN, E.; CARNEIRO, A.; GIGLIOTTI. Tratamentos não-farmacológicos para o tabagismo. *Rev. Psiquiatr. Clin.*, v. 32, n. 5, p. 267-275, 2005.
52. LANCASTER, T.; STEAD, L. F. Individual behaviour counseling for smoking cessation. *Cochrane Database Syst. Rev.*, issue 2, CD 001292, 2005.
53. STEAD, L. F; LANCASTER, T. Group behaviour therapy programmes for smoking cessation. *Cochrane Database Syst. Rev.*, issue 2, CD 0010007, 2005.
54. STEAD, L. F.; PERERA, R.; LANCASTER, T. Telephone counseling for smoking cessation. *Cochrane Database Syst. Rev.*, issue 3, CD 002850, 2006.
55. PAGANI JR., C. R.; SOUSA, E. G.; PAGANI, T. C. S. *O Tabagismo nos dias atuais*, 2007. Disponível em www.unianhanguera.edu.br.
56. WHITE, A. R.; RAMPES, H.; CAMPBELL, J. L. Acupuntura y intervenciones relacionadas para el abandono del hábito de fumar. In: *La Biblioteca Cochrane Plus*. n. 4. Oxford: Update Software, 2008. Disponível em http://www.update-software.com.
57. USSHER, M. H.; TAYLOR, A.; FAULKNER, G. Exercise interventions for smoking cessation. *Cochrane Database Syst. Rev.*, issue 4, CD 002295, 2008.
58. ASTRID BECERRA, N.; ALBA, L. H.; CASTILLO, J. S. *et al.* Alternative therapies for smoking cessation: clinical practice guidelines review. *Gac. Med. Mex.*, v. 148, n. 5, p. 457-466, Set-Out., 2012.
59. MENDONÇA, A. C. D. *Fumar pra quê?* Dicas e sugestões para vencer o vício. São Paulo: Marco Zero, 2004.
60. POSSATO, M.; PARADA, C. M. G. L.; TONETE, V. L. P. Representação de gestantes tabagistas sobre o uso do cigarro: estudo realizado em hospital do interior paulista. *Rev. Esc. Enferm. USP*, v. 41, n. 3, p. 434-440, 2007.
61. MARTINS, S. R. Tabagismo entre adolescentes – epidemiologia e clínica. In: SEIBEL, S. D. *Dependências de drogas*. 2ª ed. São Paulo: Atheneu, 2010. p. 1005-1023.
62. FOCCHI, G. R.; BRAUN, I. M. Tratamento farmacológico do tabagismo. *Rev. Psiquiatric. Clín.*, v. 32, n. 5, p. 267-275, out., 2005.

5 Cocaína

Selma Bordin, Daniel Cruz Cordeiro, Neliana Buzi Figlie e Ronaldo Laranjeira

▶ Introdução

Atualmente, acredita-se que um número estimado entre 13,3 e 19,7 milhões de pessoas no mundo sejam usuárias de cocaína e seus derivados. A Organização das Nações Unidas (ONU), em 2012, em seu relatório mundial sobre drogas disse que o número de apreensões de cocaína no Brasil triplicou entre os anos de 2004 (9 toneladas) e 2010 (com 27 toneladas apreendidas). Acredita-se que parte desse aumento esteja relacionada com o programa de ação lançado em 2011 e também ao papel do Brasil como país de partida da cocaína contrabandeada pelo Oceano Atlântico.[1]

O uso da cocaína começou nos países andinos (Peru, Bolívia, Equador e Colômbia) há mais de 2.000 anos. Seu isolamento químico foi feito por um alemão, chamado Albert Niemann, cujo trabalho foi publicado em 1860.[2] A partir de então, passou a ser usada prescrita e vários de seus efeitos foram relatados como benéficos por diversos autores. Koller, por exemplo, descreveu as propriedades anestésicas da cocaína e introduziu seu uso em cirurgias oftalmológicas.[3] Freud a experimentou pessoalmente e descreveu-a como "droga mágica".[3] O uso da cocaína tornou-se tão popular nos EUA, que, em 1863, Ângelo Mariani patenteou um vinho, que se tornou muito popular, cuja fórmula continha cocaína.[2] Em 1885, a cocaína foi incorporada a uma bebida que depois ficou conhecida como Coca-Cola e foi banida apenas em 1914.[3]

O uso mais difundido gerou uma série enorme de complicações relacionadas que passaram a ser descritas pela literatura médica. Tais evidências levaram os EUA a proibirem seu uso e a cocaína quase desapareceu no começo do século 20. Seu reaparecimento aconteceu na década de 1960, como droga de elites econômicas. Na década de 1980, o consumo da cocaína aumentou muito e várias razões contribuíram para isso: aumento da oferta, redução do custo e diversificação nas vias de administração (além de aspirada, a cocaína passou a ser injetada e fumada).[4]

▶ Dados de epidemiologia

Os EUA mostraram um aumento progressivo de uso durante os anos de 1980 e certo declínio em algumas populações escolares nos anos 1990. No Brasil, há evidências de que o uso aumentou progressivamente nos últimos 30 anos.[4,5] Uma avaliação epidemiológica realizada pelo Centro Brasileiro de Informações sobre Drogas Psicotrópicas (CEBRID), no período de 1988-1999, revela que as internações para tratamento da dependência de cocaína e seus derivados foram as que mais cresceram: de 0,8% em 1988 para 4,6% em 1999: um aumento de 475%.[6]

O *IV Levantamento sobre uso de drogas entre estudantes da rede pública de 1º e 2º graus*, realizado pelo CEBRID em 10 capitais brasileiras no ano de 1997, indicou que o uso da cocaína vinha se popularizando entre esses estudantes.

A pesquisa indicou o aumento da tendência de *uso na vida*, do *uso frequente* (seis ou mais vezes no mês) e do *uso pesado* (20 vezes ou mais no mês) em Belo Horizonte, Brasília, Curitiba, Fortaleza, Porto Alegre, Salvador e São Paulo. Em Belém, por exemplo, o uso na vida aumentou de 1% em 1993 para 1,8% em 1997 e, embora essa porcentagem não seja muito elevada, indica tendência a aumento de uso. Somente no Rio de Janeiro e em Recife não se observaram esses aumentos.[7] Ainda dentre estudantes do ensino fundamental e médio da rede pública, o V levantamento nacional do CEBRID, realizado em 2004 nas 27 capitais brasileiras, nos traz importantes considerações:[4]

- Dois por cento dos brasileiros fazem uso de cocaína na vida, sendo maior na região Norte, com 2,9%; Sudeste, com 2,3%; e Centro-Oeste, com 2,1%. No Sul, foi de 1,7%, e no Nordeste, 1,2%
- O Brasil fica abaixo dos EUA, onde o uso na vida é 5,4%, da Espanha (4,1%), Chile (3,7%), Itália (3,5%), Holanda e Reino Unido (3%), Uruguai (2,7%) e Equador (2,4%). Mas fica acima do Paraguai (1,6%), Portugal (1,4%), Grécia, Venezuela e Suécia (1%) e Panamá (0,8%)
- O uso de cocaína é maior para o sexo masculino, assim como maconha, energéticos e esteroides anabolizantes e como nos levantamentos anteriores.

O II levantamento domiciliar, realizado também pelo CEBRID, em 2005, com mais de 7.900 entrevistados nas 108 maiores cidades do Brasil, mostra-nos os seguintes dados:[8]

- Da população geral, 2,9% já fizeram uso de cocaína na vida (cerca de 1.459.000 de pessoas); 0,7% havia feito uso no ano e 0,4% havia feito uso no mês. Nos EUA, são 14,2%; no Reino Unido, 6,8%; no Chile, 5,3%; na Itália, 4,6%; e na Alemanha, 3,2%
- No Brasil, a maior concentração é na região Sudeste (3,7%), seguida pelo Sul (3,1%) e Centro-Oeste (2,3%)
- O uso de qualquer forma de cocaína é predominante entre os homens e apenas quatro usuários referiram já ter usado cocaína na forma injetável
- Da população, 51,1% consideraram ser "muito fácil" obter cocaína, caso desejassem; e 43,9%, *crack*
- Da população, 77,1% consideraram um risco grave utilizar cocaína ou *crack* 1 ou 2 vezes na vida, e 98,8% consideraram grave o uso diário.

▶ Vias de administração

A produção da cocaína começa com as folhas de coca e passa por vários estágios até chegar à forma de cloridrato de cocaína, que é a droga na forma de sal, vendida como pó. Durante a produção, existe uma forma intermediária da droga, especialmente perigosa devido à sua impureza, conhecida como pasta de coca ou *basuco*, que é fumada em alguns países. A cocaína em pó não pode ser fumada, pois é volátil, ou seja, grande parte de sua forma ativa é destruída a altas temperaturas. Para poder ser fumada, o sal da cocaína precisa retornar à forma de base, neutralizando-se o cloridrato ou a parte ácida. O produto resultante é conhecido como *crack* ou cocaína *freebase*. Assim, o *crack* não é uma droga nova: é uma forma de cocaína que pode ser utilizada pela via pulmonar. Sua grande vantagem, do ponto de vista do usuário, é que a absorção é mais rápida e produz, aparentemente, um efeito mais intenso.[5]

A cocaína pode ser usada por diferentes vias de administração: oral, intranasal, injetável ou pulmonar.[9] No Brasil, a forma mais comum de uso da cocaína era a via nasal. No final da década de 1980, a via injetável passou a predominar. Já no ano de 1995, a maioria dos pacientes atendidos nas clínicas usava, predominantemente, a cocaína na forma de *crack* (fumada).[5] Cada uma dessas vias de administração apresenta diferenças, vistas a seguir, tanto na quantidade e qualidade dos efeitos esperados, quanto nos riscos de complicações associadas. Quanto mais rápido e maior o início e a duração dos efeitos, maior é a probabilidade de dependência.[10]

▶ Efeitos do uso agudo

Absorção, metabolismo e excreção

Quando a cocaína é tomada oralmente (mascada), sua absorção é lenta e incompleta: requer mais de 1 h e 75% da droga absorvida é rapidamente metabolizada no fígado logo na sua primeira passagem por ali. Somente 25% da droga ingerida alcança o cérebro e isso requer um longo período de tempo. Por isso, não existe, nessa forma de administração, o sentimento de *rush* comum a outras formas.[3]

A cocaína aspirada também é pobremente absorvida por dois motivos: somente uma pequena quantidade atravessa a mucosa nasal; e a vasoconstrição, gerada pela própria cocaína, acaba limitando sua absorção. De 20% a 30% da droga é absorvida e o pico de concentração nos níveis sanguíneos acontece entre 30 e 60 min. Os efeitos duram também entre 30 e 60 min.[3]

Obviamente, quando injetada, a cocaína cruza todas as barreiras de absorção e alcança a corrente sanguínea imediatamente. O tempo que leva para atingir o cérebro e instalar seus efeitos é entre 30 e 60 s.[3] Produz um rápido, poderoso e breve efeito. Por essa razão, foi uma das formas de uso preferidas entre os usuários compulsivos.[11]

Entretanto, para os consumidores ainda mais compulsivos, a via de administração preferida é a pulmonar.[11] A absorção da cocaína vaporizada e fumada é rápida e quase completa.[3] Os pulmões provêm uma grande área e a circulação do sangue dos pulmões até o cérebro é rápida.[11] Os efeitos se instalam em segundos e duram de 5 a 10 min.[2] Por essas razões, o uso do *crack* gera uma dependência mais rápida que o uso intravenoso (IV).[11]

Depois que a cocaína penetra no cérebro, é rapidamente redistribuída para outros tecidos e se concentra no baço, nos rins e no cérebro.[2,3] Durante a gravidez, ela cruza a placenta e alcança, no bebê, níveis semelhantes aos da mãe.[3]

As moléculas de cocaína são metabolizadas por enzimas no sangue e no fígado. A atividade dessas enzimas é variável entre os indivíduos. Em geral, ela é rapidamente eliminada pela urina: tem meia-vida de cerca de 1 h.[11] Seu principal metabólito pode ser detectado em exames de urina até 3 dias depois do uso; em usuários crônicos, até 22 dias.[3]

Há determinados grupos de pacientes, com mecanismos de metabolização deficientes, que são mais vulneráveis aos efeitos tóxicos da cocaína: idosos, pacientes com doenças no fígado, mulheres grávidas e crianças. Em combinação com o álcool, um outro metabólito ativo é formado, o cocaetileno, cujos efeitos sobre o cérebro são mais duradouros, e é ainda mais tóxico que as drogas sozinhas. Logo, o uso combinado de cocaína e álcool aumenta o risco de toxicidade da cocaína.[12,13]

Efeitos farmacológicos

Na farmacologia, a cocaína tem três ações principais: anestésico local; vasoconstritor; e um poderoso psicoestimulante.[3]

Anestésico

A cocaína é o anestésico local preferido para determinadas cirurgias de garganta, devido às suas propriedades anestésicas e vasoconstritoras (que reduzem o sangramento). Apesar de relativamente segura quando usada topicamente, uma quantidade significativa de cocaína pode entrar na corrente sanguínea e, em pessoas sensíveis, provocar estimulação do sistema nervoso central, psicose tóxica e, em raríssimas ocasiões, morte.[9]

Cardiovasculares

A cocaína pode produzir alterações importantes no sistema cardiovascular, aumentando os níveis de epinefrina e provocando vasoconstrição. Os efeitos iniciais são taquicardia e aumento da pressão arterial. Ao mesmo tempo que o coração está sendo estimulado a trabalhar mais, os efeitos da vasoconstrição privam o músculo cardíaco do sangue necessário. Essa combinação pode causar grave arritmia ou ataque cardíaco (mesmo em jovens usuários). Outros processos degenerativos no coração e nos vasos sanguíneos foram descritos em usuários crônicos. Além disso, a vasoconstrição pode causar danos a outros órgãos: aos pulmões de indivíduos que fumam a cocaína; destruição da cartilagem nasal daqueles que a aspiram; e danos ao trato gastrintestinal.[9]

Sistema nervoso central

A cocaína age no sistema nervoso central de duas formas: causando impacto no sistema neurotransmissor e nos mecanismos de tolerância e dependência. Produz uma ativação nos sistemas de dopamina, norepinefrina e serotonina.[12]

No funcionamento normal, a dopamina, durante o repouso, acumula-se em vesículas (bolsas) dentro dos neurônios. Quando esses neurônios são ativados, a dopamina atravessa a membrana do neurônio em que está e liga-se aos receptores do próximo neurônio (pós-sináptico), ativando-o e provocando nele várias alterações. Depois disso, a dopamina retorna e é recaptada pelo neurônio pré-sináptico (volta para onde estava) para ser utilizada novamente em uma próxima transmissão. Quando a cocaína chega a essas células, o funcionamento delas se altera totalmente.[14] A cocaína bloqueia a recaptação da dopamina, fazendo com que esta permaneça na fenda sináptica por mais tempo, estimulando os receptores.[12] Com o uso continuado, esse sistema passa a necessitar da droga para exercer suas funções e os estímulos naturais para ativá-lo tornam-se insuficientes.[14] O uso crônico de estimulantes resulta no esvaziamento dos neurotransmissores. As sinapses operam usando um sistema de *feedback* negativo. Logo, mudanças compensatórias ocorrem para permitir que os neurônios se adaptem às alterações causadas.[12]

As consequências desses efeitos serão vistas ao se abordarem os efeitos cardiovasculares e psicoativos.

Além da dependência, a toxicidade do sistema nervoso central pode causar dores de cabeça, perda de consciência temporária, convulsões e morte; alguns desses efeitos talvez sejam decorrentes do aumento da temperatura corporal causado pela droga.[9]

Efeitos psicoativos que favorecem a dependência

Os efeitos estimulantes da cocaína parecem aumentar as habilidades físicas e mentais dos usuários. Experimentam euforia, exaltação da energia e da libido, diminuição do apetite, exacerbação do estado de alerta e aumento da autoconfiança. Altas doses de cocaína intensificam a euforia, a agilidade, a verbosidade e os comportamentos estereotipados, além de alterarem o comportamento sexual.[12] Esses efeitos positivos encorajam o uso contínuo e a dependência dessa droga.

Esses sentimentos de alegria e confiança causados pela cocaína podem transformar-se facilmente em irritabilidade, inquietude e confusão. O uso da cocaína aumenta o risco de suicídio, traumas maiores e crimes violentos.[9]

Os diversos efeitos do uso agudo da cocaína estão resumidos no Quadro 5.1.

▶ Efeitos do uso crônico

O uso prolongado da cocaína faz com que o sistema nervoso central promova algumas modificações para adaptar-se à nova situação. Três fenômenos podem ser observados: a tolerância, a sensibilização e o *kindling*.[10]

Tolerância

É a necessidade de doses cada vez maiores para se obter o efeito esperado. No caso da cocaína, a tolerância aparece para os efeitos euforizantes e cardiovasculares. A sensação de euforia desaparece completamente com o uso de doses regulares. A tolerância aos efeitos cardiovasculares é parcial: com o uso repetido, há diminuição da frequência cardíaca, apesar de ainda manter-se acima da média.

A tolerância resulta de adaptações neurofuncionais à ação prolongada da cocaína. O aumento da dopamina na fenda sináptica decorre do bloqueio dos transportadores da recaptação dopaminérgica. Em resposta, há uma diminuição dos disparos neuronais. O resultado é a depleção dos níveis de dopamina extracelular e o aumento do limiar de autoestimulação.

Sensibilização

É a exacerbação da atividade motora e dos comportamentos estereotipados após a exposição

Quadro 5.1 Principais efeitos do uso agudo da cocaína.

Sistemas	Efeitos
Geral: psicológico	• Euforia • Sensação de bem-estar • Estimulações mental e motora (ficar "ligado") • Aumento da autoestima • Agressividade • Irritabilidade • Inquietação • Sensação de anestesia
Geral: físico	• Aumento do tamanho das pupilas • Sudorese • Diminuição do apetite • Diminuição da irrigação sanguínea nos órgãos
Neurológico	• Tiques • Coordenação motora diminuída • Acidente vascular cerebral • Convulsão • Dor de cabeça • Desmaio • Tontura • Tremores • Tinido no ouvido • Visão embaçada
Psíquico	• Desconfiança e sentimento de perseguição ("noia") • Depressão (efeito rebote da intensa excitação)
Cardiovascular	• Aumento dos batimentos cardíacos • Batimento cardíaco irregular • Aumento da pressão arterial • Ataque cardíaco
Social	• Isolamento • Falar muito • Desinibição
Respiratório	• Parada respiratória • Tosse

Adaptado de Ray e Ksir (1999).[11]

a doses repetidas de cocaína. A depleção dopaminérgica, resultado do uso crônico de cocaína, provoca alterações anatômicas e funcionais nos receptores neuronais: há um aumento do número e da sensibilidade dos receptores pós-sinápticos de dopamina. Com a administração da cocaína, a dopamina liberada na fenda, além de permanecer mais tempo ali, encontrará um número maior de receptores mais sensíveis para estimular.

Kindling

O processo de sensibilização também pode levar ao aparecimento de convulsões, em grande parte como resultado de um fenômeno chamado *kindling*. Neurônios de determinadas regiões do cérebro expostos intermitentemente às propriedades anestésicas da cocaína tornam-se mais sensíveis aos seus efeitos e disparam com maior rapidez a cada exposição. Com o uso crônico, a resposta neuronal é intensa, mesmo perante baixas doses da substância. O sistema límbico tem seu funcionamento elétrico alterado e essa disfunção pode se espalhar, causando convulsões generalizadas.

▶ Complicações físicas

Como se viu, a cocaína – e outros estimulantes – é amplamente distribuída por todo o corpo e as maiores concentrações acontecem em cérebro, baço, rins e pulmões. A ativação do sistema nervoso simpático provoca uma resposta de fuga ou luta, que afeta o coração, os pulmões, o sistema de vascularização e até mesmo o desempenho sexual. Os efeitos agudos de grandes doses ou mesmo os efeitos cumulativos do uso crônico podem deixar importantes sequelas, a saber:[12,14]

- *Cardiovasculares:*
    - Hipertensão
    - Arritmias
    - Cardiomiopatia e miocardite
    - Infarto do miocárdio
    - Isquemia do miocárdio
    - Endocardite
- *Sistema nervoso central:*
    - Dores de cabeça
    - Convulsões
    - Hemorragia cerebral
    - Infarto cerebral
    - Edema cerebral
    - Atrofia cerebral
    - Encefalopatia tóxica/coma
    - Distúrbios dos movimentos (tiques, reações distônicas, coreias)
    - Encefalites fúngicas
    - Abscessos cerebrais
- *Gastrintestinais:*
    - Náuseas, vômitos e diarreia
    - Anorexia
    - Má nutrição
    - Isquemia intestinal
    - Perfuração do duodeno
- *Cabeça e pescoço:*
    - Ulceração da gengiva
    - Midríase
    - Erosões no esmalte dentário
    - Alterações no olfato
    - Rinite crônica
    - Perfuração do septo nasal
- *Sistema renal:*
    - Falha aguda renal
- *Sistema endócrino:*
    - Diminuição dos níveis de prolactina
    - Elevação dos níveis de tirosina
- *Sistema respiratório:*
    - Tosse crônica
    - Dores torácicas
    - Hemoptise
    - Pneumotórax
    - Hemopneumotórax
    - Pneumomediastino
    - Pneumopericárdio
    - Piora da asma
    - Lesões nas vias respiratórias
    - Deterioração das funções pulmonares
    - Bronqueolite obliterante
    - Edema pulmonar
    - Hemorragia pulmonar
    - Rinite alérgica e/ou vasomotora crônica
    - Ulceração ou perfuração do septo nasal
    - Sinusite
    - Colapso nasal
- *Sistema reprodutor:*
    - *Obstétricos*
        - Aborto espontâneo
        - Placenta prévia
        - Ruptura prematura das membranas
    - *Fetais:*
        - Retardo do crescimento intrauterino
        - Malformação congênita
    - *Neonatais:*
        - Infarto cerebral
        - Retardo do desenvolvimento neurológico
        - Síndrome da morte súbita
        - Déficits cognitivos ao longo do desenvolvimento (atenção e processamento de informações)[13]

- *Infecções* (decorrentes de compartilhamento de seringas):
  - Vírus da imunodeficiência humana (HIV, *human immunodeficiency virus*)
  - Hepatite B e/ou C
  - Tétano
  - Contaminação por bactérias que se instalam no coração e nas válvulas
- *Outros:*
  - Hipertermia
  - Morte súbita
  - Disfunções sexuais.

Superdosagem

A maioria dos usuários capazes de controlar os efeitos da cocaína prefere a via nasal e utiliza menos de 250 mg por vez. Essa dosagem causa um pequeno aumento da frequência cardíaca e da pressão arterial. Não há alterações significativas na rede capilar e na função pulmonar. Psiquicamente, há uma elevação da euforia, da sensação de bem-estar, da capacidade cognitiva, da autoestima e do desejo sexual. O apetite diminui. Sudorese, tremores leves de extremidades e dilatação das pupilas também podem ser observados.

Uma dose suficientemente alta pode levar à falência de um ou mais órgãos do corpo, provocando a superdosagem, que pode acometer qualquer tipo de usuário (crônico, eventual ou iniciante). O mecanismo é a hiperestimulação do sistema nervoso simpático, por meio do bloqueio da recaptação das catecolaminas. Os principais sistemas envolvidos na superdosagem são o circulatório, o nervoso central, o renal e o térmico.

A dose letal de cocaína depende muito da via de administração.[2] Para o uso oral, é de 1 a 1,2 g de cocaína pura.[10] O mais importante parece ser o quão rápido acontece o aumento dos níveis da droga no cérebro.[2] Fatores como tolerância do indivíduo, presença de patologias (insuficiência coronariana, p. ex.) e grau de pureza da droga têm importante influência sobre a ocorrência da superdosagem.[10]

A superdosagem acontece em duas fases: uma excitação inicial é seguida por fortes dores de cabeça, náuseas, vômitos e convulsões graves. A essa fase, seguem-se perda de consciência, depressão respiratória e falha cardíaca, levando à morte. A morte pode ocorrer muito rapidamente (de 2 a 3 min) ou em cerca de meia hora. Alguém que sobreviva por mais de 3 h tem maior probabilidade de recuperação. Porém, se a depressão respiratória tiver sido prolongada, provavelmente causará algum dano cerebral devido à falta de oxigenação.[2]

▶ Complicações psiquiátricas

Altas doses de cocaína podem provocar alterações graves de comportamento devido ao prejuízo da capacidade de julgamento, da memória e do controle do pensamento (o usuário parece muito confuso). A sensação intensa de medo ou paranoia pode levar o indivíduo a recorrer à violência. Manifestações psicóticas incluem alucinações e delírios que podem levar ao suicídio. Formigamento e sensação de insetos rastejando sobre ou sob a pele podem levar a escoriações. Ansiedade, insônia e depressão são exacerbadas com o aumento do uso. Entre uma ingestão e outra, os usuários ficam irritáveis e disfóricos.[10]

Transtornos psiquiátricos conhecidos podem ser exacerbados com o uso da cocaína e outros estimulantes. Pacientes esquizofrênicos têm maior probabilidade de recair e os transtornos de pânico podem aumentar em intensidade e frequência. O uso de drogas frequentemente representa uma tentativa de manejar sintomas psiquiátricos já existentes (hipótese da automedicação). Os usuários de *crack* têm maior incidência de problemas psiquiátricos, psicoses e comportamento violento que os usuários de outras formas de cocaína.[10]

▶ Complicações sociais

Nas décadas de 1960 e 1970, pensava-se que os estimulantes promoviam o convívio e eram utilizados como "drogas de festas". As pessoas os usavam inicialmente para reduzir a inibição social e promover a comunicação interpessoal. No entanto, o uso continuado provoca paranoia. Logo, os usuários passavam a evitar aqueles que julgavam poder "prejudicá-los".[10] Várias são as consequências sociais do uso da cocaína:[10]

- Menor participação social
- Menor capacidade de julgamento, resultando em dificuldades profissionais, familiares, sociais e comportamentos de risco
- Prejuízo da capacidade para o trabalho
- Comportamento violento – é a principal causa de morte entre os usuários. As principais mortes são decorrentes de acidentes, suicídios e homicídios
- Atividade criminosa – roubo para manutenção do uso
- Prostituição, como moeda de troca pela droga
- Comportamento sexual de risco – sexo desprotegido, com múltiplos parceiros

- Disseminação de doenças e infecções – o uso da cocaína está associado à epidemia do HIV de duas maneiras: pelo uso de agulhas e seringas compartilhadas e pelo sexo indiscriminado e desprotegido
- Efeitos sobre as crianças – maus tratos, maus cuidados, abuso, prejuízos no desenvolvimento, risco destas crianças tornarem-se também dependentes
- Rompimento de vínculos familiares
- Custos econômicos: internações, tratamento do usuário e seus familiares.

O Quadro 5.2 apresenta um resumo dos principais efeitos do uso crônico da cocaína.

▶ Síndrome de abstinência

Em 1986, Gawin e Kleber propuseram o primeiro modelo de apresentação e evolução clínica da síndrome de abstinência da cocaína. Dividiram a síndrome em três fases – *crash*, abstinência e extinção –, a primeira começando imediatamente após o último uso e podendo durar muitos meses.[12,14]

Crash

Ocorre uma drástica redução do humor e da energia, na forma de alentecimento e fadiga, de 15 a 30 min após o último uso. É causada pela rápida depleção da dopamina em nível sináptico. Os usuários experimentam *craving* (fissura), depressão, ansiedade e paranoia. O *craving* por estimulantes diminui de 1 a 4 h depois e é substituído por um forte desejo de dormir. A última parte dessa fase consiste em hipersonolência, que dura de 8 h a 4 dias e normaliza o humor.

Abstinência

Essa fase começa de 12 a 96 h após o *crash* e pode durar de 2 até 12 semanas. Decorre do aumento do número e da sensibilidade dos receptores de dopamina. A anedonia é importante nesse período e contrasta com as memórias eufóricas do uso. A presença de fatores e situações desencadeadores de *craving* normalmente suplanta o desejo de se manter em abstinência e as recaídas são comuns nessa fase. Ansiedade, hiper/hipossonia, hiperfagia e alterações psicomotoras (tremores, dores musculares, movimentos involuntários) são outros sintomas típicos dessa fase.

Quadro 5.2 Principais efeitos do uso crônico da cocaína.

Sistemas	Efeitos
Geral: Psicológico	• Irritabilidade • Agressividade • Inquietação • Irresponsabilidade • Mentiras • Aumento dos "segredos" • Diminuição dos cuidados consigo mesmo (higiene pessoal) • Perda de valores morais e sociais • Diminuição do apetite sexual
Geral: Físico	• Insônia • Infecções (AIDS, hepatite etc. no caso de cocaína injetada) • Coriza (cocaína aspirada) • Perfuração do septo nasal (cocaína aspirada) • Sinusite • Diminuição do apetite • Perda de peso • Diminuição da irrigação sanguínea nos órgãos
Neurológico	• Dor de cabeça • Tontura • Visão embaçada • Tinido no ouvido • Tremores • Atenção diminuída • Falta de concentração • Convulsão • Acidente vascular cerebral
Respiratório	• Tosse • Infecções pulmonares
Psíquico	• Depressão • Ansiedade • Psicose • Estados confusionais
Nutricional	• Diminuição da vitamina B_6 • Desnutrição
Cardiovascular	• Infarto • Cardiopatia • Batimento cardíaco irregular
Obstétrico: mãe	• Placenta prévia • Aborto espontâneo
Obstétrico: feto	• Baixo peso fetal • Sofrimento fetal • Nascimento prematuro

Adaptado de Ray e Ksir (1999).[11] AIDS = síndrome da imunodeficiência adquirida.

Extinção

Nessa fase, ocorre a resolução completa dos sinais e sintomas físicos. O *craving* é o sintoma residual que aparece eventualmente, condicionado a lembranças do uso e seus efeitos. Seu desaparecimento é gradual e pode durar meses ou anos.

▶ Principais comorbidades

É comum encontrarmos usuários de cocaína com sintomas psiquiátricos. Os estudos epidemiológicos que descrevem essa associação mostram taxas de prevalência variáveis, conforme os locais onde os estudos foram feitos. Pacientes em clínicas, quando comparados aos usuários da comunidade, apresentam maior prevalência de distúrbios psiquiátricos. O fator que contribui para isso é o fato de que as pessoas mais doentes buscam mais tratamento. Porém, mesmo os estudos conduzidos entre os usuários da comunidade revelam alta taxa de comorbidade entre essa população: 76% dos usuários apresentam alguma comorbidade psiquiátrica, segundo o Epidemiologic Catchment Area (ECA), estudo comunitário realizado nos EUA. Essa taxa é 11 vezes maior do que a encontrada na população geral, 2 vezes maior do que a encontrada entre pessoas dependentes de álcool e 4 vezes maior do que a encontrada em pessoas dependentes de outras drogas. As comorbidades associadas apontadas pelo ECA são transtornos afetivos, transtornos de ansiedade, esquizofrenia e transtornos de personalidade.[5]

Transtornos afetivos

Embora o diagnóstico (na vida e atual) de depressão seja grande em pacientes em tratamento para dependência de cocaína, a maioria deles não preenche os critérios diagnósticos para depressão. Os sintomas depressivos são, na maior parte das vezes, decorrentes de dois principais fatores: efeito biológico da abstinência da cocaína (que melhora após algumas semanas) e condição psicossocial associada ao uso da cocaína. Os pacientes com sintomas depressivos são especialmente propensos a recaídas e, por isso, deve-se considerar a terapia farmacológica com antidepressivos como complemento à psicoterapia.

Os usuários de cocaína apresentam também maior incidência de transtorno bipolar e podem se apresentar para tratamento em qualquer uma das fases. Muitos se apresentam na fase hipomaníaca. O tratamento desses pacientes deve incluir um componente educacional, que objetiva melhor adesão ao tratamento. Nessa abordagem, informações sobre ambos os transtornos são apresentadas ao paciente.

Transtornos de ansiedade

O diagnóstico de transtorno de ansiedade generalizada é difícil devido à semelhança com os sintomas de abstinência. Também são relatadas crises de pânico durante a intoxicação ou na fase de abstinência da cocaína, ocorrendo, em alguns casos, uma evolução do transtorno ansioso independentemente da continuidade do consumo.

Transtornos de personalidade

Os transtornos de personalidade antissocial, *borderline* e narcisista são os mais comumente associados ao uso de cocaína. Esse diagnóstico também é difícil de ser feito, já que o paciente em início de tratamento apresenta vários sintomas semelhantes aos de um transtorno de personalidade, tais como negação, culpar os outros, mentir, minimizar os problemas, raiva, vitimização e grandiosidade. Além disso, muitos usuários estão envolvidos em várias atividades antissociais.

Esquizofrenia

A prevalência de esquizofrenia entre os usuários de cocaína é maior do que aquela encontrada na população em geral. Varia de 1% a 17%, conforme o estudo. Os pacientes diagnosticados como esquizofrênicos também abusam mais de cocaína: de 10% a 50%. Esses pacientes têm pior diagnóstico, sua adesão ao tratamento é menor e têm maior risco de suicídio. A manifestação dos sintomas da esquizofrenia nesses pacientes é mais acentuada. A cocaína age nas regiões cerebrais em que os esquizofrênicos apresentam anormalidades e pode, aparentemente, potencializar os efeitos colaterais dos neurolépticos, incluindo a discinesia tardia.

Transtorno de déficit de atenção e hiperatividade

O transtorno de déficit de atenção e hiperatividade inicia-se na infância e pode continuar na vida adulta. Os sintomas são de baixa atenção, impulsividade, inquietação e irritabilidade. Um estudo mostrou que 5% dos usuários poderiam fazer uso da cocaína como forma de medicação.

▶ Princípios gerais de tratamento

Tratamento emergencial dos quadros agudos associados à cocaína

Uma avaliação clínica completa é o primeiro passo a ser dado pelo profissional responsável. Essa avaliação deve incluir rápida obtenção do quadro geral do paciente: níveis glicêmicos, temperatura, quadro cardíaco, funções renais, funções hepáticas e exames completos (hemograma, eletrólitos e outros que possam ser considerados necessários).[10]

Os transtornos psiquiátricos como inquietação aguda e predomínio da ansiedade podem ser tratados com sedativos benzodiazepínicos. Quadros de agitação e/ou heteroagressividade devem ser tratados com neurolépticos (que podem ser associados aos benzodiazepínicos).

Quadros hipertensos graves devem ser tratados prontamente, a fim de garantir a vasodilatação coronariana. Deve-se evitar a ação vasodilatadora abdominal, caso a cocaína tenha sido utilizada oralmente, pois isso potencializaria sua absorção.

As cardiopatias devem seguir os procedimentos protocolares do serviço, tomando-se cuidado na introdução da terapia trombolítica em pacientes usuários de vias intravenosas. Podem ser utilizados bloqueadores α/β-adrenérgicos, bloqueadores de cálcio e cardioversão nas arritmias.

As convulsões de curta duração devem ser tratadas com diazepam IV. A hipoglicemia e a hipertermia devem ser descartadas e a investigação de hemorragias intracerebrais deve ser efetuada. O coma anestésico e a intubação são procedimentos de escolha para convulsões persistentes com hipertermia.

A falência renal deve ser prevenida com o auxílio da hemodiálise.

O paciente com hipertermia grave deve receber diazepam e tiamina, além das medidas de resfriamento. Os pacientes que não responderam ao diazepam devem receber supositório retal de paracetamol.

O paciente que ingeriu cocaína para livrar-se de flagrante policial deve receber carvão ativado, se ainda estiver assintomático. A retirada endoscópica pode romper o invólucro e óleos podem dissolvê-lo. A retirada cirúrgica de grandes quantidades pode ser indicada. Em caso de superdosagem, ficam contraindicados vasodilatadores de ação entérica.

Tratamento farmacológico da dependência de cocaína

A farmacoterapia não é para todos os usuários de cocaína e deve ser reservada àqueles cujos sintomas responderiam às medicações. Várias medicações foram propostas, mas as evidências científicas dos benefícios ainda são discutíveis. Ao se decidir pelo tratamento farmacológico, deve-se levar em conta o eventual diagnóstico psiquiátrico concomitante (comorbidade) e a presença de sintomas de abstinência de cocaína.[5] Os medicamentos adjuntos normalmente utilizados na dependência da cocaína são: agentes dopaminérgicos, agentes antidepressivos, agentes antipsicóticos e agentes antiepilépticos, apesar de nenhuma eficácia ter sido comprovada.[14,15]

Agentes dopaminérgicos

Os agentes dopaminérgicos, aparentemente, são mais úteis em melhorar os sintomas de abstinência imediatos após uso intenso de cocaína.[5] O objetivo do uso desses medicamentos é reverter o estado de desequilíbrio provocado pelo consumo crônico da cocaína no sistema dopaminérgico. Como vimos, o neurônio extensivamente estimulado pela cocaína apresenta esvaziamento dos estoques de dopamina, impedindo sua ativação pelos estímulos naturais. A vantagem desses medicamentos é o efeito de ação imediata, teoricamente. A droga mais utilizada é a bromocriptina.[14] Outras medicações estudadas foram amantadina, L-dopa, metilfenidato, mazindol e pergolida, mas nenhuma delas teve o efeito terapêutico desejado demonstrado.[5,15,16]

Agentes antidepressivos

A primeira indicação para o uso desses medicamentos é a presença de quadro depressivo. A indicação se torna ainda mais precisa na presença de transtornos persistentes de humor: quando os sintomas depressivos e ansiosos persistem após um prazo mínimo de 2 semanas depois de ter sido promovida a abstinência. Um inconveniente desse grupo de medicamentos é que sua ação tem início lento (2 a 3 semanas após ter sido atingida a dose desejada). Porém, uma revisão sistemática conduzida por Lima *et al.*, com 18 estudos incluídos e um total de 1.177 participantes, avaliou os efeitos da desipramina (14 estudos), da fluoxetina (dois estudos), da imipramina (um estudo) e da bupropiona (um estudo).[15] Não houve resultados significativos com qualquer antidepressivo utilizado.

Agentes antipsicóticos (antidopaminérgicos)

Esse grupo de agentes atua bloqueando a transmissão dopaminérgica em determinadas regiões cerebrais, as quais apresentam importantes desequilíbrios durante o consumo de cocaína. Os quadros paranoides representam uma consequência disso. Quando utilizados em dependentes, esses medicamentos atuariam na redução da euforia durante a intoxicação pela cocaína. No entanto, devido ao risco de toxicidade promovido por esses agentes (principalmente discinesia tardia), tornaram-se incompatíveis com a reabilitação do paciente dependente.

Além disso, uma revisão sistemática conduzida por Amato *et al.*, que incluiu sete pequenos estudos com 293 participantes, não encontrou evidências que apoiem o uso dessas medicações para o tratamento da dependência de cocaína. Nessa revisão foram incluídas a risperidona, a olanzapina e o haloperidol.[17]

Agentes antiepilépticos

Alguns anticonvulsivantes também são utilizados na psiquiatria como estabilizadores de humor. O que os tornou uma relativa opção terapêutica para o tratamento da dependência de cocaína é a hipótese de que o *craving* seria uma manifestação comportamental do *kindling*. Teoriza-se que o *craving* e a intensidade dos sintomas de abstinência sejam diretamente proporcionais à supersensibilidade induzida pela cocaína. Estudos com animais demonstraram que a carbamazepina poderia reduzir essa supersensibilidade dos receptores dopaminérgicos. No entanto, resultados de outros estudos não foram encorajadores. Parece que a carbamazepina é capaz de bloquear o desenvolvimento, mas não a manifestação do *kindling*, ou seja, precisaria ser administrada logo no primeiro contato do usuário com a substância e tal ação profilática não tem qualquer embasamento ou indicação nesse momento.[6]

Além disso, uma revisão sistemática conduzida por Minozzi *et al.*, que incluiu 15 estudos e 1.066 participantes, não encontrou evidências que apoiem o uso de anticonvulsivantes (carbamazepina, gabapentina, lamotrigina, fenitoína, tiagabina, topiramato e valproato).[18] Apesar disso, alguma evidência foi encontrada para o uso do topiramato na redução da intensidade do *craving* por Reis *et al.*[19]

Outras medicações

A modafinila é um estimulante utilizado para a sonolência excessiva produzida pela narcolepsia e está sendo investigada para o tratamento da dependência de cocaína e tem se mostrado promissora, bem como o baclofeno (agonista dopaminérgico utilizado como relaxante muscular), especialmente em usuários pesados.[13] Revisão conduzida por Suh *et al.* descreveu sete estudos com uso do dissulfiram em dependentes de cocaína e concluiu que essa medicação esteve associada à significativa melhora na retenção ao tratamento, bem como com períodos maiores de abstinência do álcool e da cocaína.[20]

Uma outra promessa é a vacina de cocaína (TA-CD). Age criando anticorpos de cocaína que retardam o alcance da cocaína no cérebro. Em ratos, bloqueou a autoadministração da droga. Em humanos, mostrou-se bem tolerada e não apresentou efeitos adversos importantes. Porém, seus efeitos declinam após 4 meses e uma nova série original de vacinação seria necessária para readquirir a imunização clínica adequada.[21]

▶ Referências bibliográficas

1. UNITED NATIONS OFFICE ON DRUGS AND CRIME. *World Drug Report 2012*. Viena, 2012. Disponível em http://www.unodc.org/documents/southerncone//Topics_drugs/WDR/2012/WDR_2012_web_small.pdf
2. MCKIM, W. A. *Drugs and behavior:* an introduction to behavioral pharmacology. 4th ed. New Jersey: Prentice Hall, 2000. 400 p.
3. JULIEN, R. M. *A primer of drug action:* a concise, nontechnical guide to the actions, uses, and side effects of psychoactive drugs. 7th ed. Nova York: W. H. Freeman, 1995. 511 p.
4. GALDUROZ, J. C. et al. *Levantamento nacional sobre o consumo de drogas psicotrópicas entre estudantes do ensino fundamental e médio da rede pública de ensino nas 27 capitais brasileiras*. Centro Brasileiro de Informações sobre Drogas Psicotrópicas, 2004. Disponível em http://www.cebrid.drogas.nom.br.
5. LARANJEIRA, R.; NICASTRI, S. Abuso e dependência de álcool e drogas. In: ALMEIDA, O.; DRACTU, L.; LARANJEIRA, R. R. *Manual de psiquiatria*. 1ª ed. Rio de Janeiro: Guanabara-Koogan, 1996. Capítulo 7, p. 83-112.
6. RIBEIRO A. M.; LARANJEIRA, R. R.; DUNN, J. Cocaína: bases biológicas da administração, abstinência e tratamento. *J. Bras. Psiq.*, v. 47, n. 10, p. 497-511, 1998.
7. CENTRO BRASILEIRO DE INFORMAÇÕES SOBRE DROGAS PSICOTRÓPICAS – CEBRID. IV Levantamento sobre o consumo de drogas entre crianças e adolescentes em situação de rua. *Boletim CEBRID*, n. 36, abr./ago. 1999. Disponível em http://www.cebrid.drogas.nom.br/BoletimCebrid.
8. CARLINI, E. A. et al. *II Levantamento domiciliar sobre o uso de drogas psicotrópicas no brasil: estudo envolvendo as 108 maiores cidades do país*. Centro Brasileiro de Informação sobre Drogas Psicotrópicas (CEBRID), 2005. São Paulo: Universidade Federal de São Paulo (UNIFESP), 2006.
9. HANSON, G.; VENTURELLI, P. J. *Drugs and society*. 4th ed. Boston: Jones and Bartlett Publishers, 1995. 516 p.
10. LARANJEIRA, R. R.; DUNN, J.; RIBEIRO ARAÚJO, M. Álcool e drogas na sala de emergência. In: BOTEGA, N. J. *Prática psiquiátrica no hospital geral:* interconsulta e emergência. Porto Alegre: Artmed, 2001.
11. RAY, O.; KSIR, C. *Drugs, society, and human behavior*. 8th ed. EUA: WCB McGraw-Hill, 1999. 494 p.
12. WEAVER, M. F.; SCHNOLL, S. H. Stimulants: amphetamines and cocaine. In: MCCRADU, B.; EPSTEIN, E. *Addictions* – a comprehensive Guidebook. specific drugs of abuse: pharmacological and clinical aspects. Oxford: Oxford University Press, 1999. Capítulo 6, p. 105-120.

13. NATIONAL INSTITUTE ON DRUG ABUSE/RESEARCH REPORT SERIES. Cocaine Abuse. *NIH Publication*, n. 99 a 4342. Impresso em maio de 1999, revisado em novembro de 2004. Disponível em www.nida.nih.gov.
14. FOCCHI, G. R. A.; CABRAL, A. C. J.; LEITE, M. C. Tratamento farmacológico nas dependências – enfoque na dependência de cocaína. In: FOCCHI, G. R. A. *et al. Dependência química*: novos modelos de tratamento. 1ª ed. São Paulo: Roca, 2001. Capítulo 3, p. 49-64.
15. LIMA, M. S. *et al.* Pharmacological treatment of cocaine dependence: a systematic review. *Addiction*, v. 97, n. 8, p. 931-949, 2002.
16. SOARES, B. G. *et al.* Dopamine agonists for cocaine dependence. *Cochrane Database Syst. Rev.*, n. 4, CD003352, 2001 (atualizado em 2003; (2): CD003352).
17. AMATO, L. *et al.* Antipsychotic medications for cocaine dependence. *Cochrane Database Syst Rev.*, v. 3, n. 18, CD006306, Jul., 2007
18. MINOZZI, S. *et al.* Anticonvulsants for cocaine dependence. *Cochrane Database Syst. Rev.*, v. 16, n. 2, CD006754, Apr., 2008.
19. REIS, A. D. *et al.* Craving decrease with topiramate in outpatient treatment for cocaine dependence: an open label trial. *Rev. Bras. Psiquiatr.*, v. 30, n. 2, p. 132-135, jun., 2008 (Epub 2008 Apr. 28).
20. SUH, J. *et al.* The status of dissulfiram. A half of a century later. *J. Clin. Psychophar.*, v. 26, n. 3, Jun., 2006.
21. MARTELL, B. A. *et al.* Vaccine pharmacotherapy for the treatment of cocaine dependence. *Biol. Psychiatry*, v. 58, n. 2, p. 158-164, Jul., 2005.

6 Crack

Daniel Cruz Cordeiro, Ronaldo Laranjeira e Neliana Buzi Figlie

▶ Introdução

No início do ano de 2013, Antonio Geraldo da Silva, presidente da Associação Brasileira de Psiquiatria (ABP), em nome desta instituição, declarou sua preocupação acerca da decisão do governo do Estado de São Paulo em internar em massa e de forma compulsória usuários de *crack* que estão vivendo nas ruas. A discussão é complexa, devido às próprias características do consumo de *crack* e a todos os problemas relacionados a ele.[1] A questão é como esta situação chegou a esse ponto? Como esta droga se transformou em problema de saúde pública?

Sabe-se que o *crack*, nos últimos anos, vem assumindo progressivamente um papel diferente no contexto atual dos problemas associados ao consumo de drogas. Características como ação mais rápida, quadro de fissura quase incontrolável e graves efeitos sociais colocaram essa droga em posição de relevo, ganhando importante destaque nas mídias e recebendo intervenções publicas até então inéditas.

O *crack* surgiu nos EUA, no meio dos anos 1980. No Brasil, os primeiros relatos aconteceram no início dos anos 1990, com rápido crescimento do seu consumo, provavelmente relacionado com os preços mais baixos que os da cocaína refinada; a facilidade de acesso; pelos efeitos mais intensos do que a cocaína; e por apresentar menores riscos de contaminação que aqueles existentes no consumo de cocaína injetável.[2]

De forma oposta a outros países (como os EUA e a Inglaterra), o consumo de *crack* no Brasil progrediu nos anos 2000 e, de forma contraditória a este problema, as políticas públicas específicas eram inexistentes. Atualmente, observa-se o início do consumo cada vez ocorrendo em pessoas mais jovens e já atingindo todas as classes sociais.[3,4]

A esses problemas podemos ainda associar: deterioração da saúde mental e física, influindo em todos os demais setores da vida do indivíduo, como sociabilidade; dificuldade de o usuário perceber o consumo de *crack* como um problema; dificuldades de acesso ao tratamento ou mesmo a falta de um tratamento; não aceitação dos modelos de tratamento existentes; recentes fechamentos de leitos para a internação e até mesmo falta de medicação específica para esse tratamento. Para agravar ainda mais essa situação, a vulnerabilidade, a violência e o isolamento social acabam sendo causa e consequência, gerando dificuldades constantes para a mudança de comportamento e busca de auxílio.[1,4]

Com os dados descritos anteriormente seria espantoso que a situação atual fosse diferente. Nos últimos anos, observaram-se, relacionados com o consumo de *crack*: aumento do subemprego e do desemprego, maiores taxas de hospitalizações, aumento da violência, vitimização e gastos com sistema carcerário, mortalidade e redução da expectativa de vida.[2]

▶ Dados epidemiológicos

Estudos epidemiológicos referem que o perfil de maior prevalência do usuário de *crack* seja o jovem do sexo masculino, desempregado, com pouca escolaridade, baixo poder aquisitivo e proveniente de famílias desestruturadas. Além destas características, o usuário de *crack* teria maior chance de comportamento sexual de risco e prévio consumo de múltiplas substâncias psicoativas. Sabe-se, porém, que as diferenças entre as classes econômicas não resultam em diferenças de frequência ou intensidade do consumo de *crack*.[2,5]

Os estudos realizados pelo Centro Brasileiro de Informações sobre Drogas Psicotrópicas (CEBRID) vêm demonstrando a progressiva escalada da popularização dessas drogas desde seu surgimento por meio de estudos com estudantes, levantamentos domiciliares e entre pessoas internadas devido ao consumo de droga.[1,3,4] Comparando-se os estudos realizados em 2001 e 2005 em cidades com mais de 200 mil habitantes, por exemplo, a progressão do consumo e seu agravamento são perceptíveis em diferentes modalidades.

Quanto ao uso na vida, o percentual de pessoas que responderam que já tinham utilizado pelo menos uma vez na vida o *crack*, em 2001, era de 0,4% da população estudada. Em 2005, este número já tinha aumentado para 0,7%, quando se comparou por gênero. As mulheres permaneceram sem alterações, porém os homens subiram de 0,7%, em 2001, para 1,5%, em 2005, mais que o dobro da primeira avaliação. Grupos foram divididos por faixa etária (de 12 a 17 anos, de 18 a 24 anos, de 25 a 34 anos e com 35 ou mais anos de vida). Apenas o primeiro grupo mostrou naquela época ter reduzido o consumo na vida. Todos os demais apresentaram aumento. O maior aumento foi visto na faixa etária dos 25 aos 34 anos, com percentual de 0,7%, em 2001, para 1,6%, em 2005.

Em 2004, foi realizado estudo com estudantes, que constatou o uso na vida de *crack* em 0,7%. Deve-se observar que problemas relativos ao consumo de *crack* podem resultar em maior abandono escolar, portanto esses números podem ser ainda maiores.

Os usuários de *crack* normalmente apresentam consumo de álcool e tabaco, antes de experimentarem esta droga. A maconha é a droga ilícita da fase de experimentação mais comumente utilizada pelo usuário antes do consumo do *crack*.

Inicialmente, acreditou-se que o consumo de uma droga tão danosa provocaria muitos óbitos devido ao seu consumo direto. Hoje em dia, as mortes associadas ao *crack* são em maioria associadas às causas violentas relacionadas com o tráfico e confrontos com a polícia. Usuários em crise de abstinência costumam apresentar elevados padrões de comportamento agressivo, existindo forte relação entre mortalidade e agressividade. Outro fator associado à mortalidade são as complicações do vírus da imunodeficiência humana (HIV, *human immunodeficiency virus*), relacionadas com comportamento sexual de maior risco.[1,4]

Pessoas que procuram tratamento devido a problemas com o consumo de *crack* têm, de um modo geral, as seguintes características: são usuárias de outras substâncias, como álcool, tabaco e maconha; têm outros diagnósticos psiquiátricos, como depressão e transtornos de ansiedade; apresentam piores condições sociais que os usuários de cocaína intranasal; maiores chances de terem utilizado outras formas de administração de drogas, inclusive injetável (aumentando o risco de contrair doenças infectocontagiosas); maiores riscos de complicações agudas, como convulsões, tremores, desmaios.[6]

▶ Vias de administração

Drogas que podem ser fumadas atingem mais rapidamente o cérebro que as formas inaladas ou ingeridas. Por ser volátil, a cocaína não pode ser fumada; quando queimada, grande parte de seu princípio ativo é perdido. Para que a cocaína possa ser fumada é necessária a utilização de um solvente, como a acetona ou o éter, adicionado a uma solução alcalina, como o bicarbonato de sódio. Desta maneira, criou-se o *crack*, que é a cocaína em forma de cristais. O nome da droga foi dado devido ao som que emite durante sua queima (algo como um estalo, um *crack*). Os efeitos conhecidos da cocaína, quando fumada em forma de *crack*, surgem de forma intensa, causando a disseminação maciça para o cérebro.[1,3]

O oxi é outra variação da cocaína. É obtida com a adição de cal virgem e querosene na pasta base de cocaína. Tanto o *crack* como o oxi são opções que tornam o consumo da droga mais barato, porque, além de adicionar outras substâncias químicas, a produção destas formas facilita a adulteração. Cachimbos improvisados com latas de alumínio são utilizados para o consumo de *crack* e oxi. Também podem ser consumidos em cigarros contendo fragmentos dessas drogas, quando junto ao tabaco (chamado de pitilho) ou maconha (chamado de mesclado).[3,7]

Absorção, metabolismo e excreção

A cocaína é intensamente absorvida seja qual for a via de administração, porém a forma fumada é ainda mais bem "aproveitada". Os efeitos agudos do *crack* são iguais aos vistos na cocaína, com a diferença de ser mais rapidamente atingidos; isto ocorre porque os pulmões apresentam grande área (facilitando a absorção rápida) e ótima vascularização (a função destes é fazer a troca de gases do organismo, conduzindo oxigênio para os tecidos, em especial, o cérebro). Os efeitos surgem em poucos segundos e duram pouco tempo, cerca de 4 min. Após atingir o cérebro, a droga se concentra em outros órgãos, como os rins e o baço.[3,8]

Em outras formas de utilização, a cocaína atinge o fígado, reduzindo assim seu potencial; por isso, também, o *crack*/oxi produz maiores concentrações no cérebro e, portanto, maiores efeitos psicoativos.[2] As moléculas de cocaína são metabolizadas pelo fígado e por enzimas encontradas no sangue. A eliminação ocorre pela urina, tendo vida média de cerca de 1 h.[3]

▶ Efeitos

Efeitos do uso agudo

Sensação de euforia, aumento da libido e do prazer sexual, sensação de aumento de energia, do estado de alerta e da capacidade cognitiva, bem como da autoconfiança. Redução do apetite, do sono, surgimento de sintomas ansiosos e alteração de senso-percepção com persecutoriedade. Devido à estimulação do sistema simpático, vários sintomas físicos podem ser percebidos durante a intoxicação: aumento da frequência cardíaca, sudorese (devido à elevação da temperatura corporal), aumento da frequência respiratória, tremores, espasmos musculares, dilatação das pupilas, dores de cabeça, tremores leves de extremidades, tiques, hiperatividade motora.[1,8]

Efeitos farmacológicos

A substância produz bloqueio da recaptação da dopamina e, em menor escala, da serotonina e norepinefrina no sistema mesolímbico-cortical. A permanência desses neurotransmissores por maior tempo nessa região resulta em prolongamento da mensagem de ação, causando o quadro de euforia intenso e a manutenção do consumo na tentativa de repetir essa sensação.

É importante lembrar que, para que qualquer diagnóstico psiquiátrico seja realizado com clareza, o paciente deverá estar abstinente de drogas, visto que esse consumo pode produzir sintomas semelhantes. A serotonina está relacionada com o surgimento de sintomas delirantes na esquizofrenia, por isso não é raro o surgimento de sintomas persecutórios e alucinações em usuários de *crack* durante o consumo ou nos estágios de síndrome de abstinência.[3,8]

Efeitos do uso crônico

Quanto mais jovem o indivíduo começa a usar uma droga e quanto mais pesado for esse consumo, maiores serão as chances do surgimento da dependência química. Para o *crack*, o maior risco da instalação de um quadro de dependência ocorre no primeiro ano de consumo.[9] O uso do *crack*, com o decorrer do tempo, aumenta a metabolização da dopamina, causando diminuição deste neurotransmissor na sinapse. O efeito disto é o surgimento de sintomas depressivos, como sensação de desânimo, diminuição da sensação de energia, irritabilidade, além de fissura. Juntamente com estes ocorre maior chance do surgimento de convulsões e sintomas psicóticos, geralmente, persecutoriedade.

▶ Complicações físicas

Muitas das complicações apresentadas pelo consumo de *crack* são semelhantes às vistas no consumo de cocaína (ver o Capítulo 5, específico sobre esta droga), porém algumas características próprias da droga fumada causam outros problemas que antes não eram vistos com o consumo da cocaína (ou se eram, não se apresentavam tão intensos). O padrão de consumo intenso produz grande vulnerabilidade a doenças físicas ou transtornos psiquiátricos. Não é raro relato de indivíduo que passa dias seguidos utilizando a droga sem dormir ou pouco se alimentando.[2]

O consumo de *crack* queimado em latinhas de bebida poderia estar contribuindo para aumentar o comprometimento do sistema nervoso central, devido a lesões não apenas provocadas pelos constituintes da droga, mas também pelo alumínio presente nessas latas.[1]

Se o surgimento do *crack* diminuiu a utilização de cocaína injetável, reduzindo a possibilidade de contaminação por doenças transmissíveis pelo compartilhamento de agulhas, hoje acredita-se que grande parte dos usuários de *crack*, devido ao perfil socioeconômico, esteja trocando sexo por drogas, causando um aumento de contaminação pelo HIV, entre outras.[1]

O consumo de *crack* durante a gravidez está relacionado com o surgimento de um fenômeno conhecido como *crack babies*. Crianças que, expostas às drogas ainda no período intrauterino, sofrem sintomas relacionados com intoxicação ou abstinência. Ocorre maior risco de sofrerem aborto, apresentarem diminuição do peso, além de outras alterações, como mudanças do sensorimotoras oral e global.[10] No caso do oral, provocando incoordenação e inconsistência na manutenção do ritmo de sucção e padrão de sucção não nutritiva. Estas mudanças são importantes, sobretudo pelo fato de estas crianças estarem em situação de risco de atraso no desenvolvimento neuropsicomotor.[1,11]

Síndrome de abstinência

Da mesma forma que a cocaína, a síndrome de abstinência do *crack* também é dividida em três fases. A primeira ocorre da primeira hora sem a droga até 3 ou 4 dias, e é constituída de um quadro de arrependimento por ter usado, irritabilidade, cansaço e sonolência. Em seguida, há o desejo de retornar ao consumo, que pode ocorrer ainda na primeira fase. A segunda fase é constituída de piora importante do humor, com irritabilidade mais intensa, maior desejo pela droga, apatia e dificuldade em sentir prazer. Esta fase dura em torno de 2 semanas a 4 meses e, por conta destas características, é um período de risco importante para recaídas. No terceiro estágio de síndrome de abstinência, algumas características da segunda fase são mantidas, como a dificuldade de planejamento e de atitudes que sejam assertivas, pouco prazer em atividades diárias. Nesta fase, ocorre diminuição da fissura, mas esta ainda poderá retornar em situações que desencadeiem sentimentos de excitação/euforia, frustração, estresse e locais, pessoas e eventos que possam estar relacionados com a época de consumo. Esta fase pode perdurar por meses até mesmo anos.[2]

▶ Comorbidades

Como apresentado no Capítulo 17, Principais Comorbidades Psiquiátricas na Dependência Química, este termo se refere à presença de duas ou mais doenças ou transtornos ocorrendo de forma simultânea. Relacionados com o consumo de *crack*, poderemos ter alterações físicas e/ou psíquicas, além do consumo concomitante de outras drogas. É importante lembrar que o consumo de substâncias psicoativas pode resultar em sintomas que são muito semelhantes a quadros psiquiátricos, mas com duração mais curta (muitas vezes, apenas durante o efeito do consumo).

Para que os diagnósticos psiquiátricos sejam mais precisos é necessário um período mínimo de abstinência a fim de que os quadros de intoxicação ou mesmo de síndrome de abstinência, que são transitórios, não interfiram em diagnósticos de quadros crônicos. Por exemplo: usar *crack* pode resultar em intenso quadro psicótico, no qual o indivíduo acredita que está sendo perseguido. Devido a isto, começa a vasculhar dentro do guarda-roupa, atrás das portas e embaixo da cama à procura do perseguidor. Este quadro, não tão raro, na maioria dos casos desaparece após o efeito do *crack*, mas é muito semelhante à esquizofrenia paranoide; portanto, diagnosticar alguém como tendo esquizofrenia durante a intoxicação é incorreto e altamente prejudicial ao futuro desse indivíduo. A cocaína e o *crack* apresentam comorbidades psiquiátricas semelhantes, que podem ser vistas no Capítulo 5.

Comorbidade com o tabagismo

O consumo de tabaco, em muitos casos, ocorre de forma concomitante ao do *crack*. Além da similaridade do ato de fumar de ambas as substâncias, os usuários utilizam cinzas do cigarro na base da lata ou cachimbo, possibilitando a combustão da pedra de *crack*.

▶ Tratamento

Princípios gerais

A dependência química não é fruto de apenas um fator ou não teria apenas uma única causa. O tratamento deste transtorno traz a mesma premissa, com abordagens que possam influir de forma biopsicossocial. Visto que não existe um tratamento único e ideal para a dependência química, cada paciente deve receber tratamento personalizado para suas necessidades, levando-se em consideração a complexidade de problemas reunidos.[1,3] Algumas mudanças de funcionamento cerebral do usuário de *crack* podem tornar os casos desses pacientes ainda mais graves. Por exemplo: a impulsividade e a compulsão pela droga podem alterar o funcionamento cognitivo, e esses efeitos podem contribuir para os prejuízos evidenciados no componente decisório,[12] ou seja, pacientes poderiam ter maior dificuldade para perceber malefícios do consumo da droga e, não se sentindo doentes, tardariam a procurar auxílio. Os usuários de *crack* são os dependentes químicos que menos procuram ajuda e, quando isto ocorre, geralmente é devido a uma situação de emergência, dando-se preferência a internações.[8]

Esses pacientes necessitam de maior tempo de tratamento e abordagens mais intensivas. O atendimento visando às necessidades globais do paciente vem apresentando melhores resultados; portanto, quanto maior o leque de opções de tratamento cientificamente comprovadas, maior a possibilidade de adesão ao programa. Devemos somar atenção médica geral, terapêutica medicamentosa, grupos de mútua ajuda, atenção psicológica, atendimento familiar e reabilitação psicossocial.[3] Por todos os aspectos apresentados, é necessário pensar em equipes multiprofissionais para a abordagem da maior quantidade possível de problemas. Também não podemos esquecer que as escolhas de tratamento devem ser baseadas em evidências científicas, não havendo espaço para terapias que não tenham comprovação de eficácia. A utilização de técnicas de relaxamento ou acupuntura, por exemplo, são vistas como técnicas complementares, que podem produzir melhor qualidade de vida, mas sem comprovação de redução do consumo da droga.[3]

O local de tratamento deve ser escolhido conforme as necessidades do paciente para que intervenções adequadas sejam realizadas para cada quadro. A escolha dos serviços seguiria a seguinte organização:

- Em nível primário, os serviços relacionados com os cuidados primários à saúde têm funções como avaliação e tratamento de emergências e acidentes; desintoxicação ambulatorial; cuidados psiquiátricos gerais e identificação de comorbidades; diagnósticos e acompanhamentos por clínico geral com tratamento de complicações físicas; prevenção de doenças transmissíveis pelo uso de substâncias causadoras de dependências; orientação familiar; intervenção e orientação breves e encaminhamento para serviços mais complexos
- Em nível secundário, estariam os ambulatórios com fácil acesso comunitário, que teriam funções como desintoxicação ambulatorial medicamentosa; programas de facilitação de acesso ao tratamento; orientações psicológicas como a terapia cognitivo-comportamental, intervenções motivacionais e treinamentos de habilidades sociais; grupos de orientação profissional, grupos terapêuticos de prevenção de recaída; avaliação e orientação terapêutica de comorbidades psiquiátricas, orientação familiar estruturada. Ainda em nível secundário estariam os ambulatórios especializados em dependência química e os hospitais/dia teriam funções como: desintoxicações mais complexas, intervenções mais estruturadas para crises; tratamento de comorbidades psiquiátricas mais complexas e tratamentos psicológicos estruturados, associados à orientação familiar
- Em nível terciário estão os locais de internação em unidades especializadas em hospital geral e em hospital psiquiátrico. Estes locais são os responsáveis por realizar desintoxicações mais complexas em pacientes que apresentam quadros de doenças físicas associadas e o tratamento destas doenças; programas estruturados para avaliação e tratamento de dependente químico de *crack* (DQC) e comorbidades psiquiátricas; programas complexos de reabilitação psicossocial com longa duração (mais de 3 meses); albergamento como estratégia terapêutica.[1]

Emergências/avaliação e manejo da intoxicação pelo crack

A pessoa que utilizou o *crack* (ou outros derivados da cocaína) recentemente poderá apresentar: dilatação das pupilas, aumento da pressão arterial, pulso acelerado, maior velocidade do pensamento, às vezes com desorganização, excitação ou mesmo paranoia. O comportamento pode evoluir com agressividade, tornar-se imprevisível ou mesmo violento.

O ideal, nesses casos, é procurar serviço médico com urgência. Pacientes com dor no peito podem estar cursando com arritmias. A agressividade pode ter consequências danosas para o paciente ou outras pessoas.

- Monitorar a pressão arterial, temperatura, frequências cardíaca e respiratória de 2 em 2 h
- Nos casos de excitação, inquietação, aceleração: medicar com benzodiazepínicos (p. ex., diazepam) em doses fracionadas até o paciente conseguir reduzir o quadro, ficando levemente sedado
- Casos mais graves, com pensamento psicótico, devem ser medicados com antipsicóticos de ação rápida (p. ex., haloperidol)
- Passado o quadro de intoxicação, investigar ideação suicida e fazer anamnese completa.[13]

Investigação

Pela possibilidade do dependente de *crack* apresentar muitos problemas e em diversos aspectos de sua vida, o primeiro passo no tratamento é uma adequada investigação desses prejuízos. Avaliações sobre os riscos agudos são essenciais para intervenções mais urgenciais: suicídio, superdosagem, prostituição, violência no ambiente de consumo, violência doméstica, negligenciamento de menores ou dependentes, ameaças à equipe, condução de veículos, problemas de saúde física pelo consumo da droga, *craving* e falta de controle do uso do *crack*. A versão brasileira do Cocaine Craving Questionnaire – Brief (CCQ-B) – adaptada para o *crack*[14] – avalia o *craving* e a falta de controle no uso do *crack*, podendo auxiliar o profissional em sua investigação e diagnóstico (ver Quadro 6.1). Deve-se ainda avaliar a saúde geral do indivíduo, a gravidade do consumo de *crack*, o nível de motivação para mudanças, os fatores de risco e de proteção, bem como a possibilidade de outras doenças psiquiá-

Quadro 6.1 Cocaine Craving Questionnaire – Brief (CCQ-B) – versão brasileira adaptada para o *crack*.

Indique o quanto você concorda ou discorda com cada uma das frases a seguir marcando em apenas um dos números entre DISCORDO TOTALMENTE e CONCORDO TOTALMENTE.
Quanto mais próxima for a marca de um dos lados, mais você concordará ou discordará da frase. Por favor, complete cada item.
Gostaria de saber o que você pensa e sente agora enquanto responde ao questionário.

1. Eu desejo tanto fumar *crack* que quase posso sentir seu gosto.
   DISCORDO TOTALMENTE   1: 2: 3: 4: 5: 6: 7   CONCORDO TOTALMENTE
2. Eu tenho um desejo muito forte pelo *crack*.
   DISCORDO TOTALMENTE   1: 2: 3: 4: 5: 6: 7   CONCORDO TOTALMENTE
3. Vou fumar *crack* assim que puder.
   DISCORDO TOTALMENTE   1: 2: 3: 4: 5: 6: 7   CONCORDO TOTALMENTE
4. Acho que poderia resistir a fumar *crack* nesse momento.
   DISCORDO TOTALMENTE   1: 2: 3: 4: 5: 6: 7   CONCORDO TOTALMENTE
5. Eu estou com fissura pelo *crack* agora.
   DISCORDO TOTALMENTE   1: 2: 3: 4: 5: 6: 7   CONCORDO TOTALMENTE
6. Tudo que queria fazer agora era fumar *crack*.
   DISCORDO TOTALMENTE   1: 2: 3: 4: 5: 6: 7   CONCORDO TOTALMENTE
7. Não sinto nenhum desejo pelo *crack* nesse momento.
   DISCORDO TOTALMENTE   1: 2: 3: 4: 5: 6: 7   CONCORDO TOTALMENTE
8. Fumar *crack* agora faria as coisas parecerem perfeitas.
   DISCORDO TOTALMENTE   1: 2: 3: 4: 5: 6: 7   CONCORDO TOTALMENTE
9. Eu vou fumar *crack* assim que tiver a chance.
   DISCORDO TOTALMENTE   1: 2: 3: 4: 5: 6: 7   CONCORDO TOTALMENTE
10. Nada seria melhor do que fumar *crack* agora.
    DISCORDO TOTALMENTE   1: 2: 3: 4: 5: 6: 7   CONCORDO TOTALMENTE

A versão brasileira, na validação psicométrica, distribuiu-se em dois fatores: o fator 1 representa o constructo do *craving*, e o fator 2, a falta de controle do uso do *crack*.
A escala pode ser avaliada a partir de seu escore total (com as questões 4 e 7 invertidas, devendo ser somadas às demais), a partir dos pontos do fator 1 (soma de todas as questões, exceto a 4 e a 7) e do fator 2 (soma das questões 4 e 7 invertidas). Os pontos de corte da escala podem ser observados na tabela a seguir:

Pontos de corte do CCQ-B – versão brasileira adaptada para o *crack*.

Escala grau/*craving*	CCQ-B – versão brasileira para o *crack* – escore total	Fator 1	Fator 2
Mínimo	0 a 11 pontos	0 a 7 pontos	0 a 2 pontos
Leve	12 a 16 pontos	8 a 9 pontos	3 a 4 pontos
Moderado	17 a 22 pontos	10 a 11 pontos	5 a 6 pontos
Grave	23 ou mais pontos	12 ou mais pontos	7 ou mais pontos

Cedido gentilmente por Rosimeire Siqueira Pedroso, Maria da Graça Tanori de Castro e Renata Brasil Araújo.[14]

tricas. Além destes, a avaliação neuropsicológica pode ser um interessante instrumento para investigar alterações cognitivas.[7] É importante lembrar que a investigação não deve ser voltada apenas para uma única droga, esta é uma ótima ocasião para investigar o consumo de outras drogas, bem como a relação destas com o *crack*.

Tipos de tratamento

Farmacológico

Ainda não existem tratamentos específicos para a dependência de cocaína e seus derivados. Atualmente, alguns medicamentos têm mostrado utilidade em reduzir a fissura ou aliviar sintomas de abstinência, como o topiramato e o dissulfiram, conforme apresentado no Capítulo 5.

Psicossocial

A escolha de uma abordagem mais assertiva deve ser precedida de um diagnóstico acerca dos recursos cognitivos e possíveis déficits relacionados. Este diagnóstico tem sido realizado por meio de estratégias da reabilitação psicossocial, em que o indivíduo tem três campos a serem avaliados: condições de vida e grau de satisfação com ela; bem-estar psicológico e repertório de habilidades e competências; suas capacidades e limitações de funcionamento para a vida cotidiana. A reabilitação psicossocial tem demonstrado ser um dos importantes alicerces do tratamento do dependente de *crack* e tem como finalidade a ampliação da autonomia do indivíduo.

Internação

Uma das grandes discussões da atualidade é a internação deste paciente. A internação compulsória deve ser apenas o início de uma intervenção.[1] Ela por si só não é suficiente para dar conta da dependência de *crack*, mas, conforme a gravidade do quadro, pode ser uma alternativa para desencadear um processo de mudança no comportamento, quando o paciente não está desejoso de interromper o uso e seu comportamento pode causar danos tanto a si próprio quanto ao outro.

Estratégias comportamentais para a intervenção na síndrome de abstinência vêm demonstrando resultados mais positivos nos indivíduos que estão desejosos de parar o consumo. O maior tempo de internação (maior quantidades de dias sem utilizar o *crack*) parece estar relacionado com a melhor utilização de estratégias de fuga e esquiva e resolução de problemas nesses resultados.[15]

Para todos os casos, é aconselhado ao profissional:

- Encaminhar para grupos de mútua ajuda (como Narcóticos Anônimos ou Alcoólicos Anônimos), que são comprovadamente eficazes e sem custos. Grupos baseados nos 12 passos, além de focarem na abstinência e nas mudanças de comportamento, possibilitam o contato com um novo grupo de pessoas, auxiliando o processo de ressocialização
- Investigar as necessidades de habitação e de emprego, bem como de albergamentos terapêuticos ou para reabilitação
- Dar ao paciente e aos familiares informações e apoio
- Sempre que possível, utilizar intervenções, como terapia cognitivo-comportamental, terapia motivacional, terapia de manejo de contingências, terapia familiar, terapia para resolução de problemas
- Utilizar estratégias de redução de danos, de acordo com evidências científicas e com bases legais. Sendo assim, propor a substituição do consumo de *crack* pelo consumo de maconha, por exemplo, não é considerado como redução de danos. Não há evidências científicas de que isto funcione, além do que o paciente manteria o contato com fornecedores de substâncias ilegais.[2]

▶ Considerações finais

Nos últimos anos, o *crack* é a droga que mais atenção tem recebido de diversos setores da sociedade. Além de suas fortes propriedades sobre a neuroquímica cerebral, ela também explicitou o frágil sistema de saúde que hoje nosso país possui, principalmente quando o assunto é dependência química. Profissionais da saúde, políticos, sociólogos, mídia e até mesmo a população leiga têm opiniões e pseudorresoluções para o problema e, infelizmente, poucos são aqueles que realmente vivenciam sua dimensão ou têm conhecimento técnico para dar opinião que realmente possa ser levada em consideração.

O Dr. Drauzio Varella, em seu *site*, pontuou alguns aspectos do problema que são interessantes considerações a serem pensadas: a escravidão na qual o dependente de *crack* pode se encontrar e como estas pessoas perdem a capacidade de decisão frente à doença. Se isto é uma realidade, como então poderiam decidir por se internar? Se não concordamos com internações involuntárias, como podemos mandar esses indivíduos para a cadeia após cometerem algum tipo de crime? Se é possível quebrar o efeito do consumo pela abstinência do consumo da droga, por que não possuímos clínicas com equipe treinada? Um investimento assim não sairia mais barato do que arcarmos com todos os custos sociais e materiais dessa epidemia?[16]

▶ Referências bibliográficas

1. ASSOCIAÇÃO BRASILEIRA DE PSIQUIATRIA. *Análise da ABP sobre a internação compulsória para dependentes químicos em São Paulo*. Disponível em http://www.abp.org.br/portal/archive/10823.
2. ALVES, H. N. P.; RIBEIRO, M.; CASTRO, D. S. Cocaína e crack. In: DIEHL, A.; CORDEIRO, D. C.; LARAJEIRA, R. *Dependência química – Prevenção, tratamento e políticas públicas*. São Paulo: Artmed, 2011.
3. BORDIN, S.; FIGLIE, N. B.; LARANJEIRA, R. *Cocaína e crack em aconselhamento em dependência química*. 2ª ed. São Paulo: Roca, 2010.
4. PERRENOUD, L. O.; RIBEIRO, M. Histórico do consumo de *crack* no Brasil. In: RIBEIRO M.; LARANJEIRA, R. *O tratamento do usuário de crack*. 2ª ed. São Paulo: Artmed, 2012.
5. FREIRE, S. D.; SANTOS, P. L.; BORTOLINI, M.; MORAES, J. F. D.; OLIVEIRA, M. S. Intensidade de uso de *crack* de acordo com a classe econômica de usuários internados na cidade de Porto Alegre/Brasil. *J. Bras. Psiquiatr.*, n. 61, v. 4, p. 221-226, 2012.
6. DUAILIB, L. B.; RIBEIRO, M.; LARANJEIRA, R. Profile of cocaine and crack users in Brazil. *Cad. Saúde Pública*., 24, Suppl. 4, p. 545-557, 2008.
7. RIBEIRO, L. A.; NAPPO, S. A.; SANCHEZ, Z. V. D. M. Aspectos culturais do consumo de *crack*. In: RIBEIRO, M.; LARANJEIRA, R. *O tratamento do usuário de crack*. 2ª ed. São Paulo: Artmed, 2012.
8. RIBEIRO, L. A.; NAPPO, S. A.; SANCHEZ, Z. V. D. M. O plano de tratamento. In: RIBEIRO, M., LARANJEIRA, R. *O tratamento do usuário de crack*. 2ª ed. São Paulo: Artmed, 2012.
9. SANCHEZ, Z. M.; NAPPO, A. S. From the first drug to crack: the sequence of drugs taken in a group of users in the city of São Paulo. *Subst Use Misuse*, n. 42, v. 1, p. 177-88, 2007.
10. KESSLER, F.; PECHANSKY, F. Uma visão psiquiátrica do fenômeno do *crack* na atualidade. *Rev. Psiquiatr. RS.*, n. 30, v. 2, p. 96-98, 2008.
11. GASPARIN, M.; SILVEIRA, J. L.; GARCEZ, L. W.; LEVY, BS. Comportamento motor oral e global de recém-nascidos de mães usuárias de crack e/ou cocaína. *Rev. Soc. Bras. Fonoaudiol.*, n. 17, v. 4, p. 459-463, 2012.
12. VIOLA, T. W.; CARDOSO, C. O.; FRANCKE, I. D.; GONÇALVES, H. A.; PEZZI, J. C.; ARAÚJO, R. B. *et al.* Tomada de decisão em dependentes de *crack*: um estudo com o Iowa Gambling Task. *Estudos de Psicologia*, n. 17, v. 1, p. 99-106, jan.-abr., 2012.
13. CONSELHO FEDERAL DE MEDICINA. *Diretrizes gerais para assistência integral ao crack*, 2011. Disponível em http://www.sbp.com.br/pdfs/diretrizes-médicas-integral-crack-cfm.pdf.
14. ARAUJO, R. B.; DE CASTRO, MGT.; PEDROSO, R. S.; DOS SANTOS, P. L.; LEITE, L.; DA ROCHA, M. R.; MARQUES, A. C. P. R. Validação psicométrica do Cocaine Craving Questionnaire-Brief – Versão brasileira adaptada para o *crack* para dependentes hospitalizados. *J. Bras. Psiquiatr.*, n. 60, v. 4, p. 233-239, 2011.
15. DUALIBI L. B.; SEVERINO, R.; BARBOSA, V. M. M.; RIBEIRO, M. Reabilitação psicossocial e gerenciamento de caso. In: RIBEIRO, M.; LARANJEIRA, R. *O tratamento do usuário de crack*. 2ª ed. São Paulo: Artmed, 2012.
16. VARELLA, D. *A epidemia do crack*. Disponível em http://drauziovarella.com.br/dependencia-quimica/a-epidemia-do-crack.

7 Opioides

Selma Bordin, Lygia Merini de Oliveira, Neliana Buzi Figlie e Ronaldo Laranjeira

▶ Introdução

O termo *opioide* refere-se a qualquer droga que tenha propriedades semelhantes ao ópio ou a seu princípio ativo, a morfina,[1] já o termo *opiáceo* é frequentemente utilizado para se referir aos opioides naturais e semissintéticos.[2] Existem também opiáceos endógenos, de ocorrência natural no corpo humano, que são as endorfinas e as encefalinas – substâncias com papel de mediação do reforço positivo e do prazer nos circuitos de recompensa cerebral.[3]

Antigamente, os opioides eram comumente chamados de narcóticos, o que os distinguia de outros analgésicos que não causam sedação, como o ácido acetilsalicílico. No entanto, com o passar dos anos, o termo *narcótico* adquiriu novo significado e, por isso, não tem sido mais utilizado para se referir a essas drogas.[1]

De origem grega, a palavra *ópio* significa "suco" e deriva do líquido extraído da planta de papoula, cujo nome científico é *Papaver somniferum*. Entre os vários derivados purificados deste suco, encontramos a morfina (nome derivado da figura mitológica grega de Morfeu, deus dos sonhos) e a codeína. Por meio de modificações nas moléculas dessas substâncias naturais, obtêm-se os opioides semissintéticos, como a heroína, e os opioides sintéticos, como a meperidina e a metadona.[2,4] No Quadro 7.1, vemos a classificação geral.

O uso de opioides pela humanidade confunde-se com sua própria origem. A papoula, conhecida como dormideira, era cultivada nas casas na antiguidade e consumida sem restrições pelas famílias. Entre os egípcios, os opioides eram utilizados inclusive na primeira infância, com a finalidade de amenizar o choro e a agitação. Apesar do uso difundido (profano ou sagrado), não há relatos médicos de dependência ou abstinência dessas substâncias entre as diversas culturas do mundo antigo. No entanto, no século 19, milhões de chineses tornaram-se dependentes com a entrada dessas drogas em seu país.

Quadro 7.1 Classificação geral dos opioides.

Opioides naturais	Ópio, morfina, codeína, tebaína
Opioides semissintéticos	Heroína, oxicodona, hidromorfona, oximorfona, hidroxicodona
Opioides sintéticos	Metadona, meperidina, fentanila, levo-α-acetilmetadol (LAAM)
Agonistas-antagonistas de opioides	Pentazocina, nalbufina, buprenorfina
Antagonistas de opioides	Naloxona, naltrexona, nalorfina

Nesse mesmo período, há relatos do uso de opioides na Europa na forma de pílulas ou dissolvidos em álcool (tintura de ópio). O aparecimento de apresentações injetáveis e a invenção da seringa hipodérmica tornaram a dependência e a abstinência de opioides um dos maiores problemas de saúde da atualidade. Felizmente, no Brasil, os opioides não são populares e, assim, as complicações em salas de emergência são raras.[5]

Clinicamente, os opioides são utilizados como potentes analgésicos, antitussígenos e antidiarreicos.[4] Na maioria dos países, a morfina e a codeína estão disponíveis legalmente, desde que com prescrição médica. Já a heroína tem seu uso proibido em quase todo o mundo, com exceção de pouquíssimos países, como o Reino Unido, onde ela pode ser utilizada como analgésico hospitalar sob vigilância intensa.[1]

▶ Dados de epidemiologia

Em 2012 foi realizado o *II Levantamento nacional de álcool e drogas*, pelo Instituto Nacional de Ciência e Tecnologia para Políticas Públicas do Álcool e outras Drogas (INPAD), ligado à Universidade Federal de São Paulo, realizado com amostra probabilística, portanto representativo de todo o território nacional. Foram encontradas prevalências baixas para o uso de opioides entre adultos no Brasil: cerca de 0,6% da população adulta brasileira fez uso de morfina no último ano, e 0,2% fez uso de heroína. Entre os adolescentes, a taxa de uso no último ano foi de 0,1% para as duas substâncias.[6]

Em estudo de 2010, o Centro Brasileiro de Informações sobre Drogas Psicotrópicas (CEBRID) pesquisou o uso de substâncias psicoativas entre estudantes de ensino médio e fundamental – IV Levantamento, e relatou taxas de uso de ópio/heroína de 0,3% e de analgésicos opiáceos de 0,6%, entre os pesquisados.[7]

Pesquisa anterior, o *II Levantamento domiciliar sobre drogas psicotrópicas no Brasil*, realizado pelo CEBRID, em 2005, refere prevalência entre os entrevistados de 1,3% para uso de opioides na vida, e 0,5% no último ano; para heroína 0,09% de prevalência para uso na vida.[8]

Os dados brasileiros mostram prevalência mais baixa do uso de opioides do que a encontrada em outros países: para uso no último ano é relatado percentual de 1,5% na Colômbia e de 1,3% nos EUA.[9] É de conhecimento geral que o uso dessas substâncias no Brasil é predominantemente feito por estrangeiros ou por brasileiros que tiveram contato inicial com opioides no exterior; entretanto, isto não exclui a necessidade de vigilância e de organização de serviços e políticas preventivos nesta área.[10]

▶ Vias de administração

Os opioides podem ser administrados por vias oral (VO), nasal ou parenteral. Quando ingeridos VO, como o ópio, que pode ser comido ou bebido, e a morfina, que pode ser veiculada em comprimidos, estas drogas têm menor potencial de efeito e de adição, pois têm lenta absorção e passam pelo metabolismo hepático antes de atingir o cérebro.[8] Assim, essa forma de administração é a mais vantajosa clinicamente, pois permite controlar com maior facilidade os níveis desejados da substância no sangue.[1]

Quando utilizados como droga de abuso, os opioides são geralmente injetados, aspirados ou fumados, pois assim são alcançados níveis séricos mais altos, e com maior velocidade. O uso intravenoso produz os efeitos mais rápidos e mais intensos (em 7 a 8 s), as injeções intramusculares produzem efeitos intermediários em velocidade e intensidade (5 a 8 min), e quando inalado ou fumado, apresenta efeitos mais lentos e menos intensos (10 a 15 min depois).[8]

É importante ressaltar que todas as formas de administração podem causar dependência.[11]

▶ Efeitos do uso agudo

Absorção, metabolismo e excreção

Todos os opiáceos atuam nos mesmos receptores cerebrais: μ, δ e κ. Isto vale para os opiáceos endógenos e para os exógenos, seja sob a forma de medicamentos ou como drogas causadoras de consumo abusivo.[3] Uma vez absorvida no sangue, a maior parte da droga se concentra nos pulmões, no fígado e no baço, e uma grande parte se liga às proteínas do sangue. Na gravidez, essas drogas atravessam rapidamente a placenta e alcançam o feto.[1]

Os opioides, em geral, são pouco solúveis em gorduras e, por isso, sua penetração no cérebro é lenta. Entretanto, ao contrário da maioria, a molécula da heroína é altamente solúvel em gorduras e penetra no cérebro com rapidez e em grandes quantidades. Ali, a molécula da heroína é inativa, mas, por outro lado, é rapidamente transformada em seus metabólitos, morfina e monoacetilmorfina. Como resultado, a heroína se torna cerca de

10 vezes mais potente que a morfina. Processo semelhante ocorre com a codeína, que parece ter pouca ação direta sobre os receptores cerebrais: seus efeitos se estabelecem por meio de seus metabólitos, em especial, a morfina.[7] A heroína é especialmente causadora de dependência pela rapidez com que acessa o cérebro.[8]

A morfina é rapidamente metabolizada pelo fígado e seus efeitos duram entre 4 e 5 h. Isso explica o uso em pessoas dependentes, que buscam a droga em intervalos de 3 a 5 h.[7] Cerca de 10% da morfina são excretados inalterados; o restante é convertido em vários metabólitos, eliminados por meio da urina e das fezes dentro de 24 h. A meia-vida da morfina é de cerca de 2 h e a da codeína se situa entre 3 e 6 h.[1] A meperidina é extensivamente metabolizada no fígado e seus metabólitos são eliminados pelos rins. Sua meia-vida é 3 h e meia, aproximadamente.[1] Cerca de 10% da metadona recebida são eliminados inalterados pela urina; se comparada a outros opioides, tem meia-vida longa, de 10 a 25 h (liga-se às proteínas do sangue e não se torna disponível para o metabolismo). Esse efeito de longa duração a torna ideal como agente terapêutico.[1]

Os testes de urina são capazes de detectar a presença de codeína, morfina e de seus metabólitos. Suspeita-se do uso da heroína quando se detecta a presença tanto de codeína quanto de morfina (a heroína disponível nas ruas contém acetilcodeína, que é metabolizada em codeína e a heroína propriamente dita é metabolizada em morfina). Dependendo da droga utilizada, os testes podem detectar seu uso até 2 a 4 dias após a administração.[7]

Quanto aos antagonistas opioides, naloxona, naltrexona e nalorfina são substâncias que penetram no cérebro muito mais rapidamente que a morfina e nele alcançam altas concentrações, brigando com os opioides pelos receptores em que estão ligados, causando sua desconexão e alívio dos sintomas de intoxicação.[1]

Efeitos farmacológicos

Os opioides exógenos aliviam a dor por meio da ativação do mesmo grupo de receptores onde se ligam às substâncias endógenas, chamadas *endorfinas*, que são pequenas proteínas (peptídios) lançadas no cérebro e na medula espinal em resposta ao estresse e à dor. Quando estes receptores são ativados, a transmissão da dor é bloqueada e sua percepção é alterada.[8] As betaendorfinas liberadas durante atividades físicas estressantes, por exemplo, aliviam a sensação de desconforto normalmente esperada nessas circunstâncias.[5] Há evidências também de que o sistema de endorfina também sofre influência psicológica, o que pode estar relacionado, mesmo que de forma parcial, ao alívio de dor obtido com a administração de placebos.[8]

Além do uso como analgésicos, os opioides são efetivos antitussígenos, pois suprimem o centro da tosse no cérebro, como a codeína. Também causam redução do peristaltismo intestinal, podendo ser utilizados para alívio da diarreia. Quando empregados cuidadosamente, são ferramentas terapêuticas bastante efetivas.[8]

Entretanto, causam alguns efeitos colaterais particularmente alarmantes, limitando seu uso clínico, especialmente quanto à analgesia, a quadros graves. Ainda quando seu efeito analgésico é necessário, tenta-se sempre diminuir a quantidade de opioides utilizada pela combinação com outros medicamentos.[8]

Seu efeito colateral mais comum é a constipação intestinal. Outros efeitos incluem sonolência, embotamento mental, depressão respiratória, náuseas, vômitos, coceiras, dificuldade para urinar, queda da pressão arterial e contração das pupilas. Quanto aos efeitos no funcionamento do coração, estes são pequenos: há leve diminuição da pressão sanguínea em decorrência da dilatação dos vasos sanguíneos periféricos, o que deixa o rosto e o pescoço vermelhos e quentes, com possível sudorese associada.[1] Da mesma forma, como há desenvolvimento da tolerância aos efeitos considerados benéficos dos opioides, com a continuação do uso, desenvolve-se também tolerância aos efeitos colaterais.[8]

É interessante ressaltar que embora leve o nome do deus dos sonhos, Morfeu, os opioides nem sempre causam sono. Exposições isoladas à morfina e à heroína podem induzir à insônia ou sono não restaurador. Induzem ao sono apenas em pacientes que se mantêm acordados devido a dores graves, o que provavelmente está relacionado com seu efeito analgésico.[1]

O mais dramático quadro clínico decorrente do uso de opioides é a superdosagem (*superdosagem*). Este uso leva a uma tríade composta por coma, pupilas constritas e depressão respiratória. Podem estar associados edema pulmonar, hipoxia, hipotensão, hipotermia e hipotonia, com risco de morte – constituindo, assim, uma emergência clínica.[2]

Efeitos psicoativos

Com o uso de opioide, há efeito inicial analgésico, associado a pico de euforia intensa, porém muito breve, que é o denominado *rush*. Este é um estado muito agradável, com forte sensação de contentamento, bem-estar e ausência de preocupações.[7] Após isto, segue-se uma tranquilidade profunda, que pode se manter por algumas horas. Então, iniciam-se sonolência, oscilações de humor, embotamento mental, apatia e alentecimento motor.

Em doses excessivas, pode ocorrer intoxicação, na qual o efeito é exclusivamente depressor da respiração, podendo induzir coma.[3]

Normalmente, a primeira experiência com heroína provoca efeitos desagradáveis, como náuseas, vômitos ou sensação de estar doente.[8] Esses sintomas se devem à estimulação de determinada área do cérebro que detecta impurezas no sangue e estimula o centro que provoca vômitos. Mas os opioides logo deprimem esse centro e bloqueiam sua ação (inibição do vômito). Como resultado, náuseas e vômitos geralmente acontecem apenas na primeira administração da droga. Com o uso contínuo, esses sintomas diminuem e, gradativamente, a euforia se sobrepõe a eles.[1,8]

Usuários também relatam aumento da sensibilidade auditiva e visual, não com relação a sons ou luz, mas quanto à "habilidade da mente em construir a partir do som orgânico e elaborar prazer intelectual". Em altas doses, os opioides induzem um estado de transe, durante o qual os usuários têm visões ou sonhos, e daí vem a crença de que o ópio ajuda no processo criativo. Essa intensa e momentânea sensação de prazer é resultado de altas concentrações de droga que alcançam repentinamente o cérebro, descrita por alguns usuários como um orgasmo no estômago ou no corpo inteiro.[1]

Os opioides agem por meio do mecanismo de recompensa cerebral, que proporciona ao usuário uma experiência que o cérebro compara a eventos muito importantes, como comer, beber ou fazer sexo.[7] O que se tem, então, é um processo de desenvolvimento da dependência por meio de dois tipos de reforço: positivo e negativo. *Reforço positivo* é a recompensa que se consegue com determinado comportamento (a agradável euforia após a administração da droga, p. ex.). *Reforço negativo* é a eliminação de um desconforto por meio de um comportamento específico (como o alívio da dor após a administração da droga). Nos usuários de heroína, os prontos e potentes efeitos eufóricos resultantes de uma dose IV, combinados com o aparecimento de sintomas de abstinência (poucas horas depois) e com o rápido alívio destes por meio de outra injeção levam ao desenvolvimento de forte dependência.[12]

Efeitos do uso crônico

Complicações para o usuário

Como dito anteriormente, a heroína alivia a tensão e produz euforia apenas nos primeiros dias de administração. Com a continuação do uso, os opiáceos causam facilmente tolerância e dependência, pois logo há adaptação dos receptores cerebrais ao uso. O usuário começa a precisar de doses mais altas para obter o mesmo efeito inicial, e em menor intervalo de tempo, e se inicia a síndrome de abstinência.[3]

A dose necessária para se obter resposta, seja para se obter analgesia, euforia ou tão somente alívio dos sintomas de abstinência, passa a se aproximar muito da dose tóxica, aumentando o risco de superdosagem.[3] Ocorrem mudanças para estados de humor desagradáveis e aumento dos sintomas psiquiátricos. Esses sentimentos negativos são aliviados por um breve período de 30 a 60 min após cada injeção. Além dessa "deterioração" do humor, há diminuição da atividade física e da interação social, além de aumento do isolamento e de comportamentos agressivos. Uma importante mudança do padrão de vida dos usuários também pode acontecer.

Com doses baixas a moderadas de heroína ou morfina, indivíduos dependentes podem manter boa saúde e produtividade por longo período, mas sempre com grande risco de começar a ter graves consequências.[1] Como os sintomas de abstinência começam 4 a 8 h após a última administração, muitos dependentes necessitam manter um padrão de três a quatro aplicações diárias (1.000 a 1.400 aplicações por ano). A heroína é uma droga cara, e não é possível saber qual é a real quantidade, nem qual é a qualidade da droga vendida nas ruas; sempre existirá, a cada aplicação, o risco de superdosagem.[12]

Sendo a aplicação intravenosa a forma mais comum, existe risco de contaminação (por vírus da imunodeficiência humana [HIV, *human immunodeficiency virus*] e hepatites B e C). Além disso, por seu efeito analgésico, os opioides podem mascarar importantes doenças, como a pneumonia. Já os problemas financeiros decorrentes do uso, assim como uma possível hiporexia, podem resultar em desnutrição e em doenças relacionadas.[12]

Não há evidências de que o uso de opioides, a longo prazo, cause danos a quaisquer tecidos ou sistemas orgânicos. Abscessos e infecções devem-se à falta de técnicas de esterilização, e não à droga especificamente.[12]

Complicações sociais

Vários estudos associaram a dependência de heroína a atividades ilícitas. Contribuem para isto os efeitos farmacológicos da heroína, que diminuem a inibição, levando as pessoas a se envolverem em atividades nas quais normalmente não se envolveriam, e o alto custo da droga, que, associado aos sintomas de abstinência, favorece o comportamento criminoso como forma de manter o uso.[8]

▶ Síndrome de abstinência

A síndrome de abstinência clássica de opioides tem início entre 6 e 12 h após a última administração da droga, atinge um pico entre 26 e 72 h e, na maioria dos casos, se encerra em uma semana.[1] Os primeiros sinais são *craving*, irritabilidade e inquietude. Após cerca de 14 h, os usuários começam a apresentar bocejos (que podem ser muito intensos), sudorese e lacrimejamento. Dezesseis horas mais tarde, há intensificação dos sintomas anteriores, associados à piloereção (muito característica, recebendo um nome específico: *cold turkey*, em português, peru resfriado), tremores, ondas de frio e calor, dores nos ossos e músculos e perda de apetite.

Após 24 a 36 h, além desses sintomas, ocorrem insônia, hiperatividade autonômica (aumento da pressão arterial, da temperatura e das frequências cardíaca e respiratória) e náuseas. De 36 a 48 h após a última administração, ocorrem também vômitos, diarreia, perda de peso, ejaculação e orgasmo espontâneos, além de aumento dos níveis de açúcar no sangue.[8,12] Esses sintomas diminuem progressivamente até desaparecerem.[1] Contudo, a compulsão para continuar usando a droga permanece de forma intensa.[8]

É importante ressaltar que a síndrome de abstinência pode ser causada também pelo uso de antagonistas opioides, medicamentos que retiram essa substância de seus receptores, sendo geralmente usados para tratamento da intoxicação aguda.[3]

A gravidade da abstinência depende da dose diária e raramente ocorre de forma completa, como descrito anteriormente. Os sintomas são os mesmos para todos os tipos de opioides e variam conforme a potência de cada um deles, ou seja, serão menos graves quanto menor for a potência do opioide utilizado. O desconforto pode ser instantaneamente interrompido com a administração de qualquer droga opioide e pode ser amenizado com o uso de álcool.[1]

▶ Princípios gerais de tratamento

Tratamento da intoxicação aguda

A superdosagem por opioides, como já dito, é caracterizada por queda do nível de consciência, contração pronunciada das pupilas, depressão respiratória e coma. É uma emergência psiquiátrica e deve receber intervenção imediata. A chegada do paciente ao pronto-socorro em tempo hábil e o manejo clínico adequado garantem prognóstico satisfatório ao paciente.[5]

O paciente em coma deve ser atendido conforme protocolo clínico habitual para tal situação: avaliação do indivíduo pela escala de coma, avaliação dos aparelhos respiratório e cardiocirculatório, busca por sinais de traumatismo, realização de exames laboratoriais e, se possível, identificação do tipo e da quantidade de opioide utilizado. Em usuários crônicos, uma investigação mais detalhada de problemas clínicos deve ser realizada.[5]

As intoxicações leves requerem apenas medidas de suporte até que o paciente recupere o estado de vigília. Já em casos graves de superdosagem, devem ser utilizados antagonistas opiáceos sintéticos, como a naloxona e a naltrexona, medicamentos que competem com os receptores opiáceos, possibilitando a reversão das ações agudas dessas drogas. Na falta de resposta a múltiplas doses desses antagonistas, outras causas para o coma precisam ser investigadas, lembrando que o uso desse tipo de medicação pode desencadear a síndrome de abstinência em usuários crônicos.[7,8]

Tratamento farmacológico da síndrome de abstinência

A síndrome de abstinência de opioides tem baixa letalidade na ausência de problemas clínicos associados, embora traga muito desconforto físico e psíquico. As medidas medicamentosas e de suporte são instituídas com o objetivo de proporcionar bem-estar ao paciente e prevenir complicações clínicas.[5]

O tratamento deve ocorrer em ambiente tranquilo e iluminado, abrangendo comorbidades detectadas e provendo aporte nutricional ao paciente. A clonidina, agonista α_2-adrenérgico, pode reduzir os sinais de hiperatividade autonômica durante a abstinência, auxiliando a desintoxicação. A associação com medicamentos da classe dos benzodiazepínicos ajuda a amenizar as dores musculares, a insônia e a inquietação.[5]

É também possível realizar tratamento substitutivo, que será abordado no próximo tópico.

Tratamento farmacológico da dependência

A meta do tratamento farmacológico da dependência de opioides consiste em possibilitar ao indivíduo a interrupção do uso da droga, de maneira gradual ou abrupta, o que deve ser definido após avaliação individualizada.

Existem quatro caminhos possíveis:

- Manutenção do uso da própria droga, de forma supervisionada e com redução progressiva das doses
- Emprego de drogas com ação semelhante à utilizada, mas com meia-vida mais longa, possibilitando maior controle do uso, para redução progressiva e retirada
- Suspensão do opioide e uso apenas de medicações que aliviem os sintomas de abstinência
- Suspensão do opioide e uso de medicações que alterem os mecanismos responsáveis pelos sintomas de abstinência.[5]

Estes tratamentos substitutivos são mais adequados quando realizados no contexto de um programa multiprofissional, que vise a uma abordagem ampla do paciente, com foco na abstinência e em sua manutenção.

Visando ao tratamento da heroína, o habitual é substituí-la por um opioide com meia-vida mais longa, ou seja, cujos efeitos durem por mais tempo.[8] A metadona tem sido utilizada com essa finalidade. É um opioide sintético com meia-vida entre 15 e 40 h.[2] Enquanto os sintomas de abstinência para a heroína se iniciam em 6 h, para a metadona se iniciam entre 24 e 48 h, o que a torna conveniente por poder ser utilizada apenas 1 vez/dia.[8] Assim, é possível maior controle da administração, reduzem-se o *craving* e os sintomas de abstinência e, com isso, os comportamentos antissociais, a interferência nas atividades cotidianas e o custo.

A metadona pode ser utilizada tanto para desintoxicação (uso por até 90 dias) como para manutenção (uso por mais de 3 meses). O tratamento de manutenção é utilizado habitualmente em vários serviços da Europa e dos EUA, com tempo ideal total entre 6 e 24 meses, o que nem sempre acontece.[2] Este formato de tratamento não garante a abstinência de heroína, mas é um caminho para se atingir um estilo de vida mais saudável, possibilitando a abstinência total. Para aumentar as chances de sucesso do tratamento, os pacientes devem receber sessões de aconselhamento.[8]

Mesmo sendo usada com fins terapêuticos, a metadona tem potencial de consumo abusivo e por isso é administrada por via oral. Com isso, o estabelecimento dos efeitos é muito lento para poder causar o *rush* da heroína, minimizando, assim, o risco de consumo abusivo dessa substância. Outras medicações utilizadas com a mesma finalidade são L-α-acetilmetadol (LAAM) e buprenorfina.[8]

A buprenorfina, agonista parcial opiáceo, tem a mesma função substitutiva da metadona, com o atrativo de menor potencial aditivo, menos risco de sintomas de abstinência em sua descontinuação e menos probabilidade de provocar superdosagem. Assim, apresenta perfil mais seguro para o tratamento ambulatorial, mas não está disponível no Brasil.[11] LAAM é um opiáceo de ação prolongada, com ação semelhante à da metadona, entretanto raramente usado por causar alteração do ritmo cardiovascular com muita frequência.[3]

▶ Referências bibliográficas

1. MCKIM, W. A. *Drugs and behavior*: an introduction to behavioral pharmacology. 4th ed. New Jersey: Prentice-Hall, 2000. 400 p.
2. BALTIERI, D. A. Opioides: aspectos gerais. In: FOCCHI, G. R. A. *et al. Dependência química*: novos modelos de tratamento. 1ª ed. São Paulo: Roca, 2001. Capítulo 7, p. 109-116.
3. STAHL, S. M. *Psicofarmacologia*: bases neurocientíficas e aplicações práticas. 3ª ed. Rio de Janeiro: Guanabara-Koogan, 2010. Cap. 19, p 650-651.
4. LARANJEIRA, R.; NICASTRI, S. Abuso e dependência de álcool e drogas. In: ALMEIDA, O.; DRACTU, L.; LARANJEIRA, R. R. *Manual de psiquiatria*. 1ª ed. Rio de Janeiro: Guanabara-Koogan, 1996. Cap. 7, p. 83-112.
5. LARANJEIRA, R.; DUNN, J.; RIBEIRO ARAÚJO, M. Álcool e drogas na sala de emergência. In: BOTEGA, N. J. *Prática psiquiátrica no hospital geral*: interconsulta e emergência. Porto Alegre: Artmed, 2001.
6. INSTITUTO NACIONAL DE CIÊNCIA E TECNOLOGIA PARA POLÍTICAS PÚBLICAS DO ÁLCOOL E OUTRAS DROGAS (INPAD). *II Levantamento nacional de álcool e drogas* (II LENAD). Disponível em: www.inpad.org.br/lenad.
7. CARLINI E. A. *et al. VI Levantamento nacional sobre o consumo de drogas psicotrópicas entre estudantes do ensino fundamental e médio das redes pública e privada de ensino nas 27 capitais brasileiras – 2010*. São Paulo: Centro Brasileiro de Informações sobre Drogas Psicotrópicas (CEBRID), Universidade Federal

de São Paulo (UNIFESP) e Secretaria Nacional de Políticas sobre Drogas (SENAD), Brasília: SENAD, 2010.
8. CARLINI, E. A. et al. *II Levantamento domiciliar sobre o uso de drogas psicotrópicas no Brasil:* estudo envolvendo as 108 maiores cidades do país – 2005. São Paulo: Centro Brasileiro de Informação sobre Drogas Psicotrópicas (CEBRID) e Universidade Federal de São Paulo (UNIFESP), 2006.
9. HANSON, G.; VENTURELLI, P. J. *Drugs and society.* 4th ed. Boston: Jones and Bartlett Publishers, 1995. 516 p.
10. LARANJEIRA, R.; RATTO, L.; DUNN, J. Heroína: a próxima epidemia de drogas no Brasil? *J. Bras. Psiquiat.*, n. 46, v. 1, p. 5-7, 1997.
11. RAY, O.; KSIR, C. *Drugs, society, and human behavior.* 8th ed. New York: McGraw-Hill, 1999. 494 p.
12. NATIONAL INSTITUTE ON DRUG ABUSE. *Research Report Series.* Heroin: abuse and addiction. Publication Number 05 a 4165. Impresso em out. de 1997, revisado em maio de 2005.

8 Alucinógenos

Daniel Cruz Cordeiro, Selma Bordin, Neliana Buzi Figlie e Ronaldo Laranjeira

▶ Introdução

Existem muitos relatos desde o Egito antigo, passando pela Ásia ou na Europa, na Idade Média, sobre a utilização de substâncias capazes de produzir estados alterados de consciência com alucinações visuais e outras manifestações dos sentidos. Diferentes plantas em quase todos os continentes ainda são utilizadas nos dias de hoje devido às suas propriedades alucinógenas, com finalidades místicas, assumindo um papel importante em rituais religiosos ou em manifestações culturais atuais.[1,2] Estes mesmos efeitos também puderam ser obtidos por meio da descoberta de drogas sintéticas. O papel da internet vem tornando o acesso a experimentações com novos alucinógenos uma realidade, e a velocidade de produção de novas drogas muitas vezes não é acompanhada pela informação de órgãos responsáveis e reguladores.[2]

Em 1965, o congresso americano proibiu a utilização de alucinógenos, mesmo em rituais religiosos. Também na década de 1960, uma controvérsia foi causada por Timothy Leary, professor de psicologia em Harvard: alegava que esse tipo de droga proporcionava o contato consigo mesmo e o alcance de um estado de paz e serenidade. Por essa razão, foi expulso de Harvard; então, fundou uma religião e tentou legalizar o uso da dietilamida do ácido lisérgico (LSD, *lysergic acid diethylamide*). Foi condenado à prisão por porte de drogas.[3] Em 1978, voltaram a ser permitidos, em pequenas quantidades, para membros de determinada igreja. Em 1990, por decisão da suprema corte americana, o uso foi novamente proibido.

Muitos nomes foram sugeridos para classificar esse tipo de droga. A denominação atual – alucinógenos – tem alguns problemas de definição, uma vez que doses muito altas de vários tipos de drogas são capazes de gerar psicoses tóxicas, durante as quais as alucinações são frequentes. As drogas classificadas aqui se referem àquelas que, com dosagens e efeitos tóxicos pequenos, são capazes de produzir alucinações. Ou seja, as alucinações provocadas são resultados diretos dessas drogas e não de seus efeitos tóxicos. No entanto, essa distinção, muitas vezes, não é fácil de ser feita.[4]

Outra dificuldade relacionada com a definição do termo *alucinógeno* refere-se à inexatidão do conceito de *alucinação*, normalmente tida como forma alterada ou distorcida da realidade. Se apertarmos nossos olhos, veremos bolinhas coloridas. Seria essa experiência uma alucinação semelhante àquelas induzidas pelas drogas? Quando se bebe muito álcool, pode-se ter visão dupla. Seria isso uma alucinação semelhante àquela induzida pela mescalina? Como resultado da dificuldade em se definir o termo, este permanece impreciso.[4]

Existem mais de 100 tipos de alucinógenos com estruturas moleculares diferentes, agrupados segundo sua similaridade com algum neurotransmissor:[5]

- *LSD*, *psilocibina* e *dimetiltriptamina (DMT)* são semelhantes à serotonina

- A *mescalina* e vários derivados de anfetaminas, como *2,5-dimetoxi-4-metilanfetamina* (DOM), *metilenodioxifenilisopropilamina* (MDA) e *metilenodioximetanfetamina* (MDMA), são semelhantes às catecolaminas, norepinefrina e dopamina[5]
- Outro grupo, menos utilizado, bloqueia os receptores de acetilcolina e, por isso, é chamado de anticolinérgico; inclui *beladona, mandrágora, henbane, datura* e muitas outras drogas sintéticas usadas no tratamento dos sintomas parkinsonianos
- Outro grupo, sem similaridade com qualquer neurotransmissor conhecido e chamado de "miscelânea", inclui fenciclidina, cetamina e *Amanita muscaria*.

▶ Alucinógenos semelhantes à serotonina

Dietilamida do ácido lisérgico

O LSD foi descoberto por Albert Hoffman, em 1943. Produzido sinteticamente, é o mais clássico, potente e utilizado alucinógeno. Age sobre os receptores serotoninérgicos e seus efeitos ocorrem em três fases: somática, sensorial e psíquica. Os efeitos imediatos ocorrem tipicamente no sistema nervoso autônomo e produzem dilatação das pupilas, aumento da frequência cardíaca, da temperatura corporal, da pressão sanguínea, da salivação e dos níveis glicêmicos no sangue. O indivíduo pode experimentar boca seca, náuseas, vertigens e sentimentos subjetivos de frio ou calor. Gradualmente, o foco das mudanças fisiológicas enfraquece e as distorções perceptuais e as alucinações tornam-se proeminentes.[5-7]

Os efeitos visuais são os mais comuns: experiências estéticas são alteradas, as cores parecem mais intensas, objetos tornam-se mais afiados e eventos assumem novos significados. A música parece mais rica e menos significante. Ocorre sinestesia (cruzamento dos sentidos): sons são vistos e objetos são ouvidos. O tempo parece parar. Padrões geométricos que ocorrem no começo da experiência, com ou sem os olhos abertos, dão lugar a visões de paisagens, pessoas, ou objetos simbólicos. Os limites do corpo podem se tornar de difícil distinção. Ansiedade e grande energia coexistem com euforia e relaxamento. Pode haver sentimentos intensos de proximidade seguidos de isolamento. A memória a curto prazo e a *performance* em tarefas cognitivas são prejudicadas. O número e a intensidade dos efeitos dependem da dose e algumas das mais extremas distorções perceptuais e cognitivas não são experimentadas com baixas doses, que provocariam mais efeitos somáticos.[5]

Hoje em dia, o LSD é vendido em doses inferiores às vendidas nas décadas de 1960 e 1970, quando as doses variavam de 100 a 250 µg. Atualmente, essas doses variam de 40 a 60 µg, o que chega a ser menos da metade das doses das referidas décadas.[8] Em geral, o LSD é ingerido por via oral na forma de comprimido, cápsula ou tablete de açúcar, mas raramente na forma líquida.[3,4] Devido à sua rápida absorção no trato gastrintestinal, seus efeitos começam 30 a 90 min após a ingestão e podem durar de 6 a 12 h.[5,8] De modo rápido e eficiente, é distribuído por todo o corpo.[6] Somente 1% atinge o cérebro, no qual se difunde rapidamente, assim como na placenta.[1,6] É metabolizado no fígado e seus metabólitos são secretados no sistema digestivo e na bile. A excreção ocorre nas fezes.[4] A meia-vida no corpo é de aproximadamente 2 h.[5] Por sua extrema potência, quantidades muito pequenas podem ser encontradas na urina, por meio de testes ultrassensíveis.[6] A dose letal é de 200 a 300 vezes maior que a dose eficaz de 30 a 100 milionésimos de grama, tornando-a um composto não letal. No entanto, esse cálculo não inclui os riscos de acidentes fatais ou suicídios que podem ocorrer quando a pessoa está intoxicada.[5] Não se recomenda seu uso durante a gravidez.[6] Durante a intoxicação, o surgimento de um quadro de agitação exagerada associada à intensa rigidez muscular e hipertermia pode estar relacionado com a adulteração do LSD por estricnina.[8]

A rápida aquisição de tolerância tanto aos efeitos fisiológicos quanto aos psicológicos previne o uso diário ou muito próximo.[5] O uso diário repetido leva à perda completa da efetividade em 3 ou 4 dias.[7] Essa tolerância acaba dias após a interrupção do uso:[6] é possível o uso semanal de uma mesma dosagem. Não há descrição de síndrome de abstinência com a interrupção do consumo por um usuário crônico.[9] A dependência física não se desenvolve, mesmo após uso prolongado, mas pode ocorrer dependência psicológica, quando, por exemplo, as experiências com o LSD são encaradas como "respostas aos problemas da vida" ou "formas de encontrar a si mesmo".[9]

São quatro os tipos de reações adversas atribuídas ao uso do LSD, abordados a seguir.

Efeitos sobre o estado psicológico do usuário

Experiências desagradáveis com o LSD são um tanto quanto frequentes e podem envolver confusão, reações dissociadas, reações agudas de pânico ou estados psicóticos agudos.[6] Essas reações decorrem possivelmente da interação da droga com estados de humor ou circunstâncias ambientais negativas. Reações adversas em indivíduos escolhidos por ajustamento psicológico em estudos controlados são muito raras.[5]

Reações não psicóticas prolongadas incluem distorção do tempo e do espaço, alteração da percepção da imagem corporal e estado depressivo residual. As alterações perceptuais induzidas pela droga podem se tornar tão intensas a ponto de o sujeito se sentir incapaz de lidar com a situação.[6]

Outra repercussão psíquica do LSD sobre o cérebro acontece na forma de delírios, ou seja, falsos juízos da realidade. São comuns os delírios de grandiosidade (o sujeito se julga com capacidade ou força extraordinárias e pode, por exemplo, atirar-se de janelas, acreditando ser capaz de voar; pode, também, tentar caminhar sobre as águas ou parar um veículo com a força da mente) e os persecutórios (acreditando que haja uma conspiração contra si, o indivíduo pode tentar se defender com comportamentos agressivos).[9]

Outro possível problema é a ocorrência de *flashbacks*: semanas após o uso, o indivíduo volta a experimentar, repentinamente, todos os efeitos psíquicos da experiência anterior, sem que tenha tornado a utilizar a droga. As consequências, nesse caso, são imprevisíveis, uma vez que tais efeitos não estavam sendo esperados ou mesmo procurados.[9] Ocorrem em 15% dos usuários.[6]

Possibilidade de dano cerebral permanente

Ainda não está confirmado se o uso frequente de altas doses, por longo período de tempo, causa dano cerebral permanente. Por outro lado, há certo consenso de que o uso ocasional de LSD não induz danos físicos.[6]

Efeitos sobre o feto

Possíveis prejuízos ao feto de gestante que utiliza LSD também não são conhecidos e parecem improváveis. Estudos laboratoriais demonstraram que doses massivas de LSD, não usuais, podem causar danos aos cromossomos das células. Porém, dados indicam que a incidência de anormalidades em bebês de usuárias de LSD é a mesma da população normal.[6]

Efeitos sobre a sociedade

O medo de o LSD se tornar amplamente utilizado pela sociedade parece não ter fundamento. Embora alguns usuários possam se tornar psicologicamente dependentes, a maioria deles volta a utilizar drogas menos potentes. Drogas como álcool, nicotina, cocaína, anfetaminas e opiáceos continuam causando maiores preocupações.[6]

No Brasil, não há nenhum uso clínico reconhecido pelo Ministério da Saúde. Sua produção e comércio são proibidos.[9]

Psilocibina e psilocina

São princípios ativos encontrados em pelo menos 15 espécies de cogumelos pequenos, pertencentes aos gêneros *Psilocibe*, *Panaeolus* e *Conocibe*, não comestíveis e nativos da América do Norte.[6,10] Esses cogumelos foram considerados sagrados no México e na América Central por centenas de anos.[4,5] Na época da conquista dos astecas, os espanhóis descobriram uma importante religião que utilizava esses cogumelos como sacramento e proibiram sua utilização.[4]

A diferença entre a psilocibina e a psilocina é que a primeira contém uma molécula de ácido fosfórico. Quando o cogumelo é ingerido, o ácido fosfórico é aparentemente removido, produzindo a psilocina.[6] A psilocibina foi isolada em 1958, por Albert Hoffman, que também descobriu o LSD, e foi extensivamente utilizada pelos *hippies*, mas nunca foi tão popular quanto o LSD, uma vez que é mais difícil de ser manufaturada e menos potente. Seu uso decresceu na década de 1970, juntamente com o uso do LSD e a cultura *hippie*.[4,10]

Normalmente, esses cogumelos são consumidos frescos ou secos e são necessários de 4 a 8 mg, via oral, para produzir efeitos alucinogênicos em humanos, que levam cerca de 30 min para se estabelecer e podem durar de 6 a 10 h.[3,4,6] Os efeitos dependem da dosagem: 4 mg provocam experiência agradável, relaxamento e alguma sensação corporal. Altas doses causam, em alguns indivíduos, consideráveis mudanças na percepção e na imagem corporal. A psilocibina estimula o sistema nervoso autônomo, ocasionando dilatação das pupilas e aumento da temperatura corporal.[3]

Apenas 5% são metabolizados e convertidos em um metabólito mais psicoativo e responsável pela maioria dos efeitos.[4,5] Na urina, 25% são excretados inalterados. Não se sabe o que acontece com os outros 70%. O LSD é 100 vezes mais potente.[4] Ajustadas as doses, os efeitos são qualitativamente os mesmos.[4,5] A psilocibina é mais potente e menos tóxica que a mescalina.[4] A mortalidade por intoxicação é praticamente nula, pois a dose letal ao ser humano é 200 a 300 vezes maior que a dose eficaz.[5] Apesar disso, existe a possibilidade de morte indireta resultante de acidentes envolvendo pessoas sob influência dessa droga.[3]

Dimetiltriptamina

A DMT pode ser encontrada em uma variedade de plantas ao redor do mundo.[5] Na virada do século 20, um antropólogo alemão registrou a forma como os índios a produziam: extraíam uma substância das árvores e a ferviam até que toda a água se evaporasse. O restante era testado no fogo e depois transformado em pó com a ajuda de uma faca. O pó, então, era aspirado.[4]

A DMT é facilmente sintetizada e sua primeira produção ocorreu em 1931.[4] É tipicamente sintética quando disponível nos EUA.[5] Foi muito utilizada durante a cultura *hippie*. É muito menos potente que o LSD (a dose efetiva é de 1 mg/kg) e a psilocibina.[3,4] A DMT não é eficaz quando absorvida via oral – precisa ser fumada, aspirada, ou injetada.[6] A dose intramuscular efetiva é por volta de 1 mg/kg. Quando a aplicação é intravenosa, os efeitos alucinogênicos começam 2 min após a aplicação de doses de 0,2 mg/kg ou mais e duram por volta de 30 min.[7] Quando aspirado ou fumado, a dose usual é de 60 a 150 mg.[3]

É conhecido como *almoço de homens de negócio* ou *LSD dos homens de negócio*, por causa do rápido estabelecimento dos efeitos, que desaparecem em 30 min a 1 h.[4,5] Como os outros alucinógenos discutidos, a DMT não provoca dependência física.[3]

No Brasil, a DMT é encontrada nas folhas de arbusto e é consumida via oral por meio de infusões. Até o século passado, o chá da ayahuasca tinha seu consumo restrito a povos indígenas da Amazônia para fins ritualísticos. As seitas religiosas Santo Daime, União do Vegetal e Barquinha foram criadas com a associação de diferentes influências religiosas, como xamanismo indígena, religiões afro-brasileiras, concepções cristãs e kardecismo, nas quais o consumo da ayahuasca tem aspecto vital em seus cultos.[10] O chá é feito de uma preparação do cipó *Banisteriopsis caapi* e das folhas do arbusto *Psychotria viridis*. A DMT está presente nessa última espécie e é essa combinação que permite uma absorção da DMT via oral.[11]

Entre os principais efeitos alucinógenos, temos as alucinações visuais de animais, a comunicação com divindades e demônios, o "voo a lugares distantes" e outros.[1]

Os integrantes dessas seitas, ao consumirem o chá, não consideram a possível toxicidade, sendo os efeitos físicos, como vertigens, náuseas, vômitos intensos, diarreias, palpitação, taquicardia, tremores, midríase, euforia e excitação agressiva, considerados como "purificação".[11] Esse quadro pode se agravar com o surgimento de desidratação e alteração eletrolítica. O consumo do chá por crianças é aceito em algumas dessas seitas, em certos casos até mesmo na hora do nascimento, e os efeitos colaterais nelas podem ser ainda mais intensos.[12]

Apesar do consumo dessa substância ter sido liberado para fins ritualísticos pelo Conselho Nacional Antidrogas (CONAD), em agosto de 2004, poucos estudos foram realizados até o momento para que essa utilização possa ser considerada segura, em especial por mulheres grávidas e em idade fértil e por crianças no momento do parto e ao longo do crescimento.[12]

Bromo *dragon-fly* (B-fly, fly)

Em 2011, duas mortes nos EUA foram atribuídas a essa nova droga alucinógena sintética, sendo a possível explicação para esses eventos sua ação vasoconstritora prolongada. Tem efeito alucinógeno prolongado, que pode permanecer por até 3 dias. Nas formas ingeridas, pode demorar cerca de 6 h para iniciar seus efeitos, o que também está relacionado com superdosagens, visto que usuários menos esclarecidos tendem a utilizar mais doses, acreditando que as já utilizadas não estão produzindo nenhum efeito esperado. É encontrada em várias apresentações como pó, líquido ou em selos de papel (como o próprio LSD).

▶ Alucinógenos semelhantes às catecolaminas, à norepinefrina e à dopamina

Mescalina

A mescalina é o ingrediente ativo de um pequeno cacto conhecido como *peyote*, nativo dos desertos do México e do sudoeste dos EUA. Foi usada por séculos no México e, como os cogumelos de psilocibina, era considerada uma planta sagrada pelos astecas. Quando lá chegaram, os espanhóis consideraram o cacto "satânico" e fizeram grandes esforços para acabar com ele, que, entretanto, sobreviveu em áreas remotas.[4] Nos EUA, a mescalina é utilizada legalmente em alguns estados como parte de uma cerimônia religiosa realizada por membros da Igreja Nativa Americana.[5]

Somente a parte superior do cacto é utilizada. Fatias espessas são cortadas e colocadas ao sol para secar. A fatia seca é colocada na boca, sugada e mascada até se desintegrar, sendo, então, engolida. Durante uma cerimônia religiosa, pode-se comer até 12 dessas fatias. Têm gosto amargo e odor particularmente desagradável e nauseante.[4]

A mescalina foi isolada no final do século 19 por um químico alemão chamado Arthur Heffter. Ele isolou várias substâncias desse cacto e experimentou cada uma delas até descobrir qual produzia os efeitos alucinogênicos. Em 1919, a estrutura da mescalina foi determinada e a droga foi sinteticamente produzida na forma de cristais semelhantes aos do sal, que pode não produzir efeitos semelhantes nesta apresentação.[4,5] Como o LSD e a DMT, também foi utilizada por Timothy Leary e pelos *hippies* da década de 1960.[4]

Cerca de 200 mg são necessários para produzir efeitos alucinogênicos, tornando-a 2.000 vezes menos potente que o LSD e 30 vezes menos potente que outros alucinógenos, como a psilocibina.[3,4] A dose letal é de 10 a 30 vezes a dose efetiva, o que torna grande o risco de toxicidade.[5] A morte é causada por convulsões e problemas respiratórios.[7]

A dose oral usual é de 5 mg/kg.[6] A mescalina é rapidamente absorvida no sistema digestivo e atinge o máximo de concentração no cérebro em 30 a 120 min.[4,5] Os efeitos iniciais são náuseas, vômitos, tremores, falta de coordenação, dilatação das pupilas, aumento da pressão, do ritmo cardíaco e da temperatura corporal (em razão das semelhanças com a norepinefrina).[4,6] Cerca de 1 h depois, segue-se um período de efeitos psicológicos semelhantes aos do LSD, que podem durar várias horas. Cerca de 50% são metabolizados e a outra parte é excretada sem modificações.[4,5] A meia-vida da mescalina é de 1,5 h a 2 h e seus efeitos podem durar de 8 a 9 h.[4,5] A droga é excretada pela urina.[2] A morte decorrente de superdosagem ocorre por convulsões e dificuldades respiratórias e geralmente se deve ao consumo de doses maiores que 800 mg/kg.[2]

A tolerância à mescalina desenvolve-se mais lentamente que a do LSD e há tolerância cruzada entre ambas as drogas.[7]

Drogas sintéticas semelhantes à mescalina e às anfetaminas

Na tentativa de se encontrarem remédios úteis aos seres humanos, transformou-se a estrutura da molécula da mescalina em compostos semelhantes à anfetamina, que são considerados mais potentes e tóxicos que a própria mescalina.[4,6] Infelizmente, sua única utilização ocorre na subcultura das drogas. Podemos considerar essas drogas um cruzamento entre a anfetamina e a mescalina e, como era de se esperar, produzem efeitos semelhantes.[4,6]

2,5-dimetoxi-4-metilanfetamina

A DOM, provavelmente, é a droga sintética mais conhecida. Foi sintetizada em 1963 e apareceu nas ruas de São Francisco em 1967. Foi conhecida pelo nome de STP, do inglês, *super terrific psychedelic* ou *serenidade, tranquilidade e paz*.[4]

A anfetamina é a estrutura básica da DOM. Todavia, é um alucinógeno razoavelmente potente, que parece atuar de forma similar à mescalina e ao LSD.[3] É 100 vezes mais potente que a mescalina, mas muito menos potente que o LSD.[6] Ingeridas na forma de pílula, doses de 1 a 6 mg produzem euforia, seguida por um período de 6 a 8 h de alucinações.[7] Tem a reputação de induzir experiências extraordinariamente longas e isso parece decorrer do uso de doses muito elevadas: algumas pílulas compradas na rua continham cerca de 10 mg, o que é uma dose muito alta.[7] O uso de DOM está associado à alta incidência de superdosagem, em razão de sua potência e da dificuldade de controlar as doses. Reações tóxicas agudas são comuns e consistem em tremores que podem levar a movimentos convulsivos, prostração e morte. Por isso, o uso de DOM não é amplamente disseminado.[6]

Metilenodioxianfetamina

Na década de 1960, auge do uso de alucinógenos, muitas drogas foram ilegalmente sintetizadas em laboratórios clandestinos em uma tentativa de evitar a lei, que proibia apenas determinadas substâncias. Ficaram conhecidas como *designer drugs* e, nas ruas, tinham os mais variados nomes. Mas, diferentemente das drogas comerciais, seus efeitos adversos não eram testados e muitas eram extremamente tóxicas.[4] De maneira geral, os efeitos farmacológicos dessas drogas se assemelham àqueles produzidos pela mescalina e pelo LSD, ou seja, refletem um misto das interações de catecolamina e serotonina.

A MDA foi sintetizada em 1910 e sua estrutura se assemelha tanto à mescalina quanto à anfetamina. É um anorexígeno que, em algumas pessoas, provoca elevação do humor. Age de maneira similar à anfetamina, provocando liberações extras de serotonina, dopamina e norepinefrina.[3]

A MDA já foi utilizada como adjuvante da psicoterapia e, neste contexto, foi conduzido um estudo com oito voluntários: doses de 150 mg de MDA produziram efeitos entre 40 e 60 min que persistiram por aproximadamente 8 h. Nenhum dos sujeitos experimentou alucinações ou distorções perceptuais com essa dose. Relataram intensificação dos sentimentos, aumento de *insights* e da empatia.[3]

Nas ruas, foi chamada de "droga do amor". Usuários reportam uma sensação de proximidade, bem-estar, aumento das sensações táteis, do prazer sexual e das expressões de afeto. Sob influência dessa droga, as pessoas demonstram mais necessidade de estar e conversar com outras.[3]

Os efeitos desagradáveis relatados são náuseas, enrijecimento dos músculos do pescoço, ranger de dentes e dilatação das pupilas. Graves convulsões e morte podem resultar do uso de altas doses. A utilização de 500 mg de MDA pode provocar morte. Marcada exaustão física, que pode durar 2 dias, parece ser a reação adversa de doses moderadas.[3]

Metilenodioximetanfetamina | Ecstasy

Essa droga não foi criada em laboratórios clandestinos. Foi sintetizada nos laboratórios Merck e patenteada em 1914. Até 1960, nunca havia sido utilizada para qualquer propósito. É mais comumente conhecida como *ecstasy* (ou *X*, *Adam*, *MDM*, *M&M* e *the yuppie drug*). Sua popularidade foi grande na década de 1980 e é mais comumente utilizada por intelectuais da classe média.[4]

A MDMA se assemelha à MDA em estrutura, mas é aparentemente muito diferente de outros alucinógenos.[7] A sensação de elação pode ser maior que aquela obtida com a mescalina.[6] Além de proximidade, outros efeitos incluem aumento da frequência cardíaca, boca seca, ranger de dentes, suores profusos e outros efeitos no sistema nervoso autônomo. Apesar de muitas pessoas relatarem que os objetos parecem mais luminosos, bem poucos referem alucinações visuais.[7]

A droga pode ser ingerida oralmente e alcança o pico de concentração sanguínea em cerca de 2 h. A maior parte é excretada inalterada ou metabolizada em MDA.[4]

A MDMA não parece provocar efeitos adversos agudos e há poucos casos de internação hospitalar de emergência para esta droga.[4] Sob determinadas condições, a morte pode ser causada por hipertermia, que leva a convulsões, instabilidade do sistema nervoso autônomo ou falha no funcionamento dos rins.[3]

Por volta de 1985, alguns psiquiatras fizeram uso dessa droga em seus pacientes para aumentar a comunicação e a intimidade, mas, logo em seguida, foi descartada, porque se descobriu que tinha efeitos tóxicos, podendo causar danos cerebrais permanentes.[4] Muitos laboratórios relataram que o uso de MDMA em ratos provocou destruição dos neurônios de serotonina. Efeitos similares foram observados em macacos com doses apenas 2 ou 3 vezes superiores às utilizadas por humanos. Isso levou muitos observadores a concluírem que danos cerebrais similares podem ocorrer em humanos. Esses efeitos não são causados pelo LSD, pela mescalina, pela psilocibina e pela maioria das outras drogas.[7]

Como o sistema serotoninérgico está envolvido no controle e na modulação do sono e da ingestão alimentar, no comportamento sexual, na ansiedade e no humor, os efeitos decorrentes da perda dessas células podem ter consequências maiores, ainda não determinadas.[6]

▶ Alucinógenos similares à acetilcolina

O uso recreacional de anticolinérgicos é raro.[5] São substâncias provenientes de plantas que crescem ao redor do mundo (beladona, mandrágora, *henbane*, *datura*) ou são sintetizadas em laboratório e têm a capacidade de bloquear as ações da acetilcolina nos respectivos receptores, distribuídos nos sistemas nervoso central e periférico.[5,9] Produzem efeitos sobre o psiquismo quando utilizadas em doses relativamente grandes. São drogas pouco específicas, pois provocam alterações do funcionamento de diversos sistemas biológicos.[9]

Seus efeitos agudos são diferentes daqueles produzidos por outros alucinógenos e se assemelham a uma psicose tóxica, com delírios, confusão e perda da memória para eventos recentes.[5] São comuns os relatos de sentimentos de perseguição e não ocorrem alucinações visuais.[5,9] Esses sintomas dependem da personalidade do usuário e das condições ambientais. Em geral, os efeitos são bastante intensos e podem durar até 3 dias. Também produzem efeitos somáticos, como midríase, boca seca, aumento da frequência cardíaca, diminuição ou paralisia da mobilidade intestinal e dificuldades de micção.[9] A toxicidade é geralmente alta e a morte acidental por superdosagem não é incomum.[5] Doses elevadas podem produzir grande elevação da temperatura (até 41°C), que, por sua vez, pode resultar em convulsões. Nessa circunstância, o usuário se apresenta com a pele muito quente e seca e hiperemia no rosto e no pescoço.

Beladona

É uma planta nativa do centro e do sul da Europa, do norte da África e do Oriente Médio.[4] A atropina é o ingrediente ativo dessa planta e foi sintetizada em 1831. Era usada como veneno e como dilatador de pupilas (as mulheres acreditavam que isso as tornava mais belas).[7]

Os usuários relatam uma sensação de levitação, provavelmente consequente de uma combinação de batimentos cardíacos irregulares, sonolência e sugestão. A beladona tem, também, a reputação de ser afrodisíaca e foi muito utilizada em rituais pelas bruxas da Idade Média, na forma de um unguento, que era esfregado no corpo.[7]

Mandrágora

É nativa do Mediterrâneo e do Himalaia e cresce em solos secos e áreas pedregosas. O formato de sua raiz lembra, com alguma imaginação, o corpo humano e, por esse motivo, teve grande significado para feiticeiros e bruxas. Estes acreditavam que a raiz precisava ser removida do solo com muito cuidado. Se fosse tratada asperamente, a mandrágora gritaria e aqueles que a ouvissem sofreriam consequências medonhas. As bruxas a utilizavam no preparo de uma mistura que as fazia "voar", assim como a beladona.[4]

A mandrágora contém vários alcaloides psicodélicos ativos e foi utilizada como poção do amor por séculos, mas também era conhecida por suas propriedades tóxicas. Na medicina folclórica antiga, era recomendada como sedativo e para aliviar dores.[3]

Henbane

É tão ativo quanto a beladona e a mandrágora, mas muito menos utilizado.[7]

É nativo da Europa, Ásia e Índia e nunca se espalhou ao redor do mundo. Como a mandrágora, foi muito utilizado para alívio de dores e como anestésico. Também foi usado por bruxas, que assavam suas sementes e folhas e aspiravam a fumaça exalada.[4]

Datura

As origens dessa planta são desconhecidas, mas cresceu no norte da América e na Índia por séculos. Também foi extensivamente utilizada como veneno e unguento em diversos rituais de bruxaria pelos astecas, também com propósitos mágicos.[4]

Tem longa história de associação com crimes: embora não induzisse comportamentos criminosos, era utilizada para matar ou sedar as vítimas. Na Índia, supõe-se ter sido utilizada por adeptos de Kali, a deusa da destruição, que roubavam e matavam a seu serviço. Na Europa, era utilizada por envenenadores profissionais e por traficantes de escravos brancos, que a misturavam com um afrodisíaco e ofereciam a garotas pouco "dispostas".[4]

A datura teve, também, um lugar na medicina tradicional. Era usada na Índia como sedativo e no tratamento dos pés. Na Europa e na América do Norte era usada no tratamento de asma, epilepsia, *delirium tremens*, reumatismo e dores menstruais.[4]

Apesar de ter havido alguns abusos recentes, os efeitos desagradáveis e os perigosos efeitos colaterais dessa planta funcionam como limite para o uso recreacional. Na Ásia, a prática de utilizar suas sementes esmagadas misturadas ao tabaco, à maconha ou à comida persiste ainda nos dias de hoje.[7]

▶ Alucinógenos do grupo "miscelânea"

Peniciclidina

A peniciclidina (PCP) e a cetamina são chamadas de drogas psicodélicas anestésicas; não se relacionam estruturalmente com as outras drogas e é provável que não atuem modificando a transmissão serotoninérgica.[6] Os receptores aos quais se ligam foram denominados *receptores de PCP*, que estão intimamente ligados aos receptores para o glutamato.[7]

Considerada por muitos o mais perigoso dos alucinógenos, a PCP é uma droga sintética, criada em 1963, com finalidades anestésica e analgésica.[3] Recebeu o nome de Sernyl°. Mostrou ser eficaz e segura para esse propósito, uma vez que não deprime o coração, a pressão sanguínea ou a respiração. Causa certo tipo de transe e não a perda de consciência. Foi retirada do mercado em 1965, porque seus usuários referiam delírios, desorientação e agitação enquanto se recuperavam dos efeitos da droga.[4]

A PCP começou a ser vendida nas ruas dos EUA em 1967, com o nome de *peace pill*. Desde então, já teve mais de 50 nomes: "cristal", "pó de anjo", "tranquilizante de elefante", "ciclone", "cadilac" e muitos outros.[3] Só se tornou popular após o declínio do uso do LSD.[4] Inicialmente, era vendida na forma de tabletes ou de cápsulas para ingestão oral. Hoje não é mais vendida nessa forma em razão da dificuldade de controlar as doses, mas na forma de cristais, que podem ser borrifados em folhas de hortelã e fumados com tabaco ou maconha. Também pode ser aspirada, dissolvida em água e injetada, ou absorvida pelas mucosas (olhos, reto e vagina).[4] Quando é vendida na forma de cristais, a droga normalmente apresenta concentrações que vão de 50% a 100%. Quando vendida sob outra forma, a quantidade diminui e varia de 10% a 30%, sendo de 5 mg a dose típica.[6] A dose letal é estimada em 40 vezes a dose efetiva, apesar de alguns revisores acreditarem que seja substancialmente menor que isso.[5]

A PCP apresenta boa absorção quando fumada ou ingerida oralmente. Quando fumado, o pico dos efeitos ocorre em cerca de 15 min. A absorção oral é mais lenta e os níveis sanguíneos máximos não são atingidos antes de 2 h após a ingestão. É rapidamente absorvida do intestino para o plasma, sendo distribuída por todo o corpo e voltando ao intestino, onde é novamente reabsorvida (recirculação). Esse processo pode prolongar os efeitos e acarretar uma demorada intoxicação clínica.[6]

A PCP é metabolizada no fígado e seus metabólitos são excretados pelos rins na urina. A meia-vida é de cerca de 18 h, mas este tempo pode variar muito, provavelmente em decorrência da recirculação. Curiosamente, esse mesmo processo pode ser utilizado para tratar as superdosagens: como retorna ao estômago várias vezes, pode-se administrar carvão ativado, que se ligará à PCP, diminuindo sua toxicidade. Um resultado positivo de PCP na urina indica que esta foi utilizada na semana anterior. Testes de sangue e saliva também podem ser realizados. Como são comuns os resultados falso-positivos, uma segunda análise para confirmação é sempre indicada.[6]

A PCP não produz alucinações verdadeiras, como o LSD.[5] Em doses de 5 a 10 mg, causa relaxamento, calor, formigamento e entorpecimento. Há também sentimentos eufóricos, distorções na imagem corporal e sensação de estar flutuando no espaço. Estes efeitos permanecem por 4 a 6 h e, muitas vezes, são seguidos por uma moderada depressão, que pode durar de 1 a 7 dias.[4]

As percepções subjetivas relatadas por usuários são de força, poder, invulnerabilidade, aumento da sensibilidade para estímulos externos, sensação de estimulação e elevação do humor, dissociação do ambiente. Além disso, a PCP tem função social: seus usuários preferem utilizá-la em grupo.[3]

A ativação do sistema nervoso simpático por doses medianas ou altas pode provocar sintomas como suor excessivo, enrubescimento, aumento da pressão e da frequência cardíaca, nistagmo, falta de coordenação dos músculos, visão dupla, vertigens, náuseas e vômitos.[3] O estado de intoxicação produzido pela PCP geralmente implica complicações comportamentais importantes, como alta ansiedade, agressão, pânico, paranoia e raiva.[6] Em razão das graves distorções da percepção causadas pela PCP, seus usuários falham em interpretar os estímulos ambientais e, por isso, podem se envolver em acidentes, muitos deles fatais.[3]

Com altas doses, o usuário pode experimentar um estado que varia do estupor ao coma e pode durar vários dias e ser marcado por convulsões intensas, elevação da pressão sanguínea e depressão respiratória potencialmente letal.[4] Seguindo-se a esse estupor, ocorre a fase de recuperação, que pode durar 2 semanas e ser marcada por confusão.[6] Frequentemente, ocorrem comportamentos psicóticos, que vão da mania à catatonia. Pode haver mudanças de humor repentinas, acompanhadas de risos ou choro, desorientação, confusão e ações repetitivas. Esse estado psicótico pode desaparecer lentamente, conforme os níveis da droga vão declinando, mas, algumas vezes, pode permanecer por semanas e necessitar de internação.[4] O curso da recuperação de qualquer estado induzido por drogas e similar à esquizofrenia é variável, por motivos ainda pouco compreendidos. Os *flashbacks* podem representar tanto a recorrência da psicose como a mobilização de PCP que ficou armazenada em tecidos adiposos.[6]

A PCP tem a reputação de tornar as pessoas violentas. Muitas pessoas justificam judicialmente seu comportamento criminoso ou violento com o uso desconhecido de PCP: haviam fumado um cigarro de maconha contaminado por ela. No entanto, uma revisão da literatura não encontrou evidência de que a PCP causa, especificamente, comportamento violento ou criminoso. É verdade que o estado psicótico induzido por altas doses da droga causa desorientação, agitação e hiperatividade e que esses efeitos são difíceis de manejar e podem causar dano ao próprio indivíduo ou a quem estiver próximo a ele. Porém, a PCP não parece transformar pessoas normais e inocentes em criminosos perigosos ou violentos. Pesquisas desenvolvidas com animais de laboratório sugerem que a droga tem o efeito de domesticar animais normalmente agressivos.[4]

Tradicionalmente, a PCP é utilizada de maneira esporádica, como o LSD. Mas seu uso contínuo está se tornando mais comum. Quando utilizada diariamente, a tolerância se desenvolve e há alguma evidência de dependência e de sintomas de abstinência.[4] É o único alucinógeno autoadministrado por macacos em experimentos laboratoriais. Em humanos, o padrão de uso compulsivo também é visto. Por isso, infere-se que a PCP estimule as regiões do sistema de recompensa cerebral.[6]

Cetamina

Para fins anestésicos, a cetamina foi sintetizada pela primeira vez nos laboratórios da indústria farmacêutica Parke e Davis, em 1965, e logo em seguida teve seu uso limitado apenas à medicina veterinária, visto que em humanos, após o período anestésico, provocava alucinações e sonhos vívidos.[13] Nos últimos anos, a cetamina, comercialmente chamada de Ketalar*, tem sido chamada de "droga dos clubes", por causa de seu uso frequente em danceterias. Outros nomes pelos quais é conhecida são *k*, *ket*, *heroína psicodélica*, *special k*, *super k* e *vitamina k*. Produz efeitos dissociativos similares aos da PCP. Alguns usuários relatam experiências espirituais e passagem para realidades alternativas, enquanto outros referem excitabilidade desagradável, confusão e comportamento irracional. Parece que consequências ainda mais negativas acontecem em casos de dosagens altas. Os efeitos duram de 1 a 4 h, dependendo da dose e da via de administração.[5]

A cetamina é vendida na forma de tabletes, cápsulas ou cristais. A dose usual é de 50 a 375 mg e as vias de administração utilizadas são: oral, nasal ou intravenosa.[5]

Em recente estudo internacional, alguns aspectos relacionados com essa droga foram apresentados: os usuários de cetamina já usam outras drogas; o uso tem sido principalmente na forma injetável, com o intuito de obter os efeitos oníricos e psicodélicos; sintomas semelhantes aos da esquizofrenia, como distorções do tempo e do espaço, distanciamento da realidade, alucinações e efeitos dissociativos, são obtidos de acordo com as dosagens; o uso prolongado provoca perda de memória e alterações do humor.[13]

Sálvia

Diferentemente da sálvia utilizada nas cozinhas brasileiras, a *Salvia divinorum* é uma planta quem vem sendo consumida principalmente no México, EUA e Europa por ter propriedades alucinógenas semelhantes às encontradas no LSD (se utilizadas em proporções equivalentes). Em 2012, no Brasil, a Agência Nacional de Vigilância Sanitária (ANVISA) colocou esta planta na lista de plantas proscritas que podem originar substâncias entorpecentes; deste modo, o Brasil se junta a Austrália, Bélgica, Dinamarca, Alemanha, Itália, Lituânia, Coreia do Sul e Suécia, países que já tinham proibido seu consumo e venda.[2]

▶ Diagnóstico e diagnóstico diferencial

Os critérios diagnósticos para os transtornos associados ao consumo de alucinógeno estão presentes tanto na *Classificação estatística internacional de doenças e problemas relacionados com a saúde* (CID-10) quanto no *Manual diagnóstico e estatístico de transtornos mentais IV* (DSM, *Diagnostic and statistical manual of mental disorders*) (DSM-IV). Para o diagnóstico diferencial, devemos sempre levar em conta (como em todos os demais casos de utilização de drogas) a possibilidade da presença de alguma doença clínica, resultando nos sintomas apresentados, neste caso, causando alucinações. Também devemos descartar problemas psiquiátricos capazes de produzir os mesmos sintomas.[2]

▶ Princípios gerais de tratamento

Rotineiramente, os testes utilizados para detectar drogas não são capazes de perceber o LSD devido ao seu metabolismo muito rápido, o que resulta em doses baixas nos fluidos corporais; porém, utilizar tais testes é útil para excluir outras drogas como causadoras da intoxicação.[8] Quadros ansiosos e de pânico com leve inquietação, derivados do uso de qualquer tipo de alucinógeno, são controlados com reasseguramento e orientação voltada para a realidade.[10] É muito importante colocar o indivíduo em um ambiente tranquilo para minimizar os estímulos sensoriais.[6] Sintomas mais intensos são controlados com benzodiazepínicos ou neurolépticos. Comportamentos violentos e heteroagressivos requerem contenção, a fim de assegurar a integridade física do paciente e a de terceiros.[10]

A lavagem gástrica e o uso de carvão ativado são indicados para intoxicações por anticolinérgicos ocorridas via oral e há menos de 6 h. Convulsões são tratadas com aporte de oxigênio e diazepam intravenoso. Hipertensão, taquicardia e hipertermia têm prescrições específicas.[9]

Quadros de alta ansiedade provocados por *flashbacks* podem ser tratados com doses diárias de benzodiazepínicos; para estes, o uso de haloperidol deve ser evitado, por provocar aumento dos *flashbacks* visuais.[8]

▶ Referências bibliográficas

1. CAZENAVE, S. Banisteriopsis caapi: ação alucinógena e uso ritual. *Rev. Psiq. Clín.*, n. 27, v. 1, p. 32-35, 2000.
2. CORDEIRO, D C. Alucinógenos. In: DIEHL, A.; CORDEIRO, DCC.; LARANJEIRA, R. *Dependência química:* prevenção, tratamento e políticas públicas. 1ª ed. Porto Alegre: Artmed 2011.
3. HANSON, G.; VENTURELLI, P. J. *Drugs and society*. 4th ed. Boston: Jones and Bartlett Publishers, 1995. 516 p.
4. MCKIM, W. A. *Drugs and behavior:* an introduction to behavioral pharmacology. 4th ed. New Jersey: Prentice-Hall, 2000. 400 p.
5. STEPHENS, R. S. *Cannabis and hallucinogens*. In: MCCRADU, B.; EPSTEIN, E. *Addictions* – a comprehensive guidebook. Specific drugs of abuse: pharmacological and clinical aspects. New York: Oxford University Press, 1999. Cap.Capítulo 7, p. 121-140.
6. JULIEN, R. M. *A primer of drug action:* a concise, nontechnical guide to the actions, uses, and side effects of psychoactive drugs. 7th ed. New York: W. H. Freeman and Company, 1995. 511 p.
7. RAY, O.; KSIR, C. *Drugs, society, and human behavior*. 8th ed. New York: McGraw-Hill, 1999. 494 p.
8. TACKE, U.; EBERT, M. Hallucinogens and phencyclidine. In: KRANZLER, H.; CIRAULO, D. *Clinical manual of addiction psychopharmacology*. Arlington: American Psychiatric Publishing, 2005. p. 211-241
9. LARANJEIRA, R.; NICASTRI, S. Abuso e dependência de álcool e drogas. In: ALMEIDA, O.; DRACTU, L.; LARANJEIRA, R. *Manual de psiquiatria*. 1ª ed. Rio de Janeiro: Guanabara-Koogan, 1996. Capítulo 7, p. 83-112.
10. LARANJEIRA, R.; DUNN, J.; RIBEIRO ARAÚJO, M. Álcool e drogas na sala de emergência. In: BOTEGA, N. J. *Prática psiquiátrica no hospital geral:* interconsulta e emergência. Porto Alegre: Artmed, 2001.
11. LONGENECKER, G. L. *Como agem as drogas* – o abuso das drogas e o corpo humano. São Paulo: Quark do Brasil, 1998. 143 p.
12. COSTA, M. C. M.; FIGUEIREDO, M. C.; CAZENAVE, S. O. S. Ayahuasca: uma abordagem toxicológica do uso ritualístico. *Rev. Psiq. Clín.*, n. 32, v. 6, p. 310-318, 2005.
13. MUETZELFELDT, L.; KAMBOJ, S. K.; REES, H. *et al.* Journey through the k hole: phenomenological aspects of ketamine use. *Drug and Alcohol Dependence*, v. 95, p. 219-229, 2008.

9 Maconha

*Flavia Serebrenic Jungerman, Selma Bordin,
Neliana Buzi Figlie e Ronaldo Laranjeira*

▶ Visão geral

O primeiro registro do uso de *Cannabis* aparece no *Book of drugs*, escrito em 2737 a.C. pelo imperador chinês Shen Nung: ele prescrevia *Cannabis* para tratamento de gota, malária, dores reumáticas e doenças femininas. Aparentemente, os chineses tinham muito respeito pela planta. Durante milhares de anos, utilizaram-na medicinalmente e dela extraíam fibras para fabricação de tecidos.[1] Mas foi somente no início do século 20 que o uso da *Cannabis* como medicamento praticamente desapareceu do mundo ocidental, em razão da descoberta de drogas sintéticas.[2]

Recentemente, voltou-se a discutir o uso terapêutico da maconha, gerando considerável controvérsia a respeito. Por um lado, estudos já demonstraram que o princípio ativo puro da maconha (THC, Δ-9-tetra-hidrocanabinol) é útil no alívio de náuseas e vômitos e na estimulação do apetite. Os efeitos analgésicos, antiespasmódicos, anticonvulsivantes, de broncodilatação em casos de asma e de alívio da pressão intraocular, em casos de glaucoma, requerem mais pesquisas.[3] Mas, por outro lado, existem medicamentos sintetizados para essas finalidades, mais seguros e eficazes, não justificando a utilização de uma droga que pode gerar dependência e cujos efeitos nocivos ainda não são completamente conhecidos.

Cannabis sativa, a planta da maconha, cresce vigorosamente em várias regiões do mundo. Uma espessa resina, secretada principalmente pela planta fêmea, cobre brotos e folhas superiores e contém o agente ativo da planta.[4] A substância Δ-9-tetra-hidrocanabinol, ou THC, é um dos 60 canabinoides presentes e o principal responsável por seus efeitos psicoativos.[5] A maioria dos outros canabinoides é inativa ou tem uma atividade franca, apesar de poder aumentar ou diminuir a potência do THC.[4]

É a concentração do THC que determina a potência dos efeitos. Essa concentração depende das condições em que a planta cresceu, de suas características genéticas e da combinação de diferentes partes da planta. A flor contém a maior concentração de THC, que diminui progressivamente quando se analisam as folhas superiores, as inferiores, o caule e as sementes.[5]

A concentração de THC também varia entre as três formas mais comuns da *Cannabis sativa*: a maconha, o haxixe e o óleo de *hash*.[6] A maconha é a forma mais utilizada no Brasil e também é conhecida pelos nomes *marijuana*, erva, fumo, *back* etc.[2] É uma mistura das folhas, sementes, caules e flores secas da planta.[5] Existem evidências de que nos últimos anos a concentração de THC na maconha vem aumentando: nos anos 1960, ficava em torno de 1%. Atualmente, chega a 4%, podendo, em algumas situações, atingir 20%. Produtores de alguns países, como a Holanda, criaram uma nova cepa da planta com concentrações de THC superiores a 20%, o que altera substancialmente as complicações causadas pela droga.[2] Uma das mais conhecidas é o *skunk*, uma forma artificial de produzir maconha, gerada por meio do cultivo de dois tipos diferentes da *Cannabis* (*sativa* e *indica*) e que incorpora geralmente hidropônicos. Os efeitos da droga são os mesmos da maconha, porém mais intensificados, já que, neste caso, a concentração de THC varia, em geral, de 6% a 15%, e mais raramente chega a 20%.

Outra forma de maconha potencializada é a *sinsemilla*, uma técnica antiga de cultivo, que não requer controle genético, mas sim uma seleção das "cabeças" (*heads* ou *buds*) das flores femininas que se mantiveram infertilizadas até a fase adulta e, portanto, não têm sementes (*sin semilla* quer dizer "sem semente", em espanhol).[7]

O haxixe é uma resina extraída da planta seca e das flores. É de 5 a 10 vezes mais potente que a maconha comum.[2] O óleo de *hash* é uma substância viscosa ainda mais potente, cujo THC é extraído do haxixe ou da maconha com o uso de um solvente orgânico. Esse "extrato" é filtrado e, muitas vezes, purificado. A concentração de THC no óleo de *hash* fica entre 15% e 50%.[6]

▶ Dados de epidemiologia

Consumo

A maconha é a droga ilícita mais consumida no mundo.[8] Em 2010, a Union Nations Office on Drugs and Crime (UNODC) estimou que entre 2,6% e 5% da população do mundo (entre 15 e 64 anos) tenha consumido maconha, com taxas estáveis em comparação com anos anteriores, podendo variar em termos de forma de consumo (erva ou resina) e com um aumento do consumo de maconha sintética entre os jovens.

As mais altas taxas foram relatadas na Oceania (essencialmente, Austrália e Nova Zelândia), com 9,1% e 14,6 %, seguidas da América do Norte (10,8%), Europa Ocidental e Central (7%), África Ocidental e Central (5,2% e 13,5%). Apesar do consumo na Ásia permanecer baixo (1 a 3,4 %), devido à alta taxa populacional, em termos absolutos, se mantém a mais alta, com 26 a 92 milhões de pessoas.[8]

Apesar de muitas vezes o uso vir acompanhado de outra substância, um número substancial dos usuários de maconha a utilizam predominantemente.[9,10]

Sobre a *sinsemilla*, acredita-se que seu consumo apareceu nos anos 1970, nos EUA, e nos 1980 na Europa. O consumo dessa forma de maconha na Europa é bastante alta. Já na Nova Zelândia, o consumo de *skunk* na vida aumentou 10%, em 1998, para 14%, em 2001. O *World Drug Report*, de 2006, mostrou aumento do consumo dessas formas diferenciadas de maconha.[7] Mas a versão de 2008 já relata queda no consumo da maconha, especialmente nos países onde há produção dessa forma de maconha, entre eles EUA, Europa Central e Oriental e Oceania.[11]

A maconha também é uma das substâncias ilícitas mais utilizadas no Brasil.[12-14]

Em um estudo domiciliar conduzido em 107 capitais com mais de 200.000 pessoas, o uso na vida entre 12 e 65 anos foi 6,9%,[12] taxa essa comparável à de outros países sul-americanos, como Colômbia (5,4%), e a maioria dos países europeus, como Alemanha (4,2%), mas menores que os EUA (34,2%) e Reino Unido (25,1%).[13-17] Em uma segunda pesquisa, três anos depois,[18] o uso na vida subiu para 8,8%. A amostra desses dois levantamentos representou apenas 28% e 40% da população brasileira, e portanto não incluiu pequenas cidades e regiões menos populosas do país.

Um estudo recente,[18] o primeiro a utilizar uma amostra representativa da população brasileira acima de 14 anos, evidenciou que a estimativa de uso de maconha no último ano (2005-2006) foi de 2,1%. Os fatores associados à maior probabilidade de uso foram: sexo masculino, idade entre 18 e 30 anos, solteiro, desempregados e viver nas regiões sul e sudeste. Salário alto e viver em metrópole foram estatisticamente significantes só após ajuste para as variáveis mencionadas anteriormente.

A segunda versão desse levantamento, realizada em 2012,[19] já mostra elevação para 3% da população adulta, que equivale a mais de 3 milhões de pessoas, com uso no último ano. Da população adulta, 7% já havia experimentado maconha na vida, representando 8 milhões de pessoas. Quanto ao uso na adolescência, o estudo mostra que quase 600 mil adolescentes (4% da população) já usaram maconha pelo menos uma vez na vida, enquanto a taxa de uso no último ano foi idêntica a dos adultos (3%, equivalente a mais de 470 mil adolescentes). Cabe salientar que mais da metade dos usuários, tanto adultos quanto adolescentes, consome maconha diariamente (1,5 milhões de pessoas) e 37% dos que a consomem fecham critério para dependência, de acordo com a Escala de Gravidade de Dependência utilizada nesse levantamento.

No Brasil, o relato sobre o consumo de haxixe e de *skunk* ainda é empírico, sem pesquisas científicas. Destas descrições, parece que o consumo dessas versões da *Cannabis* ainda é incipiente, em geral, vindo de pessoas com experiência do consumo no exterior e restrito a indivíduos de classe alta, devido a dois fatores: alto custo da droga no país, por causa de sua escassez, e pelo fato da droga proceder da Europa e, para tal, o traficante ter que falar outras línguas.[20]

Cultivo

De acordo com o *World Drug Report*, de 2012,[8] houve aumento da produção de resina apenas no Afeganistão, sendo seu principal consumidor a Europa. Mas o cultivo da erva de forma doméstica é um fenômeno que vem crescendo. Também há aumento da potência do THC encontrado e possível hipótese para aumento do número de usuários de maconha que buscam tratamento.

Consumo entre jovens e fatores de risco

São os países de língua inglesa (EUA, Canadá, Austrália e Europa) onde a prevalência é mais alta e por mais tempo.[20,21] Porém, este aumento do uso de maconha também atinge outros países que não os de língua inglesa: um estudo mexicano recente mostrou o aumento do uso de maconha entre jovens.[22] Isto preocupa, pois aproximadamente 9% dos usuários fecham critério para dependência,[23] dado bastante semelhante a estudo de Hall e Pacula,[20] que constataram que um em cada 10 usuários se torna dependente. O risco aumenta marcadamente com o aumento do uso.

Existem evidências mostrando a hereditariedade do risco de uso, abuso e dependência de maconha, bem como influências genéticas e ambientais.[12,24] As taxas de dependência aumentam em jovens[25-27], que têm mais chance de desenvolver dependência. Estima-se que dentre seis ou sete jovens que consumiram maconha, um se tornará dependente.[28]

E o uso de maconha está associado a rebeldia, comportamento antissocial, *performance* escolar empobrecida e relação com pares também usuários.[29] Estes problemas de comportamento também são relatados em países de baixa renda.[29,30] A idade de início declina, e a potência do THC (principal elemento ativo da maconha) aumenta.[31]

É preocupante que o uso de maconha cresça entre os jovens, fenômeno comum na adolescência. Duas evidências sobre o uso de maconha são comuns: ser homem e jovem.[32,33]

No Brasil, dados do *V Levantamento nacional sobre o consumo de drogas psicotrópicas entre os estudantes do ensino fundamental e médio da rede pública de ensino nas 27 capitais brasileiras*, realizado em 2004, por J. C. Galduróz *et al.*, também publicado pelo Centro Brasileiro de Informações sobre Drogas Psicotrópicas (CEBRID)[34], indicam, quando comparados aos levantamentos feitos em 1987, 1989, 1993 e 1997 em 10 capitais brasileiras, que ocorreu tendência ao aumento do uso de maconha *na vida* em Belo Horizonte, Porto Alegre, Recife, Rio de Janeiro e São Paulo; 5,9% da população pesquisada já havia feito *uso na vida*, sendo a maior porcentagem nas regiões sul e sudeste (8,8% e 6,6% da população pesquisada, respectivamente); 0,7% da população pesquisada faziam uso frequente (1,1% na região sul e também na sudeste).

▶ Vias de administração

Todas as vias de administração possíveis já foram tentadas. Fumar é o método mais comum de utilização.[6] A maconha tem uma aparência marrom-esverdeada, apresenta folhas secas e é mais comumente fumada em um papel de cigarro ou de seda. O produto final tem aspecto de cigarro e é conhecido como "baseado". Às vezes, a maconha é misturada com tabaco comum para diminuir sua potência.[2]

O haxixe também pode ser misturado com tabaco e fumado como cigarro, porém é mais comumente fumado em um cachimbo, com ou sem tabaco. O óleo de *hash* é utilizado de maneira mais econômica, em razão de sua alta potência psicoativa: algumas gotas podem ser colocadas no cigarro ou cachimbo, ou o óleo pode ser aquecido e seu vapor, inalado. Qualquer que seja o método utilizado, os fumantes inalam a fumaça profundamente e a prendem por alguns segundos nos pulmões, a fim de aumentar a absorção do THC.[6]

O consumo de haxixe e maconha por via oral (VO) é menos comum, mas pode ser feito cozinhando-os em bolos ou biscoitos.[35] O THC também já foi preparado em cápsulas de gelatina e administrado oralmente, para fins clínicos e de pesquisa experimental. Na Índia, uma forma popular de ingestão é na forma de chá. A injeção intravenosa (IV) do extrato de THC é muito rara: ele é insolúvel em água e, por isso, pode causar dores ou inflamação no local da aplicação.[4]

▶ Efeitos do uso agudo

Absorção, metabolismo e excreção

O THC é rapidamente absorvido dos pulmões para a corrente sanguínea, na qual atinge um pico de concentração 10 min após ter sido inalado. Mas o declínio da concentração sanguínea é igualmente rápido: apenas de 5% a 10% dos níveis iniciais permanecem após 1 h. Isso se deve ao rápido metabolismo e à distribuição da substância para o cérebro e outros tecidos. A absorção será muito mais lenta se o THC tiver sido ingerido VO, e o estabelecimento dos efeitos pode demorar 1 h ou mais e permanecer por mais de 5 h.[35]

O metabolismo do THC começa imediatamente nos pulmões (se tiver sido inalado) ou no intestino (se ingerido VO), mas a maior parte da substância é absorvida pela circulação sanguínea e levada ao fígado, no qual é convertida em metabólitos.[35] Um destes metabólitos é 20% mais potente que o THC e penetra no cérebro mais rapidamente que ele. Ambos contribuem para a maioria dos efeitos psicoativos da *Cannabis*.[4]

O THC, altamente solúvel em gorduras, é prontamente armazenado nos tecidos gordurosos, dos quais é liberado lentamente para a corrente sanguínea.[35] A meia-vida do THC é mais curta em usuários experientes (19 a 27 h) do que em usuários inexperientes (50 a 57 h) e isso se deve à rapidez com que o TCH é metabolizado logo após sua liberação dos tecidos gordurosos. Por sua lenta eliminação, o THC e seus metabólitos podem ser detectados no sangue vários dias após a ingestão, e traços podem persistir por muitas semanas.[6] As principais formas de excreção são a urina, a bile, o leite materno e as fezes.[36]

Os níveis de THC no sangue não mostram forte correlação com a experiência subjetiva de intoxicação, cujo pico normalmente ocorre quando as concentrações no sangue já estão declinando. Isso sugere que outros metabólitos podem estar contribuindo ou que os níveis de THC no cérebro aumentam mesmo depois que os níveis sanguíneos começam a cair.

Mas acredita-se que a forma de maconha ingerida afetará os efeitos vivenciados pelo usuário, isto é, quanto maior a concentração de THC, maior a intensidade dos efeitos e o risco de efeitos adversos, principalmente para novos usuários.[7]

Efeitos farmacológicos

O THC afeta primeiramente o funcionamento do sistema cardiovascular e nervoso central. O aumento da pulsação é seu efeito fisiológico observado com mais frequência, apesar de a pressão sanguínea ser pobremente afetada. Os vasos sanguíneos da córnea se dilatam, resultando em olhos avermelhados (frequentemente observados em pessoas que acabaram de fumar maconha). Os usuários costumam referir aumento do apetite, boca seca, vertigens ocasionais e leves náuseas. Não se observa depressão respiratória.[37]

O THC e outros canabinoides agem por meio de receptores específicos nos sistemas nervoso central e periférico, embora nem todos os efeitos sejam mediados por esses receptores. A presença do THC no sistema nervoso central hiperestimula o funcionamento do sistema canabinoide, cujos receptores estão distribuídos pelo córtex, hipocampo, hipotálamo, cerebelo, amígdala, giro do cíngulo anterior e gânglios da base. Como resultado, desencadeiam-se alterações cognitivas (afrouxamento das associações, fragmentação do pensamento, confusão, alterações na memória de fixação), prejuízo da atenção, alterações de humor, exacerbação do apetite e dificuldades de coordenação motora em vários graus.[35]

Muitos estudos demonstram que a intoxicação pelo THC compromete a capacidade de dirigir automóveis e de realizar outras atividades que requeiram maior atenção e coordenação motora até cerca de 10 h após o uso. É possível, ainda, que alguns desses efeitos persistam até o dia seguinte. As habilidades de falar coerentemente, formar conceitos, concentrar e transferir material da memória imediata para a de longo prazo ficam comprometidas,[5] além de ocorrerem importantes alterações na percepção de tempo e espaço.

Efeitos psicoativos

A principal razão para um uso tão indiscriminado da maconha é a sensação de "barato" que os usuários experimentam: trata-se de um estado alterado de consciência, caracterizado por mudanças emocionais, como euforia moderada e relaxamento; alterações perceptuais, como distorção do tempo; e intensificação das experiências sensoriais simples, como comer, assistir a filmes, ouvir músicas e ter relações sexuais. Quando a maconha é utilizada em um contexto social, essas experiências são acompanhadas de risadas, fala excessiva e aumento da sociabilidade.[6]

Nem todos os efeitos da *Cannabis* são agradáveis. Ansiedade, disforia, pânico e paranoia são os efeitos indesejáveis mais comumente relatados por usuários não familiarizados com seus efeitos. Usuários experientes também podem referir esses efeitos, principalmente após ingestão oral.[4] Sintomas psicóticos, como delírios e alucinações, também podem ocorrer com o uso de altas doses.[5]

O Quadro 9.1 resume os efeitos do uso agudo da maconha.

Quadro 9.1 Principais efeitos do uso agudo da maconha.

Gerais	Relaxamento Euforia Pupilas dilatadas Conjuntivas avermelhadas Boca seca Aumento do apetite Rinite Faringite
Neurológicos	Comprometimento da capacidade mental Alteração da percepção Alteração da coordenação motora Maior risco de acidentes Voz pastosa (mole)
Cardiovasculares	Aumento dos batimentos cardíacos Aumento da pressão arterial
Psíquicos	Despersonalização Ansiedade/confusão Alucinações Perda da capacidade de *insights* Aumento do risco de sintomas psicóticos entre aqueles com história pessoal ou familiar anterior

Adaptado de Laranjeira, Jungerman e Dunn (1998).[2]

▶ Efeitos do uso crônico

Complicações físicas

Nas últimas décadas, vários estudos científicos e relatórios, feitos por diferentes países, tentaram mostrar a enorme repercussão física decorrente do uso da *Cannabis*. De outro lado, alguns autores argumentam a favor da absoluta segurança e da ausência de efeitos do uso crônico. Um resumo da literatura indica que a maconha não é uma droga que produz grandes efeitos físicos após semanas de uso, tampouco uma droga inócua ou mais segura que o tabaco. As evidências apontam para efeitos do uso crônico, apresentados a seguir.[5]

Efeitos nas células e no sistema imunológico

Há evidências de que a maconha seja potencialmente carcinogênica. Os canabinoides prejudicam a imunidade das células de roedores e as outras substâncias da maconha prejudicam os alvéolos. A relevância desses resultados para os humanos é incerta, uma vez que as doses de THC administradas em animais são muito altas e, talvez, o homem desenvolva tolerância aos efeitos da maconha no sistema imunológico.[38]

Efeitos no sistema cardiovascular

Não existem evidências de que haja lesão permanente provocada pela *Cannabis* no sistema cardiovascular de indivíduos normais. O uso aumenta o trabalho cardíaco, induzindo taquicardias de até 140 a 160 bpm, e isso pode prejudicar portadores de hipertensão, doenças cerebrovasculares ou coronarianas. Logo, esses pacientes devem ser aconselhados a não utilizar a droga.[5]

Efeitos no sistema respiratório

A *Cannabis* tem efeitos tanto positivos quanto negativos no sistema respiratório. O THC parece agir como um broncodilatador: aumenta o diâmetro dos brônquios e, por esta razão, alivia os sintomas da asma. Por outro lado, o uso crônico diminui o tamanho das passagens de ar nos pulmões, causando asma. É uma situação incomum: o usuário pode sofrer de asma causada pelo uso e aliviar os sintomas fumando mais.[38]

O uso crônico também está associado ao aumento dos sintomas de bronquite (como tosse, catarro, roncos e sibilos). A função pulmonar é significativamente prejudicada. Há também evidências de produção de alterações histopatológicas que predispõem os pulmões ao câncer.[38]

Efeitos no sistema reprodutor

A *Cannabis* aumenta a vasodilatação nos genitais e retarda a ejaculação. O uso crônico de altas doses leva à diminuição da libido e à impotência, possivelmente em decorrência da diminuição da testosterona.[1]

O sêmen é afetado de diversas maneiras. O número total de espermatozoides e sua concentração diminuem durante a ejaculação. Além disso, há aumento do número de espermatozoides com aparência anormal e diminuição de sua mobilidade. Estas características estão normalmente associadas à baixa fertilidade e alta probabilidade de produzir embriões anormais, caso a fertilização aconteça. Apesar desses efeitos, não há casos relatados de nascimento de crianças defeituosas.[1]

A testosterona também é importante em um estágio precoce do desenvolvimento. Por volta da oitava ou décima semana, o feto masculino começa a secretar testosterona, que será muito importante na diferenciação e desenvolvimento do cérebro e do sistema urogenital, incluindo órgãos sexuais. A supressão da testosterona causada pela *Cannabis* utilizada pela gestante poderia causar prejuízos ao feto nessa fase. A redução da testosterona na puberdade masculina também pode ser problemática.[38] Com a interrupção do uso, a qualidade dos espermas gradualmente retorna ao normal ao longo de meses.[1]

Vários estudos referem que mães que usam maconha durante a gravidez têm bebês cujos pesos corporais são menores ao nascer. Estudo conduzido com 7.000 mulheres grávidas mostrou que o uso não estava associado a prematuridade ou baixo peso fetal ao nascimento.[38] Algumas diferenças funcionais foram detectadas em crianças expostas aos canabinoides no útero: um estudo mostrou padrões de sono anormais em recém-nascidos que persistiram até pelo menos os 3 anos de idade. Entre as idades de 4 a 9 anos, estas crianças apresentam deficiências na sustentação da atenção, na memória e nas funções cognitivas mais elevadas. A significância clínica desses efeitos permanece obscura, uma vez que os estudos são poucos.[38]

Efeitos no sistema gastrintestinal

Há evidências de que a maconha causa pancreatite. Há quatro casos relatados na literatura e que podem estar relacionados com a dosagem, mas os mecanismos permanecem desconhecidos.[38]

Câncer

Sabe-se que o tabaco está associado ao câncer. É verdade que os usuários de maconha inalam menos fumaça que os tabagistas, mas a fumaça da maconha contém 50% a 70% mais agentes carcinogênicos que a do tabaco. Além disso, os usuários de maconha inalam mais profundamente e prendem a fumaça por mais tempo. Mas há pouca pesquisa nesta área, e os resultados são geralmente inconclusivos, pelo fato de muitos usuários de maconha também usarem tabaco. Há dados sugerindo que o uso da maconha acelera os efeitos carcinogênicos do tabaco. Por outro lado, há relatos de que o THC é um potente antioxidante (composto que neutraliza a ação dos radicais livres que danificam o ácido desoxirribonucleico [DNA, *deoxyribonucleic acid*], levando ao câncer). Muita pesquisa precisa ser feita nessa área.[38]

▶ Alteração das funções cognitivas

Evidências mostram que o uso prolongado da maconha pode acarretar alterações cognitivas sutis nas "funções cognitivas superiores" da memória, tais como: atenção, organização e integração de informações complexas, afetando o funcionamento do indivíduo no dia a dia.[39] Problemas no funcionamento neuropsicológico, particularmente em regiões pré-frontais do cérebro e nas funções executivas, podem influenciar negativamente a motivação para tratamento, adesão ao programa de recuperação e aumentar as chances de recaída, o que torna a avaliação neuropsicológica um recurso importante para a detecção de prejuízos associados ao uso dessa substância. Alguns estudos deixam dúvida se esses prejuízos se revertem após abstinência,[39,40] enquanto outros afirmam que eles se mantêm após um tempo de abstinência.[41,42]

Recentemente, um estudo prospectivo relatou efeito do uso de maconha na diminuição do quociente de inteligência (QI), sendo maiores os prejuízos em pessoas que iniciaram o consumo na adolescência, não retornando após a cessação do uso.[43] Mas esses dados têm sido contestados.[44]

Complicações psiquiátricas

Há um número substancial de casos que se referem a uma "psicose de *Cannabis*" e descrevem indivíduos que desenvolveram sintomas psicóticos após o uso. Os sintomas mais comuns são confusão, alucinações (principalmente visuais), delírios, labilidade emocional, amnésia, desorientação, despersonalização e sintomas paranoides.[36] Estas reações são raras e ocorrem após uso pesado eventual. Na maioria dos casos, esses sintomas desaparecem com a abstinência.

As razões para se crer que a *Cannabis* provoca psicose incluem uma combinação de fatores:

- Os sintomas se estabelecem logo após o uso de grande quantidade de *Cannabis*
- Os indivíduos afetados mostram sintomas "orgânicos", como confusão, desorientação e amnésia
- Muitos não têm histórico, pessoal ou familiar, de psicose anterior ao uso
- Os sintomas desaparecem rapidamente após um período de abstinência

- A recuperação normalmente é completa, ou seja, o indivíduo não apresenta qualquer sintoma psicótico residual, como aqueles vistos em esquizofrênicos
- Há nova ocorrência de desordem ao se recomeçar o uso.

No entanto, há quem critique essas razões.

O que se sabe é que, se existe uma "psicose de *Cannabis*", ela é incomum ou raramente recebe intervenção médica nas sociedades ocidentais. Outra possibilidade seria a de que a "psicose de *Cannabis*" só ocorreria em indivíduos com vulnerabilidade preexistente a desordens psicóticas.[16]

Existem bem menos evidências de que o uso de *Cannabis* provoque psicose que persista além do período de intoxicação. Isso se deve à relativa raridade desse fenômeno e à dificuldade de distinguir esse tipo de psicose da esquizofrenia e de quadros afetivos que ocorrem em usuários de *Cannabis*.[5]

Existe associação entre o uso da *Cannabis* e a esquizofrenia:

- O uso crônico de *Cannabis* pode precipitar a esquizofrenia em indivíduos vulneráveis
- Os portadores de esquizofrenia podem fazer uso de *Cannabis* como forma de medicar os sintomas desagradáveis associados ou os efeitos colaterais dos neurolépticos utilizados no tratamento, tais como depressão, ansiedade, letargia e anedonia
- O uso de *Cannabis* pode exacerbar os sintomas da esquizofrenia.

Mais recentemente, a hipótese mais aceita é de que haja indução a quadros psiquiátricos em casos de vulnerabilidade prévia: existe relação entre o uso de maconha e o aparecimento de doenças psiquiátricas, tais como esquizofrenia e psicoses em geral. No caso dos transtornos psiquiátricos, há uma associação de fatores individuais constitucionais e efeitos da droga. No caso da esquizofrenia, o uso de maconha aumenta o risco de incidência da doença em indivíduos com e sem outros fatores predisponentes e leva a pior prognóstico para aqueles com clara vulnerabilidade para transtorno psicótico. Esta associação é mais intensa em sujeitos com história de sintomas psicóticos que utilizaram maconha antes dos 15 anos de idade. Acredita-se que pessoas propensas a desenvolver esses quadros acabam por antecipar ou precipitar seu surgimento com o uso da maconha.[45]

Questiona-se se é a maconha que induz à psicose ou se é o transtorno que leva ao uso da substância.[46] Apesar de muitos pacientes com doença mental se automedicarem com maconha, é estabelecido que seu uso aparece antes.[47]

O uso de *Cannabis* também está associado a transtornos de humor. Em um estudo prospectivo, conduzido com mais de 6.000 indivíduos, por um período de três anos, concluiu-se que os indivíduos que fizeram qualquer uso de *Cannabis* tiveram um modesto aumento no risco de uma primeira depressão maior e um forte aumento do risco do primeiro transtorno bipolar. O risco para qualquer desordem de humor foi elevado para uso praticamente diário, mas não para usuários com padrões menos frequentes.[48]

O uso na vida de maconha prediz início precoce de transtorno de humor. O uso precoce da substância aumenta o risco de uso no futuro e este uso pode desencadear transtorno bipolar em indivíduos vulneráveis.[49]

Complicações sociais

A teoria dos comportamentos problemáticos de Jessor e Jessor mostra que vários dos chamados *comportamentos desviantes* (bebida, fumo, uso de drogas, rebeldia, delinquência, direção perigosa, agressão, baixos resultados acadêmicos, menor frequência a igrejas, menor orientação para o trabalho, iniciação sexual precoce e sexo desprotegido) ocorrem em um mesmo indivíduo. Outra pesquisa indica o desenvolvimento de uma sequência iniciando pelos comportamentos delinquentes, progredindo para a ingestão de álcool e o uso de cigarros, para o uso da maconha e, então, para problemas relacionados com a bebida e finalizando com o uso de drogas pesadas.[20] A melhor explicação para esses fenômenos não seria qualquer efeito farmacológico específico da maconha (ela, por si só, não gera necessidade de outras drogas). Deve haver uma combinação de fatores: por um lado, a escolha inicial do uso da maconha por um grupo de adolescentes já reflete maior curiosidade por drogas e, portanto, maior chance de prosseguir experimentando outras. Por outro lado, o processo de socialização e a subcultura dos usuários aumentaria a exposição destes a outras drogas e encorajaria seu uso. Mas vale a pena dizer: nem todo usuário de maconha progredirá para o uso de outras drogas.

Além de existirem evidências de que pessoas que usam maconha, em algum momento da vida, têm mais chance de usá-la/abusá-la no futuro, existe uma corrente de pesquisa que prova a relação entre o uso de maconha e o de outras drogas ilícitas. Fala-se até da maconha como "porta de entrada" para outras drogas,[50] o que gera muita polêmica.

O uso de maconha na adolescência está associado à piora no desempenho escolar. Embora isso possa não ter grande impacto na vida do adolescente, pode resultar em rendimento profissional e qualidade de vida inferiores, o chamado "efeito cascata".[5]

Há muita preocupação quanto aos efeitos da maconha no comportamento e na motivação. Uma síndrome amotivacional foi identificada em 1971 por alguns psiquiatras, mas ainda necessita ser confirmada por mais estudos.[51] Tal síndrome se caracteriza por falta de motivação e reduzida produtividade. Os usuários parecem apáticos, com dificuldade de concentração e desinteresse em cumprir metas.[7] É importante lembrar a longa vida do THC no corpo humano: usuários diários podem, de fato, estar cronicamente intoxicados e exibir prejuízos comportamentais e motivacionais, mesmo antes da primeira dose diária. Ou seja, essa síndrome parece estar mais associada a um constante estado de intoxicação do que a mudanças de personalidade ou do funcionamento cerebral, tendendo a melhorar com a interrupção do uso e aconselhamento.[51]

A intoxicação produzida pela *Cannabis* pode comprometer as habilidades ao volante. Uma pesquisa conduzida com 6.000 adolescentes revelou que aqueles que dirigiam seis ou mais vezes por mês, após terem usado maconha, tinham 2,4 vezes mais probabilidade de se envolver em acidentes de trânsito do que aqueles que não haviam fumado antes de dirigir. Estudos realizados com base em resultados de testes do sangue de motoristas envolvidos em acidentes também indicaram um papel importante da maconha na causa dos acidentes. Porém, a maioria dos usuários com resultado positivo para TCH também apresentou resultado positivo para uso de álcool, ou seja, os estudos foram inconclusivos.[51]

O Quadro 9.2 sumariza os efeitos do uso crônico da maconha.

▶ Síndrome de abstinência

Estudos demonstram que sujeitos que haviam cessado abruptamente o uso de grandes doses diárias de *Cannabis* relataram certo "desassossego interno", horas após a última dose de THC. Irritabilidade, calores repentinos, insônia, suores, inquietude, coriza, soluços, diminuição do apetite,[52] náuseas, dores musculares, ansiedade, sensação de frio, diarreia, sensibilidade aumentada à luz, vontade intensa de usar a droga, depressão, perda de peso e tremores discretos.[2] Em alguns casos, notou-se comportamento não cooperativo e resistente.[11]

Já há alguns anos, Budney et al.[53] enfatizam a significância clínica da síndrome de abstinência da maconha e sua validade, sendo seus principais sintomas: irritabilidade, nervosismo, inquietação, estado depressivo, raiva aumentada, dificuldade de dormir, sonhos esquisitos, diminuição do apetite, dores de cabeça e fissura. A gravidade da síndrome foi maior naqueles que tinham também outros transtornos psiquiátricos e grande frequência de consumo.

Geralmente, esses sintomas desaparecem em dias, apesar de alguns estudos mostrarem que podem durar mais.

Quadro 9.2 Principais efeitos do uso crônico da maconha.

Gerais	Fadiga crônica e letargia Náuseas crônica Dor de cabeça Irritabilidade
Neurológicos	Diminuição da coordenação motora Alterações de memória e da concentração Alteração da capacidade visual Alteração do pensamento abstrato
Psíquicos	Depressão e ansiedade Mudanças rápidas de humor/irritabilidade Ataques de pânico Tentativas de suicídio Mudanças de personalidade
Respiratórios	Tosse seca Dor de garganta crônica Congestão nasal Piora da asma Infecções frequentes dos pulmões Bronquite crônica
Reprodutivos	Infertilidade Problemas menstruais Impotência Diminuição da libido e da satisfação sexual
Sociais	Isolamento social Afastamento do lazer e de outras atividades sociais

Adaptado de Laranjeira, Jungerman e Dunn (1998).[2]

Dependência

A dependência da maconha vem sendo diagnosticada há algum tempo, nos mesmos padrões das outras substâncias.[54] Muitos estudos comprovam que esses critérios de dependência aplicam-se tão bem à dependência da maconha quanto à de outras substâncias psicoativas.[55]

▶ Princípios gerais de tratamento farmacológico

A toxicidade aguda da maconha é extremamente baixa.[56] Considerando as experiências feitas com animais, supõe-se que seria necessária uma quantidade de 8,45 kg de THC para matar um adulto de 65 kg.[6] Não existe caso de morte por intoxicação confirmado na literatura médica mundial, e complicações agudas não são relatadas com frequência. Os sintomas desagradáveis que podem acompanhar o uso são: ansiedade, pânico, medo intenso, disforia e reações depressivas. Quadros psicóticos agudos têm sido descritos tanto em usuários crônicos como em principiantes, e os sinais e sintomas frequentes são inquietação motora, insônia, "fuga" de ideias e leves alterações do pensamento.[36]

Normalmente, a intoxicação aguda pela *Cannabis* não leva à atenção profissional. O reasseguramento psicológico e a orientação para a realidade, feita por amigos e familiares, costumam ser suficientes.[5] Os benzodiazepínicos podem ser úteis nos quadros ansiosos agudos, assim como nos psicóticos, se associados a algum neuroléptico.[56]

A pesquisa clínica sobre a farmacoterapia no tratamento da dependência de maconha ainda é muito pequena e recente. Parece haver algum potencial com antidepressivos e ansiolíticos, porém mais estudos ainda são necessários para recomendar seu uso.[56]

Outra promessa é o rimonabanto, antagonista canabinoide que bloqueia os efeitos subjetivos da maconha e pode prevenir recaídas.[57]

▶ Referências bibliográficas

1. HANSON, G.; VENTURELLI, P. J. *Drugs and society*. 4th ed. Boston: Jones and Bartlett Publishers, 1995. 516 p.
2. LARANJEIRA, R.; JUNGERMAN, F.; DUNN, J. *Drogas:* maconha, cocaína e crack. 2ª ed. São Paulo: Contexto, 1998. 67 p.
3. KALANT, H. Medical use of cannabis: history and current *status*. *Pain Res. Manag.*, n. 6, v. 2, p. 80-91, 2001.
4. SOLOWIJ, N. *Cannabis and cognitive functioning*. New York: Cambridge University Press, 1998. 290 p.
5. LARANJEIRA, R.; NICASTRI, S. Abuso e dependência de álcool e drogas. In: ALMEIDA, O.; DRACTU, L.; LARANJEIRA, R. *Manual de psiquiatria*. 1ª ed. Rio de Janeiro: Guanabara-Koogan, 1996. Cap. 7, p. 83-112.
6. HALL, W.; SOLOWIJ, N.; LEMON, J. *The health and psychological consequences of Cannabis use*. Monograph series nº 25. National Drug and Alcohol Research Center. Prepared for the National Task Force on Cannabis. Australian Government Publishing Service, 1994. 210 p.
7. UNITED NATIONS OFFICE ON DRUGS AND CRIME. *World Drug Report 2006*. Disponível em http://www.unodc.org/pdf/WDR_2006/wdr2006_volume1.pdf.
8. UNITED NATIONS OFFICE ON DRUGS AND CRIME. *World Drug Report 2012*. Disponível em http://www.unodc.org/unodc/en/data-and-analysis/WDR-2012.html.
9. PERKONIGG, A. et al. Where have they been? Service use of regular substance users with and without abuse and dependence. *Soc. Psychiatry Psychiatr. Epidemiol.*, n. 41, p. 470-479, 2006.
10. WITTCHEN, H. U. et al. A typology of Cannabis-related problems among individuals with repeated illegal drug use in the first three decades of life: evidence for heterogeneity and different treatment needs. *Drug Alcohol Depend.*, n. 102, p. 151-157, 2009.
11. UNITED NATIONS OFFICE ON DRUGS AND CRIME. *World Drug Report 2008*. Disponível em http://www.unodc.org/documents/wdr/WDR_2008/WDR_2008_eng_web.pdf.
12. CARLINI, E. A. et al. *I Levantamento domiciliar sobre o uso de drogas psicotrópicas no Brasil*. São Paulo: Centro Brasileiro de Informações sobre Drogas Psicotrópicas (CEBRID), UNIFESP, 2001. 380 p.
13. CARLINI, E. A. et al. *II Levantamento domiciliar sobre o uso de drogas psicotrópicas no Brasil*. São Paulo: Centro Brasileiro de Informações sobre Drogas Psicotrópicas (CEBRID), UNIFESP, 2005.
14. GALDURÓZ, J.; DIAS, J. C. Epidemiology of marijuana in Brazil, part of the Consensus on Cannabis published. *Psychiatric Brazilian Association*, 2005.
15. SUBSTANCE ABUSE AND MENTAL HEALTH SERVICES ADMINISTRATION (SAMHSA). *Office of Applied Studies:* 1999-2000. National Household Survey on Drug Abuse. U.S. Department of Health and Human Services, 2001. Disponível em http://www.samhsa.gov.
16. OSPINA, E. R. 1997. Estudio nacional sobre consumo de sustancias psicoactivas Colombia, 1996. Fundación Santa Fe de Bogotá: Consejo Nacional para el Control de Estupefacientes (CONACE), Ministerio del Interior, 2005. Quinto informe anual sobre la situación de drogas em Chile. Disponível em http://conacedrogas.cl/inicio.
17. EUROPEAN MONITORING CENTRE FOR DRUGS AND DRUG ADDICTION (EMCDDA). The EU drugs action plan – 2005-2008. Disponível em http://www.emcdda.eu.int/index.
18. JUNGERMAN, F. S. et al. Prevalence of Cannabis use in Brazil: data from the I Brazilian National Alcohol Survey (BNAS). *Addict. Behav.* n. 35, v. 3, p. 190-193, Mar., 2010. (Epub 26, Sep. 2009.)
19. INSTITUTO NACIONAL DE CIÊNCIA E TECNOLOGIA PARA POLÍTICAS PÚBLICAS DO ÁLCOOL E OUTRAS DROGAS (INPAD). *II LENAD:* Levantamento nacional sobre o uso de álcool e drogas. Uso de maconha no Brasil. Disponível em http://uniad.org.br/images/stories/lENAD_Maconha.pdf.

20. HALL, W.; PACULA, R. L. *Cannabis use and dependence*: public health and public policy. Cambridge, UK: Cambridge University Press, 2003.
21. TER BOGT, T.; SCHMID, H.; GABHAINN, S. N. *et al*. Economic and cultural correlates of Cannabis use among mid-adolescents in 31 countries. *Addiction*. n. 101, p. 241-251, 2006.
22. BENJET, C.; BORGES, G.; MEDINA-MORA, M. E., FLEIZ, C.; BLANCO J.; ZAMBRANO, J. *et al*. Prevalence and socio-demographic correlates of drug use among adolescents: results from Mexican Adolescent Mental Health Survey. *Addiction*, n. 102, p. 1261-1268, 2008.
23. ANTHONY, J. C.;WARNER, L. A.; KESSLER, R. C. Comparative epidemiology of dependence on tobacco, alcohol, controlled substances and inhabitants: basic findings from the National Comorbidity Study. *Clin. Exp. Psychopharmacol.*, n. 2, 244-268, 1994.
24. AGRAWAL, A.; LYNSKEY, M. T. The genetic epidemiology of cannabis use, abuse and dependence. *Addiction*, n. 101, p. 801-812, 2006.
25. COMPTON, W. M.; GRANT, B.F.; COLLIVER, J. D.; STINSON, F.S. Prevalence of Marijuana use disorders in the United States 1991-2 and 2001-2. *Journal of American Medical Association*, n. 291, v. 17, May 5, 2004.
26. STINSON, F. S.; RUAN, W. J.; PICKERING, R.; GRANT, B. F. Cannabis use disorders in the EUA: prevalence, correlates and comorbidity. *Psychological Medicine*, n. 36, p. 1447-1460, 2006.
27. SWIFT, W.; HALL, W.; TEESSON, M. Cannabis use disorders among Australian adults: results from the National Survey of Mental Health and Well-Being. *Addiction*, n. 96, p. 737-748, 2001.
28. ANTHONY, J. The epidemiology of cannabis dependence. In: ROFFMAN, R. A.; STEPHENS, R.S. (eds.) *Cannabis dependence*: its nature, consequences and treatment Cambridge: Cambridge University Press, 2006. p. 58-105.
29. HALL, W.; DEGENHARDT, L. Prevalence and correlates of cannabis use in developed and developing countries. *Current Opinion in Psychiatry*, n. 20, p. 393-397, 2007.
30. DE MICHELI, D.; FORMIGONI, M. L. Drug use by Brazilian students: associations with family, psychosocial, health, demographic and behavioral characteristics. *Addiction*, n. 99, v. 5, p. 570-578, 2004.
31. MURRAY, R. M.; MORRISON, P. D.; HENQUET, C.; DI FORTI, M. Cannabis, the mind and society: the hash realities *Nat. Rev. Neurosci.*, n. 8, v. 11, p. 885-895, Nov., 2007.
32. DEGENHART, L.; DEGENHARDT, L.; CHIU, W.-T.; SAMPSON, N.; KESSLER, R. C.; ANTHONY, J. C.; ANGERMEYER, M. Toward a global view of alcohol, tobacco, cannabis, and cocaine use: findings from the WHO World Mental Health surveys. *PLoS Medicine*, n. 5, v. 7, p. e141, 2008.
33. VON SYDOW, K.; LIEB, R.; PFISTER, H.; HÖFLER, M., SONNTAG, H.; ITTCHEN, H.U. The natural course of Cannabis use, abuse and dependence over four years: a longitudinal community study of adolescents and young adults. *Drug Alcohol Depend.*, n. 64, p. 347-361, 2001.
34. GALDUROZ, J. C. E.; NOTO, A. R.; FONSECA, A. M.; CARLINI, E. A. *V Levantamento nacional sobre o consumo de drogas psicotrópicas entre estudantes do ensino fundamental e médio da rede pública de ensino nas 27 capitais brasileiras* – 2004. São Paulo: CEBRID/UNIFESP, 2005. 398 p.
35. RAY, O.; KSIR, C. *Drugs, society, and human behavior*. 8th ed. New York: McGraw-Hill, 1999. 494 p.
36. HALL, W. Cannabis use and psychosis. *Drug Alc. Rev.*, n. 17, p. 433-444, 1998.
37. ROFFMAN, R. A.; STEPHENS, R. S. *Cannabis dependence*: its nature, consequences and treatment. Cambridge: Cambridge University Press, 2006.
38. HALL, W.; SOLOWIJ, N. Adverse effects of Cannabis. *The Lancet*, n. 352, Nov., 1998.
39. SOLOWIJ, N. Do cognitive impairments recover following cessation of cannabis use? *Life Sci.*, n. 56, p. 2119-2126, 1995.
40. BOLLA, K. I.; BROWN, K.; ELDRETH, D.; TATE K.; Cadet J. L. Dose-related neurocognitive effects of marijuana use. *Neurology*, n. 59, p. 1337-1343, 2002.
41. Jr. HARRISON, G. P.; GRUBER, A. J.; HUDSON, J. I.; HUESTIS, M. A.; YURGELUN-TODD, D. Cognitive measures in long-term cannabis users. *J. Clin. Pharmacol.*, n. 42, p. s41, 2002.
42. JR. POPE, H. G. Cannabis, cognition, and residual confounding. *JAMA*, n. 287, p. 1172-1174, 2002.
43. MEIER, M. H. *et al*. Persistent cannabis users show neuropsychological decline from childhood to midlife. *Proc. Natl. Acad. Sci. USA.*, n. 109, v. 40, p. E2657-64, Oct. 2, 2012.
44. ROGEBERG, O. Correlations between cannabis use and IQ change in the Dunedin cohort are consistent with confounding from socioeconomic status. *Proc. Natl. Acad. Sci. USA,* Jan. 14, 2013. [Epub ahead of print]
45. TASHKIN, D. P. Is frequent marijuana smoking harmful to health? *Western Journal of Medicine*, n. 158, p. 635-637, 1993.
46. CASTLE, D.; MURRAY, R. *Cannabis and madness*. Cambridge: Cambridge University Press, 2004.
47. VAN OS, J.; BAK, M.; HANSSEN, M.; BIJL, R. V.; DE GRAAF, R.; VERDOUX, H. Cannabis use and psychosis: a longitudinal population-based study. *American Journal of Epidemiology*, n. 156, v. 4, p. 319-327, 2002.
48. VAN LAAR, M.; VAN DORSSELAER, S.; MONSHOUWER, K.; DE GRAAF, R. Does cannabis use predict the first incidence of mood and anxiety disorders in the adult population? *Addiction*, n. 102, v. 8, p. 1251-1260, Aug., 2007.
49. LAGERBERG, T. V. *et al*. Excessive cannabis use is associated with earlier age at onset in bipolar disorder. *Eur. Arch. Psychiatry Clin. Neurosci.*, n. 261, v. 6, p. 397-405, Sep., 2011.
50. KANDEL, D. B. Does marijuana use cause the use of other drugs? Editorial. *JAMA*, n. 289, v. 4, Jan. 22/29, 2003.
51. JOHNS, A. Psychiatric effects of Cannabis. *The British Journal of Psychiatry*, n. 178, p. 116-122, 2001.
52. STEPHENS, R. S. Cannabis and hallucinogens. In: MCCRADU, B., EPSTEIN, E. *Addictions* – a comprehensive guidebook. Specific drugs of abuse: pharmacological and clinical aspects. New York: Oxford University Press, 1999. Cap. 7, p. 121-140.
53. BUDNEY, A. J.; HUGHES, J.R.; MOORE, B.A.; VANDREY, R. G. A review of the validity and significance of the Cannabis withdrawal syndrome. *American Journal of Psychiatry*, n. 61, p. 1967-1977, 2004.
54. EDWARDS, G.; GROSS; M. M. Alcohol dependence: provisional description of a clinical syndrome. *British Medical Journal*, n. 1, p. 1058-1061, 1976.
55. STEPHENS, R. S., ROFFMAN, R. A.; SIMPSON, E. E. Adult marijuana users seeking treatment. *Journal of Consulting and Clinical Psychology*, n. 61, p. 1100-1104, 1993.
56. REIS, A. D.; LARANJEIRA, R. Tratamento farmacológico para maconha. *Associação Brasileira de Psiquiatria*. Boletim Científico, 2005.
57. LE FOLL B., GOLDBERG, SR. Cannabinoid CB1 receptor antagonists as promising new medication for drug dependence. *J. Pharmacol. Exp. Ther.*, n. 312, v. 3, p. 875-883, Mar 2005. [Epub 2004 Nov 3.]

10 Anfetaminas

Selma Bordin, Daniel Cruz Cordeiro, Neliana Buzi Figlie e Ronaldo Laranjeira

▶ Introdução

Dede outubro de 2011, a Agência Nacional de Vigilância Sanitária (ANVISA) proibiu o mercado dos remédios emagrecedores. Até então, estudos mostravam que o Brasil correspondia a 50% da produção e consumo de anfetaminas de todo o planeta. A resolução da ANVISA surgiu após estudos mostrarem que esses remédios apresentavam baixa eficácia no tratamento da obesidade e alto potencial para causar dependência. As mulheres de maior escolaridade e poder aquisitivo eram as principais consumidoras desta substância.[1]

As anfetaminas são potentes estimulantes do sistema nervoso central, capazes de criar dependência em razão de seus efeitos euforizantes e de sua habilidade de reduzir a fadiga e aumentar o estado de alerta.[2] São substâncias sintéticas; deste grupo fazem parte, além da própria anfetamina, vários outros derivados, como femproporex, metilfenidato, pemolina, mazindol, dietilpropiona e metanfetaminas.[3] Apesar de seus efeitos capazes de causar dependência química, as anfetaminas podiam ser prescritas para fins clínicos. Atualmente, com sua venda proibida, o abuso dessas substâncias é cometido por pessoas que as conseguem de forma ilegal.[2]

A anfetamina foi sintetizada em 1887 por um farmacêutico alemão chamado Edeleano. Mas foi apenas em 1910 que seus compostos foram testados em animais de laboratório. Outros 17 anos transcorreram até que Gordon Alles, um pesquisador, descrevesse seus efeitos após ter, ele próprio, ingerido a substância.[2]

Em 1937, a American Medical Association (AMA) sancionou o uso dessa droga para o tratamento da narcolepsia (desordem do sono) e da depressão. Além disso, começou a ser prescrita para controle de peso e amplamente comercializada como inalador para tratamento da asma, sem prescrição médica.[3] Entre 1935 e 1946, as anfetaminas foram utilizadas para tratamento de diversos problemas: esquizofrenia; dependência de opioides, cafeína e tabaco; doenças cardíacas; náuseas; enjoos; hipotensão e soluços.[4]

Mas o uso não se limitou a questões clínicas. Em consequência da falta de controle, boa parte da produção legalmente manufaturada foi absorvida pelo mercado negro. A fabricação dessas substâncias é bastante simples; assim, uma importante quantidade foi produzida em laboratórios clandestinos.[3]

As anfetaminas foram muito utilizadas durante a Segunda Guerra Mundial, legal ou ilegalmente. Houve muitos relatos de que soldados alemães as utilizavam para aumentar a eficiência. O mesmo uso foi observado no Japão, para manter a produtividade na linha de frente e manter os homens despertos. Neste mesmo país, para reduzir o grande estoque remanescente após a guerra, as metanfetaminas foram vendidas sem prescrição; consequentemente, houve grande abuso pelos japoneses. Em 1944, na Suécia, em virtude do grande consumo, as prescrições foram rigorosamente controladas. Como resultado, houve significante declínio nas vendas e no consumo. Mas criou-se um mercado negro para atender aos usuários pesados. O abuso em larga escala começou no final dos anos 1940, principalmente por estudantes e motoristas de caminhões.[5]

As metanfetaminas são formas de anfetaminas mais potentes. O *ice* é uma metanfetamina altamente pura. As *designer drugs* são derivados sintéticos facilmente criados em laboratórios clandestinos por meio de uma alteração desprezível na estrutura molecular das anfetaminas. Existe pelo menos meia dúzia delas, e a mais popular é a metilenodioximetanfetamina (MDMA), conhecida nas ruas como *ecstasy*.[4]

Atualmente, com o objetivo de controlar a prescrição indiscriminada, muitos países impuseram limites.[6] Em 1970, o uso das anfetaminas nos EUA foi restrito ao tratamento de três condições: narcolepsia, transtorno de déficit de atenção e hiperatividade (TDAH) e programas breves de redução de peso.[2] A produção e a comercialização são cuidadosamente monitoradas.[6]

▶ Dados de epidemiologia

O II Levantamento domiciliar sobre o uso de drogas psicotrópicas no Brasil, realizado em 2005, demonstrou que 3,8% das pessoas entrevistadas haviam utilizado anfetaminas em forma de medicamentos alguma vez na vida, o que corresponde ao número de 1.605.000 pessoas. Tal prevalência é mais que o dobro quando comparada com o I Levantamento domiciliar, realizado em 2001, que foi de 1,5%. A quantidade de mulheres que consumiam anfetaminas foi 4 vezes maior que a de homens.[7]

Algumas populações específicas utilizam anfetaminas em prevalências maiores que as da população em geral. Em 2007, um levantamento do consumo de álcool e anfetaminas por caminhoneiros revelou que 71% dessa população preferia dirigir à noite e de madrugada, 37% tinham de 4 a 6 h de descanso e 66% utilizavam anfetaminas. A maioria (76%) justificou esse consumo referindo a pressa para chegar ao destino. Em mais da metade dos casos, as anfetaminas eram obtidas nos postos de gasolina nas estradas, que as vendiam clandestinamente.[8]

Um estudo foi realizado com uma população de 198 médicos que procuraram atendimento em ambulatório específico para tratamento de dependência química. Destes, a maioria era do sexo masculino (87,8%), com idade média de 39,4 anos e, dentre eles, 11,1% apresentavam uso abusivo ou dependência de anfetaminas.[9]

Entre os estudantes de 1º e 2º graus de 10 capitais brasileiras, as anfetaminas aparecem entre as quatro drogas mais utilizadas segundo os levantamentos feitos pelo Centro Brasileiro de Informações sobre Drogas Psicotrópicas (CEBRID) nos anos de 1987, 1989, 1993 e 1997 (foram excluídos da análise o álcool e o tabaco).[7]

O IV Levantamento, conduzido em 1997, indicou que os medicamentos com substâncias do tipo anfetamina mais citados foram o Inibex® e o Moderex®. Assim como acontece com os ansiolíticos, os medicamentos anfetamínicos são nitidamente mais consumidos pelo sexo feminino, e esta tendência tem se mantido ao longo dos anos. Uma explicação para esse fato seria a exigência que se faz com relação ao corpo feminino, que tem como padrão a magreza extrema, imposto pela mídia por meio da imagem das atrizes e modelos publicitárias. Tem crescido o número de casos de anorexia nervosa, que normalmente se iniciam após um regime malconduzido na adolescência.[7]

Este mesmo levantamento também indicou que a tendência do *uso na vida* cresceu em Belém, Curitiba, Fortaleza e Recife. A tendência ao *uso frequente* (uso de 6 vezes ou mais no mês) aumentou em Belém, Fortaleza, Porto Alegre e Recife. O *uso pesado* (20 vezes ou mais no mês) também demonstrou tendência de crescimento em Fortaleza, Porto Alegre e Recife.

▶ Vias de administração

As anfetaminas se apresentam em uma variedade de preparações comerciais, lícitas e ilícitas. Elas podem ser administradas de várias formas. A intensidade e a duração dos efeitos variam conforme a via utilizada.[2,7]

- *Via oral*: anfetaminas medicamentosas (comprimidos), *speed* e *ecstasy* (tabletes e cápsulas)
- *Via intravenosa (IV)*: *crack*, *ice* e cristal (cristais de metanfetamina)
- *Via nasal*: *ice* e cristal
- *Via pulmonar ("fumada")*: *ice* e cristal.[10]

▶ Efeitos do uso agudo

Absorção, metabolismo e excreção

A droga é mais potente quando administrada por meio de injeção ou inalação. Quando ingeridas oralmente, as anfetaminas tendem a ser ionizadas no sistema digestivo, o que torna sua absorção mais lenta. Neste caso, a perda da potência do efeito pode ser compensada com o aumento da dose e tem a vantagem de poder manter os níveis sanguíneos razoavelmente constantes, sem muita variação ao longo do tempo.[6]

Quando o uso tem como finalidade o *rush*, a administração é normalmente feita por meio de injeção, o que provoca o repentino e necessário aumento da droga no sangue para tal.[3] Com o uso de altas doses, desenvolve-se rápida tolerância, o que se explica pelo fato de as anfetaminas deslocarem muitos neurotransmissores de seus locais de armazenamento. Uma segunda dose, administrada pouco tempo depois, encontrará os "reservatórios vazios", e poucos efeitos serão alcançados.[11]

A rapidez da absorção da droga ingerida oralmente depende de fatores como presença de alimento no estômago e nível de atividade física. Os picos de concentração sanguínea acontecem de 30 min a 4 h após a ingestão. No sangue, circula por todo o corpo e se concentra no baço, nos rins e no cérebro.[6]

Cerca de 80% da anfetamina ingerida é excretada de maneira inalterada.[12] A outra parte pode ser metabolizada de várias formas por muitas enzimas. Muitos de seus metabólitos também são ativos e têm meia-vida longa.[6]

A excreção depende muito do pH da urina. Quando mais básica ela for, mais anfetamina será reabsorvida. A meia-vida das anfetaminas pode ser curta (de 7 a 14 h), caso a urina seja ácida, ou longa (de 16 a 34 h), caso a urina seja básica. As anfetaminas também são excretadas pela saliva e pelo suor.[6]

Efeitos farmacológicos

As anfetaminas são substâncias sintéticas, similares a neurotransmissores naturais, como a norepinefrina e a dopamina, e ao hormônio do estresse, a epinefrina (epinefrina). Agem aumentando a atividade das catecolaminas (norepinefrina e dopamina) e da serotonina (outro neurotransmissor), tanto no cérebro quanto nos nervos associados ao sistema nervoso simpático. Como resultado, tem-se a estimulação ou ativação do sistema de resposta "fuga ou luta", de forma semelhante àquela que acontece em situações de crise ou emergência.[2]

Os efeitos das anfetaminas dependerão de uma série de fatores: a dose utilizada, a via de administração, experiências prévias com a droga, o meio ambiente onde a substância foi usada e a resposta individual do usuário, que é em parte determinada geneticamente.[13]

De maneira geral, podemos pensar nos efeitos de doses pequenas ou moderadas (5 a 50 mg), em geral administradas oralmente, e nos efeitos de altas doses (mais de 100 mg), normalmente administradas por via intravenosa.[5]

Essas doses não são as mesmas para todos os tipos de anfetaminas. Por exemplo, a dextroanfetamina é 3 a 4 vezes mais potente que a anfetamina: uma dose baixa ou moderada equivale a 2,5 a 20 mg (50 mg já é considerada uma dose alta). Como as metanfetaminas são ainda mais potentes, as doses podem ser bem menores.[5]

Em baixas doses, todos os tipos de anfetaminas induzem um significativo aumento da pressão sanguínea e da frequência cardíaca, vasodilatação, broncodilatação e uma variedade de outras respostas pertinentes à preparação química do corpo para a fuga ou a luta.[3,5] Esses efeitos do sistema nervoso simpático não são prazerosos para muitas pessoas, que, por essa razão, preferem as metanfetaminas, cuja ação é intensa sobre o sistema nervoso central e pequena sobre o periférico.[6]

Em doses moderadas (20 a 50 mg) ocorrem efeitos adicionais, incluindo estimulação da respiração, tremores finos, inquietude, aumento da atividade motora, insônia, agitação, prevenção da fadiga, supressão do apetite e intensificação do estado de vigília.[5]

Estudos conduzidos com animais demonstram que alguns dos efeitos das anfetaminas são maiores quando os testes são realizados em grupos. Em humanos, um estudo mostrou que a anfetamina tende a causar, em pessoas testadas em grupos, maior elevação da pressão sanguínea e da temperatura corporal do que naquelas pessoas testadas isoladamente.[6]

A dose letal varia muito. Reações graves podem ocorrer com a administração de pequenas doses. Por outro lado, sabe-se de pessoas não tolerantes que sobreviveram a doses de 400 a 500 mg.[5] Os sintomas de superdosagem incluem vertigem, confusão, tremores, alucinações, estados de pânico, irregularidade dos batimentos cardíacos, colapso do sistema circulatório, convulsões e coma.

Efeitos psicoativos mantenedores da dependência

Quando administradas por via intravenosa, a cocaína e as anfetaminas provocam efeitos idênticos. No sistema nervoso central, as anfetaminas são poderosos estimulantes psicomotores, produ-

Quadro 10.1 Resumo dos efeitos das anfetaminas no corpo e na mente.

Doses	Corpo	Mente
Baixas doses	• Aumento dos batimentos cardíacos • Aumento da pressão arterial • Diminuição do apetite • Aumento do ritmo respiratório • Dificuldade para dormir • Suores • Boca seca • Tremores dos músculos • Convulsões • Febre • Dores torácicas • Batimentos cardíacos irregulares	• Diminuição da fadiga • Aumento da confiança • Aumento do estado de alerta • Inquietude, fala excessiva • Aumento da irritabilidade • Medo e apreensão • Desconfiança • Comportamento estereotipado • Alucinações • Psicose
Altas doses	• Morte decorrente de superdosagem	

Adaptado de Hanson e Venturelli.[2]

zindo efeitos que os usuários relatam como aumento do estado de alerta, euforia, excitação, redução da sensação de fadiga e aumento da energia, perda do apetite, elevação do humor, aumento da atividade motora e da fala, sensação de poder, clareza e organização da mente.[5,6] Apesar de haver aumento da *performance* em tarefas, a destreza e a habilidade motora fina podem ser prejudicadas.[5] Estes efeitos são seguidos, horas depois, de um sentimento de depressão.[6]

Alguns usuários descrevem a sensação provocada pela anfetamina administrada IV como "um orgasmo de todo o corpo". Muitas pessoas reportam que o uso de anfetaminas prolonga a atividade sexual por horas; uma minoria as utiliza com esta finalidade. Outros referem que, quando utilizam a droga, não conseguem alcançar o orgasmo de forma alguma.[2]

O Quadro 10.1 mostra um resumo dos efeitos provocados pelas anfetaminas no corpo e na mente.

▶ Efeitos do uso crônico

Em animais, a administração crônica de anfetaminas está associada à depleção persistente de dopamina e de tirosina (necessária para a síntese de dopamina). Isso sugere que as anfetaminas podem ser potencialmente tóxicas para os neurônios dopaminérgicos, que, por sua vez, podem perder sua sensibilidade aos reforçadores naturais. Quando isso acontece, a única maneira de se conseguir uma experiência positiva é com a administração de mais anfetamina.[5] Essa condição pode permanecer por meses após a cessação do uso.

Ainda não se sabe como esse dano ocorre ou qual é o seu efeito sobre o comportamento.[2]

Alguns pacientes que receberam anfetaminas por motivos médicos relataram dores de cabeça, boca seca, distúrbios do estômago e perda de peso decorrente da depressão do apetite.[6] Como a necessidade fisiológica do sono não pode ser adiada indefinidamente, um sono profundo se segue à descontinuação da droga. A recuperação completa do padrão normal do sono pode levar semanas. O uso prolongado de baixas doses ou a administração de uma única dose alta são, caracteristicamente, seguidos de intensa depressão mental e fadiga.[5]

Os usuários crônicos de altas doses sofrem efeitos diferentes. Estudos sistemáticos demonstram que o uso de anfetaminas causa insônia.[6] Comportamentos estereotipados incluem atos ininterruptos, despropositados e repetitivos; explosões súbitas de agressividade e violência; delírios paranoides; e anorexia grave. Um estado psicótico pode se desenvolver e ser indistinguível de um ataque agudo de esquizofrenia.[5] As anfetaminas parecem produzir mais quadros psicóticos que a cocaína. Tal evento parece estar relacionado com o fato dos usuários de anfetaminas utilizarem-na mais continuamente que os usuários de cocaína. É estimado que 50% das pessoas que diariamente abusem de doses entre 30 e 100 mg, por 3 meses, desenvolverão sintomas psicóticos.[14]

Experimentos feitos com macacos, a quem se administrava metanfetamina injetável, resultaram em prejuízos às artérias e veias, causando-lhes ruptura e provocando graves danos cerebrais. A administração oral de metanfetaminas a macacos e ratos resultou em mudanças cerebrovasculares e graves danos aos rins, semelhantes àqueles provocados pelo uso intravenoso. Não se pode dizer ao certo o que é diretamente responsável por muitos desses efeitos: a própria droga, a má nutrição ocasionada pela droga ou outro fator associado ao estilo de vida do usuário.[2]

Outras deteriorações incluem funcionamento mental diminuído e grande variedade de condições resultantes da má nutrição, da falta de cuidados consigo mesmo, da perda do sono e do uso inadequado de injeções IV. A maioria dos usuários crônicos de altas doses também mostra progressiva deterioração social, pessoal e ocupacional.[5]

▶ Síndrome de abstinência

Sabe-se que as anfetaminas induzem tolerância, mas não está claro se há uma verdadeira síndrome de abstinência e, por anos, questionou-se o potencial de dependência dessas drogas.[3]

Mas há evidências de que o uso repetido de altas doses produza um consistente grupo de sintomas: o humor e a energia caem dramaticamente e o usuário pode dormir por 24 h ou mais. Ao acordar, estará em um humor deprimido que poderá durar dias; durante esse tempo, a pessoa se sentirá impotente e desprezível.[11] Esse estado pode ser muito grave e vir acompanhado de pensamentos e tentativas de suicídio.[6]

Sintomas mais pronunciados de abstinência foram observados em fumantes de metanfetaminas (*ice* e cristal), tais como dores abdominais, gastrenterites, letargia, dispneia, aumento do apetite, depressão profunda e, ocasionalmente, suicídio.[10]

Obviamente, a maneira mais rápida de acabar com esse estado é ingerir a droga de novo. Para muitos, esse quadro configura uma definição de síndrome de abstinência.[11]

▶ Princípios gerais de tratamento

Na Inglaterra, dentre as drogas ilícitas, o uso de anfetaminas é apenas inferior ao de maconha. O consumo de anfetaminas injetáveis também é algo comum. Programas estão tentando encontrar soluções para esse problema e fazem combinações entre programa de redução de danos associados à entrevista motivacional, reconhecimento de possíveis "gatilhos" associados às recaídas, modos de evitá-los ou mesmo maneiras de interromper possíveis lapsos ou recaídas.[15]

A grande maioria dos estudos com medicamentos para dependência de estimulantes do sistema nervoso central é feita com foco na cocaína e um número reduzido é voltado para as anfetaminas. Os melhores resultados foram observados com os antagonistas dopaminérgicos, antidepressivos e dissulfiram.[14] Estudo publicado em 2007 mostrou que o metilfenidato, medicamento com potente ação inibitória da recaptação da dopamina e da norepinefrina, foi estatisticamente mais eficiente que o placebo no tratamento dos usuários graves de anfetaminas injetáveis.[13] Comercialmente, no Brasil, este medicamento é conhecido pelos nomes de Ritalina, Ritalina LA e Conserta e é comumente utilizado no tratamento do TDAH.

As principais complicações ameaçadoras à vida na superdosagem de anfetaminas são hipertermia, hipertensão, convulsões, colapso cardiovascular e traumas. São possíveis os edemas pulmonares cardiogênicos.[10] Estes quadros devem ser tratados por profissionais competentes e devidamente treinados.

Na ausência de complicações clínicas ameaçadoras à vida, não se justifica o atendimento de emergência para a síndrome de abstinência. O aporte nutricional e uma avaliação clínica do estado geral, associados a terapêuticas ansiolíticas e antidepressivas, podem ser instituídos.[10]

▶ Referências bibliográficas

1. CORDEIRO, D. C. Alucinógenos. In: DIEHL, A., CORDEIRO, D. C. C.; LARANJEIRA, R. *Dependência química:* prevenção, tratamento e políticas públicas. 1ª ed. Porto Alegre, Artmed 2011.
2. HANSON, G.; VENTURELLI, P. J. *Drugs and society.* 4th ed. Boston: Jones and Bartlett Publishers, 1995. p. 516.
3. LARANJEIRA, R.; NICASTRI, S. Abuso e dependência de álcool e drogas. In: ALMEIDA, O.; DRACTU, L.; LARANJEIRA, R. *Manual de psiquiatria.* 1ª ed. Rio de Janeiro: Guanabara-Koogan, 1996. Cap. 7, p. 83-112.
4. WEAVER, M. F.; SCHNOLL, S. H. Stimulants: amphetamines and cocaine. In: MCCRADU, B.; EPSTEIN, E. *Addictions* – a comprehensive guidebook. Specific drugs of abuse: pharmacological and clinical aspects. New York: Oxford University Press, 1999. Capítulo 6, p. 105-120.
5. JULIEN, R. M. *A Primer of drug action:* a concise, non-technical guide to the actions, uses, and side effects of psychoactive drugs. New York: W. H. Freeman and Company, 1995. Chap. 7, p. 511.
6. MCKIM, W. A. *Drugs and behavior:* an introduction to behavioral pharmacology. 4th ed. New Jersey: Prentice-Hall, 2000. p. 400.

7. CENTRO BRASILEIRO DE INFORMAÇÕES SOBRE DROGAS PSICOTRÓPICAS – CEBRID. *Os anfetamínicos entre os estudantes brasileiros*. Dados do IV Levantamento sobre o uso de drogas entre estudantes de 1º e 2º graus em 10 capitais brasileiras – 1997. Boletim CEBRID n. 34, jun./1998. Disponível em http://www.cebrid.drogas.nom.br/BoletimCebrid.
8. NASCIMENTO, E. C.; NASCIMENTO, E.; SILVA, J. P. Uso de álcool e anfetaminas entre caminhoneiros de estrada. *Rev. Saúde Pública*, n. 41, v. 2, p. 290-293, 2007.
9. ALVES, H. N. P.; SURJAN, J. C.; NOGUEIRA-MARTINS, L. A. *et al*. Perfil clínico e demográfico de médicos com dependência química. *Rev. Assoc. Med. Bras.*, n. 51, v. 3, p. 139-143, 2005.
10. LARANJEIRA, R.; DUNN, J.; RIBEIRO ARAÚJO, M. Álcool e drogas na sala de emergência. In: BOTEGA, N. J. *Prática psiquiátrica no hospital geral:* interconsulta e emergência. Porto Alegre: Artmed, 2001.
11. RAY, O.; KSIR, C. *Drugs, society, and human behavior*. 8th ed. New York: McGraw-Hill, 1999. p. 494.
12. TARTER, R. E.; AMMERMAN, R. T.; OTT, P. J. *Handbook of substance abuse* – neurobehavioral pharmacology. New York: Plenum Press, 1998. p. 602.
13. TIIHONEN, J. *et al*. A comparison of aripiprazol, methylphenidate, and placebo for amphetamine dependence. *American Journal of Psychiatry*, v. 164, p. 160-162, 2007.
14. KORSTEN, T. R.; CIRAULO, A. D. Cocaine and psychostimulants. In: KRANZLER, H.; CIRAULO, D. *Clinical manual of addiction psychopharmacology*. Arlington: American Psychiatric Publishing, 2005. p. 183-209.
15. BRUCE, M. Managing amphetamine dependence. *Adv. Psych. Treat.*, v. 6, p. 33-40, 2000.

11 Solventes e Inalantes

Selma Bordin, Neliana Buzi Figlie e Ronaldo Laranjeira

▶ Introdução

Os solventes também são chamados de inalantes ou substâncias voláteis. Representam um grupo de substâncias psicoativas quimicamente bastante diversificado e envolvem uma grande variedade de produtos: gasolina, cola, solventes, tintas, vernizes, esmaltes, aerossóis, removedores, fluido de isqueiro, gás de botijão, benzina, inseticidas, extintores de incêndio, laquês, acetonas, lança-perfume, cheirinho da loló etc.[1-3] Frequentemente, são divididos em quatro classes: voláteis ou solventes orgânicos, aerossóis, anestésicos e nitratos voláteis.[4] Podem ser inalados involuntariamente por trabalhadores da indústria ou utilizados como drogas de abuso.[3]

O fenômeno da inalação de produtos químicos desenvolveu-se nos países industrializados a partir de 1940, período do início da produção industrial e uso generalizado dessas substâncias. Nos últimos 50 anos, uma grande variedade de produtos começou a ser inalada visando à obtenção de efeitos psicoativos. O abuso de colas, que deu o nome a seus usuários de "cheiradores de cola", foi relatado pela primeira vez em 1959, na Califórnia.[1]

A inalação voluntária é um fenômeno que acontece em vários países do mundo, sobretudo com crianças e adolescentes de países subdesenvolvidos e a população marginalizada dos países industrializados.[3] A disponibilidade e a facilidade de acesso parecem ser as razões primárias para o abuso dessas substâncias, contribuindo para a grande prevalência do uso entre essa população.[2] Os solventes são de baixo custo, legalmente distribuídos, disponíveis e fáceis de ocultar.[1]

▶ Dados de epidemiologia

De acordo com estudos epidemiológicos, os solventes estão entre as drogas mais utilizadas pela população de jovens e crianças de baixa renda, provenientes de diferentes países, sendo ultrapassados apenas pelo álcool e pelo tabaco. No Brasil, dados apontam que o consumo, tanto na população estudantil como nos grupos sociais de risco (menores de rua sem moradia fixa, menores infratores institucionalizados e adolescentes que não frequentam escolas), é bem mais intenso que em outros países.[1]

Em um estudo realizado em 1987, em dez capitais brasileiras, os solventes já estavam entre as drogas mais utilizadas por estudantes de escolas públicas.[3] O *IV Levantamento sobre o consumo de drogas entre crianças e adolescentes em situação de rua*, realizado em 1997, pelo Centro Brasileiro de Informações sobre Drogas Psicotrópicas (CEBRID), em Brasília, Fortaleza, Porto Alegre, Recife, Rio de Janeiro e São Paulo, indicou que 30% a 80% da população pesquisada já haviam inalado algum solvente e 20 a 30% desses entrevistados relataram fazer uso quase diário.[1]

Outro estudo epidemiológico realizado pelo Conselho Municipal de Entorpecentes (COMEN) de Santo Ângelo, RS, entre estudantes de ensino fundamental e médio, publicado em fevereiro de

2001, pelo CEBRID, indicou que o uso de solventes na vida aparece em primeiro lugar entre as drogas psicotrópicas (álcool e tabaco foram excluídos da análise).[5]

O *I Levantamento domiciliar sobre uso de drogas psicotrópicas no Brasil*, de 2001, também realizado pelo CEBRID, indicou uso na vida de 5,8% do total da população pesquisada, contrastando com os resultados anteriores. Provavelmente, essa diferença de prevalência se deve ao fato de que a população reconhecida como grande consumidora de solventes é a de meninos em situação de rua (sem domicílio, portanto).[6]

O V Levantamento nacional do CEBRID entre estudantes do ensino fundamental e médio da rede pública, realizado em 2004, nas 27 capitais brasileiras, mostra-nos o seguinte panorama:[7]

- Os solventes apareceram em primeiro lugar de uso na vida, em todas as 27 capitais estudadas
- Dos estudantes brasileiros da rede pública, 15,4% já fizeram uso de solvente na vida, sendo as regiões com maiores porcentagens Nordeste, com 16,3%, e Centro-Oeste, com 16,5%
- O uso frequente de solventes foi referido por 1,5% dos estudantes, sendo o maior percentual na região centro-oeste, com 2,1% dos estudantes, e o menor na região sul, com 0,8%
- O Brasil é o país campeão do uso na vida, seguido por Grécia (15%), EUA e Barbados (12,4%), Alemanha e França (11%), Dinamarca e Finlândia (8%), Chile (7,9%), Itália e Holanda (6%), Equador (2,6%), Venezuela (2,7%), Uruguai (1,7%) e Paraguai (1,7%).

O II Levantamento domiciliar, realizado também pelo CEBRID, em 2005, com mais de 7.900 entrevistados das 108 maiores cidades do Brasil, mostra-nos os seguintes dados:[8]

- O uso de solventes na vida foi relatado por 6,1% da população, com maior prevalência nas regiões Nordeste (8,4%) e Centro-Oeste (7%). Em 2001, esse percentual era de 5,8% (aumento estatisticamente significativo). O uso no ano referido foi de 1,2% e no mês, 0,4%
- O Brasil teve uma prevalência superior à Colômbia (1,4%), Bélgica (3%) e Espanha (4%), mas inferior à dos EUA (9,5%)
- O uso é mais predominante entre o sexo masculino do que o feminino, chegando a 9 vezes a diferença no Nordeste. Apesar disso, houve aumento da prevalência entre as mulheres em relação ao I Levantamento
- Os solventes mais citados no I e no II Levantamento foram a cola de sapateiro (Sudeste e Sul), o lança-perfume, o cheirinho da loló (Nordeste), a benzina (Norte), o esmalte e a acetona (Centro-Oeste)
- Os solventes, a maconha e os benzodiazepínicos disputam, em todas as regiões brasileiras, os três primeiros lugares do *ranking* das drogas utilizadas na vida.

O uso de inalantes geralmente se inicia entre 9 e 12 anos de idade, frequentemente entre estudantes do sexo masculino. Essa idade só é menor que a do uso inicial do álcool (o qual é culturalmente aceito em todas as camadas da sociedade brasileira). A curiosidade é a principal razão do uso, que também é justificado pela pressão ou sugestão dos amigos. Os adolescentes transferem sua preferência para outras drogas após 1 ou 2 anos de uso dos solventes, à medida que crescem ou experimentam outras substâncias psicoativas. Assim, apenas uma pequena porcentagem mantém os solventes como droga de escolha. O uso por adultos, que é ainda mais raro após os 35 anos de idade, pode estar relacionado com problemas sociais, como desemprego, delinquência e encarceramento.[1]

Apesar de se focar o abuso por crianças e adolescentes, é preciso ressaltar que os trabalhadores envolvidos com esses produtos, em processos industriais ou prestação de serviços, podem se intoxicar, voluntária ou involuntariamente, e também merecem atenção.[1]

▶ Vias de administração

O uso por inalação é o preferido para a intoxicação voluntária. No entanto, existem relatos de ingestão oral para esconder a prova, em caso de aproximação policial. Em geral, um chumaço de algodão ou trapo embebido com a substância é encostado no nariz e na boca e seus vapores são inspirados. Alguns usuários aquecem esses compostos para acelerar a vaporização. As substâncias a serem inaladas também podem ser colocadas em um saco plástico ou de papel, para aumentar a concentração dos vapores. Podem, ainda, ser inalados de suas embalagens e os aerossóis podem ser levados diretamente à boca ou ao nariz.[1]

▶ Efeitos do uso agudo

Absorção, metabolismo e excreção

Independentemente da sua classificação, os solventes apresentam algumas propriedades comuns: suas moléculas são pequenas e de baixo peso, o que facilita sua penetração e distribuição pelo corpo.[4]

São rapidamente absorvidos pela corrente sanguínea, pela rica superfície capilar dos pulmões. Picos de concentração ocorrem em minutos e os efeitos são praticamente imediatos, durante de 5 a 15 min.[2]

Por meio da corrente sanguínea, atingem os tecidos mais vascularizados, como o cérebro e o fígado.[1] Pela sua alta lipossolubilidade, são rapidamente armazenados em depósitos de gorduras (incluindo os sistemas nervosos central e periférico, o fígado e os rins), o que torna difícil a mensuração exata dos níveis sanguíneos.[2,4]

O metabolismo e a excreção são variáveis e dependem dos compostos utilizados.[2] O metabolismo da gasolina, da acetona e da benzina é feito no fígado. A maior parte da acetona é excretada pelos pulmões e uma pequena quantidade, inalterada, pelos rins. O produto final da benzina também é eliminado pelos rins.[1]

Efeitos farmacológicos e psicológicos

Diversas teorias estão sendo estudadas para explicar os mecanismos de ação dos solventes.[1] Parece que esse mecanismo envolve a fluidização das membranas celulares. Os receptores do ácido γ-aminobutírico (GABA, *gamma-aminobutyric acid*) devem ser os alvos primários da maioria dos solventes e os receptores de glutamato também podem estar envolvidos, sendo bloqueados pela ação dessas substâncias.[1,2]

A intoxicação se assemelha àquela produzida pelo álcool: euforia inicial seguida de depressão. Quando inalados em concentrações suficientes, os solventes produzem alterações comportamentais e psicológicas agudas no usuário. Os efeitos desaparecem rapidamente e, por isso, o usuário repete as inalações inúmeras vezes, para conseguir efeitos mais duradouros. Assim, a intoxicação pode durar várias horas. Os efeitos podem ser divididos em quatro fases:[1,4]

- *Primeira fase:* são os sintomas mais procurados pelos usuários e incluem euforia, excitação, exaltação e alterações auditivas e visuais. Podem ocorrer sintomas desagradáveis, como vertigens, tonturas, náuseas, vômitos, espirros, tosse, salivação, fotofobia e rubor facial
- *Segunda fase:* depressão inicial do sistema nervoso central, produzindo confusão, desorientação, obnubilação, perda do autocontrole, turvação da visão, diplopia e cólicas abdominais. Podem surgir cefaleia e palidez
- *Terceira fase:* depressão média do sistema nervoso central, com redução acentuada do estado de alerta, dificuldade de coordenação ocular e motora, ataxia, fala pastosa, reflexos diminuídos e nistagmo
- *Quarta fase:* depressão profunda ou tardia do sistema nervoso central, podendo ocorrer inconsciência, convulsões, alterações no eletroencefalograma, paranoia e comportamento bizarro. Essa fase ocorre com frequência em usuários que inalam a substância de um saco plástico e que, após certo tempo, já não conseguem afastá-lo do nariz, agravando a intoxicação, que pode levar à morte por asfixia mecânica.

A intoxicação aguda por ingestão oral de quantidades excessivas é relativamente rara e costuma ser fatal. Quantidades de 40 a 50 mℓ de *thinner* ingeridas oralmente, por exemplo, são suficientes para causar complicações graves, como rabdomiólise, polineuropatia, pneumonia química e coma.[1]

Além desses efeitos, ressaltamos que o hábito de aquecer os solventes constitui risco imediato, uma vez que esses produtos são altamente inflamáveis e acidentes são frequentes. O uso de recipientes fechados e a prática em ambientes pouco ventilados pode aumentar o grau de intoxicação.[1]

▶ Efeitos do uso crônico

A exposição crônica aos efeitos dos inalantes pode ocorrer pela inalação ocupacional, quando os trabalhadores da indústria são expostos a baixas concentrações por longos períodos ou pelo uso intencional, que normalmente envolve exposições a altas concentrações de solventes por períodos de tempo menores.[1] Os estudos das consequências do abuso de solventes ainda são bastante escassos. Além do abuso e da dependência, os solventes são drogas com alto potencial de morbidade e mortalidade.[1] Há muitas evidências de que o uso abusivo de solventes é mais danoso ao cérebro e a outros órgãos que o das drogas que chamam mais a atenção do público (cocaína, maconha etc.). O risco de uma fatalidade também é muito maior.[4]

O uso está associado à síndrome da "morte súbita", ocasionada por falha cardíaca, que pode ocorrer em razão da sensibilidade do miocárdio à estimulação pela norepinefrina.[1,2] Além disso, também existe o risco de prejuízos crônicos ao coração, aos pulmões, aos rins, ao fígado e aos nervos periféricos.[2]

Prejuízos psicológicos, psiquiátricos e comportamentais podem ocorrer a longo prazo e incluem: fadiga; esquecimento; dificuldade de pensar clara ou logicamente; irritabilidade; alterações de personalidade; redução da motivação, da vigilância e da iniciativa; depressão do humor; disforia; transtorno de conduta; psicose esquizofrênica e sensação de perseguição.[1] Quando submetidos a testes de avaliação neuropsicológica, usuários crônicos apresentam baixos resultados nos itens concentração, atenção, percepção visual, aprendizagem e memória.[2]

As alterações neurológicas envolvem patologias por irritação cortical (epilepsia) ou atrofia cortical (demência), síndrome cerebelar (nistagmo, alterações da marcha, tremores, reflexos profundos acentuados, disdiadococinesia e disartria) ou síndrome parkinsoniana. Com lesão neuronal, podem ocorrer atrofia óptica, surdez, diminuição do olfato e polineuropatia periférica com grave comprometimento motor. É muito importante a utilização da ressonância nuclear magnética na avaliação e no diagnóstico dos danos cerebrais causados pelos solventes.[1]

O uso de solventes na gravidez pode provocar aumento do risco de aborto espontâneo e de malformações fetais. Recém-nascidos nessas condições apresentam baixo peso e anormalidades craniofaciais semelhantes às produzidas pela síndrome fetal causada pelo álcool.[1]

Há forte relação entre o abuso de solventes e a delinquência juvenil: os delinquentes que abusam de solventes apresentam comportamento mais violento ou criminoso. O abuso de solventes pelo adulto jovem está fortemente associado ao transtorno de personalidade antissocial e ao abuso de múltiplas substâncias. No entanto, não há dados conclusivos sobre quais sintomas psiquiátricos precedem ou resultam do abuso.[2]

▶ Síndrome de abstinência

A síndrome de abstinência dos solventes não foi bem documentada e parece não ser clinicamente significativa.[1] Também não está clara qual é a intensidade da exposição (duração e dosagem) necessária para resultar em sintomas de abstinência.[2] Inicia-se 24 a 48 h após a cessação do uso, pode durar de 2 a 5 dias e inclui perturbações do sono, tremores, irritabilidade, respiração acelerada, náuseas e desconforto no abdome e no tórax.[1,2]

▶ Princípios gerais de tratamento

As intoxicações graves, com depressão respiratória, coma, arritmias cardíacas e convulsões, são emergências médicas e devem receber tratamento imediato. O usuário poderá ter passado vários dias sem aporte alimentar e chegar ao pronto-socorro necessitando mais de reposições (hidratação, reposição de glicose, eletrólitos etc.) do que de cuidados ligados à intoxicação.[9]

▶ Referências bibliográficas

1. FERIGOLO, M. *et al*. Manifestações clínicas e farmacológicos do uso dos solventes. *J. Bras. Psiquiat.*, v. 49, n. 9, p. 331-341, 2000.
2. PANDINA, R.; HENDREN, R. Other drugs of abuse: inhalants, designer drugs, and steroids. In: MCCRADU, B.; EPSTEIN, E. *Addictions* – a comprehensive guidebook. Specific drugs of abuse: pharmacological and clinical aspects. New York: Oxford University Press, 1999. Cap. 10, p. 171-184.
3. LARANJEIRA, R.; NICASTRI, S. Abuso e dependência de álcool e drogas. In: ALMEIDA, O.; DRACTU, L.; LARANJEIRA, R. *Manual de psiquiatria*. 1ª ed. Rio de Janeiro: Guanabara-Koogan, 1996. Cap. 7, p. 83-112.
4. TARTER, R. E.; AMMERMAN, R. T.; OTT, P. J. *Handbook of substance abuse* – neurobehavioral pharmacology. New York: Plenum Press, 1998. 602p.
5. CENTRO BRASILEIRO DE INFORMAÇÕES SOBRE DROGAS PSICOTRÓPICAS – CEBRID. O COMEN de Santo Ângelo (RS) em ação! Realizado um estudo sobre o uso de drogas entre os estudantes do 1º e 2º graus. Boletim CEBRID, n. 43, fev., 2001. Disponível em http://www.cebrid.drogas.nom.br/BoletimCebrid.
6. CARLINI, E. A.; GALDURÓZ, J. C. F.; NOTO, A. R.; NAPPO, S. A. *I Levantamento domiciliar sobre o uso de drogas psicotrópicas no Brasil – 2001*. São Paulo: CEBRID/UNIFESP, 2002. 380 p.
7. GALDURÓZ, J. C.; NOTO, N. A. R.; FONSECA, A. M.; CARLINI, E. A. *V Levantamento nacional sobre o consumo de drogas psicotrópicas entre estudantes do ensino fundamental e médio da rede pública de ensino nas 27 capitais brasileiras*, 2004. Centro Brasileiro de Informações sobre Drogas Psicotrópicas (CEBRID). Disponível em http://www.cebrid.epm.br/levantamento_brasil 2.
8. CARLINI, E. A.; GALDURÓZ, J. C. F.; NOTO, A. R.; NAPPO, S. A. *II Levantamento domiciliar sobre o uso de drogas psicotrópicas no Brasil – 2005*. São Paulo: CEBRID/UNIFESP, 2006.
9. LARANJEIRA, R.; DUNN, J.; RIBEIRO ARAÚJO, M. Álcool e drogas na sala de emergência. In: BOTEGA, N. J. *Prática psiquiátrica no hospital geral*: interconsulta e emergência. Porto Alegre: Artmed, 2001.

12 Sedativo-hipnóticos

Selma Bordin, Daniel Cruz Cordeiro, Neliana Buzi Figlie e Ronaldo Laranjeira

▶ Introdução

Os sedativo-hipnóticos referem-se a vários compostos químicos, assim agrupados em razão da similaridade de seus efeitos. Fazem parte de um grupo maior, conhecido por *depressores do sistema nervoso central*.[1]

Em toda sua história, os seres humanos buscaram meios de diminuir ou controlar a ansiedade e a insônia. O álcool é, certamente, o mais antigo agente sedativo-hipnótico utilizado para esse propósito. Historicamente, os opioides também foram utilizados com essa finalidade, mas seu uso ficou limitado em virtude de seu potencial letal. No final do século XIX, o hidrato de cloral e o brometo se tornaram as alternativas mais seguras.[2]

Os barbitúricos foram introduzidos na prática clínica no início do século XX, com o barbital e o fenobarbital. Entre 1912 e 1950, cerca de outros 50 barbitúricos se tornaram disponíveis no mercado e foram as drogas mais comumente utilizadas no tratamento da ansiedade, da insônia e das convulsões, até a introdução do clordiazepóxido, o primeiro dos benzodiazepínicos, no início dos anos de 1960. Comparados aos barbitúricos, os benzodiazepínicos oferecem vantagens significativas em termos de segurança e opções:[1-3] nas décadas de 1940 e 1950 ocorreram muitas mortes associadas à ingestão de doses tóxicas de barbitúricos; por isso, os benzodiazepínicos foram recebidos com alívio e praticamente sem críticas, levando os clínicos a uma expectativa exagerada em relação ao seu potencial terapêutico.[4] Hoje são amplamente utilizados na prática clínica da maioria dos países, têm indicações precisas e validade comprovada.[5]

A diferença entre os barbitúricos e os benzodiazepínicos está mais na dose e na duração dos efeitos do que em suas características químicas propriamente ditas. O risco de uma superdosagem é sempre maior quando a droga é vendida em grandes quantidades, como aquelas prescritas para efeitos hipnóticos. Quanto mais rápido for o estabelecimento dos efeitos (quanto mais rapidamente a droga atingir o cérebro), maior será a probabilidade de produzir dependência (é por isso que as drogas fumadas ou injetadas têm maior potencial aditivo). E, quanto mais rapidamente a droga deixar o corpo, maior a probabilidade de provocar dependência: o corpo não teria tempo suficiente para se adaptar, o que acabaria produzindo sintomas de abstinência.[1] Por exemplo, o barbitúrico secobarbital tem ação rápida e curta, o que aumenta seu potencial aditivo. Os efeitos do diazepam se estabelecem mais rapidamente que os do clordiazepóxido, mas duram por mais tempo: provavelmente provoca mais dependência e menos sintomas de abstinência.[1]

Apesar de os benzodiazepínicos serem efetivamente mais seguros que os barbitúricos, também são capazes de induzir tolerância e sintomas de abstinência e têm algum potencial de letalidade. Usuários dessas drogas costumam procurar as salas de emergência em busca de receitas, referindo sintomas de abstinência e, algumas vezes, intenções suicidas.[4]

Dois novos agentes não são benzodiazepínicos em termos de sua estrutura química, mas atuam nos mesmos receptores que eles, produzindo os mesmos efeitos básicos: a buspirona e o zolpidem.[5] A buspirona é uma droga ansiolítica que se mostrou efetiva no tratamento de transtornos de ansiedade generalizada, mas não no tratamento de outros transtornos de ansiedade. Não tem qualquer potencial de abuso e estudos conduzidos com alcoolistas ansiosos indicaram que essa droga pode ser útil com esta população. O zolpidem é um agente hipnótico de curta duração.[2]

▶ Dados de epidemiologia

Dados internacionais referem que uma entre 10 pessoas usa regularmente esses medicamentos. Estudo conduzido no Brasil concluiu que a prevalência do consumo de benzodiazepínicos em São Paulo era de 12,2%, em 1979, e de 10,2%, em 1993. Estudo conduzido em 1994, em Porto Alegre, indicou uma prevalência de uso de 13,1% no último mês, 21,3% no ano anterior e 46,7% na vida.[6] O *I Levantamento domiciliar sobre uso de drogas psicotrópicas no Brasil*, conduzido em 107 cidades, com mais de 200.000 habitantes, pelo Centro Brasileiro de Informações sobre Drogas Psicotrópicas (CEBRID), revelou uso *na vida* de benzodiazepínicos por 3,3% da população (2,2% da população masculina e 4,3% da feminina). O uso de barbitúricos é menor: 0,5% da população pesquisada (0,3% da masculina e 0,6% da feminina).[7] Estima-se que 1,6% da população adulta seja usuário crônico de benzodiazepínicos, principalmente mulheres com mais de 50 anos de idade e portadoras de problemas crônicos, como transtornos de ansiedade.[8] Tanto no Brasil como em outros países, a maior parte das prescrições de benzodiazepínicos não é feita por psiquiatras.[6]

▶ Uso clínico, uso nocivo e dependência

Como já foi visto, os benzodiazepínicos são importantes ferramentas terapêuticas no tratamento de diversos quadros clínicos: alívio de ansiedade, relaxamento muscular, tratamento de algumas desordens convulsivas, indução do sono, alívio de sintomas de abstinência do álcool, indução de anestesia para procedimentos médicos desconfortáveis ou cirúrgicos etc.[9] Esse importante papel dos benzodiazepínicos pode dificultar o diagnóstico de uso nocivo e dependência, uma vez que seu uso pode ter sido prorrogado indevidamente. Além disso, indivíduos predispostos ao uso de múltiplas substâncias podem usar os benzodiazepínicos para potencializar os efeitos euforizantes de outras drogas ou para automedicar sintomas intensos de ansiedade. Os critérios diagnósticos para uso nocivo e dependência são os mesmos que para as demais drogas. O quadro de dependência pode se instalar após vários anos de baixas doses (10 a 40 mg de diazepam) ou após o uso de altas doses em um espaço superior a 2 meses. Alguns indivíduos podem desenvolver tolerância a altas doses, por exemplo, 1 g/dia de diazepam. A tolerância ao efeito sedativo-hipnótico aparece nas primeiras 2 a 3 semanas, embora o efeito antiansiedade possa persistir.[4]

▶ Vias de administração

A escolha da via de administração depende do propósito do uso. Se a droga estiver sendo utilizada como anestésico ou se for necessário o rápido estabelecimento de seus efeitos, uma injeção intravenosa é o procedimento indicado. Porém, se um efeito a longo prazo for desejado, a administração oral é a mais apropriada.[10]

▶ Efeitos do uso agudo

Absorção, metabolismo e excreção

Tanto os barbitúricos quanto os benzodiazepínicos são prontamente absorvidos após a ingestão oral ou a administração parenteral. A absorção no sistema digestivo é mais rápida do que a absorção intramuscular, provavelmente porque a droga tende a se ligar à proteína, o que pode ser feito mais facilmente no local da injeção do que no sistema digestivo. O diazepam, um dos benzodiazepínicos de ação mais rápida, atinge um pico de concentração por volta de 30 a 60 min, enquanto outros podem levar várias horas. Também há uma grande variação de indivíduo para indivíduo na taxa de absorção dos benzodiazepínicos administrados: uma dose de diazepam dada a uma pessoa pode apresentar concentração sanguínea 20 vezes maior que a mesma dose dada a outra pessoa.[10]

A absorção pelo sistema digestivo pode ser potencializada com a ingestão de bebidas alcoólicas. Após o consumo de pequenas quantidades de álcool, os níveis sanguíneos de diazepam podem quase dobrar.[10]

Uma vez que o barbitúrico ou o benzodiazepínico esteja no sangue, a distribuição e, consequentemente, a duração da ação será determinada pela lipossolubilidade de cada droga em particular. Quanto mais lipossolúvel for a droga, mais rapidamente atravessará o cérebro e se estabelecerão os efeitos. Por outro lado, esses efeitos podem passar em minutos, uma vez que os níveis no cérebro caem rapidamente. Esse decréscimo acontece porque a droga é redistribuída por outras áreas do corpo que contêm gorduras. Desses depósitos de gordura, a droga é lentamente lançada no sangue e metabolizada no fígado. Tanto os benzodiazepínicos quanto os barbitúricos atravessam a placenta facilmente e podem ser encontrados no leite materno. A excreção é feita pelos rins.[10]

A meia-vida dos benzodiazepínicos é bastante variável e pode ser dividida em quatro categorias: ultracurta duração (midazolam); curta duração (triazolam); duração intermediária (temazepam, lorazepam, oxazepam) e longa duração (flurazepam, diazepam).[3]

Efeitos farmacológicos e psicoativos

Todos os agentes sedativo-hipnóticos têm a habilidade de produzir depressão no sistema nervoso central, por meio da ativação do sistema GABAérgico. Em doses menores, a maioria deles diminui o nível de atividade do indivíduo, modera a excitação e tem efeitos calmante e ansiolítico. Em doses maiores, produzem sonolência e facilitam a indução e a manutenção do sono.[3] Pode haver casos de desinibição do comportamento, com agressividade e hostilidade, principalmente se for combinado ao álcool.[5] Alguns barbitúricos, mas não os benzodiazepínicos, podem induzir anestesia geral. Alguns têm propriedades anticonvulsivantes e de relaxamento muscular. Os benzodiazepínicos têm efeito ansiolítico em dosagens não sedativas, os barbitúricos não. Os barbitúricos suprimem o centro respiratório em dosagens somente três vezes maiores que as usadas para indução do sono e, por isso, são muito perigosos (risco de superdosagem).[3] Doses maciças de benzodiazepínicos são necessárias para se atingir níveis tóxicos letais.[5]

A Figura 12.1 mostra como o aumento da dose dos sedativo-hipnóticos afeta o comportamento.

Vários riscos estão associados ao uso dos benzodiazepínicos:[4]

- Riscos biológicos:
  ◦ Os benzodiazepínicos afetam o controle central da função endócrina e aumentam os níveis plasmáticos de cortisol, prolactina e hormônio do crescimento
  ◦ Várias deformidades fetais associadas ao uso já foram descritas, mas a determinação da verdadeira influência dos benzodiazepínicos precisa ser mais bem estudada
  ◦ Os idosos são outro grupo sujeito a maior risco: as drogas com meia-vida longa aumentam a sedação, a ataxia, a disartria e os estados confusionais agudos
- Riscos psicológicos:
  ◦ Existem evidências de que o uso dos benzodiazepínicos no tratamento à reação ao estresse ou ao luto pode retardar a adaptação normal
  ◦ Tem sido, também, demonstrado um risco maior de acidentes, envolvendo, principalmente, veículos automotores. Um estudo conduzido no Reino Unido mostrou que o risco era 5 vezes maior

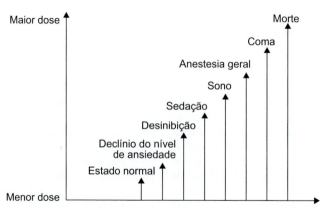

Figura 12.1 Efeitos comportamentais mediante o aumento de sedativo-hipnóticos.

- Podem aumentar a agressividade em algumas situações (apesar de serem utilizados para tratá-la)
- Há inúmeros estudos que mostram que os benzodiazepínicos prejudicam o desempenho psicomotor, a atenção, a vigilância e a capacidade de julgamento.[11]

▶ Efeitos do uso crônico

Estudos demonstram que usuários crônicos de benzodiazepínicos apresentam desempenho consistentemente menor que grupos-controle em várias medidas psicomotoras e de memória, incluindo aumento do tempo de reação, dificuldades na coordenação motora, confusão mental, amnésia, tonturas e moleza. Esses prejuízos podem dificultar e comprometer o funcionamento social do indivíduo (sua habilidade ao volante e seus resultados acadêmicos, profissionais e nos relacionamentos sociais e familiares).[3,11] E mais: o desempenho não melhora nem mesmo 10 meses após a descontinuação do uso, sugerindo alterações persistentes das funções cognitivas e psicomotoras, o que precisaria ser mais bem investigado.[11]

O tratamento dos transtornos ou sintomas de ansiedade é, talvez, a finalidade mais frequente do uso de sedativos, embora outros agentes possam ser adequadamente utilizados para esse mesmo propósito (antidepressivos e buspirona). As pessoas com transtornos de ansiedade têm maior predisposição a se tornarem dependentes e, por outro lado, a descontinuação do uso pode induzir mais sintomas de ansiedade. Em alguns casos, os usuários podem perder parte da habilidade para lidar com sintomas de ansiedade após extensos períodos do uso de sedativos, o que dificulta a descontinuação. Sentimentos de ansiedade fazem parte da síndrome de abstinência de sedativos, principalmente se alguma tolerância se desenvolveu. Essa ansiedade induzida normalmente gera o ímpeto para a readministração da droga, fazendo o paciente subjugar sua capacidade de reduzir ou descontinuar o uso.[12]

O uso de sedativos normalmente está associado à depressão. Em alguns casos, os benzodiazepínicos podem ser prescritos para tratar os sintomas de ansiedade concomitantes com a depressão ou ser autoadministrados. A utilização de sedativos por longos períodos pode ter efeito similar ao do álcool, resultando em alterações, cuja correção pode requerer longos períodos de abstinência. Depressão e irritabilidade frequentemente fazem parte da descontinuação do uso de sedativos.[12]

A maioria dos especialistas recomenda que o uso desses medicamentos seja limitado a curtos períodos de tempo para o tratamento da insônia. Mas, na prática, o que ocorre é o contrário: são prescritos por longos períodos, o que aumenta a probabilidade de desenvolvimento de dependência e prejudica ainda mais um padrão de sono já conturbado. Em estudo realizado em Curitiba (PR), foi observado que 22% dos pacientes entrevistados relataram que tiveram pouca informação sobre o período de uso de benzodiazepínicos, 61% utilizavam continuamente por mais de 1 ano e 94% tiveram insucesso na tentativa de parar de usar benzodiazepínicos.[13] Apesar de poderem prover alívio temporário para a privação do sono, não oferecem a mesma qualidade proporcionada pelo ciclo do sono natural. Além disso, não são úteis para restaurar esse padrão natural. Pessoas que sofrem de insônia podem experimentar o ressurgimento dos sintomas quando alguma tolerância se desenvolve e, consequentemente, podem ser levadas ao escalonamento de doses ou ao uso diário. Geralmente, torna-se impossível, para aqueles que fazem uso diário desses medicamentos, o alcance do sono natural, principalmente a curto prazo.[12]

Uma série de custos socioeconômicos está relacionada com o uso prolongado de benzodiazepínicos (12 meses ou mais): riscos aumentados para acidentes, superdosagem em combinação com outras drogas, tentativas de suicídio e atitudes antissociais. Também podem reduzir a capacidade de trabalho, contribuir para problemas de interação interpessoal e, por último, aumentar os custos relacionados com consultas, exames diagnósticos e internações.

▶ Síndrome de abstinência

A retirada abrupta desses medicamentos pode gerar quadros graves como o *delirium*.[14] A síndrome de abstinência para os sedativo-hipnóticos pode começar 12 a 72 h após a última dose, dependendo da meia-vida da droga utilizada. Os sintomas são similares aos da abstinência alcoólica e podem ser mais ou menos graves.[10] Os sinais e sintomas de menor gravidade expressos fisicamente são: sudorese, tremores, letargia, palpitações, cefaleias, falta de apetite, náuseas, vômitos e dores musculares; muitas vezes são sintomas semelhantes aos da gripe. Dentre os sintomas psíquicos estão insônia, pesadelos, dificuldade de concentração, irritabilidade, agitação, prejuízo da memória, despersonalização, desrealização. As convulsões, que podem ocorrer a qualquer momento entre o segundo e o oitavo dia, são do tipo "grande mal" e, se não forem tratadas, podem levar à morte. Os delírios ocorrem normalmente 2 a 4 dias após a interrupção, podendo durar até 10 dias. Vívidas alucinações visuais e auditivas, desorientação, agitação, confusão e medo são comuns. A melhora dos sintomas é gradual e desaparecem dentro de 2 semanas, mas uma fraqueza física pode durar até 12 semanas.[7]

Ser jovem, ter baixa escolaridade e automedicar-se são características relacionadas com piores quadros de síndrome de abstinência. Outro fator importante para determinar a gravidade está relacionado com o diagnóstico psiquiátrico. Transtorno do pânico, transtorno de personalidade e dependência ou abuso de outras substâncias são os mais comumente associados.[14]

▶ Princípios gerais de tratamento

Tratamento farmacológico da síndrome de abstinência

A síndrome de abstinência de barbitúricos é considerada uma emergência psiquiátrica e deve ser tratada em ambiente hospitalar. Basicamente, o tratamento farmacológico da síndrome de abstinência dos sedativo-hipnóticos consiste na reintrodução da dose habitual utilizada pelo paciente, havendo alívio imediato dos sintomas e proteção contra o ressurgimento da abstinência e suas complicações.[3]

Tratamento farmacológico da dependência

Há três abordagens utilizadas no tratamento da dependência feitas pela administração dos sintomas de abstinência:[3]

- *Redução gradual da dose*: como guia, sugere-se redução da dose em 25%, com intervalos. Se houver algum desconforto importante, a dose deve ser mantida um pouco mais alta, buscando-se maiores reduções a partir daí:[9]
  ○ Em pacientes com menos de 6 semanas de uso, recomenda-se reduzir a dose em três estágios, por períodos de 7 a 10 dias
  ○ Em pacientes com uso de 6 semanas a 6 meses, recomenda-se reduzir a dose progressivamente durante um período de 10 a 20 dias
  ○ Em pacientes com mais de 6 meses de uso, recomenda-se reduzir a dose durante um período de 6 a 8 semanas, e só recorrer a períodos maiores se houver sintomas muito intensos
- *Substituição por outro benzodiazepínico*: para aqueles pacientes que experimentam sintomas de abstinência com a abordagem anterior de redução gradual da dose, pode-se tentar a substituição por outro benzodiazepínico de meia-vida longa, em dosagem equivalente, facilitando a retirada e prevenindo complicações. A partir daí, deve-se seguir o protocolo de redução gradual da dose[10]
- *Substituição por outra droga*: terapias de substituição foram propostas com, pelo menos, quatro outras drogas: propranolol, clonidina, carbamazepina e fenobarbital. O propranolol diminui alguns dos sintomas físicos presentes na abstinência (tremores, aumento da frequência cardíaca e pressão arterial), mas não interfere nos sintomas psicológicos. Portanto, seu uso justifica-se somente naqueles pacientes que apresentam sintomas físicos importantes. A clonidina, embora tenha sido inicialmente prometida como substituta, não tem tido seu uso justificado por estudos mais recentes. A carbamazepina é uma das drogas mais promissoras, mas carece de mais estudos. Um protocolo de substituição por fenobarbital foi descrito por Smith e Wesson. No entanto, deve-se ter muito cuidado ao administrar antidepressivos e neurolépticos durante o período de abstinência para benzodiazepínicos, pois essas medicações diminuem o limiar convulsivo e podem, desta forma, facilitar a ocorrência de convulsões.[9]

▶ Referências bibliográficas

1. RAY, O.; KSIR, C. *Drugs, society, and human behavior*. 8th ed. New York: McGraw-Hill, 1999. 494 p.
2. JULIEN, R. M. *A primer of drug action*: a concise, non-technical guide to the actions, uses, and side effects of psychoactive drugs. 7th ed. New York: W. H. Freeman and Company, 1995. 511 p.
3. BRADY, K. T.; MYRICK, H.; MALCOLM, R. Sedative-hypnotic and anxiolytic agents. In: MCCRADU, B.; EPSTEIN, E. *Addictions* – a comprehensive Guidebook. Specific drugs of abuse: pharmacological and clinical aspects. New York: Oxford University Press, 1999. Cap. 5, p. 5-104.
4. LARANJEIRA, R.; NICASTRI, S. Abuso e dependência de álcool e drogas. In: ALMEIDA, O.; DRACTU, L.; LARANJEIRA, R. *Manual de psiquiatria*. 1ª ed. Rio de Janeiro: Guanabara-Koogan, 1996. Cap. 7, p. 83-112.

5. LARANJEIRA, R.; DUNN, J.; RIBEIRO ARAÚJO, M. Álcool e drogas na sala de emergência. In: BOTEGA, N. J. *Prática psiquiátrica no hospital geral:* interconsulta e emergência. Porto Alegre: Artmed, 2001.
6. BERNIK, M. A. Benzodiazepínicos e dependência. In: BERNIK, M. A. *Benzodiazepínicos* – quatro décadas de experiência. São Paulo: Edusp, 1999. p. 211-231.
7. CARLINI, E. A.; GALDURÓZ, J. C. F.; NOTO, A. R., NAPPO, S. A. *I Levantamento domiciliar sobre o uso de drogas psicotrópicas no Brasil – 2001.* São Paulo: CEBRID/UNIFESP, 2002. 380 p.
8. LARANJEIRA, R.; CASTRO, L. A. Potencial de abuso de benzodiazepínicos. In: BERNIK, M. (Org.). *Benzodiazepínicos* – quatro décadas de experiência. São Paulo: Edusp, p. 187-198, 1999.
9. HANSON, G.; VENTURELLI, P. J. *Drugs and society.* 4th ed. Boston: Jones and Bartlett Publishers, 1995. 516 p.
10. MCKIM, W. A. *Drugs and behavior:* an introduction to behavioral pharmacology. 4th ed. New Jersey: Prentice-Hall, 2000. 400 p.
11. POMPEIA, S.; GORENSTEIN, C. Benzodiazepínicos e desempenho psicomotor e cognitivo. In: BERNIK, M. A. *Benzodiazepínicos* – quatro décadas de experiência. São Paulo: Edusp, 1999. p. 199-209.
12. TARTER, R. E.; AMMERMAN, R. T.; OTT, P. J. *Handbook of substance abuse* – neurobehavioral pharmacology. New York: Plenum Press, 1998. 602 p.
13. AUCHEWSKI, L.; ANDREATINI, R.; GALDURÓZ, J. C. F.; LACERDA, R. B. Avaliação da orientação sobre os efeitos colaterais de benzodiazepínicos. *Rev. Bras. Psiquiatr.*, v. 26, n. 1, p. 24-31, 2004.
14. CARVALHO, A. P. L. Farmacologia no abuso e dependência de drogas. In: TENG, C.; DEMETRIO, F. N. *Psicofarmacologia aplicada.* São Paulo: Atheneu, 2006. p. 151-154.

13 Esteroides Anabolizantes

Selma Bordin, Neliana Buzi Figlie e Ronaldo Laranjeira

▶ Introdução

Esteroides são hormônios naturais. Existem vários tipos de hormônios esteroides, produzidos em diferentes locais do corpo e com efeitos distintos e necessários para o funcionamento normal do organismo. O isolamento químico dos esteroides aconteceu na década de 1930 e, a partir de então, foi possível sintetizá-los, objetivando-se a reposição naquelas pessoas impossibilitadas de produzi-los.[1] Também são utilizados no tratamento de asma, em determinados tipos de anemia, no controle de certos tipos de cânceres e no tratamento de hipogonadismo masculino.[2]

Os hormônios esteroides podem ter dois efeitos diferentes no metabolismo: catabolizante e anabolizante. O efeito catabolizante refere-se à quebra tanto de proteína quanto de armazenamentos de energia celular. O efeito anabolizante refere-se à produção e ao acúmulo de proteína e é este o efeito buscado por aquelas pessoas que utilizam os esteroides de maneira errônea.[1]

Os esteroides anabolizantes são derivações sintéticas da testosterona (hormônio sexual masculino), os quais têm dois efeitos primários: efeitos androgênicos e efeitos anabolizantes propriamente ditos. Os efeitos androgênicos contribuem para o desenvolvimento das características sexuais masculinas, como crescimento do pênis e dos pelos, engrossamento da voz, aumento da libido e da potência sexual etc. Os efeitos anabolizantes incluem aumento da massa muscular e do tamanho de vários órgãos internos, controle da distribuição da gordura corporal, aumento da síntese (produção) de proteína e de cálcio nos ossos.[2-4] A partir da década de 1950, vários laboratórios começaram a sintetizar esteroides com efeitos mais anabolizantes que androgênicos e, por essa razão, são mais conhecidos pelo nome *esteroides anabolizantes*, apesar de nenhum deles ser totalmente livre de efeitos androgênicos (masculinizantes).[3]

A atenção popular para os esteroides anabolizantes começou na década de 1960, quando o sucesso dos atletas soviéticos foi atribuído, em parte, ao uso dessas substâncias.[2] A partir daí, houve muita controvérsia pelo fato de homens e mulheres estarem utilizando tais substâncias para promover a *performance* atlética e melhorar a aparência física.[5] Efeitos mais amplos, como a modulação da agressividade e do humor, também já foram referidos. E não se pode dizer que o aumento da agressividade em esportes competitivos seja indesejado.[2] A preocupação popular levou o congresso norte-americano a controlar a distribuição e a venda dessas drogas, classificando-as com potencial de consumo abusivo e causadoras de dependência.

▶ Dados de epidemiologia

O V Levantamento nacional sobre o consumo de drogas psicotrópicas, conduzido pelo Centro Brasileiro de Informações sobre Drogas Psicotrópicas (CEBRID), entre os estudantes do ensino médio e fundamental da rede pública, nas 27 capitais brasileiras, no ano de 2004, mostra que:[5]

- Dos brasileiros, 1% faz uso de esteroides *na vida*, sendo o maior uso observado nas regiões Norte (1,2%) e Nordeste (1%). As cidades com maior uso foram Rio de Janeiro, com 1,6%, e Salvador, com 1,2%
- Nos EUA, o uso na vida é feito por 2,4% da população
- Os esteroides anabolizantes são predominantemente utilizados pelo sexo masculino.

O II Levantamento domiciliar, também realizado pelo CEBRID, em 2005, com mais de 7.900 entrevistados das 108 maiores cidades do Brasil, revelou que o uso de esteroides anabolizantes apareceu em 0,9% (cerca de 456.000) dos entrevistados em 2005 e que, em 2001, esse percentual era de 0,3%.[6] A prevalência maior de uso na vida foi entre homens de 18 a 34 anos de idade, sobretudo em academias de ginástica, nas regiões Nordeste, com 1,5%, e Centro-Oeste, com 1,2%. Nas demais regiões, a prevalência foi inferior a 1%. O mesmo levantamento, entretanto, sugere que interpretemos esses dados com cautela, devido aos baixos índices de precisão.

Pesquisa conduzida nos EUA em 2007 com estudantes concluiu que o uso de esteroides permaneceu o mesmo de 2006 para 2007 em ambos os sexos.[7]

▶ Potencial de consumo abusivo e dependência

Apesar da controvérsia a respeito, muito material e resultados de pesquisas apareceram para documentar o potencial dos esteroides anabolizantes de criar dependência. Os mecanismos que a criam e sustentam estão longe de ser conhecidos. A forma como essas substâncias são utilizadas e o propósito do uso tornam difícil aos pesquisadores chegar a conclusões a respeito da frequência, da duração do uso e das dosagens necessárias para gerar dependência.[2]

Tipicamente, os esteroides anabolizantes são consumidos em períodos intermitentes, uma prática chamada de *cycling* ("cíclico"): o período de uso pode variar, mas, normalmente, abarca muitas semanas ou meses durante um treinamento e, então, é interrompido. Outra prática, chamada de *stacking* ("empilhamento"), envolve o uso de vários esteroides diferentes. Os propósitos para os quais são utilizados também geram dificuldades ao se estudar os mecanismos da dependência. Como se vê, a principal motivação para o uso é a melhora da *performance*. Efeitos como aumento da intensidade do treinamento, da agressividade e outras alterações de humor podem ser considerados secundários e, para alguns, talvez indesejáveis. Por isso, quando comparados a outras drogas, os esteroides anabolizantes são atípicos em termos dos efeitos que se buscam e daqueles que se seguem. Usuários referem experiências subjetivas de bem-estar, mudanças afetivas, dificuldade ou falta de vontade para reduzir o uso e outros aspectos compatíveis com aqueles referidos por dependentes de outras drogas. Além disso, tolerância e sintomas de abstinência já foram relatados.[2]

Outro fator importante é que os dados da literatura parecem deixar claro que, para muitos indivíduos, os valores subjetivos do uso dos esteroides anabolizantes são substanciais, mesmo quando ganhos físicos não são nitidamente demonstrados. Isso sugere uma forte intermediação psicológica na iniciação e manutenção do uso.[2]

Estudos com animais demonstraram o mecanismo de reforço no uso dos esteroides. Ou seja, animais buscavam por eles quando tinham oportunidade, da mesma maneira que fazem com outras drogas de abuso. Essa propriedade é mais difícil de ser demonstrada em humanos, mas é consistente com o uso continuado, a despeito de problemas físicos e efeitos negativos nos relacionamentos sociais. Além disso, os abusadores tipicamente gastam muito de seu tempo para conseguir a droga (outra indicação de dependência).[7]

▶ Vias de administração

Existem mais de 100 compostos com ações anabolizantes.

A administração pode ser feita de duas maneiras: por via oral e com injeções intramusculares.[2] Alguns têm efeitos quando ingeridos oralmente; outros, só quando injetados.[1] Isso porque pequenas mudanças na estrutura química da molécula de testosterona (e de outros hormônios sexuais endógenos) podem provocar drásticas mudanças no efeito, na potência e na produção de consequências adversas. Essas mudanças são feitas por vários motivos: para aumentar o efeito anabolizante e diminuir o efeito androgênico; para aumentar a potência da droga, de forma que menores quantidades sejam suficientes para se obter os mesmos resultados; para aumentar a biodisponibilidade da droga quando ingerida oralmente; e para diminuir o tempo de absorção quando administrada por via intramuscular.[4]

▶ Efeitos do uso agudo

Absorção, excreção e metabolismo

Uma vez na corrente sanguínea, a testosterona ou qualquer esteroide anabolizante exógeno atravessa as paredes das células-alvo e se liga a seus receptores no citoplasma.[4] Essas células-alvo se encontram em vários tecidos do corpo humano, incluindo esqueleto, músculo cardíaco, sistema nervoso central, pele e próstata.[2] Esses complexos receptores de hormônios alcançam, então, o núcleo da célula e seu material genético ácido desoxirribonucleico (DNA, *deoxyribonucleic acid*). Isso dá início a um processo cujo resultado final será a produção de proteínas específicas, que vão deixar a célula e mediar as funções biológicas do hormônio. O aumento dos níveis de testosterona (ou drogas similares) produz um efeito de *feedback* negativo no hipotálamo, inibindo o lançamento de mais testosterona (o mesmo processo que ocorre com os contraceptivos orais à base de estrogênio e progesterona).[4]

É difícil obter uma identificação precisa do mecanismo de ação dos esteroides anabolizantes por vários motivos: pela ampla variedade dos tecidos atingidos; pela variedade das drogas desse tipo; pela complexidade dos processos de regulação hormonal etc. Por motivos semelhantes, também é difícil chegar ao conhecimento preciso do metabolismo dessas substâncias, principalmente pelo fato deste se realizar por caminhos naturalmente utilizados pela testosterona.[2]

A testosterona é metabolizada no fígado e excretada na urina; somente pequenas quantidades são eliminadas inalteradas. Em alguns órgãos, como a próstata, a testosterona é convertida em outros compostos ativos.[2]

Efeitos psicoativos

Os efeitos psicológicos que podem favorecer a dependência incluem a euforia (ação estimulante) e o aumento da agressividade, que podem ser benéficos para incrementar o esforço durante um treinamento ou mesmo durante uma competição. Usuários referem que podem "trabalhar mais duro" quando usam esteroides, o que possivelmente se deve a uma ação semelhante à dos estimulantes: sensação de energia, redução da fadiga ou aumento da agressividade, expressa na forma de um treinamento mais intenso.[3]

Resultados de um estudo conduzido em 1993 indicam que o uso de altas doses dessas substâncias está associado a sutis alterações do humor (aumento da euforia, da energia e da estimulação sexual; aumento da irritabilidade, da instabilidade, dos sentimentos violentos e da hostilidade) e a prejuízos cognitivos (distratibilidade, esquecimentos e confusão). Há, também, risco de ocorrência de um episódio agudo de mania ou hipomania. Interessante é o fato de que as doses que os condutores desse estudo consideraram baixas eram relativamente altas, quando comparadas àquelas recomendadas para fins terapêuticos.[4]

▶ Efeitos do uso crônico

Os dados disponíveis na literatura sobre a efetividade dos esteroides anabolizantes em aumentar a *performance* física são controversos. Porém, parece não existir qualquer dúvida sobre isso na mente dos atletas, que as utilizam, no mundo todo, para aumentar seus músculos e sua força.[4]

Não há dúvida dos importantes efeitos da testosterona sobre a massa e a força musculares durante a puberdade e experimentos demonstram claramente a habilidade dos músculos em sintetizar anabolizantes. Entretanto, não são claros os efeitos de estimulação anabolizante adicional, tanto nos adolescentes quanto nos adultos do sexo masculino, que já dispõem de altos níveis de testosterona em circulação.[3] No início da década de 1990, a comunidade científica acreditava que não produziam efeito algum sobre a *performance* e que o aumento de peso se devia à retenção de sal e de água.[4] Atualmente, o consenso parece ser o de que, sob determinadas circunstâncias (treinamento e dieta apropriados), com alguns indivíduos (atletas competitivos maduros, com substanciais históricos de treinamento) e por determinados períodos de tempo, alguns ganhos podem ser obtidos.[2]

Da mesma maneira, as consequências negativas do uso também são difíceis de averiguar. Dado o grande número de órgãos que são alvos dos esteroides anabolizantes, não surpreende que uma grande variedade de consequências negativas tenha sido relatada. Praticamente todos os tecidos do corpo atingidos por essas substâncias já tiveram prejuízos relatados. A seguir, apresenta-se um resumo das consequências negativas e positivas relatadas.[1,2,4]

Efeitos positivos

- Aumento transitório do tamanho dos músculos e da força muscular
- Tratamento de traumas e cirurgias.

Efeitos negativos

- Cardiovasculares:
  - Aumento de fatores de risco cardíacos, como hipertensão e taxas de colesterol (lipoproteína de baixa densidade [LDL, *low density lipoprotein*] e lipoproteína de alta densidade [HDL, *high density lipoprotein*])
  - Infarto do miocárdio
  - Trombose
- Hepáticos (associados ao consumo oral):
  - Aumento do número de enzimas
  - Tumores do fígado: benignos e malignos (uso superior a 24 meses)
- Sistema reprodutor:
  - Diminuição da produção de testosterona:
    - Espermatogênese anormal
    - Infertilidade transitória
    - Atrofia dos testículos
    - Impotência
    - Alterações da menstruação
- Sistema endócrino:
  - Diminuição do funcionamento da tireoide
- Efeitos imunológicos:
  - Diminuição das imunoglobulinas
- Efeitos musculoesqueléticos:
  - Fechamento prematuro dos centros de crescimento dos ossos
  - Degeneração dos tendões
- Estéticos:
  - Ginecomastia em homens
  - Atrofia dos testículos
  - Acne e seborreia
  - Estrias
  - Calvície
  - Aumento do clitóris
  - Crescimento dos pelos do corpo e do rosto (principalmente em mulheres)
  - Engrossamento da pele
  - Engrossamento da voz (em mulheres)
- Psicológicos:
  - Risco de desenvolvimento de dependência
  - Alterações graves do humor
  - Tendência à agressividade
  - Episódios psicóticos
  - Depressão
  - Distimia
  - Ansiedade generalizada
  - Transtorno de pânico
  - Suicídio.

▶ Síndrome de abstinência

A interrupção do uso de altas doses de esteroides anabolizantes pode vir acompanhada de depressão psicológica, fadiga, inquietude, insônia, perda de apetite e diminuição da libido. Outros sintomas que já foram relatados incluem *craving*, dores de cabeça, insatisfação com a imagem corporal e, raramente, ideação suicida. Apesar disso, nenhuma síndrome de abstinência foi psiquiatricamente descrita.[5,7]

▶ Princípios gerais de tratamento

Pouquíssimos estudos relacionados com o tratamento de esteroides anabolizantes foram conduzidos e o conhecimento atual baseia-se na experiência clínica.

Assim como acontece com outras drogas, o tratamento da dependência de esteroides anabolizantes requer a interrupção do uso. Logo, os sintomas de abstinência são os primeiros alvos do tratamento e a terapia de suporte (incluindo reasseguramento, informação e aconselhamento) é a mais recomendada, e deve incluir avaliação dos pensamentos suicidas.[7] O uso de antidepressivos pode ser indicado para casos de depressão maior e o tratamento endocrinológico pode ser necessário em casos de alterações hormonais. Casos graves podem requerer hospitalização. Passada essa fase, a terapia (preferencialmente comportamental) deve se centrar na manutenção da abstinência e na prevenção da recaída.

▶ Suplementos nutricionais

Nos últimos anos tem havido um aumento crescente no consumo de suplementos alimentares com a finalidade de ganho de rendimento ou de massa muscular por alguns praticantes de atividade física. Pensando nisso, em 2003 e 2009, a Sociedade Brasileira de Medicina do Esporte (SBME) publicou e revisou uma diretriz,[8,9] buscando orientar, informar e estimular a adoção de práticas comprovadamente saudáveis para o aumento do rendimento esportivo.

Tanto SBME quanto a Agência Nacional de Vigilância Sanitária (ANVISA) defendem que uma dieta balanceada, que atenda as recomendações dadas à população geral é, na maioria dos casos, suficiente para atender às necessidades nutricionais tanto de atletas quanto de praticantes de atividades físicas. Dentre os suplementos mais consumidos com o objetivo de aumentar a tolerância ao esforço físico prolongado estão os aminoácidos de cadeia ramificada (BCAA, *branched chain amino acids*) leucina, isoleucina, valina. Entretanto, essa prática não é recomendada nem pela ANVISA nem pela SBME, pois não há evidências científicas suficientes.

Estudo financiado pelo Comitê Olímpico Internacional (COI) analisou 634 suplementos provenientes de 215 fornecedores de 13 países: 14,8% continham precursores de hormônios não declarados em seus rótulos. Dentre eles, 24,5% precursores de testosterona e de nandrolona; 68,1% continham somente precursores de testosterona e 7,5% continham precursores somente de nandrolona.[10]

Por essa razão, o uso de suplementos alimentares deve ser feito com o máximo de cautela. Apenas em situações muito específicas alguns atletas podem se beneficiar de algum tipo de suplementação, que deve, necessariamente, ser orientada e acompanhada por nutricionistas ou médicos qualificados.

▶ Referências bibliográficas

1. LONGENECKER, G. L. *Como agem as drogas* – o abuso das drogas e o corpo humano. São Paulo: Quark do Brasil, 1998. 143 p.
2. PANDINA, R.; HENDREN, R. Other drugs of abuse: inhalants, designer drugs and steroids. In: MCCRADU, B.; EPSTEIN, E. *Addictions* – a comprehensive guidebook. Specific drugs of abuse: pharmacological and clinical aspects. New York: Oxford University Press, 1999. Cap. 10, p. 171-184.
3. RAY, O.; KSIR, C. *Drugs, society, and human behavior.* 8th ed. New York: McGraw-Hill, 1999. 494 p.
4. TARTER, R. E.; AMMERMAN, R. T.; OTT, P. J. *Handbook of substance abuse* – neurobehavioral pharmacology. New York: Plenum Press, 1998. 602 p.
5. GALDURÓZ, J. C.; NOTO, N. A. R.; FONSECA, A. M.; CARLINI, E. A. *V Levantamento nacional sobre o consumo de drogas psicotrópicas entre estudantes do ensino fundamental e médio da rede pública de ensino nas 27 capitais brasileiras,* 2004. Centro Brasileiro de Informações sobre Drogas Psicotrópicas (CEBRID). Disponível em http://www.cebrid.epm.br/levantamento_brasil 2.
6. CARLINI, E. A.; GALDURÓZ, J. C. F.; NOTO, A. R.; NAPPO, S. A. *II Levantamento domiciliar sobre o uso de drogas psicotrópicas no Brasil – 2005.* São Paulo: Cebrid/Unifesp, 2005.
7. NATIONAL INSTITUTE ON DRUG ABUSE. *Research report series.* Anabolic steroid abuse. Disponível em www.nida.nih.gov.
8. CARVALHO, T. Modificações dietéticas, reposição hídrica, suplementos alimentares e drogas: comprovação de ação ergogênica e potenciais riscos para a saúde. *Rev. Bras. Med. Esporte,* v. 9, n. 2, Mar/Abr., 2003.
9. HERNANDES, A.J., NAHAS, R.M. Modificações dietéticas, reposição hídrica, suplementos alimentares e drogas: comprovação de ação ergogênica e potenciais riscos para a saúde. *Rev. Bras. Med. Esporte,* v. 15, Supl., n. 2, Mar/Abr., 2009.
10. SCHÄNZER, W. *Analysis of non-hormonal nutritional supplements for anabolic-androgenic steroids* – An international study – An investigation of the IOC accredited doping laboratory Cologne, Germany. Disponível em http://www.olympic.org/Documents/Reports/EN/en_report_324.pdf.

14 Outras Drogas de Abuso

Alessandra Diehl e Ana Carolina Schmidt

▶ Introdução

Curiosamente, o perfil dos traficantes das antigas drogas (maconha e cocaína) mudou nas últimas décadas com o advento das chamadas "drogas sintéticas" (*designer drugs*), "drogas modificadas" ou, ainda, *club drugs*. Não vivem mais em morros ou favelas, não estão organizados em quadrilhas com altos comandos, nem se escondem em becos ou enfrentam conflitos diários com a polícia.

Longe de uma visão elitista ou preconceituosa, o fato é que os novos traficantes dessas substâncias são jovens de relativo poder aquisitivo, que frequentam festas nas quais predominam as músicas eletrônicas (*raves, trances*). As drogas que antes pertenciam aos traficantes passam agora, com as "drogas modernas", a ser comercializadas livremente, ora em farmácias, ora em pequenas fábricas caseiras e clandestinas.

Inicialmente, as "drogas sintéticas" eram associadas exclusivamente ao *ecstasy*. No entanto, a família das "drogas modificadas" tem aumentado. Parece que a tendência é a recuperação de antigas substâncias esquecidas ou em desuso que passam a invadir um cenário atual com uma "nova roupagem" e a ganhar novos adeptos.

O crescimento dessas substâncias é tão rápido quanto alarmante e a literatura científica a respeito dos efeitos agudos, crônicos, epidemiológicos e abordagens farmacológicas dessas substâncias não parece conseguir acompanhar tal demanda.

Este capítulo tem por objetivo traçar um breve panorama sobre as principais "drogas sintéticas" encontradas atualmente, as quais vêm recebendo crescente interesse e preocupação tanto por profissionais, pais e educadores quanto pela mídia em geral.

▶ Ecstasy

O *ecstasy* foi uma das primeiras drogas sintéticas a aparecer no cenário das *club drugs* no início dos anos 1980, principalmente nos EUA e na Europa. No Brasil, teve seu pico de surgimento na década de 1990, atingindo um público de adultos jovens, com formação escolar, inseridos no mercado de trabalho, pertencentes às classes sociais mais abastadas e poliusuários de drogas. Os nomes mais conhecidos da substância na rua são "bala", "E" ou "pastilha", "XTC", "Adam".[1,2]

Desde o início dos anos 1980, a popularidade do *ecstasy*, o 3,4-metilenodioximetanfetamina (MDMA), vem crescendo assustadoramente.

Martins *et al.* analisaram dados de 1995, 1997, 1999 e 2001, provenientes do National Household Survey on Drug Abuse, e verificaram que nesse período o uso de *ecstasy* na população norte-americana aumentou e a prevalência foi maior em faixas etárias mais jovens.[3] No entanto, nota-se que esses usuários de *ecstasy* eram mais propensos a usarem a droga em associação com uma variedade de combinação de outras drogas, no chamado "período epidêmico" do *ecstasy*, e esta associação de drogas diminuiu nos novos usuários.[3]

Na França, dados obtidos junto a um sistema original para informação sobre drogas sintéticas chamado National Identification System for Drugs and Other Substances (SINTES) indicaram que, no período compreendido entre 1999 e 2004, das 9.543 amostras apreendidas, 82% eram de MDMA.[4]

No Brasil, dados provenientes do II Levantamento domiciliar sobre drogas psicotrópicas conduzido pelo Centro Brasileiro de Informações sobre Drogas Psicotrópicas (CEBRID) em 2005 mostram que o uso dos estimulantes aumentou de 1,5%, em 2001, para 3,2%, em 2005.[5]

Em geral, são dois os padrões de uso descritos: aqueles provenientes da "Geração *Rave*", que são usuários mais recentes e fazem uso esporádico da droga apenas nos finais de semana, em média, usam apenas um comprimido por ocasião; e os chamados "Filhos do *Hell's Club*", usuários do início da década de 1990, com um longo e pesado uso da droga, utilizando vários comprimidos por ocasião, muitas vezes associados a outras drogas (especialmente maconha, cetamina e nitritos) e em padrão *binge* (usar grande quantidade em curto espaço de tempo).[1]

A substância está disponível em cápsula, pó ou comprimido. Cada comprimido contém 50 a 150 mg da droga, é formulado em diferentes cores e geralmente pode estar associado a ícones populares ou marcas famosas (p. ex., logo da Nike ou da Motorola, borboletas, corações, inscritos com a palavra *love* etc.).[6]

MDMA é uma anfetamina modificada, com maior afinidade pelos receptores serotoninérgicos 5-HT e 5-HT2. Foi lançado no mercado alemão em 1912, como moderador do apetite. Logo, passou a ser droga de abuso e/ou recreativa exatamente pelos seus efeitos psicoativos, que duram de 4 a 6 h.

Pode ser classificado como estimulante, pertencendo ao mesmo grupo da cocaína e das anfetaminas, uma vez que seus efeitos agudos são similares aos dessas substâncias. O *ecstasy* é classificado como alucinógeno em razão do seu potencial de causar alucinações, se utilizado em doses extremamente altas.[2]

Os efeitos psicoestimulantes são observados 20 a 60 min após a ingestão oral de doses entre 50 e 125 mg. O pico dos níveis plasmáticos ocorre 2 h após a administração oral e apenas níveis residuais são encontrados 24 h depois da última dose.[2]

Efeitos agudos

Entre os efeitos agudos, citam-se euforia e bem-estar, aumento da percepção para sons e cores e para as sensações táteis, taquicardia, sudorese, aumento do estado de alerta, tensão maxilar, bruxismo, anorexia.[7,8]

Ocorre aumento da autoconfiança, da compreensão e da empatia.[2] Além disso, causa maior interesse sexual e aumenta a sensação de proximidade e intimidade com terceiros, daí sua popularidade como "pílula do amor".[2,7]

Alguns estudos têm apontado esse efeito da droga como parte de um comportamento sexual de risco nos usuários de *ecstasy*. Estudo recente realizado na cidade de Nova York com 534 usuários de drogas ilícitas, sendo 17,2% também usuários de *ecstasy*, mostra que os usuários regulares de *ecstasy* estão sob maiores chances de iniciação sexual antes dos 14 anos de idade (*odds ratio* [OR] = 1,51) e de terem dois ou mais parceiros sexuais nos últimos dois meses (OR = 1,86).[9]

Existem relatos de casos na literatura de psicoses induzidas por MDMA.[10]

A desidratação e a hipertermia têm sido a maior preocupação em *raves*. O consumo de *ecstasy* e a dança intensa podem provocar desidratação e a elevação da temperatura corporal.[8]

Efeitos do uso crônico

O uso crônico leva à depleção dos neurotransmissores, principalmente serotoninérgicos, com crescente evidência de que ocorre prejuízo cognitivo, dificuldade em tarefas executivas e diminuição do desempenho global da memória.[11]

Os recentes achados mostram que embora a MDMA ou *ecstasy* sejam classificados atualmente como um tipo de alucinógeno e sua síndrome de abstinência não seja reconhecida pelo *Manual diagnóstico e estatístico de transtornos mentais IV* (DSM-IV, *Diagnostic and statistical manual of mental disorders IV*), já existem evidências que suportam a associação de sintomas de abstinência com MDMA.[2] Os resultados de estudos de análise de classe de drogas indicam que usuários de MDMA têm risco significativamente mais alto de dependência que os usuários de dietilamida do ácido lisérgico (LSD, *lysergic acid diethylamide*).[12]

Cetamina

Histórico

A cetamina (hidrocloridrato de cetamina) é um antagonista do receptor N-metil-D-aspartato (NMDA), que em doses altas também pode se ligar a receptores opioides do tipo μ e receptores σ.[13,14]

Foi desenvolvida na década de 1960 por pesquisadores liderados pelo Dr. Calvin Stevens, da Wayne State University, que buscavam uma nova classe de droga mais segura que a fenciclidina para ser usada para fins anestésicos.[13-15]

Entretanto, os primeiros relatos do uso da substância no período pós-anestésico, com aparecimento de efeitos colaterais graves (alucinações e sonhos vívidos), limitaram seu uso corrente na pediatria e na geriatria, sendo mais utilizada atualmente como anestésico veterinário.[15]

Epidemiologia

O uso recreativo da cetamina foi pela primeira vez documentado nos EUA, no início dos anos de 1970. Sua popularidade cresceu rapidamente entre a população de adolescentes (16 a 24 anos de idade) em cenas de eventos com dança e grandes festas de música eletrônica.[15]

Algumas das gírias mais conhecidas no EUA e em países europeus são: *K, special K, vitamin K, super K, ketaset, jet, super acid, green, purple, mauve, special LA Coke*.[15-17]

Da década de 1970 para os dias atuais, observa-se que o uso da droga tem crescido vertiginosamente. Pesquisas americanas indicam que quase 3% de alunos do ensino médio já usaram cetamina no último ano da pesquisa.[18]

Pesquisas de tendência de cinco anos conduzidas por McCambridge *et al.*, no Reino Unido, apontam um aumento do uso de cetamina, especialmente entre 1999 e 2003.[19]

No norte da Itália, pesquisadores entrevistaram 2.015 jovens em festas eletrônicas e encontraram o uso de cetamina em 7% da amostra.[20]

A substância é considerada por autoridades dos EUA, do Reino Unido, do Canadá e do Japão como uma droga narcótica.[15] No Brasil, ainda não temos dados oficiais sobre os padrões de consumo da droga. O medicamento é vendido em casas de material agropecuário (Dopalen®, Cetamim®, Vetanarcol® e Anesket®), com a apresentação de receita prescrita por um veterinário.[21] Não há qualquer lei ou determinação do Ministério da Saúde que caracterize a substância como narcótica. No entanto, temos notícias provenientes da mídia de sucessivas apreensões de grande quantidade da substância.[21]

Vias de administração e apresentações

A droga é primeiramente obtida na forma de pó e administrada por via aspirada. Outras formas incluem a forma líquida solúvel, utilizada via intramuscular (injetável), ou oral, na forma de tabletes. Tem meia-vida de eliminação curta.[22]

Efeitos agudos

A maioria das pessoas que inicia o uso da cetamina já é usuária de múltiplas substâncias e o faz principalmente por influência de amigos, mas também motivados pelo desejo de experimentar novas sensações prazerosas, de relaxamento, busca de sensações hedonísticas, de "sair do corpo", busca de efeitos oníricos e psicodélicos da droga (incluindo os efeitos audiovisuais e alucinatórios), riscos imotivados, aumentar a intensidade da perda do controle, sentir-se *high* ("alto"), "derreter-se ao redor de tudo". A "viagem" com a cetamina é descrita como curta, mas extremamente intensa.[15]

Em doses baixas, a substância induz distorção de tempo e espaço, alucinações e efeitos dissociativos leves. Entretanto, em doses mais altas (acima de 150 mg) induz dissociações mais graves, com experiências de sensações de distanciamento da realidade e outras percepções alteradas, que são descritas como similares ao observado na esquizofrenia.[15] Somam-se riscos de produção de sintomatologia psicótica e/ou danos cognitivos, como já demonstrado em estudos laboratoriais. Além disso, os usuários dessa substância estão sob risco de traumas, acidentes e até mesmo morte advinda da dissociação e dos efeitos anestésicos induzidos pela droga. Entre os efeitos menos desejáveis na intoxicação aguda estão as náuseas e os vômitos.[15]

Efeitos do uso crônico

O uso a longo prazo tende a causar prejuízos da psicomotricidade e cognitivos (principalmente de memória) e alteração das emoções e do humor. Danos à saúde física ainda estão em pesquisa, mas os estudos apontam para alteração da função hepática renal, cistite e ulcerações gástricas.[15,23]

Dependência da droga

Crescem as evidências de que a cetamina é uma droga que causa dependência tanto pelos efeitos de tolerância, abstinência e persistência do uso a despeito dos prejuízos causados, quanto pelos relatos de *craving*.[15,22]

▶ γ-hidroxibutirato

O γ-hidroxibutirato (GHB), apesar de ser bastante comum nos EUA e na Europa, é ainda uma substância relativamente nova no Brasil. Também pode ser encontrado nas danceterias das grandes cidades com o apelo de "*ecstasy* líquido", em uma analogia ao *ecstasy* como estratégia de *marketing*, que pretende conquistar o mesmo público da "pílula do amor",[24] muito embora as drogas não produzam efeitos semelhantes, uma vez que o GHB é depressor do sistema nervoso central e o *ecstasy* é um estimulante.[6] Outros nomes de rua dados ao GHB são: "boa noite Cinderela" ou "a droga do estupro".[8]

O GHB foi muito utilizado como suplemento alimentar entre fisiculturistas e adeptos de exercício físico na década de 1980 e, desde os anos 1990, tem sido muito apreciado pelos jovens frequentadores de boates e danceterias como outra *club drug*.[6,8]

A droga foi desenvolvida pelo cientista francês Henri Laborit, em 1961, chegando ao mercado americano como suplemento dietético, destinado a aumentar a massa muscular, bem como aumentar a libido.[6,8]

Originalmente, o GHB foi desenvolvido como sedativo e anestésico de uso hospitalar. Porém, devido à sua razão de segurança ser relativamente baixa e a margem de dose terapêutica muito estreita, seu uso foi desaprovado pela Food and Drug Administration (FDA), em 1990. Sua atuação é no sistema dopaminérgico e agonista GABAérgico.[8]

O GHB é um líquido inodoro, levemente salgado e pode ser disponibilizado em cápsulas, em pó ou em garrafas pequenas. Sua apresentação mais comum é na forma de sal. É utilizado diluído em água. Seus efeitos começam em média 20 min após a ingestão oral.[8]

Efeitos agudos

Em doses baixas (0,5 a 1,5 g), a droga causa desinibição, sociabilidade e sensação de embriaguez semelhante ao que ocorre em leves intoxicações por álcool. Em doses maiores (1,5 a 2,5 g), entretanto, os efeitos começam a ser mais importantes, tais como sedação, tonturas, pouca coordenação motora, náuseas, vômitos, euforia, rebaixamento do nível de consciência, com confusão mental e fala incoerente, podendo ocorrer incontinência fecal e amnésia.[25] Esse último efeito, em combinação com bebidas alcoólicas, tem sido alvo da mídia e de estudos como facilitador em casos de estupro. A combinação de GHB com álcool pode ser fatal por levar ao coma.[6,8]

Efeitos do uso crônico

Como a droga é relativamente nova, seus efeitos a longo prazo são ainda pouco conhecidos; no entanto, acredita-se que possa levar à dependência.[26]

▶ Cloridrato de benzidamina

O cloridrato de benzidamina (Benflogin®) é um anti-inflamatório indicado principalmente para tratamento de afecções da orofaringe, patologias periodontais e em pós-cirurgias ortopédicas.[27]

A dose máxima diária recomendada é de 200 mg/dia. Alguns estudos apontam que a ingestão de 500 mg de Benflogin® pode levar ao surgimento de alucinações visuais.[27]

Na superdosagem, há o aumento da produção e da liberação de dopamina cerebral, acelerando a atividade no sistema límbico. As experiências vivenciadas sofrem deformações, causando alteração da percepção da realidade e, consequentemente, alucinações visuais. Entre os efeitos alucinógenos descritos, os principais são raios e luzes coloridas e a percepção de ver tudo em "câmera lenta".[28]

A medicação começou a ser usada por meninos de rua, no início da década de 1990, mas agora é febre nas "baladas" de classe média. A utilização desse medicamento em altas dosagens tem sido muito comum entre os adolescentes e jovens, principalmente antes de sair para a "balada". A medicação é incrementada com bebidas alcoólicas. Os atrativos estão no efeito psicoativo causado pelo medicamento, somado ao fato de ser muito barato e de fácil acesso, visto que o receituário controlado não é necessário.[28]

Quando ocorre a depleção da dopamina, os sintomas advindos são cansaço, sonolência, irritação, tonturas, epigastralgia e falta de apetite.[27]

Efeitos do uso crônico

O consumo abusivo e o uso crônico da substância podem causar: gastrite, úlcera, sangramento intestinal, diminuição da função renal e convulsões.[27]

▶ Flunitrazepam

O flunitrazepam, nome comercial Rohypnol® (Roche), é um benzodiazepínico que vem recebendo muita atenção na mídia e em alguns estudos como um dos elementos presentes em uso abusivo, principalmente associado a bebidas alcoólicas ou a drogas ilícitas (cocaína e heroína) em cenas na vida noturna de muitos jovens.[6,8] Entre os nomes populares no EUA estão: *valium mexicano*, *circles* (círculos), *roofies* (tetos), *R2*.[8]

O flunitrazepam é um benzodiazepínico de ação intermediária, com ação ansiolítica, miorrelaxante muscular, anticonvulsivante e com efeitos hipnóticos centrais. É 10 vezes mais potente que o diazepam, sendo bastante eficaz no tratamento da insônia e nas sedações pré-cirúrgicas, diminuindo o tempo de indução do sono e o número de despertares noturnos. É um medicamento que causa tolerância e dependência.[29]

As doses usuais são de 0,5 a 1 mg antes de deitar. Entre os efeitos colaterais mais comuns, cita-se: ataxia, déficit de atenção, fadiga, sedação e sonolência. Os casos de intoxicação aguda são raros, devido ao perfil de segurança da droga. Mas casos de óbitos relatados com a medicação frequentemente estavam associados ao uso de antidepressivos tricíclicos, barbitúricos ou álcool.[5]

Efeitos agudos

Sedação, anestesia, incoordenação motora.[2]

Efeitos do uso crônico

Estão principalmente ligados a prejuízos de memória e cognitivo.[2]

▶ Nitratos

O óxido nitroso (N_2O) foi preparado pela primeira vez em 1772. Também chamado de "gás hilariante", é um gás incolor, não inflamável e de odor ligeiramente doce.[30] Está classificado entre os solventes voláteis. Pode ser encontrado em frascos ou na forma de ampolas, sendo consumido geralmente por inalação.[2]

Popularmente conhecido como *popper*, *rush* e *liquid gold*, o nitrato (N_2O) é uma substância que emergiu em ambientes de *sex-shops*, associado à suposta capacidade de aumentar o desejo e o desempenho sexual.[30]

Efeitos agudos

Seus vapores produzem agitação que causa riscos imotivados, aumento da frequência cardíaca, euforia, relaxamento muscular e sedação. Estes efeitos aparecem poucos segundos depois da inalação e duram apenas 30 a 40 s.[2]

Além disso, somam-se tonturas, desorientação e ansiedade. Existe a possibilidade de se desenvolver tolerância, mas ainda é difícil de estimar. Ocorre também um aumento da suscetibilidade a convulsões.[2]

Efeitos do uso crônico

Devido a mudanças de ligação e função de receptores de dopamina, ocorre diminuição da função cognitiva.[2]

▶ Chá da morte

O chamado "chá da morte" ou "chá de fita" tem atraído a atenção da mídia e de jovens. Nesse caso, os produtos usados são materiais comuns facilmente encontrados em qualquer domicílio. A literatura científica sobre o tema é ainda escassa, porém encontram-se várias salas de bate-papo e fóruns virtuais em que os adolescentes trocam receitas de drogas já experimentadas, falam sobre suas experiências com essas drogas e anunciam quais serão as próximas da lista a serem vivenciadas.

Entre as descrições de preparo está o uso de metais pesados extraídos de pilhas, baterias velhas de celulares, baterias comuns, fitas cassete ou de vídeo, que são fervidas e muitas vezes cozidas em panelas de pressão até que liberem alta quantidade de ácidos e metais pesados. Essa água é então misturada com refrigerantes e estimulantes à base de guaraná para melhorar seu sabor e é ingerida. O resultado é uma droga que contém componentes altamente tóxicos, que são descritos a seguir:

- O chumbo (Pb) é tóxico para os seres humanos. A intoxicação por chumbo pode causar inicialmente falta de apetite, gosto metálico na boca, desconforto muscular, mal-estar, cefaleia e cólicas abdominais[31]
- A intoxicação por manganês (Mn) é responsável por anorexia, fraqueza, apatia, insônia e outras

perturbações do sono, excitabilidade mental, comportamento alterado, dores musculares, quadro neurológico (tremores simulando o mal de Parkinson) e transtornos psicológicos, como a "loucura mangânica", caracterizada por comportamento violento associado a períodos de mania e depressão[31]

- O mercúrio (Hg) também é tóxico para seres humanos e animais. A exposição crônica ao mercúrio causa sintomas gastrintestinais (dor abdominal, gosto metálico na boca, salivação excessiva, náuseas, cólicas intestinais, gengivite); sintomas neurológicos (prejuízo de memória, cefaleia, formigamentos, insônia, tremores, sonolência, alteração da grafia, cãibras, gritos noturnos, alteração do equilíbrio, tontura, vertigem e dificuldade escolar); alterações emocionais (nervosismo, irritabilidade, tristeza, diminuição da atenção, depressão, agressividade, insegurança e medo); e irritação nos olhos, fraqueza muscular, espasmos musculares, borramento visual, zumbido, irritação nasal e diminuição da acuidade visual e auditiva.[31]

▶ Cloreto de metileno

O cloreto de metileno (B25) é da família dos hidrocarbonetos halogenados. É um líquido límpido, com odor característico, que produz vapor irritante. Muito utilizado como agente de processo e solvente para produção de vernizes especiais e lacas. É solvente e propulsor em aerossol em indústria plástica.

Efeitos agudos

O contato com os olhos pode causar irritação moderada a leve, lesão da córnea e ação irritativa dos olhos. O produto pode causar a morte por parada respiratória, se inalado em grandes quantidades.[32]

Efeitos do uso crônico

A exposição prolongada e repetida pode causar ressecamento ou descamação e irritação da pele, inclusive queimaduras.[32]

▶ Metanfetamina

Foi sintetizada na Alemanha, em 1887, e na década de 1950 passou a ser comercializada para fins terapêuticos como moderadora do apetite no tratamento da obesidade.[8]

Na década de 1970, com a evidência de consumo abusivo, tolerância e dependência, o governo americano restringiu seu uso, passando a ser medicamento de uso controlado.[8]

A metanfetamina (4-metilaminorex) é encontrada na forma de pó branco, podendo, às vezes, ser de coloração marrom, devido ao grau de impureza da substância produzida clandestinamente, ou na forma de pedras translúcidas. Seus nomes popularmente conhecidos são: *ice glass* ou *crystal meth*.[6]

O Japão parece ser um dos países de maior consumo da substância. Teve sua primeira epidemia principalmente após a Segunda Guerra Mundial e continua sendo uma preocupação naquele país.[33] No Brasil, seu uso é ainda limitado, pois há o predomínio de consumo das anfetaminas legalizadas, em que curiosamente o uso na vida de orexígenos teve pequena redução de 4,3%, em 2001, para 4,1%, em 2005, segundo a comparação de dados entre os dois levantamentos nacionais de drogas psicotrópicas realizados pelo CEBRID, em 2001 e 2005.[5,34]

Efeitos agudos

Ocorre diminuição do sono e do apetite, inquietação, aumento do estado de alerta e alteração do humor, com tendência a certa euforia e mesmo disforia. Os efeitos agudos duram cerca de 60 min.

Em altas doses, principalmente, somam-se os riscos de infarto agudo do miocárdio e convulsões.

Efeitos do uso crônico

Os efeitos a longo prazo estão principalmente relacionados à dependência da substância, caracterizados por síndrome de abstinência (ansiedade, agitação, fissura, certa letargia, humor depressivo).

Há forte evidência de que usuários crônicos de metanfetamina têm importante disfunção da função social e cognitiva, com acentuado prejuízo em lobo frontal. Além disso, observa-se isolamento social, depressão e agressividade.[35]

▶ Metilfenidato

O metilfenidato, cujo nome comercial é Ritalina® (Novartis), é um estimulante do sistema nervoso central, derivado da piperidina e estruturalmente similar à anfetamina. Tem sua indicação terapêutica bastante comprovada no tratamento do transtorno de déficit de atenção e hiperatividade (TDAH).[29]

Devido a seus efeitos de aumentar o estado de alerta (extremamente desejável em TDAH), diminuir o apetite e causar euforia, é uma droga que pode ser abusada e levar à dependência.[29] Vale aqui ressaltar que a medicação é vendida nas farmácias somente com receituário amarelo (controlado) e extremo rigor.

No entanto, temos notícias principalmente por meio da mídia virtual de adolescentes que conseguem de uma forma ou de outra burlar regras para adquirir o medicamento. Os jovens trocam experiências tanto de como potencializar seus efeitos com álcool, quanto sobre os efeitos estimulantes que a substância produz via *blogs* ou salas de bate-papo.[36]

Efeitos do uso crônico

Distúrbios do sono, ansiedade, supressão do apetite e aumento da pressão arterial.[2]

▶ Efedrina

É uma amina simpatomática, similar aos derivados sintéticos da anfetamina, broncodilatadora utilizada no tratamento de afecções respiratórias, mas que também melhora de forma ilegal o desempenho de atletas. A substância é considerada *doping* há muitos anos e já denegriu a imagem de muitos atletas internacionalmente famosos.[37]

A substância é largamente comercializada em suplementos alimentares na maioria das cidades brasileiras. Os jovens adquirem facilmente as cápsulas em academias, em lojas especializadas, farmácias e até mesmo pela *internet*.

Efeitos agudos

A superdosagem de efedrina pode causar alucinações, alterações de humor, obnubilação, vertigem, taquicardia, hipertensão e morte.[38]

Efeitos do uso crônico

Entre as principais complicações advindas do uso indiscriminado estão crises convulsivas e complicações cardíacas.[37]

▶ Anticolinérgicos

O triexifenidil, cujo nome comercial é Artane® (Wyeth), é um anticolinérgico utilizado com evidência consistente no tratamento de reações distônicas agudas e no parkinsonismo induzido por antipsicóticos, mas que, no entanto, em altas doses pode causar euforia e alucinações; por isso, existe o risco de consumo abusivo desse medicamento. Se ingerido com álcool, aumenta a sedação.[29]

No Brasil, seu consumo já foi observado entre pacientes psicóticos, estudantes de primeiro e segundo graus da rede pública, meninos de rua e usuários de *crack*, que buscavam o efeito euforizante da substância.[39] Estudo realizado por Carlini *et al.* mostra que depois que a medicação passou a ter sua portaria modificada com retenção de receita, seu uso nessa população reduziu-se à metade.[40]

▶ Laxantes

Embora os laxantes (várias substâncias diferentes utilizadas com o intuito de induzir o aumento do número de evacuações) não sejam drogas que atuem diretamente no sistema nervoso central, estão aqui também descritas por dois motivos: podem ser drogas de abuso associadas à morbidade psicológica e física; e se observa que a crescente imposição da sociedade por padrões de beleza rígidos tem aumentado o número, principalmente de mulheres adolescentes, que abusam de uma variedade de laxantes na tentativa de perder peso para alcançar o tão sonhado corpo escultural.[41]

Existem basicamente dois tipos de laxantes: os estimulantes e os osmóticos. Entre os nomes comerciais mais conhecidos estão: Ducolax®, Lacto-Purga®, leite de magnésia e outros ditos naturais (contendo fibras insolúveis).

Indivíduos com transtornos alimentares (bulimia nervosa e anorexia nervosa) costumeiramente utilizam vários métodos para controle de peso e entre estes se inclui o consumo abusivo de laxantes.[42]

Os transtornos alimentares são doenças que afetam principalmente adolescentes e adultos jovens do sexo feminino, acarretando prejuízos psicológicos e sociais e aumento de morbidade e mortalidade.[42]

Efeitos agudos

Os laxantes funcionam estimulando artificialmente o intestino grosso para esvaziá-lo, ocorrendo depois dos alimentos já terem sido absorvidos, daí a perda de líquidos e a falsa impressão de emagrecimento.[43]

Efeitos do uso crônico

Entre as complicações mais frequentes, citam-se distúrbios hidreletrolíticos, desidratação, distensão do cólon, diarreia crônica.[43]

▶ Sildenafila

A sildenafila, conhecido como Viagra®, a famosa pílula azul, ganhou fama por tratar a impotência. Apesar de suas indicações como medicação, muitas pessoas têm abusado dessa substância de forma inadequada. Um exemplo seriam os jovens que utilizam a substância em festas, sem ter nenhum tipo de indicação médica, apenas para ter ereções mais duradouras, mais ereções por encontro ou por curiosidade. Geralmente, o sildenafila é obtido no próprio local, com amigos, pela *internet* ou mesmo na farmácia.[44]

Em geral, o uso da sildenafila é feito concomitantemente com o de outra droga, lícita ou ilícita.[44] Esta combinação traz diversos tipos de consequências negativas, como a mistura do sildenafila com o *ecstasy*, que pode levar à ocorrência de um acidente vascular cerebral (AVC), mesmo em pessoas jovens.[45]

Fisher, Reynolds e Napper (2010) verificaram que o uso de metanfetamina associado ao uso de Viagra potencializa comportamentos sexuais de alto risco para transmissão de doenças sexualmente transmissíveis (DST)/vírus da imunodeficiência humana (HIV, *human immunodeficiency virus*).[46]

O consumo com outras drogas é perigoso, principalmente com *poppers* (nitratos), por ambos dilatarem os vasos sanguíneos, podendo levar à queda da pressão arterial e infarto do miocárdio ou AVC.[47]

Fisher *et al.* (2006) verificaram que a sildenafila tem sido usada mais frequentemente por homens de todas as idades e que comumente usam Rohypnol, *ecstasy*, cetamina, anfetamina e *crack*.[48]

Porém, Aldridge e Measham verificaram já em 1999, na Inglaterra, que o uso da sildenafila de forma recreacional é feito não só por homens, mas também por mulheres aparentemente saudáveis. Na pesquisa, foram entrevistados 519 sujeitos, dos quais 3% já haviam usado a sildenafila recreacionalmente. A maioria relatou ter usado simultaneamente a substância com álcool ou outra droga ilícita, como MDMA, cocaína, maconha, *poppers*. A maioria relatou efeitos positivos, como aumento do desejo sexual, de fazer amor, e de sentimento de "aconchego". Poucos relataram efeitos negativos, como dores de cabeça, dor genital e intoxicação. Todos disseram que usariam a droga novamente, e que elas foram obtidas por meio de amigos, traficantes, em *sex shops* e na internet.[47]

Paul *et al.* (2005) estudaram o uso da sildenafila e a sua relação com comportamento sexual de risco para o HIV e outras DST entre homens que fazem sexo com homens. Verificaram que o uso do medicamento foi relatado por 29% da amostra, e foi associado a HIV-positivo, maiores números de parceiros sexuais masculinos, maiores níveis de sexo anal sem proteção e maiores níveis de uso de drogas ilícitas. Concluíram que o uso da sildenafila se tornou algo comum e frequente entre a cultura de homens que fazem sexo com homens, e que foi associado a comportamento de risco para transmissão de DST/HIV.[49]

Estudo envolvendo 450 homens *gays* e bissexuais indicou que a sildenafila é usada frequentemente em combinação com *club drugs*, como metanfetamina, MDMA, cetamina, cocaína e GHB.[50]

Em estudo mais recente, Harte e Meston (2011) verificaram em uma amostra de 1.944 homens universitários saudáveis, que o uso de medicações para disfunção sexual têm crescido entre homens sem indicação médica, por uso recreacional. Assim como os autores citados anteriormente, identificaram que esse tipo de consumo está associado a comportamentos sexuais de risco para transmissão de DST/HIV e altos índices de uso de drogas ilícitas.[51]

▶ Spice

A maconha sintética, conhecida como *spice*, é vendida no mercado internacional como alternativa "legal" e "não perigosa".[52] As misturas de *spice* podem ser compradas facilmente no exterior, principalmente pela *internet*, desde 2004, ou em lojas especializadas, desde 2006.[53]

Apesar do rótulo dizer que é um "incenso exótico que libera um rico aroma" e "não apropriado para consumo humano", o *spice* vem sendo utilizado amplamente como droga similar à maconha.[53]

O *spice* é uma variedade de ervas e aditivos químicos que produzem experiências similares às da *Cannabis*. Devido aos produtos químicos adicionados, o *spice* possui alto potencial para consumo abusivo e nenhum benefício médico. A falsa percepção de produto "natural" e o fácil acesso contribuíram para o alto consumo do *spice*, principalmente entre os jovens.[52]

Para evitar as restrições legais dos EUA, as substâncias psicoativas da *Cannabis* passaram a ser fabricadas em laboratórios caseiros, com processos "legalizados". Nos EUA, os fabricantes tentam evitar restrições legais utilizando outras substâncias e ficando "na frente" da lei, mas os órgãos reguladores sempre atualizam a lista de cannabinoides proibidos, e hoje as principais substâncias utilizadas para a fabricação do *spice* são ilegais para venda, compra e posse.[52,54]

Outros termos para a maconha sintética utilizados são: K2, *marihuana* sintética, *fuego de Yucatán*, *fake weed*, *skunk* e *moon rocks*.[52]

O *spice* pode ser encontrado como "incenso" ou "chá", mas a mais comum é a forma parecida com a maconha, que é fumada.[52]

Efeitos agudos

Os usuários de *spice* relatam efeitos similares ao da maconha, como estado de ânimo elevado, relaxamento e alterações da percepção. Os efeitos podem ser mais fortes do que os da maconha, e alguns usuários referiram efeitos psicóticos, como paranoia, alucinações e ansiedade. Outros sintomas que podem estar presentes por intoxicação aguda são: taquicardia, vômitos, agitação psicomotora, confusão mental, alucinações, elevação da pressão arterial e isquemia miocárdica.[52]

Efeitos do uso crônico

Os usuários crônicos podem apresentar síndrome de abstinência e dependência. Como não se conhecem todas as formas de *spice*, muito ainda não se sabe dos efeitos da droga no organismo, representando grande preocupação para profissionais da saúde.[52]

▶ Salvia divinorum

A sálvia é uma erva psicoativa comum na América do Sul, na América Central e no México, tendo sido amplamente usada pelos índios Mazatec por seu ritual de adivinhação e cura.[55] Pode ser consumida pela mastigação de suas folhas frescas, ingestão do suco extraído das folhas, fumando as folhas secas, vaporizando e inalando.[56]

Salvia divinorum está se tornando cada vez mais popular como droga recreacional entre jovens, principalmente pelo fácil acesso, por não ser ilegal na maioria dos países e por seu intenso efeito alucinógeno.[57]

Segundo a National Survey on Drug Use and Health (NSDUH) de 2008 (n = 55.623), o consumo de *Salvia* é mais comum entre jovens adultos entre 18 e 25 anos, que já se envolveram em atividades ilícitas e uso de outras drogas. Seu consumo na vida foi presente em 2,8% da amostra.[58]

Outros termos utilizados para denominar a *Salvia* são: Maria Pastora, *sage of the seers*, *diviner's sage*, sálvia, *Sally-D*, *magic mint*.[55]

Efeitos agudos

O principal princípio ativo da sálvia é a salvinorina A, que ativa os receptores opioides κ no cérebro e produz efeitos alucinógenos. Apesar de outras substâncias terem sido isoladas, nenhuma outra se mostrou psicoativa.[55,56]

Os usuários relatam vivenciar principalmente alucinações. Os efeitos são intensos, mas de curta duração, tendo início em menos de 1 min e durando menos de meia hora. Os efeitos incluem experiências psicodélicas na percepção visual, mudanças de humor, mudanças nas sensações corporais, sentimentos de isolamento ou separação, percepção altamente alterada da realidade externa e de si mesmo, levando à diminuição da capacidade de interagir com o ambiente.[56]

Esses efeitos psíquicos incluem percepções de luzes brilhantes, cores vivas e formas, distorções dos movimentos do corpo ou de objetos. Outros efeitos incluem riso descontrolado, disforia, sentimento de perda do corpo, realidades que se sobrepõem. Os efeitos físicos podem incluir falta de coordenação, vertigem e fala arrastada.[55]

Efeitos do uso crônico

Os efeitos do uso crônico de sálvia não foram estudados sistematicamente.[56]

▶ Khat

O *khat* é uma droga estimulante derivada do arbusto *Catha edulis*, nativo da África oriental e do sul da Arábia.[59] Tem sido amplamente utilizado desde o século 13 como droga recreativa pelos povos indígenas do leste da África, Península Arábica e em todo o Oriente Médio. Nos EUA, apesar de não ser uma planta proibida, o consumo da catinona, um de seus componentes psicotrópicos, é considerado ilegal. É principalmente utilizada por imigrantes da Somália, Etiópia e Iêmen.[60] Segundo o World Health Organization Expert Committee on Drug Dependence (2006),[61] aproximadamente dez milhões de pessoas no mundo consomem *khat*, sendo seu uso mais comum na Península Arábica e África oriental, pela tradição cultural. Por volta de 90% dos homens adultos no Iêmen usam *khat* de 3 a 4 h por dia, e uma em cada duas mulheres são consumidoras.[59]

Outros termos para o *khat* são: *qat, kat, chat, miraa, quaadka.*[60]

Efeitos agudos

Os principais ingredientes psicoativos do *khat* são a catina e a catinona, estimulantes do sistema nervoso central. Os níveis de catinona são mais elevados na planta recém-cortada. Ao mascar as folhas de *khat*, o usuário é induzido a um estado de euforia.[59]

O *khat* produz efeitos agudos similares aos da anfetamina, como sentimento de alerta, aumento de energia, hiperatividade, falta de apetite, fadiga. Os usuários também relatam sentirem-se relaxados e falantes. Os efeitos simpaticomiméticos podem incluir elevação da pressão arterial, dilatação das pupilas, hipertermia, arritmias e respiração aumentada.[60]

Os efeitos começam a diminuir após 1 h e meia a 3 h, mas podem durar até 24 h. Ao final de uma sessão de *khat*, o usuário pode experimentar um estado depressivo, irritabilidade, perda de apetite, e dificuldade para dormir.[59]

Efeitos do uso crônico

Os efeitos adversos associados ao uso excessivo e crônico de *khat* são: cárie dentária e prejuízos periodontais; transtornos gastrintestinais, como prisão de ventre, úlceras, inflamação do estômago e aumento do risco de tumores no trato gastrintestinal superior; e distúrbios cardiovasculares, tais como batimento cardíaco irregular, diminuição do fluxo de sanguíneo e infarto do miocárdio; disfunções sexuais e hemorroidas.[59,60]

O uso crônico de *khat* pode ainda promover mudanças de comportamento e comprometimento da saúde mental: comportamento maníaco com delírios de grandeza, violência, depressão suicida e psicose esquizofreniforme caracterizada por delírios paranoicos.[60] O *khat* também poderia piorar os sintomas de pessoas com problemas psiquiátricos preexistentes.[59]

▶ Catinonas sintéticas

As catinonas sintéticas são relacionadas com o principal princípio ativo da planta *khat*, a catinona. As catinonas sintéticas mais encontradas são a mefedrona e a metilona. Seus efeitos psicoativos são similares aos da cocaína, MDMA e anfetamina. São utilizados diversos nomes na venda desses produtos, que, em geral, são comercializados pela internet ou em casas especializadas como nutriente ou fertilizante para plantas, sais de banho e com aviso no rótulo de "uso não apropriado para consumo humano".[62]

Mefedrona

A mefedrona (4-metilmetcatinona) é o mais popular derivado sintético da catinona, conhecida também como *drone, meph, meow meow, M-cat*.[62-65] Pode-se considerar a mefedrona uma droga emergente, uma vez que sua comercialização teve início somente em 2007.[65]

O uso da mefedrona é muitas vezes uma alternativa para as anfetaminas ou a cocaína. Foi difundido em diferentes partes do mundo, principalmente na Europa, na América do Norte e na Austrália,[66] sendo considerada a sexta droga mais popular entre consumidores no Reino Unido, depois do tabaco, álcool, *Cannabis, ecstasy* e cocaína.[67]

Assim como a cocaína, seus efeitos são curtos, causando o consumo de doses frequentes. Normalmente vendida como pó branco, pode ser aspirada e injetada, mas a maioria dos usuários a ingere.[64,66]

Os efeitos da mefedrona incluem aumento da euforia, do estado de alerta, da inquietação, desinibição social, empatia e aumento da libido. Mesmo em pequenas quantidades, a mefedrona pode representar um perigo para a saúde, tendo já ocorrido mortes relacionadas à substância.[66,68] Seu consumo está associado a vários efeitos adversos cardiovasculares, gastrintestinais, neurológicos, psiquiátricos, entre outros. Há evidência de tolerância e dependência após consumo regular de mefedrona.[68]

Sais de banho

Os "sais de banho" se referem a uma nova classe de drogas que contém uma ou mais catinonas sintéticas. Não confundir sais de banho comuns com os de catinonas sintéticas, pois os sais comuns não possuem substâncias psicoativas.[63]

As catinonas sintéticas encontradas comumente nos sais de banho são a metilenodioxipirovalerona (MDPV), a mefedrona, a metilona, entre outras. Ainda pouco se conhece sobre como essas substâncias afetam o cérebro, inclusive porque as propriedades entre um sal e outro variam.[63,68]

Sais de banho geralmente se apresentam na forma de um pó branco cristalino ou marrom, e são vendidos pela internet ou em lojas especializadas em recipientes de plástico ou pacotes de papel alumínio. Mais recentemente têm sido vendidos como "limpadores de joias" ou "limpadores de tela do telefone." Em geral, os sais de banho são consumidos por vias oral, nasal ou de forma injetável.[63]

São conhecidos pelos termos: onda de marfim, red dove, seda azul, sétimo céu, *vanilla sky, ivory wave, bloom, cloud nine, lunar wave, white lightning* e *scarface*.[63]

As catinonas sintéticas em "sais de banho" podem produzir euforia e aumento da sociabilidade e do desejo sexual. Alguns usuários relatam paranoia, agitação e delírio alucinatório. Há casos de comportamento psicótico e violento, bem como relatos de mortes. Nos serviços de emergência de saúde, as principais reações decorrentes do consumo dos sais relatadas são sintomas cardíacos, como batimentos acelerados, aumento da pressão arterial e dores no peito; e sintomas psiquiátricos como paranoia, alucinações e ataques de pânico. Os sais de banhos têm alto potencial para consumo abusivo e dependência, havendo evidências de tolerância e síndrome de abstinência em usuários frequentes.[63]

▶ Referências bibliográficas

1. BAPTISTA, M. C.; NOTO, A. R.; NAPPO, S.; CARLINI, E. A. O uso de êxtase (MDMA) na cidade de São Paulo e imediações: um estudo etnográfico. *J. Bras. Psiquiatr.*, v. 51, n. 2, p. 81-89, 2002.
2. ORGANIZAÇÃO MUNDIAL DE SAÚDE (OMS). *Neurociência do uso e da dependência de substâncias psicoativas*. São Paulo: Roca, 2006.
3. MARTINS, S. S.; MAZZOTTI, G.; CHILCOAT, H. D. Trends in ecstasy use in the United States from 1995 to 2001: comparison with marijuana users and association with other drug use. *Exp. Clin. Psychop.*, v. 13, n. 3, p. 244-252, Aug., 2005.
4. GIRAUDON, I.; BELLO, P. Y. Monitoring ecstasy content in France: results from the National Surveillance System 1999-2004. *Subst. Use Misuse*, v. 42, n. 10, p. 1567-1578, 2007.
5. CARLINI, E. A.; GALDURÓZ, J. C. E.; NOTO, A. R.; NAPPO, S. A. *II Levantamento domiciliar sobre o uso de drogas psicotrópicas no Brasil – 2005*. São Paulo: CEBRID/UNIFESP, 2006.
6. SMITH, K. M.; LARIVE, L. L.; ROMANELLI, F. Club drugs: methylenedioxymethamphetamine, flunitrazepam, ketamine hydrochloride, and gamma-hydroxybutyrate. *Am. J. Health Syst. Pharm.*, v. 59, n. 11, p. 1067-1076, Jun., 2002.
7. RIBEIRO, M.; LARANJEIRA, R.; DUNN, J. Álcool e drogas: emergência psiquiátrica. In: BOTEGA, N. J. *Prática psiquiátrica no hospital geral:* interconsulta e emergência. 2. ed. Porto Alegre: Artmed, 2006. p. 263-281.
8. FALCÃO, L. A. R. *O uso das drogas sintéticas:* uma pesquisa bibliográfica. São Paulo: USM, 2006. Dissertação (Monografia) – Universidade São Marcos, 2006. Disponível em http://www.smarcos.br/noticias/drogassinteticas.pdf.
9. NOVOA, R. A.; OMPAD, D. C.; WU, Y. et al. Ecstasy use and its association with sexual behaviors among drug users in New York City. *J. Community Health*, v. 30, n. 5, p. 331-343, Oct., 2005.
10. VAIVA, G.; BAILLY, D.; BOSS, V. et al. A case of acute psychotic episode after a single dose of ecstasy. *Encephale*, v. 27, n. 2, p. 198-202, Mar./Apr., 2001.
11. GOUZOULIS-MAYFRANK, E.; DAUMANN, J.; SASS, H. Chronic neurotoxic damage in ecstasy (MDMA) users. Review of the current state of research. *Nervenarzt.*, v. 73, n. 5, p. 405-421, May, 2002.
12. LEUNG, K. S.; COTTLER, L. B. Ecstasy and other club drugs: a review of recent epidemiologic studies. *Curr. Opin. Psych.*, v. 21, n. 3, p. 234-241, May, 2008.
13. WIKIPEDIA. *Ketamine*. Disponível em en.wikipedia.org/wiki/Ketamine.
14. WIKIPEDIA. *Cetamina*. Disponível em pt.wikipedia.org/wiki/Cetamina.
15. MUETZELFELDT, L.; KAMBOJ, S. K.; REES, H. et al. Journey through the K-hole: phenome-nological aspects of ketamine use. *Drug Alcohol Depend.*, v. 95, n. 3, p. 219-229, 2008.
16. WU, L. T.; SCHLENGER, W. E.; GALVIN, D. M. Concurrent use of methamphetamine, MDMA, LSD, ketamine, GHB, and flunitrazepam among American youths. *Drug Alcohol Depend.*, v. 84, n. 1, p. 102-113, Sep., 2006.
17. DRUGSCOPE. *Ketamine:* a briefing paper for drug education professionals, 2005. Disponível em http://www.drugscope.org.uk/OneStopCMS/Core/SearchResults.aspx.
18. JOHNSTON, L. D.; O'MALLEY, P. M.; BACHMAN, J. G. *Table 2:* trends in annual and 30-day prevalence of use of various drugs for eighth, tenth, and twelfth graders, 2002. Monitoring the Future: 2002. Retrieved February 10, 2003. Disponível em http://monitoringthefuture.org/data/02data/pr02t2.pdf.
19. MCCAMBRIDGE, J.; WINSTOCK, A.; HUNT, N.; MITCHESON, L. 5-year trends in use of hallucinogens and other adjunct drugs among UK dance drug users. *Eur. Addict. Res.*, v. 13, n. 1, p. 57-64, 2007.
20. PAVARIN, R. M. Substance use and related problems: a study on the abuse of recreational and not recreational drugs in Northern Italy. *Ann. Ist. Super Sanita*, v. 42, n. 4, p. 477-484, 2006.
21. MUETZELFELDT, L.; KAMBOJ, S.K.; REES, H. et al. Journey through the K-hole: Phenomenological aspects of ketamine use. *Drug Alcohol Depend*, v. 95, n. 3, p. 219-229, 2008.
22. PAL, H. R.; BERRY, N.; KUMAR, R.; RAY, R. Ketamine dependence. *Anaesth. Intensive Care*, v. 30, n. 3, p. 382-384, Jun., 2002.
23. SHAHANI, R.; STREUTKER, C.; DICKSON, B.; STEWART, R. J. Ketamine-associated ulcerative cystitis: a new clinical entity. *Urology*, v. 69, n. 5, p. 810-812, May, 2007.
24. CARUSO, M. *Os novos baratos*. Ecstasy líquido, anestésico veterinário e o antigo poppers começam a invadir festas e raves (31 de maio de 2008). Disponível em http://www.terra.com.br/istoe/1614/comportamento/1614novosbaratos.htm.
25. GABLE, R. S. Acute toxic effects of club drugs. *J. Psychoactive Drugs*, v. 36, n. 3, p. 303-313, Sep., 2004.
26. GAHLINGER, P. M. Club drugs: MDMA, gamma-hydroxybutyrate (GHB), rohypnol, and ketamine. *Am. Fam. Physician*., v. 69, n. 11, p. 2619-2626, Jun., 2004.
27. DICIONÁRIO DE ESPECIALIDADES FARMACÊUTICAS (DEF) – 2007/2008. *Cloridrato de benzidamina*. Petrópolis: Epub, 2007. p. 898.
28. SOUZA, J. F. R.; MARINHO, C. L. C.; GUILAM, M. C. R. Consumo de medicamentos e internet: análise crítica de uma comunidade virtual. *Rev. Assoc. Med. Bras.*, v. 54, n. 3, p. 225-231, mai./jun., 2008.
29. CORDIOLI, A. V. et al. *Psicofármacos* – consulta rápida. 3ª ed. Porto Alegre: Artmed, 2005. p. 133-136.
30. PETERMANN, H. Laughing gas: pleasure gas and inhalation anesthetic – experience and action as decisive fac-

tors in the history of anesthesia. *Sudhoffs. Arch. Z. Wissenschaftsgesch Beih.*, n. 54, p. 227-237, 2004.
31. ARROYO H. A.; FERNÁNDEZ, M. C. [Environmental toxic and its effect on neurodevelopment]. Medicina (B Aires). 2013; 73 (Suppl 1): 93-102.
32. MAKENI CHEMICAL. *Cloreto de metileno*. Disponível em www.makeni.com.br/Portals/Makeni/prod/boletim/cloreto%20de%20Metileno.pdf.
33. YAMAMOTO, J. Recent trends of drug abuse in Japan. *Ann. N. Y. Acad. Sci.*, v. 1025, p. 430-438, Oct., 2004.
34. CARLINI, E. A.; GALDURÓZ, J. C. E.; NOTO, A. R.; NAPPO, S. A. *I Levantamento domiciliar sobre o uso de drogas psicotrópicas no Brasil – 2001*. São Paulo: CEBRID/UNIFESP, 2002.
35. HOMER, B. D.; SOLOMON, T. M.; MOELLER, R. W. et al. Methamphetamine abuse and impairment of social functioning: a review of the underlying neurophysiological causes and behavioral implications. *Psychol. Bull.*, v. 134, n. 2, p. 301-310, Mar., 2008.
36. GARBIN, L.; IWASSO, S. Jovens usam ritalina na balada. *O Estado de São Paulo*, 21 de agosto de 2007. Disponível em http://ritalinanempensar.blogspot.com/2007/08/jovens-usam-ritalina-na-balada.html.
37. SAMPAIO, C. Exclusivo: jovens abusam da efedrina vendida indiscriminadamente no Brasil. *Saúde em Movimento*, 17/08/2003. Disponível em http://www.saudeemmovimento.com.br/reportagem/noticia_exibe.asp?cod_noticia = 1159.
38. FOCCHI, G. R. A.; SCIVOLETTO, S. Drogas desenhadas: novas drogas de abuso?/Designer drugs: new drugs of abuse. *J. Bras. Psiquiatr.*, v. 49, n. 10/12, p. 383-386, Oct./Dec., 2000.
39. RAYMUNDO, M.; NAPPO, S. A.; OLIVEIRA, L. G. et al. Triexifenidila: caracterização de seu consumo abusivo por um grupo de usuários na cidade de São Paulo. *Rev. Psiquiatr. Clín.*, v. 30, n. 6, p. 207-217, 2003.
40. CARLINI, C.; FILHO, B. S.; RAMOS, A. O abuso do artane por meninos de rua de São Paulo: possíveis influências da Portaria nº 27/86 da DIMED. *J. Bras. Psiquiatr.*, v. 37, n. 4, p. 201-203, jul./ago., 1988.
41. OLIVEIRA, F. P.; BOSI, M. L. M.; VIGARIO, P. S. et al. Eating behavior and body image in athletes. *Rev. Bras. Med. Esporte*, v. 9, n. 6, p. 348-356, Nov./Dec., 2003.
42. CORDÁS, T. A. Transtornos alimentares: classificação e diagnóstico. *Rev. Psiq. Clin.*, v. 31, n. 4, p. 154-157, 2004.
43. BAKER, E. H.; SANDLE, G. I. Complications of laxative abuse. *Ann. Rev. Med.*, v. 47, p. 127-134, 1996.
44. SEBASTIÁN A., R. Alerta por uso de Viagra en jóvenes que no lo necesitan. San Jose, Costa Rica. *La Nación*, 8 nov. 2010.
45. ANUNCIBAY, A. El uso de la viagra se extiende entre los jóvenes. *Deia*, 8 de enero de 2012.
46. FISHER, D. G.; REYNOLDS, G. L.; NAPPER,L. E. Use of crystal meth, viagra and sexual behaviour. *Curr. Opin. Infect. Dis.*, v. 23, n. 1, p. 53-56, Feb., 2010.
47. ALDRIDGE, J.; MEASHAM, F. Sildenafila (Viagra) is used as a recreational drug in England. *BMJ*, v. 318, n. 7184, p. 669, Mar. 6, 1999.
48. FISHER, D. G. et al. Recreational viagra use and sexual risk among drug abusing men. *Am. J. Infect. Dis.*, v. 2, n. 2, p. 107-114, 2006.
49. PAUL, J. P. et al. Viagra (sildenafila) use in a population-based sample of U.S. men who have sex with men. *Sexually Transmitted Diseases*. v. 32, issue 9, p. 531-533. Sep., 2005.
50. GREEN, K. A. Sildenafila (viagra) and club drug use in gay and bisexual men: the role of drug combinations and context. *CMAJ*, v. 162, n. 13. Jun. 27, 2000.
51. HARTE, C. B.; MESTON, C. M. Recreational use of erectile dysfunction medications in undergraduate men in the United States: characteristics and Associated risk factors. *Arch. Sex. Behav.* v. 40, issue 3, p. 597-606, Jun., 2011.
52. NATIONAL INSTITUTE ON DRUG ABUSE (NIH). *The science os drug abuse and adiction*. El spice (marihuana sintética), 2012. Disponível em http://www.drugabuse.gov/es/publicaciones/drugfacts/el-spice-marihuana-sintetica.
53. EUROPEAN MONITORING CENTRE FOR DRUGS AND DRUG ADDICTION (EMCDDA). *Understanding the 'spice' phenomenon*. Luxembourg: Office for Official Publications of the European Communities, 2009.
54. TAVARES, I. EUA tentam fechar cerco contra maconha artificial. *UOL*. 24/09/2012. Disponível em http://noticias.uol.com.br/saude/ultimas-noticias/redacao/2012/09/24/maconha-artificial-faz-mais-mal-que-erva-natural-diz-especialista.htm
55. DRUG ENFORCEMENT ADMINISTRATION. Office of Diversion Control. Drug & Chemical Evaluation Section. *Salvia divinorum and salvinorin A*, July, 2012. Disponível em http://www.deadiversion.usdoj.gov/drugs_concern/salvia_d.pdf
56. NATIONAL INSTITUTE ON DRUG ABUSE. *La salvia*. 2012. Disponível em http://www.drugabuse.gov/es/publicaciones/drugfacts/la-salvia.
57. AHERN, N. R.; GREENBERG, C. S. Psychoactive herb use and youth: a closer look at Salvia Divinorum. *Journal of psychosocial nursing and mental health services*, v. 49, issue 8, p. 16-19, Aug., 2011.
58. PERRON, B.E. et al. Use of Salvia divinorum in a Nationally Representative Sample. *Am. J. Drug Alcohol Abuse*, v. 38, n. 1, p. 108-113, 2012.
59. DRUG ENFORCEMENT ADMINISTRATION. Office of Diversion Control. Drug & Chemical Evaluation Section. (DEA/OD/ODE). *Khat*. August, 2011. Disponível em http://www.deadiversion.usdoj.gov/drugs_concern/khat.pdf
60. NATIONAL INSTITUTE ON DRUG ABUSE (NIH). The science of drug abuse and adiction. El Khat, 2012. Disponível em: http://www.drugabuse.gov/es/publicaciones/drugfacts/el-khat
61. WHO EXPERT COMMITTEE ON DRUG DEPENDENCE. Thirty-fourth report. Geneva, Switzerland. 2006.
62. EUROPEAN MONITORING CENTRE FOR DRUGS AND DRUG ADDICTION (EMCDDA). *Synthetic cathinones*, 2012. Disponível em http://www.emcdda.europa.eu/publications/drug-profiles/synthetic-cathinones
63. NATIONAL INSTITUTE ON DRUG ABUSE (NIH): *The science of drug abuse and adiction*, 2012. Disponível em http://www.drugabuse.gov/es/publicaciones/drugfacts/catinonas-sinteticas-sales-de-bano
64. ANTÚNEZ, J. M.; NAVARRO, J. F. Drogas emergentes: mefedrona. *Psiquiatria.com*, v.16, p. 21, 2012.
65. UNODC. *Mefedrona*: uma droga legal e potencialmente letal, 2010. Disponível em www.unodc.org/lpo-brazil/pt/frontpage/2010/04/07-mefedrona-uma-droga-legal-e-potencialmente-letal.html
66. SCHIFANO, F. et al. Mephedrone (4-methylmethcathinone; 'meow meow'): chemical, pharmacological and clinical issues. *Psychopharmacology (Berl.)*, v. 214, n. 3, p.593-602, 2011.
67. RIBEIRO, E.; MAGALHÃES, T.; DINIS-OLIVEIRA, R. J. Mefedrona, a nova droga de abuso: farmacocinética, farmacodinâmica e implicações clínicas e forenses. *Acta Med. Port.*, v. 25, n. 2, p.111-117, Mar-Apr., 2012.
68. MARIN, D. C. Droga de efeito devastador alarma médicos nos EUA. *O Estado de S. Paulo*, 19 de julho de 2011.

15 Cafeína

Selma Bordin, Neliana Buzi Figlie e Ronaldo Laranjeira

▶ Introdução

A cafeína é o estimulante mais utilizado e, talvez, a droga mais popular do mundo. O estimulante ativo da cafeína, extraído de grãos de café, foi descoberto por cientistas alemães e franceses no início da década de 1820. Ao longo dos anos seguintes, a cafeína foi identificada em muitos outros tipos de plantas, como mate, nozes-de-cola etc.[1] O chá contém quantidade significativa de cafeína e teofilina. O chocolate (cacau) contém quantidades relativamente baixas de cafeína e teobromina. Teofilina e teobromina são parentes químicos da cafeína. A teofilina, em particular, atua de modo semelhante a quantidades proporcionais de cafeína.[2] A cafeína é ingrediente de analgésicos, estimulantes e bebidas à base de cola (Coca-Cola®, Pepsi-Cola®), energéticos e está presente no guaraná (*Paullinia cupana*).[3]

Provavelmente, as sementes de café eram comidas antes da criação do processo de torrar, moer e coar os grãos em água quente. Como bebida quente, o café foi consumido pela primeira vez em território árabe, por volta de 1000 d.C. O chá originou-se na China, por volta de 2700 a.C. O chocolate era consumido na forma de bebidas amargas e, graças às freiras suíças, foi convertido em bebidas e derivados doces e saborosos, por volta do início do século 20.[2]

Em virtude do uso tão frequente, pode haver desenvolvimento de dependência, que não acarreta, porém, disfunções importantes. Até muito pouco tempo atrás, o consumo abusivo de cafeína não era visto como um problema de saúde pública,[1] mas o cenário começa a se modificar em função do uso das bebidas energéticas.[4]

▶ Dados de epidemiologia

Bebidas e refeições que contêm cafeína são consumidas pela maioria dos adultos e das crianças que vivem nos EUA, onde a média de ingestão diária de cafeína é de aproximadamente três xícaras (cada xícara contém cerca de 50 a 150 mg de cafeína). Dessa população, 3% consomem 600 mg ou mais por dia.[1,5]

No Brasil, segundo o *V Levantamento nacional sobre consumo de drogas entre estudantes do ensino médio e fundamental da rede pública*, conduzido em 2004 e publicado no ano seguinte, 12% da população pesquisada já havia feito *uso na vida* de energéticos (bebidas que contêm cafeína e taurina – um outro estimulante) associados a bebidas alcoólicas, predominantemente nas regiões Sul e Sudeste (16,6% e 14,1%, respectivamente).[6] O Rio de Janeiro foi a capital encontrada com maior uso de energéticos, com 17,8%.

Nos EUA, o número relatado de visitas a hospitais decorrentes do consumo abusivo de energéticos dobrou de 2007 para 2011.[4]

▶ Vias de administração

Normalmente, a cafeína é ingerida por via oral. Porém, quando utilizada para propósitos terapêuticos, a droga pura pode causar náuseas e irritação gástrica, principalmente em crianças. Nesses casos, é administrada na forma de supositórios retais ou por meio de injeções intramusculares ou intravenosas.[3]

▶ Efeitos do uso agudo

Absorção, metabolismo e excreção

Apesar de a cafeína ser absorvida pelo estômago, é muito mais rapidamente absorvida pelas paredes do intestino. A presença de alimento no estômago retarda o processo. Após a ingestão, os picos de concentração sanguínea são alcançados em 30 a 60 min, em média. Esses picos podem variar de 15 a 120 min, dependendo da quantidade ingerida, do consumo de outros alimentos e de características individuais.[3]

A cafeína é livre e igualmente distribuída por toda a água dos tecidos; por isso, é encontrada em concentrações semelhantes em todo o corpo e no cérebro.[5] Atravessa facilmente as barreiras do cérebro e da placenta e também é encontrada no leite materno.[3] A maior parte da cafeína é metabolizada pelo fígado e excretada pelos rins, por meio da urina. Somente 10% da droga são excretados inalterados.

A meia-vida da cafeína é de 3 a 5 h, na maioria dos adultos. Esse tempo é maior para crianças, grávidas e idosos, porém é menor para fumantes.[5]

Efeitos farmacológicos e psicoativos

No sistema nervoso central, a cafeína atua bloqueando os receptores de adenosina, um neurotransmissor ou neuromodulador que atua em muitas regiões do cérebro para produzir sedação por inibição do lançamento de vários neurotransmissores, incluindo norepinefrina, dopamina, acetilcolina, glutamato e ácido γ-aminobutírico (GABA, γ-*aminobutyric acid*).[5,7] A cafeína bloqueia os receptores para esse efeito inibitório.[7] Como consequência, há grande ativação dos neurotransmissores, principalmente do sistema dopaminérgico.[5]

A ingestão de cerca de 200 mg de cafeína (duas xícaras) ativa o córtex cerebral e, como consequência, a sonolência e a fadiga decrescem. Na ausência de tolerância, essa mesma quantidade aumenta o tempo necessário para o adormecimento e prejudica o sono. Altas doses (mais de 500 mg) são necessárias para afetar o centro autônomo do cérebro e, neste ponto, pode haver aumento dos batimentos cardíacos e do ritmo respiratório. A cafeína atua dilatando os vasos sanguíneos do corpo e contraindo os do cérebro, o que atenua dores de cabeça e alivia enxaquecas.[3,7] Outro efeito conhecido é o diurético (aumento do volume de urina).[2] Doses diárias superiores a 1 g podem provocar tinidos no ouvido, visão de *flashes* luminosos e até convulsões, que podem levar à morte.[1,3]

A cafeína diminui a sensação de tédio. Por essa razão, pessoas envolvidas em tarefas repetitivas ou não estimulantes costumam consumi-la para compensá-lo. Certamente, é por isso que essa substância é tão popular.[1] A atividade central da cafeína poderia ser chamada de bifásica: em pequenas doses, produz efeitos positivos, aumentando o estado de alerta, combatendo a fadiga e melhorando o humor. Em altas doses, pode causar inquietude e ansiedade.[8]

Há seis casos de morte por superdosagem de cafeína relatados na literatura. A dose letal para seres humanos foi estimada entre 3 e 8 g (30 a 80 xícaras de café) ingeridos oralmente. As mortes resultaram de convulsões e colapso respiratório.[3]

O guaraná, rico em cafeína, é utilizado na produção de estimulantes e de bebidas leves. Existe na literatura a descrição de um caso de desenvolvimento de problema cardíaco intratável em uma mulher de 25 anos de idade, após a ingestão de um "energético natural" à base de guaraná.[9] Um outro estudo, conduzido com 47 cães, concluiu que a ingestão de suplementos contendo guaraná pode levar a uma condição letal, que requer pronta desintoxicação e tratamento de suporte por muitos dias. A maioria dos cães recuperou-se com o tratamento e 17% morreram ou foram submetidos à eutanásia. As doses alcançadas ficaram entre 4,4 e 296,2 mg/kg de peso corporal. A dose letal mínima foi de 19,1 mg de guaraná por quilograma.[10]

Apesar de os fabricantes dos energéticos assegurarem que estes são inofensivos, contanto que não sejam ingeridos com álcool, ainda existe muita preocupação a esse respeito. Autoridades do Canadá, da França e da Dinamarca ainda não aprovaram muitos desses energéticos, como o austríaco Red Bull®, sucesso nos EUA e no Brasil. Uma lata de Red Bull® contém 80 mg de cafeína e 1 g de taurina (outro estimulante, se ingerido em grande quantidade). O consumo dessas bebidas associado a álcool é perigoso, uma vez que álcool e cafeína são diuréticos e, portanto, promovem a perda de líquidos. Além disso, tal combinação pode reduzir os sintomas aversivos da intoxicação alcoólica, incluindo os efeitos depressores. Como consequência, os usuários podem não reconhecer a intoxicação, o que aumenta a probabilidade de acidentes e favorece a possibilidade de desenvolvimento da dependência.[11]

A associação de álcool com energéticos é muito comum entre jovens. Estudo conduzido em 2006, com 4.271 estudantes de 10 universidades da Carolina do Norte (EUA), concluiu que o consumo de energéticos com bebidas alcoólicas estava associado ao aumento de episódios de beber pesado e que esses indivíduos (jovens, homens brancos, atletas universitários) também apresentavam mais problemas decorrentes do consumo abusivo de álcool, tais como ter sofrido ou praticado abuso sexual, ter dirigido intoxicado, ter se ferido e ter necessitado de tratamento médico.[12]

▶ Efeitos do uso crônico

O uso frequente de altas doses pode causar tanto problemas físicos quanto psicológicos.[1] O termo "cafeinismo" foi utilizado para descrever sintomas de agitação, ansiedade e insônia associados ao consumo excessivo.[8] Efeitos periféricos incluem taquicardia, hipertensão, arritmias cardíacas e distúrbios gastrintestinais.[5] Essa condição é encontrada em 10% dos adultos que consomem café.[1]

Em determinados padrões, a cafeína parece ter efeitos reforçadores do consumo, tanto em humanos quanto em animais.[7] Provoca dependência limitada, muito menor que aquela provocada por outros estimulantes e que, provavelmente, não interfere nas rotinas diárias do indivíduo.[1] Adaptações celulares ocorrem com o uso crônico, levando ao desenvolvimento de tolerância, tanto em humanos quanto em animais.[2,8] O *Manual diagnóstico e estatístico de transtornos mentais IV* (DSM-IV, *Diagnostic and statistical manual of mental disorders IV*) reconhece a cafeína como substância psicoativa, que induz desordens psiquiátricas, cujas principais características são inquietude, nervosismo, excitação, insônia, enrubescimento da face, diurese, fasciculações dos músculos, pensamentos e discurso vagos e reclamações sobre o estômago.[1]

Alguns autores sugerem que o consumo de grandes quantidades está associado a cânceres de bexiga, ovários, cólon e rins, mas os dados encontrados não são substanciais. Também há relatos de associação com a formação de cistos mamários e, apesar de não haver consistência nos dados, muitos médicos recomendam às pacientes com cistos nas mamas evitarem o consumo de café. O uso superior a 300 mg/dia está associado ao aumento de risco de aborto e, por isso, mulheres grávidas devem evitá-lo.[1]

Outro ponto de preocupação é o potencial de aumentar a perda óssea. Um estudo mostrou que o consumo diário de duas a três xícaras de café acelera a perda óssea naquelas mulheres que já saíram da menopausa e que consomem quantidades de cálcio menores do que as recomendadas.[3]

Não há fortes evidências de que o consumo moderado de café cause problemas; entretanto, cuidados devem ser tomados por pessoas em determinadas situações de risco: portadores de doenças cardiovasculares, portadoras de cisto nas mamas e portadores de desordens psiquiátricas, como ansiedade grave, episódios de pânico e esquizofrenia.[1]

▶ Síndrome de abstinência

Síndrome de abstinência pode ocorrer 24 h após a cessação do consumo e inclui dores de cabeça, irritabilidade, nervosismo, fadiga, alterações de humor, dores musculares, estado semelhante à gripe e a náuseas.[1,8] A abstinência de cafeína também pode produzir declínio moderado de capacidades cognitivas simples, como atenção e concentração.[13]

▶ Energéticos

Energéticos são bebidas que contêm grandes quantidades de cafeína, outras substâncias como vitaminas, taurina, suplementos, açúcares etc., e podem conter também outros estimulantes, como guaraná ou *ginseng*. A quantidade de cafeína em uma lata ou garrafa de energético pode variar de 80 a 500 mg.

A associação entre energéticos e álcool é bastante comum e trata-se de uma combinação perigosa. Alguns energéticos podem conter álcool na própria formulação. A combinação faz com que o usuário acabe ingerindo quantidades maiores de álcool, em decorrência do mascaramento do grau de intoxicação promovido pelo efeito estimulante do energético. Outro efeito importante dessa combinação é que ambos, tanto o álcool quanto o energético, têm efeito diurético, promovendo desidratação.[4]

Os profissionais de saúde devem desencorajar o uso de estimulantes, alegando que os benefícios percebidos provêm muito mais das técnicas de *marketing* utilizadas pelos fabricantes do que de evidências científicas. Além disso, a investigação rotineira também é uma boa prática.

▶ Referências bibliográficas

1. HANSON, G.; VENTURELLI, P. J. *Drugs and society*. 4th ed. Boston: Jones and Bartlett Publishers, 1995. 516 p.
2. LONGENECKER, G. L. *Como agem as drogas* – o abuso das drogas e o corpo humano. São Paulo: Quark do Brasil, 1998. 143 p.
3. MCKIM, W. A. *Drugs and behavior:* an introduction to behavioral pharmacology. 4th ed. New Jersey: Prentice-Hall, 2000. 400 p.
4. SUBSTANCE ABUSE AND MENTAL HEALTH SERVICES ADMINISTRATION. Center for Behavioral Health Statistics and Quality (January 10, 2013). *The DAWN Report:* update on emergency department visits involving energy drinks: a continuing public health concern. Rockville, MD.
5. JULIEN, R. M. *A Primer of Drug Action:* a concise, nontechnical guide to the actions, uses, and side effects of psychoactive drugs. 7th ed. New York: W. H. Freeman and Company, 1995. 511 p.
6. GALDURÓZ, J. C. E.; NOTO, A. R.; FONSECA, A. M.; CARLINI, E. A. *V Levantamento nacional sobre o consumo de drogas psicotrópicas entre estudantes do ensino Fundamental e médio da rede pública de ensino nas 27 capitais brasileiras – 2004*. São Paulo: Cebrid/Unifesp, 2005. 398 p.
7. RAY, O.; KSIR, C. *Drugs, society, and human behavior*. 8th ed. New York: McGraw-Hill, 1999. 494 p.
8. TARTER, R. E.; AMMERMAN, R. T.; OTT, P. J. *Handbook of substance abuse* – neurobehavioral pharmacology. New York: Plenum Press, 1998. 602 p.
9. CANNON, M. E.; COOKE, C. T.; MCCARTHY, J. S. Caffeine-induced cardiac arrhythmia: an unrecognized danger healthfood products. Department of Emergency Medicine, Fremantle Hospital, WA. *Med. J. Aust.*, v. 174, n. 10, p. 520-521, May, 2001.
10. OOMS, T. G.; KHAN, S. A.; MEANS, C. Suspected caffeine and ephedrine toxicosis resulting from ingestion of an herbal supplement containing guarana and ma huang in dogs: 47 cases (1997-1999). College of Veterinary Medicine, University of Illinois. *J. Am. Vet. Med. Assoc.*, v. 218, n. 2, p. 225-292, Jan., 2001.
11. OTERI, A.; SALFO, F.; CAPUTTI, A. P.; CALAPAI, G. Intake of energy drinks in association with alcoholic beverages in a cohort of students of the School of Medicine of the University of Messina. *Alcohol. Clin. Exp. Res.*, v. 31, n. 10, p. 1677-1680, Oct., 2007.
12. O'BRIEN, M. C.; MCCOY, T. P.; RHODES, S. D. *et al*. Caffeinated cocktails: energy drink consumption, high-risk drinking, and alcohol-related consequences among college students. *Acad. Emerg. Med.*, v. 15, n. 5, p. 453-460, May, 2008.
13. KILLGORE, W. D.; KAHN-GREENE, E. T.; KILLGORE, D. B. *et al*. Effects of acute caffeine withdrawal on short category test performance in sleep-deprived individuals. *Percept. Mot. Skills*, v. 105, n. 3, pt. 2, p. 1265-1274, Dec., 2007.

Parte 2

Bases Teóricas Relacionadas com a Clínica | Tratamento da Dependência Química

PARTE 2

16 Como Organizar uma História Clínica

Selma Bordin, Neliana Buzi Figlie e Ronaldo Laranjeira

▶ Introdução

Existem evidências científicas demonstrando o potencial do encontro clínico inicial para mudar as atitudes do cliente, aumentar seu comprometimento e esclarecer objetivos na modificação do comportamento aditivo.[1,2] A história clínica pode marcar o início do tratamento em termos de engajamento e de aliança terapêutica.

A seguir são esclarecidos alguns pontos-chave que objetivam coletar informações que auxiliarão no planejamento do tratamento, bem como levantar parâmetros diagnósticos.

▶ Aconselhamento

Segundo Carl Rogers, aconselhamento é uma relação na qual uma das partes procura promover na outra o crescimento, o desenvolvimento, a maturidade, um melhor funcionamento e maior capacidade de enfrentar a vida; o outro pode ser uma pessoa ou um grupo. Aconselhamento é uma relação de ajuda que inclui: alguém que procura ajuda; alguém disposto a ajudar; alguém que é capaz ou está preparado para ajudar; e uma situação que permite dar e receber ajuda.[3]

Embora existam muitas abordagens de aconselhamento, certos elementos são comuns a todas elas, por exemplo: envolve respostas aos pensamentos e sentimentos do cliente; envolve a aceitação básica das percepções e sentimentos do cliente, independentemente de padrões de avaliação externa; a confidencialidade e o isolamento são ingredientes essenciais; o aconselhamento é voluntário – o conselheiro jamais deve empregar a coação como meio de obter ou continuar com o cliente; o conselheiro age dentro de uma perspectiva conservadora, contrária a dar informação minuciosa sobre sua própria vida, ainda que existam momentos em que uma abertura é apropriada; há necessidade de habilidade de comunicação verbal e não verbal (consciência e sensibilidade garantem a eficiência do conselheiro).[4]

Vale destacar alguns comportamentos que não são sinônimos de aconselhamento:[4]

- Aconselhamento não consiste em apenas dar informação, embora a informação possa estar presente
- Aconselhamento não é dar conselhos
- Aconselhamento não é influenciar atitudes, crenças e comportamentos por meio da persuasão, ameaça ou constrangimento sem emprego de força física
- Aconselhamento não é a seleção ou designação de indivíduos para empregos
- Aconselhamento não é entrevista, embora envolva entrevista.

Alguns comportamentos esperados de um conselheiro são: animação da expressão facial; olhar direto nos olhos; balancear ocasional da cabeça; tom de voz suave, mas firme no que necessita ser dito; sorrisos ocasionais evidenciando simpatia e apreço pelo cliente; gestos ocasionais com as mãos; velocidade moderada da fala; resposta aos estímulos principais da comunicação do cliente; resposta verbal centrada no cliente e no seu presente imediato.[4]

▶ Aliança terapêutica

Muitos clientes que nos são encaminhados não querem se tratar: são aqueles encaminhados por familiares, juízes, patrões etc. Normalmente, mesmo aquele cliente que nos procura por vontade própria inicia o tratamento ainda muito confuso ou ambivalente: quer e não quer se tratar. Não quer, como o paciente deprimido ou ansioso, libertar-se de sensações desagradáveis. Ao contrário, o uso de álcool ou drogas é um comportamento que gera prazeres. O que ele quer é evitar as consequências prejudiciais desse uso. A ambivalência é, portanto, uma característica relevante nesses clientes e precisa ser levada em conta pelo terapeuta. Veremos mais sobre ambivalência no Capítulo 20, Entrevista Motivacional.

Habilidades terapêuticas como sensibilidade, sinceridade e empatia são tão importantes aqui quanto em qualquer outra terapia.[5] Na verdade, esses fatores podem ser mais importantes com dependentes químicos. Pequenas cortesias, como caminhar ao lado do cliente, indicar-lhe a cadeira para sentar e sorrir, são gestos poderosos.[2] O ambiente deve ser cuidadosamente preparado para facilitar uma autoavaliação honesta pelo cliente.

Igualmente importante é a prática da escuta ativa: estar e demonstrar-se atento a todas as colocações do cliente, parafraseando-o, olhando-o e cuidando para não julgar ou criticar seus pensamentos, sentimentos e comportamentos. O cliente pode ainda não estar pronto para revelar alguns aspectos e isso precisa ser respeitado para preservar a aliança e a qualidade do relacionamento.

Se o contato inicial não for agradável ou simpático, o cliente poderá interpretar a situação como um ataque. E, consequentemente, erguerá suas defesas e a história será filtrada por elas (e, portanto, inexata), prejudicando, desta forma, o início do processo terapêutico.

O profissional que for conduzir uma avaliação pela primeira vez não deve ficar preocupado em compreender tudo o que estamos dizendo aqui com uma única leitura. O treinamento é o melhor mestre. Com o hábito de conduzir a história clínica, ficará cada vez mais clara a relevância de cada item de avaliação.

História clínica

Sendo a dependência um fenômeno biopsicossocial, é importante que coletemos dados sobre todas essas dimensões. Uma história clínica tem os seguintes objetivos:

- Criar a aliança terapêutica e favorecer o engajamento do cliente no tratamento
- Buscar compreender o contexto dentro do qual a dependência se desenvolveu
- Identificar os fatores que favoreceram a instalação da dependência
- Identificar os fatores que mantêm a dependência
- Identificar os fatores que favorecem a abstinência
- Reunir condições para estabelecer a hipótese diagnóstica.

O modelo de entrevista, descrito no Apêndice, foi elaborado por profissionais e pesquisadores da Unidade de Pesquisa em Álcool e Drogas (UNIAD) do Departamento de Psiquiatria da Universidade Federal de São Paulo (UNIFESP).[6] Os pesquisadores pautaram-se em outras abordagens estruturadas de avaliação do cliente, tais como: Diagnostic Interview Schedule (DIS); Structured Clinical Interview (SCID) do *Manual diagnóstico e estatístico de transtornos mentais III – Revisão* (DSM-III-R, *Diagnostic and statistical manual of mental disorders III – Revision*); Comprehensive International Diagnostic Interview (CIDI).[7-14]

A condução do levantamento de uma história clínica precisa englobar duas partes: a história pregressa do cliente e a história da ingestão. Obviamente, isso não pode ser feito em 10 min. Mas, por outro lado, também não seria produtivo reter o cliente por 2 h.[1] Uma hora é o tempo ideal e, caso não seja suficiente, no máximo, 1 h e meia. Quanto mais familiar o instrumento se torna, menos tempo é necessário para a obtenção da história clínica.

Ao avaliarmos a história pregressa, é importante nos perguntarmos se estamos realmente conseguindo imaginar como foi a vida desse cliente. Como era a casa onde vivia? Como o pai ou a mãe o tratava? Podia brincar? Como se relacionava com outras crianças na escola? Era bagunceiro? Uma tentativa de compreender a cultura e o meio ambiente social não pode ser separada da tentativa de ter empatia com o indivíduo. O propósito de avaliarmos a história pregressa é obtermos um entendimento dos primeiros relacionamentos e experiências cruciais que contribuíram para moldar as forças ou vulnerabilidades do cliente e, consequentemente, o possível significado atribuído a álcool/drogas e o simbolismo cultural deste.

Na investigação das doenças prévias, estamos mais interessados naquelas relacionadas com o uso/consumo abusivo de álcool e drogas. Além da saúde física, a saúde mental também é nosso alvo e devemos buscar sinais e sintomas de depressão, alterações pronunciadas do humor, ansiedade, transtorno obsessivo, ciúme patológico, tentativas de suicídio etc.

É preciso saber como era o cliente antes de usar substâncias psicoativas: como é sua personalidade anterior. É preciso reunir informações, anteriores e posteriores à dependência, sobre seu autoconceito, autocontrole, agressividade/passividade/assertividade, irritabilidade, aceitação de regras, introversão/extroversão, como lida com situações estressantes ou resolve conflitos etc.

A história da evolução da ingestão deve nos proporcionar uma visão de como o álcool/droga foi se *infiltrando* na vida do cliente e deve se relacionar à evolução dos problemas relacionados com o uso (físicos, psicológicos e sociais), à evolução da dependência e à evolução das pressões e circunstâncias experimentadas por ele (casamento, divórcio, nascimento de filhos, promoções, demissões, doenças etc.).

Enquanto a avaliação da história pregressa e da história do uso oferece uma perspectiva longitudinal do álcool ou das drogas na vida do cliente, a avaliação de um *dia típico* dá a perspectiva de corte transversal: como está o cliente aqui e agora. O *dia típico* (Apêndice, Quadro 16.2) informa sobre o momento presente do cliente e requer uma investigação mais detalhada no sentido de fornecer indícios de possíveis gatilhos e fatores mantenedores da dependência.

Os Quadros 16.1 e 16.2 do Apêndice também são úteis, uma vez que sintetizam o panorama semanal do padrão de consumo de álcool/drogas, indicando sua gravidade e facilitando o aconselhamento do cliente. Seu preenchimento é bastante simples, mas existem algumas questões às quais devemos prestar maior atenção:

- Tipo de bebida: o que interessa aqui é saber se o cliente ingeriu cerveja, vinho, uísque, aguardente, rum etc. Precisamos dessa informação para poder calcular a quantidade de unidades de álcool ingerida
- O cálculo de unidades de álcool, referido nos Quadros 16.1 e 16.2 do Apêndice, está adequadamente detalhado no Capítulo 3
- É importante considerar que as doses caseiras são, normalmente, mais generosas. Mesmo em alguns bares, o famoso *chorinho* pode representar uma segunda dose
- As informações de *onde e com quem bebeu* são úteis para indicar padrões estabelecidos que precisarão ser modificados, se o que se pretende é diminuir, parar ou controlar o hábito de ingestão
- Nos quadrantes *manhã, tarde e noite*, do Quadro 16.4 do Apêndice, devemos considerar a quantidade e o tipo de droga utilizado. Por exemplo, na tarde da segunda-feira, utilizou dois "baseados" de maconha, três pedras de *crack* ou dois papelotes de cocaína etc.

A avaliação do cliente precisa nos oferecer condições para examinar e reunir as evidências da dependência, por meio da história da evolução e do *dia típico*. O *estreitamento do repertório* poderá ser avaliado ao questionarmos as semelhanças e diferenças entre a ingestão nos dias de semana, nos finais de semana e nas férias. A *saliência do beber*, mais sutil, pode ser percebida no relato da importância progressiva do álcool/drogas na vida do cliente e no quão relevantes e funcionais as substâncias são no aqui e agora. O *aumento da tolerância* normalmente aparece em discursos em que o cliente refere *aguentar* beber muito sem parecer intoxicado ou, então, quando refere preocupações sobre o declínio da tolerância, em um estágio mais avançado da dependência. Os *sintomas de abstinência*, mais comuns, precisam ser investigados quanto à intensidade e frequência, se e como a *ingestão para alívio ou evitação dos sintomas de abstinência* acontece. A *percepção subjetiva da compulsão* pode ser referida pelo cliente como um desejo intenso e incontrolável. E caso o cliente tenha experimentado períodos anteriores de abstinência e *teve uma recaída*, a investigação de quão rapidamente voltou a experimentar sintomas de abstinência nos indicará o processo de *reinstalação da dependência*.

Importância da relação entre cliente e terapeuta

Na coleta de informações para a obtenção de uma história clínica, vale ressaltar a importância de não apenas analisar situações de risco de uso, consequências sociais, psicológicas e de saúde decorrentes da dependência química. É necessário verificar, antes de qualquer coisa, a pessoa que está na sua frente, de modo a estabelecer uma relação de ajuda.

A relação de ajuda pode ser definida como uma situação em que uma das partes procura promover na outra o crescimento, o desenvolvimento, a maturidade, funcionamento adequado e maior capacidade de enfrentar a vida. Para tal, é necessário reunir informações que possam contribuir para o direcionamento e o desenvolvimento do plano de trabalho a ser realizado. No entanto, mais do que coletar informações, faz-se necessário estar com o cliente, poder ouvi-lo, colocar-se no lugar dele para poder compreender seus medos, desejos, angústias e atitudes, de modo a não julgar, mas sim compreendê-lo e recebê-lo sem emissão de juízos de valor, de maneira a garantir a continuidade do tratamento no futuro.

Os juízos e/ou julgamentos fazem parte da vida de todo ser humano nas mais variadas esferas, contudo, não favorecem o desenvolvimento da personalidade e, por conseguinte, não fazem parte de uma relação de ajuda. Manter uma relação livre de qualquer juízo de valor permite ao cliente admitir suas responsabilidades, uma vez que não terá que acirrar defesas para enfrentar julgamentos.

Ao profissional cabe a necessidade de sensibilidade para verificar até que ponto poderá recolher todas as informações necessárias para a história clínica em uma ou mais sessões; se o cliente não se encontra intoxicado a ponto de comprometer a veracidade das respostas; se naquele momento não será mais produtivo garantir o vínculo e a aliança terapêutica, de modo que o cliente compareça à próxima consulta; a capacidade de realizar uma escuta empática e de poder estar na relação com o intuito da ajuda, devendo o conceito de ajuda ser estabelecido pelo cliente e não apenas pelo profissional ou requisitante do tratamento, atribuindo a autoeficácia ao cliente, de forma a evitar a argumentação e fluir com a resistência.

▶ Identificação e triagem em serviços não especializados para dependência química

É muito comum encontrarmos dependentes químicos buscando ajuda para outras questões que não a dependência. E, infelizmente, o uso abusivo de álcool (e outras drogas) é frequentemente ignorado pelos profissionais nos vários serviços de saúde, tais como atendimento básico, hospitais e serviços sociais de maneira geral. O preço a ser pago por esse desconhecimento poderá ser o fracasso do tratamento ao qual o profissional se propôs, seja psiquiátrico, físico, psicológico, familiar etc.

Há várias razões para que esse diagnóstico não seja feito: falta de conhecimento das questões relacionadas com a dependência e aos problemas a ela associados; falta de atenção e vigilância; inibição por parte do profissional; não saber ao certo o que fazer com o problema, caso o detecte; falta de habilidade em lidar com as evasivas e negações dos clientes, entre outros. Esse contexto revela a necessidade de treinamento dos profissionais da área da saúde para melhor diagnosticar, encaminhar e tratar dependentes químicos.

A adoção de alguns itens simples e importantes poderia aumentar muito o índice de identificação desses clientes nos vários serviços:[1,15]

- Incluir na rotina de avaliação perguntas relacionadas com o uso de álcool e drogas e/ou questionários estruturados[16]
- Atenção especial a situações sociais reveladoras, como mudanças de emprego ou faltas frequentes, desarmonia ou violência conjugal e familiar, delitos criminais, acidentes etc.
- Atenção a sinalizadores biológicos e psiquiátricos: insônia, depressão, ansiedade, delírios, ciúme patológico, sintomas paranoicos, tentativas de suicídio, má nutrição, obesidade, problemas de fígado ou estômago, convulsões, queimaduras etc.
- Entrevistas familiares
- Testes laboratoriais: volume corpuscular médio (VCM) – medida do tamanho das células vermelhas; função hepática (gamaglutamiltransferase [GGT]), aspartato aminotransferase (AST) e alanina aminotransferase (ALT); nível de álcool no sangue (alcoolemia); ácido úrico; colesterol; transferrina.

O desafio do profissional nesse contexto é sensibilizar o cliente para a diminuição ou abstenção do consumo da substância; realizar uma intervenção breve e/ou encaminhar para tratamento especializado. Adaptações na história clínica sugerida podem ser realizadas no sentido de torná-la mais concisa e breve, uma vez que esse instrumento é sugerido em ambiente de tratamento especializado da dependência química.

Finalizando, existe um amplo espectro de atuações possíveis no tratamento da dependência química. Daí a necessidade de uma avaliação cuidadosa que identifique a natureza, os problemas e os objetivos apropriados e possíveis no tratamento, concernentes a cada tipo de cliente, almejando atingir um resultado satisfatório.

▶ Referências bibliográficas

1. EDWARDS, G.; MARSHALL, E. J.; COOK, C. C. H. *O tratamento do alcoolismo*: um guia para profissionais de saúde. 3ª ed. Porto Alegre: Artes Médicas, 1999. 318p.
2. THORN, B. *et al*. Engaging patients with alcohol problems in treatment: the first consultation. *Brit. J. Ad.*, v. 87, p. 601-11, 1992.
3. ROGERS, C. R. *Tornar-se pessoa*. 6ª ed. São Paulo: Martins Fontes, 1982.
4. Hacney, H. *Aconselhamento*: estratégias e objetivos. São Paulo: EPU, 1977.
5. MOOREY, S. Abusadores de drogas. In: SCOTT, J.; WILLIAM, J. M. G.; BECK, A. T. *Terapia cognitiva na prática clínica* – um manual prático. Porto Alegre: Artmed, 1994. Cap. 7, p. 192-223.
6. DUNN, J.; LARANJEIRA, R. Desenvolvimento de entrevista estruturada para avaliar consumo de cocaína e comportamentos de risco. *Rev. Bras. Psiq.*, v. 22, n. 1, p. 11-16, 2000.
7. GRIFFIN, M. L. *et al*. The use of the diagnostic interview schedule in drug dependent patients. *Am. J. Drug Alc. Abuses*, v. 13, p. 281-291, 1987.
8. MACGRADY, R. G.; ROGLER, L. H.; TRYON, W. W. Issues of validity in the diagnostic interview schedule. *J. Psych. Res.*, v. 26, p. 59-67, 1992.
9. SEGAL, D. C.; HERSEN, M.; VAN HASSELT, V. B. Reliability of the structured clinical interview for DSM-III-R: an evaluative review. *Compr. Psych.*, v. 35, p. 316-327, 1994.
10. KRANZLER, H. R. *et al*. Validity of the SCID in substance abuse patients. *Addictions*, v. 91, p. 859-864, 1996.
11. COTTLER, L. B.; ROBINS, L. N.; HELZER, J. E. The reliability of the CIDI-SAM: a comprehensive substance abuse interview. *British Journal of Addiction,* v. 159, p. 653-658, 1989.
12. COTTLER, L. B.; COMPTON, W. M. Advantages of the CIDI family of instruments in epidemiological research on substance use disorders. *Int. J. Met. Psych. Res.*, v. 3, p. 109-119, 1993.
13. COMPTON, W. M. *et al*. Comparing assessment of DSM substance dependence disorder using CIDI-SAM and SCAN. *Drug Alc. Dep.*, v. 41, p. 179-188, 1996.
14. HASIN, D. S. Diagnostic interviews for assessment: background, reliability, validity. *Alc. Health Res. World*, v. 15, p. 293-302, 1991.
15. CONSELHO REGIONAL DE MEDICINA DO ESTADO DE SÃO PAULO/ASSOCIAÇÃO MÉDICA BRASILEIRA. *Usuários de substâncias psicoativas*: abordagem, diagnóstico e tratamento. São Paulo: Conselho Regional de Medicina do Estado de São Paulo/Associação Médica Brasileira, 2002.
16. GORENSTEIN, C.; ANDRADE, L. H. S. G.; ZUARDI, A. W. Escalas de avaliação clínica em psiquiatria e psicofarmacologia. Versão atualizada e ampliada da *Rev. Psiq. Clín.*, v. 25, n. 5-6, 1998; v. 26, n. 1-2, 1999.

▶ Apêndice

Entrevista para pessoas com problemas relacionados com álcool ou drogas

Nome: _____   Sexo: _____

Endereço: _____

Data de nascimento: _____   Idade: _____

Telefone: _____   Estado civil: _____

Naturalidade: _____   Religião: _____

Escolaridade: _____   Profissão: _____

Entrevistador(a): _____   Data da entrevista: _____

Encaminhado por: _____

Razão para encaminhamento

Escreva por que o cliente foi encaminhado e o que ele pensa terem sido as razões – use palavras do próprio cliente.

História familiar

Pais, irmãos e outros parentes: alguém já morreu? Por qual motivo? Alguém tem/teve problemas com álcool ou drogas? Quais são as atitudes dos familiares diante do problema do cliente? Como é o ambiente familiar?

Genograma

Genograma é uma representação gráfica que registra informações sobre os membros da família por três gerações, proporcionando uma visão rápida de padrões complexos de interação familiar, permitindo mapear a estrutura da família. Ele é aplicado coletando-se informações demográficas (idades, datas de nascimento e morte, locais, ocupações e níveis educacionais) e informações funcionais (trabalho, padrões de beber, eventos críticos, mudanças e transições importantes, mortes, casamentos, separações e divórcios).

Símbolos

52

Homem: colocado à esquerda da representação. Idade dentro e nome ou inicial fora

30

Mulher: colocada à direita. Idade dentro e nome ou inicial fora

Ligação, casamento

16

O número acima indica quantos anos de casamento

Indica separação, divórcio, rompimento

Indica filhos

Os filhos são colocados obedecendo à seguinte ordem: mais velho à esquerda e mais novo à direita

Indica gêmeos

Indica gêmeos idênticos

Significa adotado

Significa aborto espontâneo

Significa aborto provocado

continua

(*Continuação*)

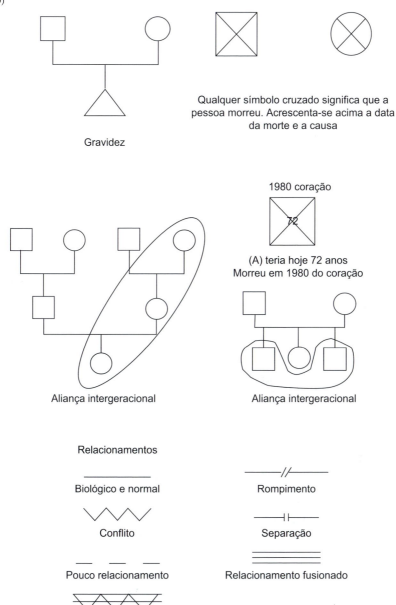

História pessoal

Nascimento (complicações); infância: doenças, ambiente familiar, separação dos pais, pobreza, traumas, lembranças; educação (até que série estudou; se parou antes de terminar o ensino fundamental e por quê; se já foi expulso ou teve problemas disciplinares).

História marital/sexual

Tem parceiro? É casado? Já se separou por causa da bebida/droga? O parceiro também tem problema com álcool ou drogas? Qual é a atitude do parceiro e dos familiares perante o problema? Como é a qualidade do relacionamento?

Filhos

Quantos? Quais são as idades e os estados civis? Algum deles tem problemas com álcool/drogas? Qual é a atitude deles diante do problema? Como é o relacionamento?

História ocupacional

Ocupações: todos os empregos que já teve; demissões; relacionamento com chefia e colegas; promoções; advertências relacionadas com o uso de álcool/drogas. Trabalhou no último ano? Período integral ou parcial? Trabalho formal ou informal? Estado atual no trabalho.

História social

Moradia; empregado ou não; situação social; passatempos; lazer; amigos não usuários; contato com outros usuários de drogas.

História médica e psiquiátrica

Doenças, internações médicas e psiquiátricas, tratamentos ambulatoriais, remédios.

História de atendimento para problemas com álcool/drogas

Inclui atendimento ambulatorial, enfermaria, pronto-socorro, clínicos gerais, psiquiatras, grupos de autoajuda, organizações não governamentais (ONG), grupos religiosos, Alcoólicos Anônimos (AA), Narcóticos Anônimos (NA). Duração/local/tipo/objetivos. Ficou abstêmio após o tratamento? Por quanto tempo? Que fatores se relacionaram à recaída?

História forense

Delitos criminais. Já foi apreendido ou preso? Por qual motivo?

Linha evolutiva do consumo de substâncias psicoativas

A linha evolutiva é construída com o cliente, de modo a facilitar a visualização do padrão de consumo e problemas associados às substâncias psicoativas. Esse método pode facilitar a obtenção de informações posteriores mais detalhadas, bem como auxiliar o cliente pedagogicamente, pois não é raro alguns relatarem dificuldades de memorização. O exemplo que se segue é fictício.

Observação: outra possibilidade é a realização da *linha evolutiva da vida do cliente*, englobando também acontecimentos marcantes na história de sua vida, não se atendo apenas ao padrão de consumo de substâncias.

História do beber

Início: primeira vez que bebeu álcool; primeira vez que comprou para si uma bebida alcoólica; idade/circunstância.

Evolução: quando começou a beber na maioria dos finais de semana? Quando começou a tomar bebidas destiladas? Quando começou a beber quase todos os dias? Quando começou a beber no padrão atual? Quando começou a perceber que seu hábito de beber estava causando problemas? Quando foi a primeira vez que teve sintomas de abstinência (tremores, náuseas, ânsia de vômito, sudorese), especialmente pela manhã? Em que períodos parou

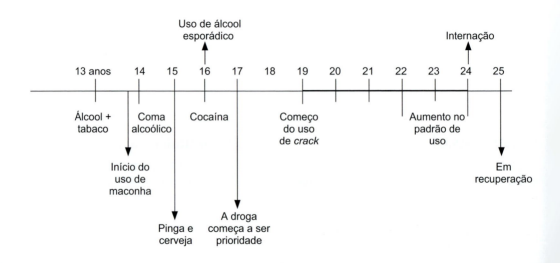

de beber: completamente, por alguns dias/semanas/meses? O que motivou a abstinência? Qual foi a última vez que bebeu (Quadro 16.1)?

Padrão de consumo durante um dia típico

Quantidade de álcool ingerida, calculada em unidades. Uma unidade = 10 a 12 g de álcool puro (Quadro 16.2).

Problemas relacionados com o álcool

Físicos: embriaguez, amnésia, colapso, vômitos, gastrite, úlcera, hepatite, cirrose, convulsões, acidentes, feridas etc.

Psicológicos: depressão, ideias ou tentativas de suicídio, agressão, ansiedade, *delirium tremens*, mentiras etc.

Sociais: problemas com cônjuge, com a família, com os amigos, com a polícia, no trabalho, financeiros, escolares.

Quadro 16.1 Uso semanal de álcool.

	Quantidade e tipo de bebida	Onde e com quem bebeu	Número de unidades	Total consumido
Segunda-feira				
Terça-feira				
Quarta-feira				
Quinta-feira				
Sexta-feira				
Sábado				
Domingo				
Total semanal: _____			

Quadro 16.2 Padrão de consumo durante um dia típico.

	Onde	Quantidade	Unidades
Quando acorda			
Antes ou com o café da manhã			
Durante a manhã			
Na hora do almoço			
À tarde			
Após o trabalho			
Com o jantar			
À noite			
Antes de dormir			
Durante a noite			
Consumo nas últimas 24 h; no último mês; pico de consumo.			

História de uso de drogas

Quadro 16.3 História de uso de drogas.

Já usou	Idade na primeira vez em que usou	Última vez que usou
Tabaco		
Álcool		
Maconha		
Solventes (cola, benzina etc.)		
Alucinógenos		
Anfetaminas		
Tranquilizantes		
Cocaína		
Crack		
Heroína		

Padrão de consumo de cada droga no decorrer dos anos

Principal(is) droga(s) de uso

Evolução do problema e envolvimento da pessoa com drogas

Com quem usa? Onde usa? Quem a compra? Onde a compra? Como financia seu uso? Já chegou a usar alguma droga todos os dias ou quase todos os dias? Qual? Se estiver usando cocaína, quais as vias de administração que já experimentou (cheirar/inalar, injetar/picar, fumar/pipar)? Já injetou alguma droga? Já compartilhou seringas/agulhas? Com quem? Com quantas pessoas? Quando começou a usar no padrão atual? Quando percebeu que seu uso de drogas estava causando problemas? Períodos em que parou o uso completamente por dias/semanas/meses? O que motivou a abstinência? Quando foi a última vez que usou (Quadro 16.4)?

Padrão de uso da(s) droga(s) preferida(s) em um dia típico

Quando usa? Com que frequência e que quantidade? Usa todos os dias? Já chegou a usar direto, por dias, sem dormir ou comer?

Quadro 16.4 Uso semanal de drogas.

	Manhã	Tarde	Noite	Total consumido
Segunda-feira				
Terça-feira				
Quarta-feira				
Quinta-feira				
Sexta-feira				
Sábado				
Domingo				

Problemas relacionados com as drogas

Físicos: tosse, queimaduras nos dedos e lábios, superdosagem, tromboflebite, septicemia, colapso, hepatite (B ou C), vírus da imunodeficiência humana (HIV, *human immunodeficiency virus*), perfuração do nariz, pneumonia, convulsões, acidentes.

Psicológicos: depressão, psicose, tentativas de suicídio, agressão, ansiedade, mentiras.

Sociais: problemas com a esposa, com a família, com amigos, com a polícia, no trabalho, financeiros.

História de risco de contaminação por HIV

Já injetou drogas? Já compartilhou seringas ou agulhas? Já trocou sexo por drogas ou dinheiro (se prostituiu)? Já fez sexo com prostitutas? Faz ou fez sexo sem preservativo com parceiros fixos ou casuais? Já fez tatuagem? Usou drogas na prisão? Fez sexo na prisão? Recebeu transfusão de sangue?

Situação de vida

Apoio familiar e social (amigos que não bebem ou usam drogas; atividades de lazer e ocupacionais alternativas; aspectos financeiros).

Plano de tratamento

Esta seção deve ser preenchida pelo profissional após o estudo das informações obtidas, de modo a garantir uma intervenção efetiva na mudança de hábitos e estilo de vida do cliente em tratamento, garantindo sua reabilitação biopsicossocial.

Hipótese diagnóstica: colocar todas as possibilidades diagnósticas (clínicas, psiquiátricas, neurológicas etc.) e no que tange à *síndrome de dependência de substâncias*, explicitar a(s) substância(s) e os critérios preenchidos.

Fatores de risco: são aqueles que predispõem ao uso e dificultam o tratamento e o prognóstico do caso.

Fatores de proteção: são aqueles que auxiliam na manutenção da abstinência e na mudança de hábitos e estilo de vida.

Plano de trabalho: justificar as intervenções necessárias, bem como interconsultas com os profissionais e/ou grupos, associações que poderão atuar na complexibilidade do caso, bem como da família (quando se aplicar).

Vale ressaltar a importância do profissional se ater aos fatos e não a impressões pessoais ou suposições, evitando conotações pessoais e adjetivos.

17 Principais Comorbidades Psiquiátricas na Dependência Química

Lilian Ribeiro Caldas Ratto e Daniel Cruz Cordeiro

▶ Introdução

A ocorrência de uma patologia qualquer em um indivíduo já portador de outra doença, com potencialização recíproca entre estas, é conhecida como comorbidade. O surgimento de um transtorno adicional é capaz de alterar a sintomatologia, interferindo em diagnóstico, tratamento e prognóstico da primeira doença. Essa definição foi utilizada pela primeira vez por Feinstein, em 1970; porém, no meio psiquiátrico, só ganhou uso há pouco mais de 15 anos.[1]

No que se refere aos transtornos mentais, é comum o consumo de substâncias psicoativas coexistindo com outras doenças. De modo geral, o uso de substâncias psicoativas, mesmo ocasional e em pequenas doses, nessa população pode gerar consequências mais graves que as vistas em pacientes sem comorbidade.[2,3]

Embora o termo seja utilizado para definir todos os pacientes com diagnóstico concomitante de consumo abusivo/dependência de drogas ou álcool e outro transtorno psiquiátrico, existe grande heterogeneidade em tal grupo e, por isso, diferentes intervenções.[4]

Estudos demonstraram que pacientes com comorbidade, principalmente aqueles com transtornos psiquiátricos graves, apresentam maiores taxas de agressividade, de detenção por atos ilegais, de suicídio, maior número de recaídas e mais gastos com tratamento; além disso, utilizam mais os serviços médicos, passam por mais reinternações e maiores períodos de hospitalização, bem como carecem de moradia.[3,5-9] As evoluções clínica e social desses pacientes tendem a ser piores que as daqueles que não apresentam tal comorbidade, além de causarem maior impacto financeiro e sobre a saúde do cuidador.[3,10]

Existem dificuldades na abordagem terapêutica desses pacientes, que geralmente acabam não encontrando locais com adequado treinamento para o tratamento.[11] Profissionais de centros de psiquiatria geral têm pouca ou nenhuma experiência no tratamento de usuários de substâncias psicoativas e ocorre algo semelhante nos centros de tratamento de dependência química, e acabam por sentir insegurança diante de pacientes psicóticos. Por essa razão, têm sido propostos para esses pacientes programas específicos que permitam às equipes de saúde mental desenvolver formas eficientes de lidar com eles, visando conscientizá-los da necessidade de se tornarem abstinentes, melhorarem sua adesão ao tratamento e reorganizarem suas redes sociais.[12]

▶ Epidemiologia

Os primeiros estudos sobre a comorbidade entre transtornos mentais graves e consumo abusivo/dependência de substâncias foram conduzidos com populações hospitalizadas durante as décadas de 1970 e 1980. Somente após esse período foram desenvolvidos estudos envolvendo populações extra-hospitalares e da comunidade.[13]

São diversas as limitações a que estão sujeitos os estudos de pacientes com transtornos mentais graves e transtornos por uso de substâncias psicoativas. As mais importantes são as relacionadas aos diagnósticos do transtorno mental grave e de consumo abusivo/dependência de substâncias, às características da amostra investigada e às informações sobre o padrão de consumo de substâncias psicoativas, particularmente de drogas ilícitas. Entretanto, a literatura é clara ao afirmar que essa condição é inadequadamente diagnosticada na prática clínica, sendo muito mais prevalente do que se acredita. Muitas vezes, o uso de substâncias pode não ser detectado pelos profissionais responsáveis pelo cuidado de pacientes com transtornos mentais graves, em razão da ausência de relato de uso por estes (intencionalmente ou não) ou da pouca importância dada a esta questão pelos serviços.[13]

Uma questão muito importante na prática clínica é a dificuldade em diferenciar a presença de comorbidade (consumo abusivo de substâncias psicoativas e transtornos mentais graves) dos quadros psicóticos, em virtude do efeito dessas substâncias. Muitas drogas podem produzir sintomas psicóticos durante a intoxicação ou durante os quadros de abstinência, como é o caso dos alucinógenos e do álcool, respectivamente. Quadros de psicose induzida por drogas psicoativas são bastante confundidos com quadros de esquizofrenia e até mesmo com quadros de mania, sendo, muitas vezes, impossível o diagnóstico sem um longo período de avaliação do paciente, estando este abstinente do uso dessas substâncias. Também ainda não é claro o efeito dessas substâncias na apresentação dos sintomas em pacientes com transtornos mentais graves, não sendo possível estabelecer a real influência das drogas psicoativas sobre a psicopatologia: alucinações experimentadas por dependentes de álcool podem não diferir significativamente das alucinações experimentadas por pacientes esquizofrênicos.[13]

No entanto, estudos mostram grande diferença no que se refere à prevalência de consumo abusivo/dependência de substâncias psicoativas na população geral e na população de pacientes com algum transtorno psiquiátrico. Na primeira, a prevalência estaria em torno de 13%, ao passo que em pacientes com transtornos mentais tal prevalência giraria em torno de 0,5 a 75%, conforme os estudos.[14]

Acredita-se que, em algum período de suas vidas, cerca de 50% dos pacientes com transtornos mentais graves desenvolvem problemas relativos ao consumo de álcool/drogas.[15] Em um levantamento realizado com 20.000 indivíduos de cinco cidades dos EUA, feito pela Epidemiologic Catchment Area (ECA), foi observado que, entre os pacientes com consumo abusivo/dependência de álcool, 36,6% tinham outro diagnóstico psiquiátrico.

Existe grande variabilidade nos números relacionados com essas comorbidades. Por exemplo, a população de pacientes com esquizofrenia apresenta prevalências de 20 a 75% de problemas relacionados com substâncias psicoativas.[2] Essa grande diferença está relacionada com os tipos de estudo, a amostra que é investigada, o fato de a substância investigada ser lícita ou ilícita, as definições de doença mental adotadas, os métodos utilizados na avaliação, além das características sociodemográficas e a disponibilidade das substâncias na comunidade.[16] Fatores que também explicam a variabilidade das prevalências encontradas nessa população são explicados pela heterogeneidade do grupo. Esta se deve a alguns fatores, como as combinações possíveis entre os transtornos mentais e as substâncias utilizadas, a idade de início desses transtornos, a gravidade do quadro e o tempo de duração do uso de substâncias e do transtorno mental.[14]

No Brasil, até o momento, poucos estudos foram realizados para investigar a comorbidade entre transtornos mentais graves e consumo abusivo ou dependência de substâncias psicoativas; a maior parte dos estudos restringe-se a revisões ou a pacientes que fazem acompanhamento em serviços específicos.

A prevalência da comorbidade entre outros transtornos mentais graves e consumo abusivo/dependência de substâncias psicoativas em pacientes que tiveram contato com quaisquer tipos de serviços de saúde mental de uma região da cidade de São Paulo foi investigada por Ratto:[14] prevalência de consumo abusivo de substâncias psicoativas foi maior entre homens do que entre mulheres (risco relativo [RR] = 2,64; IC = 95%, 1 a 7), migrantes (RR = 2,06; intervalo de confiança [IC] 95%, 0,86 a 4,9) e indivíduos separados/divorciados (RR = 1,9; IC 95%, 0,75 a 4,7). A presença de sintomas negativos foi significativamente menor entre os indivíduos que receberam o diagnóstico de substâncias psicoativas (média = 10,5; desvio-padrão = 4,7) em comparação aos demais participantes do estudo (média = 15,3; desvio-padrão = 8,8) (p < 0,001).

Menezes, estudando os mesmos indivíduos, observou que o atendimento mais utilizado nos seis meses anteriores à entrevista foi a consulta com psiquiatra (83%), e que as pessoas com comorbidade utilizaram mais serviços de emergência psiquiátrica que aquelas sem comorbidade; não houve diferenças quanto ao uso de internações psiquiátricas ou de consultas com psiquiatras.[17] O autor sugere que fatores socioeconômicos e socioculturais podem estar associados à baixa prevalência de comorbidade encontrada nesse estudo, quando comparada àquelas encontradas em estudos internacionais.

A incidência desses transtornos parece estar aumentando nas últimas décadas, achado que pode estar relacionado diretamente à priorização dos cuidados de saúde mental na comunidade: o fechamento de hospitais psiquiátricos, a priorização de tratamento ambulatorial e o aumento da disponibilidade das drogas e do álcool.[5,18] No entanto, é possível que o aumento dessa incidência se deva somente ao fato de, nesse período, terem melhorado as condições clínicas para o diagnóstico e o acompanhamento de pacientes com transtornos mentais.

▶ Etiologia

Várias teorias tentam elucidar os mecanismos das associações entre a doença primária e a comórbida.

Principais teorias

Causal

A presença de um transtorno é necessária para o surgimento de outro. Nessa teoria, um transtorno primário causa ou predispõe o surgimento de um segundo. Por exemplo, o surgimento de um comportamento antissocial pode gerar consumo abusivo de substâncias e vice-versa.

Comportamento antissocial ↔ Consumo abusivo de substâncias.

Etiologia comum

Ambos os transtornos seriam resultados da mesma combinação de genes, associada a fatores de risco intrínsecos e extrínsecos. O transtorno comórbido e o primário poderiam ser manifestações em diferentes apresentações ou estágios da mesma doença. No exemplo a seguir, os fatores resultariam tanto no comportamento antissocial quanto no consumo abusivo de substâncias. Poderiam ter a mesma explicação neurobiológica e, por isso, a coexistência seria facilitada.

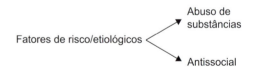

Automedicação

A presença de psicopatologia estimulando o consumo abusivo de substâncias com o intuito de minimizar ou aliviar sintomas relativos a um transtorno primário, por exemplo, o álcool utilizado como ansiolítico de fácil acesso, aceito socialmente e usado por adolescentes, caso em que, muitas vezes, é difícil a diferenciação entre o quadro inicial e os sintomas observados durante possível síndrome de abstinência.

Uso de substância precipitando psicopatologia

Inúmeros estudos revelaram que o consumo de álcool e drogas pode levar ao surgimento de psicopatologia. O álcool, por ser um depressor do sistema nervoso central, poderia desencadear sintomatologia depressiva, ou este consumo levaria à deterioração do afeto, com sintomas ansiosos.

Consumo abusivo de substâncias → Esquizofrenia.

Hereditariedade

Apesar de muitos mecanismos já terem tentado elucidar essa coexistência, nenhum foi suficiente para explicá-la. Na tentativa de reduzir sintomas, efeitos colaterais de remédios ou mesmo com a intenção de automedicação, pacientes com transtornos psiquiátricos acabariam utilizando drogas e álcool.[12]

Em alguns estudos envolvendo pacientes com transtornos mentais graves, foram relatados alívio e melhora de alguns sintomas pelo uso de substâncias psicoativas. Em 1991, Drake *et al.* observaram que, após consumirem álcool, 70% de 75 pacientes esquizofrênicos tinham melhora subjetiva de ansiedade e tensão; 62,1%, efeitos positivos no humor; 59,1%, melhora nos sentimentos de apatia e anedonia; e 56,1%, melhora de distúrbios do sono.[19] Outro estudo, realizado por Serper *et al.*

em 1995, observou que pacientes esquizofrênicos que consumiam cocaína apresentavam, tanto na intoxicação como na abstinência, menos sintomas negativos que aqueles que não a utilizavam; não foi possível, porém, determinar se apresentavam menos sintomas negativos pelo uso da droga ou se, por terem menores prejuízos, acabavam possuindo maiores chances de obter tal droga.[20]

▶ Principais transtornos associados

Esquizofrenia

Segundo a *Classificação internacional de doenças* – 10ª edição (CID-10), esse transtorno é caracterizado por distorções do pensamento e da percepção, sem mudanças do nível de consciência, e pela presença de afeto embotado ou inadequado. Inicialmente, não ocorrem alterações intelectuais, mas estas podem surgir no decorrer da evolução da doença.[21] Apesar de nenhum dos sintomas ser patognomônico, é útil dividi-los para fins diagnósticos.

- Irradiação, eco, inserção ou roubo do pensamento
- Delírios de controle, influência ou passividade, referidos ao corpo ou a movimentos dos membros, percepção delirante
- Alucinações auditivas que comentam o comportamento do paciente, que discutem entre si sobre ele ou outras vozes que vêm de alguma parte de seu corpo
- Delírios persistentes que vão de encontro à cultura ou são completamente impossíveis, como identidade religiosa ou política, habilidades ou poderes sobre-humanos (p. ex., comunicação com seres extraterrestres ou controle do tempo)
- Alucinações persistentes de qualquer modalidade, quando acompanhadas de delírios sem conteúdo afetivo claro ou ideias prevalentes persistentes
- Interrupções ou interpolações no curso do pensamento, resultando em discurso incoerente, irrelevante ou neologismos
- Comportamento catatônico, com negativismo, mutismo, estupor, excitação, postura inadequada, flexibilidade cérea
- Sintomas *negativos*, os quais podem ser pobreza de discurso, embotamento, apatia marcante ou respostas emocionais incongruentes, que geralmente evoluem para retraimento social e diminuição do desempenho social; tais sintomas não se devem a quadros depressivos ou ao uso de antipsicóticos
- Alteração consistente e significativa na qualidade global de certos aspectos do comportamento pessoal, como perda de interesse, inatividade, falta de objetivos e retraimento social.

O diagnóstico é feito com a sintomatologia perdurando na maior parte do tempo no período mínimo de um mês, quando deverá ser apresentado pelo menos um sintoma claro, ou dois, se não tão claros, entre os mencionados nos quatro primeiros itens ou dois sintomas entre o quinto e o oitavo.

Comorbidade

A esquizofrenia é uma patologia complexa, crônica e com dificuldades de tratamento próprias, que são exacerbadas quando associadas a quadros de consumo abusivo/dependência de substâncias, acarretando pior evolução em comparação com pacientes que não apresentam tal comorbidade.[22]

Cerca de 29% dos indivíduos com esquizofrenia possuem problemas relativos ao consumo de substâncias psicoativas.[23] Tanto os sintomas positivos como os negativos podem ser exacerbados pelo consumo de álcool/drogas.[24]

Várias hipóteses associam o consumo de substâncias ao transtorno: pacientes usariam drogas para minimizar os sintomas da doença e os efeitos colaterais dos remédios utilizados; em pacientes suscetíveis, o consumo abusivo de substâncias propiciaria o surgimento da patologia ainda não desperta; ou, por fim, não existiria relação causal entre estas, mas uma coincidência no surgimento dos dois transtornos por apresentarem semelhanças quanto à idade de instalação e à prevalência.[25]

O álcool, em virtude de suas propriedades, poderia causar o surgimento de sintomas latentes da doença, como reações de raiva, ciúme patológico, desconfiança, ideias de referência.[24] Talvez seja a droga mais utilizada por pacientes crônicos e moradores de rua, em razão das facilidades de obtenção.

Os efeitos da cocaína e das anfetaminas podem, em muito, se assemelhar aos sintomas psicóticos observados na esquizofrenia, como persecutoriedade e alucinações visuais, sendo menos intensos os produzidos pelas anfetaminas. Em pacientes esquizofrênicos, o uso destas pode tornar mais frequentes os quadros psicóticos e, nestes casos, o diagnóstico deve ser feito somente após seis semanas de abstinência.[24]

A maconha pode estar relacionada com o surgimento de quadros psicóticos em pacientes com alguma suscetibilidade, agindo como fator desencadeante. Em altas doses, proporciona alucinações e delírios paranoides, sintomas maníacos e alterações do humor, gerando quadro semelhante ao da esquizofrenia ou, quando esta já está presente, piorando sua apresentação.[24]

Na população em geral, o consumo de tabaco costuma ser de cerca de 30% e pacientes esquizofrênicos têm prevalência em torno de 74% para este consumo, o que costuma aumentar para 90% se a população avaliada for de pacientes institucionalizados.[25] Algumas teorias tentam explicar esse consumo alegando que a nicotina poderia ser responsável pela melhora de alguns efeitos colaterais de medicamentos antipsicóticos. Outra teoria acredita que os sintomas negativos vistos na esquizofrenia, resultantes de menor liberação de dopamina na região do núcleo *accumbens*, seriam atenuados pela liberação deste neurotransmissor por outras partes do cérebro com o consumo de nicotina.[25]

Para prevenir ou medicar sintomas extrapiramidais relacionados com medicamentos antipsicóticos, é comum a administração de anticolinérgicos, que, por suas ações sobre os canais de cálcio, podem produzir sintomatologia psicótica em abusadores dessas substâncias.[25]

Transtornos do humor

Depressão

Segundo a CID-10, é caracterizada por humor deprimido, perda do interesse e do prazer e energia reduzida, que resulta em diminuição de atividade, em virtude de maior fatigabilidade.[21] Outros sintomas importantes são:

- Redução da concentração e da atenção
- Redução da autoconfiança e da autoestima
- Ideias de inutilidade e culpa, pessimismo acerca do futuro
- Ideias que podem levar a atos autolesivos ou ao suicídio
- Alteração de sono
- Apetite diminuído.

O diagnóstico é feito com a sintomatologia apresentada, envolvendo dois dos sintomas principais e pelo menos dois dos seis itens anteriores por um período mínimo de duas semanas.

No paciente, é observado o humor rebaixado e pouco responsivo às circunstâncias; esse quadro varia pouco de dia para dia, porém, pode haver uma pequena variação no decorrer do dia. Também podem ser observadas variações individuais, além de quadros atípicos serem particularmente comuns na adolescência. Alguns aspectos adicionais, como preocupações hipocondríacas, irritabilidade, consumo excessivo de álcool, comportamento histriônico, piora de sintomas fóbicos ou obsessivos preexistentes, podem mascarar o humor depressivo. Por vezes, a ansiedade, a agitação motora e a angústia podem ser sintomas mais intensos que a própria depressão.

O episódio deve durar pelo menos duas semanas e pode ser definido como leve, moderado ou grave, de acordo com a exuberância dos sintomas e a presença de sintomas somáticos e psicóticos.[21]

Comorbidade

A droga mais frequentemente associada ao quadro é o álcool.[26] Na psiquiatria, a dependência de álcool e a depressão são as patologias mais comumente observadas.[23] Segundo Griffith, o conhecimento da depressão é tão importante quanto o da própria dependência do álcool para aqueles que têm interesse em trabalhar com tal dependência.[27]

Em geral, a depressão antecede o surgimento da dependência do álcool, principalmente em mulheres, porém, na maioria das vezes, é muito difícil determinar o transtorno primário e o secundário, visto que há interferência entre os transtornos depois de instalada a comorbidade.[27,15]

A importância desse diagnóstico está em determinar se os sintomas apresentados pelo paciente fazem parte da depressão ou se estão relacionados com o consumo de álcool.[27] É necessária abstinência de pelo menos duas semanas para que seja realizado o diagnóstico, quando, então, os sintomas podem persistir ou haver remissão total do quadro depressivo, mesmo sem a utilização de antidepressivos.[28]

A abstinência também é útil, visto que aumenta a possibilidade de sucesso terapêutico da depressão. Outro aspecto não menos importante da abstinência é o fato de que os pacientes somente poderão expressar sintomas depressivos que estavam mascarados pelo uso do álcool após esse período.[27]

Em virtude de sua ação desinibitória, o álcool também pode ser um agravante em pacientes deprimidos, uma vez que promove aumento de atos impulsivos.[15] Atualmente, o risco de suicídio para alcoolistas é estimado em 3 a 4% nos EUA e em outros países ocidentais, tornando-se 60 a 120 vezes maior que o da população em geral. Isso sem associar a depressão, o que torna o risco ainda mais substancial.[27]

Associadas à depressão, também podemos encontrar a cocaína, as anfetaminas e a cafeína. Essas drogas podem ser utilizadas na tentativa de amenizar os sintomas na depressão primária ou porque sintomas depressivos podem estar presentes nos usuários crônicos nos períodos de abstinência.[15,29] Esses sintomas podem ser explicados pelas mudanças nos neurotransmissores dessa população.[29]

Nesses casos, sintomas depressivos são comumente observados em pacientes em tratamento de cocaína e *crack*; porém, a maioria destes não preenche critérios diagnósticos para depressão. Na maior parte das vezes, tais queixas se devem aos efeitos biológicos da abstinência e da condição psicossocial associada ao uso crônico dessas substâncias.[29]

Sintomas depressivos também têm sido observados em pacientes abusadores de opiáceos e existem evidências de que o uso agudo ou crônico produza ou exacerbe esta sintomatologia. Ao mesmo tempo, a depressão pode predispor ao consumo abusivo, havendo um mecanismo complexo e bidirecional interagindo entre estes.[29]

Alguns estudos observaram que dependentes de nicotina apresentavam maiores taxas de depressão e ansiedade. Mas é difícil definir se a nicotina contribui para a depressão, se ocorre o inverso ou se um terceiro elemento estaria contribuindo para o surgimento de ambos.[28]

Benzodiazepínicos também são drogas envolvidas na evolução da depressão, principalmente quando ocorrem sintomas de ansiedade. Isso facilitaria o uso abusivo e a dependência. É útil lembrar que a abstinência de benzodiazepínicos pode cursar com quadros disfóricos.[29]

Por último, vale lembrar que efeitos produzidos pela dependência, como alterações da cognição e do controle dos impulsos, causam impacto na vida profissional e pessoal, contribuindo para fracassos em vários setores.[29]

Transtorno afetivo bipolar

O transtorno afetivo bipolar (TAB) é caracterizado por repetidos episódios de perturbação do humor e dos níveis de atividade, que ocasionalmente estarão relacionados com o aumento da atividade e da energia e com a elevação do humor e, outras vezes, apresentarão redução de energia e atividade com humor rebaixado. A recuperação entre os episódios é completa e tem incidência igual para ambos os sexos, podendo ocorrer em qualquer idade, de crianças até idosos. Os episódios depressivos tendem a durar por volta de seis meses e os quadros de mania duas semanas a quatro meses.[21]

O padrão de recaídas e remissões e a frequência dos episódios são muito variáveis, ainda que as remissões tendam a se tornar cada vez mais breves e as depressões, após a meia-idade, mais comuns e com maior duração.[21]

O diagnóstico de mania é feito com os sintomas perdurando pelo menos uma semana, quando, em razão destes, o paciente apresenta perturbação em atividades como trabalho e sociabilidade. Entre os principais sintomas estão aumento de energia, diminuição da necessidade de sono, grandiosidade, aumento da pressão de voz, além de otimismo excessivo; o humor pode estar exaltado, mas pode também ser irritável.

Comorbidade

Depois do transtorno de personalidade, que pode atingir até 90% dos casos, o TAB é um dos transtornos psiquiátricos mais comumente observados junto ao consumo de substâncias.[7,30-32] No estudo ECA, foi verificada prevalência de 31,5% de quadros de dependência de álcool e 27,5% de quadros de dependência de drogas em pacientes com diagnóstico de transtorno afetivo bipolar tipo I e, respectivamente, de 20,8% e 11,7% para o do tipo II.[33]

Nos estudos, em aproximadamente 60% dos casos, o uso de álcool/drogas parece preceder sintomas afetivos. Mas na maioria desses estudos não são averiguados sintomas prodrômicos ou subsindrômicos de TAB, isto é, sintomas associados a esse transtorno já poderiam estar presentes antes do início do consumo, contudo, por estarem mais atenuados, não seriam verificados até serem potencializados.[33]

Nos episódios depressivos, o consumo de álcool pode aumentar em 15%; já nos quadros de mania, esse aumento pode ser ainda mais significativo, de cerca de 25%, tornando o diagnóstico das doenças afetivas ainda mais difícil por apresentarem vários sintomas em comum com os quadros relacionados com a substância.[33] Por exemplo, grandiosidade, irritabilidade e expansividade podem ser apresentadas na intoxicação ou em um episódio de mania. Também fazem parte da sintomatologia da mania insônia, ansiedade e agitação psicomotora, sintomas comuns aos quadros de abstinência ao álcool.[29]

O consumo de cocaína produz sintomas semelhantes aos dos quadros de hipomania/mania, como agitação, disforia, aumento de energia, pensamento acelerado e grandiosidade, que, contudo, ficam limitados à ação da droga e surgem após consumo recente.[29] Tais sintomas poderiam perdurar até três dias após o término do consumo.[33] Em pacientes com ambos os diagnósticos, esse consumo poderia ocorrer na tentativa de medicar os sintomas depressivos em um episódio de TAB misto, ou para prolongar a sensação de euforia.[33] Outro aspecto a ser considerado é a capacidade de substâncias que estimulam o sistema nervoso central, como as anfetaminas, em produzir, mimetizar e perpetuar um quadro maníaco.

O TAB associado ao consumo de drogas/álcool costuma ter pior prognóstico, com maior número de episódios e internações, sendo estas mais prolongadas, além de levar a maior risco de suicídio.[4,33]

Transtornos de ansiedade

Alguns estudos indicam que um terço dos alcoolistas apresenta um quadro significativo de ansiedade, com evidências de que 50 a 67% dos alcoolistas e 80% dos dependentes de outras drogas têm sintomas que se assemelham aos do transtorno de pânico, dos transtornos fóbicos ou do transtorno de ansiedade generalizada.[27]

Agorafobia

Esse termo é utilizado atualmente para definir o medo de espaços abertos e outros tipos de medo, como presença de multidões e dificuldade de fugir para um local seguro. A gravidade é variável, porém, entre os transtornos fóbicos, esse é o mais incapacitante – alguns pacientes podem ficar completamente confinados em casa. A maioria dos pacientes é do sexo feminino e o transtorno normalmente ocorre no começo da idade adulta.

Para um diagnóstico definitivo:

- Os sintomas psicológicos ou autônomos devem ser, primariamente, manifestações de ansiedade e não secundários a outros sintomas, tais como delírios ou pensamentos obsessivos
- A ansiedade deve ser restrita ou ocorrer em pelo menos duas das seguintes situações: lugares públicos, multidões, viagens para lugares distantes ou sem companhia
- A evitação da situação fóbica deve ser ou estar sendo um aspecto proeminente.[21]

Transtorno de pânico

Nesse quadro, ocorrem ataques recorrentes de ansiedade grave que caracterizam o *pânico*, têm início súbito e duram alguns minutos, com sintomas como palpitações, dor no peito, sensações de choque, tontura e sentimentos de despersonalização, acompanhados do medo de morrer, de ficar louco e de perder o controle e, no decorrer do quadro, medo de ter outra crise.

O indivíduo, geralmente, sente uma onda crescente de medo e sintomas autônomos que resultam em fuga do local onde está e posterior evitação do local ou da situação associada ao surgimento da crise.

O diagnóstico é feito havendo vários ataques graves de ansiedade ocorridos durante o período de um mês, com as seguintes características:

- Em situações nas quais não há perigo real
- Os ataques não deveriam ocorrer em situações de confinamento e/ou previsíveis
- Com relativa diminuição dos sintomas ansiosos entre os ataques, mesmo que a ansiedade antecipatória seja comum.[21]

Transtorno de ansiedade generalizada

É caracterizado por sintomas primários de ansiedade, com ou sem manifestações somáticas. Os sintomas devem conter, em geral, elementos como:

- Apreensão (preocupações com desgraças futuras, dificuldades de concentração, sentimento de estar *no limite*)
- Tensão motora (cefaleias tensionais, tremores, incapacidade de relaxar e inquietação)
- Hiperatividade autônoma (sensação de cabeça leve, taquicardia ou taquipneia, sudorese, desconforto epigástrico, boca seca, tonturas) e, na maioria dos dias, pelo menos durante várias semanas, ansiedade com ou sem manifestações somáticas.[21]

Esses sintomas devem estar presentes por um período mínimo de um mês, com ansiedade autônoma surgindo em vários ataques.

Comorbidade

Os quadros ansiosos são comumente associados aos transtornos por consumo de drogas. Essa estreita relação pode ser explicada pelo fato de as drogas psicoativas, de modo geral, causarem sintomas de ansiedade por intoxicação com drogas estimulantes do sistema nervoso central ou por um quadro de abstinência a depressores deste sistema.[1] Outras drogas perturbadoras do funcionamento do sistema nervoso central, como a maconha, também podem produzir efeitos como ansiedade, com quadros de pânico transitório.[29]

Os sintomas de abstinência alcoólica podem imitar os transtornos de ansiedade generalizada e de pânico, podendo existir, por trás destes mecanismos, um processo neuroquímico comum. Muitas vezes, os sintomas fóbicos aparentemente muito graves desaparecem após um período de abstinência e, nestes casos, não necessitam de tratamento.[27]

O inverso também pode ocorrer, isto é, quadros ansiosos podem ser amenizados por determinadas substâncias. Miller, em 1994, observou que o álcool é a substância mais envolvida em tal mecanismo, chegando a ser duas vezes maior que a soma das demais drogas utilizadas para amenizar sintomas de ansiedade.[1] No entanto, pacientes que encontram alívio para sua ansiedade podem desenvolver quadros de progressão da sintomatologia, passando rapidamente do consumo abusivo à dependência.

Geralmente, os dependentes de álcool relatam que as bebidas melhoram a autoestima, reduzem o isolamento, aliviam a depressão, além de diminuir a ansiedade. Porém, estudos verificam que eles, no decorrer da dependência, se tornam mais retraídos e deprimidos, menos autoconfiantes e com aumento da intensidade da ideação suicida; a *ansiedade* pelo álcool, aliviada nos usuários crônicos, nada mais é que os próprios sintomas de abstinência recente, como tremores, pânico e disforia.[24]

Evidentemente, alguns aspectos relacionados com a ansiedade, como tensão muscular e culpa, são aliviados pela ingestão de pequenas doses de álcool.[24] A maioria dos estudos sugere que o álcool diminui a ansiedade após alguns minutos, mas atua aumentando os níveis de ansiedade posteriormente.[28] Pode existir, então, um papel etiológico desses transtornos no desenvolvimento da dependência ao álcool. Alguns estudos vêm tornando mais consistente a hipótese de que os transtornos ansiosos seriam, em geral, secundários ao alcoolismo e o inverso seria menos comum.[24]

Resumidamente, podemos dizer que pacientes com transtornos ansiosos podem utilizar substâncias para amenizar seus sintomas, assim como pacientes usuários de drogas podem ter sintomas ansiosos decorrentes do consumo ou da abstinência destas. Isso resulta em sintomatologias muito semelhantes e em que, em muitos casos, é necessária abstinência para se obter um diagnóstico preciso.

Transtorno de déficit de atenção e hiperatividade

A expressão "déficit de atenção" não é utilizada na CID-10; quadros relacionados estão englobados no diagnóstico de *transtornos hipercinéticos*.[21] Esse grupo de transtornos caracteriza-se por início precoce, comportamento hiperativo pobremente modulado, com desatenção marcante e falta de envolvimento persistente nas tarefas, além de conduta invasiva nas situações e persistência na duração dessas características de comportamento.

Apesar de ser mais comum na infância, o diagnóstico de transtorno de déficit de atenção e hiperatividade (TDAH) pode ser feito na idade adulta, com atenção e atividades sendo julgadas com referência a normas apropriadas do desenvolvimento.[21]

As crianças que apresentam esse tipo de déficit têm falta de atenção grave e/ou hiperatividade e impulsividade, que se manifestam antes dos 7 anos de idade. São crianças que fracassam em completar tarefas, cometem erros por descuido, têm dificuldade em seguir instruções, apesar de terem inteligência normal. Além disso, falam incessantemente, perturbam os outros e apresentam aumento importante de motricidade, que acaba por predispor a acidentes.[21]

Em virtude das dificuldades escolares, cerca de um terço dessas crianças não conclui o ensino médio. Também é comum serem taxadas de más, preguiçosas e irresponsáveis por pais e professores e provocarem conflitos quando os pais acabam se culpando ou culpando a própria criança. Cerca de 10 a 65% das crianças com esse diagnóstico continuam com sintomas importantes e persistentes durante a vida adulta e, destas, 20 a 40% têm problemas com substâncias psicoativas.[34]

O diagnóstico no adulto é hipótese que deve ser aventada na presença de história do transtorno na infância, dificuldades de atenção, hiperatividade motora, labilidade afetiva, temperamento esquentado, impulsividade, intolerância ao estresse e inabilidade para completar tarefas. Outras características podem estar presentes: instabilidade marital, dificuldades sociais e acadêmicas, consumo abusivo de substância e respostas atípicas para medicação psicoativa.[21]

Comorbidade

Pesquisas associando esse transtorno e o uso de substâncias têm revelado alto grau de sobreposição e de comorbidade. Estudos prospectivos de crianças, cujos sintomas persistiram na adolescência e na idade adulta, têm demonstrado que estas estão em risco aumentado de consumo abusivo de substâncias, o qual se torna ainda maior se associado a comorbidades com outras entidades psiquiátricas, como transtorno de personalidade antissocial.[34]

Cerca de 33% dos adultos com TDAH têm problemas relacionados com consumo abusivo/dependência de álcool e drogas, entre as quais a maconha é a mais comumente utilizada, seguida de estimulantes e cocaína. O consumo de álcool nessa população, segundo estudo recente, tem representativa prevalência: cerca de 38% das pessoas que apresentaram TDAH na infância.[34]

Geralmente, nos usuários de cocaína com diagnóstico de TDAH, o consumo é mais precoce e o uso mais intenso que no resto da população.[34]

Os sintomas comuns de TDAH e o consumo de substâncias psicoativas, como ansiedade e alterações no humor, dificultam o diagnóstico. Quando ambos os quadros estão presentes, o TDAH implica maior dificuldade de tratamento e resultados mais restritos. Mulheres recebem menos diagnósticos de TDAH por apresentarem menos comportamentos agressivos, o que resulta em dados imprecisos.[34]

Transtornos de personalidade

Segundo a CID-10, são perturbações graves da constituição caracterológica e das tendências comportamentais do indivíduo, ou padrões de comportamentos mal-adaptativos e desvios significativos da norma cultural do modo de pensar, sentir, perceber e, particularmente, de se relacionar com os outros.[21] Esses transtornos tendem a surgir no final da infância ou adolescência, mas o diagnóstico antes dos 16 ou 17 anos de idade talvez seja inapropriado.

Na CID-10 são fornecidas diretrizes gerais para esses transtornos e, em seguida, descrições suplementares para cada tipo.[21] Entre as características gerais, estão:

- Várias áreas do funcionamento, como afetividade, controle dos impulsos, modos de percepção e de relacionamentos, envolvidas em atitudes e condutas marcadamente desarmônicas
- Esse padrão anormal de comportamento é permanente, de longa duração e não está envolvido apenas em episódios de doença mental
- Tal comportamento é invasivo e claramente mal-adaptativo para uma ampla série de situações pessoais e sociais
- Essas manifestações surgem na infância e na adolescência e estendem-se pela idade adulta
- O quadro produz angústia pessoal considerável, porém, esta pode se tornar aparente tardiamente
- É usual, mas não invariavelmente associado a problemas de real significância nos desempenhos ocupacional e social.

Entre os tipos mais comumente relacionados com o uso de substâncias estão o *borderline* e o antissocial.[21]

Transtorno de personalidade antissocial

É observada uma disparidade importante entre o comportamento do indivíduo e as normas sociais predominantes. Caracteriza-se por:

- Indiferença pelos sentimentos dos outros
- Atitude flagrante e constante de irresponsabilidade e desrespeito por normas, regras e obrigações sociais
- Incapacidade de manter relacionamentos, sem dificuldade para iniciá-los
- Baixa tolerância à frustração e baixo limiar para descarga de agressão, incluindo violência
- Incapacidade de experimentar culpa e de aprender com a experiência, em particular com a punição
- Propensão a culpar os outros ou a oferecer respostas racionais para explicar comportamentos que o levaram a entrar em conflito com a sociedade.

Transtorno de personalidade borderline

Nesse transtorno, são observáveis várias características de instabilidade emocional; em adição, autoimagem, objetos e preferências internas são, com frequência, pouco claros ou perturbados. Geralmente, existem sentimentos crônicos de vazio. Ocorre, ainda, propensão a relacionamentos instáveis e intensos, que podem causar repetidas crises emocionais e estar associados a tentativas de evitar o abandono. Tentativas de suicídio e de autolesão também podem ocorrer, mesmo que sem precipitantes.[21]

Comorbidade

Desde a introdução do *Manual diagnóstico e estatístico de transtornos mentais III* (DSM-III, *Diagnostic and statistical manual of mental disorders III*), muitos estudos têm documentado a prevalência de transtornos de personalidade e uso de substâncias.[27] A presença de um transtorno de personalidade pode modificar os sintomas apresentados, a resposta terapêutica e o curso da dependência.[35]

Existem modelos teóricos que tentam explicar essa associação, porém ainda são inconclusivos. Na década de 1970, aventou-se a hipótese de uma personalidade predisposta à dependência pré-adicta, mas não se encontrou um único tipo de personalidade que pudesse ser predeterminante ao consumo de drogas. Outro modelo diz respeito ao surgimento do quadro de personalidade secundário ao consumo de drogas, em que estas contribuiriam para o transtorno de personalidade.

Por último, haveria um terceiro fator, que implicaria o desenvolvimento de ambas as patologias de forma independente.[35]

Uma das dificuldades diagnósticas desse transtorno é o fato de as medidas tomadas para obtenção das drogas serem, muitas vezes, vistas como antissociais, e o fato de sintomas que são comuns ao transtorno de personalidade, como negação, culpar os outros, raiva, vitimização, minimização dos problemas e grandiosidade, serem apresentados por pacientes que iniciaram tratamento.[28,21]

Normalmente, as características da personalidade antissocial antecedem os sintomas provenientes do consumo de álcool/drogas; porém, o maior consumo favorece o surgimento de comportamentos antissociais.[28]

Outro problema diagnóstico diz respeito às mulheres que fazem uso abusivo de álcool, que acabam sendo diagnosticadas com transtorno de personalidade por ser este comportamento menos bem aceito socialmente.[28]

Transtornos alimentares

Anorexia nervosa

É um transtorno caracterizado por deliberada redução de peso, induzida e/ou mantida pelo paciente, mais comum em adolescentes e mulheres jovens. Para o diagnóstico definitivo, são necessários os seguintes critérios:

- O peso corporal é mantido 15% abaixo do ideal, ou a adolescente nunca alcança o peso esperado durante o período de crescimento
- A perda de peso é autoinduzida por abstenção de *alimentos que engordem*, associada a vômitos autoinduzidos, exercício excessivo, purgação autoinduzida ou uso de anorexígenos e diuréticos
- Autoimagem distorcida: o paciente impõe baixo limiar de peso a si próprio em decorrência de pavor de engordar persistente como uma ideia intrusiva
- Ocorre um transtorno endocrinológico generalizado, com várias alterações manifestadas em mulheres, como amenorreia, e em homens, como diminuição de interesse e potência sexuais. Outros achados são níveis elevados de hormônio do crescimento e de cortisol, alterações no metabolismo periférico do hormônio tireoidiano e secreções anormais de insulina
- Se o início é pré-puberal, ocorre retardo ou o não surgimento de eventos comuns na puberdade (crescimento, não desenvolvimento de mamas e dos órgãos genitais etc.). Após a recuperação, a puberdade é completada normalmente.[21]

Bulimia nervosa

É um quadro caracterizado por repetidos ataques de hiperfagia e preocupação excessiva com o peso corporal. Pode ser sequela da anorexia nervosa (mas o inverso também pode ocorrer) e sua incidência tende a ser semelhante quanto à idade e ao sexo, porém, é um pouco mais tardia.

Para o diagnóstico, os seguintes critérios são necessários:

- Preocupação persistente com o comer e desejo irresistível de comida; o paciente apresenta episódios de hiperfagia, ingerindo grandes quantidades de alimento em curto período de tempo
- Para tentar neutralizar os efeitos *de engorda* dos alimentos, o paciente autoinduz vômitos, abusa de purgante, tem períodos de inanição e utiliza drogas anorexígenas, preparados tireoidianos ou diuréticos. Em diabéticos, pode haver negligência do tratamento com insulina
- Existe um pavor mórbido de engordar, gerando um limiar de peso, estabelecido pelo próprio paciente, bem abaixo do que se consideraria saudável na opinião de um médico. Pode haver a existência prévia de um quadro de anorexia, expresso completamente ou de forma mais amena, por meio de moderada perda de peso e/ou fase transitória de amenorreia.[21]

Comorbidade

A coexistência de transtornos alimentares com o consumo de álcool começa a receber atenção na literatura. Obviamente, o próprio consumo crônico do álcool, gerando quadros de má nutrição, implica alterações de peso corporal, mas os diagnósticos de bulimia e anorexia não são mais considerados raros.[27] A prevalência do uso inadequado do álcool em pacientes com bulimia varia de 9 a 49%. Entre pacientes com quadros alimentares associados ao consumo de bebidas, parece haver, ainda, comportamentos impulsivos, como automutilação, uso de drogas ilícitas ou uso inadequado de medicamentos.[27]

▶ Diagnóstico

Uma das dificuldades encontradas na realização do diagnóstico é a inespecificidade dos sintomas ou o fato de serem comuns tanto para o quadro produzido pela substância (ou pela falta dela) quanto para um quadro primário. Porém, um tratamento adequado só será possível após um diagnóstico mínimo. Para tanto, podem ser utilizados:

anamnese e exames clínicos adequados, questionários padronizados, dados do prontuário e entrevistas aos profissionais que atendem ou atenderam o paciente, entrevistas familiares, análise de amostras de urina e cabelo.

O diagnóstico adequado facilita a abordagem terapêutica e lança meios de formulação de estratégias de prevenção de recaída. Alguns aspectos a serem lembrados durante o diagnóstico:

- História familiar e questões específicas sobre possíveis transtornos psiquiátricos. Esses dados devem ser colhidos junto ao paciente e também a familiares e amigos
- Exames laboratoriais: devem ser incluídas as alterações típicas do consumo crônico de álcool, alterações metabólicas e detecção de drogas na urina; a escolha e a seleção dos exames devem levar em consideração a história do indivíduo e o perfil do consumo de drogas
- Questionários padronizados e testes psicológicos para auxiliar no processo diagnóstico do tratamento
- Observação clínica: uma vez que o diagnóstico diferencial pode ser inviabilizado durante a fase de uso da substância, é de grande valia um período de desintoxicação no qual possa ser realizada a observação. A persistência ou não de sintomas psiquiátricos após esse período pode facilitar o correto diagnóstico
- Conhecimento adequado e aplicação dos critérios: a utilização do DSM-IV e da CID-10 é necessária para detecção das principais comorbidades associadas à dependência química.

▶ Tratamento

Por se tratar de uma população com diferente apresentação de sintomas e evolução, muitos dos tratamentos propostos para pacientes sem comorbidade mostram-se impróprios para os que recebem esse diagnóstico. Muitos programas têm sido propostos para auxiliar na conscientização da necessidade de abstinência, adesão ao tratamento e reorganização de redes sociais.[12] Existe uma gama de programas propostos para esses pacientes. Alguns serviços seguem o modelo dos 12 passos dos Alcoólicos Anônimos (AA); outros oferecem lares abrigados, entre outras opções, porém, nenhum destes se mostrou superior.[36]

Alguns importantes tópicos quanto ao tratamento:

- A abordagem deve ser integrada e devem-se usar estratégias de manejo biopsicossocial

- Deve haver sinergismo, melhorando o quadro psíquico comum ao quadro de consumo abusivo de substâncias, e redução do risco de recaídas, melhorando a qualidade de vida.

O tratamento sequencial, isto é, iniciar sempre pelo quadro mais agudo ou fazê-lo de forma paralela, em diferentes *settings* (p. ex., ambulatório de dependência química e hospital psiquiátrico, com duas equipes visando patologias diferentes), parece ser menos eficaz.

Estratégias de manejo biopsicossocial

- Ao escolher o melhor método de tratamento, deve-se considerar a combinação específica da comorbidade e do estágio de motivação
- Deve-se observar se existe necessidade de tratamento farmacológico para o transtorno psiquiátrico, a desintoxicação, a fase inicial de recuperação e a prevenção de recaída
- Técnicas psicossociais devem ser utilizadas na tentativa de aumentar a motivação, auxiliar na resolução de problemas e no manejo de situações difíceis
- Devem ser oferecidos apoio familiar e informação sobre o tratamento adicional de apoio, como grupos fundamentados nos 12 passos dos AA e em outros grupos de autoajuda
- Deve-se fornecer apoio psiquiátrico para controlar os sintomas de mania e depressão, com ou sem ideação suicida.

▶ Referências bibliográficas

1. LEITE, M. C.; RAMADAN, Z. B. A.; ALVES, T. C. T. F. Comorbidade entre cocaína e outros transtornos psiquiátricos. In: LEITE, M. C.; ANDRADE, A. G. *Cocaína e crack:* dos fundamentos ao tratamento. Porto Alegre: Artes Médicas, 1999. p. 185-204.
2. DRAKE, R. E.; OSHER, F. C.; WALLACH, M. A. Alcohol use and abuse in schizophrenia. A prospective community study. *J. Nerv. Ment. Dis.*, v. 177, n. 7, p. 408-414, 1989.
3. MENEZES, P. R.; JOHNSON, S.; THORNICROFT, G. et al. Drug and alcohol problems among individuals with severe mental illness in South London. *Brit. J. Psych.*, v. 168, n. 5, p. 612-619, 1996.
4. COHEN, S. T.; JACOBSON, A. Diagnóstico duplo: abuso de substância e doença psiquiátrica. In: JACOBSON, J. L.; JACOBSON, A. M. *Segredos em psiquiatria.* Porto Alegre: Artes Médicas, 1997.
5. BARTELS, S. J.; TEAGUE, G. B.; DRAKE, R. E. et al. Substance abuse in schizophrenia: service utilization and costs. *J. Nerv. Ment. Dis.*, v. 181, p. 227-232, 1993.
6. CLARK, R. E.; DRAKE, R. E. Expenditures of time and money by families of people with several mental illness

and substance use disorders. *Community Ment. Health J.*, v. 30, p. 145-163, 1994.
7. DUKE, P.; PANTELIS, C.; BARNES, T. R. E. South Westminster schizophrenia survey: alcohol use and its relationship to symptoms, tardive dyskinesia and illness onset. *Brit. J. Psych.*, v. 164, n. 5, p. 630-636, 1994.
8. TESSLER, R. C.; DENNIS, D. L. *A synthesis of NIMII-funded Research concerning persons who are homeless and mental ill.* Washington: NIMH Division of Education and Services System Liaison, 1989.
9. YESAVAGE, J. A.; ZARCONE, V. History of drug abuse and dangerous behaviour in inpatient schizophrenics. *J. Clin. Psych.*, v. 44, p. 259-261, 1983.
10. MENEZES, P. R. *The outcome of schizophrenia and related psychoses after hospitalization:* a prospective study in São Paulo, Brazil. Thesis (PhD) – University of London, London, 1995.
11. RIGDELY, M.; GOLDMAN, H.; WILLENBRING, M. Barriers to the care of persons with dual diagnoses: organizational and financing issues. *Schiz. Bull.*, v. 16, p. 123-132, 1990.
12. JERREL, J. M.; RIDGELY, M. S. Comparative effectiveness of three approaches to serving people with severe mental illness and substance abuse disorders. *J. Nerv. Ment. Dis.*, v. 183, p. 566-576, 1995.
13. SALLOUM, I. M.; MOSS, H. B.; DALEY, D. C. Substance abuse and schizophrenia: impediments to optimal care. *Am. J. Drug Alc. Ab.*, v. 17, n. 3, p. 321-336, 1991.
14. RATTO, L. R. C. Prevalência da comorbidade entre transtornos mentais graves e transtornos devido ao uso de substâncias psicoativas em São Paulo, Brasil. Dissertação (Mestrado) – Universidade de São Paulo, São Paulo, 2000.
15. LIMA, M. A. Depressão associada a outros transtornos mentais. In: LAFER, B.; ALMEIDA, O. P.; FRÁGUAS, J. R. R.; MIGUEL, E. C. *Depressão no ciclo da vida.* Porto Alegre: Artmed, 2000. p. 174-175.
16. MIECZKOWSKI, T.; BARZELAY, D.; GROPPER, B.; WISH, E. Concordance of three measures of cocaine use in an arrestee population: hair, urine and self-report. *J. Psych. Drugs*, v. 23, n. 3, p. 241-249, 1991.
17. MENEZES, P. R. Abuso de substâncias psicoativas em pessoas com transtornos mentais graves no município de São Paulo. Tese (Livre-Docência) – Universidade de São Paulo, São Paulo, 2002.
18. CUFFEL, B. J. Prevalence estimates of substance abuse in schizophrenia and their correlates. *J. Nerv. Men. Dis.*, v. 180, n. 9, p. 589-592, 1992.
19. DRAKE, R. E.; WALLACH, M. A. Moderate drinking among people with severe mental illness. *Hosp. Com. Psych.*, v. 44, n. 8, p. 780-781, 2000.
20. SERPER, M. R.; ALPERT, M.; RICHARDSON, N. *et al.* Clinical effects of recent cocaine use on patients with acute schizophrenia. *Am. J. Psych.*, v. 152, p. 1464-1469, 1995.
21. ORGANIZAÇÃO MUNDIAL DE SAÚDE. *Classificação de transtornos mentais e de comportamento da CID-10.* Porto Alegre: Artes Médicas, 1993.
22. EL GUEBALY, N. Substance abuse and mental disorders: the dual diagnostic concept. *Can. J. Psych.*, v. 35, p. 261-267, 2000.
23. VAILLANT, G. E. *A história do alcoolismo.* Porto Alegre: Artmed, 1999. p. 10-47.
24. KESSLER, F. H. P. *Diretrizes da Associação Brasileira de Estudos do Álcool e Outras Drogas (ABEAD) para diagnóstico e tratamento de comorbidades em dependência ao álcool e outras drogas.* Porto Alegre, [s.d.]. Disponível em http://www.uniad.org.br/desenvolvimento/images/stories/publicacoes/outros/artigo%26comorbidade%20psicose%20%20e%20dependencia%20quimica.pdf.
25. RAMOS, R. T.; FOCCHI, G. R. A.; GIGANTE, A. D.; RENÓ JR., J.; AYACHE, D. C. G. Abuso de substâncias e esquizofrenia. *Rev. Psiquiat. Clín.*, v. 23, n. 24, p. 24-27, 1997.
26. REGIER, F. K. Comorbidity of mental disorders with alcohol and other drug abuse: results from the epidemiologic catchment area (ECA) study. *JAMA*, v. 264, n. 19, p. 2511-2518, 1990.
27. EDWARDS, G.; MARSHALL, E. J.; COOK, C. H. *O tratamento do alcoolismo.* 3ª ed. Porto Alegre: Artes Médicas, 1999. p. 80-102; 134-141.
28. LARANJEIRA, R.; NICASTRI, S. Abuso e dependência de álcool e drogas. In: ALMEIDA, O. P.; DARTIU, L.; LARANJEIRA, R. *Manual de psiquiatria.* Rio de Janeiro: Guanabara-Koogan, 1996. p. 83-112.
29. HERSH, D. F.; LOWE, V. M. Drug abuse and mood disorders. In: KRANZLER, H. R.; ROUNSAVILLE, B. J. *Dual diagnosis and treatment.* New York: Drekker, 1998. p. 177-201.
30. BARBEE, J. G.; CLARK, R. E.; CRAPANZANO, M. S. *et al.* Alcohol and substance abuse among schizophrenics patients presenting to an emergency psychiatric service. *J. Nerv. Ment. Dis.*, v. 177, p. 400-407, 1989.
31. DRAKE, R. E.; ALTERMAN, A. I.; ROSEMBERG, S. R. Detection of abuse disorders in several mentally ill patients. *Com. Ment. Health J.*, v. 29, p. 175-192, 1993.
32. REGGIER, D. A.; BOYD, J. H.; BURKE, J. D. *et al.* One-mouth prevalence of mental disorders in the United States. Based on five epidemiologic catchment area sites. *Arch. Gen. Psych.*, v. 45, n. 11, p. 977-986, 1988.
33. SOARES, M. B.; MORENO, R. A.; MORENO, D. H. Comorbidades. In: MORENO, R. A.; MORENO, D. H. *Transtorno bipolar do humor.* São Paulo: Lemos, 2002. p. 159-180.
34. WAID, L. R.; JOHNSON, D. L.; ANTON, R. Attention-deficit hyperactivity disorder and substance abuse. In: KRANZLER, H. R.; ROUNSAVILLE, B. J. *Dual Diagnosis and Treatment.* New York: Drekker, 1998. p. 393-425.
35. VERHEUL, R.; BRINK, W. V. D.; BALL, S. A. Substance abuse and personality disorders. In: KRANZLER, H. R.; ROUNSAVILLE, B. J. *Dual diagnosis and treatment.* New York: Drekker, 1998. p. 317-361.
36. LEY, A.; JEFFERY, D. P.; MCLAREN, S.; SIEGFRIED, N. *Treatment Programmes for people with both severe mental illness and substance misuse.* Oxford: The Cochrane Library, 2000.

18 Terapia Cognitiva

Selma Bordin, Ana Maria M. Serra, Neliana Buzi Figlie e Ronaldo Laranjeira

▶ Introdução

Os transtornos associados ao consumo abusivo ou à dependência de substâncias psicoativas constituem problemas graves e crônicos e representam fonte de grande preocupação para profissionais de saúde, devido a fatores como alta incidência, dificuldade de adesão de pacientes aos programas de tratamento e altos índices de recaída.[1,2] Adicione-se a esse quadro a compreensível frustração de profissionais clínicos, frente à validade insatisfatória dos modelos teóricos tradicionais e à eficácia limitada dos modelos aplicados. Nesse contexto, a terapia cognitiva representa um recurso valioso e inovador, que pode ampliar a eficácia dos programas de tratamento.

São descritas na literatura várias abordagens psicoterápicas que propõem a cognição como um construto mediador entre o real e as respostas emocionais e comportamentais dos indivíduos. Contudo, a denominação "terapia cognitiva" é mais habitualmente aplicada à abordagem criada por Aaron Beck e desenvolvida em conjunto com colaboradores ao longo de mais de quatro décadas.[3]

Neste capítulo, serão priorizados a teoria, a terapia e o modelo conceitual aplicado à dependência química, conforme proposto por Beck et al.; técnicas e estratégias de intervenção que podem ser utilizadas, tendo esse modelo como enquadre teórico; e os focos potenciais de problemas que podem ser abordados por meio das técnicas cognitivas.[4,5]

▶ Principais características da terapia cognitiva

Ao redor de 1960, Beck, então um reconhecido psicanalista e professor de Psiquiatria da Universidade da Pensilvânia, na Filadélfia, movido por interesses puramente teóricos, decidiu conduzir estudos empíricos com depressivos, a fim de confirmar o modelo psicanalítico da depressão. Com base em suas observações científicas e clínicas, Beck propôs o modelo cognitivo de depressão, que, evoluindo em seus aspectos teóricos e aplicados, resultou na proposição de um novo sistema de psicoterapia – a terapia cognitiva.[6]

Beck descreveu a depressão como sendo resultante de crenças negativas sobre si mesmo, sobre o mundo e sobre o futuro (a tríade cognitiva). Essas crenças negativas influenciariam a forma como a pessoa deprimida percebia e processava informações. Erros cognitivos sistemáticos, baseados no processamento disfuncional de informações, manteriam essas crenças e, em consequência, a depressão. Em 1979, em sua obra *Terapia cognitiva da depressão*, Beck, Rush, Shaw e Emery sistematizaram a nova abordagem, cuja aplicabilidade foi subsequentemente expandida para o tratamento dos transtornos de ansiedade e de outros problemas psiquiátricos, inclusive a dependência química.[7]

A terapia cognitiva é um modelo estruturado, limitado no tempo e aplicável individualmente e em grupo. Um curso típico desse tipo de terapia é de 12 a 20 sessões. No entanto, um tratamento a longo prazo pode ser recomendado para determinados pacientes, em função da gravidade e cronicidade do quadro clínico. Após a terminação, podem ser oferecidas sessões de acompanhamento (*follow-up*) e, se necessário, sessões de reforço, a fim de prevenir recaídas.

Esse modelo de tratamento enfatiza um relacionamento terapêutico ativo e colaborador, no qual terapeuta e paciente trabalham juntos para identificar os processos cognitivos e comportamentais associados aos problemas, a fim de melhorar ou desenvolver habilidades e diminuir o risco de recaída.

Uma sessão típica envolve breve atualização (do humor, da anuência às medicações e do uso de drogas); revisão da sessão anterior com o objetivo de garantir a continuidade no processo clínico; definição da agenda da sessão; revisão das tarefas estabelecidas na sessão anterior; discussão dos tópicos da agenda; indicação de nova tarefa; resumo dos pontos abordados mais importantes e *feedback* dado pelo cliente.[8] Segundo Beck, alguns princípios norteiam o trabalho com todos os pacientes:[8]

- A terapia cognitiva baseia-se em uma contínua formulação do paciente e de seus problemas em termos cognitivos. Conceitua as dificuldades em nível de pensamento, emoção e comportamento; identifica os fatores precipitantes e levanta hipóteses sobre eventos-chave do desenvolvimento e padrões duradouros de interpretação
- Requer uma aliança terapêutica sólida, que inclui cordialidade, empatia, atenção, respeito genuíno e competência
- Enfatiza a colaboração entre terapeuta e paciente e a participação ativa de ambos no processo clínico
- É orientada em metas e focada em problemas: nas sessões iniciais, enumeramos os problemas e estabelecemos metas e submetas específicas para cada um deles[9]
- Enfatiza o presente. A atenção volta-se para o passado em três circunstâncias: quando o paciente mostra forte predileção, quando o trabalho voltado para os problemas atuais produz pouca ou nenhuma mudança cognitiva e quando o terapeuta julga importante compreender como e quando ideias disfuncionais se originaram e a forma como mantém ativo o problema no presente
- Tem um sentido didático: visa ensinar o paciente a ser seu próprio terapeuta e enfatiza a prevenção da recaída. O terapeuta estimula o paciente a registrar ideias importantes e o ensina a estabelecer metas, identificar e avaliar pensamentos e crenças e planejar mudanças comportamentais
- Tem duração breve, objetivando tornar o paciente autônomo para a aplicação, independentemente das habilidades adquiridas no menor prazo de tempo possível
- As sessões de terapia são estruturadas independentemente do diagnóstico ou do momento do tratamento. Seguir um formato estabelecido torna o processo mais compreensível para o paciente e aumenta a probabilidade deste ser capaz de generalizar os ganhos terapêuticos e fazer autoterapia no futuro
- Ensina os pacientes a identificar, avaliar e responder a seus pensamentos e crenças disfuncionais por meio do questionamento socrático
- Utiliza uma variedade de técnicas para mudar pensamento, humor e comportamento. Embora o questionamento socrático e a descoberta guiada sejam centrais, técnicas de outras orientações (comportamental ou *gestalt*) são também utilizadas, conforme apropriadas aos objetivos terapêuticos.

▶ Princípio básico do modelo cognitivo

A terapia cognitiva baseia-se em uma ampla teoria de personalidade, que enfatiza a importância de crenças e processos cognitivos na *mediação* de emoções e comportamentos, incluindo as respostas fisiológicas.[7] Fundamentais ainda para o modelo são construtos conhecidos como esquemas cognitivos, crenças e pensamentos automáticos.[7,10] Esquemas são definidos como superestruturas cognitivas, que organizam nossa percepção do real. Crenças são definidas como ideias tomadas pelo sujeito como verdades absolutas. Pensamentos automáticos, verbais ou em imagens refletiriam, no nível pré-consciente, são a representação esquemática do real pelo sujeito (Figura 18.1).[10-12]

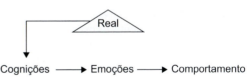

Figura 18.1 Princípio cognitivo básico. Adaptado de Serra.[9-11]

Podemos estar muito pouco cientes da ocorrência e do conteúdo dos pensamentos automáticos, a menos que focalizemos nossa atenção consciente sobre eles. Caracteristicamente, refletem uma avaliação de eventos, de qualquer perspectiva de tempo (passado, presente ou futuro), em geral percebida pelo sujeito como a representação factual da realidade; por isso, raramente questiona sua validade.[7]

O modelo cognitivo tem como hipótese básica a proposta de que as cognições, que refletem a representação de eventos do real, influenciam as emoções e os comportamentos dos indivíduos (ver Figura 18.1). Segundo a terapia cognitiva, não é uma situação real que determina o que as pessoas sentem, mas sim o modo como interpretam tal situação.[9-11] Consideremos a seguinte situação: uma pessoa passa por um amigo que não a cumprimenta. A pessoa pode representar essa situação de diferentes formas, o que implicará diferentes respostas emocionais e comportamentais, conforme ilustrado no Quadro 18.1.

Quadro 18.1 Princípio cognitivo básico.

Cognição	Emoção	Comportamento
"Ele não quer mais ser meu amigo"	Tristeza	Afasta-se do amigo
"O que será que aconteceu?! Será que eu fiz alguma coisa errada?"	Ansiedade	Procura o amigo e pergunta: "O que eu fiz para você não me cumprimentar?"
"Quem ele pensa que é? Ele que me aguarde!"	Raiva	Aborda o amigo agressivamente
"Não deve ter me visto"	Emoção inalterada	Comportamento inalterado

Adaptado de Serra.[9-11]

A "visualização induzida" é uma forma de demonstrar a relação entre pensamento e afeto a nossos pacientes: pedimos para imaginarem uma cena desagradável e nos falar sobre ela e sobre como se sentem. Em seguida, pedimos que imaginem uma cena agradável e que descrevam seus sentimentos. Tipicamente, os pacientes são capazes de reconhecer que, mudando o conteúdo de seus pensamentos, são capazes de alterar seus estados emocionais.[8]

O terapeuta cognitivo está particularmente interessado no conteúdo dos pensamentos automáticos. Enquanto você está lendo este livro, pode perceber diferentes níveis de processamento: no nível consciente, presta deliberadamente atenção ao texto, tentando entender e integrar as informações, enquanto, no nível pré-consciente, está fazendo avaliações rápidas dos demais estímulos do ambiente interno e externo. Os *pensamentos automáticos*, que refletem essas avaliações contínuas e rápidas, surgem automaticamente; são bastante rápidos, breves e não decorrentes de deliberação ou raciocínio.[7] Seu conteúdo reflete o sentido dos esquemas e crenças, representando, portanto, nos estágios iniciais do processo terapêutico, o objeto central de atenção do terapeuta cognitivo.

Os pensamentos automáticos são a manifestação pré-consciente de outros tipos de fenômenos cognitivos mais permanentes, fundamentais, globais, rígidos e supergeneralizados: as *crenças*. Todas as pessoas, começando na infância, desenvolvem determinadas crenças sobre si mesmas, sobre o mundo e sobre o futuro. São entendimentos generalizados e frequentemente não questionados e que não são necessariamente articulados no nível consciente.[7] A pessoa do exemplo anterior, que pensa "e se ele não gostar mais de mim?", poderia ter a crença "as pessoas não gostam de mim". Essa crença pode estar ativada somente em determinadas situações ou na maior parte do tempo. Quando ativada, faz com que o indivíduo interprete as situações segundo seu significado, embora tais interpretações possam ser flagrantemente falsas. Temos uma tendência a focalizar seletivamente as informações que confirmam nossas crenças, desconsiderando ou descontando aquelas que forem contrárias. Desse modo, a crença, mesmo imprecisa e disfuncional, se mantém.[7] A Figura 18.2 ilustra o modelo cognitivo de psicopatologia e a interação entre esquemas, crenças e pensamentos automáticos.[9-11]

Em terapia cognitiva, uma construção cuidadosa e acurada da conceituação cognitiva possibilita ao terapeuta desenvolver hipóteses a respeito do sistema de esquemas e crenças disfuncionais do paciente, o que fundamentará uma estratégia de tratamento apropriada e orientará a intervenção.[13]

A reestruturação cognitiva, ou seja, a substituição de um sistema de esquemas disfuncional por um sistema funcional reflete, portanto, o objetivo central da terapia cognitiva. Provido de uma estrutura cognitiva funcional, o indivíduo estará mais bem capacitado a modular emoções e comportamentos, como o fazem os demais indivíduos, que, mesmo diante de problemas, perdas e dificuldades, não desenvolvem um transtorno emocional.[10-12]

Modelo cognitivo do abuso de substâncias

Refletindo sua natureza essencialmente construtivista, o modelo da terapia cognitiva propõe que, ao processar o real, os indivíduos, na realidade, constroem o seu próprio real.[9,14] Dessa forma, portadores de transtornos emocionais teriam adquirido, em associação com suas experiências de vida, vulnerabilidade cognitiva, segundo a qual imprimiriam sistematicamente um viés negativo ao processamento de eventos internos e externos, o que explicaria a instalação e a manutenção de seu transtorno.[7,10]

O modelo cognitivo para abuso de substâncias foi desenvolvido por Beck *et al.*, com base em observações clínicas e pesquisas com pacientes dependentes químicos, destacando-se ainda o trabalho de Liese e Franz e Serra, cujo modelo adaptado de uso continuado é ilustrado na Figura 18.3 e descrito em detalhes a seguir.[2,4] Esse modelo se distingue de outros ao propor claramente o papel de uma estrutura cognitiva disfuncional anterior, que predisporia indivíduos ao desenvolvimento de um transtorno por consumo abusivo ou dependência de substâncias psicoativas.[1,2]

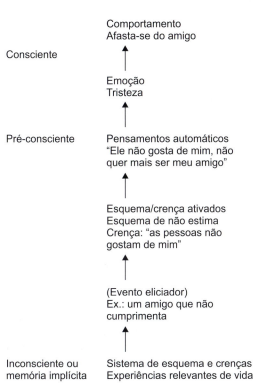

Figura 18.2 Modelo cognitivo de psicopatologia. Adaptado de Serra.[9-11]

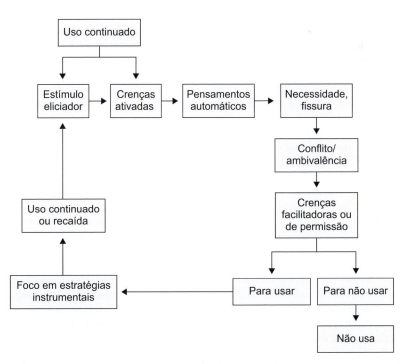

Figura 18.3 Modelo cognitivo do uso continuado de substâncias psicoativas. Adaptado de Liese e Franz;[4] Serra;[2] Maiochi e Serra.[1]

Estímulo eliciador

Estímulos eliciadores, internos e externos, são idiossincráticos, ou seja, o que é eliciador para um pode ser totalmente inócuo para outros indivíduos. No modelo cognitivo, um estímulo é considerado eliciador quando ativa crenças ou pensamentos automáticos relacionados com drogas, resultando na experiência de *craving* ou fissura.

O modelo cognitivo distingue entre estímulos internos e externos, distinção útil para facilitar a identificação das situações de risco. Exemplos de estímulos internos ao indivíduo são alterações de humor ou emoções adversas (como ansiedade, depressão, raiva, frustração, desmotivação, solidão etc.) ou prazerosas (alegria, entusiasmo, diversão etc.), em cujo caso o indivíduo pode consumir substâncias para celebrar ou sentir-se ainda mais intensamente bem. Estímulos externos são, por exemplo, conflitos interpessoais, sucesso na realização de determinado objetivo ou tarefa, disponibilidade de drogas, convite para o uso, festa ou outra situação de lazer noturno etc.

É preciso levar em consideração o fato de que as drogas atuam como reguladores imediatos dos estados de humor. O álcool e os tranquilizantes, por exemplo, produzem efeitos ansiolíticos imediatos. A cocaína, as anfetaminas, a nicotina e a cafeína produzem estimulação imediata. Muitos pacientes relatam que seu objetivo imediato ao usar drogas é regular ou modular seu humor. Embora as drogas sejam mais frequentemente usadas para aliviar estados emocionais negativos, muitas vezes indivíduos as utilizam quando se sentem bem: "celebram" com drogas porque acreditam poder transformar um "bom" humor em um "excelente" humor. Uma característica muito importante, e que torna a terapia cognitiva bastante apropriada para o tratamento do consumo abusivo de substâncias, é o fato de que oferece estratégias cognitivas alternativas para a regulação do humor.

Crenças ativadas

Estímulos internos e externos ativam dois tipos de crenças básicas relacionadas com drogas: antecipatórias e de alívio. As crenças antecipatórias envolvem previsões de gratificação, de aumento de eficácia e de exaltação da sociabilidade, que adviriam do uso ou sucederiam o uso. Exemplos de crenças antecipatórias são: "poderei curtir a noite inteira com algumas carreiras de 'pó'" ou "tudo é mais divertido com um 'baseado'". Conforme as pessoas vão se tornando dependentes, desenvolvem crenças a respeito de alívio, que envolvem expectativas de redução, evitação ou fuga de estados emocionais adversos, como tensão, tristeza ou tédio, bem como estados físicos desagradáveis, como fome, dor ou cansaço. Exemplos de crenças orientadas para o alívio são: "fumar me relaxa"; "uma dose de bebida acalmará minha irritação". Dependentes químicos habitualmente desenvolvem ambos os tipos de crença (antecipatórias e de alívio), embora em graus de saliência distintos para cada indivíduo.

Pensamentos automáticos

Os pensamentos automáticos pré-conscientes refletem a ativação de determinadas crenças, estas armazenadas na memória implícita ou inconsciente.[10,11] Por exemplo: se um indivíduo tem a crença de que é socialmente inadequado, seu pensamento automático pode ser "se eu beber, vou ficar engraçado e as pessoas vão me aceitar". Por outro lado, se sua crença for "eu sou vulnerável, um fraco", seu pensamento automático pode ser "se eu cheirar uma carreira vou me sentir forte". Ou ainda, se tem uma crença sobre a maconha, por exemplo, de que "fumar maconha me relaxa", seu pensamento automático pode ser "estou ansioso, agitado; um baseado me faria tão bem!". Pensamentos automáticos podem também tomar a forma de imagens mentais, por exemplo, visualizar-se acendendo o primeiro cigarro do dia, bebendo uma cerveja gelada ou aplicando-se uma injeção de heroína. A ocorrência de pensamentos automáticos, verbais ou em imagens, conduz ao *craving* ou fissura.

Craving ou fissura

O *craving* ou fissura manifesta-se como sensações físicas, de forma similar à fome ou à sede. Muitas vezes, inclusive, os pacientes relatam estar "sedentos" por um drinque ou "morrendo" por uma tragada. A intensidade do *craving* varia de indivíduo para indivíduo: diferentes crenças a respeito de si mesmo e das drogas conduzirão a diferentes pensamentos automáticos e a graus variáveis de intensidade da fissura. Muitos indivíduos em estágio inicial de abstinência experienciam graves *cravings*, porque ficam "ruminando" ou têm pensamentos intrusivos frequentes sobre usar a droga, ao mesmo tempo em que se veem ambivalentes a respeito de ceder ou resistir ao uso.

Crenças facilitadoras ou de permissão

Crenças facilitadoras para o uso de substâncias, também denominadas cognições de permissão, refletem a minimização de consequências e tentativas de justificar o uso, na maioria das vezes imprecisas e distorcidas. Possibilitam ao usuário "permitir-se" ignorar os efeitos negativos das substâncias. Exemplos de crenças facilitadoras ou de permissão para o uso são: "só um cigarro não vai me matar" (minimização); e "hoje tive um dia muito difícil, mereço um gole" (justificativa). Ou ainda, no caso dos indivíduos que estão buscando mudar seus comportamentos relacionados com o uso de substâncias, podem ser, por exemplo, "apenas mais um" ou "logo eu vou parar".

Essas crenças ou cognições de permissão para o uso podem reduzir a possibilidade de o indivíduo tolerar ou resistir à fissura. Na realidade, a probabilidade dele resistir à fissura depende da força da crença facilitadora para o uso. Exemplos de crenças facilitadoras fortes são: "*ninguém morre por fumar um cigarro*"; "*a vida é uma droga, tudo bem se eu morrer*". Exemplos de crenças facilitadoras fracas são: "*talvez eu possa fumar apenas um*"; "*mais uma cerveja cairia bem*".

Da mesma forma que crenças facilitadoras ou de permissão para o uso são ativadas, crenças facilitadoras ou de permissão para o não uso também podem ser ativadas.[1,2] Serra propõs que, no estágio da fissura, usuários que estejam considerando buscar tratamento, estejam em tratamento e motivados para mudar seu quadro de consumo abusivo/dependência ou estejam envolvidos na manutenção de seu estado de abstinência, diante da fissura ou *craving*, se verão ambivalentes e em conflito entre usar ou resistir ao uso.[1,2,15] Resolverão sua ambivalência optando entre crenças de permissão para usar ou crenças de permissão para não usar. O conceito de que usar ou não usar resulta de um processo decisório ativo dá aos pacientes a ideia de controle e os motiva para prosseguir em direção às metas terapêuticas.

Dependendo da forma como optarem por resolver a ambivalência – se por meio da permissão para usar ou para não usar – esses indivíduos: focalizarão estratégias instrumentais para a obtenção da droga (ver tópico a seguir) e, desta forma, permanecerão no círculo vicioso do uso continuado, conforme a Figura 18.4; ou resistirão ao uso e, assim, interromperão a sequência.[1,2] Exemplos de cognições de permissão para não usar são: "a droga me prejudica e não preciso dela"; "hoje tive um dia difícil e se ceder ao uso terei mais um problema"; ou, ainda, "estou há tantas semanas sem usar! Não vou ceder agora".

Foco em estratégias instrumentais

Desenvolver um plano de ação é essencial para adquirir drogas. Após o indivíduo ter resolvido a ambivalência e se permitido usar a substância psicoativa, sua atenção se concentrará em *como* consegui-la.[15] As estratégias instrumentais variam muito, dependendo de fatores como a substância a ser utilizada e o contexto familiar e social em que se insere o usuário. Se a droga for nicotina, a estratégia é simples: basta uma ida a um bar. Já para obter drogas ilícitas, as estratégias podem ser complicadas ou arriscadas, por exemplo, o contato direto com um traficante em uma favela.

Uso continuado ou recaída

Após recorrer às estratégias instrumentais, muito provavelmente o indivíduo acabará utilizando sua droga de escolha. Os lapsos ou deslizes, que são eventos isolados e independentes, podem variar de um único cigarro até uma completa *orgia* que dure a noite inteira. *Qualquer* uso de substância pode se tornar um estímulo eliciador para a continuação do uso. Os lapsos podem deflagrar estados emocionais negativos (depressão decorrente da inabilidade para abster-se), conflitos interpessoais (uma briga com o cônjuge) ou pressão social para o uso (encontrar-se com antigos companheiros de uso). Essas condições podem colocar o indivíduo em risco de uma recaída total, na medida em que se vir preso a um círculo vicioso de uso e autorrecriminação.

Esses episódios também podem confirmar determinadas crenças ("eu sou um fraco mesmo") e contribuir para o desenvolvimento de novas crenças de permissão, por exemplo, "agora que já usei um pouco, vou continuar usando", ou, ao recair, "não consigo mesmo controlar, então não adianta tentar". Esse tipo de pensamento "tudo ou nada" é encorajado por mitos e clichês como "bebeu uma, bebeu todas".

Em terapia cognitiva, é sugerida a abstinência total como meta terapêutica para indivíduos dependentes de substâncias psicoativas. Os pacientes que conseguirem alcançar a abstinência muito provavelmente desenvolverão novas crenças de controle, como "eu posso sobreviver sem a droga". Entretanto, nos casos em que os pacientes não têm êxito em abster-se do consumo, terapeutas cognitivos poderão optar pela meta de redução de danos ou redução do uso nocivo, em cujo caso

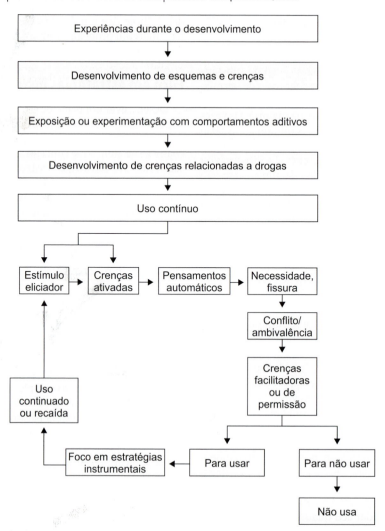

Figura 18.4 Modelo cognitivo de desenvolvimento do transtorno de abuso e dependência de substâncias psicoativas. Adaptado de Liese e Franz;[4] Serra;[2] Maiochi e Serra.[1]

o uso de substâncias é visto em um *continuum*, em um processo gradual e não de "tudo ou nada". Em alguns casos, pode-se considerar a meta de redução de danos como uma meta intermediária, em direção ao alcance da meta da abstinência.[1,4]

▶ Modelo cognitivo do desenvolvimento do abuso de substâncias

Os contextos familiar, social e cultural nos quais o indivíduo viveu desde a primeira infância são determinantes no desenvolvimento do seu sistema de esquemas e crenças. Formas disfuncionais de processamento cognitivo podem favorecer a instalação de crenças rígidas e não realistas, que tornam o indivíduo vulnerável aos problemas de abuso e dependência de substâncias. O processamento funcional, ao contrário, resulta em crenças adaptativas, que tornam o indivíduo menos vulnerável a esses problemas.

A Figura 18.4 mostra o modelo cognitivo de desenvolvimento do abuso de substâncias. Experiências de vida anteriores à exposição às drogas e a comportamentos aditivos, bem como a estrutura cognitiva de um indivíduo no momento em que experimenta as drogas, podem atuar como fatores de predisposição à aquisição de comportamentos de abuso e dependência. Inicialmente, desenvolve crenças não necessariamente relacionadas com as substâncias, mas sim a si mesmo, ao mundo, às outras pessoas e ao futuro. Uma estrutura cognitiva falha pode predispor o indivíduo ao abuso ou dependência de substâncias como estratégia compensatória, com o objetivo de "resolver seus problemas" e de normalizar o humor negativo.[13] Ao ter contato com as drogas, além das crenças disfuncionais anteriores, o indivíduo desenvolverá crenças relacionadas às drogas e ao consumo, que o predisporão ao uso continuado. Por exemplo, "a vida é um tédio" é uma crença disfuncional básica. "Tomar uns tragos é um ótimo jeito de evitar o tédio" é uma crença relacionada com o álcool e que está associada à crença anterior. Ambas tornam o indivíduo vulnerável ao uso, abuso e dependência de substâncias. Ao contrário, crenças básicas positivas, por exemplo, "meu futuro é promissor", que podem estar associadas à crença secundária "as drogas não levam a lugar algum", fortalecem o indivíduo contra o uso de drogas e os problemas associados.

A interação entre crenças disfuncionais anteriores ao uso e crenças especificamente relacionadas com as drogas e aos seus efeitos, que resulta na instalação e manutenção de quadros de abuso e dependência, permite-nos propor a hipótese de que estes quadros, antes de refletir transtornos primários, refletem, na realidade, transtornos secundários, ou sintomas, de uma estrutura cognitiva disfuncional que antecedeu a exposição às drogas e predispôs o indivíduo à aquisição do transtorno de abuso e dependência.[1]

O desenvolvimento de problemas com o uso de substâncias ocorre, muitas vezes, na juventude, quando indivíduos são expostos às drogas ou as experimentam, especialmente álcool, tabaco e maconha. A decisão de se engajar nesses comportamentos é influenciada por crenças individuais. Assim, por exemplo, um jovem que se sinta inseguro ou socialmente inadequado pode estar vulnerável à pressão dos colegas para se engajar no uso, a fim de evitar ser ridicularizado ou rejeitado. Indivíduos guiados por uma crença de perfeccionismo podem estar vulneráveis ao suposto "poder" de determinadas drogas, como cafeína, nicotina, cocaína ou anfetaminas, e acreditam que podem melhorar suas habilidades. Indivíduos que não se acreditam habilitados a lidar com sentimentos dolorosos ou situações difíceis são mais vulneráveis a substâncias de efeitos ansiolíticos, como o álcool, os calmantes e a maconha.

Com o uso continuado, as crenças relacionadas com as drogas tornam-se mais arraigadas, salientes e acessíveis. Conforme são ativadas por um número sempre crescente de estímulos, vão se tornando mais e mais disponíveis e automáticas. Os indivíduos dependentes se envolvem em um círculo vicioso de uso de drogas e crenças reforçadoras, como uma espiral ascendente em termos de gravidade e cronicidade dos comportamentos de abuso e dependência.

▶ Tratamento de dependentes químicos com terapia cognitiva

A terapia cognitiva para abuso de substâncias tem os seguintes componentes essenciais: relacionamento terapêutico colaborativo, conceituação cognitiva do caso, estrutura e técnicas de intervenção cognitivo-comportamentais.

Relacionamento terapêutico colaborativo

Tradicionalmente, os terapeutas consideram difícil trabalhar com pacientes que abusam de substâncias em decorrência de vários fatores, como o risco de o paciente abandonar a terapia prematuramente; a dificuldade em estabelecer e manter uma aliança terapêutica produtiva, que pode ser prejudicada por baixo comprometimento, desonestidade e crenças disfuncionais do paciente a respeito da terapia; o índice insatisfatório de êxito terapêutico com esse grupo de pacientes. Seu tratamento requer um alto nível de habilidades técnicas e esforço terapêutico por parte do profissional.

O relacionamento aberto, respeitoso e colaborativo entre paciente e terapeuta aumenta o envolvimento do paciente com o tratamento. Muitas intervenções da terapia cognitiva incentivam a colaboração, incluindo a definição de metas terapêuticas, o estabelecimento da agenda de cada sessão e das tarefas de casa e o *feedback* do paciente à terapia. Quando o terapeuta investe na consolidação de uma aliança positiva, reduz a probabilidade de o paciente se sentir ameaçado e incentiva sua participação ativa na terapia. Diante de resistências do paciente, é muito importante que o terapeuta explore sua visão, seus pensamentos, suas crenças e atitudes com relação ao terapeuta e à terapia.[2,4,16]

Liese e Franz enfatizam também a importância das crenças do terapeuta como uma barreira potencial à colaboração efetiva entre ele e seus pacientes, pois podem resultar em sentimentos e comportamentos negativos em relação a seus pacientes.[4] Exemplos de crenças disfuncionais do terapeuta são:

- "Usuários de drogas são todos iguais"
- "Lapsos e recaídas são catastróficos"
- "Esse paciente é o típico dependente"
- "Depois da desintoxicação, todos recaem"
- "Ele pensa que eu sou estúpido"
- "É perda de tempo".

É importante reconhecer quais comportamentos dos clientes ativam esses pensamentos e crenças, examiná-los e modificá-los. Exemplos de comportamentos que ativam as crenças do terapeuta são: a falta às consultas, o uso da substância, a resistência em admitir o uso e as recaídas, a superficialidade e a atitude defensiva e desafiadora. Diante desses comportamentos, o terapeuta deve abordá-los com o paciente, empaticamente, de forma direta e objetiva, em vez de ceder a seus pensamentos disfuncionais, que poderão acarretar comportamentos de confrontação ou de indiferença. Burns propõe diversas técnicas para assegurar e manter a aliança, mesmo diante da resistência ou oposição dos pacientes mais difíceis.[16]

Conceituação cognitiva de caso clínico

A conceituação cognitiva de caso clínico orienta a intervenção clínica, proporcionando a base sobre a qual o terapeuta desenvolve e implementa as estratégias de tratamento apropriadas.[8,13] Uma conceituação cognitiva do caso integra informações históricas sobre o paciente, relacionadas com o desenvolvimento de seu sistema de esquemas e crenças. Integra ainda hipóteses do terapeuta a respeito dos esquemas e crenças disfuncionais atuais do paciente, inferidas com base em exemplos de situações e em pensamentos automáticos que tipicamente ocorrem frente a elas (Figura 18.5).[13]

No caso de dependentes químicos, é oportuno enfatizar o papel dos estímulos que ativam o comportamento de uso de substâncias, as crenças relacionadas com as drogas, os pensamentos automáticos e as crenças facilitadoras ou de permissão. Nesse sentido, a conceituação cognitiva pode ser complementada por meio de uma representação visual do modelo cognitivo de uso continuado (Figura 18.6), um formulário contendo espaços em branco para serem preenchidos colaborativamente pelo terapeuta e pelo paciente.[4]

Estrutura

A estrutura é essencial para a terapia cognitiva, principalmente no caso de usuários de drogas, que frequentemente resistem à estrutura, tendendo à impulsividade que pode apresentar-se associada a uma vida instável ou caótica.[4] Após a avaliação inicial do paciente, temos a primeira sessão, cuja estrutura é um pouco diferente das demais sessões e pode ser resumida conforme segue: definição da agenda; verificação objetiva do humor; revisão do problema apresentado; identificação de áreas de problemas do paciente e definição de metas terapêuticas; a educação do paciente sobre o modelo cognitivo e sobre seu papel na terapia; levantamento e correção das expectativas que o paciente tem em relação à terapia; definição da tarefa de casa; resumo final da sessão e, por último, o *feedback* pelo paciente.[9,11] A estrutura da segunda e das demais sessões é um pouco mais simples: verificação objetiva do humor; resumo da sessão anterior; revisão da tarefa de casa; definição e discussão dos itens da agenda, com resumos periódicos; definição de nova tarefa de casa; resumo final pelo terapeuta e *feedback* pelo paciente.[8,9] Elementos que compõem a estrutura das sessões em terapia cognitiva são brevemente apresentados a seguir.[8,9]

- O primeiro passo em uma sessão de terapia cognitiva é a *definição colaborativa da agenda* da sessão. Uma agenda é uma lista finita de tópicos que serão abordados durante essa sessão. Sem ela, a discussão provavelmente seria improdutiva. Encoraja o paciente a uma colaboração ativa e contribui para a criação de um senso de controle e bom gerenciamento do tempo terapêutico. Também contribui para ajudar o paciente a aprender a identificar e a priorizar seus problemas e suas metas. É preciso estar atento às dificuldades do paciente em contribuir para o estabelecimento da agenda. O terapeuta precisa encorajá-lo a fazê-lo. Se sua dificuldade em contribuir com tópicos para a agenda persistir, a origem e a natureza da dificuldade poderão ser incluídas como itens da agenda e abordadas com o paciente, em uma tentativa de superá-la colaborativamente. Frequentemente, os pacientes com problemas de abuso ou dependência incluem na agenda itens que são irrelevantes ao seu consumo de drogas, em uma tentativa de esquivar-se de seu problema central. O terapeuta competente saberá acolher empaticamente as sugestões do paciente e, ao mesmo tempo, incluir ele próprio assuntos relevantes

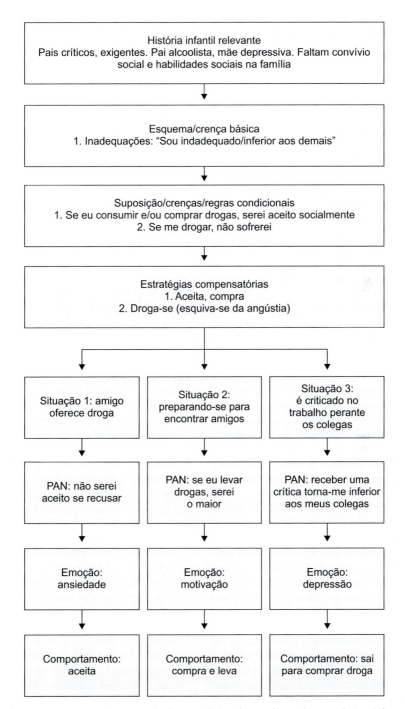

Figura 18.5 Conceituação cognitiva: exemplo de caso clínico de um dependente químico. Adaptado de Beck.[8]
PAN = pensamento automático negativo.

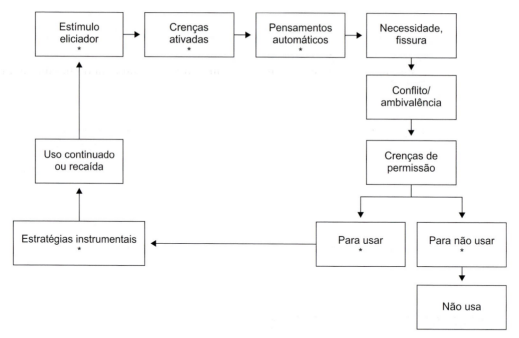

Figura 18.6 Formulário de uso continuado, a ser preenchido por terapeuta e paciente. Adaptado de Liese e Franz;[4] Serra;[2] Maiochi e Serra.[1]

ao problema de abuso ou dependência, em especial conteúdos que atuam potencialmente como estímulos ativadores, por exemplo, dificuldades financeiras, solidão, depressão, ansiedade, problemas de relacionamento etc. É muito importante perguntar ao paciente sobre fissuras, uso da substância e situações de alto risco e, desta forma, habituá-lo de forma gradual a incluir regularmente estes itens na agenda

- A *avaliação do humor* tem por objetivo ajudar o terapeuta a ter uma rápida ideia de como o paciente se sentiu na semana anterior à sessão e do seu progresso clínico, à medida que o processo evolui. O humor pode associar-se às drogas de várias maneiras, seja atuando como estímulo ativador ou refletindo o resultado do uso crônico de substâncias. A avaliação objetiva do humor pode ser feita por meio da aplicação de escalas e inventários de autorrelato. Caso escalas ou inventários estruturados estejam indisponíveis, o terapeuta pode oferecer uma lista de emoções para que o paciente tente expressar como se sentiu na última semana por meio de uma delas; ou ainda oferecer ao paciente uma forma subjetiva de classificar a intensidade de suas emoções, por exemplo, em uma escala de 0 a 100
- *Revisar brevemente o problema* presente e obter uma atualização desde a avaliação. Isso é feito apenas na primeira sessão. O relato inicial de seu(s) problema(s) é revisado por ambos. Nesse momento, é útil ajudar o paciente a focalizar e decompor seus problemas em segmentos mais manejáveis
- Na segunda e nas demais sessões, fazemos um *resumo da sessão anterior*, também chamado de "ponte" entre as sessões. O propósito desse item é uma breve verificação da percepção e do entendimento do paciente a respeito da sessão anterior. Saber que será indagado motiva o paciente a se preparar para a sessão, refletindo sobre a terapia durante a semana. O paciente pode ser incentivado a anotar resumidamente aspectos mais relevantes ou salientes do conteúdo das sessões. A "ponte" prové continuidade e ajuda o paciente a se assegurar de que pontos importantes não estão sendo esquecidos. Podemos perguntar apenas o que achou de importante na sessão anterior. Também podemos perguntar de que maneira utilizou o modelo cognitivo de abuso de substâncias desde a semana anterior, permitindo ao paciente e ao terapeuta um refinamento da conceituação do caso. Assuntos importantes que surgirem nesse momento e demandarem maior discussão poderão ser colocados na agenda

- *Revisão da tarefa de casa*: esse item é verificado em todas as sessões. Estudos sugerem que os pacientes que fazem tarefa de casa regularmente melhoram mais do que os pacientes que não a fazem.[16] Revisar a tarefa reforça os ganhos terapêuticos e o envolvimento do paciente com o processo clínico. Se não for revisada, o paciente pode acreditar que ela não é importante. Se algum tópico relevante surgir, a partir da verificação da tarefa, deverá ser incluído na agenda
- Na primeira sessão, temos como itens da agenda (trazido pelo terapeuta) a *identificação de problemas* e o *estabelecimento de metas*.[9,11] De forma colaborativa e com base na queixa principal e em todos os demais dados coletados sobre o paciente, o terapeuta e o paciente definem as áreas de problemas que serão objeto de intervenção e que sugerem objetivos terapêuticos a serem alcançados. O terapeuta incentiva a participação ativa do paciente e promove a aquisição de habilidades de resolução de problemas.[17] Especial ênfase é conferida às metas relacionadas com o uso de substâncias, aos aspectos fortalecedores da abstinência ou do uso controlado, além de metas relacionadas com a sua vida em geral
- *Discussão dos itens da agenda*. Na maioria das vezes, o terapeuta pergunta ao paciente qual item gostaria de discutir primeiro, o que lhe dá a oportunidade de ser mais ativo, assertivo e de assumir maior responsabilidade pela condução do processo. Quando julgamos, com base em nossos objetivos terapêuticos, que uma ordem de prioridade diferente daquela sugerida pelo paciente seria mais funcional, podemos assumir a liderança.[8] Priorizar os itens da agenda, segundo a estratégia de intervenção adotada pelo terapeuta, garante que os mais importantes sejam discutidos. Os itens relacionados com as drogas devem ter prioridade, o que não significa que esses necessariamente merecerão mais atenção que os demais em todas as sessões. É importante manter-se focado para evitar a tendência de pular de um assunto para o outro e isso pode ser feito referindo-se aos itens da agenda ao longo da sessão, por exemplo, "Já falamos sobre os assuntos tal e tal. Vamos agora abordar o assunto tal?"
- *Resumos periódicos*. O terapeuta deve fazer um breve sumário cada vez que ele e o paciente finalizarem alguma parte da sessão (agenda, verificação do humor, discussão do primeiro item etc.) ou quando terminarem uma intervenção, a fim de que ambos possam ter um entendimento claro do que acabaram de realizar. O terapeuta pode ainda resumir a essência das declarações de ambos, assegurando-se de que identificou corretamente o aspecto problemático e utilizando, sempre que possível, as palavras do paciente:[8] "você estava considerando a possibilidade de parar de fumar até que pensou 'não serei capaz de suportar a vontade'. Foi quando você desistiu. É isso mesmo?"
- *Educar o paciente sobre o modelo cognitivo*. O objetivo é oferecer ao paciente uma ideia da aplicação do modelo cognitivo e da relação entre cognições, emoções e comportamentos. Conhecer o modelo cognitivo contribui para instilar esperança, incentivando o paciente a ser um colaborador ativo e a compreender e manejar seus processos cognitivos e comportamentais.[8] No caso de dependentes químicos, inclui ajudá-los a desenvolver pensamentos e crenças que desencorajem o uso da droga. Nesse ponto, deve-se, em linguagem adequada, explicar ao paciente os pressupostos básicos da terapia cognitiva, utilizando-se de um exemplo de seu repertório. Mais adiante, o terapeuta deve apresentar ao paciente o modelo cognitivo de abuso e dependência de substâncias, orientando-o e incentivando-o a preenchê-lo. No entanto, o terapeuta deve proceder de forma gradual, à medida que o paciente progride clinicamente e adquire maior familiaridade com os conceitos e termos do modelo cognitivo
- *Identificar expectativas do paciente em relação à terapia*. Muitos pacientes iniciam uma terapia com expectativas e crenças infundadas a respeito do processo. Acreditam que, por exemplo, terapia não funciona, que se falará primordialmente sobre o passado, que será um monólogo, que levará muito tempo para surtir efeito, ou que se trata de um processo miraculoso e incompreensível. O terapeuta deverá, então, enfatizar que esse tipo de terapia é objetivo e estruturado, um processo pelo qual os pacientes melhoram porque aprendem sobre si mesmos, adquirem habilidades para resolver independentemente seus problemas e aprendem estratégias que podem aplicar para melhor gerenciar, superar, enfrentar ou prevenir situações adversas em suas vidas[8]
- *Educar o paciente sobre seu transtorno*. A maioria dos pacientes deseja conhecer seu diagnóstico geral e saber que seu terapeuta já atendeu outros pacientes com problemas semelhantes aos seus. O terapeuta deve evitar rótulos de diagnósticos e explicar-lhe a natureza de seus problemas em linguagem comum e livre de jar-

gões.[9] É, também, desejável dar ao paciente alguma informação inicial sobre seu transtorno, a fim de que possa começar a atribuir alguns dos seus problemas ao transtorno e, desta forma, reduzir a autocrítica[8]
- *Prover um resumo.* Assim como os breves resumos que o terapeuta deve fazer ao fim de cada item, o resumo final da sessão reforça os pontos importantes que foram abordados. À medida que a terapia progride, o terapeuta deverá encorajar o paciente a gradualmente participar de forma ativa do resumo final da sessão
- *Estabelecer as tarefas de casa.* Essas tarefas deverão ser expressas em termos comportamentais, ser claras, objetivas, mensuráveis, ter por base a problemática do paciente e estar relacionadas com os itens discutidos durante a sessão. Oferecem oportunidades para o paciente reforçar aspectos abordados e testar novas habilidades. É importante que o terapeuta explique o sentido das tarefas, pois, quanto mais o paciente compreender, mais investirá nesse item. Também é importante evitarmos atividades muito extensas ou cansativas. Exemplos de tarefas comumente sugeridas: fazer um registro de pensamentos automáticos ou *cravings*, de crenças de permissão para usar ou para não usar a substância de escolha, de situações em que se manteve abstêmio ou em que teve um lapso ou recaída, bem como crenças e pensamentos automáticos ativados. Outros exemplos envolvem refletir pragmaticamente acerca de algum aspecto, como custos e benefícios de resistir ao uso; desenvolver e testar estratégias cognitivas e comportamentais alternativas; percorrer rotas alternativas para chegar ao trabalho ou voltar para casa; ir ao culto/à missa; contatar amigos passados que não são usuários de drogas etc.
- *Obter o* feedback. Pedir *feedback* ao paciente fortalece o *rapport* e transmite a mensagem de que o terapeuta se importa com aquilo que o paciente pensa. Também é uma oportunidade para o paciente se expressar e mencionar possíveis obstáculos ou mal-entendidos. Perguntar ao paciente se houve algo que o incomodou dá a ele a oportunidade de se expressar e, ao terapeuta, a de tirar conclusões.[7]

Técnicas cognitivas e comportamentais

Uma ampla variedade de técnicas pode ser considerada cognitiva e comportamental. Na terapia cognitiva de abuso de substâncias, a principal meta é utilizar técnicas que desafiem as crenças disfuncionais relacionadas com o próprio sujeito e às drogas, substituindo-as por crenças mais funcionais. A maioria desses pacientes é ambivalente quanto ao uso de drogas, ou seja, tem crenças de controle, que reduzem a probabilidade do uso, as quais contradizem as crenças que incentivam o uso. Exemplos de crenças de controle incluem "fumar e beber estão me matando", "eu preciso parar de usar drogas", ou "eu não preciso de drogas para me divertir". Na fase ativa do uso, as crenças de controle não são suficientemente fortes para predominar sobre as crenças de permissão para o uso. Logo, as técnicas são escolhidas de forma a debilitar as crenças de uso e a fortalecer as de não uso ou de controle.[4]

A seguir, descreveremos algumas das principais e mais conhecidas técnicas da terapia cognitiva para o tratamento do transtorno de abuso e dependência de substâncias psicoativas.

Descoberta orientada ou questionamento socrático

É uma técnica fundamental na terapia cognitiva. O terapeuta faz ao paciente perguntas de final aberto, que são formuladas para avaliar e examinar objetivamente a relação entre crenças, pensamentos automáticos, emoções e comportamentos. O importante não é responder às perguntas corretamente, mas estimular um processamento mais preciso e realista, bem como o autoconhecimento e o pensamento independente. Por meio da descoberta orientada, o paciente pode explorar hipóteses formuladas durante a conceituação cognitiva do caso.[4] As perguntas constituem importante e poderosa ferramenta para identificar, avaliar e corrigir pensamentos e crenças. Se não forem utilizadas adequadamente, o paciente poderá se sentir em um interrogatório ou colocado em uma armadilha.[7] O processo de questionamento deve ser diretivo, empático e encorajar a exploração de pensamentos automáticos e erros cognitivos, gerando formas alternativas de pensamento em resposta a estímulos ativadores. É importante tentar extrair *o que o paciente está pensando* e não *o que acreditamos que esteja pensando.*[7] Um exemplo:

Paciente (P): Eu não tenho absolutamente nenhum autocontrole.
Terapeuta (T): Com base em que você diz isso?
P: Alguém me convidou para fumar (maconha) e eu não consegui recusar.
T: Você vinha fumando diariamente?
P: Não, foi só desta vez.

T: Você fez algo para recusar durante a semana?
P: Bem, eu não cedi à tentação de pedir para minha irmã cada vez que eu a via acendendo um baseado. Foi só essa vez.
T: Se você contasse todas as vezes em que se controlou e as vezes em que cedeu, que resultado acha que conseguiria?
P: Umas 20 para 1.
T: Se você se controlou 20 vezes e não se controlou apenas uma vez, isso seria um sinal de que você é absolutamente fraco?
P: Acho que não. Não mesmo (ri).

Identificação de crenças relacionadas com o uso e crenças de controle

Como vimos no tópico sobre conceituação cognitiva, o terapeuta pode utilizar o modelo cognitivo do abuso de substâncias psicoativas para, juntamente com o paciente, preencher os espaços em branco com os estímulos ativadores, as crenças, os pensamentos etc. Uma vez que tenhamos completado e alcançado bom entendimento do uso que o paciente faz de substâncias, podemos pedir que use o mesmo processo para identificar crenças de controle, pensamentos e comportamentos, utilizando-se do modelo cognitivo de controle.[4] Exemplificamos seu preenchimento na Figura 18.7.

Identificação de distorções cognitivas

A identificação e a descrição das distorções cognitivas comuns associadas a exemplos concretos da vida do paciente são altamente eficazes para a compreensão do modelo cognitivo e para intervenções adequadas. Distorções cognitivas típicas são erros sistemáticos de processamento que mantêm a crença do paciente na validade de seus conceitos negativos, apesar da presença de evidências contraditórias.[7] As principais são:

- *Supergeneralização*: refere-se ao padrão de extrair uma regra geral ou conclusão com base em um ou mais incidentes isolados e aplicá-la indiscriminadamente. Com esse erro cognitivo, o paciente parece estar dizendo: "Se aconteceu uma vez, irá acontecer em qualquer situação semelhante". "Se eu escorreguei e dei um trago, não serei capaz de evitar escorregar novamente"
- *Abstração seletiva*: consiste em focalizar um detalhe extraído do contexto, ignorar outras características mais salientes da situação e conceituar a experiência toda com base nesse fragmento. Por exemplo, um paciente com seis meses de abstinência, deu um trago em um cigarro de maconha e passou a acreditar que todo seu tratamento e esforços para recuperar-se tinham sido em vão

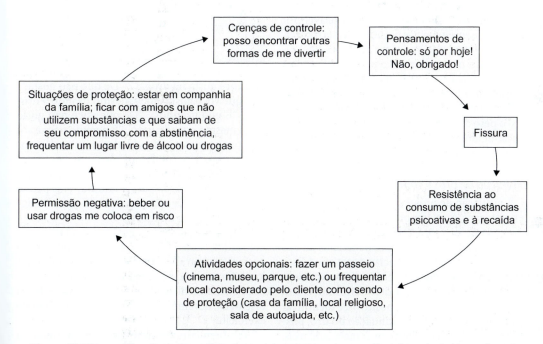

Figura 18.7 Exemplificação do formulário do modelo cognitivo de controle. Adaptado de Liese e Franz.[4]

- *Catastrofização:* consiste em erros de avaliação da importância ou magnitude de um evento. Com esse erro, os pacientes antecipam o pior. Um paciente, por exemplo, estava convencido de que, depois de tomar uma cerveja, voltaria a ser um drogado sem casa, que perambularia de bar em bar e terminaria morrendo na rua
- *Pensamento dicotômico:* manifesta-se pela tendência a colocar todas as experiências em uma entre duas categorias opostas:[4] tudo ou nada; sempre ou nunca; péssimo ou excelente; impecável ou defeituoso; imaculado ou imundo; santo ou pecador. Esse paciente ora julga que está fazendo "tudo" pela abstinência, ora que não está fazendo absolutamente "nada".

Reatribuição

Um padrão cognitivo comum envolve atribuir incorretamente a si mesmo a culpa ou a responsabilidade por eventos adversos. A técnica da reatribuição é particularmente útil com pacientes propensos à autoincriminação excessiva e/ou que assumem a responsabilidade por qualquer ocorrência adversa. O terapeuta pode eleger combater as cognições do paciente de várias maneiras: revisando os "fatos" que resultam em autocrítica; demonstrando os diferentes critérios que o paciente utiliza para atribuir responsabilidade a si mesmo e aos outros (padrão duplo de julgamento, p. ex., ser rigoroso consigo e condescendente com o outro); ou desafiando a crença de que o paciente é inteiramente responsável por quaisquer consequências negativas. O termo *desresponsabilizar* também foi aplicado a essa técnica. O ponto não é absolver o paciente de toda a responsabilidade, mas definir a infinidade de fatores que contribuem para uma experiência adversa. Obtendo objetividade, além de o paciente tirar de si o peso da autoincriminação, também poderá buscar modos de resgatar situações ruins e de prevenir uma recorrência.[7]

Avaliação de prós e contras

A avaliação de prós e contras, ou vantagens e desvantagens, é um importante instrumento para a tomada de decisões.[9] Usuários de drogas, por exemplo, tendem a enfatizar os benefícios do uso e minimizar as consequências negativas.[4] Essa técnica tem dois objetivos: possibilitar ao paciente uma avaliação objetiva dos efeitos adversos, comparando-os aos efeitos positivos; e identificar as vantagens que vê na continuação do uso, possibilitando a busca de alternativas mais saudáveis. Muitas vezes, essa análise motiva o paciente à abstinência; outras vezes, não.[4] Além disso, essa técnica pode generalizar-se a outras áreas da vida do paciente, auxiliando-o a tomar decisões.

A análise começa com o Quadro 18.2, que deverá estar em branco. As variáveis *manter o uso* versus *abstinência* podem ser substituídas por outras, que revelam aspectos da dúvida do paciente, como mudar ou não mudar de emprego; estudar ou não estudar; afastar-se ou não de fulano etc.[9]

Quadro 18.2 Inventário de vantagens e desvantagens.

	Abstinência	Manter o uso
Vantagens		
Desvantagens		

Adaptado de Liese[4] e Serra.[9]

Utilizando a descoberta orientada, o terapeuta deve ajudar o paciente a preencher o quadro, listando as vantagens e desvantagens de usar e não usar drogas nos respectivos espaços em branco. É muito importante que o terapeuta fique atento à possibilidade de o paciente subestimar ou superestimar as desvantagens de parar, processo que frequentemente está relacionado com sintomas de abstinência, *craving*, aumento dos sintomas depressivos e ansiosos, perda dos efeitos desejáveis da substância, mudança de amigos e relacionamentos etc. Em geral, as vantagens superam as desvantagens e ajudam o paciente a tomar uma decisão congruente com a meta terapêutica da abstinência.

Podemos ajudá-lo variando as perguntas: "De que você gosta na droga?", "De que não gosta?", "De que você gosta em si mesmo usando a droga?", "E não usando?", "De que você não gosta em si mesmo quando usa?", "E quando não usa?". Se o paciente tiver dificuldades em visualizar os efeitos negativos, podemos tornar as perguntas mais objetivas: "Que consequências negativas (e positivas) o uso traz para a família?", "E para o trabalho?", "E para sua saúde?", "E para o relacionamento com amigos?".

Em seguida, devemos ajudá-lo a avaliar os itens colocados. Isso pode ser feito pedindo-se ao paciente que avalie a relevância de cada um dos itens em uma escala de 0 a 10 e sublinhe os mais importantes. Utilizando novamente a descoberta orientada, devemos ajudá-lo a tirar conclusões do exercício.

Também é importante procurar aumentar a probabilidade de o paciente utilizar essa técnica novamente, valendo-se de perguntas: "Você achou útil esse processo de relacionar e pesar as vantagens e desvantagens?", "Você pode pensar em outras situações em que poderia fazer a mesma coisa?", "Como poderá se lembrar de fazer isso durante a semana?".[8]

Registro de pensamentos disfuncionais

O registro dos pensamentos disfuncionais ajuda o paciente a analisar, objetivamente, os pensamentos e sentimentos que têm potencial de levá-lo ao uso de drogas. É um formulário que consiste em cinco colunas: situação, pensamento automático, emoção, resposta adaptativa e resultado (Quadro 18.3).

Alguns pacientes o usam de forma bastante consistente. Outros, apesar dos melhores esforços do terapeuta, não conseguem ou não estão dispostos a escrever seus pensamentos e raramente o utilizam. Os pacientes tendem a utilizá-lo quando é adequadamente apresentado, demonstrado e praticado.[8]

Diante de uma situação problemática, o terapeuta inicialmente ajuda o paciente a identificar os pensamentos automáticos específicos e as emoções associadas, apenas por meio do questionamento verbal, sem o formulário, a fim de evitar confundi-lo.[7]

Uma situação pode ser um fato (uma pessoa o convida para usar drogas), um pensamento ("preciso dormir"), uma recordação (a imagem da cerveja gelada) ou uma sensação física (tensão). O pensamento automático pode ocorrer na forma de palavras ou imagens. Por exemplo: a situação é tentar dormir e o pensamento "preciso dormir e não quero beber". Contudo, segue-se um novo pensamento automático, que é "e se eu não conseguir dormir sem um drinque?", sendo ansiedade a emoção associada.

Quando o paciente conclui de maneira satisfatória as primeiras três colunas, com pouca ou nenhuma assistência na sessão terapêutica, podemos, de forma colaborativa, estabelecer a tarefa de casa: "Como você se sentiria com relação a tentar preencher as primeiras quatro colunas algumas vezes esta semana como tarefa de casa?".[7] Uma vez que o paciente tenha dominado essa parte, passamos a ensiná-lo a preencher as duas últimas colunas. O primeiro passo, agora, é ajudá-lo a avaliar seu pensamento automático, a princípio, verbalmente. Isso é feito utilizando-se as seguintes perguntas, que constam no final do formulário.

1. Quais são as evidências de que o pensamento automático é verdadeiro?
2. Quais são as evidências de que o pensamento automático não é verdadeiro?
3. Existe uma explicação alternativa?
4. Qual é a pior coisa que poderia acontecer? Eu poderia superar isso?
5. Qual é a melhor coisa que poderia acontecer?
6. Qual é a avaliação mais realista?
7. Qual seria o efeito de mudar o pensamento?
8. O que eu deveria fazer em relação a isso?
9. O que eu diria a um amigo se ele estivesse na mesma situação?

Nem todas essas perguntas são úteis para todas as situações. Às vezes, nenhuma parece ser útil e o terapeuta deve assumir uma abordagem diferente.[8] Mas, para efeito de aprendizagem e demonstrar ao paciente como é feito, convém utilizá-las. Uma vez compreendido o formulário, pede-se ao paciente

Quadro 18.3 Registro de pensamento disfuncional.

Situação	Pensamento automático	Emoção	Resposta adaptativa	Resultado
Descrever a situação que desencadeou pensamentos que levaram a emoções desagradáveis	Descrever o primeiro pensamento ou imagem mental que veio a sua mente	Descrever qual(is) a(s) emoção(ões) no momento e sua intensidade em 0 a 100%	1. Identificar o tipo de erro do pensamento 2. Substituir o pensamento disfuncional por um pensamento funcional 3. Em seguida, observar a mudança do estado emocional e comportamental	Descrever o que a pessoa fez ou fará de acordo com a resposta adaptativa. Em seguida, avaliar de 0 a 100% o quanto acredita no pensamento automático inicial após a resposta adaptativa e intensidade da emoção

Adaptado de Beck.[8]

que escreva nele suas respostas. A seguir, o terapeuta pode solicitar ao paciente que pratique o registro de pensamentos disfuncionais novamente, com outro pensamento automático, estabelecendo em seguida uma tarefa para casa.[8]

Retornemos ao exemplo anterior, em que a situação era tentar dormir. O pensamento automático nessa situação era "e se eu não conseguir dormir sem tomar um drinque?" e a emoção, ansiedade. O Quadro 18.4 mostra o formulário preenchido por esse paciente, com ajuda do terapeuta.

Monitoramento de atividades e agendamento

Esse instrumento visa prover os pacientes com uma "agenda" em que possam registrar suas atividades semanais e, com ajuda do terapeuta, examinar este calendário com relação às situações de alto risco. Também é utilizado para planejar atividades futuras, maximizando as situações de baixo risco (Quadro 18.5). Em sessões seguintes, o formulário preenchido é utilizado para avaliar o sucesso do paciente na implementação das mudanças. O sucesso nessa atividade contribui para as sensações de satisfação e de autoeficácia do paciente, promovendo também o desenvolvimento de crenças de controle e de comportamentos funcionais.[4]

Resolução de problemas

Em associação aos problemas com álcool e drogas, os pacientes apresentam muitas outras classes de problemas na vida real, que são explorados pelo terapeuta na primeira sessão e incluídos na lista de problemas ou traduzidos em metas positivas. Em

Quadro 18.4 Registro de pensamento disfuncional.

Situação	Pensamento automático	Emoção	Resposta adaptativa	Resultado
Descrever a situação que desencadeou pensamentos que levaram a emoções desagradaveis	Descrever o primeiro pensamento ou imagem mental que veio a sua mente	Descrever qual(is) a(s) emoção(ões) no momento e sua intensidade em 0 a 100%	São respostas aos pensamentos automáticos, de modo a torná-los funcionais	Descrever o que a pessoa fez ou fará, de acordo com a resposta adaptativa Em seguida, avaliar de 0 a 100% o quanto acredita no pensamento automático inicial após a resposta adaptativa e intensidade da emoção

Pensamento que eu precisava dormir e não queria beber	E se eu não conseguir dormir sem tomar uma dose?	Ansiedade, 90%	Na verdade, já dormi outras vezes sem ter bebido antes. Se eu ficar na cama, provavelmente uma hora dormirei, como aconteceu outras vezes
			  A qualidade de meu sono nunca é boa quando durmo, logo, não descanso direito. Outra explicação para minha dificuldade de dormir é a ansiedade de não conseguir dormir
			  O pior que poderia acontecer é eu demorar para dormir. Eu poderia superar isso após algumas noites e com orientação do meu médico
			  O melhor que poderá acontecer é eu dormir rapidamente. O mais realista é pensar que posso ter alguma dificuldade inicial, mas que será superada com algum tempo. Acreditar no pensamento me deixa ainda mais ansioso
			  Mudando meu pensamento, eu relaxo e aumento minhas chances de dormir mais rapidamente
			  Eu deveria apenas me deitar, conversar com Deus e só pensar em coisas tranquilas e agradáveis
				Vou me deitar sem beber.
				Avaliação:
				• Pensamento automático: 50%
				• Ansiedade: 40%

Adaptado de Beck.[8]

Quadro 18.5 Monitoramento de atividades.

Horas	Segunda	Terça	Quarta	Quinta	Sexta	Sábado	Domingo
Manhã							
Tarde							

cada sessão, o paciente é encorajado a colocar na agenda problemas que surgiram durante a semana ou que, segundo sua crença, poderão surgir nos próximos dias. Embora inicialmente o terapeuta possa assumir um papel ativo em sugerir soluções possíveis, à medida que progride a terapia, deve encorajar o paciente a assumir uma posição mais ativa e autônoma para a resolução de seus problemas.

Estudos indicam que portadores de várias classes de transtornos, especialmente dependentes químicos, apresentam um déficit em habilidade de resolução de problemas e, frequentemente, se beneficiam ao desenvolver habilidades para especificar um problema, gerar estratégias alternativas de solução, selecionar uma dentre várias alternativas, implementá-la e avaliar sua eficácia.[17] Outros pacientes têm essas habilidades, mas precisam de ajuda para testar suas crenças disfuncionais, que os impedem de solucionar seus problemas. Um instrumento útil que pode ser empregado é o relatório de resolução de problemas (Quadro 18.6).[8] Uma vez encontradas as soluções, estas deverão tornar-se tarefas de casa, estabelecidas em termos comportamentais e verificadas na sessão subsequente.

Veja um modelo preenchido com um exemplo no Quadro 18.7.

Quadro 18.6 Relatório de resolução de problemas.

Nome do paciente
Data
Problema
Pensamentos automáticos e crenças sobre o problema
Resposta aos pensamentos automáticos e crenças
Possíveis soluções

Adaptado de Beck.[8]

Quadro 18.7 Relatório de resolução de problemas.

Nome do paciente: André

Data: 11/2

Problema:
Abordar uma garota

Pensamentos automáticos e crenças sobre o problema:
  "Eu não sou capaz, ela não vai gostar de mim e vai me rejeitar!"
  "Só conseguirei se estiver 'louco'!"

Resposta aos pensamentos automáticos e crenças:
  "Eu sou competente e atraente o suficiente para interessar a uma garota."
  "Não saberei se ela se interessará por mim até que eu me aproxime."
  "Mesmo que ela me rejeite, nada de mau acontecerá: vivi sem ela até hoje e posso continuar a viver bem apesar disso."
  "Posso fazer isso de cara limpa e ter uma resposta verdadeira!"

Possíveis soluções:
– Aproximar-me gradualmente
– Aprender com colegas experientes como abordar uma garota
– Tentar aproximação com garotas que me deixam mais seguro

Adaptado de Beck.[8]

Cartões de enfrentamento

Cartões de enfrentamento são cartões de 8 × 13 cm, preparados colaborativamente durante a sessão, que o paciente mantém consigo e é encorajado a ler regularmente (algumas vezes ao dia ou sempre que for necessário, de forma a integrar a informação a seu pensamento). Podem assumir várias formas, como as exemplificadas a seguir.[8] O cartão de enfrentamento número 1 (Quadro 18.8) é uma resposta adaptativa a um pensamento automático negativo e é indicado àqueles pacientes que não conseguem avaliar os pensamentos aflitivos.

Quadro 18.8 Cartão de enfrentamento número 1.

Lado 1 – Pensamento automático: Eu não consigo parar de fumar
Lado 2 – Resposta adaptativa ao pensamento automático:

Eu poderia sentir que não consigo fazer isso, mais isso pode não ser verdade. Muitas vezes, no passado, eu consegui ficar sem fumar. Quando fiquei no hospital, ao lado de minha esposa, que acabara de ter nosso bebê, me mantive horas sem fumar. Quando estou no escritório também sou capaz de ficar várias horas sem fumar. Isso significa que posso ficar sem fumar esse cigarro também. É muito prazeroso fumar. Mas também é prazeroso olhar para mim mesmo e dizer: "Consegui!". Sinto-me mais forte e feliz a cada cigarro que não fumo. Além disso, tantas pessoas foram capazes de parar de fumar; por que *eu* não conseguiria? Elas não são melhores que eu! Pensamentos negativos apenas abalam minha convicção. Eu deveria continuar testando a ideia de que sou capaz de parar de fumar

Adaptado de Beck.[8]

Cartões com estratégias de enfrentamento devem conter algumas técnicas para o paciente experimentar quando se encontrar em alguma situação difícil. Ao criar esse cartão, o terapeuta deverá estimular o paciente a se lembrar de estratégias que foram discutidas em sessões, que já foram experimentadas com sucesso ou que, segundo ele, podem funcionar. O cartão de enfrentamento número 2 (Quadro 18.9) é um exemplo desse tipo de cartão.

Quadro 18.9 Cartão de enfrentamento número 2.

Estratégias para quando estiver com *craving*:
1. Fazer um registro do pensamento automático disfuncional
2. Ler os cartões de enfrentamento
3. Revisar minhas anotações de terapia
4. Ligar para meu terapeuta ou um amigo
5. Ir ao parque correr, colocando meu troféu mental no final do circuito e comemorar

Adaptado de Beck.[8]

O cartão de enfrentamento número 3 (Quadro 18.10) é utilizado para ajudar o paciente a se motivar para algum comportamento. Assim como os demais, esse cartão é desenvolvido de forma colaborativa entre paciente e terapeuta. Deve-se ter em mente, no momento de sua confecção, que o objetivo é identificar, prever e responder aos pensamentos automáticos disfuncionais que poderiam inibir seu comportamento.

Quadro 18.10 Cartão de enfrentamento número 3.

Quando eu desejo recusar uma dose:
1. Relembrar a mim mesmo que é o que quero e o melhor para mim.
2. O pior que pode acontecer é que aquele que o ofereceu pode se ofender e me achar indelicado.
3. Se ele se ofender, é porque não sabe o quanto aquele drinque pode me prejudicar
4. Mesmo que ele nunca mais me convide para sair, e daí? Acho que não terei perdido um grande amigo, já que ele só queria companhia para beber.
5. Dizer não àquilo que me é prejudicial é um ótimo treinamento para mim

Adaptado de Beck.[8]

Exposição graduada

Para atingir determinada meta, em geral é recomendável decompô-la em passos e executar medidas intermediárias em níveis crescentes de dificuldade. Focalizar apenas o passo seguinte é mais fácil do que focalizar o caminho todo. Uma representação gráfica dos passos a serem dados para se atingir a meta normalmente tranquiliza o paciente. Em geral, deve-se sugerir ao paciente que comece com uma atividade mais simples, associada à baixa ansiedade, e que pratique esse passo até que a ansiedade tenha se reduzido significativamente.[9] Quando isso ocorrer, o passo seguinte na hierarquia poderá ser tentado, até que possa ser realizado com tranquilidade e assim sucessivamente.

É muito importante ter em mente que devemos sempre facilitar as chances de sucesso do paciente, pois isso contribuirá muito para sua motivação e sensação de autoeficácia. Essa técnica poderá ser utilizada em várias situações que representem um "gatilho" para o comportamento de uso. Vamos retomar o exemplo do rapaz que tinha medo de se aproximar das garotas. Uma das soluções apontadas no relatório de resolução de problemas, no Quadro 18.6, foi a de se aproximar gradualmente. A Figura 18.8 exemplifica como essa alternativa poderia ser executada.

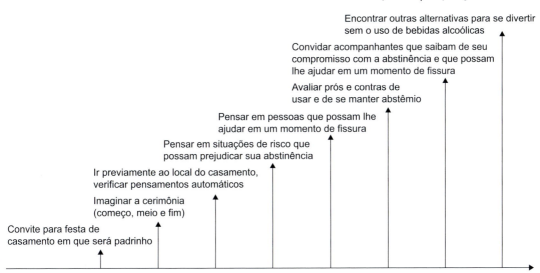

Figura 18.8 Modelo da exposição graduada. Adaptado de Beck.[8]

Role play (dramatizações)

As dramatizações podem ser utilizadas para muitos propósitos, incluindo a identificação de pensamentos automáticos, o desenvolvimento de respostas, a modificação de crenças e para aprender e praticar algumas habilidades sociais.[7] Habitualmente, o terapeuta participa da dramatização representando algum papel relevante para a cena a ser dramatizada e o respectivo objetivo terapêutico.

▶ Considerações finais

Vimos, no presente capítulo, a aplicação da terapia cognitiva ao tratamento dos transtornos de abuso e dependência de substâncias psicoativas e os recursos que o modelo cognitivo oferece para ampliar a possibilidade de êxito do processo psicoterápico.

Dentre as vantagens da terapia cognitiva, como um sistema de psicoterapia, destacam-se a integração entre a teoria e a técnica, o caráter breve, a eficácia e, ao mesmo tempo, o espaço para a criatividade e intuição do terapeuta. Acrescente-se ainda o caráter estruturado do modelo, que favorece o treinamento de profissionais.

Concluindo, enfatizamos o fato de que o tratamento do transtorno de abuso e dependência química constitui uma área de especialidade da terapia cognitiva, contando com um modelo próprio e específico. Nesse sentido, ressaltamos que várias obras, algumas das quais constituem clássicos da literatura especializada e estão incluídas nas referências a seguir, abordam técnicas adicionais, que podem ser adaptadas para a utilização com esse grupo de pacientes. O profissional treinado nos princípios básicos da terapia cognitiva padrão é encorajado a aprofundar-se no modelo cognitivo teórico e aplicado específico para essa área de transtorno; dessa forma, poderá adicionar novos e poderosos recursos ao seu atual arsenal de estratégias clínicas.

▶ Referências bibliográficas

1. MAIOCHI, L. C. C.; SERRA, A. M. M. Dependência química: transtorno ou sintoma? In: SERRA, A. M. M. (Ed.) Terapia cognitiva e construção do pensamento. *Rev. Psique Cien. Vida*, Ano I, n. 3, p. 24-27, 2007. (Ed. especial).
2. SERRA, A. M. M. *Apostila do curso de terapia cognitiva aplicada à dependência química*, São Paulo: ITC-Instituto de Terapia Cognitiva, 2003.
3. DOBSON, K. S. *Manual de terapias cognitivo-comportamentais*. Trad. R. C. Costa. Porto Alegre: Artmed, 2006.
4. LIESE, B. S.; FRANZ, R. A. Tratamento dos transtornos por uso de substâncias com a terapia cognitiva: lições aprendidas e implicações para o futuro. In: Salkovskis, P. M. (Ed) *Fronteiras da terapia cognitiva*. Trad. A. M. M. Serra (Org.). São Paulo: Casa do Psicólogo, 2005. p. 405-435.
5. BECK, A. T.; WRIGHT, F. D.; NEWMAN, C. F.; LIESE, B. S. *Cognitive therapy of substance abuse*. New York: Guilford Press, 1993.
6. BECK, A. T. *Depression: causes and treatment*. Philadelphia: University of Pennsylvania Press, 1972.
7. BECK, A. T.; RUSH, A. J.; SHAW, B. F.; EMERY, G. *Terapia cognitiva da depressão*. Trad. S. Costa. Porto Alegre: Artmed, 1997.

8. BECK, J. S. *Terapia cognitiva:* teoria e prática. Trad. S. Costa. Porto Alegre: Artmed, 1997.
9. SERRA, A. M. M. *Apostila do curso de especialização em terapia cognitiva*. São Paulo: ITC-Instituto de Terapia Cognitiva, 2002.
10. SERRA, A. M. M. Fundamentos da terapia cognitiva. In: Terapia cognitiva e construção do pensamento. *Rev. Psique Ciência e Vida*, Ano I, n. 3, p. 10-12, 2007. (Ed. especial)
11. SERRA, A. M. M. Introdução à terapia cognitiva. In: Estudo da terapia cognitiva: um novo conceito em psicoterapia. *Rev. Psicol. Bras.*, mód. 1, ano 2, n. 29, 2006.
12. SERRA, A. M. M. *Introdução à teoria e prática da terapia cognitiva* (Áudio CD). São Paulo: ITC-Instituto de Terapia Cognitiva, 2005.
13. SERRA, A. M. M.; NICOLETTI, E. A. Conceituação cognitiva de casos clínicos. In: SERRA, A. M. (Ed.). Terapia cognitiva e construção do pensamento. *Rev. Psiq. Cien. Vida*, Ano I, n. 3, p. 13-16, 2007. (Ed. especial)
14. CASTAÑON, G. *O que é cognitivismo:* fundamentos filosóficos. São Paulo: EPU, 2008.
15. PROCHASKA, J. O.; DICLEMENTE, C. C.; NORCROSS, J. C. In search of how people change: Applications to addictive behaviors. *Am. Psych.*, v. 47, p. 1102-1114, 1992.
16. BURNS, D. D.; AUERBACH, A. Empatia terapêutica em terapia cognitivo-comportamental: realmente faz diferença? In: Salkovskis, P. M. (ed). *Fronteiras da terapia cognitiva*. Trad. A. M. M. Serra. (org.). São Paulo: Casa do Psicólogo, 2005. p. 405-435
17. NEZU, A. M.; NEZU, C. M.; PERRI, M. G. *Problem-solving therapy for depression*. New York: Wiley, 1989.

19 Motivação

Neliana Buzi Figlie, Karen P. Del Rio Szupszynski e Selma Bordin

▸ Introdução

A palavra *motivação* vem da raiz latina que significa "mover(se)" e é uma tentativa de compreender o que nos movimenta ou por que fazemos o que fazemos. É uma série inferida de processos que fazem com que uma pessoa se mova em direção a um objetivo específico.[1]

Na área das dependências, até alguns anos atrás, a motivação era vista como um traço da personalidade do indivíduo dependente, que negava grande parte dos problemas que enfrentava. Esse traço seria o resultado de uma falha em seu desenvolvimento emocional e, portanto, a melhor abordagem terapêutica seria quebrar suas resistências para que pudesse enxergar a realidade.[2] A prática clínica vinha adotando uma perspectiva que via a motivação como algo relativamente imutável: ou o paciente está motivado ou não está motivado. Se estivesse, o profissional teria um papel na vida desse paciente; se não, o tratamento não seria possível.[3] Nos últimos anos, o conceito de motivação recebeu grande atenção na área das dependências. A entrevista motivacional, técnica que estudaremos no Capítulo 20, resulta de uma nova forma de conceber a motivação. Miller, seu principal expoente, postula que "a motivação é um estado de prontidão ou de avidez para a mudança, que pode oscilar de tempos em tempos ou de uma situação para a outra e que é passível de ser influenciado".[4]

Um modelo útil do processo de como a mudança ocorre foi desenvolvido pelos psicólogos americanos James-Prochaska e Carlo DiClemente.[4] No início dos anos 1980, analisaram a literatura sobre as várias teorias que explicavam como as pessoas mudavam comportamentos dependentes e chegaram ao que denominaram modelo "transteórico", ou seja, um modelo que não dependia de qualquer teoria específica, mas de uma combinação de ideias que visava propiciar um modelo para ação.[2] Esse modelo tem como base o conceito de *motivação* como um estado de prontidão ou vontade de mudar e o conceito de *mudança* como um processo com diferentes estágios.[3]

O modelo de Prochaska e DiClemente reconhece o papel central do paciente no processo de mudança e descreve os estágios que podem ser aplicados tanto no entendimento do comportamento de ingestão quanto no tratamento.[5] São cinco os estágios descritos: pré-contemplação, contemplação, preparação, ação e manutenção. Inicialmente, esses estágios foram descritos por meio de uma representação cíclica, que, segundo eles, ilustra melhor como a maioria das pessoas se move pelos estágios de mudança.[6] Esse modelo também contempla a recaída e a reentrada do indivíduo no estágio da pré-contemplação mais de uma vez antes de chegar ao fim do problema.[1] Essas ideias são úteis no aconselhamento em geral, uma vez que clientes com ampla variedade de problemas passam pelos estágios de mudança da mesma maneira que as pessoas com problemas com álcool e drogas.[7] Entretanto, a categorização separada dos vários estágios talvez seja supersimplificada e artificial, e o modelo deve ser visto como um modelo de mudança ideal, que pode ajudar no planejamento das intervenções.[5] A Figura 19.1 apresenta o modelo dos estágios de mudança.[6]

Essa sequência de estágios identifica pontos-chave que necessitam ser trabalhados na modificação do comportamento de forma cíclica. O movimento por meio dos estágios pode representar o sucesso na recuperação e a modificação do comportamento de risco. Entretanto, um movimento linear por meio dos estágios e um curto período de tempo parece ser uma exceção e não uma norma. As pessoas que se deparam com instabilidades nos estágios *contemplação*, *preparação* e *ação* podem permanecer por um longo período de tempo estacionadas em um desses estágios. Por vezes, podem até retornar a estágios anteriores. Daí, a ideia é fazer com que a pessoa progrida nos estágios.

As pessoas parecem necessitar de diferentes tipos de abordagem, dependendo do estágio de prontidão em que se encontram. De maneira geral, os clientes nos estágios mais iniciais do processo necessitam de mais suporte motivacional do que aqueles que estão nos estágios mais avançados do processo de mudança.[8] O Quadro 19.1 descreve em detalhes as características associadas aos estágios de mudança.[9]

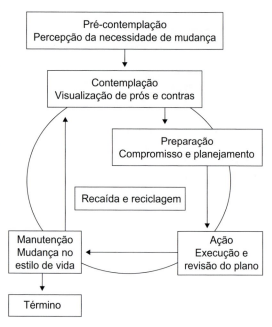

Figura 19.1 Representação cíclica por meio dos estágios de mudança.

Quadro 19.1 Características associadas aos estágios de mudança.

Estágio de mudança	Principais características das pessoas	Intervenção	Para alcançar o próximo estágio
Pré-contemplação	Sem intenção de mudar. Mais prós do que contras perante o comportamento de risco	Não focar a modificação comportamental Utilizar estratégias motivacionais	Informação sobre o problema Aumentar as preocupações negativas Avaliar possíveis atividades
Contemplação	Pensamentos sobre a mudança Procura informações sobre o problema Leva em consideração mais prós do que contras frente à mudança do comportamento Ainda não está preparado para a mudança	Aumento da consciência Autoavaliação Avaliação ambiental	Tomada de decisão (ação) Engajamento em atividades preliminares que envolvam a decisão tomada
Preparação	Preparado para mudar a atitude e o comportamento Início da mudança e autorregulação	Idem à *Contemplação* Aumento do comprometimento com a mudança	Seleção de metas e prioridades para a mudança Desenvolvimento de um plano de ação
Ação	Modificação do comportamento de risco Aprendizagem de habilidades na prevenção de recaídas	Tornar públicas algumas mudanças no comportamento Processo de mudança comportamental	Aplicação do plano de mudança (média: seis meses) Aumento da autoeficácia na modificação do comportamento de risco
Manutenção	Consolidação das mudanças realizadas	Continuar mantendo públicas algumas mudanças realizadas no comportamento	

Adaptado de Connors, G. J.; Donovan, D. M. e Diclemente, C. C. (2001).[9]

Estágios de mudança

Pré-contemplação

No meu ponto de vista, eu não tenho nenhum problema que necessite de mudança.

É o primeiro estágio e nele a pessoa sequer considera a mudança, uma vez que não encara seu comportamento como problemático. As pessoas, aqui, podem procurar os serviços de tratamento por estarem sendo pressionadas por um parceiro, pela família, pelo empregador ou por seu médico.[5] Os indivíduos nesse estágio podem permanecer nele por anos.[8] O fato de não pensarem em mudar seu comportamento em um futuro próximo talvez se deva à crença de que os benefícios do uso compensam um possível e eventual custo e à minimização dos aspectos negativos do uso de drogas, em virtude da falta de informação, da falta de *insight* ou da negação pura e simples:[2] "prefiro prejudicar o funcionamento do meu fígado a viver entediado".

Uma pessoa nesse estágio necessita de informação e de *feedback* para tomar consciência de seu problema e da possibilidade de mudança. A tarefa do profissional diante de um paciente em pré-contemplação é levantar dúvidas para aumentar a percepção desse paciente quanto aos riscos e problemas do comportamento atual, levando-o ao estágio seguinte, o da contemplação.[4] Também é recomendável:[8,10]

- Estabelecer *rapport*, pedir permissão para falar sobre o assunto, construir confiança. O estilo de aconselhamento adotado pelo profissional pode afetar o padrão de uso dos clientes: conselheiros que utilizam a abordagem empática de não confrontar ou competir, que utilizam o bom humor e o otimismo são mais bem-sucedidos que aqueles conselheiros que utilizam a abordagem de confronto, argumentativa, incrédula ou sarcástica. Conselheiros experientes, autoridades no assunto (álcool, drogas e seus efeitos), competentes no uso das intervenções e flexíveis têm mais probabilidade de manter o paciente em contato com o tratamento
- Explorar o significado dos eventos que trouxeram o paciente ao serviço ou os resultados de tratamentos anteriores
- Obter as percepções do paciente a respeito do problema.[8] Mudanças repentinas, que alteram o equilíbrio entre as vantagens e desvantagens do comportamento de uso de álcool ou drogas, podem desencadear a mudança do estado motivacional do paciente para o tratamento. Doenças inesperadas, falecimento de pessoas importantes, divórcio, nascimento de filhos etc. são exemplos dessas situações. Porém, mais importantes que os eventos em si são as interpretações que o paciente faz deles
- Eliciar, ouvir e reconhecer os aspectos do uso da substância que agradam ao paciente
- Evocar dúvidas ou preocupações a respeito do uso da substância. A mudança do estágio da pré-contemplação para a contemplação ocorre quando se instala o conflito a respeito do comportamento de uso. Isso acontece quando não há coerência entre os pensamentos e o comportamento: pensamentos de saúde, controle e responsabilidade entram em conflito com o comportamento de beber em demasia, por exemplo. O profissional deve auxiliar o paciente a estabelecer conexões entre os acontecimentos de sua vida e o comportamento de uso; a exacerbar o conflito entre "o que eu faço" e "o que eu quero" e a mudar seus pensamentos a respeito de seu comportamento e da substância
- Oferecer informação factual a respeito dos riscos do uso de substâncias
- Prover *feedback* personalizado sobre os resultados da avaliação diagnóstica, comparando-os com as normas, informando sobre os prejuízos existentes ou prováveis, caso mudanças não sejam feitas
- Ajudar uma pessoa significativa para o paciente a intervir
- Examinar as discrepâncias entre as percepções do cliente e as de outras pessoas a respeito do problema
- Recomendar ao paciente que se trate
- Expressar preocupação com os problemas do paciente e manter as portas abertas, demonstrando interesse em manter contato, tem mostrado melhoras nas taxas de retenção dos clientes nos serviços.

Usuários de álcool e drogas em pré-contemplação raramente são vistos em ambientes de tratamento, em virtude da reação negativa que em geral encontram. Devemos lembrar que esses pacientes não estão motivados a parar de usar álcool ou drogas e que somente vão permanecer no serviço se perceberem que temos algo útil a lhes oferecer. *Conselhos* sobre os riscos do álcool e do uso de drogas serão úteis para pacientes que resolveram mudar, mas serão evitados por aqueles que querem continuar a beber ou a usar drogas. *Informações* sobre as deficiências de tiamina provocadas pela ingestão de álcool, por exemplo, serão úteis para aqueles que querem continuar a beber, mas também querem evitar prejudicar seu sistema nervoso central.[10]

Alguns fatores referentes à organização também contam muito para o processo de encorajar o paciente a aderir ao serviço: as condições da acomodação, atenção a detalhes e um curto tempo de permanência na sala de espera são exemplos de atitudes que carregam a mensagem de que o paciente tem valor, de que seu tempo tem valor. Obviamente, esses pontos se aplicam a todos os pacientes, mas assumem um significado ainda mais relevante para o paciente resistente e desconfiado.[10]

As mudanças desencadeadas pelos eventos da vida ou pelo processo de amadurecimento do indivíduo ocorrem primeiramente em um nível cognitivo e, depois, em um nível comportamental.[10] No entanto, está aumentando o número de pacientes que estão sendo encaminhados para tratamento por meio de medidas coercitivas, como mandados judiciais, ameaças de divórcio ou demissões, em uma tentativa de forçar mudanças no comportamento, antecipando as mudanças cognitivas que as sustentam.[10] Essas situações representam um grande desafio para os profissionais, pois, para ocorrerem, as mudanças requerem um compromisso advindo de pressão interna (e não externa).[8] O papel do profissional será o de dar ênfase aos resultados positivos da mudança e aos resultados negativos do comportamento anterior, bem como de explorar novas maneiras de resolver antigos problemas.[10]

Contemplação

Eu não acho que realmente tenha um problema com a bebida. Provavelmente eu bebo demais, mas não bebo mais do que meus amigos bebem. Às vezes, eu me sinto mal na manhã seguinte e me preocupa quando não consigo me lembrar de coisas de vez em quando. Mas não sou dependente. Posso parar de beber quando eu quiser e não sinto falta do álcool.

O estágio seguinte à pré-contemplação é chamado de contemplação. Os pacientes, nesse estágio, têm conhecimento da conexão entre seus comportamentos e os problemas a eles associados, fazem uma avaliação de custo *versus* benefício mais realista e a possibilidade de considerar alguma mudança está mais presente.[2,7] Nesse momento, ainda não se comprometeram a agir e poderão permanecer no estágio por muito tempo se não resolverem sua dúvida em relação à mudança.[5] "Pensam" mais do que "agem".[10] O contemplador considera a mudança, ao mesmo tempo que a rejeita. É o ponto do processo em que a ambivalência está no seu ápice e precisa ser trabalhada para possibilitar um movimento rumo à decisão de mudar.[3] Muitos podem até decidir não mudar e manter o padrão de uso da substância; outros podem continuar contemplando a mudança e esperando o "momento certo" para agir.[10]

Se deixarmos um contemplador livre para falar sem interferências, provavelmente ouviremos uma pessoa dividida entre os motivos de preocupação e as justificativas para a despreocupação, em uma forma de vaivém, semelhante à seguinte:[4] "Eu tenho um problema e acho que deveria tentar resolvê-lo, mas não sei por onde começar e nem sei se consigo".

É comum as pessoas virem à consulta no estágio da contemplação e é aqui que a entrevista motivacional, que veremos no Capítulo 20, é especialmente útil. Quando a balança da decisão se inclina em direção à mudança, de quando em quando podemos ouvir nosso paciente dizendo coisas como: "Eu preciso fazer algo em relação a esse problema"; "Isso é sério! Alguma coisa tem que mudar"; "O que eu posso fazer? Como posso mudar?".[4]

A tarefa do profissional, nesse estágio, é ajudar o paciente a inclinar a balança em favor da mudança, por meio da evocação das razões para mudar e dos riscos de não mudar, bem como a fortalecer sua sensação de autoeficácia.[4] Processos que ajudem o paciente a aumentar sua consciência ou a catarse (expressão de emoções ou sentimentos) são os mais utilizados nessa fase. A catarse pode ser a ponte entre a contemplação e a determinação para a ação. Da mesma forma, uma experiência emocional, como uma briga com a esposa ou com um grande amigo, pode precipitar a mudança. Enquanto as técnicas comportamentais são mais adequadas aos pacientes que já se comprometeram com a mudança, conversar com o paciente é o mais importante para prepará-lo para a ação.[10] O profissional que iniciar, nesse ponto, com estratégias apropriadas para o estágio da ação (o próximo na espiral) provavelmente provocará a resistência do paciente.[4]

A maioria dos pacientes que procura por tratamento nesse estágio está disposta a conversar a respeito de seus problemas e busca confirmação de sua capacidade de resolvê-los. De modo geral, esses pacientes são receptivos a artigos, livros, *folders* e material educativo sobre álcool e drogas. Apesar dessa disposição, haverá inação até que ocorram mais *insights*. A angústia de se perderem as recompensas associadas ao uso será um importante obstáculo à mudança.[10]

Muitos pacientes se movem para o estágio da contemplação com base no reconhecimento de fatores externos. Identificar motivos próprios, intrínsecos, os ajudará a se moverem para o estágio da ação. O uso da balança de decisão ajuda os pacientes a considerarem os aspectos positivos e negativos do uso de substâncias. Obviamente, o propósito último dessa técnica é ajudá-los a reconhecer e ponderar os aspectos negativos do uso de substâncias e concluir pelos benefícios da mudança de comportamento. Isso pode ser feito da seguinte maneira:[8]

- Resumir as preocupações do paciente
- Explorar prós e contras do comportamento de uso
- Normalizar a ambivalência do paciente
- Discutir novamente os resultados das avaliações anteriores
- Examinar a compreensão do paciente a respeito da mudança e as expectativas do tratamento
- Reexplorar os valores do paciente em relação à mudança.

Por meio desse processo, dá-se ênfase às opções pessoais do paciente, responsabilizando-o pela mudança. A tarefa do profissional é ajudá-lo a fazer escolhas que representem seus melhores interesses e isso pode ser feito pela exploração e definição de metas. Estabelecer metas fortalece o compromisso com a mudança, mas isso só poderá ser feito se o paciente parecer pronto para tanto, quando as preocupações forem eliciadas: "Parece que você está preocupado com seu uso de álcool/drogas.[8] O que fará, então? Que caminho tomará?".[4]

A duração do estágio da contemplação dependerá da natureza, intensidade, duração e gravidade dos problemas do paciente e das habilidades do conselheiro. O profissional qualificado fará acurada avaliação das necessidades do paciente e evitará aplicar procedimentos estereotipados. Nem todos os pacientes, por exemplo, responderão positivamente às tentativas do profissional de prover informações escritas ou ao estilo "professor".[10] Identificar o nível desse estado de disposição é um desafio para o profissional.[10]

Preparação

Estou tentando parar de usar drogas, mas mesmo assim gostaria de receber ajuda.

Uma vez trabalhada a ambivalência, a pessoa pode passar para o estágio da preparação, no qual está pronta para mudar e compromissada com a mudança; um plano a ser implementado a curto prazo é formulado, podendo incluir busca de ajuda especializada e/ou desintoxicação.[3,6] Se, durante esse tempo, a pessoa entrar em ação, o processo de mudança continuará. Do contrário, voltará à contemplação, uma vez que o reconhecimento das importantes discrepâncias em sua vida é muito desconfortável para durar muito tempo.[4] Os seguintes sinais nos ajudam a identificar a prontidão do paciente para agir:[4,8]

- A resistência do paciente, isto é, as argumentações, negações, interrupções ou objeções diminuem
- O paciente faz menos perguntas a respeito do problema, parecendo ter informações suficientes. Existe uma sensação de conclusão
- O paciente mostra várias soluções e pode parecer mais pacífico, calmo, relaxado, aliviado ou acomodado
- Faz afirmações automotivacionais, refletindo o reconhecimento de um problema ("acho que isso é sério"), preocupação ("isso me preocupa"), abertura para a mudança ("preciso fazer algo") e otimismo ("vou vencer esta batalha")
- Faz mais perguntas a respeito do processo de mudança (o que pode fazer ou como as pessoas mudam)
- Começa a falar sobre como a vida pode ser depois da mudança, a antecipar dificuldades que surgiriam se uma mudança fosse feita ou a discutir as vantagens de mudar
- Pode ter feito alguma tentativa de mudança, como, por exemplo, ir a uma reunião dos AA, parar de usar a substância por alguns dias ou ler um livro de autoajuda.

De modo geral, o papel do profissional nesse estágio é aumentar a responsabilidade do paciente pela mudança e ajudá-lo na elaboração de um plano de ação específico, optando pela linha de ação mais aceitável, acessível, adequada e eficaz.[3,4]

Ao trabalharmos com pacientes nesse estágio, devemos:[8]

- Deixar claras as metas do paciente e as estratégias para a mudança
- Discutir as diversas opções de tratamento e os recursos disponíveis que atendam às múltiplas necessidades do paciente
- Aconselhá-lo, com sua permissão
- Negociar uma mudança, um plano de tratamento ou um contrato de comportamento, levando em consideração: a intensidade e a qualidade da ajuda necessária; a disponibilidade de suporte social, identificando quem,

onde e quando; a sequência de pequenos passos ou degraus necessários para o sucesso; e múltiplos problemas, como questões legais, financeiras ou de saúde
- Considerar e diminuir as barreiras para a mudança, antecipando possíveis problemas familiares, de saúde e outros
- Ajudar o paciente a enumerar o suporte social, por exemplo, grupos, igrejas ou centros recreacionais
- Explorar as expectativas do tratamento e o papel do paciente
- Anunciar seus planos de mudança publicamente para as pessoas significativas em sua vida.

Alguns cuidados precisam ser tomados nessa fase. O primeiro deles é não subestimar a ambivalência que, na grande maioria das vezes, ainda acompanha o paciente nessa fase. O segundo é não prescrever o que o paciente precisa fazer, mas perguntar o que ele quer fazer, no momento em que estiver no ápice da consciência do problema. Por outro lado, não podemos correr o risco de oferecer pouca orientação, por meio de uma abordagem totalmente não diretiva, que poderá deixar o paciente atrapalhado.[4] Veremos essas questões mais detalhadamente no próximo capítulo.

Ação

Às vezes meu problema é difícil, mas estou tentando solucioná-lo.

O estágio da ação é o que as pessoas mais frequentemente pensam ser o aconselhamento ou a terapia. Nesse estágio, o paciente se engaja em ações específicas para alcançar uma mudança.[4] Essas mudanças de comportamento podem ser das mais variadas: o indivíduo pode tentar diminuir o consumo por si mesmo, conversar com alguém importante (um familiar, p. ex.) sobre o seu problema ou procurar um tratamento especializado.[2] A maioria das pessoas que deixam de fumar, por exemplo, o faz por conta própria, sem tratamento de qualquer tipo.[4] Porém, frequentemente, as pessoas precisam de considerável apoio e encorajamento, e a terapia pode ser um meio de se assegurar o cumprimento do plano de ação para ganhar autoeficácia e criar condições externas para a mudança.[3,5]

O objetivo, durante esse estágio, é produzir uma mudança em alguma área-problema.[4] A ênfase do profissional deve ser firmar e aprofundar a decisão.[10] Atingir uma mudança, entretanto, não garante que ela será mantida. As experiências humanas estão repletas de boas intenções e mudanças iniciais, seguidas de pequenos (lapsos) ou grandes (recaídas) passos para trás.[4] Se o paciente sustenta ações bem-sucedidas por 3 a 6 meses, move-se para o próximo estágio, o da manutenção.[7]

Muitos pacientes, e mesmo profissionais, acreditam que as intervenções motivacionais não são mais necessárias nesse ponto, o que não é verdade por algumas razões. Primeiro, porque os pacientes ainda podem precisar de muito suporte e encorajamento para se manterem em determinado programa de tratamento ou para sustentarem os ganhos que alcançaram após medidas de ação bem-sucedidas. Segundo, porque a ambivalência ainda se mantém nesse estágio, entre contemplar e continuar a agir, porém de forma muito sutil. Além disso, aqueles pacientes que de fato implementam alguma mudança repentinamente encaram a realidade de interromper ou de reduzir o uso da substância, o que é mais difícil do que apenas contemplar tal possibilidade (pensar em fazer é mais fácil do que fazer).[8]

Os pacientes nesse estágio podem ser ajudados de maneira mais eficaz quando os profissionais:[8]

- Engajam-nos no tratamento, mantendo uma boa aliança terapêutica; induzindo-os a assumir seu papel no processo; explorando e corrigindo as expectativas com relação ao tratamento; alertando-os sobre as futuras e normais situações desconfortáveis que encontrarão; investigando e resolvendo as barreiras para o tratamento; aumentando a coerência entre os fatores motivacionais externos e internos; examinando e interpretando os comportamentos não complacentes em um contexto de ambivalência; demonstrando contínuo interesse e preocupação pessoal
- Reforçam a importância de se permanecer em recuperação
- Dão suporte a uma visão realista da mudança, a qual ocorre por meio de pequenos passos
- Reconhecem suas dificuldades iniciais
- Ajudam-nos a identificar as situações de alto risco, por meio de análise funcional e desenvolvimento de estratégias de enfrentamento apropriadas
- Ajudam-nos a encontrar novos reforçadores para as mudanças positivas
- Avaliam a consistência das famílias e o suporte social.

Manutenção

Eu pensei que uma vez resolvido o problema, estaria livre dele. Mas algumas vezes eu ainda percebo que estou lutando com ele.

Aqueles pacientes que tiverem sucesso na sua tentativa de mudar entrarão no estágio de manutenção e poderão, eventualmente, chegar ao término. No entanto, é mais provável que recaiam e, tipicamente, passem pelos estágios várias vezes antes de atingir a manutenção a longo prazo.[1]

Esse é o estágio de se tentar integrar o novo comportamento à sua vida em geral, mantendo a direção escolhida. A tentação gradualmente decresce e a evitação do comportamento de uso vai se tornando menos central na vida do paciente.[7] A manutenção de uma mudança pode exigir um conjunto de habilidades e estratégias diferentes das que foram necessárias, em um primeiro momento, para a obtenção da mudança. Largar uma droga, reduzir o consumo de álcool ou perder peso é um passo inicial, seguido do desafio de manter a abstinência ou a moderação. O papel do profissional nesse estágio é, basicamente, o de ajudar o paciente a identificar e a utilizar estratégias de prevenção de recaída.[4] Seu sucesso será maior se:[8]

- Ajudar os pacientes a identificarem várias fontes de prazer que não envolvam substâncias, isto é, novos reforçadores de comportamentos
- Der suporte às mudanças no novo estilo de vida
- Reforçar a capacidade dos pacientes em resolução de problemas e autoeficácia
- Ajudar os pacientes a praticar novas estratégias de enfrentamento para evitar retorno ao uso de substância
- Manter um contato que ofereça suporte.

O paciente, nesse estágio, ainda precisa construir um estilo de vida suficientemente satisfatório. Uma grande variedade de mudanças precisa ser feita para se manter a abstinência e o profissional pode ajudá-lo neste processo utilizando reforçadores competitivos. Um reforçador competitivo é qualquer coisa que o cliente desfrute e que possa se tornar uma fonte de satisfação saudável e alternativa ao álcool ou às drogas. O mais essencial, nesse processo, é envolver o paciente com suas próprias ideias, explorando os reforçadores em todas as áreas de sua vida. Não precisam vir de uma mesma fonte ou ser de um mesmo tipo.

Assim, um revés em determinada área poderá ser contrabalançado por reforçadores de outra área. A seguir, apresentamos uma lista de reforçadores potencialmente competitivos para o paciente:[8]

- Trabalho voluntário: preenche seu tempo, coloca-o em contato com amigos socialmente aceitáveis e aumenta sua sensação de autoeficácia
- Envolvimento com grupos de autoajuda
- Estabelecimento de metas para melhorar seu trabalho, sua educação, a saúde física e o estado nutricional
- Passar mais tempo com os familiares e pessoas significativas
- Participação em atividades espirituais ou culturais
- Socialização com pessoas não usuárias de drogas
- Desenvolver novas habilidades ou melhorá-las em áreas como esportes, artes, música ou outros passatempos.

Como vimos, atingir o estágio da manutenção não significa que a pessoa manterá a mudança, Pode ser que ela mude, mas pode ser que ela recaia e tenha de recomeçar o processo. Muitas pessoas passam inúmeras vezes pelas diferentes etapas até chegar ao término, isto é, a uma mudança mais duradoura. A representação do processo na forma de espiral supõe um movimento ascendente, ou seja, a recaída não implica, necessariamente, na conclusão de que o paciente esteja regredindo ou parado no mesmo lugar e sim que estará se tornando mais experiente e mais próximo do final do processo. A recaída é, portanto, um aspecto essencial na mudança de hábitos e as evidências sugerem que 70% a 80% das pessoas com um comportamento de beber problemático passaram várias vezes por esse ciclo de mudança.[3]

Um modelo de recaída mais otimista foi formulado por Marlatt e Gordon. A recaída envolve uma série de processos cognitivos, comportamentais e afetivos. É um estado de transição que pode ou não ser seguido de uma melhora. De certo modo, pode-se dizer que a recaída pode ocorrer no processo de mudança e que, muitas vezes, é até essencial para que a pessoa possa aprender com a experiência e recomeçar de forma mais consciente. Hoje, é praticamente impossível falar em tratamento de dependências sem levar em conta alguns princípios da prevenção de recaída, sobre os quais falaremos mais detalhadamente no Capítulo 21.[3]

Modelo Transteórico

Além dos estágios de mudança há conceitos relacionados com os pensamentos, ações e fatores externos que provocam o movimento entre esses estágios. Ou seja, há processos que são uma espécie de ingredientes usados para completar cada tarefa de cada estágio. Diante disso, o Modelo Transteórico (MTT) compreende além do construto e da mensuração[11] dos estágios motivacionais, o importante construto dos mecanismos de mudança.[12,13]

Identificar os mecanismos por meio dos quais a pessoa muda em um tratamento elucida importantes dados sobre os fatores que determinam uma mudança comportamental de sujeitos submetidos a tratamento. Além disso, pode proporcionar maiores explicações sobre por que algumas pessoas conseguem mudar efetivamente sem auxílio terapêutico.[14]

Os mecanismos de mudanças dividem em variáveis dependentes e independentes, que coexistem em todo processo de mudança. As variáveis dependentes (apenas mensuráveis e sem possibilidade de manipulação) do MTT são divididas em: balança decisional, a tentação para retornar ao comportamento-problema e a autoeficácia para manter a mudança. Já as variáveis independentes (manipuláveis e mensuráveis) são os chamados processos de mudança. Para compreender melhor a disposição dessas variáveis, segue uma breve explicação sobre cada construto.[15]

Balança decisional

O construto da *balança decisional* refere-se à capacidade do indivíduo de refletir sobre os prós e contras de uma mudança. Esse conceito deriva do Modelo de Tomada de Decisão, de Janis e Mann. A partir dos conceitos desse modelo, Prochaska e DiClemente adequaram a ideia de uma *balança de decisão* ao seu modelo. Observou-se como os prós e contras estavam relacionados com as etapas de mudança e com os outros construtos do MTT. Um exemplo desta correlação é o fato de um alcoolista que está na pré-contemplação considerar muito mais relevante as vantagens do ato de beber do que as desvantagens. Já um alcoolista que está na contemplação interpreta os prós e contras com o mesmo valor, representado pela ambivalência típica desse estágio.[15] Logo, na medida em que a pessoa aproxima-se da ação ou manutenção, ela considera mais importantes as vantagens de mudar, fortalecendo sua tomada de decisão.

Os autores também criaram uma escala para medir como a pessoa "pondera" os prós e contras de seus comportamentos. Assim, a Escala da Balança Decisional (chamada de *Decisional Balance Scale*) envolve a ponderação da importância dos prós e dos contras de um novo comportamento.[15]

Autoeficácia e a tentação de retornar ao comportamento-problema

Os construtos de *autoeficácia* e de *tentação* para uso também são dois relevantes aspectos interligados ao processo de mudança e ao conceito de motivação. O construto da autoeficácia (AE) está relacionado com a confiança que a pessoa sente, em situações específicas e de alto risco, para não recair a hábitos anteriores. O conceito de AE construído por Prochaska e DiClemente foi adaptado da teoria de autoeficácia de Bandura. Assim, a AE no MTT de mudança é considerada como a expectativa frente ao próprio desempenho para alcançar um resultado esperado.[16] Os autores do MTT também criaram uma escala para avaliar o nível de autoeficácia presente em sujeitos envolvidos em um processo de mudança. A Escala de Autoeficácia para Abstinência de Drogas (EAAD),[16] originalmente chamada de *Abstinence Self-efficacy Scale*,[17] tem o objetivo de mensurar o quanto a pessoa se acha capaz de exercer um novo comportamento frente a situações difíceis.

A tentação para retornar ao comportamento problema é outro construto dentre as variáveis dependentes dos mecanismos de mudança. De acordo com as pesquisas realizadas por Prochaska e DiClemente, há geralmente três fatores que refletem os tipos mais comuns de situações tentadoras: afeto negativo ou angústia, situações sociais positivas e desejo de retornar ao comportamento anterior (p. ex., fissura em casos de dependentes químicos). A tentação também se tornou fator mensurável no modelo. A Escala de Situações Tentadoras para Uso de Drogas (ESTUD), originalmente chamada de *Temptation to Use Scale*,[17] é, na verdade, o inverso da escala de autoeficácia. A ESTUD possui o mesmo conjunto de itens da EAAD, porém direcionando cada afirmação para o conceito de tentação, tendo o intuito de identificar situações de risco e situações que gerem maior probabilidade de recaída.[18]

As escalas de tentação e de autoeficácia são particularmente sensíveis ao processo de mudança e às atividades envolvidas no trânsito entre os estágios de mudança, além de poderem ser considerados bons preditores de recaída. A AE pode ser representada por uma função crescente durante a passagem entre os cinco estágios. Já a tentação é representada por uma função decrescente durante a passagem entre os cinco estágios.

Processos de mudança

Além das variáveis dependentes já descritas (balança decisional, AE e tentação), os mecanismos de mudança são constituídos por variáveis independentes, ou seja, manipuláveis e mensuráveis no processo de mudança. Essas variáveis do modelo referem-se ao construto dos *processos de mudança*. A partir de estudos sobre o processo de mudança, principalmente em tabagistas, Prochaska e DiClemente afirmaram que determinados processos básicos seriam os responsáveis por mudanças tanto em pessoas submetidas a tratamento como naquelas que mudam sem o auxílio terapêutico.[19,20] Os processos de mudança são considerados "motores" que promovem o movimento entre os estágios motivacionais e são de extrema importância no planejamento de intervenções.[21,18]

Nas pesquisas de Prochaska e DiClemente,[19,20,22] dez processos obtiveram comprovação empírica, conforme Quadro 19.2.

Os primeiros cinco processos envolvem uma reestruturação experiencial (cognitiva) e são chamados de processos cognitivos. Já os últimos cinco processos citados estão relacionados com comportamentos observáveis e específicos e são chamados de processos comportamentais. A

Quadro 19.2 Processos de mudança.

Processos cognitivos	
Ampliação da consciência	Aumento da conscientização sobre as causas e as consequências que envolvem um comportamento-problema
Alívio emocional	Envolve aumento de experiências emocionais relacionadas com o problema. Clientes geralmente aumentam a motivação para uma mudança quando suas emoções são "despertadas" por estímulos internos ou externos
Reavaliação circundante	É o reconhecimento de como um comportamento pode gerar conflitos com valores pessoais ou objetivos de vida. Além disso, é importante que a pessoa avalie como a presença de um comportamento pode estar afetando seu convívio social
Deliberação social	Exige do paciente uma reavaliação dos ambientes que frequenta e a escolha por ambientes mais saudáveis, nos quais seja mais natural a mudança e posterior manutenção
Autorreavaliação	Combina duas avaliações: cognitiva e afetiva. Consistem em uma avaliação da autoimagem, o resgate de valores e a obtenção de modelos mais saudáveis
Processos comportamentais	
Autodeliberação	É a combinação entre a crença de que é possível mudar e o comprometimento para colocar essa crença em prática
Contracondicionamento	Reaprendizagem de comportamentos saudáveis que podem substituir os comportamentos-problema. O contracondicionamento estará presente, principalmente em situações que sejam difíceis de evitar e que gerem algum tipo de tentação
Controle de estímulos	Intuito de remover estímulos que indiquem hábitos pouco saudáveis, acrescentando alternativas mais saudáveis. Evitar comportamentos antigos, revisar estímulos ambientais e grupos de autoajuda podem ajudar na manutenção da mudança
Gerenciamento de reforço	A pessoa prevê as consequências das escolhas que tem feito. Os reforços são enfatizados, uma vez que a filosofia do modelo é trabalhar harmônica e naturalmente a mudança, utilizando reforços encobertos ou ostensivos e autoafirmações positivas
Relações de ajuda	Objetivam combinar carinho, confiança, aceitação e suporte para a mudança para hábitos saudáveis. Exemplos: aliança terapêutica fortalecida ou sólida rede de amigos podem ser fontes de apoio social

Adaptado de Szupszynski, K. e Del Rio, P. (2012).[26]

compreensão de cada processo é de grande relevância, pois, uma vez identificada em que fase do processo de mudança a pessoa está, o terapeuta poderá focar no processo deficitário e fortalecer as habilidades do paciente para cumprir cada tarefa daquela etapa de forma mais eficaz.

O construto dos processos de mudança também possui uma escala para avaliar quais processos a pessoa está usando em determinadas situações. A Escala de Processos de Mudança (EPM), originalmente chamada de *Processes of Change Questionnaire*,[20] é uma escala *likert*, que infere se a pessoa está utilizando processos mais cognitivos ou mais comportamentais. Assim como as demais variáveis dos mecanismos de mudança, os processos também têm estreita relação com os estágios de mudança. Para Prochaska,[20] quem utiliza processos mais cognitivos estaria apresentando uma motivação mais baixa, encontrando-se em estágios de mudança mais iniciais, como o da pré-contemplação, contemplação ou preparação. Já as pessoas que utilizam processos mais comportamentais, provavelmente encontrem-se mais motivadas, movimentadas e entre os estágios de ação ou manutenção.

▶ Interação entre estágios e mecanismos de mudança

O MTT de mudança tem sido utilizado em pesquisas que objetivam compreender o processo de mudança em diferentes contextos como em tabagistas, alcoolistas[11] e usuários de drogas ilícitas.[23-25]

Intervenções tradicionais frequentemente assumem que os indivíduos estão prontos para uma mudança de comportamento imediata e permanente. As estratégias de tratamento refletem essa premissa e, como resultado, apenas uma porção muito pequena da população adere aos tratamentos propostos. Em contraste, o MTT não faz nenhuma suposição sobre a forma como os indivíduos estão dispostos a mudar. Ele reconhece que os indivíduos são diferentes e estão em fases diferentes e que as intervenções apropriadas devem ser desenvolvidas de acordo com essas diferenças. Como resultado, tratamentos baseados no MTT têm taxas de participação mais elevadas.[26]

O MTT tem evoluído e mostrado, de forma cada vez mais detalhada, como as pessoas realizam um processo de mudança. Além do desenvolvimento teórico, diversas pesquisas têm focado nas características compreensiva e dinâmica da teoria.[23] Os construtos anteriormente explanados interagem constantemente no processo de mudança, construindo uma complexa rede pela qual todos devem passar frente a uma mudança. Para compreender de forma mais clara essa correlação dinâmica, o Quadro 19.3 mostra quais os mecanismos que atuam na ativação de cada estágio motivacional.[22]

Estudos de correlação entre os estágios de mudança e os mecanismos têm sido realizados por uma variedade de configurações e direcionados a diferentes comportamentos-problema. Carbonari e DiClemente[23] realizaram uma pesquisa com os resultados do Projeto Matching Alcoholism Treatments to Client Heterogenety (MATCH), no qual captaram alguns resultados pré e pós-intervenção

Quadro 19.3 Interação entre estágios e mecanismos de mudança.

	Estágios de mudança				
	Pré-contemplação X Contemplação	Contemplação X Preparação	Preparação X Ação	Ação X Manutenção	Permanência na manutenção
Mecanismos de mudança	• Ampliação da consciência • Alívio emocional • Autorreavaliação • Reavaliação circundante • Balança decisional	• Autorreavaliação • Reavaliação circundante • Balança decisional • Autoeficácia • Deliberação social	• Autoeficácia • Autodeliberação • Controle de estímulos • Contracondicionamento • Relações de ajuda	• Autoeficácia • Autodeliberação • Controle de estímulos • Contracondicionamento • Gerenciamento de reforço • Relações de ajuda	• Autoeficácia • Autodeliberação • Controle de estímulos • Contracondicionamento • Gerenciamento de reforço • Relações de ajuda • Deliberação social

Adaptado de Diclemente (2003)[21] e Szupszynski, K. e Del Rio, P. (2012).[26]

de 952 sujeitos com dependência de álcool. Os autores avaliaram a mudança no estágio motivacional e sua correlação com a utilização de processos de mudança. Os resultados mostraram que os sujeitos que se encontravam no estágio de manutenção nas avaliações após a intervenção, permaneceram abstinentes, confirmando a validade preditiva dos estágios motivacionais. Em relação aos processos de mudança, os resultados mostraram que sujeitos que se encontravam na ação e na manutenção tendiam a utilizar muito mais os processos comportamentais do que os cognitivos. Já sujeitos que recaíram após a conclusão da intervenção permaneceram utilizando processos mais cognitivos em todo o processo de mudança.

▶ Considerações finais

O início da modificação de qualquer comportamento se dá com o estágio da *pré-contemplação*. Pré-contempladores não apresentam uma decisão consciente de mudança de comportamento. No estágio seguinte, *contemplação*, a pessoa passa a considerar prós e contras sobre a modificação do comportamento de risco. Assuntos familiares, influências sociais e influência de pares têm um papel importante nessa fase. Após a realização da balança decisória, a pessoa muitas vezes é pressionada tanto social quanto fisiologicamente a entrar no estágio da *preparação*. Após a tomada de uma decisão frente ao comportamento a ser modificado, o indivíduo encontra-se no estágio de *ação*. Uma vez que a mudança requer a construção de um novo padrão de comportamento ao longo do tempo e o novo padrão leva algum tempo para se estabelecer, é nesse período que a mudança sustentada será testada. Esse último estágio da mudança bem-sucedida é denominado *manutenção*.

A relação dos construtos que integram o MTT permite maior compreensão de como as pessoas passam pelo processo de mudança e de como intervenções podem ser mais eficazes quando focam nas debilidades motivacionais de cada paciente. Estudos como os de Carbonari e DiClemente (2000), entre outros, já comprovaram empiricamente a validade dos construtos que fazem parte do Modelo Transteórico.

No âmbito de tratamento, é essencial que uma avaliação cuidadosa identifique a natureza, os problemas e os objetivos apropriados e possíveis no tratamento. Da mesma forma, o tratamento deve identificar os fatores específicos que vão auxiliar ou dificultar a conquista dos objetivos a serem atingidos. Nesse contexto, a motivação é útil para identificar os diferentes fatores que podem ser apropriados aos diferentes estágios motivacionais e servir de orientação importante para o profissional planejar as intervenções e estratégias a serem utilizadas no tratamento.

▶ Referências bibliográficas

1. EDWARDS, G.; DARE, C. *Psicoterapia e tratamentos de adições*. Trad. de M. A. V. Veronese. Porto Alegre: Artes Médicas, 1997.
2. LARANJEIRA, R.; NICASTRI, S. Abuso e dependência de álcool e drogas. In: ALMEIDA, O. P.; DRACTU, L.; LARANJEIRA, R. *Manual de psiquiatria*. 1ª ed. Rio de Janeiro: Guanabara-Koogan, 1996. Capítulo 7, p. 83-112.
3. JUNGERMAN, F.; LARANJEIRA, R. Entrevista motivacional – a teoria e uma experiência de sua aplicação em grupos. In: FOCCHI, G. R. A. *et al*. *Dependência química*: novos modelos de tratamento. São Paulo: Roca, 2001.
4. MILLER, W. R.; ROLLNICK, S. *Entrevista motivacional*: preparando as pessoas para a mudança de comportamentos aditivos. Trad. de A. Caleffi e C. Dornelles. Porto Alegre: Artmed, 2001. 293 p.
5. EDWARDS, G.; MARSHALL, E. J.; COOK, C. C. H. *O tratamento do alcoolismo*: um guia para profissionais de saúde. 3ª ed. Porto Alegre: Artes Médicas, 1999. 318 p.
6. DICLEMENTE, C. C. *Addiction and change* – how addictions develop and addicted people recover. New York: Guilford Press, 2003.
7. VELLEMAN, R. *Counseling for alcohol problems*. 2nd ed. London: Sage Publications, 2001. 202 p.
8. U.S. DEPARTMENT OF HEALTH AND HUMAN SERVICES, PUBLIC HEALTH SERVICE, SUBSTANCE ABUSE AND MENTAL HEALTH SERVICES ADMINISTRATION, CENTER FOR SUBSTANCE ABUSE TREATMENT. *Enhancing motivation for change in substance abuse treatment*. Rockville (MD), 1999. (Treatment improvement protocol – TIP series, n. 35). (313 references).
9. CONNORS, G. J.; DONOVAN, D. M.; DICLEMENTE, C. C. *Substance abuse treatment and the stages of change*. New York: Guilford Press, 2001.
10. DAVIDSON, R.; ROLLNICK, S.; MACEWAN, I. *Counseling problem drinkers*. London: Routledge, 1991. 164 p.
11. FIGLIE, N. B.; DUNN, J; BAZAN, J. L.; LARANJEIRA, R. The stages of change scale among Brazilian alcohol dependents. *Addictive Disorders & Their Treatment*, v. 4, n. 4, p. 161-165, 2005.
12. PROCHASKA, J. O., & DICLEMENTE, C. C. Stages and processes of self-change of smoking: toward an integrative model of change. *Journal of Consulting and Clinical Psychology*, v. 51, n. 3, p. 390-395, 1983.
13. VELICER, W. F, PROCHASKA, J. O., FAVA, J. L., NORMAN, G. J., REDDING, C. A. Smoking cessation and stress management: Applications of the Transtheoretical Model of behavior change. *Homeostasis*, v. 38, p. 216-233, 1998.
14. NOCK, M. K. Conceptual and Design Essentials for Evaluating Mechanisms of Change. *Alcoholism Clinical and Experimental Research*, v. 31, n.3, p. 4-12, 2007.
15. VELICER, W. F., DICLEMENTE, C. C., AND PROCHASKA, J. O. Decisional balance measure for assessing and predicting smoking status. *Journal of Personality and Social Psychology*, v. 48, p. 1279-1289, 1985.

16. FREIRE, S. D.; OLIVEIRA, M. S. *Adaptação brasileira ESTUD e EADD para usuários de substâncias psicoativas ilícitas*. Dissertação (Mestrado) – Pontifícia Universidade Católica do Rio Grande do Sul, Porto Alegre, 2010.
17. DICLEMENTE, C.C., CARBONARI, J., HUGHES, S.O., & MONTGOMERY, R. (1994). An alcohol abstinence self-efficacy scale. *Journal of Studies on Alcohol*, v. 55, p. 141-148.
18. VELASQUEZ, M.; MAURER, G.; CROUCH, C.; DICLEMENTE, C. *Group treatment for substance abuse: a stages of change therapy manual*. New York: The Guilford Press, 2001.
19. PROCHASKA, J. O.; DICLEMENTE, C.C. Transtheoretical therapy: toward a more integrative model of change. *Psychotherapy: Theory, Research and Practice*, v. 20, p. 161-173, 1982.
20. PROCHASKA, J. O.; VELICER, W. F.; DICLEMENTE, C. C.; FAVA, J. L. Measuring the processes of change: Applications to the cessation of smoking. *Journal of Consulting and Clinical Psychology*, v. 56, p. 520-528, 1988.
21. DICLEMENTE, C. C. *Addiction and change:* how addictions develop and addicted people recover. New York: The Guilfod Press, 2003.
22. SZUPSZYNSKI, K.; DEL RIO, P. Estudo dos processos de mudança em usuários de substâncias psicoativas ilícitas. Tese (Doutorado) – Faculdade de Psicologia. Pontifícia Universidade Católica do Rio Grande do Sul, Porto Alegre, 2012. Disponível em www.pucrs.br/biblioteca.
23. CARBONARI, J. P.; DICLEMENTE, C. C. Using Transtheoretical Model profiles to differentiate levels of alcohol abstinence success. *Journal of Consulting and Clinical Psychology*. v. 68, n. 5, p. 810-817, 2000.
24. NAAR-KING, S.; WRIGHT, K; model and substance use in HIV-positive youth. *AIDS Care*, v. 18, p. 839-845, 2006.
25. SCHUMANN, A.; MEYER, C.; RUMPF, H.; HANNOVER, W.; HAPKE, U.; JOHN, U. Stage of change transitions and processes of change, decisional balance, and self-efficacy in smokers: A transtheoretical model validation using longitudinal data. *Psychology of Addictive Behaviors*, v. 19, p. 3-9, 2005.
26. DICLEMENTE, C. C.; SCHLUNDT, B.S.; GEMMELL, L. Readiness and stages of change in addiction treatment. *American Journal on Addictions*. Colorado, Taylor & Francis Group, v. 13, n. 2, p. 103-119, 2004.

20 Entrevista Motivacional

Neliana Buzi Figlie, Lívia Pires Guimarães, Selma Bordin e Ronaldo Laranjeira

▶ Introdução

O surgimento da entrevista motivacional (EM), desde 1983, quando foi lançada, representa uma contribuição efetiva no cenário do tratamento da dependência química, uma vez que revisões recentes atestam sua eficácia.[1-4] Essa técnica, originalmente descrita pelos psicólogos William Miller e Stephen Rollnick, da Universidade do Novo México (EUA), e Cardiff University tem como objetivo a modificação do comportamento de risco por meio da exploração e resolução da ambivalência dos clientes, quando estes querem e, ao mesmo tempo, não querem se comprometer a mudar determinado comportamento. Inicialmente, em sua primeira edição, a EM concentrava-se em pessoas com problemas relacionados com o álcool e outras drogas. Contudo, logo após sua primeira publicação, várias outras pesquisas foram realizadas e atualmente é possível encontrar vários ensaios clínicos randomizados sobre a técnica em projeção de ascensão.[5,6] Percebeu-se, então, que a EM poderia ampliar seu campo de intervenção, sendo encontradas pesquisas sobre traumatismo craniano,[7] saúde cardiovascular,[8] odontologia,[9] diabetes,[10] dietas,[11] transtornos da alimentação e obesidade,[12] família e relacionamentos,[13] jogo patológico,[14] promoção de saúde,[15] dentre outros.

Em sua primeira publicação, em 1985, a EM chama a atenção para os seus princípios, estratégias e armadilhas. Em sua segunda edição,[16] em 2002, os autores propuseram a ideia de que os profissionais compreendessem e trabalhassem o "espírito" da EM, que é descrito como colaborativo, evocativo e com respeito pela autonomia do cliente. Em 2008, Miller e Rollnick ousam em sua proposta e publicaram a *Entrevista motivacional no cuidado da saúde*, ampliando o público-alvo que pode se beneficiar da abordagem. Contudo, após tantas adaptações, os autores ainda pensaram que seriam necessárias mais mudanças para a real compreensão e efetividade da EM e fizeram uma nova publicação em 2013, na qual propuseram significativas mudanças paradigmáticas.

Trata-se de uma evolução no campo das psicoterapias, pois até então vários tipos de tratamento pregavam que só poderiam ajudar o cliente se esse desejasse. Nesse contexto, é importante dar-se conta de que a hesitação faz parte da natureza humana e nem todos os clientes estarão preparados, desejosos e habilitados para mudar algum hábito ou comportamento. Para esses clientes, pouco preparados, desejosos e habilitados para mudar algum comportamento de risco, a EM propõe-se a ajudar a pessoa a resolver sua ambivalência/conflito e, desta forma, tomar uma decisão que almeje a reabilitação como pessoa e não apenas a abstinência.[17,18]

▶ Bases teóricas

O resultado de qualquer terapia depende não só do uso de estratégias de tratamento adequadas, mas também de quão persistente e conscienciosamente o cliente as executa. A tenacidade da pessoa na busca de seu objetivo constitui fator crucial no sucesso a longo prazo. Nesse processo, o terapeuta é mais do que mero fornecedor dos recursos necessários ou conselhos: deve ajudar o cliente a liberar as forças motivacionais que contribuem para a iniciação de comportamentos novos mais adaptativos, bem como para o abandono dos comportamentos disfuncionais. Há décadas tem-se reconhecido que fatores "inespecíficos" contribuem para o tratamento bem-sucedido. Pesquisas indicam que, em ampla variedade de escolas de psicoterapia, certas características dos terapeutas estão associadas a tratamentos bem-sucedidos e podem ter impacto significativo mesmo em uma única consulta. Terapeutas que trabalham nos mesmos *settings* e que oferecem as mesmas abordagens terapêuticas apresentam enormes diferenças na qualidade de seus resultados e nos índices de abandono do tratamento pelos pacientes. Isso sugere que o estilo do terapeuta é determinante fundamental do sucesso do tratamento.[17,18]

A teoria mais claramente articulada e testada em relação às características do terapeuta que são essenciais à mudança do cliente é a de Carl Rogers. Este afirmou que uma relação interpessoal centrada no cliente, em que o terapeuta manifesta empatia, acolhimento não possessivo e autenticidade, proporciona o ambiente ideal para uma mudança natural. Nessa perspectiva, o terapeuta não é diretivo, não fornece soluções, sugestões ou análises. Evidências subsequentes têm apoiado a importância de tais condições de mudança, particularmente a da empatia. O que Rogers define como empatia envolve a escuta reflexiva e habilidosa, que esclarece e amplifica a experiência e o significado próprios do cliente, sem impor o material do terapeuta.[17,18]

Esse quadro de condições que criam um ambiente favorável à mudança contrasta com as abordagens de confrontação frequentemente defendidas para pessoas com problemas relacionados com o uso de álcool ou drogas. As abordagens de confronto pressupõem que o dependente possui defesas muito rígidas que o impedem de reconhecer sua situação e que, para tratá-lo, é preciso ir de encontro a essas defesas. Muitos acreditam que esses clientes "precisam" desse tipo de tratamento e que não são afetados por princípios e processos terapêuticos comuns. No entanto, o que tem sido demonstrado é que a terapia de confrontação produz resultados adversos e pode ser particularmente prejudicial aos indivíduos com baixa autoestima, não havendo evidências de que essas estratégias tenham alguma utilidade no tratamento de comportamentos de dependência ou de outros problemas. Terapeutas com estilos abertamente diretivos e confrontadores tendem a evocar altos níveis de resistência nos clientes, ao passo que um estilo mais empático está associado a pouca resistência e melhores mudanças a longo prazo.[17,18]

Por outro lado, a confrontação é um pré-requisito para toda mudança deliberada, em qualquer aconselhamento e psicoterapia, e seu propósito é fazer com que o cliente veja e aceite a realidade, de forma que possa mudar de acordo com ela. Nesse sentido mais amplo, a confrontação não é vista como um estilo do terapeuta, e sim como um objetivo, o que condiz muito com a filosofia centrada no cliente de Carl Rogers, que buscou proporcionar às pessoas uma atmosfera terapêutica na qual pudessem examinar e mudar a si mesmas com segurança.[17,18]

▶ Mudar ou não mudar, eis a questão

As pessoas que apresentam problemas com uso de substâncias psicoativas geralmente chegam ao aconselhamento com motivações flutuantes e conflitantes. Ao mesmo tempo querem e não querem mudar. Esse conflito, que pode ser chamado de *ambivalência*, permeia principalmente as primeiras sessões do tratamento e parece ter um potencial especial para manter as pessoas aprisionadas e criar estresse. A pessoa é, ao mesmo tempo, atraída e repelida por um único objeto. O efeito resultante é uma característica clássica do conflito aproximação-evitação. A ambivalência é um estado mental no qual a pessoa tem sentimentos coexistentes e conflitantes a respeito de alguma coisa. Uma postura de vulnerabilidade pode transformar-se em desafio e voltar à vulnerabilidade em poucos minutos. Talvez seja essa prontidão flutuante para considerar a mudança que torne as pessoas com problemas de dependência tão sensíveis ao modo como são abordadas pelo terapeuta.[17,18]

Como esse conflito se desenvolve? Um ingrediente importante é o apego ao comportamento, o que torna mais difícil resistir ou afastar-se dele. A dependência psicofarmacológica é uma forma de apego: o corpo da pessoa adapta-se à presença da substância (tolerância) e, quando esta é retirada, o corpo entra em um estado de desadaptação (abstinência). Os padrões de aprendizagem ou condicionamento também podem ser fontes muito poderosas de apego a certos comportamentos: a descontração e o convívio no *happy hour* passam a estar associados ao álcool, assim como uma tragada no cigarro após as refeições. Os comportamentos relacionados com o uso de substâncias também podem ser utilizados como meio de enfrentamento ("dependência psicológica"): a pessoa passa a contar com a substância para ajudá-la a lidar com estados difíceis ou desagradáveis (a se aproximar ou falar com pessoas, a relaxar em um momento de raiva, a sentir coragem etc.) e, com o tempo, torna-se mais difícil enfrentar tais situações sem o uso da substância.[17,18]

Um profissional que escuta uma manifestação comum de ambivalência do tipo "eu quero, mas não quero" poderia pressupor a existência de algo errado com o julgamento ou com o estado mental do cliente. Sua incerteza poderia ser vista como anormal, inaceitável e como sinal de pouca motivação; motivação esta que já vem sendo estudada por grande parte das teorias de personalidade e psicoterapias.[19] O conceito de motivação vem se modificando ao longo do tempo, já tendo sido descrita como um traço de personalidade e atualmente percebida como um estado de prontidão que pode oscilar com o tempo e como fruto de interação interpessoal. Desta forma, cabe ao profissional a tarefa de ajudar o cliente a identificar e liberar suas próprias forças motivacionais, a fim de que possa ouvir mais a si mesmo (mais até do que ao próprio profissional!). O profissional deve atuar como uma plataforma de petróleo, extraindo o que de mais rico e profundo há no cliente. Para a EM, o estilo do profissional em sua relação com o cliente é fundamental para aumentar a motivação para a mudança.

O profissional não se torna responsável pela mudança da realidade do cliente, tampouco pelas suas decisões; porém, torna-se responsável em auxiliar o cliente a questionar seus pontos de vista, tornando-os ambivalentes para ele para, posteriormente, inclinar a ambivalência em favor da mudança. Vale ressaltar ainda que a motivação não se aplica somente à mudança de comportamento; até mesmo a motivação referente ao retorno à próxima consulta pode ser trabalhada, favorecendo, assim, melhor adesão do cliente ao tratamento.

Se seguíssemos a linha de raciocínio de que a ambivalência seria percebida como pouca motivação ou até mesmo como negação e resistência, uma conclusão sensata seria a de que o cliente precisa ser educado e persuadido quanto às consequências adversas de seu problema. O que aconteceria então? O profissional tentaria convencer o cliente de que o problema é grave e precisa ser mudado. Confrontado com um lado de seu conflito, "você deve mudar", o cliente dá voz ao outro: "sim, mas...". Com isso, o profissional insiste mais no lado da mudança e o cliente replica com razões ainda mais fortes pelas quais o comportamento é atraente ou aceitável. Profissional e cliente estão em conflito acerca daquilo que é percebido como problema por parte do profissional. Essa estratégia é geralmente contraproducente e o resultado costuma ser oposto ao desejado.[17,18] Percebe-se aqui que a resistência, a negação e a desmotivação não são características que inviabilizam o trabalho do profissional; ao contrário, esta é justamente a matéria-prima de trabalho na EM.

Em vez de ver a ambivalência como um "mau sinal", esperamos demonstrar como é frutífero entendê-la como normal, aceitável e compreensível. A EM considera a ambivalência e a resistência fontes de informações significativas que podem ser usadas produtivamente na terapia.[20] Talvez por isso a EM foi desenvolvida para clientes ambivalentes e menos preparados para a mudança. Sentir-se 100% seguro quanto a algo importante é, provavelmente, mais excepcional do que normal. Isso leva a uma maneira inteiramente diferente de lidar com os clientes em conflito e a EM está centrada na administração dessa ambivalência no aconselhamento. Trabalhar com a ambivalência é trabalhar com a essência da questão dos clientes com problemas de álcool e outras drogas.[17,18]

Por exemplo: pessoas que estão na primeira sessão de um tratamento para parar de fumar referem que estão ali porque precisam parar de fumar por causa da saúde, do mau exemplo que têm dado aos filhos ou por causa das leis de restrição ao fumo e, ao mesmo tempo, dizem que gostam e têm prazer em fumar. Em situações como essa é interessante aproveitar o momento para explicar como funciona a ambivalência e que ela está presente em todos os momentos de mudanças importantes da vida: gravidez, casamento, mudança de emprego e em relação à mudança do comportamento prejudicial (neste caso, o tabagismo). Geralmente, os clientes ficam muito aliviados quando entendem que conseguirão parar de fumar, mesmo gostando do cigarro, e que conseguirão entrar em ação quando os motivos para parar de fumar forem mais importantes do que os motivos para continuar fumando.

Uma maneira útil de ilustrar o conflito da ambivalência envolve a metáfora de uma gangorra ou de uma balança. A pessoa experimenta motivações rivalizantes porque existem tanto benefícios como custos associados a ambos os lados do conflito, independentemente do lado da balança em que ela esteja: a pessoa pode estar abstêmia e ainda assim vivenciar o conflito. É importante sempre levarmos em consideração que, quando a balança pende para um dos lados, a pessoa tende a se concentrar (a deslocar os pesos) para o outro lado. Um inventário de vantagens e desvantagens, ou a balança decisória, pode ser utilizado com a EM para trabalhar nesse estado de ambivalência, clarificar os fatores motivacionais rivalizantes e encorajar a pessoa a considerar a validade de algumas delas mais detalhadamente. O perigo em um modelo desse tipo é a supersimplificação. O importante não é a quantidade dos itens em cada lado da balança e sim a importância que o cliente dá para cada um deles. O valor e o peso de cada item não são estipulados pelo profissional, pois diferem de pessoa para pessoa. A saúde pode ser muito importante para um cliente, mas o preconceito social pode ser mais importante para outro. O valor de cada item pode se transformar com o tempo. Os elementos das listas estão ligados entre si e uma mudança em um deles causa transformações em outros. Quase por definição, a balança decisória estará repleta de contradições, podendo deixar cliente e terapeuta frustrados e confusos. Mas, ainda assim, é preciso persistir, pois é frequentemente a ambivalência a essência do problema. O aconselhamento dentro desse referencial pode requerer paciência e tolerância consideráveis.[17,18]

Nunca devemos pressupor que o cliente veja um dado custo ou benefício da mesma maneira que nós. As ameaças de multas e de prisão evitam que muitas pessoas se envolvam em comportamentos ilegais, mas, para outras, são simplesmente riscos que fazem parte de suas vidas. O que é altamente valorizado por alguns (ser saudável, magro ou ter um emprego) terá pouca importância para outros.

Além de seus valores, as pessoas também têm expectativas próprias quanto aos resultados prováveis, tanto positivos como negativos, de certos cursos de ação, e estas expectativas podem ter um efeito poderoso sobre o comportamento. Assim, uma pessoa pode desejar fervorosamente parar o uso de alguma substância, mas pode não fazer absolutamente nada nesse sentido, porque não acredita ser capaz. Até mesmo a importância de metas em geral valorizadas, como a saúde, por exemplo, podem ser minadas pela baixa autoconfiança; reforçá-las é um pré-requisito importante para a mudança.[17,18]

Quando falamos em mudança de comportamento, estamos falando de uma visão hostil. O novo, por melhor que pareça ser, é ameaçador, porque nos é desconhecido. Assim, é necessária a preparação para o novo. Todos nós já fazemos isso, muitas vezes até mesmo sem perceber, no nosso cotidiano. Em situações que envolvem mudanças no estilo de vida e visão de mundo, o cenário é bem mais complexo. É necessária ajuda. Como e por que a pessoa vai viver uma vida completamente diferente, se ela já está "adaptada"? A postura do profissional alicerçada na EM auxilia neste processo, porque possibilita uma ressignificação da mudança em si. Ela fica menos ameaçadora quando o cliente percebe que não está sozinho e que está acompanhado por alguém que verdadeiramente o entende e se interessa por ele. Este cenário empático "quebra" a hostilidade do contato com a mudança, projetada na figura do profissional. Se o cliente não tem com quem "brigar", esse movimento se volta para ele mesmo, possibilitando o surgimento do processo dialético que permeia o processo de mudança.

Muitos profissionais se enganam ao pensar que enfatizar os custos relacionados com o uso da substância é o suficiente para motivar o seu paciente a mudar. Esses custos, sejam eles perda de emprego, divórcio, falência ou problemas de saúde, não impulsionam necessariamente a pessoa à mudança. O aumento da censura familiar pode elevar a ansiedade e a substância pode ser mais necessária para lidar com o desconforto. Pessoas com problemas de álcool e drogas podem persistir em seus hábitos, apesar de incríveis sofrimentos e perdas pessoais. Além disso, como vimos, se a pessoa perceber que sua liberdade pessoal está sendo ameaçada, pode haver um aumento na incidência e na atratividade do comportamento (teoria da reatância).[17,18]

▶ Mas afinal, o que é entrevista motivacional?

A entrevista motivacional é um estilo de aconselhamento centrado na pessoa para abordar o problema da ambivalência sobre a mudança.

De acordo com Rollnick e Miller, a EM é um estilo de conversa colaborativa voltado ao fortalecimento da sua própria motivação e comprometimento com a mudança.[18] Por se tratar de uma abordagem que tem uma meta específica, que é resolver a ambivalência, é compreendida com caráter de intervenção breve, podendo, assim, ser utilizada por uma ampla gama de profissionais em diferentes serviços.

As premissas básicas que auxiliam o profissional na prática da EM são:

- Empatia, congruência, espírito colaborativo no aumento da motivação para a mudança
- Adoção de um estilo calmo e eliciador
- Considerar a ambivalência natural. A motivação para a mudança deve ser eliciada no cliente e não imposta
- A resistência pode ser reduzida ou aumentada pelas interações interpessoais. O profissional é diretivo em auxiliar o cliente a examinar e resolver a ambivalência
- O relacionamento *cliente-profissional* deve ser colaborativo e amigável
- Clientes são responsáveis pelo seu progresso. O profissional atua como um facilitador no processo, estimulando e apoiando a autoeficácia do cliente
- A abstinência é a meta mais segura, mas nem sempre a melhor escolha, principalmente com clientes em pré-contemplação ou contemplação.

Há 26 anos, a primeira descrição de EM surgiu. Tal fato confere a essa abordagem sua modernidade e, por isso, surgem confusões de conceitos com outras abordagens e ideias. Em uma recente publicação, Miller e Rollnick listaram 10 coisas que a EM não é, como uma forma de esclarecer sua conceituação e definição:[21]

- *Entrevista motivacional não é baseada no Modelo Transteórico:* entrevista motivacional e o Modelo Transteórico (MTT) nasceram juntos no início dos anos 1980. O MTT e os estágios de mudança revolucionaram o tratamento da dependência química, fornecendo subsídios práticos para que os profissionais facilitassem o processo de mudança do comportamento aditivo em seus clientes. Nesse sentido, os estágios de mudança oferecem aos profissionais um caminho lógico e estruturado de como os profissionais na prática clínica da EM podem facilitar o processo de mudança. Mas a EM não é baseada no MTT. A EM não procura explicar como se dá a mudança do comportamento. O MTT fornece um modelo conceitual da maneira como a mudança ocorre, e a EM é um método de comunicação entre profissional e cliente utilizado para aumentar a motivação para a mudança. Mais informações sobre MTT estão descritas no Capítulo 19
- *Entrevista motivacional não é um meio de enganar o cliente para fazer o que ele não quer fazer:* EM não é um método sugestivo. A EM assume a autonomia pessoal do cliente. A mudança do comportamento em questão é de total interesse do cliente e não do profissional, do serviço ou da organização. Os autores citam que a preposição apropriada para EM é "para" ou "com" alguém
- *Entrevista motivacional não é uma técnica:* o termo técnica sugere uma operação simples, um procedimento particular. A EM pode ser mais bem compreendida como um método de comunicação, uma habilidade complexa que pode ser adquirida com considerável prática, que funciona como um guia para aumentar a motivação interna de mudança[22]
- *Entrevista motivacional não é balança decisória:* a balança decisória é uma técnica que frequentemente é confundida com EM. Essa abordagem pode ser apropriada para o profissional que deseja a realização de uma mudança específica por meio da resolução da ambivalência, sendo indicada em estágios iniciais de mudança de comportamento. No entanto, é necessário cautela por ser a balança decisória uma técnica que pode ser rotineiramente utilizada contra os princípios e objetivos da EM ao não respeitar a autonomia do cliente
- *Entrevista motivacional não requer avaliações/feedback: feedback* de avaliações estruturadas pode ser extremamente útil com pessoas que evidenciam baixa motivação para a mudança. O *feedback* pode fornecer tópicos para uma discussão em EM, evidenciando potenciais razões para a mudança que não estavam evidentes antes da avaliação. Nesse contexto, o *feedback* de uma avaliação não é um elemento essencial da EM, mas pode constituir a EM
- *Entrevista motivacional não é terapia cognitivo-comportamental (TCC):* EM não envolve o ensino de novas habilidades de enfrentamento, reeducação, recondicionamento, mudança de ambiente ou modificação de crenças disfuncionais. Acaba sendo uma maneira de dizer: "Você tem o que eu preciso e juntos vamos encontrar as respostas necessárias". Existe uma base emocional na EM, com sua estrutura conceitual que a torna fundamentalmente humanista e não comportamental[23]
- *Entrevista motivacional não é apenas o aconselhamento centrado no cliente:* há quem diga que EM é uma reencarnação do aconselhamento rogeriano com outro nome. O espírito da EM vale-se desse referencial.[18,24] No entanto, representa uma evolução do aconselhamento centrado no cliente proposto por Rogers. A EM é orientada em metas para a realização da tomada de uma decisão. Na EM, o profissional ouve estra-

tegicamente com o objetivo de eliciar no cliente uma resposta por meio de um discurso denominado *change talk*. O profissional tenta fortalecer a motivação para a mudança de comportamento ao diminuir as defesas e resistências do *status quo* do cliente. É esperado que o cliente fale muito mais, oferecendo com isso material para o profissional refletir, perguntar quando necessário e incluir resumos, com foco particular na expressão de sentimentos no momento presente de vida

- *Entrevista motivacional não é fácil*: é necessária uma acurada empatia, bem como uma ampla aplicabilidade da metodologia da EM. Os autores colocam que aprender EM é como aprender um esporte complexo ou tocar um instrumento musical. Para aprender EM é necessário consciência e disciplina na utilização da comunicação específica de seus princípios e estratégias, com vistas a evocar a motivação para a modificação do comportamento. Talvez haja a percepção equivocada por parte de alguns profissionais de que a EM é fácil, porque são utilizadas muitas vezes estratégias simples. A não experienciação de um plano de tratamento rebuscado, com uma hipótese diagnóstica com raciocínio analítico, pode passar para o profissional a impressão de que as intervenções estão insuficientes, causando a impressão de que "está faltando alguma coisa". O empoderamento endereçado ao cliente e ao não profissional é o diferencial no desfecho, principalmente quando abordamos pessoas resistentes à mudança
- *Entrevista motivacional não é o que você já estava fazendo*: a EM é descrita pelos autores como uma forma de guiar a pessoa na resolução de um problema. Essa forma de guiar envolve uma mistura flexível de informação, questionamento e escuta. A EM se assemelha a uma aproximação familiar de ajuda, mas de maneira refinada, por meio de uma escuta reflexiva confiável
- *Entrevista motivacional não é uma panaceia*: a EM nunca quis ser uma escola de psicoterapia ou uma abordagem de tratamento. Trata-se de uma ferramenta para a resolução de um problema específico quando uma pessoa precisa mudar um comportamento ou estilo de vida e encontra-se relutante ou ambivalente ao fazê-lo. A EM é uma intervenção breve que almeja a resolução da ambivalência e, neste sentido, clientes que estão em ação não apresentam resultados significativos com esse referencial. No entanto, embora seja uma intervenção breve, acertar a dose é fundamental no sentido de ser suficiente para catalisar a modificação do comportamento. Os autores exemplificam com tocar piano: você consegue tocar piano em 5 min, no entanto, para um concerto de piano são esperadas de 2 a 3 h de apresentação. Nesse sentido, a EM tem uma dose mínima para efetivar a mudança de comportamento e, atingida esta meta, não existe mais uma finalidade tão clara dela no processo de mudança.

Assim, para que a aprendizagem da EM ocorra, é preciso que o profissional tenha como alvo passar por oito estágios, sendo eles:

- Trabalhar em parceria com o cliente, baseando-se no reconhecimento de que ele é o especialista em sua própria vida
- Habilidade em oferecer um aconselhamento centrado no cliente, incluindo empatia precisa
- Reconhecer os aspectos-chave das falas do cliente norteadoras para a prática da EM
- Eliciar e fortalecer as falas de mudança do cliente
- Lidar com a resistência
- Negociar um plano de ação
- Consolidar o compromisso do cliente com a mudança
- Ser flexível no uso da EM juntamente com outros estilos de intervenção.

Espírito da entrevista motivacional

A fim de facilitar ainda mais a compreensão da abordagem, os autores ainda nos convidam para que compreendamos o "Espírito da EM", que envolve um estilo colaborativo, evocativo e com respeito à autonomia do cliente.[25] O espírito da EM é composto por quatro elementos, mostrados na Figura 20.1.

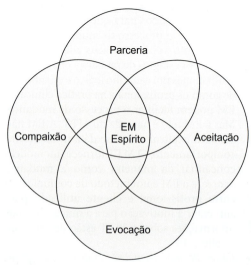

Figura 20.1 O espírito subjacente à entrevista motivacional (EM).[18]

Parceria

A EM é feita "com" e não "para" a pessoa. Trata-se de uma proposta que tira o profissional da zona de conforto e do comodismo, na medida em que não basta uma atitude pontual, demarcada e limitada ao tempo da consulta. Trata-se de um elemento que reforça a necessidade do terapeuta interagir e se interessar pela história e evolução do cliente e não se ater a uma conduta prescritiva. Nesta perspectiva, a EM convida o profissional a construir em seu trabalho uma postura equilibrada na tensão entre seguir o indivíduo e também guiá-lo. O profissional e o cliente procuram saídas juntos. Se ainda assim está inviável para a pessoa alcançar a saída, o profissional continua o processo junto com o cliente. Trata-se de uma proposta do possível em detrimento da proposta do ideal para o indivíduo. A adesão se dá pela própria permanência da caminhada em conjunto.

> Entrevista motivacional é feita "com" a pessoa.

Entrevista motivacional não é uma forma de enganar as pessoas para mudar: é um jeito de ativar a motivação e os recursos do cliente para a mudança.

Aceitação

Para a compreensão da EM, a aceitação tem forte influência nas obras de Carl Rogers e propõe que o profissional se interesse e valorize o potencial de cada indivíduo. Aceitar a pessoa não significa necessariamente que o profissional aprova ou endossa o *status quo** ou as ações do cliente, ou seja, se o profissional aprova ou reprova é irrelevante. A aceitação consiste no reconhecimento do valor absoluto que o cliente dá aos seus argumentos e razões, na empatia acurada, no suporte à autonomia do cliente e no reforçamento positivo de falas, e posturas em prol da saúde e integridade de vida do cliente (Figura 20.2).

No reconhecimento do valor absoluto também há uma compreensão na forma do respeito às particularidades do outro, acreditando que este mesmo outro, na sua unicidade, é capaz e tem seu valor próprio. Esta perspectiva parte do pressuposto de que, quando o indivíduo se sente de alguma forma julgado ou suas ações não são respeitadas ou, no mínimo, acolhidas, este se vê imobilizado

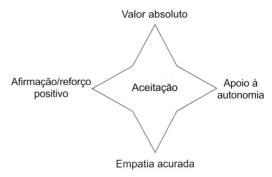

Figura 20.2 Quatro aspectos da aceitação.[18]

para a mudança. Paradoxalmente, quando o profissional aceita o cliente da forma como este se lhe apresenta (vale lembrar que aceitar não implica concordar), este se sente aceito e, por isso mesmo, mais livre e disposto a experimentar movimentos de mudança naturalmente.

Na perspectiva da empatia acurada, há o convite de que o profissional se interesse verdadeiramente pelo cliente e procure se esforçar intensamente para compreendê-lo. A empatia acurada não consiste na identificação do profissional com o cliente, tampouco em sentimentos que remetam à piedade ou à camaradagem. Consiste no real envolvimento. Contudo, para que o profissional consiga verdadeiramente ajudar seu cliente, ele deve se envolver ativamente na sua história – o que ele não deve é misturar sua própria história com a história de quem pretende ajudar.

Não cabe ao profissional o julgamento, tampouco a imposição ou influência de suas próprias ideias. O julgamento, bem como outras abordagens, faz com que o profissional não escute o cliente e, sim, a si mesmo (aos seus próprios valores, percepções do que seja certo ou errado, melhor ou pior para o outro, suposições e/ou interpretações). Este processo faz com que o profissional atue com uma intervenção prescritiva. A proposta da EM é que, no final das contas, o cliente escute a si mesmo e se dê conta de suas motivações e ambivalências, assumindo uma decisão perante seu comportamento de risco.

Para que o processo de aceitação se fortaleça, os autores sugerem ainda a necessidade de fortalecer o apoio à autonomia, na medida em que o profissional respeita a autonomia do cliente e reconhece sua capacidade de direcionar a própria vida. Para alguns profissionais este movimento pode ser difícil de ser feito, quando o cliente pode fazer escolhas e tomar atitudes que, na visão do profissional, não

---

*O *status quo* é um termo em latim que quer dizer estado atual e está relacionado com estados dos fatos, situações e coisas, independentemente do momento. *Status quo* é a condição.

corresponderia ao que haveria de melhor para o seu cliente. Mesmo motivado por boas intenções, agindo desta forma o profissional corre o risco de induzir, coagir ou controlar o cliente, desconstruindo, assim, o processo de aceitação.

Finalmente, para a EM a aceitação se completa quando há o movimento de afirmação pelo profissional, quando este busca reconhecer os pontos fortes da pessoa e reforçá-los de forma positiva.

Evocação

É evocar as forças que motivam a pessoa, em vez de persuadir. Evocar quer dizer lembrar, recordar. Motivação vem de motivo, que quer dizer aquilo que pode fazer mover, motor que causa ou determina alguma coisa. A motivação é um recurso interno. A evocação traz a proposta de ajudar o cliente a se recordar de elementos próprios e únicos que podem se tornar motivos para que haja uma mudança de comportamento.

Neste sentido, os autores da EM chamam a atenção para que os profissionais tomem cuidado e não se deixem influenciar por uma conduta que intitulam "reflexo de endireitamento",[18] que seria o desejo do profissional de tentar corrigir no outro aquilo que lhe parece errado, modificando o curso das ações a partir de suas próprias perspectivas ou do local de trabalho.

Muitos modelos de aconselhamento partem do princípio de que há algum déficit na pessoa que justificaria sua busca por ajuda profissional. A EM vai em direção oposta a este modelo, uma vez que parte do pressuposto de que quem tem a verdade ou as respostas para os questionamentos é o próprio cliente; cabe ao profissional evocar estas informações e empoderar o indivíduo quanto a este saber de si mesmo.

A mensagem implícita é: "Você tem o que você precisa para a mudança e, juntos, iremos encontrá-la". Dentro dessa perspectiva é particularmente importante focar na compreensão das forças da pessoa e em seus recursos, em vez de focar em seus déficits.

Compaixão

Promover ativamente o bem-estar do outro, priorizando suas necessidades. De acordo com o *Moderno dicionário da língua portuguesa Michaelis*,[26] a compaixão é definida como "dor que nos causa o mal alheio" e é sinônimo de comiseração, dó, pena e piedade. Em seu sentido etimológico, a compaixão é composta pelo prefixo "com", que traz a ideia de companhia, e o verbo *partior, pateris, passus sum*, que significa sofrer, suportar. A compaixão é compreendida como o sentimento que se compartilha com o semelhante,[27] que, na ética de Schopenhauer, é a saída para o homem ser bondoso e justo, rompendo com o egoísmo.

Definições em outro segmento, como o *Dicionário de filosofia de Abbgnano*,[28] percebem a compaixão como uma forma de participação no sofrimento alheio, manifestada por um sentimento de solidariedade, que se dá na medida em que há uma identidade de estados emocionais entre quem sente compaixão e quem é comiserado.

A compaixão pode ser compreendida como um meio de tentar fazer o profissional se aproximar mais verdadeiramente da pessoa e não do problema dela. Uma vez que o profissional consegue ter acesso à unicidade de cada um, torna-se possível uma melhor compreensão das complexidades individuais que dificultam as mudanças de comportamento. É um ato de aproximar-se para verdadeiramente ajudar. Os autores reforçam o convite para "colocar a mão na massa" JUNTO com a pessoa e não PELA pessoa. Por isso, eles também propõem a parceria. Um exemplo citado por Vaillant[29] ilustra o conceito de compaixão:

> Imagine que você está em uma bicicleta e um carro passa e o derruba. Sua perna fica seriamente fraturada. Quem você espera que apareça no próximo carro: sua mãe ou um paramédico? Ambos sentiriam a sua dor. No entanto, por causa do grande amor que tem por você, sua mãe ficaria imobilizada pela comiseração, pelo afeto e pela própria dor. O paramédico, contudo, teria empatia pelo seu sofrimento e sem amor, colocaria uma tala na perna fraturada. A compaixão do paramédico não diminuiria mesmo se ele tivesse atendido três outros acidentes na mesma manhã.

Na EM, a compaixão parece vir para, definitivamente, destituir o profissional do lugar de suposto saber, para um lugar mais pessoal, que realmente é capaz de compreender plenamente o que se passa na realidade do outro e se dispõe a estar com este outro. A aceitação, pressuposta na empatia, parece se tornar mais real no processo. Daí a importância dos profissionais terem claro este conceito no sentido de evitar distorções pautadas no assistencialismo e na perda da neutralidade.

O conceito de compaixão, para a EM, não está em um sentimento pessoal que o profissional deve desenvolver pelo seu cliente. Para os autores, o profissional compassivo é aquele que promove ativamente o bem-estar do outro, colocando-o como prioridade antes dele próprio. Na contemporaneidade, nos mais diferentes segmentos e tipos de serviços, o profissional compassivo é identificado como aquele que não vê no cliente mais um número, mais um caso ou mais uma fonte de renda; vê no cliente uma pessoa única, prioritária e cheia de possibilidades. O alvo final de cada encontro é o cliente e não deve ser endereçado em momento algum para a satisfação dos próprios interesses do profissional.

> Ser compassivo é promover ativamente o bem-estar do outro, priorizando suas necessidades.

▶ Estilos da entrevista motivacional

Se a EM é um estilo de aconselhamento, não falamos somente da EM enquanto uma abordagem, mas, sobretudo, enquanto um estilo que pauta a postura do profissional. Rollnick, Miller e Butler[5] sugerem que, para a aplicação da EM em práticas de saúde, são necessários três estilos de comunicação: direcionar, orientar e acompanhar; e três habilidades comunicativas básicas: perguntar, informar e escutar. Estes estilos são utilizados de forma combinada, porém os autores salientam para os riscos quando esta mistura for feita de forma inadequada.

Estilos de comunicação

Direcionar. Encontramos como sinônimo de "direcionar" os termos "gerenciar" ou "liderar". O direcionamento implica uma desigualdade no relacionamento, por partir do pressuposto de que, em uma relação, alguém tem mais conhecimento, autoridade, experiência ou poder para guiar. No atendimento, o cliente muitas vezes espera do profissional este tipo de orientação, reforçando a ideia de que uma prática totalmente não diretiva pode deixar o cliente confuso. Com relação à mudança de comportamento, o estilo de direcionar comunica: "Sei como você pode resolver esse problema. Sei o que você deve fazer". Em várias situações, o cliente poderá depender de decisões, conselhos e ações do profissional, desde que este adote a postura de sugerir, deixando a decisão na responsabilidade do cliente e não assumindo a responsabilidade pela mudança.

Orientar. O orientador tem o papel de ajudar o cliente a encontrar o caminho. É o cliente quem sabe onde quer ir, porém o orientador pode auxiliá-lo a chegar lá. Um bom orientador sabe o que é possível fazer e pode oferecer alternativas. Com relação à mudança de comportamento, o estilo de orientar comunica: "Posso ajudá-lo a resolver isso por sua própria conta".

Acompanhar. Neste estilo, o que predomina é a escuta e o terapeuta acompanha o cliente em seu rumo. Este acompanhamento por parte do profissional possibilita que o cliente sinta-se mais compreendido, uma vez que demonstra interesse e preocupação. Com relação à mudança de comportamento, o estilo de acompanhar comunica: "Não vou mudar ou forçar você. Vou deixar você resolver isso em seu próprio tempo e em seu próprio ritmo".

Habilidades comunicativas básicas

As habilidades comunicativas básicas são o meio pelo qual são colocados em prática os estilos de comunicação. Ao perguntar, a intenção do terapeuta costuma ser a de desenvolver uma compreensão sobre o problema do cliente. O escutar implica um processo ativo por parte do terapeuta, para que ele possa verificar se de fato houve compreensão da mensagem exata, conforme expressa pelo cliente. Já o informar possibilita a transmissão do conhecimento e de todo o conteúdo compreendido por parte do terapeuta. O resultado de uma informação inadequada ou até mesmo a falta dela traz implicações na adesão do paciente. O Quadro 20.1 nos orienta quanto à aplicação das habilidades comunicativas básicas associadas aos estilos de comunicação.

Quadro 20.1 Habilidades comunicativas básicas: perguntar, informar e escutar.

- Perguntar:
  - "Quantas vezes isso aconteceu?" (direcionar)
  - "Que tipo de mudança de sentido é importante para você?" (orientar)
  - "Como você tem passado desde que o seu filho foi internado?" (acompanhar)
- Informar:
  - "Sua melhor opção é fazer o tratamento medicamentoso." (direcionar)
  - "Você tem orientação médica de dieta, mas como é isso para você?" (orientar)
  - "Sim, é uma experiência comum. Muitas pessoas ficam bastante inseguras com coisas simples, como ir ao mercado." (acompanhar)
- Escutar:
  - "Então, você compreende o que vai acontecer hoje, mas quer que eu fale mais sobre o que vai acontecer depois." (direcionar)
  - "Você está preocupado com seu peso, e não sabe o que fazer." (orientar)
  - "Isso foi uma grande perda." (acompanhar)

Adaptado de Seibel e Toscano.[36]

▶ Processos da entrevista motivacional

Em suas duas primeiras edições, os autores descreveram que a EM poderia ser dividida em duas fases. A fase 1 consistiu na construção da motivação para a mudança, partindo da construção que o cliente se dá para a realização da mudança em questão. Já a fase 2, envolveria o fortalecimento do compromisso com a mudança, e o desenvolvimento de um plano de ação para a realização desta mudança. Depois de propostas essas fases, contudo, os autores reconheceram sua validade enquanto orientação, mas também reconheceram-na incompleta, porque no manejo clínico perceberam que esse processo não acontecia de forma linear e sim circular. Desta forma, a perspectiva linear em forma de fases, cedeu lugar à real perspectiva circular, construída a partir de processos. A partir deste enfoque, a EM atualmente é, então, descrita na confluência de quatro processos que são apresentados sequencialmente e devem ser visualizados sob a forma de degraus (Figura 20.3).

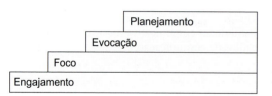

Figura 20.3 Os quatro processos fundamentais na entrevista motivacional. Adaptada de Miller e Rollnick (2013).[18]

Engajamento

O engajamento consiste na construção de uma aliança terapêutica. Quando o profissional consegue estabelecer uma boa aliança terapêutica com o cliente há mais engajamento no tratamento, possibilitando que haja maior adesão. Aqui, o engajamento é definido como um processo de construção em uma relação de ajuda, que busca uma solução para o problema apontado. Esta relação é pautada no respeito e na confiança mútuos. O cliente engajado não é passivo ao seu próprio processo de mudança. Alguns fatores podem influenciar o engajamento, tais como identificar os desejos e objetivos do cliente; avaliar junto ao cliente o grau de importância dado aos seus objetivos; acolher o cliente de forma positiva, possibilitando que este se sinta valorizado e respeitado; trabalhar suas expectativas; oferecer esperança.

Alguns itens são ilustrados para serem observados, para que o profissional possa ter condições de perceber se está conseguindo manter um clima de engajamento:

- Estou promovendo um clima de conforto para que a pessoa se sinta completamente à vontade para conversar comigo?
- Estou conseguindo apoiar e ser útil em suas dificuldades?
- Estou compreendendo verdadeiramente as reais perspectivas e problemas desta pessoa?
- Estou também me sentindo à vontade e confortável nesta conversa?
- Será que estou me colocando em um lugar de parceria e colaboração?

Foco

A construção do foco está no desenvolvimento e na manutenção da direção específica da conversa para a mudança. Durante o atendimento, o cliente pode estar, muitas vezes, envolto em uma série de acontecimentos e sua tendência pode ser a de se concentrar nos sintomas ou nos fatos mais recentes que o levaram até ali, subvalorizando ou até mesmo desconhecendo o fator "causa". Cabe ao profissional se preocupar em manter o foco durante o atendimento, para que a conversa não se perca no meio do caminho. Manter o foco na conversa ajuda na elaboração e no resgate do sentido, bem como possibilita a construção de uma direção para a mudança.

Alguns itens para que o profissional avalie se está conseguindo focar com o cliente são descritos a seguir:

- Quais são as metas para a mudança que esta pessoa realmente tem?
- Eu tenho diferentes aspirações de mudança para essa pessoa?
- Estamos trabalhando em conjunto com um objetivo comum?
- Há fluência na direção dos nossos discursos ou eles estão se movendo para direções diferentes?
- Eu tenho uma noção clara de para onde estamos indo?
- O movimento da nossa conversa está parecendo uma luta ou uma dança?

Evocação

Evocar consiste no movimento do profissional de extrair da pessoa os próprios sentimentos concernentes ao propósito de mudança. Esta é a essência da EM. Todas as conclusões ou caminhos a serem percorridos devem ser uma conclusão que o cliente alcança sozinho, com o auxílio do profissional e não com a sua indução. A resposta para as questões deve, ao final, sair da boca do cliente, como se fosse realmente uma grande descoberta! Uma perspectiva de um profissional especialista ou perito recomendaria que este deveria identificar um problema, avaliar o que poderia estar sendo feito de errado e orientar o que deve ser feito para reparar ou consertar o que está errado. Esta visão é oposta à perspectiva da evocação. Aqui, cabe ao profissional aproveitar as próprias ideias do cliente para que este descubra como e por que pretende agir de determinada forma e seja verdadeiramente ativo em seu próprio processo. Vale ressaltar que o modelo do especialista ou perito é indicado em muitos manejos clínicos, por exemplo, na realização de uma cirurgia. Mas os autores salientam que, para a EM, este manejo é contraindicado em processos de transformação pessoal.

Para que o profissional consiga evocar do cliente, deve se perguntar:

- Quais são as razões próprias dessa pessoa para a mudança?
- Existe alguma relutância quanto à confiança ou à importância de mudar?
- Estou ouvindo alguma fala que remeta à mudança? De qual tipo?
- Estou dirigindo muito longe ou muito rápido para uma direção particular?
- Estou deixando o meu "reflexo de endireitamento" me influenciar para ser o único a argumentar em favor da mudança?

Planejamento

O planejamento está na construção do movimento de "quando" e "como" mudar. Tomando-se como base os estágios de prontidão para a mudança, há um momento em que o cliente diminui os seus questionamentos e começa a se preparar para uma tomada de atitude. Neste momento, o planejamento é fundamental, uma vez que desenvolve a formulação de um plano de ação específico, podendo encorajar o cliente a aumentar seu compromisso com a mudança. A construção do planejamento não deve ser prescrita e, sim, evocada do cliente; da mesma forma, não deve ser pontual e deve ser sempre revista. Quando há ensaios rumo ao movimento para a mudança, o planejamento torna o cliente mais seguro, uma vez que promove sentimentos de autoeficácia pautados na sua autonomia e nas suas tomadas de decisões.

O profissional deve ficar atento aos seguintes itens para executar um bom planejamento com o cliente:

- Qual seria o próximo passo razoável para a mudança?
- O que ajuda esta pessoa a se mover para frente?
- Estou atento ao fato de que o plano deve ser evocado, e não prescrito?
- Estou oferecendo a informação necessária ou sugerindo?
- Estou conseguindo conter minha curiosidade quanto àquilo que seria melhor para esta pessoa?

Desta forma, para entender melhor em que consistem os processos da EM, podemos compreendê-la a partir de três definições:

- *Definição de um leigo:* a EM é um estilo de conversa colaborativa para o reforço da própria motivação e comprometimento de uma pessoa para mudar
- *Definição de um praticante:* a EM é um estilo de aconselhamento centrado na pessoa para abordar questões relativas acerca da ambivalência para a mudança
- *Definição técnica:* a EM é um estilo de comunicação colaborativo e orientado para um objetivo específico, que é o de favorecer a mudança. Tem como finalidade fortalecer a motivação pessoal para o compromisso com a mudança, recolhendo e explorando as próprias razões da pessoa, dentro de uma atmosfera de aceitação e compaixão.

▶ Metodologia da entrevista motivacional | PARR

Embora a reflexão seja a estratégia-chave na EM, é importante salientar que a metodologia não consiste apenas no uso de reflexões. A metodologia consiste na utilização de reflexões, reforços positivos, resumos e perguntas abertas em uma relação de, no mínimo, 2:1, ou seja, a utilização de cada duas estratégias para cada pergunta, com preferência das reflexões.[30,31] Nesta relação, para cada vez que o profissional escolher fazer uma pergunta aberta, as outras duas estratégias deverão ser, preferencialmente, qualquer das outras disponíveis. Neste contexto, as perguntas são utilizadas em menor proporção, porque se espera que todas as estratégias possam causar mais reflexão no cliente. A própria reflexão do cliente possibilita que ele fale mais do que o profissional e tenha uma oportunidade de ouvir a si mesmo – muito mais do que ao profissional – de descobrir coisas por si mesmo e, ao final, perceber que é capaz de discernir, fazer escolhas, tomar decisões e agir. Mesmo com essas possibilidades de estratégias a serem utilizadas por parte do profissional, o protagonismo deve ser sempre do próprio cliente.

Veja a seguir o acrônimo de PARR (em inglês OARS):[18,32,33]

P: perguntas abertas
A: afirmar – reforço positivo
R: refletir
R: resumo
+ Informar e aconselhar

Fazer perguntas abertas

Uma boa maneira de começar a terapia é fazer as perguntas de modo que encoraje o cliente a falar o máximo possível. As perguntas abertas são aquelas que não podem ser respondidas facilmente com uma palavra ou frase simples. Fazer perguntas abertas é um convite ao cliente para que ele possa refletir e elaborar, uma vez que, para a EM, não é a resposta para aquilo que o profissional quer saber que é o mais importante. Alguns clientes falam com muita facilidade. Outros são mais defensivos e precisam de encorajamento. Nesse caso, o modo como o profissional realiza perguntas influenciará fortemente os próximos acontecimentos. De qualquer forma, o uso de perguntas abertas abre espaço para que o profissional se surpreenda com informações que ele sequer imaginava! Veja alguns exemplos de perguntas iniciais:

- Como posso te ajudar?
- O que você gosta na maconha?
- O que você quer fazer sobre seu hábito de beber?
- Em sua opinião, o que você considera importantes motivos para parar de fumar?

Na EM, não é recomendado o uso em demasia de perguntas, principalmente de forma consecutiva. A ideia central é sempre fazer uma pergunta para cada duas outras estratégias, de preferência com o uso de reflexões.

O oposto ao movimento de fazer perguntas abertas é, obviamente, o profissional fazer perguntas fechadas, restritas, que fazem com que o cliente dê respostas curtas e pré-direcionadas para aquilo que o próprio profissional previamente conduziu para saber. Este tipo de pergunta restringe a reflexão e dificulta o engajamento, por manter o cliente em um papel passivo.

Vale ressaltar ainda que, mesmo que o profissional consiga desenvolver seu trabalho com o uso de perguntas abertas, a quantidade delas deve ser observada, para não trazer induções na fala do cliente. O ideal é um pergunta para cada duas reflexões.

Refletir

Trata-se da principal estratégia na EM e deve constituir uma proporção substancial durante a fase inicial da EM, principalmente entre os pré-contempladores e os contempladores.

O elemento crucial na escuta reflexiva é como o profissional responde ao que o cliente diz. Thomas Gordon esboçou o modelo do pensamento reflexivo que conecta o que o cliente disse com o que o profissional ouviu, com o pensamento do profissional sobre o que o cliente queria dizer para, finalmente, conectar o que o cliente queria dizer com o que de fato ele disse.[34] Para que a escuta reflexiva ocorra, esse processo deve ser horizontal, objetivo e direto. Este modelo pode ser também compreendido melhor a partir da Figura 20.4.

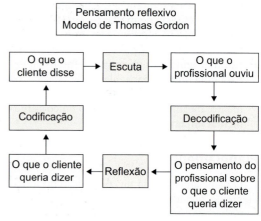

Figura 20.4 Pensamento reflexivo: modelo de Thomas Gordon.[34]

Ao refletir, o profissional se coloca na relação, mas, ao mesmo tempo, deve ser fiel ao que o cliente disse. Por este motivo, a EM não trabalha com interpretação. As relações com o cliente são autênticas e devem permitir que ele exprima abertamente seus sentimentos e atitudes sobre seu comportamento e processo de mudança. Oferecer uma escuta reflexiva requer treinamento e prática para pensar reflexivamente. O processo de escuta ativa requer: atenção cuidadosa ao que o cliente diz; visualização clara do que foi dito; formulação da hipótese concernente ao problema, sem suposições ou interpretações; articular a hipótese por meio de uma abordagem não defensiva.

A ideia é que a fala do profissional não sofra interferência deste, em termos dos seus valores, suposições, personalidade, crenças, entre outros aspectos. Tal postura na realização de uma escuta reflexiva não impede que o profissional possa experimentar uma atitude calorosa, positiva e de aceitação para com seu cliente, desde que o profissional deixe claro que aquela é a impressão, visão ou compreensão dele acerca do cliente ao realizar uma reflexão. A transformação pessoal é facilitada quando o profissional é aquilo que é, quando as relações com o cliente são autênticas, exprimindo abertamente seus sentimentos e atitudes no momento em que ocorrem.[35] O profissional coloca-se na relação, mas quando realiza a escuta reflexiva deve ser fiel ao que o cliente disse. A escuta reflexiva não consiste em um processo de análise, mas no acompanhamento interessado sobre aquilo que a pessoa está dizendo. Nem sempre conseguimos colocar em palavras precisamente aquilo que estamos pensando. O profissional experiente à escuta reflexiva consegue decodificar o sentido dos elementos que estão sendo apresentados, o que não significa que ele irá fazer interpretações ou suposições. O profissional não deve ficar, contudo, ansioso e tentando mostrar a qualquer preço que já compreendeu o cliente para que este se sinta compreendido; ao contrário, arriscar palpites demonstrando interesse já promove a percepção de acolhida. O cliente que experimenta a escuta reflexiva feita por profissional qualificado e experiente, além de se sentir acolhido e aceito, tem a oportunidade de perceber com mais clareza o que está fazendo com a própria vida. Assim, espera-se que, a partir desta nova percepção, o cliente tenha reais condições de experimentar outro estágio motivacional para o tratamento ou, pelo menos, não retroceda do ponto em que está.

Oferecer uma escuta reflexiva requer treinamento e prática para *pensar* reflexivamente, o que inclui dar conta de que aquilo em que você acredita ou supõe que as pessoas queiram dizer nem sempre é o que elas realmente querem dizer. Veja o seguinte exemplo:

Profissional (P): Você comentou que aconteceram coisas diferentes nessa semana. Você quer conversar sobre isso?

Cliente (C): Eu acho que é importante porque realmente era uma coisa que não tinha me acontecido até então. Eu nunca tinha bebido e esquecido das coisas que eu tinha feito. Dessa vez, eu bebi muito. Eu tive um pensamento assim: já que eu estou bebendo, vou beber muito mesmo! E acabei saindo com uma colega minha e acordei na casa dela. Mas eu nem lembro o que aconteceu!

P: Entendo que essa situação de esquecimento não tinha te acontecido antes.

C: Eu esqueci completamente. Isso foi realmente muito ruim! Você acorda e tem que perguntar para a pessoa: "E aí! Tudo bom? O que aconteceu?". Isso nunca tinha acontecido! Eu já estava mais segura na questão da bebida. Já estava 1 mês sem beber. Conseguindo controlar a bebida. Mas eu não consegui controlar e ainda aconteceu uma coisa que nunca tinha acontecido comigo antes.

P: Eu posso imaginar como você está se sentindo. Estou entendendo que essa situação te deixou inseguro.

C: É verdade! Estou muito inseguro até porque pensei que se nunca tinha acontecido era porque o meu caso não era tão grave.

P: Estou entendendo que você está pensando que o seu caso pode ser grave.

C: É isso mesmo! Acho que estou bebendo demais e preciso fazer alguma coisa!

O processo de escuta ativa requer:

- Atenção cuidadosa ao que o cliente diz
- Visualização clara do que foi dito
- Formulação da hipótese concernente ao problema, sem suposições
- Articular a hipótese por meio de uma abordagem não defensiva.

Para avaliar se a reflexão feita foi efetiva, basta analisar a reação do cliente. Se expressa concordância, não apresenta postura defensiva, abre espaço para que o cliente fale mais e apresenta uma postura verbal mais relaxada ou motivada, são sinais de que a reflexão foi efetiva. Por outro lado, se o cliente começa a advertir ou ameaçar, persuadir, argumentar, discordar, julgar, criticar ou culpar, retrair-se, distrair-se, ser indulgente ou mudar de assunto, estes são indicativos claros de que a reflexão não foi efetiva e cabe ao profissional reformular.

Avaliar a comunicação não verbal mediante a recepção da reflexão também é imprescindível. As pessoas não se comunicam apenas por palavras. O próprio corpo comunica no modo de manter e conduzir-se ao rosto. Os movimentos faciais e corporais, os gestos, os olhares, a entonação de voz são importantes elementos não verbais da comunicação. O comportamento não verbal pode ser uma reação involuntária ou uma atitude comunicativa propositada. É importante observar expressão facial, movimento dos olhos, movimentos da cabeça, postura e movimentos do corpo, qualidade, velocidade e ritmo da voz e aparência.

Existem tipos de reflexão. Podem ser muito simples, por exemplo, a mera repetição de uma ou duas palavras. Uma reflexão mais sofisticada substitui as palavras do cliente por outras ou faz uma inferência quanto ao sentido implícito. Às vezes, também é útil refletir como o cliente parece estar se sentindo enquanto fala. A reflexão, porém, não é um processo passivo. O profissional decide o que refletir e o que ignorar, o que enfatizar e o que não enfatizar, que palavras usar para captar o sentido. O Quadro 20.2 mostra os tipos de reflexão existentes.

Afirmar | Reforço positivo

O reforço positivo também tem seu lugar no tratamento, sendo isso uma das peculiaridades na EM. Pode ser realizado por meio de apoio e oferecimento de apreciação e compreensão por parte do profissional. É importante ter em mente a ideia de reconhecer comportamentos, situações ou pensamentos que ocorram na relação terapêutica ou que o profissional tenha evidências concretas de sua existência, pois, caso con-

Quadro 20.2 Tipos de reflexão.

Tipos de reflexão	Definição	Exemplos
Reflexão simples	É o tipo mais simples de reflexão e o que deve ser utilizado quando não se possui amplo conhecimento da história do cliente. Muitas vezes, pode ser a mera repetição de uma palavra dita pelo cliente. Porém, não deve ser usada em demasia. A reflexão simples é uma boa estratégia para responder à resistência com a não resistência. Um simples reconhecimento da discordância, da emoção ou da percepção permite mais exploração, em vez de atitudes de defesa, evitando, assim, a armadilha do confronto-negação	• *Cliente:* Nada me faz sentir vontade de fazer as atividades que preciso realizar no meu dia a dia. Não tenho vontade de fazer nada • *Profissional:* Você está me dizendo que está sem vontade de fazer as atividades que precisa realizar no seu dia a dia
Reflexão amplificada	Uma abordagem muito útil é refletir algo que o cliente tenha dito de uma forma exagerada ou amplificada. Se a estratégia for bem-sucedida, encorajará o cliente a recuar e eliciará o outro lado da ambivalência. Mas cuidado: uma afirmação exagerada demais ou sarcástica pode eliciar ainda mais resistência	• *Cliente:* Eu não tenho problemas com a bebida. Eu paro a hora que eu quiser! • *Profissional:* Então, você quer dizer que não tem problemas com a bebida e que você tem pleno controle do seu hábito de beber
Reflexão dupla	Implica reconhecer o que o cliente disse e acrescentar o outro lado da ambivalência. Para isso, pode ser usado material que o cliente tenha oferecido anteriormente, mesmo que em outra sessão	• *Cliente:* Estou muito aborrecida • *Profissional:* Posso entender o quanto é duro estar aborrecida, mas nós também sabemos que o fato de você estar aborrecida faz com que sua família lhe dê mais atenção
Reflexão de sentimentos	É a forma mais profunda de reflexão, em que são incorporados elementos emocionais para que o cliente se dê conta dos seus sentimentos. Vale ressaltar que esse tipo de reflexão é utilizado somente diante do conhecimento da história do cliente ou quando este demonstra muito claramente seus sentimentos. Caso contrário, não deve ser usado na sessão inicial	• *Cliente:* Eu não gosto do jeito como o meu marido fala comigo • *Profissional:* Parece que você está muito irritada com o seu marido

Adaptado de Seibel e Toscano (2010)[36] e Miller e Rollnick (2013).[18]

trário, o reforço positivo pode funcionar como uma barreira para escutar o cliente, se não for verdadeiro. Podemos utilizar uma metáfora, na qual o profissional pode enxergar o copo meio vazio ou o copo meio cheio – no reforço positivo, há o reconhecimento do copo meio cheio, valorizando o que já foi conquistado até o momento. O reforço não pode ser uma forma de indução; desta forma, vale ressaltar que quem produz mudanças é o cliente e não o profissional. Seguem alguns exemplos:

- Obrigada por você ter vindo à consulta hoje!
- Essa é uma boa ideia!
- Parece que você é uma pessoa bem-disposta, que gosta de estar com as pessoas e fazê-las rir
- Aprecio sua pontualidade
- Parece uma boa sugestão!
- Você demonstra ser uma pessoa muito preocupada com sua família.

Esta perspectiva convida a uma mudança paradigmática comum a muitas práticas clínicas, que utilizam a intervenção contra o fato negativo, com a crença de que, confrontando o que está "ruim", "errado" ou "mal", o cliente terá mais condições de se mover em direção à mudança.

O reforço positivo é uma forma de apoio autêntico, de incentivo e de verdadeiro reconhecimento daquilo que há de valor em cada ser humano – e não de oferecer um mero elogio. Trata-se, segundo Rogers,[35] de uma manifestação de amor do profissional para o cliente que não se revela na perspectiva do romantismo ou da possessão e, sim, no amor desinteressado, altruísta, que se interessa pelos outros, paciente, benigno e que não procura os seus próprios interesses.

Resumo

Resumos podem ser utilizados para conectar os assuntos que foram discutidos, demonstrando que você escutou o cliente, além de funcionarem como estratégia didática para que o cliente possa organizar suas ideias. Em um atendimento em que há a construção de uma aliança terapêutica e o cliente se sente seguro e à vontade para promover "uma tempestade de ideias", nem sempre ele consegue alcançar a dimensão de tudo aquilo que ele próprio disse. Estas conexões não precisam se dar exclusivamente com os assuntos do mesmo atendimento; ao contrário, o profissional tem liberdade, quando vir esta necessidade, de resumir um processo, não somente uma fala, permitindo ao cliente a oportunidade de perceber que de fato há um interesse e um acompanhamento por parte do profissional. O cliente pode ver que o profissional "não se esquece das coisas que ele disse". Podem ser especialmente úteis para a ambivalência, permitindo ao cliente examinar os pontos positivos e negativos simultaneamente. Os resumos podem ainda oferecer *links* entre os conteúdos presentes e aqueles que foram discutidos anteriormente. Na EM, os resumos podem ser utilizados em vários momentos da sessão, ou seja, quando o cliente colocou várias ideias simultaneamente e o profissional tenta conectá-las e refleti-las ao cliente para sua melhor compreensão, além de funcionar como forte indício para o cliente de que está sendo ouvido atentamente pelo profissional e este fato *per se* gera menor resistência. Veja o exemplo a seguir:

Profissional (P): Se você me permite, eu gostaria de fazer um resumo do que foi falado até então.
Cliente (C): Ok!
P: Hoje você chegou relatando uma recaída e sentindo muita vergonha porque você esqueceu coisas que aconteceram e com muito receio de voltar a beber como você bebia antes. Você também trouxe a preocupação com a gravidade do seu hábito de beber. Pensando um pouco nisso, nós montamos um plano de mudança, porque você coloca que é a questão do seu tempo de lazer não estar preenchido que pode ser um indício para uma recaída. Então, você está pensando em organizar mais o seu tempo de lazer jogando futebol, tocando violão, renovando o círculo de amizades e saindo mais com os amigos do irmão. Compreendo que você veio aqui hoje com muita consciência de tudo isso e disposto a mudar.

Desta forma, ao final de uma série de informações que foram trocadas no atendimento, o cliente está apto para trabalhar as ideias de uma forma mais organizada e interconectada e, a partir disso, extrair pontos que sejam relevantes para ele, para que possa haver material para um processo de elaboração continuado.

Informar e aconselhar

A EM entende que o manejo de clientes ambivalentes no auxílio ao movimento para a mudança é bastante particular e, por este motivo, requer intervenções específicas. Neste contexto, percebe-se como errônea a crença de que o profissional não pode aconselhar ou dar informações aos clientes. Os clientes ambivalentes em uma abordagem completamente não diretiva podem se sentir confusos ou inseguros. Por este motivo, a EM encoraja os profissionais a dar informações e conselhos, principalmente quando os clientes pedirem, desde que estas sejam importantes e complementares ao processo de construção e descoberta deles.

▶ Explorando objetivos e valores

A EM não reconhece que haja um ser humano que esteja desmotivado; ao contrário, ele está sempre motivado. As pessoas estão motivadas a buscarem recursos para suprirem suas necessidades mais básicas. E buscam não somente a realização da necessidade propriamente dita, mas também a satisfação nessa realização, como comer uma comida gostosa e dormir em uma cama quentinha e confortável. E, ainda assim, quando todas essas necessidades são satisfeitas, o ser humano se motiva para a realização de necessidades mais elevadas. A pirâmide de Maslow, que divide as necessidades humanas em níveis hierárquicos, ilustra muito bem essa perspectiva. Porém, nem sempre temos claramente traçados quais são os nossos valores a serem preservados e objetivos a serem alcançados, ainda que eles sempre existam. Desta forma, para que haja a realização dessas motivações intrínsecas, é necessário que o ser humano minimamente os reconheça e os identifique. O trabalho em prol deste reconhecimento traz valiosos recursos para que o cliente possa começar a construir seu projeto de vida.

A EM se propõe a auxiliar nesse processo, por reconhecer tratar-se de uma valiosa oportunidade de construir e fortalecer a aliança terapêutica com o cliente. O cliente se sente reconhecido, valorizado e motivado, quando o profissional se dispõe a identificar junto com ele, em seus potenciais humanos únicos. Esta construção permite, ainda, mais um recurso para a resolução da ambivalência, uma vez que a reflexão sobre os valores da vida do cliente permite que ele possa demonstrar a discrepância entre a pessoa que ele gostaria de ser e a pessoa que ele tem sido até o presente momento. Esta situação, por sua vez, traz matéria-prima de trabalho para o profissional. Vale ressaltar, contudo, que a reflexão destes valores se dá a partir daquilo que é importante para o próprio cliente e em nenhum momento o referencial de valores do profissional tem espaço. Assim, o profissional deve fazer um automonitoramento constante para não cair em armadilhas que possam confrontar o cliente em valores que são opostos aos seus, ou induzi-lo a pensar em ter como metas ações que sejam, na verdade, objetivos a serem alcançados pelo próprio profissional.

Armadilhas

A premissa, na fase inicial da terapia, é a de que o cliente está ambivalente.[17,18] Uma vez que a ambivalência tenha sido entendida e ultrapassada, a pessoa estará mais próxima de tomar a decisão de mudar. É comum, na fase inicial do tratamento, surgirem armadilhas.

A primeira sessão é crucial e determina o tom e as expectativas para a terapia. Como vimos, as ações do terapeuta podem ter uma influência poderosa sobre a resistência do cliente e sobre os resultados a longo prazo. É, portanto, importante adotar a abordagem adequada desde o início e evitar cair em algumas armadilhas que podem comprometer o progresso do cliente no tratamento.[17,18,32,36]

Armadilha da avaliação

O cotidiano do profissional que trabalha tanto em instituições quanto no desenvolvimento do trabalho autônomo, demanda que muitas vezes haja a necessidade do preenchimento de fichas, protocolos e bateria de testes. A preocupação do profissional em atender à demanda de fazer uma anamnese completa pode criar uma esfera que deixa o cliente passivo e o profissional ativo, uma vez que ele passa a ser o detentor do poder de direcionar as perguntas para aquilo que ele próprio quer ou precisa saber. Esta armadilha traz muitas desvantagens, uma vez que desempodera o cliente, fazendo assim um movimento oposto ao espírito da EM. Este desempoderamento pode dificultar a construção da aliança terapêutica e deixar o cliente em uma posição acomodada de limitar-se a responder aos questionamentos do profissional. Contudo, vale ressaltar que a avaliação pode e deve ser utilizada dentro de uma atmosfera de dar informações e subsídios para que o cliente realize seu processo de mudança.

Armadilha do especialista

O terapeuta entusiasmado e competente pode dar a impressão de que tem todas as respostas, conduzindo o cliente a um papel passivo. A EM tem como objetivo dar ao cliente a oportunidade de explorar e resolver sua ambivalência por si mesmo. Haverá momentos para a opinião do especialista, mas o foco deve ser o de estimular a motivação do próprio cliente. Veja o exemplo a seguir:

Cliente (C): A dependência química tem cura? [Terapeuta (T) dá a resposta]
C: Então posso tomar remédios para auxiliar no tratamento?
(Terapeuta pode dar informação de medicação, mas um exemplo motivacional seria:)
T: Parece que você está muito interessado em métodos para o tratamento da dependência química. Posso te ajudar indicando vários métodos, mas o mais importante é você ter em mente que pode conseguir.

Para a EM, é errônea a ideia de que é o profissional quem deve estar no controle. Esta crença não se aplica porque, em um processo terapêutico, a relação não é de poder. Desta forma, o profissional não precisa se preocupar em investigar uma série de informações para emitir um parecer, um diagnóstico ou dizer ao cliente o que ele precisa fazer. Esta perspectiva torna a relação desigual.

Armadilha da rotulação

Profissional e cliente também podem ser facilmente seduzidos pela questão da rotulação diagnóstica. Muitas vezes, pode haver um processo subjacente de briga por poder, na qual o profissional busca afirmar seu controle e conhecimento ou uma comunicação de julgamento. Outras vezes, o profissional é qualificado de modo a compreender que, para que possa utilizar seu saber em prol do cliente, deve dar algum nome à situação com a qual se depara no momento. Para alguns clientes, por outro lado, até mesmo pequenas frases aparentemente inofensivas, como "seu problema com...", podem causar sentimentos de pressão e desconforto, evocando uma resistência prejudicial ao progresso. Os problemas podem ser inteiramente explorados sem o uso de rótulos. Muitas vezes, a preocupação pode ser do cliente e a nossa resposta pode ser muito importante. Também não há motivos para desencorajar os clientes a aceitarem um diagnóstico, se estiverem inclinados a isso. Nossa ênfase é não entrar em discussões quanto a rótulos. Veja um exemplo:

Cliente (C): Então, você está sugerindo que eu sou dependente?
Terapeuta (T): Não, eu realmente não ligo para os rótulos. Mas parece que você sim e que essa é uma preocupação para você.
C: Bem, eu não gosto de ser chamado de dependente.

T: Quando isso acontece você tem vontade de dizer que sua situação não é tão séria assim.
C: Isso! Eu não estou dizendo que não tenho problemas...
T: Mas não gosta de ser rotulado como "tendo um problema". Isso lhe soa muito mal.
C: É verdade.
T: Isso é muito comum, como você pode imaginar. Muitas pessoas com quem falo não gostam de ser rotuladas. Não há nada de estranho nisso. Também não gosto que as pessoas me rotulem.
C: Me sinto como se estivessem me colocando em uma caixa.
T: Certo. Deixe-me explicar como vejo essa situação e, então, podemos prosseguir. Para mim, não importa o nome que damos a uma situação. Não me importa se o chamamos de "dependente", ou "com problemas", ou até mesmo "João". Não temos que dar um nome a isso. Se você quiser um rótulo, posso lhe dar um, mas isso não é importante para mim. O que realmente importa é determinarmos como o uso de cocaína o prejudica e o que você quer fazer em relação a ele, se é que quer fazer algo. Isso é o que importa para mim.

Armadilha do foco prematuro

Não é incomum que o profissional queira concentrar-se logo de imediato nas questões relacionadas com o uso abusivo de álcool/drogas, enquanto o cliente quer discutir outras questões. Neste momento, o profissional pode se equivocar, preocupando-se primeiro em resolver o problema que lhe é demandado para depois começar a estabelecer uma aliança terapêutica com o cliente. O importante é evitar o envolvimento em disputas quanto ao tópico mais adequado para as primeiras conversas. Começar pelas preocupações do cliente evitará que essa armadilha aconteça.

Armadilha da culpa

Outra armadilha muito comum encontrada nas primeiras sessões é a preocupação do cliente com a causa do problema ou o culpado por este, que, se não for tratada adequadamente, poderá tomar muito tempo e energia em atitudes de defesa. A chave, aqui, é que a culpa é irrelevante e isso pode ser enfrentado com o auxílio e a reformulação das preocupações do cliente. Veja o exemplo a seguir:

> Você parece estar preocupado em saber de quem é a culpa e cabe a mim lhe dizer que, na terapia, não se trata de decidir quem é o culpado. Isso é para os tribunais. Não estamos interessados em descobrir quem é o culpado ou qual a causa dos seus problemas, mas sim o que o está incomodando e o que você poderá fazer quanto a isso.

Uma explicação estruturada oferecida no início da terapia também pode ser útil, uma vez que, se o cliente tiver um entendimento claro dos objetivos do trabalho, as questões sobre a culpa podem ser evitadas.

Armadilha do bate-papo

Após conhecer o espírito da EM ou mesmo, animado com as perspectivas humanistas, o profissional pode se entusiasmar pelo desejo intenso de construir uma aliança terapêutica com o cliente e cair nesse tipo de armadilha. O cliente ambivalente, particularmente o pré-contemplativo e o contemplativo, pode trazer para o atendimento assuntos amenos, que nada têm a ver com a proposta de trabalho. Ceder à "conversa fiada" pode ser educado e até estratégico para que o cliente se sinta à vontade; contudo, cabe ao profissional ficar atento para que esse tipo de conversa se estenda por muito tempo. Estudos apontam que atendimentos que tinham tempos elevados de conversa informal entre profissional e cliente, predispuseram que estes apresentassem níveis mais baixos de motivação para a mudança e adesão ao tratamento.

Equilíbrio e equanimidade

A EM traz a ideia de equanimidade que remete à perspectiva do aconselhamento com neutralidade. Partindo de sua base conceitual, a EM tem como base evocar os motivos para a mudança. Desta forma, a neutralidade já estaria, em si mesma, implícita. Contudo, pode haver casos mais urgentes e graves, nos quais o fator tempo para a decisão, por exemplo, precisa ser considerado. Nestes casos, uma abordagem completamente não diretiva poderia não ter validade e não auxiliar o indivíduo em processos de mudança. Vale lembrar que um meio de verificar a efetividade da intervenção se dá a partir do momento em que houve uma tomada de decisão, seja ela qual for, ainda que seja diversa daquilo que o profissional pensava ser melhor. No aconselhamento com neutralidade, a ajuda para a tomada de decisão não quer dizer influenciar o cliente a se decidir por este ou aquele caminho.

O espírito de EM indica um tipo de equanimidade como uma característica geral da sua prática. Esta qualidade é bastante diferente da escolha consciente da aspiração por parte do profissional de atuar estrategicamente, almejando o objetivo particular de mudança no cliente, ou intencionalmente, mantendo a neutralidade com relação às mudanças de objetivos do cliente (equilíbrio). Ambas as escolhas envolvem a equanimidade, e exigem atenção intencional, consciente e habilidades interpessoais.

É importante distinguir equilíbrio de equanimidade. A equanimidade é uma espécie de presença que gostaríamos de ter como parte do espírito da EM, não importa o que estamos fazendo. Como equilíbrio, estamos falando de uma situação particular que tem a ver com a aspiração do profissional à pergunta: "Devo proceder estrategicamente para favorecer a resolução da ambivalência em uma direção particular?". A EM foi originalmente desenvolvida para o profissional que tem a intenção de resolver a ambivalência em uma determinada direção. O termo "equilíbrio" não faz qualquer sentido até que se tenha um objetivo de mudança, porque é equilíbrio sobre algo. Exemplo: "Eu estou disposto a perseguir aspirações de mover meu cliente em uma determinada direção?". O equilíbrio envolve uma escolha consciente do que você almeja ou não. Agora, se você muda sua escolha em favor do que o cliente lhe comunica, estamos falando em equanimidade e ambas as situações envolvem equanimidade. Ambas envolvem uma abordagem colaborativa, reconhecendo que é o cliente que toma a decisão.

Para clarificar o conceito de equanimidade: imagine uma situação em que o cliente esteja ambivalente quanto a processar judicialmente ou não um agressor, a fazer um aborto ou a doar um órgão. São decisões difíceis de serem tomadas que trazem consequências em grandes proporções, independentemente da direção escolhida. Neste caso, o profissional pode escolher[37] e posicionar-se, de forma consciente, a não usar suas habilidades para auxiliar no processo de tomada de decisão. São processos difíceis para o profissional, uma vez que certas situações podem esbarrar em seus valores pessoais, morais e experiências de vida.

Qual seria então o papel do profissional de EM quando se depara com esse tipo de situação? Nestes casos, a EM fornece vários outros subsídios que ajudam o profissional a permanecer auxiliando o cliente no seu processo de tomada de decisão, evocando do cliente de forma equilibrada os prós e os contras, as vantagens e desvantagens do contexto. Para muitos casos, este processo de seleção e análise já é suficiente para que o cliente possa se empoderar de mais ferramentas para obter reflexões e elaborações mais consistentes. Mas vale lembrar que o profissional deve sempre se manter alerta para não incorrer na armadilha de, inadvertidamente ou até mesmo inconscientemente, defender ou promover algum dos lados em questão.

Daí a pergunta: "Como você pode manter o seu equilíbrio"? Ao dar atenção equilibrada para os prós e contras na escuta, na forma de perguntar de modo a suscitar a elaboração, nos reforços positivos, nas reflexões e resumos de forma consciente. A balança decisória é uma ferramenta ideal para lembrar o profissional como manter seu equilíbrio e não inadvertidamente inclinar o cliente em uma decisão particular. Neste contexto é que a EM envolve orientação habilidosa para explorar ambos os lados da mudança, com uma intenção consciente e direção no sentido de trabalhar para manter seu equilíbrio com equanimidade.

Engajamento

Pesquisas sobre psicoterapia e qualidade da aliança terapêutica, particularmente percebidas pelo cliente, mostram que há uma expectativa acerca de resultados. Os clientes que estão mais engajados são mais propensos a aderir ao tratamento e a qualidade da aliança terapêutica pode influenciar positivamente nesses resultados. O engajamento de uma aliança terapêutica, que já pode começar a ser construído a partir do primeiro atendimento, envolve o estabelecimento de uma relação de confiança e de respeito mútuo de trabalho, acordo sobre metas de tratamento e a colaboração em tarefas mutuamente negociadas para alcançar esses objetivos.[38] Para a EM, o engajamento consiste em uma confiante e respeitosa relação de ajuda, cujo processo terapêutico é construído mutuamente.

Neste contexto, também se faz necessário compreender a ambivalência como a percepção do cliente sobre a importância que ele atribui à mudança, bem como quão confiante se sente para a realização dessa mudança. Um método simples para avaliar a importância e a confiança é a escala de disposição do Quadro 20.3:[18]

Quadro 20.3 Escala de disposição.

Quão **importante** é para você realizar esta mudança? Em uma escala de 0 a 10, sendo o 0 não importante e o 10 extremamente importante, que nota você se daria?

0 ... 1 ... 2 ... 3 ... 4 ... 5 ... 6 ... 7 ... 8 ... 9 ... 10
Sem importância   Muito importante

Quão **confiante** você se sente para realizar esta mudança? Em uma escala de 0 a 10, sendo o 0 sem confiança e o 10 muito confiante, que nota você se daria?

0 ... 1 ... 2 ... 3 ... 4 ... 5 ... 6 ... 7 ... 8 ... 9 ... 10
Sem confiança   Muito confiante

Adaptado de Miller e Rollnick (2013).[18]

Essa escala de disposição pode ser feita informalmente em uma conversa com o cliente ou se o profissional preferir, por meio de uma folha de atividade.

É importante compreender os diferentes perfis dos clientes de acordo com a importância e com a confiança que sentem em relação à sua mudança. O Quadro 20.4 mostra os diferentes perfis, e nos grupos A, B e C existe muito trabalho a ser realizado com a EM, ou seja, a construção da motivação para a mudança. O grupo D se mostra desejoso e confiante para a realização da mudança, mas ainda não se sente totalmente pronto ou seguro para a realização da mesma, envolvendo com isso a estruturação de um plano de ação.

Quadro 20.4 Quatro perfis de clientes.

Grupo A: Baixa importância e baixa confiança	*Grupo B:* Baixa importância e alta confiança
Estas pessoas não veem como importante a mudança e não acreditam que podem ter sucesso se tentarem mudar	Estas pessoas se mostram confiantes para a realização da mudança, mas não visualizam sua importância
Grupo C: Alta importância e baixa confiança	*Grupo D:* Alta importância e alta confiança
Estas pessoas visualizam a importância de mudar, mas não se acham em condições de fazê-lo	Estas pessoas veem como importante mudar e acreditam que podem ter sucesso em sua realização

Adaptado de Miller e Rollnick (2013).[18]

Na construção da aliança terapêutica, o cliente pode fazer alguns questionamentos: "Eu me sinto respeitado por este profissional?"; "Será que este profissional me ouve e me entende?"; "Confio nesta pessoa?"; "Este profissional parece estar mais disposto a negociar, em vez de ditar o que eu tenho que fazer?". Algumas armadilhas são apresentadas, a fim de alertar o profissional, e evitar que elas aconteçam, por dificultarem o processo de construção da aliança terapêutica.

Contatos pós-consulta

O risco de um cliente abandonar o tratamento após a primeira consulta é superior a 50%. As estratégias descritas anteriormente contribuem muito para que isso não aconteça, mas uma medida adicional aumenta significativamente a taxa de clientes que dão continuidade ao tratamento: um simples contato pós-consulta, que aumenta a taxa de retorno em mais de 6 vezes.[39] Um contato simples, por meio de um telefonema pessoal após uma falta, reduz a taxa de abandono de 92% para 60%.[38] Ou seja, uma simples expressão de preocupação e afeto pode ter importante efeito na motivação do cliente para retornar ao tratamento.[17,18]

Resistência

Em geral, quanto mais um cliente resistir, menor será a probabilidade de que mude e maior a de que abandone o tratamento. Uma de nossas metas é evitar eliciar ou fortalecer a resistência. Como vimos, esta é altamente influenciada pelo estilo do terapeuta: este pode aumentá-la ou diminuí-la.[17,18]

A resistência é um comportamento observável que ocorre durante o tratamento e sinaliza ao terapeuta que o cliente não está acompanhando sua linha de ação. Pode indicar que o terapeuta está utilizando estratégias inadequadas para o estágio de mudança em que o cliente se encontra.

Um grupo de pesquisa do Oregon, EUA, criou um sistema engenhoso e muito útil para observar comportamentos de resistência durante sessões de tratamento que indicam que o cliente está se afastando do caminho de mudança. Em oposição a esses comportamentos estão as afirmações automotivacionais vistas anteriormente. São quatro categorias:[17,18]

- *Argumentar:* aqui o cliente contesta o conhecimento, a experiência e a integridade do terapeuta, desafiando-o, depreciando-o ou hostilizando-o
- *Interromper:* o cliente corta a fala do terapeuta de maneira defensiva, sobrepondo-se a ele (falando junto) ou interrompendo-o
- *Negar:* o cliente não expressa disposição de reconhecer problemas, cooperar, assumir responsabilidades ou aceitar orientação. Culpa outras pessoas, discorda do terapeuta sem mostrar alternativa, justifica seu comportamento, alega que não corre riscos ou os minimiza, mostra-se pessimista ou derrotista, reluta quanto às orientações dadas e mostra contrariedade
- *Ignorar o terapeuta:* o paciente mostra-se desatento, não responde às perguntas, não reage e muda de assunto.

Reações de divergência ou discordância (falas de sustentação) são normais, devem ser esperadas e não são motivos de preocupação, a menos que persistam ou se tornem o padrão do paciente.[17,18,30] A seguir, algumas estratégias fundamentais para lidar com a resistência:

- Utilização das reflexões descritas anteriormente
- Mudança de foco: consiste em desviar a atenção do paciente daquilo que parece ser um obstáculo no caminho do progresso, ou seja, trata-se de contornar as barreiras em vez de passar por cima delas
- Ênfase no controle e na escolha pessoal: deixar claro, desde o início do processo, que, no fim das contas, é o paciente quem determina o que acontece, atribuindo a ele a responsabilidade integral pelos seus atos. O terapeuta funciona como um roteirista no processo
- Reformulação: reformular as informações que o paciente está oferecendo significa oferecer um novo sentido ou interpretação para elas, sob uma nova luz, a qual propicia mais chances de instauração da mudança. Uma oportunidade de reformulação para clientes com problemas com bebida é dada pelo fenômeno da tolerância. Muitos deles consideram sua capacidade de "beber bem" como um sinal de que estão seguros, quando, na verdade, essa informação sugere exatamente o oposto: a tolerância ao álcool é um fator de risco.

Exemplo:

Cliente: Não aguento mais tentar parar e não conseguir. Eu desisto.

Terapeuta: Realmente, muitas vezes é difícil ver a luz no final do túnel. Percebo seu esforço em parar e o admiro por isso. Lembre-se do processo de mudança que discutimos: quanto mais vezes você passar pelas fases, mais chance de chegar à manutenção você terá.

Comprometimento com a mudança

No momento em que o cliente estiver determinado a mudar, faz-se necessário mudar de estratégia, de forma a ajudá-lo a fortalecer seu compromisso. Não existe um momento ideal. Nesta fase, o cliente está pronto para mudar e o principal objetivo é auxiliar a confirmar e justificar a decisão de mudança; é importante reconhecer alguns sinais indicativos de prontidão do cliente para a mudança, descritos a seguir:[17,18]

- Reconhece a disposição para a mudança
- Menor resistência: o cliente para de argumentar, negar, interromper
- Menos perguntas sobre o problema: existe uma sensação de conclusão

- Resolução: o cliente pode parecer mais calmo, por já ter tomado uma decisão
- Pode-se seguir um momento de angústia e emotividade
- Afirmações automotivacionais: o cliente faz afirmações que refletem o reconhecimento do problema, a preocupação, a abertura à mudança e o otimismo
- Mais perguntas sobre a mudança: pergunta o que pode fazer, como mudar
- Visualização do futuro: fala sobre como a vida poderia ser após a mudança, antecipa dificuldades se a mudança fosse feita ou discute as vantagens de mudar
- Experimentação: pode começar a experimentar mudar (ir a encontros dos Alcoólicos Anônimos [AA], ficar sem beber alguns dias, ler um livro de autoajuda).

Nessa fase, o profissional necessita negociar um plano de tratamento com metas específicas, levando em consideração as opções de mudança do cliente, incentivando a elaboração de um compromisso. Uma vez atingida essa segunda fase, a maior parte do trabalho de EM foi feito. A partir daqui, o papel do profissional é ser um facilitador. É preciso ter em mente algumas possíveis complicações: a ambivalência ainda não desapareceu e o plano de mudança feito deve ser algo aceitável para o cliente. Deve-se lembrar que o terapeuta deve dar espaço de decisão ao cliente. Ao mesmo tempo, deve cuidar para não dar direcionamento insuficiente ao cliente, deixando-o perdido.[15]

Afirmações automotivacionais

Na fase de comprometimento com a mudança são frequentes as afirmações automotivacionais. Existem quatro tipos de afirmações automotivacionais: reconhecimento do problema, expressão de preocupação, intenção de mudar e otimismo em relação à mudança. Cada afirmação desse tipo faz a balança pender um pouco mais para a mudança. Exemplos:

- Reconhecimento do problema:
  - "Eu acho que o problema é maior do que eu pensava"
  - "Não tinha percebido o quanto estou bebendo"
  - "Isso é sério!"
- Expressão de preocupação:
  - "Estou realmente preocupado com isso"
  - "Eu me sinto impotente"
  - "Como isso pôde acontecer comigo? Não posso acreditar!"
- Intenção de mudar:
  - "Acho que está na hora de pensar em parar"
  - "Tenho que fazer alguma coisa"
  - "Como é que as pessoas abandonam um hábito como esse?"
- Otimismo em relação à mudança:
  - "Acho que consigo fazer isso"
  - "Agora que me decidi, estou certo de que posso mudar"
  - "Vou superar esse problema".

Cada afirmação automotivacional do cliente deve ser refletida para ele. Assim, o cliente a ouvirá uma segunda vez. A seguir, são apresentadas algumas dicas práticas de como evocá-las:

- Utilizando-se de perguntas abertas para explorar suas percepções, sua preocupação, sua intenção de mudar e a confiança em sua capacidade
- Utilizando-se da balança de decisão (listando o que o agrada e desagrada no uso que faz e na abstinência)
- Aprofundando-se em um dado tópico motivacional levantado, de forma a reforçá-lo e a evocar outras afirmações automotivacionais
- Pedindo-lhe que descreva os extremos de suas preocupações, que imagine as piores consequências de seu comportamento atual
- Pedindo-lhe que se recorde de uma época anterior ao problema ter surgido e que a compare com sua situação presente (reconhecer o aumento da tolerância à substância pode ser muito motivador)
- Ajudando-o a visualizar um futuro modificado: "Se você decidir fazer a mudança, quais são suas expectativas para o futuro?"
- Explorando metas, perguntando ao cliente quais são as coisas mais importantes em sua vida. O objetivo é gerar discrepância: descobrir pontos nos quais o comportamento presente entra em choque ou prejudica valores e metas importantes para o cliente. Quando os valores estiverem definidos, perguntamos ao cliente como o problema se encaixa nesse quadro
- Fazendo uso do paradoxo: assumindo sutilmente o papel do lado "não existe problema algum". Exemplo: "Você veio aqui para conversar comigo sobre isso, mas ainda não me convenceu de que está realmente preocupado. Isso é tudo?"; "Não tenho certeza de que você acredita que poderia mudar, mesmo que quisesse". No entanto, vale ressaltar que essa intervenção é indicada para profissionais experientes na prática da EM e que deve ser utilizada com muita cautela.

Negociando um plano de ação

As respostas do cliente às perguntas abertas e a provisão de informações e orientações podem começar a dar origem a um plano de mudança e o seu desenvolvimento envolve determinação de metas, análise das opções e montagem de um plano:

- *Determinação de metas:* o primeiro passo é determinar metas claras, com perguntas-chave (como você gostaria que as coisas fossem diferentes? Se tivesse certeza de sucesso total, o que mudaria?). Mais uma vez: as metas devem ser do próprio cliente. É mais indicada uma forte aliança de trabalho e começar pelo que é importante para ele. São muito comuns situações em que o terapeuta quer abstinência total e o cliente se recusa ou resiste. O importante é acompanhar o cliente, definindo metas aceitáveis e viáveis que representem progressos no caminho para a recuperação[17,18]
- *Análise das opções:* uma vez que as metas estejam claras e definidas, convém analisar os meios de alcançá-las. Nesse ponto, devemos fazer uma revisão das modalidades de tratamento disponíveis. No tratamento das dependências não existe uma única abordagem destacadamente eficaz. Existe uma literatura crescente sobre como adequar as estratégias de tratamento ao cliente, ter familiaridade com elas é importante para ajudá-lo a selecionar a mais correta. Apesar disso, essa primeira escolha pode não ser a melhor e é importante preparar o cliente para a possibilidade de mudanças ou adaptações ao longo do caminho[17,18]
- *Elaboração de um plano de mudança:* pode ser útil preencher com o cliente um formulário com o plano de mudança. Veja modelo no Quadro 20.5.[32]

Quadro 20.5 Plano de mudança.

- As mudanças que eu quero fazer são:
- As razões mais importantes pelas quais eu quero mudar são:
- Os próximos passos que eu planejo para a realização da mudança são:
- Pessoas e possibilidades de ajuda são:
  - Pessoas:
  - Possibilidades de ajuda:
- Saberei se o meu plano está funcionando se:
- Algumas coisas que podem interferir no meu plano:
- O que farei se o meu plano não funcionar:

Adaptado de Diclemente (2003).[31]

O resumo do plano nos conduz diretamente à questão do comprometimento e isso envolve obter a aprovação e a concordância do cliente quanto ao plano e decidir sobre os próximos passos a serem dados. Isso pode ser feito com uma simples pergunta: "É isso que você quer?". Também pode ser útil explorar dificuldades e relutância.

A experiência mostra que tornar público um plano de ação aumenta o comprometimento. Esse plano pode ser divulgado para o cônjuge (se estiver presente) e para outros membros da equipe, por meio de telefonemas dados do próprio consultório. Se o cliente sentir que terá dificuldades, podemos fazer um ensaio. Mas lembre-se: ele precisa consentir e querer.[17,18]

Com frequência, durante essa fase, os clientes pedem orientações ou ideias e é apropriado oferecê-las nesse momento. Convém, porém, não ficarmos muito ansiosos por oferecer conselhos e esperar por um convite direto. As orientações devem ser dadas de maneira impessoal, permitindo ao cliente julgar como se adequam à sua situação. Por esse motivo, é útil oferecermos um conjunto de opções (aumenta a sensação de liberdade de escolha do cliente, aspecto importante para a adesão).[17,18]

▶ Eficácia da entrevista motivacional

A EM surgiu a partir de experiências clínicas com dependentes de álcool e, atualmente, sua eficácia é consagrada ao beber problemático e outras dependências químicas, bem como ao tratamento de doenças como hipertensão, diabetes, comorbidades psiquiátricas e transtornos alimentares.[1-4]

A EM, também conhecida como *motivational enhancement therapy* (MET), foi desenhada para ser uma intervenção breve em intensidade e duração. É mais vantajosa quando aplicada em ambientes com grande demanda de atendimento e pouca disponibilidade de tempo e profissionais. Três importantes revisões examinaram a eficácia das intervenções breves baseadas nos princípios da EM e concluíram que a EM breve é eficaz para vários problemas comportamentais relacionados com o uso de substâncias como álcool, maconha e opiáceos; é eficaz quando usada na intensificação de outros tratamentos de consumo abusivo de substância, funcionando melhor para o beber problemático e tratamentos intensivos do consumo de substâncias, não tendo o efeito da EM diminuído ao longo do tempo, e é mais eficaz do que o não tratamento e tão eficaz quanto qualquer outro tratamento ativo, cientificamente reconhecido, para o uso de álcool, outras drogas e dieta/exercício.[1,40,41]

Na primeira revisão metanalítica sobre a eficácia da EM breve exclusivamente para problemas relacionados com o álcool, Vasilaki et al. compararam 15 ensaios clínicos randomizados para medir sua eficácia, comparando-a ao não tratamento e também a tratamentos semelhantes.[4] Nessa revisão metanalítica, as pesquisas que compararam a EM breve de duração média de 87 min com a ausência de tratamento tiveram resultados estatísticos significativos e superiores a favor da EM breve na redução do consumo do álcool em usuários nocivos em avaliação a curto prazo (3 meses ou menos). As pesquisas que compararam a EM breve de 53 min com outros tratamentos semelhantes comprovaram que a primeira é mais eficaz do que qualquer outro tipo de intervenção (TCC, aconselhamento diretivo-confrontativo, aconselhamento baseado em habilidades, intervenção educacional). Esse estudo também chegou à conclusão de que a EM breve é eficaz tanto para pacientes que procuram tratamento quanto para aqueles que não procuram. Ao comparar-se um grupo com o outro, a EM breve se mostrou mais eficaz quando aplicada a usuários nocivos do álcool ou com baixa dependência que procuram pelo tratamento.

A EM tem se mostrado uma intervenção efetiva para reduzir o consumo do álcool e aumentar a motivação para a mudança do padrão de beber, bem como aumentar a procura e a adesão de usuários de álcool a um tratamento formal e especializado para a dependência alcoólica. É uma intervenção de baixo custo e facilmente aplicável em qualquer ambiente de saúde ou na comunidade.[42]

Por outro lado, outros estudos apontam que a integração da EM com outras abordagens, por exemplo a TCC, vem sendo evidenciada tanto nos estudos, quanto na prática clínica. Pacientes graves, ou com danos cognitivos significativos, podem não responder bem à EM pura; contudo, ainda assim espera-se que o profissional tenha uma postura motivacional, aliada a intervenções mais diretivas e comportamentais.[43] Vale ressaltar ainda que outro estudo recente de metanálise evidencia que a EM mostra-se equivalente a outros tratamentos e uma associação positiva com menor tempo despendido, bem como sua eficácia.[44]

▶ Métodos de avaliação

Existem alguns questionários que podem ser utilizados na mensuração da motivação. Dentre eles, destacam-se os elencados a seguir.

Stages Readiness and Treatment Eagerness Scale (SOCRATES)

Investiga o grau de prontidão/motivação para a realização da mudança através dos estágios de reconhecimento, ambivalência e ação. Inicialmente, foi delineado por Miller em uma versão com 32 itens, que posteriormente foi comentada por 12 pesquisadores, resultando na versão atual (19 itens), a qual foi validada no Projeto Mattching Alcoholism Treatments to Client Heterogenety (MATCH).[45]

Esse questionário foi traduzido e adaptado culturalmente para o idioma português, sendo realizado estudo de confiabilidade e estrutura fatorial com uma amostra de 326 dependentes de álcool.[46,47] As análises estatísticas mostraram a existência de dois fatores correlacionados com melhor adequação ao modelo, sendo este achado similar ao estudo de Maisto et al.[48]

Change Questionnaire

Esse questionário foi desenvolvido como uma breve medida de seis diferentes componentes de motivação para a mudança, com base na análise psicolinguística da linguagem.[49] Ao responder o questionário, a pessoa deve ter em mente uma mudança particular. Essa mudança é especificada no início do questionário e nos espaços em branco em cada item deste. Os seis componentes de motivação para a mudança são: desejo, habilidade, razões, necessidade, compromisso e ação. Esse questionário encontra-se em fase de estudo e adaptação para nosso idioma.

▶ Considerações finais

A EM é uma abordagem que possui uma base teórica e não é meramente um conjunto de técnicas.[50] Além disso, sofre forte influência do local e do profissional que a pratica.[51] Desta forma, por tratar-se de uma metodologia prática e objetiva, qualquer profissional pode aplicar a EM, desde que capacitado para tal, uma vez que é uma estratégia efetiva inicial de baixa toxicidade. O dano máximo é não eliciar o comportamento de mudança. Diante disso, por meio de testes e adaptações com rigor científico, a EM almeja, além da mudança do comportamento, se concretizar no decorrer do tempo, estabilizando assim a ambivalência e agregando uma visão humanista e construtivista às modificações de comportamentos de risco.

A EM, de tão simples, torna-se complicada. Sua essência básica está na construção de uma aliança terapêutica ativa, pautada na escuta compassiva e reflexiva de elementos evocados do próprio paciente. Muitas vezes, um *feedback* claro e objetivo pode ser extremamente persuasivo e as pessoas mostram-se mais propensas à mudança quando se sentem livres para fazê-la ou não. A eficácia da EM será determinada por meio da aplicação das estratégias adequadas mediante a prontidão para a mudança em que o cliente se encontra, de forma prática e empática, totalmente oposta a um estilo confrontador e autoritário, podendo ser utilizada em diversas abordagens teóricas.

Diante disso, por meio de testes e adaptações com rigor científico, a EM almeja, além da mudança no comportamento, se concretizar no decorrer do tempo, estabilizando assim a ambivalência e agregando uma visão humanista e construtivista nas modificações de comportamentos de risco.

▶ Referências bibliográficas

1. DUNN, C.; DEROO, L.; RIVARA, F. P. The use of brief interventions adapted from motivational interviewing across behavioral domains: a systematic review. *Addiction*, v. 96, n. 12, p. 1725-1742, 2001.
2. HETTEMA, J.; STEELE, J.; MILLER, W. R. Motivational interviewing. *Ann. Rev. Clin. Psyc.*, v. 1, p. 91-111, 2005.
3. RUBAK, S.; SANDBOEK, A.; LAURITZEN, T.; CHRISTENSEN, B. Motivational interviewing: a systematic review and meta-analysis. *Brit. J. Gen. Pract.*, v. 55, p. 305-312, 2005.
4. VASILAKI, E. I.; HOSIER, S. G.; COX, M. The efficacy of motivational interviewing as a brief intervention for excessive drinking: a meta-analytic review. *Alcohol & Alcoholism*, v. 41, n. 3, p. 328-335, 2006.
5. ROLLNICK, S.; MILLER, W. R.; BUTLER, C. C. *Entrevista motivacional no cuidado da saúde*: ajudando pacientes a mudar o comportamento. Porto Alegre: Artmed, 2009.
6. LUNDAHL, B.W.; KUNZ, C.; BROWNELL, C. A; TOLLEFSON, D.; BURKE, B.L. A meta-analysis of motivational interviewing: twenty-five years of empirical studies research on social work practice. *March*, v. 20, p. 137-160, 2010.
7. BELL, K. R. *et al.* The effect of a schedule telephone intervention on outcome after moderate to severe traumatic brain injury: a randomized trial. *Archives of Physical Medicine and Rehabilitation*, v. 86, p. 851-856, 2005.
8. BECKIE, T. M. A behavior change intervention for women in cardiac rehabilitation. *Journal of Cardiovascular Nursing*, v. 21, p. 146 -153, 2006.
9. WEINSTEIN, P. (*et al.*) Motivational parents to prevent caries in their young children: one-year findings. *Journal of the American Dental Association*, v. 135, n.6, p. 731-738, 2006.
10. WEST, D. S. *et al.* Motivational interviewing improves weight loss with type 2 diabetes. *Diabetes Care*, v. 30, p. 1081-1087, 2007.
11. BRUG, J. *et al.* Training dietitians in basic motivational interviewing skills results in changes in their counseling style and in lower saturated fat intakes in their patients. *Journal of Nutrition Education and Behavior*, v. 39, p. 8-12, 2007.
12. DUNN, E. C. *et al.* Motivational enhancement therapy and self-help treatment for binge eaters. *Psychology of Addictive Behavior*, v. 20, p. 44-52, 2006.
13. CORDOVA, J. V. *et al.* The marriage check-up: an indicated preventive intervention for treatment-avoidant couples at risk for marital deterioration. *Behavior Therapy*, v.36, p. 301-309, 2005.
14. WULFERT, E. *et al.* Retaining pathological gamblers in cognitive behavior therapy through motivational enhancement: a pilot study. *Behavior Modification*, v. 30, p. 315-340, 2006.
15. ELLIOT, D. L. *et al.* The PHKAME (Promoting Healthy Lifestyles: alternative models effects) firefighter study: outcomes of two models of behavior change. *Journal of Occupational and Environmental Medicine*, v. 49, p. 204-213, 2007.
16. MILLER, W. R.; ROLLNICK, S. *Motivational interviewing* – preparing people for change. 2nd ed. New York: The Guilford Press, 2002.
17. MILLER, W. R.; ROLLNICK, S. *Entrevista motivacional* – preparando as pessoas para a mudança de comportamentos aditivos. 1ª ed. Porto Alegre: Artmed, 2001.
18. MILLER, W. R.; ROLLNICK, S. *Motivational Interview* – helping people change. 3ª ed. New York: The Guilford Press, 2013.
19. SALES, C. M. B. S., FIGLIE, N. B. Entrevista motivacional. In: CORDEIRO, D. C.,FIGLIE, N. B., LARANJEIRA, R. *Boas práticas no tratamento do uso e dependência de substâncias*. São Paulo: Roca, 2007.
20. ARKOWITZ, H. *et al.. Entrevista motivacional no tratamento de problemas psicológicos*. São Paulo: Roca, 2011.
21. MILLER, W.; ROLLNICK, S. Ten things that motivational interviewing is not. *Behav. Cog. Psych.*, v. 37, p. 129-140, 2009.
22. ROLLNICK, S.; MILLER, W. R.; BUTLER, C. C. *Motivational interviewing in health care*. New York: Guilford Press, 2008.
23. WAGNER, C. C.; INGERSOLL, K. S. Beyond cognition: broadening the emotional base of motivational interview. *J. Psych. Integ.*, v. 18, p. 191-206, 2008.
24. ROLLNICK, S.; MILLER, W. R. What is motivational interviewing? *Behav. Cog. Psych.*, v. 23, p. 325-334, 1985.
25. MILLER, W. R. *et al. Entrevista motivacional no cuidado da saúde*: ajudando pacientes a mudar o comportamento. Porto Alegre: Artmed, 2009.
26. MICHAELIS, *Moderno dicionário da língua portuguesa*. São Paulo: Companhia Melhoramentos, 1998.
27. GOMES, L. A. O princípio de alteridade na ética da compaixão por Arthur Schopenhauer. *Cadernos do PET Filosofia*, v. 1, n. 2, 2010. p. 2-12.
28. ABBAGNANO, N. *Dicionário de filosofia*. São Paulo: Martins Fontes, 1998.
29. VAILLANT, GEORGE E. *Fé*: evidências científicas. Barueri: Manole, 2010. p. 156-168.
30. JUNGERMAN, F. S.; LARANJEIRA, R. Entrevista motivacional: bases teóricas e práticas. *J. Bras. Psiquiat.*, v. 48, n. 5, p. 197-207, 1999.

31. DICLEMENTE, C. C. *Addiction and change* – how addictions develop and addicted people recover. New York: The Guilford Press, 2003. Cap. 8, p. 154-168.
32. FIGLIE, N. B.; PAYÁ, R. Entrevista motivacional. In: *Manual prático de terapia comportamental e cognitiva*. São Paulo: Roca, 2004. p. 414-434.
33. MILLER, W. R.; YAHNE, C. E.; MOYERS, T. B. *et al.* A randomized trial of methods to help clinicians learn motivational interviewing. *J. Cons. Clin. Psych.*, v. 72, n. 6, p. 1050-1062, 2004.
34. GORDON, T. *Parent effectiveness training*. New York: Wyden, 1970.
35. ROGERS, C. R. *Tornar-se pessoa*. 6ª ed. São Paulo: Martins Fontes, 1982.
36. FIGLIE, N. B. Entrevista motivacional. In: SEIBEL, S. D.; TOSCANO JR., A. *Dependência de drogas*. 2ª ed. São Paulo: Roca.
37. MILLER, W.R. *Equipoise and equanimity in motivational interviewing*. Motivational interviewing: training, research, implementation. *Practice*. v. 1, n. 1, 2012. p. 31-32.
38. BORDIN, E. S. The generalizability of the psychoanalytic concept of the working alliance. *Psychotherapy: Theory, Research and Practice*, v. 16, p. 252-260, 1979.
39. BURKE, B. L.; ARKOWITZ, H.; MENCHOLA, M. The efficacy of motivational interviewing: a meta-analysis of controlled clinical trials. *Journal of Consulting and Clinical Psychology.*, v. 71, n. 5, p. 843-861, 2003.
40. NOONAN, W. C.; MOYERS, T. B. Motivational interviewing: a review. *J. Subst. Misuse*, v. 2, p. 8-16, 1997.
41. BURKE, B. L.; ARKOWITZ, H.; MENCHOLA, M. The efficacy of motivational interviewing: a meta-analysis of controlled clinical trials. *J. Cons. Clin. Psych.*, v. 71, p. 784-861, 2003.
42. SALES, C. M. B.; FIGLIE, N. B. Revisão de literatura sobre a aplicação da Entrevista motivacional breve em usuários nocivos e dependentes de álcool. *Rev. Psicol. em Estudo*, v. 14, n. 2, p. 345-352, 2009.
43. ARKOWITZ, H. *et al.* Entrevista motivacional no tratamento de problemas psicológicos. São Paulo: Roca, 2011.
44. LUNDAHL, B. W., KUNZ, C., BROWNELL, C.; TOLLEFSON, D.; BURKE, A. A meta-analysis of motivational interviewing: twenty-five years of empirical studies. *Research on Social Work Practice*, v. 20, n. 2, p. 137-160, 2010.
45. MILLER, W. R.; TONIGAN, J. S. Assessing drinkers' motivation for change: the stages of change readiness and treatment eagerness scale (SOCRATES). *Psych. Addict Behav.*, v. 10, n. 2, p. 81-89, 1996.
46. FIGLIE, N. B.; DUNN, J.; LARANJEIRA, R. Motivation for change in alcohol dependent outpatients from Brazil. *Addic. Behav.*, v. 30, p. 159-165, 2005.
47. Figlie, NB; Dunn, J; Laranjeira, R. "Estrutura fatorial da Stages of Change Readiness and Treatment Eagerness Scale (SOCRATES) em dependentes de álcool tratados ambulatorialmente". *Revista Brasileira de Psiquiatria*, v. 26, n. 2, p. 91-99, 2004.
48. MAISTO, S. A.; CHUNG, T. A.; CORNELIUS, J. R.; MARTIN, C. S. Factor structure of the SOCRATES in a clinical sample of adolescents. *Psych. Add. Behav.*, v. 17, n. 2, p. 98-107, 2003.
49. MILLER, W. R.; MOYERS, T. B.; AMRHEIN, P. C. *Change questionnaire version 1.2*. Department of Psychology, University of New Mexico, Albuquerque. Disponível em http://casaa.unm.edu/download/Change%20Questionnaire.pdf1.
50. LUNDAHL, B.; BURKE, B.L. The effectiveness and applicability of motivational interviewing: a practice-friendly review of four meta-analyses. *Journal of Clinical Psychology: in Session*, v. 65, n. 11, p. 1232-1245, 2009.
51. MILLER, W. R. Motivational interviewing with drinking problems. *Behavioural Phsychotherapy*, v. 18, n. 2, p. 147-172, 1983.

21 Prevenção de Recaída

*Selma Bordin, Flavia Serebrenic Jungerman,
Neliana Buzi Figlie e Ronaldo Laranjeira*

▶ Introdução

O termo "prevenção de recaída" refere-se a uma ampla variedade de técnicas, quase todas cognitivas ou comportamentais. No entanto, convém ressaltar que a grande maioria dos programas de prevenção de recaída embasa-se no modelo teórico do processo de recaída, proposto por Marlatt, em 1985, para o qual vários outros autores contribuíram após sua formulação pioneira.[1-3]

Marlatt notou que a maioria dos tratamentos colocava muita ênfase em alcançar a abstinência e pouca atenção era dada à manutenção da mudança.[2] A prevenção de recaída busca, essencialmente, mudar um hábito autodestrutivo e *manter* essa mudança.[1] Os autores descreveram dois níveis de intervenção: intervenções específicas e globais.[2]

As intervenções específicas consistem na identificação de situações de alto risco para um determinado indivíduo, no desenvolvimento de estratégias para lidar efetivamente com essas situações e em mudanças nas reações cognitivas e emocionais associadas.[2] O próprio paciente ajuda ativamente a identificar as situações que, para ele, se configuram como sendo de alto risco, que podem envolver fatores intrapessoais (como estados emocionais negativos e positivos) e/ou fatores interpessoais (como conflitos e pressão social). Identificadas tais situações, o paciente precisa então aprender mecanismos de manejo mais efetivos, incluindo estratégias cognitivas, atividades substitutivas planejadas individualmente e uso gratificante do lazer. As estratégias envolvem aprender a evitar riscos desnecessários e a lidar positiva e confiantemente com os riscos inevitáveis.[1] Essas intervenções têm também o objetivo de prevenir que um pequeno lapso ou escorregão se torne uma completa recaída.[2]

As intervenções globais focam o desenvolvimento de comportamentos positivos e saudáveis para substituir aqueles associados ao consumo abusivo de substâncias e reforçam o não uso.[2] Marlatt discutiu o desequilíbrio do estilo de vida e o planejamento velado da recaída por meio de uma série de decisões aparentemente irrelevantes.[1,3] O objetivo da prevenção de recaída é bem mais amplo do que apenas ajudar o paciente a desenvolver habilidade para aprender a viver sem ter no álcool ou na droga uma prioridade. Seu comportamento de uso é apenas o ponto de partida para a modificação de todo um estilo de vida, de um jeito de ser no mundo.[4]

▶ Teoria de aprendizagem social

O modelo proposto por Marlatt embasa-se na teoria de aprendizagem social de Bandura.[3] Segundo essa teoria, o comportamento de uso ou consumo abusivo de substâncias é aprendido e sua frequência, duração e intensidade aumentam em função dos benefícios psicológicos alcançados.[5] Da mesma maneira, esse mesmo comportamento pode ser alterado, mudando-se os fatores que sabidamente o afetam, tais como condições antecedentes, crenças, expectativas e consequências que o seguem.[2]

A teoria de aprendizagem social reconhece a importância e a interação de fatores biológicos, genéticos e psicossociais, ou seja, é possível que uma vulnerabilidade genética interaja com fatores psicossociais, resultando em habilidades deficientes que requeiram treinamento e remediação.[6] Essa teoria afirma que o uso de substâncias é um mecanismo aprendido, por meio de reforço e de modelagem, que tem como finalidade reduzir o estresse. Conforme o uso da substância continua, o indivíduo poderá utilizá-la com mais frequência e em doses maiores, para evitar os sintomas de abstinência.[5]

Desde seu início, a teoria de aprendizagem social procurou embasar-se nas pesquisas clínicas do álcool e seu consumo abusivo para formular alguns princípios que constituem uma versão compreensiva de uma abordagem conhecida como *teoria de aprendizagem social do uso e dependência do álcool*. Esses princípios são: modelagem, reforçadores, estímulo ambiental e autoeficácia.[6]

O princípio da *modelagem* envolve uma noção de desenvolvimento: aprender a beber acontece como parte do crescimento em uma determinada cultura, em que as influências sociais da família e dos amigos formam comportamentos, crenças e expectativas no jovem a respeito do álcool. Ou seja, o consumo de álcool pelo jovem é influenciado por *modelos* de consumo e criação de expectativas dos benefícios do comportamento de beber. A mídia desempenha uma importante função nesse processo, associando o comportamento de beber a benefícios como potência sexual, força e sucesso.[6]

O conceito de *reforçadores* é outro princípio central da teoria de aprendizagem social. O comportamento de consumo de álcool ou drogas é fortemente influenciado por reforçadores positivos ou negativos. Os reforçadores positivos estão mais associados à busca de prazer: sensação de euforia, maior sociabilidade, atenção de outras pessoas, sensação de calor (derivada do aumento do fluxo sanguíneo na pele) etc. Os reforçadores negativos associam-se mais à evitação de sofrimento: redução da tensão ou de humor negativo, alívio de dor, redução da inibição etc. Obviamente, os reforçadores positivos e negativos do consumo de álcool ou drogas devem ser pesquisados ao se planejar o tratamento de pacientes.[6] Se um determinado comportamento, em uma situação específica, foi previamente reforçado, então as expectativas para essa situação e o valor percebido de reforço são altos, havendo muita probabilidade de o comportamento voltar a ocorrer. É o que Bandura chama de "expectativa de ação-resultado".[4]

Um outro princípio envolve o papel do *estímulo ambiental*. Esse estímulo pode eliciar o comportamento de uso de álcool ou drogas tanto por meio do condicionamento clássico pavloviano quanto pelo condicionamento operante (reforços positivo e negativo). Os estímulos associados à ingestão alcoólica ou à abstinência eventualmente tornam-se capazes de eliciar respostas fisiológicas que, por sua vez, se tornam outros estímulos discriminativos que ocasionam o comportamento de beber. Por exemplo: a visão de uma garrafa de cerveja (estímulo ambiental) desperta o *craving* (reflexo condicionado pavloviano), que, por sua vez, causa um desconforto (estímulo discriminativo). O sujeito então bebe para aliviar esse desconforto (reforço negativo). A resposta terapêutica a esse fenômeno pode envolver a identificação e o rearranjo desses estímulos ambientais: os pacientes são orientados a evitar certas situações e pessoas consideradas de alto risco, especialmente nas fases iniciais da recuperação, até que tenham tido oportunidade de aprender habilidades cognitivas e comportamentais para acabar com os estímulos que eliciam o *craving* ou o comportamento de uso.[6]

O quarto princípio fundamental da teoria de aprendizagem social do uso e dependência de álcool é o conceito de *autoeficácia*, de Bandura. Autoeficácia é o sentimento de ser capaz de resolver com sucesso uma determinada situação. E é essa estimativa de chances de ser bem-sucedido que determinará a seleção do comportamento.[6] A importância da autoeficácia não pode ser negligenciada: pesquisas indicam que uma baixa autoeficácia está substancialmente associada a recaídas e a alta autoeficácia está positivamente correlacionada com a abstinência.[5] Logo, um plano de tratamento eficaz deve ser planejado de forma a desenvolver uma forte e realista confiança do paciente em sua capacidade para lidar com as demandas da vida, sem o uso de substâncias.[6]

Marlatt coloca que:

> a probabilidade de beber ocorre em função do nível de tensão percebido na situação, o grau de controle pessoal, a disponibilidade de respostas adequadas para lidar com a situação, a disponibilidade de álcool e as expectativas de resultado positivo oferecidas pelo álcool, como resposta para lidar com a situação.

Portanto, o beber pode ser determinado por uma gama de expectativas, aprendidas ao longo do tempo, que privilegiam o relativo reforço oferecido pelo uso do álcool, negligenciando tantos outros comportamentos mais adequados que poderiam estar acessíveis ao indivíduo. As expectativas relacionadas com bebidas alcoólicas já existem antes mesmo que o indivíduo as experimente pela primeira vez e são estimuladas pela nossa cultura química. A ação farmacológica do álcool só dará maior refinamento a essas expectativas.[4]

▶ Processo da recaída | Determinantes imediatos

Em primeiro lugar, presume-se que o indivíduo experiencie um senso de controle (autoeficácia), enquanto mantém a abstinência. Quanto maior o tempo de abstinência, maior será sua percepção de autoeficácia. Esse senso de controle continuará até que a pessoa encontre uma *situação de alto risco*. Uma situação de alto risco é definida, de maneira ampla, como qualquer situação que represente uma ameaça ao senso de controle e aumente o potencial risco de recaída.

Diante de uma situação de alto risco, o indivíduo apresenta ou não uma *resposta de enfrentamento* eficaz. Aquele que lida eficazmente com a situação tende a experimentar um senso de domínio, cujo efeito é cumulativo e, consequentemente, diminui ainda mais a probabilidade de uma recaída. Quando não há uma resposta de enfrentamento, o indivíduo tende a experimentar uma diminuição da autoeficácia (impotência e tendência a render-se passivamente).

Esse estado, associado às *expectativas positivas* quanto aos resultados, aumenta a probabilidade de recaída, que poderá ser desencadeada com o *uso inicial da substância* ou lapso. As reações cognitivas e afetivas ao primeiro lapso (ocorrido após um período de abstinência) e principalmente à causa à qual se atribui o lapso exercem uma influência significativa, que pode determinar se este lapso será seguido ou não por uma recaída. Essas reações foram chamadas de *efeito da violação da abstinência*. A seguir, discutiremos cada uma dessas etapas do processo de recaída, bem como as intervenções específicas apropriadas, segundo a visão de Marlatt[3] (Figura 21.1).

Situações de alto risco

Situação de alto risco significa qualquer determinante interno (psicológico) ou externo (ambiental) que ameace a percepção de controle (autoeficácia) do indivíduo.[3] Em uma análise de 311 episódios iniciais de recaída, obtidos de clientes com uma variedade de comportamentos problemáticos (ingestão alcoólica, tabagismo, adição em heroína, jogo compulsivo e excesso alimentar), Cummins, Gordon e Marlatt identificaram três situações primárias de alto risco associadas a quase 75% de todas as recaídas relatadas: estados emocionais negativos (35% de todas as recaídas na amostra), conflitos interpessoais (16% das recaídas) e pressão social (20% das recaídas).[7]

Estados emocionais negativos são aquelas situações nas quais o indivíduo está experienciando um estado de humor ou sentimento negativo ou desprazeroso, como frustração, raiva, ansiedade, depressão ou tédio, antes ou no momento da ocorrência do primeiro lapso. *Conflitos interpessoais* são aquelas situações que envolvem um conflito em andamento ou relativamente recente associado em qualquer relacionamento interpessoal, tal como casamento, amizade, membros familiares ou relações de trabalho. Discussões e confronta-

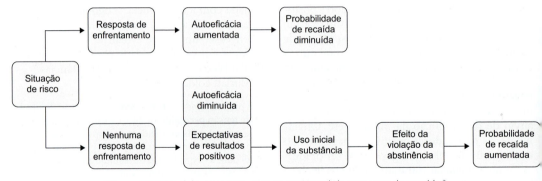

Figura 21.1 Modelo cognitivo-comportamental do processo de recaída.[3]

ções ocorrem frequentemente nessa categoria. E, finalmente, *pressões sociais* são aquelas situações nas quais o indivíduo está respondendo à influência de outra pessoa ou grupo de pessoas exercendo pressão para que se engaje no comportamento tabu. A pressão social pode ser direta (contato interpessoal direto com persuasão verbal) ou indireta (estar na presença de outros que se engajam no mesmo comportamento-alvo, ainda que sem qualquer pressão direta).

Respostas de enfrentamento

Se o indivíduo for capaz de executar uma resposta de enfrentamento cognitiva ou comportamental eficaz diante da situação de alto risco (ser assertivo, p. ex., no combate à pressão social), a probabilidade de recaída diminui significativamente. Aquele que lida eficazmente com a situação tende a experienciar um senso de domínio ou controle. Essa sensação de domínio cria, no indivíduo, uma expectativa de que será capaz de lidar bem nas próximas ocasiões. À medida que a duração da abstinência (ou período de uso controlado) aumenta e ele é capaz de lidar efetivamente com mais e mais situações de alto risco, a percepção de controle aumenta de uma forma cumulativa e a probabilidade de recaída diminui proporcionalmente.

A pessoa que não é capaz de lidar eficazmente com uma situação de alto risco pode jamais ter adquirido as habilidades de enfrentamento necessárias, ou talvez a resposta necessária tenha sido inibida por medo ou ansiedade. Pode ser, ainda, que o indivíduo não consiga reconhecer e responder ao risco envolvido antes de ser demasiado tarde. Qualquer que seja a razão, a ausência de uma resposta de enfrentamento tende a diminuir a sensação de autoeficácia do indivíduo. "Não adianta, não consigo lidar com isso" é uma reação comum. À medida que a autoeficácia diminui diante da situação de alto risco precipitadora, as expectativas do indivíduo para lidar eficazmente com situações problemáticas subsequentes também começam a cair. Se a situação também envolve a tentação de engajar-se no comportamento proibido, como um meio de tentar lidar com o estresse envolvido, o terreno está preparado para uma provável recaída.

Expectativas de resultados positivos

A probabilidade da recaída aumenta se o indivíduo tiver expectativas positivas quanto aos efeitos da substância (ou do comportamento) envolvida. Frequentemente, a pessoa antecipa os efeitos positivos imediatos, com base na experiência passada, e ignora as consequências negativas. A sedução da gratificação imediata torna-se a figura dominante na área perceptiva, enquanto a realidade das consequências totais do comportamento é negligenciada. Para muitas pessoas, fumar um cigarro ou tomar uma bebida está associado, há muito tempo, a lidar com o estresse. "Uma bebida me ajudaria a passar por isso" ou "se eu fumar, vou me sentir mais relaxado" são crenças comuns.

A combinação da incapacidade para lidar eficazmente com uma situação de alto risco com expectativas de resultado positivo para os efeitos da antiga e habitual forma de enfrentamento aumenta imensamente a probabilidade de ocorrência de um lapso inicial. Por um lado, o indivíduo precisa enfrentar uma situação de alto risco sem qualquer resposta de enfrentamento disponível e a autoeficácia diminui; por outro, existe a sedução do hábito antigo: a bebida ou a droga. Nesse ponto, a menos que ocorra uma resposta de enfrentamento ou uma súbita mudança na circunstância no último minuto, o indivíduo pode atravessar a fronteira da abstinência (ou uso controlado) para a recaída (uso descontrolado), por meio de um uso inicial ou lapso.

Uso inicial da substância/lapso e recaída

Um aspecto polêmico dos modelos cognitivo e comportamental do alcoolismo é o conceito de lapso e recaída, muito diferente do modelo médico (que vê o alcoolismo como doença e não como comportamento aprendido), em que o indicativo de recaída é qualquer consumo de bebidas alcoólicas, em uma visão de *tudo ou nada*, em que os casos são tidos como sucesso (manutenção da abstinência total) ou fracasso (qualquer violação da abstinência).[4]

A recaída, em perspectiva, não é vista como uma catástrofe inexplicável pelo modelo de prevenção de recaída, mas como um evento que acontece por meio de uma série de processos cognitivos, comportamentais e afetivos.[1] Um lapso refere-se a um escorregão, descuido ou falha. Uma recaída refere-se a uma retomada do antigo padrão de consumo alcoólico, a um retorno ao beber nos mesmos níveis anteriores à intervenção terapêutica ou à abstinência.[3] Os lapsos ou escorregões durante a abstinência são inevitáveis e vistos como um ponto crítico, a partir do qual o indivíduo pode retornar à abstinência ou desenvolver um completo padrão de recaída como resposta ao efeito da violação da abstinência proposta pelo próprio indivíduo.[2]

Efeito da violação da abstinência

Se o uso inicial ou lapso evoluirá ou não para uma completa recaída dependerá, em grande parte, das percepções da "causa" deste lapso e das reações associadas à sua ocorrência. A abstinência é um veredicto absoluto e uma única dose de álcool ou um único cigarro é suficiente para violar a regra da abstinência e esta violação não pode ser desfeita. A reação a essa transgressão foi chamada de efeito da violação da abstinência (EVA). Vários fatores contribuem para a intensidade do EVA: força do compromisso, esforço despendido, duração da abstinência, envolvimento de outras pessoas significativas, percepção do lapso como opção voluntária etc. Outros dois elementos cognitivo-afetivos são importantes determinantes da intensidade do EVA: dissonância cognitiva e autoatribuição.

A *dissonância cognitiva* refere-se a uma disparidade entre as cognições ou crenças do indivíduo sobre si mesmo e a ocorrência de um comportamento incoerente: o indivíduo que se vê como abstêmio (crença) e faz uso de álcool (comportamento incoerente), por exemplo. A dissonância resultante é experienciada como conflito ou culpa: "eu não deveria ter bebido, mas bebi". Ora, um conflito pede uma resolução. Uma reação dissonante precisa ser reduzida. Dessa forma, por exemplo, aquele indivíduo que não "resistiu à tentação" pela primeira vez pode continuar a beber após o primeiro lapso na tentativa de aliviar o conflito e a culpa associados à própria transgressão. Outra forma de resolver o conflito é mudando a autoimagem: "eu sou um alcoolista mesmo e não consigo me controlar depois do primeiro gole". Em ambas as formas de resolução do conflito, o resultado é o mesmo: aumento da probabilidade de que o lapso se transforme em uma recaída.

O segundo componente cognitivo do EVA é o efeito da percepção da causa da ocorrência do lapso: em vez de vê-lo como uma resposta a uma situação particularmente difícil (específica e temporária), o indivíduo vê, como causas, fatores como falta de força de vontade ou fraqueza pessoal (global e permanente). Ora, qualquer pessoa se sentirá mais confiante para resolver um problema específico e temporário do que um problema global e permanente. Por exemplo, uma pessoa que pensa "fumei porque ela me pegou desprevenida quando entrou no carro e me ofereceu um cigarro" terá mais chances de evitar um segundo cigarro do que a pessoa que pensa "eu não consigo resistir à tentação do primeiro cigarro".

Se a pessoa sente-se impotente para resistir ao primeiro gole, sua expectativa de resistir ao segundo ou terceiro será proporcionalmente menor. Uma atribuição global pressupõe que a impotência ocorrerá em diversas situações e uma atribuição específica implica impotência apenas na situação original. Uma atribuição permanente pressupõe que a impotência permanecerá no tempo, enquanto a atribuição temporária implica dizer que a impotência é passageira.

▶ Nova proposta de modelo de recaída/modelo dinâmico

À medida que o estudo dos processos que envolvem a recaída foi sendo realizado, elaborou-se um novo modelo que engloba a inter-relação entre diferentes fatores. Esse modelo está esboçado na Figura 21.2.[8] Frente a cada situação, o indivíduo se vê obrigado a *equilibrar* várias opções e possíveis consequências. A resposta do indivíduo é como um sistema auto-organizado que engloba vários fatores.

O círculo da esquerda (com a linha contínua) representa os processos tônicos, indicando uma vulnerabilidade crônica do indivíduo para a recaída. Estão dentro destes processos tônicos:

- Riscos distais: por exemplo, anos de dependência, história de uso na família, gravidade da dependência, apoio social
- Processos cognitivos: autoeficácia, motivação, EVA etc.
- Síndrome de abstinência física específica de casa substância.

A resposta fásica (círculo branco pontilhado), incorpora:

- Estados afetivos
- Habilidades de enfrentamento cognitivas e comportamentais
- Comportamento de usar substâncias: o quanto e com que frequência consome a droga.

Essa resposta fásica é considerada o "momento de decisão" do sistema, em que uma mudança de comportamento pode levar a uma mudança repen-

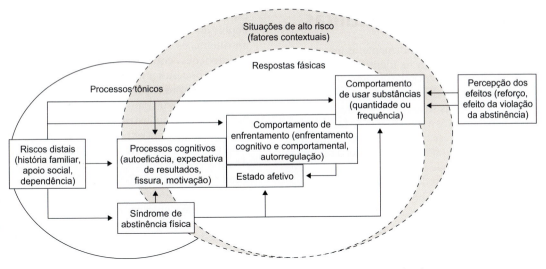

Figura 21.2 Modelo dinâmico de recaída. Adaptado de Marlatt.[3]

tina no comportamento do uso de substância. Schiffman et al. demonstraram que a autoeficácia basal da fase tônica prediz lapso, enquanto a variação diária da autoeficácia na época fásica prediz a progressão do lapso para a recaída.[9] Em outras palavras, quem tem uma autoeficácia sedimentada no processo construído ao longo da vida estará mais protegido de uma recaída do que aquele que tem uma autoeficácia variante no momento atual.

Esse modelo dinâmico permite a interação entre os fatores distais (o que a pessoa carrega consigo desde seu nascimento) e proximais (precipitantes imediatos que atualizam a probabilidade de recair); as linhas pontilhadas são as influências proximais e as linhas inteiras, as influências distais.[10] As caixas conectadas mostram que há uma relação de causa recíproca entre elas (p. ex., as habilidades de enfrentamento influenciam o comportamento de beber e, em contrapartida, beber influencia as habilidades de enfrentamento.[11] Esses circuitos de direção dupla (*feedback loop*) permitem a interação entre habilidades de enfrentamento, pensamentos, sentimentos e comportamento de usar substâncias.[12] Descritas como o grande círculo mais escuro, as situações de alto risco que também são compreendidas como fatores contextuais e, portanto, proximais (p. ex.: passar na frente do bar, encontrar um amigo usuário) têm um papel extremamente importante na relação entre fatores de risco e o comportamento de usar.

A proposta desse novo modelo é que a recaída seja vista como multidimensionada, fazendo parte de um sistema complexo. O foco é na interação entre disposição, contexto e experiências passadas e presentes. O modelo anterior focava as mudanças de desenvolvimento e a hierarquização dos fatores que levavam à recaída e por isso foi criticado.[13] Já esse modelo não acredita que alguns fatores influenciem mais que outros, mas foca sim a dinâmica situacional.[14]

Esse modelo prova que a resposta a uma situação de alto risco está relacionada com fatores distais e proximais operando em processos tanto tônicos (que acontecem sempre, crônicos) como fásicos (que acontecem dependendo do contexto, da situação, da fase).

A grande utilidade clínica desse novo modelo é mostrar a importância de colher informação acurada sobre o repertório do indivíduo, sua história de uso, bem como personalidade, habilidades de enfrentamento, autoeficácia e estados afetivos, para então poder entender como estes fatores interagem em uma situação de alto risco e auxiliar o indivíduo a melhor enfrentar essas situações.

Pesquisas recentes têm mostrado que um modelo dinâmico de compreensão de eventos (em que pequenas mudanças podem alterar o sistema abruptamente) tem se aplicado melhor à compreensão dos fatores que influenciam a recaída, quando comparado ao modelo linear.[15] Isto é, ao levar em consideração os vários fatores que influenciam o indivíduo (ambiente, personalidade, cognição) e como estes se relacionam de forma dinâmica para gerar efeitos no processo de recuperação do indivíduo, obtém-se melhor compreensão da recaída. Se a compreensão da recaída se pauta apenas no modelo linear, obtém-se apenas a relação de causa e efeito.

▶ Intervenções específicas

Como exposto anteriormente, as intervenções específicas consistem na identificação de situações de alto risco para determinado indivíduo, no desenvolvimento de estratégias para lidar efetivamente com essas situações e em mudanças nas reações cognitivas e emocionais do indivíduo.[2] A Figura 21.3 oferece uma visão geral e esquemática das várias estratégias específicas de intervenção. Como se pode observar, para cada uma das etapas do processo de recaída existem intervenções que podem ser utilizadas com o paciente.

Intervenções em situações de alto risco

A primeira etapa na prevenção de recaída é ensinar o paciente a reconhecer as situações de alto risco que podem precipitar ou desencadear uma recaída. O quanto antes for capaz de se conscientizar de estar envolvido em uma cadeia de eventos que aumenta a probabilidade de um uso inicial, mais cedo poderá fazer algo a respeito. Marlatt sugere que se pense a respeito como uma autoestrada e no paciente como um motorista que precisa ser treinado para reconhecer sinais de perigo para poder evitar os acidentes de percurso.

Diversos métodos podem ser utilizados para ajudar os pacientes a identificar as situações de alto risco, descritos a seguir:

- *Automonitoramento:* o paciente é encorajado a manter um registro contínuo da ocorrência do comportamento de uso da substância e das circunstâncias em que se deu (dia, hora, o que estava acontecendo, estado de humor antes e depois do uso etc.). Caso o paciente já esteja abstinente, os mesmos registros relacionados às intenções, compulsões e desejos de uso também podem ser feitos, bem como às habilidades utilizadas para evitá-los e se foram bem-sucedidas ou não. O automonitoramento funciona como instrumento de avaliação e também como uma estratégia de intervenção, uma vez que o paciente vai se conscientizando cada vez mais do comportamento de uso, a cada nova avaliação
- *Avaliações de autoeficácia:* este procedimento envolve a apresentação de uma lista de várias situações de alto risco e a solicitação ao cliente para avaliar o grau de tentação que tende a experienciar e o grau de segurança que sente sobre sua capacidade de lidar efetivamente (evitar um lapso) em cada uma dessas situações. Uma variação desse método, o teste de competência situacional, consiste em perguntar ao paciente o que ele realmente faria se estivesse na situação descrita (o que nos dará uma ideia sobre as suas respostas de enfrentamento)
- *Descrições de episódios passados ou fantasias de recaída:* as recaídas pelas quais o paciente já passou, ou teme passar, podem ser utilizadas como fontes de informação e aprendizado. Quais foram as circunstâncias que culminaram ou culminariam com o uso inicial? Que habilidade(s) seria(m) necessária(s) para enfrentar essas situações? De que maneira o uso inicial evolui para uma recaída? O que o paciente pensa/sente a respeito do uso inicial? A que atribui a causa?

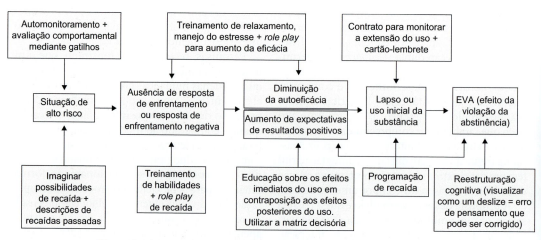

Figura 21.3 Prevenção de recaída: estratégias específicas de intervenção.[3]

Intervenções em respostas de enfrentamento

Uma vez identificadas as situações de alto risco, é preciso que o paciente aprenda a lidar com elas, a enfrentá-las com uma resposta efetiva. Em alguns casos, pode ser melhor simplesmente evitá-las, e é o que recomendamos que o paciente faça, especialmente no início do tratamento, até que reúna condições mais adequadas ao enfrentamento. Porém, muitas vezes, tais situações não podem ser previstas ou evitadas e é preciso que o paciente utilize estratégias alternativas para "atravessá-las" sem fazer uso da substância

- *Dessensibilização sistemática:* técnica da terapia comportamental que envolve um planejamento de aproximação gradual, passo a passo, da situação provocadora de ansiedade. Essa técnica é especialmente útil para aqueles pacientes cujas respostas de enfrentamento estão bloqueadas por medo ou ansiedade (situações fóbicas, p. ex.)
- *Treinamento de habilidades:* as abordagens de treinamento de habilidades são especialmente úteis para aqueles pacientes que mostram deficiências em seu repertório de habilidades e requerem que o terapeuta os ensine a praticá-las, por meio de uma abordagem sistemática e estruturada, envolvendo componentes de instrução direta, modelagem e ensaio comportamental. Recomendamos, especialmente, o trabalho desenvolvido pelos drs. Peter Monti, David B. Abrams, Ronald M. Kadden e Ned L. Cooney, apresentado no livro *Treating alcohol dependence*, cujos protocolos serão encontrados no Capítulo 22
- A abordagem preferida por Marlatt combina o treinamento da capacidade geral de solução de problemas (ver Capítulo 18) com o treinamento específico de habilidades (ver item anterior). A capacidade de solucionar problemas em situações estressantes dá às pessoas maior flexibilidade e adaptabilidade em situações problemáticas, em vez de confiar apenas no aprendizado decorado de diversas habilidades isoladas que podem ou não ser generalizadas para vários contextos
- *Ensaio de recaída:* existem algumas situações que não podem ser treinadas na vida real e é para estas situações que essa técnica é indicada. O terapeuta estimula o paciente a imaginar/visualizar a situação de alto risco e inclui cenas nas quais o paciente se imagina engajando-se em respostas de enfrentamento apropriadas. Esse procedimento, também conhecido como modelagem encoberta, pode ser utilizado para ajudar os pacientes a lidarem com suas reações a um lapso, pelo ensaio de técnicas de reestruturação cognitiva
- *Treinamento de relaxamento e manejo do estresse:* estas técnicas têm o objetivo de aumentar a capacidade geral do indivíduo para lidar com o estresse, provendo um aumento da percepção global de controle, reduzindo, assim, a "carga" de estresse desencadeada por uma situação qualquer. Incluem treinamento de relaxamento muscular progressivo, meditação etc.

Intervenções em expectativas de resultado positivo do uso da substância

Após um período de abstinência, ocorre uma mudança nas atitudes e crenças do paciente sobre os efeitos da substância utilizada anteriormente e a expectativa de um resultado positivo para os efeitos imediatos torna-se uma força motivadora potente para retornar ao uso, principalmente quando precisar enfrentar uma situação de alto risco ou estiver reagindo a um estilo de vida desequilibrado. Marlatt chamou esse fenômeno de *problema da gratificação imediata*. Educar o paciente a respeito dos efeitos imediatos e retardados da droga pode ajudar a evitar a tendência de ver "a grama mais verde" do outro lado do muro da abstinência. É preciso contrabalançar os efeitos iniciais imediatos, agradáveis, com informações a respeito dos efeitos e riscos do uso excessivo sobre a saúde física e mental e sobre os relacionamentos.

É também importante a utilização da matriz de decisões como uma forma de ajudar o paciente a pensar para poder decidir entre manter a abstinência ou retomar o hábito de usar álcool ou drogas. A matriz orienta o pensamento a respeito das consequências imediatas (positivas e negativas) e das consequências tardias (positivas e negativas) com relação a qualquer uma das posições: abstinência ou uso. O Quadro 21.1 contém uma matriz de decisões preenchida.

Intervenções para frear o uso inicial

É conveniente que o paciente esteja preparado, de antemão, para lidar com o possível uso inicial da substância e para aplicar alguns "freios" cognitivos e comportamentais, de modo que o lapso

Quadro 21.1 Matriz de decisões.

| | Consequências imediatas || Consequências tardias ||
	Positivas	Negativas	Positivas	Negativas
Manter a abstinência do cigarro	• Aumento da autoeficácia • Maior inserção social • Melhora da saúde • Economia financeira	• Não sentir os efeitos positivos do uso • Síndrome de abstinência • Ansiedade • Aumento do peso	• Melhora da autoestima devido ao aumento da autoeficácia • Prevenção de doenças associadas ao uso • Ter mais dinheiro para gastar com prazeres • Evitar a desaprovação social	• Negação da gratificação (torna-se menos intensa com o decorrer do tempo)
Retomar o hábito de fumar	• Gratificação imediata • Emagrecer	• Sentimento de culpa e sensação de controle diminuída • Críticas de terceiros • Efeitos físicos desagradáveis • Odor característico	• Gratificação continuada	• Diminuição do autocontrole • Saúde em risco • Gasto financeiro • Desaprovação social contínua

Adaptado de Marlatt.[3]

---

inicial não se transforme em uma recaída plena. A melhor forma de se fazer isso é combinar treinamento de habilidades de enfrentamento e reestruturação cognitiva.

As habilidades comportamentais envolvem ensinar o paciente a moderar ou controlar o comportamento, uma vez que este ocorra. Esses comportamentos podem estar especificados em um "contrato de recaída", a ser firmado em concordância com o paciente, que pode incluir:

- Adiamento do uso da substância por, pelo menos, 20 min. Isso favorecerá que o paciente pense antes de se engajar no uso, em vez de ceder a um impulso
- Utilizar a matriz de decisões, antes de se engajar no uso
- Se o uso inicial não puder ser evitado, deverá ao menos ser contido. Assim, o uso do álcool deve ser limitado a uma dose, em um bar ou restaurante, e o cigarro a apenas uma unidade, que deverá ser solicitada a alguém, em vez de se comprar um maço inteiro
- Depois disso, o paciente deverá concordar em aguardar pelo menos 1 h antes de engajar-se completamente no comportamento de uso. O período imediatamente após o lapso é crucial para a prevenção de recaída total, já que é quando a maioria das pessoas experienciará o efeito da violação da abstinência. Durante esse período, o paciente deverá concordar em ler cartões-lembretes, especialmente preparados para esses momentos, e tentar ativamente outros procedimentos de reavaliação. Nesse momento, poderá telefonar para o terapeuta ou para alguém que o apoie na decisão de conter o uso.

O que fazer se um lapso ocorrer

O lapso é um momento de crise e representa tanto uma oportunidade (de aprendizado) quanto um perigo (de recair) e algumas estratégias podem ser aplicadas no momento imediatamente posterior ao evento. As estratégias a seguir podem ser desenhadas segundo as necessidades de cada paciente e resumidas na forma de cartão-lembrete, o qual o paciente levará sempre consigo, em uma carteira ou bolsa:

- *Pare, olhe e escute.* Pare tudo que estiver fazendo e recolha-se a um lugar tranquilo, onde não poderá ser perturbado ou distraído por várias tentações. Olhe, observe, escute e entenda o que está acontecendo. É uma situação similar a um pneu que fura (lapso). Essa situação requer que o motorista encoste seu veículo em um local seguro. Assim, poderá observar o estrago, pensar no que poderá ser feito e agir

- *Mantenha a calma.* A primeira reação provavelmente será a de sentir-se culpado e fracassado, o que é uma reação normal, faz parte do EVA. Pensar apenas é inofensivo. O perigo está em ceder aos pensamentos, desistir do controle e engajar-se no comportamento de uso. O que se pode fazer é colocar-se como observador, como um espectador diante de uma tela na qual se desenrolam diálogos de um drama, e esperar que o filme termine. Lembra-se do Garfield? Quando tem vontade de trabalhar, ele se deita quietinho e espera até que a vontade tenha passado... Um lapso é um lapso, não é uma recaída. É um equívoco, não um fracasso total
- *Renove seu comprometimento.* Depois de um lapso, o problema mais difícil a ser enfrentado é a motivação. Reveja as razões pelas quais você decidiu mudar. Lembre-se dos benefícios que pode obter a longo prazo com essa mudança. Inicie uma conversa íntima entre o lado que deseja continuar aderindo ao objetivo original e o lado que quer desistir. Reflita, de maneira otimista, sobre seus sucessos passados, em vez de focar seu revés atual. Você acredita realmente que um único lapso anule todo o progresso feito até aqui? É justo reprovar um aluno em função de um único erro? Um único erro significa que nada foi aprendido?
- *Reveja a situação que o levou ao lapso.* Não ceda à tentativa de culpar-se. Em vez disso, indague a si mesmo sobre as circunstâncias associadas ao lapso: que eventos o levaram ao lapso? Houve algum sinal que o precedeu? Houve envolvimento de outras pessoas? Qual era seu estado de humor? Como estava se sentindo? O que eu estava pensando? Sua motivação pode ter sido enfraquecida por fadiga, efeito de outra droga, pressão social, conflitos ou outros fatores? Tentou evitar ou enfrentar a situação de alto risco de alguma maneira? Que pensamentos alternativos poderia ter tido? Como poderá lidar com essas situações no futuro?
- *Faça um plano imediato para recuperação.* Livre-se do maço de cigarros, da droga ou da bebida. Afaste-se das situações de alto risco. Saia, faça uma caminhada, cante uma música, telefone para um amigo que o apoie. Se não for possível sair fisicamente, saia psicologicamente: feche os olhos, respire fundo, relaxe e imagine-se em um lugar maravilhoso, o sol aquecendo-o de forma muito agradável ou a brisa refrescando-o, envolvendo-o completamente. Planeje uma atividade alternativa: exercícios físicos ou algo emocionante, que drene sua energia excessiva. Faça algo bom para si mesmo. Se não puder evitar a culpa, imponha-se uma penitência positiva e saudável: fazer uma boa ação, orar ou rezar
- *Peça ajuda.* Peça ajuda aos amigos com quem pode contar: seja para encorajá-lo, oferecer-lhe atividades alternativas ou sugerir modos de enfrentar a situação. Se estiver sozinho, ligue para seu terapeuta.

Intervenções sobre o efeito da violação da abstinência

O principal objetivo da reestruturação cognitiva é combater os componentes cognitivos e afetivos do EVA. Em vez de reagir ao primeiro lapso como um sinal de fracasso pessoal caracterizado por conflito, culpa e atribuição interna (a si mesmo), o paciente precisa aprender a reconceitualizar o episódio como um evento isolado e independente, a vê-lo como um engano, em vez de um desastre que jamais poderá ser desfeito. As reações a um deslize frequentemente estão carregadas de uma bagagem cognitiva excessiva, que tem o efeito de colocar mais peso sobre o indivíduo e tornar mais difícil seu engajamento em um comportamento de enfrentamento construtivo. Os problemas de atribuições normalmente embasam-se em suposições mal-adaptativas e erros cognitivos e as técnicas da terapia cognitiva são bastante adequadas nesses momentos (desafios de pensamentos automáticos e crenças, reatribuições, descoberta orientada etc.).

A seguir, é apresentada uma descrição de algumas estratégias gerais de reatribuição para combater suposições errôneas e erros cognitivos associados aos lapsos iniciais:

- *Um lapso é similar a um equívoco, a um erro no processo de aprendizado:* todo processo de aprendizado pressupõe erros. Se a mudança de hábitos é o que está sendo aprendido, o lapso é o erro implicado no processo. Quando estamos aprendendo a andar de bicicleta, caímos e com isso aprendemos que é preciso ir mais devagar nas curvas, por exemplo. Aprendemos com os nossos erros. A literatura do aprendizado apoia a noção de que se aprende mais com os erros do que com os acertos
- *Um lapso é um evento específico e único no tempo e no espaço:* errar uma equação matemática hoje não implica errar sempre no futuro. O paciente deve ser encorajado a evitar a supergeneralização e a centrar-se no aqui e agora, evitando trazer "excesso de bagagem" do passado ("sempre que experienciava um lapso no passa-

do, eu perdia o controle") ou fazer projeções para o futuro ("agora que fumei um cigarro, não haverá jeito de parar"). Os cartões-lembretes podem trazer a seguinte mensagem: "uma andorinha não faz verão. Um gole é apenas o que é: um simples gole e não implica, necessariamente, que eu tenha que beber a garrafa toda"

- *O lapso pode ser reatribuído a fatores externos, específicos e controláveis:* como vimos anteriormente, a magnitude do EVA aumenta dramaticamente quando o indivíduo atribui a causa do lapso a fatores internos, permanentes e globais, como a falta de força de vontade. A reatribuição exigirá um cuidadoso exame do episódio do lapso para determinar a influência de diversos fatores em sua ocorrência: nível de dificuldade da situação de alto risco, adequação da resposta de enfrentamento (se tiver ocorrido), déficits transitórios na motivação (p. ex., fadiga, estresse, estilo de vida desequilibrado) e singularidade geral da situação. A finalidade dessa reatribuição é isolar fatores controláveis: a situação externa pode ser modificada, novas respostas de enfrentamento podem ser aprendidas, o estresse pode ser reduzido, os hábitos de estilo de vida podem ser modificados. Ou seja, os fatores são externos, específicos e controláveis
- *O lapso pode ser transformado em prolapso, em vez de uma recaída:* o aspecto em questão aqui é o significado que se atribui ao lapso. A "catastrofização" é um erro cognitivo que tem como consequência a previsão do pior resultado possível: um lapso = recaída = colapso. Por outro lado, o lapso também pode ser interpretado como uma oportunidade importante de aprendizado, de aumentar a conscientização sobre fontes de estresse e necessidade de treinamento de habilidades. Essa conceituação mais otimista do lapso é vista como um prolapso: uma queda "para frente" e não uma "queda para trás", que tende a aumentar a capacidade e a motivação do paciente para um enfrentamento efetivo
- *A abstinência ou o controle estão sempre próximos:* um erro cognitivo comum, que os pacientes cometem após um lapso (uso inicial), é presumir que a abstinência não pode ser readquirida e a recaída é um resultado inevitável. No entanto, o fato é que a abstinência é um estado que pode ser readquirido simplesmente não reiniciando o comportamento de uso: tudo que o paciente precisa fazer é evitar o próximo trago, a próxima dose e ter sucesso nesse esforço é readquirir o controle.

▶ Processo da recaída | Estilo de vida desequilibrado

Como vimos, o alto risco está associado ao desencadeamento do uso inicial após um período de tempo de abstinência e, na grande maioria das vezes, o paciente não está esperando sua ocorrência ou está mal preparado para lidar efetivamente com ela. Existem outras situações, entretanto, em que a situação de alto risco parece ser o resultado de uma série de eventos, o último elo de uma cadeia. Muitas vezes, o paciente prepara ou planeja a recidiva – esse processo é chamado de antecedentes encobertos de uma situação de recaída. A Figura 21.4 mostra uma visão esquemática desse processo.

Nesse contexto, entendemos *equilíbrio* como a harmonia existente na vida diária de uma pessoa entre aquelas atividades percebidas como "deveres" e aquelas vistas como "prazeres". Marlatt coloca que esse grau de equilíbrio tem impacto direto sobre o *desejo de indulgência ou gratificação imediata*: um estilo de vida desequilibrado, em que predominam os "deveres", frequentemente está

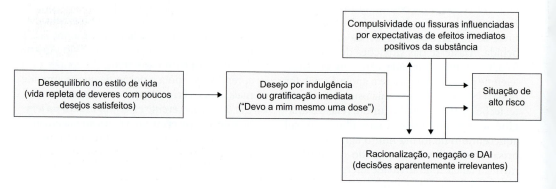

Figura 21.4 Antecedentes encobertos de uma situação de recaída.[3.]

associado a uma maior percepção de privação e a um desejo correspondente de gratificação.[3] É como se a pessoa que passa a maior parte de seu dia empenhada em obrigações a serem cumpridas tentasse equilibrar esta desarmonia com intensos prazeres (beber demais, comer demais, usar drogas etc.): "trabalhei o dia inteiro: eu mereço um descanso/drinque/chocolate".

Outra forma de desequilíbrio envolve uma reação contrária às regras percebidas como impostas para controlar o comportamento proibido. Algumas pessoas interpretam a regra de abstinência como uma ameaça a sua liberdade e arbítrio pessoal. Essa reação contrária pode provocar um tipo de "motim" interno, no qual a pessoa tenta se livrar da carga opressiva de controle, preparando uma recaída (rebela-se contra si mesma). Essas reações podem ser especialmente intensas naqueles pacientes que se sentem obrigados a mudar, em resposta às exigências de outras pessoas ou a proibições sociais.

Muitas vezes, o desejo de indulgência ou gratificação imediata é mediado por processos tanto afetivos quanto cognitivos. No lado afetivo, o desejo por gratificação imediata pode ser experienciado como fissura ou compulsão. Nesse contexto, a fissura refere-se ao desejo subjetivo de experienciar os efeitos ou consequências de determinado ato e a compulsão refere-se ao impulso relativamente súbito de se engajar em um comportamento. Para se instalarem, ambas requerem que o indivíduo tenha experimentado a satisfação associada ao comportamento de uso em situações anteriores (condicionamento).

Os processos cognitivos que se associam ao desejo de gratificação imediata envolvem três conceitos centrais: *racionalização*, *negação* e *decisões aparentemente irrelevantes*. Uma racionalização é uma razão cognitiva ou uma desculpa legítima para o engajamento em determinado comportamento ("eu mereço um cigarro"). A negação é um processo semelhante, no qual a pessoa se recusa a reconhecer determinados aspectos de uma situação: aquela pessoa, por exemplo, que apesar de desejosa de não fazer mais uso da cocaína, vai ao encontro do parceiro de "baladas" para buscar algum objeto absolutamente desnecessário, negando qualquer intenção de fazer uso da droga. Essa situação descrita exemplifica tanto uma negação quanto uma decisão aparentemente irrelevante. Uma recaída pode ser planejada por meio de várias decisões como essas, aparentemente irrelevantes: o alcoolista abstinente que compra um litro de uísque "para o caso de alguém visitá-lo" e que depois convida alguém que aceitaria uma dose. Uma vantagem na preparação de uma recaída dessa maneira é poder evitar assumir a responsabilidade pessoal pelo próprio episódio de recaída e poder afirmar que as circunstâncias tornaram impossível a evitação do uso.

▶ Intervenções globais

Não é suficiente ensinar o paciente a responder a uma situação de alto risco após a outra, pois é impossível identificar ou trabalhar todas elas. Um programa de prevenção mais completo requer a intervenção em seu estilo de vida, de modo a aumentar sua capacidade para lidar com o estresse com maior senso de autoeficácia. A Figura 21.5 nos dá uma visão esquemática de diversas estratégias globais de controle. Serão apresentadas somente as três mais importantes: intervenções no estilo de vida, no desejo de indulgência e nas compulsões e fissuras.

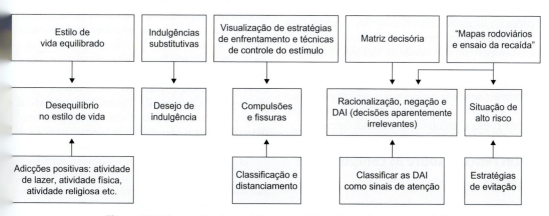

Figura 21.5 Prevenção de recaída – estratégias globais de autocontrole.[3]

Intervenções no estilo de vida

A intervenção no estilo de vida é uma das principais estratégias globais de autocontrole empregadas na abordagem de prevenção de recaída e um de seus principais objetivos é substituir o comportamento de uso de álcool ou drogas por outros positivos, chamadas dependências positivas. Enquanto uma dependência negativa é considerada um comportamento prazeroso inicialmente, mas que causa danos a longo prazo, uma adição positiva é, geralmente, desagradável a princípio, mas muito benéfica a longo prazo, como praticar esportes, por exemplo. A "dependência positiva" frequentemente se transforma em "desejo", à medida que o indivíduo começa a esperar com prazer pela atividade ou, então, sente falta desta quando se afasta. Além de substituir o comportamento negativo, a dependência positiva aumenta o sentimento de autoeficácia, a capacidade de relaxar, o bem-estar físico e a capacidade geral de enfrentamento. Exemplos de dependencias positivas são: atividades físicas (como caminhar, correr, frequentar academias, praticar natação, hidroginástica etc.), prática de *hobbies* (pescar, bordar, colecionar, xadrez, pintura, fotografia etc.), prática de técnicas de relaxamento, alongamento, massagem etc.

As intervenções no estilo de vida também podem envolver outras atividades terapêuticas que têm impacto importante sobre a vida do paciente, como terapia conjugal ou familiar, aconselhamento de carreira ou mudanças no ambiente social ou físico.

Intervenções no desejo de indulgência

A programação de períodos de tempo livres, durante o dia, quando o cliente pode buscar seus próprios interesses (fazer compras, almoçar com um amigo etc.), também pode oferecer equilíbrio em um estilo de vida lotado de "deveres". Indulgências substitutivas ou atividades que proporcionem uma forma imediata de autogratificação (p. ex., submeter-se a uma massagem, a uma atividade sexual, ir a um bom restaurante etc.) também podem servir como alternativas de autoindulgência.

Intervenções sobre as compulsões e fissuras

Como visto, diversos estímulos são capazes de condicionar respostas de desejo, ou seja, podem provocar fissura. O processo de condicionamento foi descrito, pela primeira vez, por Pavlov, com base em seus estudos feitos com cães. Antes de apresentar um suculento bife ao cão, Pavlov soava uma campainha. Após sucessivas apresentações ao mesmo cão dessa sequência *campainha-bife*, o animal, antes mesmo da apresentação do bife, salivava após o soar da campainha. Ora, uma campainha não desencadeia o processo de salivação em ninguém, a menos que esteja *condicionada* a outro estímulo que possa produzi-lo (bife suculento). Após a campainha, o cão esperava pelo bife. E como se extingue o comportamento? O que você imagina que aconteceria a esse mesmo cão se várias e várias vezes a campainha soasse e o bife suculento não viesse? A princípio, salivaria muito, mas depois "aprenderia" que o bife não viria mais depois do soar da campainha e a resposta de salivação se extinguiria gradativamente. Assim, se o paciente que parou de fumar resistir ao desejo pela nicotina após o almoço, por exemplo, vez após vez, chegará gradualmente aquele dia em que não haverá mais desejo.

Portanto, a coisa mais importante a ser lembrada pelos pacientes é que as compulsões e fissuras surgirão, depois diminuirão e *desaparecerão*. Os indivíduos que cedem ou se identificam com essas compulsões podem manter a presunção equivocada de que a compulsão continuará aumentando de intensidade até que se torne impossível resistir. Ceder à fissura ou à compulsão no pico de sua intensidade, entretanto, aumenta a probabilidade de que o antigo hábito ou resposta ganhe força. E se o indivíduo for capaz de aguardar pelo alívio e desaparecimento da fissura, sem retornar ao antigo padrão de hábitos, a pressão interna para a resposta desaparecerá pelo processo de extinção.

O modo mais eficaz de lidar com fissuras e compulsões é desenvolver um senso de *distanciamento* em relação a elas. Em vez de se identificar com a fissura (p. ex.: "eu realmente desejo um cigarro neste momento"), o cliente pode ser treinado a monitorar a fissura ou compulsão a partir do ponto de vista de um observador distanciado ("estou sentindo vontade de fumar agora"). Ao tomar distanciamento da fissura ou compulsão e observar como estas vêm e vão, haverá uma tendência menor à identificação com a fissura e à sensação de ser esmagado por seu poder.

As fissuras e as compulsões devem ser vistas como parte natural do processo de recuperação, caso contrário, poderão ser entendidas como indicação de que o tratamento foi ineficaz ou a recaída é iminente.

Mindfulness ou atenção plena

Antigo na tradição budista e outras crenças, o *mindfulness* só mais recentemente foi aplicado ao estresse psicológico.[15] Seus princípios básicos são o de conscientização e aceitação não julgadora. Entenda-se aqui aceitação não como atitude passiva, mas sim a habilidade de experienciar os eventos de forma completa, sem atingir extremos como preocupação excessiva ou supressão da experiência. Esta abordagem propõe uma atenção autorreguladora e adoção de uma orientação focada em uma determinada experiência, de forma aberta e curiosa.

Na área das substâncias psicoativas, Marlatt *et al.* propõem o Mindfulness-based Relapse Prevention (MBRP), que é um programa que integra práticas de meditação e atenção plena com a prevenção da recaída. O MBRP é baseado no controle total da mente, de modo a potencializar os efeitos das práticas cognitivo-comportamentais, porém com atenção não julgadora sobre os pensamentos e fissuras relacionadas com o uso.[16] A fissura é vista como passageira e é proposto que esta seja vivenciada como uma onda que cresce, tem seu pico, mas decresce. A proposta é que se "surfe" com a fissura.[17]

Trata-se de um programa desenhado para uma fase posterior de tratamento, com vistas a apoiar e manter os resultados de uma intervenção inicial que favoreça um estilo de vida saudável para as pessoas em recuperação de problemas relacionados com o uso de substâncias psicoativas. Pode ser aplicado tanto no *setting* de internação quanto ambulatorial, desde que os envolvidos estejam motivados a manter as metas iniciais do tratamento.[16]

▶ Pesquisas sobre a efetividade da técnica

Carroll conduziu uma revisão com 24 ensaios clínicos randomizados que incluíam estudos com cigarro, álcool, maconha e cocaína.[18] A conclusão foi que a prevenção de recaída é mais efetiva que o não tratamento e tão efetiva quanto outras intervenções ativas (p. ex., autoajuda ou terapia interpessoal). Muitos estudos demonstraram que as técnicas de prevenção de recaída reduzem a intensidade do episódio da recaída quando comparadas com o não tratamento ou outras técnicas ativas.[19-21] Além disso, muitos estudos identificaram efeitos duradouros na prevenção de recaída, sugerindo que esta abordagem pode oferecer uma melhora continuada ao longo do tempo, ao passo que outras técnicas são efetivas por um período breve.[22-27] Esses achados apontam para uma curva de aprendizado, em que mudanças nas capacidades de enfrentamento levam a um decréscimo da chance de recair. Utilizando uma metáfora, Marlatt e Witkiewitz afirmam que uma pessoa que começa a andar de bicicleta ou esquiar, nas primeiras tentativas sempre cai mais.[28] À medida que vai treinando, tenta e cai muitas vezes, as chances de tropeçar diminuem e a pessoa adquire a habilidade sobre aquela atividade.

Irvin *et al.*[29] conduziram uma metanálise das técnicas de prevenção de recaída no tratamento de álcool, tabaco, cocaína e poliuso de substâncias. Vinte estudos foram incluídos e representaram 9.504 indivíduos. Os resultados mostram que a prevenção de recaída é efetiva em reduzir o uso de substâncias e melhorar a adaptação psicossocial. A prevenção de recaída foi particularmente efetiva em tratar bebedores e poliusuários mais que usuários de tabaco e cocaína. A prevenção de recaída também foi efetiva em diferentes modalidades, individual, em grupo e de casal, sendo mais efetiva no tratamento do álcool. Esse dado poderia ser justificado pelo fato da prevenção de recaída ter sido criada para atender às demandas de uma população de bebedores. Inclusive Roffman desenvolveu uma intervenção baseada na prevenção de recaída para usuários de *Cannabis* que se mostrou mais efetiva que autoajuda.[30] Mais pesquisas que estudem a aplicação da prevenção de recaída no tratamento de outras substâncias poderiam contribuir para esses achados.

Uma metanálise mais recente[31] incluiu 53 ensaios controlados de terapia cognitivo-comportamental para transtorno por uso de substâncias, em que o teor básico do tratamento era baseado no modelo de prevenção de recaída. Os resultados vão de acordo com a revisão de Irwin *et al.*,[29] em que 58% dos indivíduos se saíram melhor do que os controles. Porém, contrariamente à revisão anterior, os que melhor se saíram foram os usuários de maconha[32,33] e, em um primeiro momento, os resultados eram desfavoráveis para a prevenção de recaída. Mas uma reanálise[34] mostrou que intervenções de autoajuda baseadas no modelo cognitivo-comportamental da prevenção de recaída geravam maior tempo de abstinência quando comparados com aconselhamento em grupo.

▶ Referências bibliográficas

1. EDWARDS, G.; MARSHALL, E. J.; COOK, C. C. H. *O tratamento do alcoolismo*: um guia para profissionais de saúde. 3ª ed. Porto Alegre: Artes Médicas, 1999. 318p.

2. DODGEN, C. E.; SHEA, W. M. *Substance use disorders*. San Diego, California: Academic Press, 2000. 173 p.
3. MARLATT, G. A. Prevenção de recaída: racionalidade teórica e visão geral do modelo. In: MARLATT, G. A.; GORDON, J. R. *Prevenção de recaída* – estratégias de manutenção no tratamento de comportamentos adictivos. Porto Alegre: Artes Médicas Sul, 1993. p. 3-63.
4. KNAPP, P. Prevenção de recaída. In: RAMOS, S. P.; BERTOLOTE, J. M. et al. *Alcoolismo hoje*. 3ª ed. Porto Alegre: Artes Médicas, 1997. p. 173-196.
5. STEVENS-SMITH, P.; SMITH, R. L. *Substance abuse counseling* – theory and practice. New Jersey: Prentice-Hall, 1998. 298 p.
6. MONTI, P. M.; ABRAMS, D. B.; KADDEN, R. M.; COONEY, N. L. *Treating alcohol dependence* – a coping skills training guide. NewYork: The Guilford Press, 1989. 240 p.
7. CUMMINGS, C.; GORDON, J.; MARLATT, G. A. Relapse: strategies of prevention and prediction. In: MILLER, W. R. *The addictive behaviors*. Oxford, UK: Pergamon Press, 1980.
8. WITKIEWITZ, K.; MARLATT, G. A. Relapse prevention for alcohol and drug problems, that was zen, this is tao. *American Psychologist*, v. 59, n. 4, p. 224-235, May-June, 2004.
9. SHIFFMAN, S. Conceptual issues in the study of relapse. In: GOSSOP, M. (ed.) *Relapse and addictive behavior*. London: Routledge, 1989. p. 149-179
10. SHIFFMAN, S.; BALABANIS, M.; PATY, J.; ENGBERG, J.; GWALTNEY, C.; LIU, K. et al. Dynamic effects of self-efficacy on smoking lapse and relapse. *Health Psychology*, v. 19, p. 315-323, 2000.
11. GOSSOP, M.; STEWART, D.; BROWNE, N.; MARSDEN, J. Factors associated with abstinence, lapse or relapse to heroin use after residential treatment: protective effect of coping responses. *Addiction*, v. 97, p. 1259-1267, 2002.
12. NIAURA, R. Cognitive social learning and related perspectives on drug craving. *Addiction*, v. 95, p. 155-164, 2000.
13. LONGABAUGH, R.; RUBIN, A.; STOUT, R. L.; ZYWIAK, W. H.; LOWMAN, C. The reliability of Marlatt's taxonomy for classifying relapses. *Addiction*, v. 91, suppl., p. 73-88, 1996.
14. WITKIEWITZ, K.; HUFFORD, M. R.; CARUSO, J. C.; SHIELDS, A. S. Increasing the prediction of alcohol relapse using catastrophe theory: findings from Project MATCH. *Poster session presented at the annual meeting of the Association for the Advancement of Behavior Therapy*. Reno, NV., 11 a 2002.
15. SHIAN-LING KENG, S. L.; SMOSKI, M. J.; ROBINS, C. J. Effects of mindfulness on psychological health: A review of empirical studies. *Clinical Psychology Review*, v. 31, p. 1041-1056, 2011.
16. BOWEN, S.; CHAWLA, N.; MARLATT, G. A. *Mindfulness-based relapse prevention for addictive behaviors:* a clinician's guide. New York: The Guilford Press, 2011.
17. ZGIERSKA, A.; RABAGO, D.; CHAWLA, N.; KUSHNER, K.; KOEHLER, R.; MARLATT, A. Mindfulness meditation for substance use disorders: a systematic review. *Subst. Abus.*, 30:266-294, 2009.
18. CARROLL, K. M. Relapse prevention as a psychosocial treatment: A review of controlled clinical trials. *Experimental and Clinical Psychopharmacology*, v. 4, p. 46-54, 1996.
19. DAVIS, J. R.; GLAROS, A. G. Relapse prevention and smoking cessation. *Addictive Behaviors*, v. 11, n. 2, p. 105-114, 1986.
20. GOLDSTEIN, M. G.; NIAURA, R.; FOLLICK, M. J.; ABRAHAMS, D. B. Effects of behavioral skills training and schedule of nicotine gum administration on smoking cessation. *American Journal of Psychiatry*, v. 146, p. 1, p. 56-60, 1989.
21. O'MALLEY, S. S.; JAFFE, A. J.; CHANG, G. et al. Six-month follow-up of naltrexone and psychotherapy for alcohol dependence. *Archives of General Psychiatry*, v. 53, p. 217-224, 1996.
22. SUPNICK, J. A.; COLLETTI, G. Relapse coping and problem solving training following treatment for smoking. *Addictive Behaviors*, v. 9, n. 4, p. 401-404, 1984.
23. CARROLL, K. M.; ROUNSAVILLE, B. J.; GAWIN, F. H. A comparative trial of psychotherapies for ambulatory cocaine abusers: relapse prevention and interpersonal psychotherapy. *American Journal of Drug and Alcohol Abuse*, v. 17, n. 3, p. 229-247, 1991.
24. CARROLL, K. M.; ROUNSAVILLE, B. J.; NICH, C.; GORDON, L. T. One-year follow-up of psychotherapy and pharmacotherapy for cocaine dependence: Delayed emergence of psychotherapy effects. *Archives of General Psychiatry*, v. 51, p. 989-997, 1994.
25. GOLDSTEIN, M. G.; NIAURA, R.; FOLLICK, M. J.; ABRAHAMS, D. B. Effects of behavioral skills training and schedule of nicotine gum administration on smoking cessation. *American Journal of Psychiatry*, v. 146, n. 1, p. 56-60, 1989.
26. HAWKINS, J. D.; CATALANO, R. F.; GILLMORE, M. R.; WELLS, E. A. Skills training for drug abusers: generalization, maintenance, and effects on drug use. *Journal of Consulting and Clinical Psychology*, v. 75, p. 559-563, 1989.
27. RAWSON, R. A.; MCCANN, M.; FLAMMINO, F.; SHOPTAW, S.; MIOTTO, K.; REIBER, C. et al. A comparison of contingency management and cognitive-behavioral approaches for cocaine and methamphetamine-dependent individuals. *Archives of General Psychiatry*, v. 59, p. 817-824, 2002.
28. MARLATT, G. A.; WITKIEWITZ, K. Relapse prevention for alcohol and drug problems. In: MARLATT, G. A.; DONOVAN, D. M. (eds.) *Relapse prevention:* maintenance strategies in the treatment of addictive behaviors. New York-London: Guilford Press, 2005. p. 1-44.
29. IRVIN, J. E.; BOWERS, C. A.; DUNN, M. E.; WANG, M. C. Efficacy of relapse prevention: a metaanalytic review. *Journal of Consulting and Clinical Psychology*, v. 67, n. 4, p. 563-570, 1999.
30. ROFFMAN, R. A.; ROBERT, S. S. Relapse prevention in the treatment of cannabis dependence. In: *Relapse prevention:* maintenance strategies in the treatment of addictive behaviors. 2nd ed. New York: Guilford, 2005.
31. MAGILL, M.; RAY, L. A. Cognitive-behavioral treatment with adult alcohol and illicit drug users: a meta-analysis of randomized controlled trials. *J. Stud. Alcohol Drugs*, v. 70, p. 516-527, 2009.
32. HAJEK, P.; STEAD, L. F.; WEST, R.; JARVIS, M.; LANCASTER, T. Relapse prevention interventions for smoking cessation. *Cochrane Database Syst. Rev.* CD003999, 2009.
33. LANCASTER, T.; HAJEK, P.; STEAD, L. F.; WEST, R.; JARVIS, M. J. Prevention of relapse after quitting smoking: a systematic review of trials. *Arch. Intern. Med.*, v. 166, p. 828-835, 2006.
34. AGBOOLA S, MCNEILL, A, COLEMAN T.; LEONARDI BEE, J. A systematic review o f the effectiveness of smoking relapse prevention interventions for abstinent smokers. *Addiction*, v. 105, p. 1362-1380, 2010.

22 Treinamento de Habilidades Sociais e de Enfrentamento de Situações de Risco

Selma Bordin, Neide A. Zanelatto, Neliana Buzi Figlie e Ronaldo Laranjeira

▶ Introdução

A terapia de habilidades sociais deriva dos princípios da teoria de aprendizagem social e, apesar de abranger todos os princípios do citado referencial, dá maior ênfase ao treinamento de habilidades *per se*. Acreditam os seus teóricos que os déficits de habilidades submetem o indivíduo a grandes riscos. Esses déficits, interagindo com as demandas situacionais e vulnerabilidades genéticas, podem solapar a capacidade do indivíduo de manejá-las adequadamente. Portanto, estão associados ao desenvolvimento e à manutenção de problemas de consumo de substâncias, assim como aos episódios de recaída e ao processo de mudança de comportamento e recuperação de crenças de valores construídos antes das experiências com o uso de substâncias.

O gerenciamento de contingências e o aumento da autoeficácia têm sido apontados pela literatura científica sobre tratamento da dependência de substâncias como abordagens eficazes.[1,2] Quando respostas positivas ou eficazes para o enfrentamento de situações de risco são oferecidas, a sensação de autoeficácia é aumentada, e o indivíduo estará mais fortalecido para um próximo episódio. Para maior autoeficácia, é fundamental que o indivíduo tenha desenvolvido habilidades sociais e de enfrentamento de situações de risco com a finalidade de prevenir tanto a ocorrência de lapsos (uso episódico) quanto a recaída.[3-5]

Situações de alto risco, percebidas como uma ameaça à sensação de controle por parte do indivíduo, podem ser consideradas como estímulos precipitadores do início do uso de substâncias após um período de abstinência. As habilidades de enfrentamento podem ser definidas como ferramentas comportamentais ou cognitivas que podem ser usadas pelo indivíduo com o objetivo de restaurar o equilíbrio frente às situações de risco, que incluem adversidades às quais este é exposto, ou em que se sente em desvantagem ou pouco autoeficaz.[6,7] O treinamento dessas habilidades permite ao indivíduo mostrar-se capaz de apresentar uma resposta adaptável a uma situação com a qual se defronta. O desenvolvimento de habilidades de enfrentamento não é adquirido como mágica e, muitas vezes, pode não ocorrer naturalmente.

É algo que precisa ser praticado com persistência. Portanto, há necessidade de envolvimento, treino e reforço positivo.

O comportamento dito socialmente habilidoso foi considerado inicialmente por vários autores como um traço de personalidade do sujeito, ou seja, uma característica inata deste. No entanto, autores em um discurso mais recente têm relatado que determinados comportamentos, cujo resultado se aproxima em termos de consequências daqueles anteriormente referidos, surgem a partir das relações entre indivíduos e que são aprendidos e repetidos em outras situações.[8] A prática do comportamento socialmente habilidoso, segundo Linehan, tem como consequências básicas: o alcance do objetivo previsto a partir de uma ação, a melhora das relações interpessoais e da autoeficácia, traduzindo-se em elevação da autoestima.[9] Podemos defini-lo como um conjunto de ações de um determinado indivíduo em que este externa seus sentimentos, desejos, opiniões e direitos de forma adequada ao contexto no qual está inserido, respeitando esses mesmos comportamentos nas demais pessoas. A solução de problemas imediatos, bem como a minimização da probabilidade de ocorrência desses mesmos problemas no futuro são consequências desse tipo de prática.[8] É importante frisar que a mudança de comportamento não ocorre de um momento para outro, de forma que o treino do comportamento é de suma importância para seu aprendizado, do mesmo modo que o insucesso inicial na prática desses comportamentos não deve ser visto como fator desmotivador para tal exercício.

O treinamento de habilidades sociais, possibilitando o enfrentamento de situações de risco, tem sido usado com sucesso em vários contextos: nos tratamentos voltados para indivíduos com transtornos psiquiátricos diversos, entre eles a dependência de substâncias psicoativas, em portadores de doenças crônicas e agudas, com déficits intelectuais e também no tratamento dos familiares desses indivíduos.[3,10-15]

No Brasil, estudos recentes mostram a relação entre a presença de habilidades sociais e comportamentos mais funcionais entre dependentes de álcool,[16] maconha[17] e nicotina.[18] Em virtude da subjetividade do tema, ainda que as formas de medida sejam objetivas, estudos também evidenciam que escores em habilidades sociais podem ser muito semelhantes entre dependentes e não dependentes de álcool.[19] No entanto, a literatura sobre o assunto, mais extensa em outros países, dá ênfase à importância de se desenvolver tais habilidades como elemento auxiliar na redução dos fatores que predispõem o indivíduo à recaída,[20,21] e também como condição importante para aqueles que ainda não fizeram uma experimentação de substâncias psicoativas.[22,23]

Monti *et al.*, na década de 1980, apresentaram um modelo de tratamento para dependência de álcool, inovador para a época, em que a ênfase é dada ao treinamento de habilidades sociais para o enfrentamento de situações de risco para a recaída.[7] Esses mesmos pressupostos são considerados como base do tratamento de dependências de outras substâncias, utilizando técnicas como modelagem, reestruturação cognitiva e *feedback*.[24]

No referido programa, os autores contemplam o treino de habilidades interpessoais (exercidas nos contextos em que o indivíduo estabelece relações com outras pessoas: sociais, conjugais, familiares e de trabalho) e intrapessoais (como o sujeito lida com estresse, raiva, fissura e pensamentos negativos), que pode ser aplicado em sessões de atendimento individual ou em grupo. Esse modelo é descrito a seguir, incluindo, para cada habilidade treinada, o racional teórico em que se baseia, as técnicas utilizadas para o desenvolvimento da competência específica, além de exercícios por escrito para o reforço da aprendizagem de cada uma das habilidades apresentadas.

▶ Habilidades interpessoais | Introdução à assertividade

Fundamentos

- Significa reconhecer seu direito de decidir o que fazer, em vez de ceder às expectativas ou solicitações de outras pessoas, sem, no entanto, deixar de reconhecer o direito dos demais
- Direitos significam:
  - Expressar sua opinião
  - Falar sobre seus sentimentos
  - Pedir que outros mudem os comportamentos que o afetam
  - Aceitar ou recusar qualquer coisa que digam ou peçam
- Há quatro estilos de comportamento ou resposta: passivo, agressivo, passivo-agressivo e assertivo:
  - *Passivo*: pessoas que tendem a abrir mão de seus direitos, quando acreditam na possibilidade de que para defendê-los precisam entrar em conflito com alguém. Normal-

mente, falham em deixar os outros saberem o que pensam ou sentem, escondendo seus sentimentos, mesmo quando isso não é necessário. Consequentemente, estão sempre se sentindo ansiosas ou com raiva. Às vezes, ficam deprimidas por sua falta de efetividade ou magoadas com os outros. As pessoas não têm como saber o que os indivíduos que usam esse tipo de conduta desejam e, assim, acabam fazendo o que querem. Além disso, podem ficar ressentidas por não dizerem o que desejam

- *Agressivo:* são aquelas pessoas que agem para proteger seus direitos, mas ao fazerem isso acabam subestimando o direito dos outros. Apesar de terem suas necessidades imediatas satisfeitas, os resultados da agressividade são geralmente negativos a longo prazo. Como desconsideram as necessidades alheias para conseguirem o que querem, acabam por entrar em suas "listas negras" e poderão ser alvo de retaliação no futuro

- *Passivo-agressivo:* são pessoas cujo comportamento exteriorizado não corresponde exatamente àquilo que pensam ou sentem. Podem indicar o que querem, fazendo comentários sarcásticos ou murmurando coisas, sem dizer diretamente o que está em suas mentes. Ou, então, podem "dizer" o que querem batendo portas, agindo com indiferença em relação à pessoa, atrasando-se etc. Às vezes, podem conseguir o que querem sem negociar diretamente. No entanto, as pessoas ao seu redor normalmente não entendem a mensagem e se sentem confusas ou com raiva e o passivo-agressivo acaba se sentindo frustrado ou vítima da situação

- *Assertivo:* a pessoa assertiva decide o que quer, planeja uma forma de conseguir e age. Normalmente, o plano mais efetivo é deixar claras suas opiniões ou seus sentimentos e solicitar ao outro as mudanças que gostaria que este fizesse, diretamente, evitando ameaças e declarações negativas. No entanto, em certas circunstâncias, uma pessoa assertiva pode decidir que uma resposta mais passiva é a melhor (com um chefe insensível) ou que uma resposta agressiva é necessária (com pessoas a quem inúmeras solicitações feitas de maneira educada não foram suficientes). É típico da pessoa assertiva que adapte seu comportamento conforme a situação. Geralmente, sentem-se satisfeitas e são bem vistas. A assertividade é o modo mais efetivo de fazer com que os outros saibam o que se passa com você ou que efeito o comportamento deles tem sobre você. Ao se expressar assertivamente, você pode resolver sentimentos desconfortáveis que, de outra maneira, permaneceriam e cresceriam, o que geralmente resulta na solução de problemas e no sentimento de estar no controle da própria vida. A pessoa assertiva não se sente vítima das circunstâncias. No entanto, é importante deixar claro que suas metas não podem ser atingidas em todas as situações, uma vez que é impossível controlar a forma como as pessoas responderão.

Técnicas de manejo

- Pense antes de falar. Identifique aquilo a que você está reagindo. O que a outra pessoa lhe fez? Tente não tirar conclusões sobre as intenções dela. Não assuma que ela deva saber o que se passa em sua mente
- Planeje o melhor jeito de falar. Seja específico e direto naquilo que disser. Evite misturar outros assuntos. Seja positivo, sem pedir desculpas ou fazer apologias. Não deixe a outra pessoa mal. Culpá-la somente causará uma reação defensiva e diminuirá a probabilidade de que ela o ouça
- Preste atenção à sua linguagem corporal: contato visual, postura, gestos, expressões faciais e tom de voz. Suas palavras e expressões devem levar a mesma mensagem. Fale firmemente
- Mostre vontade de ser compreensivo. As pessoas o ouvirão se souberem que você deseja trabalhar para resolver a situação. Ninguém quer sair com a sensação de fracasso. Tente achar um jeito para que ambos ganhem. Dê ao outro sua total atenção, quando ele lhe responder. Tente compreender seu ponto de vista e peça esclarecimentos, se forem necessários. Se discordar de algo, fale sobre isso. Não domine nem se submeta. Busque um senso de igualdade no relacionamento
- Insista. Se você achar que não está sendo ouvido, precisará agir novamente. Em algumas circunstâncias, persistência e consistência são necessárias à assertividade
- Mudar uma forma habitual de responder requer esforços conscientes e o desejo de conviver com o não natural por certo período.

Alguém não assertivo terá que se forçar inicialmente, já que a resposta não assertiva ocorrerá quase automaticamente. O primeiro passo é ficar atento à sua forma habitual de responder e fazer um esforço consciente de mudança.

Folha de exercícios

Sessão | Introdução à assertividade

Lembre-se – tenha sempre em mente ao praticar a assertividade:

- Pense um pouco antes de falar
- Seja específico e direto naquilo que disser
- Preste atenção à sua linguagem corporal
- Esteja disposto a se comprometer
- Repita novamente, se achar que não foi ouvido.

Exercício prático

Este exercício tem a finalidade de ajudá-lo a identificar o estilo que você tem usado nas várias situações sociais. Os quatro estilos são: passivo, agressivo, passivo-agressivo e assertivo. Eleja três situações sociais diferentes antes da próxima sessão, descreva-as e a forma como você respondeu.

Situação 1:
Sua resposta:
Que estilo foi utilizado?
( ) Passivo
( ) Agressivo
( ) Passivo-agressivo
( ) Assertivo

Situação 2:
Sua resposta:
Que estilo foi utilizado?
( ) Passivo
( ) Agressivo
( ) Passivo-agressivo
( ) Assertivo

Situação 3:
Sua resposta:
Que estilo foi utilizado?
( ) Passivo
( ) Agressivo
( ) Passivo-agressivo
( ) Assertivo

Como você poderia ter respondido assertivamente a cada uma dessas três situações (caso não tenha sido):
Situação 1:
Situação 2:
Situação 3:

▶ Habilidade de iniciar conversações

Fundamentos

- Conversar é o primeiro passo para estabelecer contatos casuais ou íntimos com outras pessoas. É uma habilidade de comunicação básica
- Algumas pessoas têm mais facilidade e, outras, mais dificuldade. De qualquer forma, há sempre espaço para aprimoramento
- As pessoas, de maneira geral, sentem-se mal quando a conversa é esvaziada e bem quando é agradável e interessante
- Há uma grande relação entre a habilidade e o conforto em estabelecer conversações e problemas com álcool e drogas:
  ◦ Algumas pessoas usam álcool e drogas porque acreditam que isso as ajuda a conversar com as pessoas em festas e encontros e se sentem desconfortáveis sem um primeiro drinque
  ◦ Algumas pessoas evitam socializar ou encontrar pessoas em virtude dessa dificuldade, o que contribui para a solidão, o tédio e o isolamento (situações de alto risco)
  ◦ Frequentemente, as pessoas que bebem muito têm amigos que bebem muito também. As pessoas que decidem parar de beber podem se sentir solitárias e é muito importante começar a conhecer novas pessoas e construir novas amizades, como alternativa para reduzir a tentação de retornar aos lugares e amizades anteriores.

Técnicas de manejo

- Falsas percepções que podem ser obstáculos ao início de conversações:
  ◦ Que se deve apenas falar sobre assuntos importantes, sérios e de grande relevância. Não é necessário iniciar uma conversa sobre a fome no mundo ou sobre as políticas nacionais. Não precisamos resolver os problemas do mundo na primeira conversa com alguém. A conversa deve ser divertida, uma forma de compartilhar ideias ou de conhecer pessoas de maneira confortável. Logo, não há problemas em conversar sobre assuntos menores ou menos relevantes. Esportes, clima e pessoas conhecidas em comum são boas e simples portas de acesso a conversas

- Que você é totalmente responsável em manter a conversa. Conversar é um processo de duas vias, em que cada pessoa contribui igualmente. Assim, comece com algum assunto que proporcione à outra pessoa a oportunidade de responder fácil e confortavelmente
- Que você nunca deve falar sobre si mesmo. Alguns aprendem que falar sobre si mesmo não é polido e, geralmente, se sentem desconfortáveis nessas situações. Alguns estudos em psicologia social mostram que as pessoas gostam daquelas pessoas que têm interesses e atitudes semelhantes. A única maneira de conseguir saber quais são as ideias e os gostos que compartilhamos é falar sobre isso, de forma a estimular que o outro fale também. Falando sobre nós, abrimos uma porta para que o outro fale sobre ele. Dê o exemplo. É bom falar sobre nós mesmos. Você pode começar a falar sobre si mesmo enquanto conversa sobre coisas simples. Se a conversa tiver como tema central automóveis, você pode dizer, por exemplo, por que gosta de determinado modelo. O nível das revelações varia de situação a situação, de pessoa a pessoa

- Aqui estão algumas sugestões que facilitam o início de uma conversa:
  - Ouça e observe: as pessoas dão pistas que podem ajudá-lo a decidir sobre os assuntos da conversa. Essas pistas estão nas conversas que estão tendo com outras pessoas ou em coisas nas quais parecem interessadas. Como você percebe se as pessoas estão interessadas ou aborrecidas com alguma coisa? Aproxime-se de alguém quando este não estiver envolvido em alguma atividade, com pressa ou no meio de uma outra conversa. Se essa pessoa estiver em meio a um grupo, espere até que haja uma "brecha" no assunto. Não hesite nem interrompa
  - Deixe que a pessoa saiba que você deseja falar, estabelecendo contato visual e dizendo algo primeiro, em vez de permanecer ali e esperar que ela fale. Perceba se sua xícara de café está vazia e sugira que completem suas xícaras juntos. Pergunte se conhece alguém ali. Lembre-se: a conversa não tem que ser de "peso"
  - Use questões de final aberto. Essa é uma técnica simples de ser utilizada e muito efetiva em iniciar e manter uma conversação. Uma pergunta de final aberto encoraja a discussão, ao passo que uma fechada pode ser respondida com um sim ou um não. Por exemplo: "o que você achou do filme?" *versus* "você gostou do filme?". Perguntas abertas sinalizam que você quer conversar
  - Também é importante checar como sua conversa está sendo recebida. Como o outro está respondendo? As respostas às suas perguntas estão sendo curtas? A pessoa está devolvendo perguntas e comentários? Está olhando para o relógio, olhando para outros pontos ou por trás de você? Ou está mantendo contato visual e posicionada à sua frente? Se parecer que a outra pessoa não está mais interessada, termine a conversa. Você não tem que dizer tudo em um primeiro momento. Lembre-se sempre que a conversa deve ser divertida e fácil. Se alguma das partes não estiver aproveitando, termine de maneira delicada. As conversas podem ser longas ou breves. É preciso ter cuidado para não sobrecarregar o interlocutor. Se achar que um determinado assunto não está sendo interessante ou está desconfortável para o outro, mude-o
  - Termine a conversa delicadamente. Quando a conversa estiver chegando a um final ou alguém tiver de ir embora, você pode terminá-la de forma educada, dizendo algo agradável a respeito do quanto aproveitou ou gostou da conversa. Você pode mencionar que tem de sair ou que percebe que ele(a) tem de ir e talvez se encontrem mais tarde. Basicamente, o que é apropriado aqui é deixar seu ouvinte com a sensação de que você gostou da conversa e que seu sentimento é sincero. Terminar de forma agradável aumenta a probabilidade de que a pessoa queira voltar a falar com você.

Folha de exercícios

Sessão | Habilidade de iniciar conversações

Lembre-se – tenha sempre em mente:

- É positivo:
  - Começar com tópicos simples
  - Falar sobre si mesmo
- Fique atento para:
  - Ouvir e observar
  - Falar
  - Usar perguntas de final aberto
  - Checar a recepção
  - Terminar graciosamente.

Exercício prático

1. Inicie uma conversa com alguém que você não conhece muito bem ou com alguém com quem gostaria de praticar uma conversa mais agradável:
   - Onde a conversa aconteceu?
   - Sobre o que foi a conversa?
   - Quais foram os resultados da conversa?

Verifique:

a) Você ouviu e observou antes de começar a conversa?
   Sim ( )
   Não ( )
b) Você começou com assuntos "breves"?
   Sim ( )
   Não ( )
c) Você fez perguntas de final aberto?
   Sim ( )
   Não ( )
d) Você compartilhou alguma de suas ideias, opiniões ou informações?
   Sim ( )
   Não ( )
e) Você terminou com delicadeza?
   Sim ( )
   Não ( )

▶ Habilidades de falar e ouvir sentimentos e opiniões

Fundamentos

- Algo que todos têm em comum são sentimentos. Todos nós já experimentamos tristeza, raiva, alegria, frustração, realização, medo etc. Experimentamos sentimentos diferentes em situações diferentes e cada um à sua maneira. Externamos esses sentimentos de forma mais ou menos intensa, mas todos já experimentamos uma grande variedade de sentimentos
- Há duas habilidades relacionadas com a expressão de sentimentos: a de compartilhar sentimentos, opiniões e atitudes com outras pessoas; e a de ouvir outras pessoas, de forma a deixá-las saber que são importantes e que compreendemos o que compartilham conosco
- Apesar de muitas pessoas terem dificuldades em compartilhar ou ouvir ativamente, estas são habilidades de comunicação que podem ser melhoradas com a prática
- Há muitos benefícios em compartilhar emoções com outras pessoas:
  - Intensifica o relacionamento com familiares e outras pessoas que desejamos conhecer melhor. É a melhor maneira de construir afeto e confiança entre as pessoas
  - Facilita o conhecimento do outro, pois a melhor forma de conhecer mais sobre alguém é compartilhando sentimentos sobre alguma coisa ("como se sente sobre crescer em uma cidade pequena? O que achou daquele filme? O que achou da sua viagem? E como está no trabalho? Como se sente com relação ao uso de drogas?"). Compartilhar sentimentos com outrem, ajudando-o a se sentir mais próximo a você, possibilita a ambos a descoberta de coisas em comum. Quanto mais você souber sobre o outro, maior será o sentimento de amizade. E isso é verdadeiro tanto para desconhecidos quanto para os próprios familiares: apesar de muitas pessoas estarem juntas todos os dias, os sentimentos podem ficar fora das conversas. Quanto menos se fala sobre sentimentos, mais distantes uns dos outros nos sentimos
  - Permite ao outro saber que pode compartilhar algo importante com você. Falar sobre si mesmo contém a mensagem: "é bom falar sobre sentimentos"
  - Compartilhar informações sobre seus sentimentos pode ser uma importante forma de dar apoio a alguém (ou a si mesmo). Frequentemente, outras pessoas ficam aliviadas ao descobrir que não estão sozinhas ao sentirem algo
- Ouvir atentamente quando alguém compartilha algo conosco é importante, se quisermos conhecer ou nos aproximar dessa pessoa. O uso dessa habilidade tem várias consequências positivas: permite que o outro saiba que estamos interessados e queremos entendê-lo; encoraja-o a falar mais sobre si mesmo; e nos permite saber mais a seu respeito
- Relação entre essas habilidades e o uso de drogas:
  - Pessoas que utilizaram drogas, na tentativa de aliviar sentimentos desagradáveis, descobrem que a abstinência traz, inicialmente, uma intensificação dos mais variados sentimentos. Conversar com amigos ou familiares sobre tais sentimentos favorece o recebimento de apoio e o senso de proximidade

- Alguns usuários relatam que usaram drogas para ajudá-los a expressar sentimentos positivos (afeto, carinho, proximidade). Para essas pessoas, compartilhar sentimentos positivos, sem a droga, será uma valiosa ajuda para manter a abstinência
- O uso da droga prejudica a habilidade de ouvir dos usuários, mesmo daqueles que eram bons nisso, por terem perdido sua capacidade de concentração. E essa habilidade pode demorar a retornar, mesmo após a abstinência. Assim, a prática é importante tanto para quem está aprendendo quanto para quem está reaprendendo
- Muitos usuários relatam sentimentos de solidão e, muitas vezes, a droga é utilizada para acabar com ela. Outras vezes, esse sentimento pode vir com o próprio uso, porque o distancia de amigos e familiares. Em ambos os casos, aprender a resolver a solidão ajudará a prevenir a recaída. E as habilidades de falar e ouvir são importantes ferramentas para isso

Técnicas de manejo

- Habilidade de falar sobre sentimentos:
  - É bom falar sobre sentimentos. Todos nós os temos. Todos temos bons e maus sentimentos
  - É importante compartilhar tanto os bons quanto os maus sentimentos. Alguns se sentem mais confortáveis falando sobre os positivos e outros sobre os negativos, mas as pessoas nos conhecerão melhor se falarmos tanto de uns quanto de outros
  - Raiva, tristeza e medo estão sempre presentes em familiares de usuários de drogas. E é importante saber comunicá-los diretamente, evitando a comunicação indireta, mais prejudicial. Também é importante deixarmos claros os comportamentos que nos despertam sentimentos negativos. Por exemplo, "sinto-me... quando você...":
    - "Sinto-me ansiosa quando você demora a chegar"
    - "Sinto raiva quando você não cumpre o que prometeu"
    - "Fico triste quando você não me ouve"
    - "Tenho medo que você se prejudique por usar maconha"
    - "Fico feliz quando você chega em casa cedo"
    - "Sinto-me orgulhosa pelos seus resultados na escola"

- Habilidade de ouvir:
  - Ouvir é mais do que simplesmente sentar-se em silêncio ou passivamente, enquanto o outro fala. Ouvir é uma habilidade ativa porque envolve uma tentativa de compreender o que o outro está comunicando e não apenas esperar sua vez de falar
  - Seu comportamento não verbal pode dar um apoio para que o outro continue falando. Manter o olhar, acenar com a cabeça, dar um toque simpático ou murmurar são expressões que indicam que você está interessado e está ouvindo. Olhar para o relógio, bocejar ou olhar para outras coisas distrai quem fala e revela que você não está realmente interessado no que está sendo dito. O comportamento não verbal é a primeira coisa que as pessoas notam quando estão monitorando a forma como estão sendo recebidas
  - Reconhecer o comportamento não verbal de quem fala é outra característica importante dos bons ouvintes. Estes estão afinados com os sentimentos do outro; ouvem a mensagem que está por trás das palavras. O tom de voz e a expressão facial dão várias informações, além daquelas que estão sendo expressas em palavras. Por exemplo, se alguém está falando sobre um casamento, provavelmente descreverá o vestido, a recepção, a comida, a decoração etc. Mas com um comportamento não verbal essa pessoa pode transmitir um sentimento de tristeza. O bom ouvinte perguntará sobre recordações que o casamento pode ter despertado, sobre seus sentimentos ou sobre a tristeza diretamente, ajudando-a a falar sobre o que a experiência significou para ela
  - Fazer perguntas, parafrasear o que foi dito ou acrescentar comentários ("puxa, que legal!") são formas verbais de dizer: "Estou ouvindo, estou ligado"
  - Um bom ouvinte não faz julgamentos quando estes não são solicitados; não confronta diretamente. Uma crítica inibe o interlocutor
  - Um bom ouvinte compartilha sentimentos semelhantes. Faz parte do dar e receber da conversa. Mas é conveniente esperar que o outro tenha terminado. Interrompê-lo prejudica a comunicação
- Importante:
  - Essas habilidades demandam tempo para serem utilizadas com maestria

- Você não mudará de um momento para o outro, mas aos poucos. E o outro pode demorar a perceber que você mudou
- Conte com o insucesso inicialmente. Persista – é como aprender a andar. Não saímos andando simplesmente, começamos nos agarrando em móveis, que nos suportam apenas alguns segundos... caímos muitas vezes, antes de aprender... erramos muito antes de acertar.

Folha de exercícios

Sessão | Habilidades de falar e ouvir sentimentos

Lembre-se – tenha sempre em mente:

- Ao falar:
  - É bom falar sobre seus sentimentos, tanto positivos quanto negativos
  - Defina aquilo que dirá (uma parte do que quer compartilhar)
  - Você compartilhará mais com aquela pessoa de quem se sente mais próximo do que com aquela que acabou de conhecer
- Ao ouvir:
  - Use sua expressão corporal para mostrar que está ouvindo (olhar nos olhos, acenar com a cabeça)
  - Preste atenção ao tom de voz, à expressão facial e à linguagem corporal da outra pessoa, para facilitar "sintonizá-la"
  - Escute até o momento apropriado para falar
  - Mostre interesse e compreensão por meio de perguntas sobre como se sente, parafraseando-a ou fazendo comentários apropriados.

Exercício prático

Exercite expressar seus sentimentos e ouvir os sentimentos do outro. Descreva as seguintes situações:

1. Inicie uma conversa com alguém e compartilhe algum sentimento durante ela. Responda:
   a) Com quem você conversou?
   b) Que sentimento compartilhou?
2. Durante uma conversa mantida com alguém, perceba algum sentimento que essa pessoa expressa, tanto verbal como não verbal.
   a) Que sentimento essa pessoa expressou verbalmente?
   b) Que comportamentos não verbais você observou?
   c) Que sentimentos a pessoa expressou não verbalmente?
   d) Como você demonstrou que estava ouvindo?

▶ Habilidades de fazer e receber elogios

Fundamentos

- A satisfação obtida nos relacionamentos depende, em parte, de compartilharmos coisas positivas com as outras pessoas. Logo, é importante sermos capazes de dizer coisas positivas e de responder apropriadamente quando elas nos são ditas. Os tipos de elogios podem variar muito: a nota tirada em uma prova; o novo corte de cabelo; o jeito carinhoso com que fomos tratados; a responsabilidade com relação a horários; o entusiasmo com o tratamento etc.
- Apesar da importância dos elogios na construção e manutenção dos relacionamentos, muitas pessoas normalmente falham nesse aspecto: por acharem que já sabem, porque têm dificuldade em fazê-lo ou por imaginarem consequências negativas (vai se sentir "cheio", vai "relaxar" etc.)
- Muitas pessoas que gostam de fazer elogios podem se sentir desconfortáveis ao recebê-los. O inverso também pode ser verdadeiro: pessoas que gostam de recebê-los podem se sentir desconfortáveis ao fazê-los
- Problemas de relacionamento normalmente acompanham os problemas com drogas. Conforme a gravidade aumenta, os aspectos positivos de um relacionamento começam a ser negligenciados. Fazer esforços em compartilhar comentários positivos é uma forma de começar a melhorar as coisas
- Rejeitar um elogio sincero pode provocar uma sensação de mal-estar em quem o fez e desencorajá-lo no futuro. Recebê-lo adequadamente encoraja quem o fez a manter esse comportamento.

Técnicas de manejo

- Sempre que possível, faça elogios à pessoa em vez de fazê-los às coisas. "Você limpou muito bem seu quarto" em vez de "seu quarto está limpo". Na última forma, parecerá que o elogio é para o quarto e não para a pessoa
- Sempre que possível, faça elogios em termos de seus próprios sentimentos e não em termos gerais: "Você fica bem com essa camisa". Apesar de a forma genérica também ser agra-

dável para quem a recebe, a mais específica é mais efetiva. Além disso, não favorece a rejeição – o fato pode ser contestado, seu sentimento não
- Um elogio só tem valor se for sincero. Um falso elogio pode ser percebido e, em vez de melhorar um relacionamento, pode prejudicá-lo. Se não houver nada a ser elogiado, é melhor não dizer nada
- Ao fazer elogios, tente especificar o que você gosta. Por exemplo, se seu filho mais velho olha o bebê por alguns minutos enquanto você faz alguma outra coisa, em vez de dizer-lhe "você é muito gentil", procure dizer "você foi muito gentil em cuidar do bebê por mim". Apesar de a primeira forma também ser agradável, pode não ficar muito claro que você o acha gentil. Além disso, a especificidade indica que você prestou atenção ao que ele fez. Também é útil para ajudá-lo a identificar o que você considera desejável e aumenta a probabilidade de o comportamento ser repetido
- Aceite os elogios que lhe são feitos: não os negue ou deprecie. Se alguém elogia uma foto sua e você diz "está horrível", é o mesmo que dizer que essa pessoa tem péssimo gosto ou que sua opinião não conta – essa pessoa poderá se sentir rejeitada
- Caso não concorde com o elogio, responda delicadamente, indicando que apreciou o comentário positivo. Aceitar um elogio dessa maneira não é desonesto, já que não implica dizer que você tem a mesma opinião e sim que apreciou o que foi dito. Por exemplo: "Obrigado, é muito gentil de sua parte dizer isso".

Folha de exercícios

Sessão | Habilidades de fazer e receber elogios

Lembre-se – tenha sempre em mente:

- Ao *fazer* elogios:
    - Faça o elogio em termos de seus próprios sentimentos e não em termos absolutos ou na forma de fatos
    - Seja sincero
    - Elogie algo específico
- Ao *receber* elogios:
    - Não desqualifique um elogio que lhe é feito
    - Mostre que o apreciou

Exercício prático

1. Observe algo em seu filho/esposa/etc. que possa ser elogiado. Você poderá abordá-lo somente para fazer o elogio ou fazê-lo durante alguma conversa que tiverem. Escreva, a seguir, qual foi o elogio que você fez:

Verifique:

   a) Fiz o elogio em termos dos meus próprios sentimentos?
   Sim ( )
   Não ( )
   b) Fiz um elogio específico?
   Sim ( )
   Não ( )

2. Fique atento, até a nossa próxima sessão, a qualquer elogio que possa vir a receber e tente responder conforme o que aprendeu aqui. Depois preencha as perguntas a seguir:

Descreva a situação:

Qual foi sua resposta?
Verifique:

   a) Aceitei o elogio?
   Sim ( )
   Não ( )
   b) Desqualifiquei ou rejeitei o elogio que me foi feito?
   Sim ( )
   Não ( )
   c) Demonstrei minha apreciação?
   Sim ( )
   Não ( )

▶ Habilidade de fazer críticas

Fundamentos

- Às vezes, desaprovamos ou achamos desagradáveis algumas coisas que outras pessoas fazem. É importante saber dizer-lhes isso e pedir-lhes que mudem sem, no entanto, magoá-las ou provocar discussões
- Fazer isso pode ser muito difícil. Muitas pessoas falham por vários motivos:
    - Acham que fazer isso é feio
    - Querem evitar magoar a pessoa
    - Têm medo de "perder" a pessoa ou de serem rejeitadas
    - Têm medo de começar uma briga.

Essa relutância é, normalmente, resultado de anos de experiência com a crítica "destrutiva". As habilidades a serem praticadas aqui se referem a como fazer uma crítica "construtiva".

- Há muitas razões para aprender a fazer críticas construtivas:
  - Muitas vezes, as pessoas fazem coisas que irritam aqueles que estão à sua volta e nem mesmo percebem, e isso pode limitar sua habilidade de interagir com sucesso. Ao dizermos que seu comportamento é desagradável (interromper quem fala, estar sempre muito atrasado, não cumprir o que promete etc.) estaremos ajudando-as
  - Se ficarmos durante muito tempo evitando fazer uma crítica necessária, provavelmente acabaremos nos sentindo estressados e desconfortáveis com o relacionamento. Depois de algum tempo, sentiremos raiva, frustração ou ressentimento, e esses sentimentos se refletirão em nosso dia a dia com essa pessoa
  - Além de mudanças positivas, nossa habilidade em fazer críticas construtivas também nos ajudará (e ao outro) a nos sentirmos bem sobre nossas capacidades de discutir e resolver dificuldades
  - Uma crítica destrutiva não traz resultados positivos, pois é percebida como "ataque" pessoal. Diante de um ataque, uma pessoa tem duas opções: fugir (ressentida) ou atacar (defender-se). O resultado final é um distanciamento ou uma intensa discussão
- Muitos usuários relatam que fazem uso de drogas quando se sentem frustrados ou com raiva de outras pessoas por causa de conflitos interpessoais. Esses conflitos podem ser gerados por críticas colocadas de maneira destrutiva.

Técnicas de manejo

- Acalme-se. Se estiver com raiva ou a ponto de explodir, espere alguns minutos até sentir-se calmo, antes de falar
- Ao fazer uma crítica, fale sobre seu sentimento e não sobre o comportamento do outro. Por exemplo, imagine que seu filho não telefonou como disse que faria. Em vez de lhe dizer "você nunca cumpre o que promete, você não se importa com ninguém", diga-lhe "senti-me ignorada, desprezada e muito aflita por você não ter telefonado como disse que faria". Isso tem menos probabilidade de gerar um comportamento de defesa e de provocar uma discussão. Uma boa forma de lembrar-se disso é usar o seguinte tipo de frase: "Quando você faz X, eu me sinto Y". Perceba como isso é diferente de "X é uma coisa má de se fazer"
  - Faça a crítica em um tom de voz claro e firme, mas não raivoso. Se a crítica for recebida em um contexto de explosão emocional, será menor a probabilidade de ser recebida e internalizada. O sarcasmo, a raiva e a ironia podem ser efetivos para punir e este não é o objetivo da crítica construtiva
- Dirija sua crítica ao comportamento da pessoa e não à pessoa como um todo. Todos nós aceitamos o fato de que, às vezes, fazemos coisas que aborrecem outras pessoas. No entanto, é muito provável que nos tornemos defensivos e argumentativos se nos fizerem uma crítica pessoal ou nos ofenderem. Um comportamento que aborrece não faz de ninguém uma má pessoa. Por exemplo: imagine que tenha usado a calculadora de seu filho e se esquecido de colocá-la no lugar. Ao chegar, ele lhe diz: "Como você é burra! Não sabe que não é para deixar minhas coisas por aí?". Como você se sentiria? Como reagiria? E se a crítica fosse colocada dessa maneira: "Mãe, você não guardou minha calculadora e isso me incomoda". Como você se sentiria? Como reagiria?
- Solicite uma mudança de comportamento específica. Às vezes, presumimos que o outro sabe o que deve ser feito para nos agradar. Mas, geralmente, não sabe. Aquilo que pode ser completamente óbvio para uma pessoa pode não ser para outra. Assim, ao fazer uma crítica sobre determinado comportamento, diga, especificamente, o que você gostaria que tivesse sido feito. No exemplo do segundo item, devemos acrescentar à crítica formulada "senti-me ignorada, desprezada e muito aflita por você não ter telefonado como disse que faria. Gostaria que tivesse cumprido o combinado". O exemplo do quarto item ficaria assim: "Mãe, você não guardou minha calculadora e isso me incomoda. Eu gostaria de encontrá-la no lugar quando precisar dela"
- Esteja disposto a firmar um compromisso com a pessoa. A meta não é ganhar uma batalha, mas alcançar uma solução mutuamente satisfatória. Por exemplo, você pode estar aborrecida com seu filho porque este frequentemente lhe pede para trazer amigos para uma festa em sua casa, que geralmente termina muito mais tarde do que o combinado. Ao contrário de ficar insistindo com ele para que a termine no horário prometido ou não mais permitir, você pode fazer um compromisso de concordar com longas festas, mas em intervalos de dois meses e em um dia que lhe seja adequado
- Inicie e termine a conversa com comentários positivos. A melhor crítica é aquela que contém um elogio. Podemos reforçar um ponto

forte da pessoa que poderá ajudá-la a resolver um ponto fraco. Por exemplo: "Filho, você sempre respeitou minha privacidade e a de seu pai, consultando-nos sobre as pessoas que pretendia trazer à nossa casa. No entanto, hoje pela manhã, surpreendi-me quando dei de cara com uma garota em nosso banheiro. Fiquei assustada, a princípio, e depois zangada. Gostaria de ter sido consultada antes. Estou certa de que uma pessoa tão zelosa como você tomará essa precaução da próxima vez".

Folha de exercícios

Sessão | Habilidade de fazer críticas

Lembre-se – algumas sugestões para fazer críticas construtivas e assertivas:

- Primeiro: acalme-se
- Coloque a crítica em termos de seus sentimentos, não em termos de fatos absolutos
- Critique o comportamento, não a pessoa
- Solicite uma mudança de comportamento específica
- Esteja aberto a negociar um compromisso
- Inicie e comece de maneira positiva
- Use um tom de voz claro e firme e não raivoso.

Exercício prático

Aproxime-se de uma pessoa para a qual tenha a intenção de dizer algo negativo. Faça críticas construtivas. Tente seguir as recomendações aqui apresentadas
- Antes de deixar a sessão de hoje:
  – Identifique o problema.
  – Qual é sua meta nessa situação?
- Depois de ter conversado com a pessoa, registre o que aconteceu:
  – O que disse a ele/ela?
  – Como ele/ela respondeu?
  – Quais sugestões anteriores você utilizou?

▶ Habilidade de receber críticas

Fundamentos

- As críticas são frequentes na vida de todas as pessoas, todos os dias, e recebê-las de forma educada é uma das coisas mais difíceis em nossa interação com os demais
- As críticas, quando feitas e recebidas apropriadamente, nos dão uma chance valiosa de aprender sobre nós mesmos e sobre a forma como afetamos as outras pessoas. Sempre há o que ser melhorado e o *feedback* construtivo de outras pessoas nos ajuda a mudar
- Outra razão para praticar a habilidade de receber uma crítica educadamente é que isso nos ajuda a evitar argumentos desnecessários e permite às outras pessoas saber que estamos abertos a ouvir seu ponto de vista. A pessoa que responde agressivamente a uma crítica desencoraja o outro a voltar a falar em uma próxima vez, o que pode levar a uma consequência mais danosa (um empregado que não recebe uma crítica adequadamente pode acabar perdendo o emprego ou a oportunidade de crescer profissionalmente; um marido que não pode aceitar uma crítica de maneira apropriada prejudica uma conversação que pode contribuir para um relacionamento satisfatório)
- As críticas podem ser feitas de duas formas distintas: construtivas (ou assertivas) e destrutivas (ou agressivas):
  ◦ As críticas construtivas são dirigidas ao comportamento e não à pessoa. Nesse caso, a pessoa descreve os sentimentos que se relacionam a algo que você fez e solicita alguma mudança
  ◦ As críticas destrutivas ocorrem quando alguém nos critica como pessoas, em vez de criticar nosso comportamento. Esse tipo de crítica está mais frequentemente relacionado com o estado emocional do outro ou com uma provocação para a discussão do que com seu comportamento
- Tanto no caso da crítica construtiva quanto no da crítica destrutiva, vale a pena estar atento à reação emocional que a sucede. Brigas e discussões, de forma geral, não conduzem a qualquer caminho positivo
- Relação entre essa habilidade e o problema com álcool e drogas:
  ◦ Conflitos interpessoais e a raiva ou outros sentimentos negativos resultantes deles são situações de alto risco para recaídas. Falhar em responder efetivamente às críticas pode levar a graves conflitos interpessoais, ao passo que responder de uma maneira efetiva pode reduzir conflitos e a probabilidade de fazer uso da substância
  ◦ O problema com álcool e drogas provoca rupturas no funcionamento da pessoa de várias maneiras (com os pais, cônjuge, colegas de trabalho etc.) e torna o usuário suscetível a uma variedade de críticas a respeito de seu comportamento. Esse aumento da probabilidade de receber críticas torna essa habilidade especialmente importante.

Receber críticas a respeito de beber

Fundamentos

- Em função do contexto em que geralmente é feita, a crítica sobre o beber pode tomar a forma de acusação ou interrogatório ("você está atrasado e sei que esteve bebendo de novo"), ainda que a pessoa que recebe a crítica esteja comprometida com a decisão de parar de beber e aderida ao tratamento. A confiança perdida demora para ser restabelecida e para a vigilância ser reduzida. O excesso de vigilância poderá gerar uma percepção distorcida da situação, levando a críticas infundadas; no entanto, em determinadas situações, a crítica será pertinente. Em ambos os casos, é importante ser capaz de responder às críticas de modo a permitir uma comunicação produtiva, em vez de iniciar uma relação agressiva
- A crítica sobre beber pode se focar no passado e tanto poderá ser destrutiva ("você foi horrível durante os anos em que bebia, arruinou nosso lar e nossa família") quanto construtiva ("estou feliz com suas mudanças, mas algumas vezes fico frustrada com tudo o que sofremos no passado. Penso que me sentiria melhor e mais esperançosa sobre nós se você voltasse a jantar conosco novamente e ouvisse das crianças como foi seu dia na escola"). Nem sempre quem faz críticas consegue manter-se focado no *aqui e agora*
- Durante a fase inicial de abstinência, é possível que as críticas sobre beber sejam ocasionadas por outros comportamentos associados ao uso e causem incômodo a outras pessoas, por exemplo, uma esposa que se ressente com o isolamento ou o temperamento instável do marido e, em vez de manifestar este sentimento, pode focar-se no passado ou no risco presente de voltar a usar. Essa crítica mal dirigida pode ocorrer porque o comportamento de beber esteve associado a esses outros comportamentos no passado, e talvez por ser mais fácil ou automático criticar o beber do que abordar outro problema. Uma postura aberta e não defensiva, com perguntas esclarecedoras sobre o conteúdo da crítica, permitirá melhor compreensão da percepção e do sentimento de quem lhe dirige a crítica.

Técnicas de manejo

O principal objetivo do treino da habilidade em receber críticas (sejam construtivas ou não) é manter uma postura assertiva. Sempre que possível, uma segunda meta poderia ser tentada: a de mudar a natureza da crítica e ajudar a outra pessoa a se comunicar de maneira mais produtiva. Mesmo uma crítica destrutiva, colocada da pior maneira possível, pode conter alguma informação útil:

- Não fique na defensiva, não entre em uma discussão e não contra-ataque. Fazer isso só aumentará a argumentação e diminuirá a chance de uma comunicação efetiva entre você e o outro. Considere a seguinte situação: um marido que está saindo para pescar e recebe críticas da esposa a respeito do ato de pescar. O marido replica: "Quem é você para dizer se pescar é bom ou não? Você não entende de pescaria". Esse tipo de colocação é absolutamente ofensivo e agrava os sentimentos entre o marido e sua esposa, levando a esse tipo de argumentação
- Faça perguntas à outra pessoa para tentar, sinceramente, esclarecer e especificar melhor a crítica para que você perceba seu conteúdo e propósito. Fazendo mais perguntas sobre a colocação da crítica, você encoraja o outro a formulá-la de um modo mais provável de melhorar a comunicação mútua. Continuando com o exemplo anterior, uma resposta não defensiva e que ajudaria a esclarecer a crítica poderia ser: "Percebo que o fato de eu ir pescar está incomodando você. Mas não sei como. Você poderia me dizer?"
- Encontre algo na crítica com o que você concorde e apresente ao seu interlocutor de forma mais direta. Isso é particularmente importante quando a crítica está 100% correta. Em vez de responder com culpa ou hostilidade, aceite-a de modo assertivo e admita o que for negativo. Voltando ao exemplo anterior: "Você está certa. Estou deixando-a sozinha com muita frequência nas últimas semanas". Essa abordagem retira grande parte do impacto negativo da crítica e ajuda a quem faz a crítica a ser mais objetivo nos seus *feedbacks*
- Proponha um compromisso que você possa assumir. Isso significa propor alguma mudança de comportamento adequada à crítica. No exemplo anterior, essa proposta poderia ser, por exemplo, ir pescar nesta semana e ir com a esposa ao cinema (ou outra alternativa que a agradasse) na próxima semana
- Rejeite uma crítica injusta. Muitas vezes, uma crítica não tem justificativa. Nessas situações, é importante rejeitá-la de maneira polida, porém firme. Por exemplo, o marido que chega em casa e diz agressivamente para a esposa: "Parece que um ciclone passou por esta casa e as crianças ainda não jantaram. Às vezes, acho

que a única coisa que você faz é ficar sentada dentro de casa, enquanto estou trabalhando". Uma resposta apropriada da esposa poderia ser dizer, de maneira firme e não raivosa: "De fato, a casa está uma bagunça e eu estou atrasada com o jantar das crianças. Mas hoje eu não me senti bem durante todo o dia e não gosto da maneira como está falando comigo".

Folha de exercícios
Sessão | Habilidade de receber críticas

Lembre-se – quando receber uma crítica, tenha em mente:

- Não fique na defensiva, não discuta, não contra-ataque
- Encontre algo com o que concordar
- Faça perguntas para esclarecimentos
- Proponha um compromisso realizável.

Exercício prático

Fique atento, até nossa próxima sessão, a qualquer crítica que venha a receber, tente responder a ela de acordo com os parâmetros discutidos aqui e faça suas anotações a seguir:

- Descreva a situação:
- Descreva sua resposta:
- Verifique:

– Você se comportou como se a crítica não valesse a pena?
Sim ( )
Não ( )

– Você encontrou algo com o que concordar?
Sim ( )
Não ( )

– Você fez perguntas para esclarecer a crítica?
Sim ( )
Não ( )

Você propôs um compromisso?
Sim ( )
Não ( )

▶ Habilidade de recusar bebidas/drogas

Fundamentos

- Receber um convite ou pressão para beber (ou usar drogas) é uma situação de alto risco comum
- Ser capaz de recusar um drinque requer mais do que uma sincera decisão de parar de beber. Requer a assertividade específica para agir de acordo com essa decisão
- O uso social do álcool é muito comum em nossa cultura e podemos encontrá-lo em uma grande variedade de lugares e situações. Assim, mesmo aquela pessoa que evita todos os bares se encontrará em situações em que outras pessoas estarão bebendo ou fazendo planos para beber em encontros familiares, festas no escritório, restaurantes, jantares em casa de amigos etc. Muitas pessoas poderão oferecer-lhe um drinque (parentes, amigos, encontros de negócios, *maîtres* de restaurantes etc.) e esses convites poderão ser casuais ou até mesmo repetitivos e argumentativos. Diferentes situações serão mais ou menos difíceis para diferentes pessoas
- Praticar a recusa é uma habilidade que permite responder mais rápida e efetivamente quando essas situações reais ocorrem.

Técnicas de manejo

A natureza específica de uma resposta assertiva a um convite para beber é variável, dependendo de quem o está oferecendo e de como a oferta é feita. Muitas vezes, um simples "não, obrigado" será suficiente. Compartilhar um problema com a outra pessoa poderá ser útil para eliciar um suporte útil em alguns momentos e em outros não.

Comportamentos não verbais

- Fale de maneira clara, firme e com voz não hesitante. Caso contrário, deixará a pessoa em dúvida sobre o que realmente você quer dizer
- Olhe diretamente nos olhos da pessoa. Isso aumenta a efetividade de sua mensagem
- Não se sinta culpado. Você não magoa ninguém por não querer beber e, em muitas situações, as pessoas sequer vão saber se você bebeu ou não. Você tem o direito de não beber. Mantenha-o!

Comportamentos verbais

- "Não" deveria ser a sua primeira palavra, pois termina logo com o assunto. Se você hesitar em dizer "não", as pessoas ficarão em dúvida sobre o que realmente quer dizer
- Você pode sugerir uma alternativa: um café, um sorvete, um suco, um lanche, uma caminhada, uma volta de carro etc.
- Solicite uma mudança de comportamento. Se a pessoa estiver repetidamente insistindo, peça-lhe que não mais lhe ofereça um drinque. Por exemplo, se a pessoa lhe disser "vamos lá, apenas um drinque pela nossa amizade", uma

resposta apropriada pode ser "se quiser ser meu amigo, então não me ofereça um drinque"
- Depois de dizer "não", mude de assunto para algo que evite entrar em uma longa discussão sobre beber. Por exemplo: "Não, obrigado, eu não bebo. Estou feliz por ter vindo a esta festa. Há muitas pessoas que não via há muito tempo, inclusive você. O que tem feito?"
- Evite desculpas (como "estou tomando remédios") e o uso de respostas vagas ("hoje, não"). Querem dizer que em outro dia você aceitará. Apesar de ser preferível evitar as desculpas, em algumas circunstâncias, poderão ser úteis.

Folha de exercícios

Sessão | Habilidade de recusar bebidas/drogas

Lembre-se – quando você receber um convite para beber/usar drogas:

- Sua primeira palavra deverá ser "não"
- Sua voz deve ser clara, firme e não hesitante
- Olhe diretamente nos olhos
- Sugira uma alternativa (algo a fazer ou algo para comer/beber)
- Peça à pessoa que pare de lhe oferecer bebida/droga
- Mude de assunto
- Evite o uso de respostas vagas
- Não se sinta culpado.

Exercício prático

A seguir, há uma lista de pessoas que poderão oferecer um drinque a você no futuro. Pense nas maneiras que você poderá responder a elas e escreva suas respostas a seguir:
– Colega de trabalho:
– Chefe:
– Uma pessoa que você acaba de conhecer:
– Garçom (com outras pessoas presentes):
– Parente, em uma festa em família:

- Alguém próximo a você tem conhecimento de seu problema com álcool/drogas?

▶ Habilidades intrapessoais | Manejo da raiva

Fundamentos

- O que é a raiva?
  ○ Raiva é uma emoção humana normal
  ○ Distinção: emoção de raiva *versus* comportamentos raivosos
  ○ A raiva não é causada pelos eventos, mas sim por nossos pensamentos e crenças sobre esses eventos
  ○ Modelo cognitivo da raiva:

  Gatilho (situação/estímulo) → Pensamento → Sentimento (raiva) → Comportamento

- A raiva pode ter consequências construtivas ou destrutivas. Em si não é boa nem ruim:
  ○ Efeitos destrutivos:
    - Confusão mental, impulsividade e pobreza de decisões
    - Inibe a comunicação, mascara outros sentimentos, cria distanciamento emocional e estimula a agressividade nos outros
    - Reações passivas à raiva: induzem sentimentos de desamparo ou geradores de depressão; reduzem a autoestima; mascaram sentimentos reais com uma aparência de indiferença; criam barreira à comunicação e geram ressentimentos que podem ser "despejados" diante de uma leve provocação
  ○ Efeitos construtivos:
    - A raiva sinaliza uma situação problemática que nos move à solução
    - Uma resposta assertiva à raiva aumenta nossa força pessoal; ajuda a comunicar nossos sentimentos negativos; ajuda-nos a evitar futuros desentendimentos; fortalece o relacionamento; ajuda a aumentar os efeitos construtivos e a diminuir os destrutivos
- Relação entre raiva e problemas com drogas:
  ○ Muitos usuários relatam que as usam quando sentem raiva ou quando se sentem perturbados com outras pessoas
  ○ Os comportamentos de usuários de drogas estimulam a raiva de duas maneiras: com a própria raiva e com a violação de regras (cumprir compromissos, dizer a verdade, cuidar dos sentimentos das pessoas importantes etc.).

Técnicas de manejo

- Estar consciente da emoção é o primeiro passo. Aumentar nossa consciência sobre a raiva ajuda-nos a identificá-la precocemente e a agir antes que cresça e saia do controle:
  ○ Tornar-se mais consciente das *situações* que a despertam:
    - *Gatilhos diretos*: um ataque direto (verbal ou físico) a alguma coisa sua; alguém lhe dando ordens; frustração resultante de inabilidade em alcançar uma meta

- *Gatilhos indiretos*: observar alguém sendo atacado; sua interpretação de uma situação (achar que está sendo repreendido, desaprovado, atacado ou que estão exigindo muito de você)
- Tornar-se mais consciente das *reações internas* que sinalizam raiva:
    - *Sentimentos*: sentir-se frustrado, irritado, insultado, maltratado, agitado. Esses sentimentos menos intensos geralmente precedem a raiva e é a estes que se deve dar atenção, antes de se tornarem mais difíceis de serem controlados
    - *Reações físicas*: tensão muscular nos maxilares, garganta, braços, punhos; dores de cabeça, taquicardia, sudorese, ritmo respiratório acelerado
    - *Dificuldade de pegar no sono*: pode ser causada por pensamentos e sentimentos de raiva experimentados durante o dia
    - *Sentir-se cansado, desamparado ou deprimido*: também pode ser um sinal de raiva. Pode significar que tentativas passadas de expressar raiva não foram efetivas. Você pode ter desistido de tentar e ter se tornado deprimido
- Relaxe. Manter-se calmo aumenta sua habilidade de controlar o próprio comportamento e a situação. Eis algumas frases que podem ser usadas para se manter calmo:
    - Relaxe
    - Vá com calma
    - Respire fundo
    - Conte até 10
    - Fique frio
    - Devagar
    - Nós vamos cuidar disso, mas com calma
- Já calmo, pense sobre a situação:
    - Meu pensamento é verdadeiro? Quais as evidências a favor? Quais as evidências contra?
    - O que está me deixando com raiva?
    - É realmente um ataque pessoal ou insulto?
    - Será que não estou com raiva porque estou esperando muito de mim mesmo ou de alguém?
    - Há alguém tentando me deixar com raiva?
    - O que há de positivo nessa situação?
- Depois de avaliar o que o está deixando com raiva, pense sobre suas opções:
    - O que é melhor pra mim aqui? Qual é a minha meta nesta situação?
    - Ficar com raiva me ajuda ou atrapalha?
    - Existe algum problema que precise ser resolvido?
    - Posso resolvê-lo? Se sim, como? (implemente a solução)
    - Não posso resolvê-lo. Posso minimizá-lo?
    - Não posso minimizá-lo. Não posso resolver todos os problemas, principalmente os problemas cujas soluções necessitem de outras pessoas. Também preciso aprender a me adaptar e a conviver com problemas, de forma a causar o mínimo prejuízo a mim mesmo.

Folha de exercícios

Sessão | Manejo da raiva

Lembre-se – tenha sempre em mente:

- Use frases como estas para se acalmar:
    - Relaxe
    - Vá com calma
    - Respire fundo
    - Conte até 10
    - Fique frio
    - Devagar
    - Nós vamos resolver isso, mas com calma
- Depois, pense no que o está deixando tão irritado. Reveja a situação, ponto a ponto:
    - O que está me deixando tão nervoso?
    - É um ataque pessoal ou insulto?
    - Será que estou tão nervoso porque estou esperando muito de mim (ou de outra pessoa)?
    - Quais os pontos positivos aqui?
- Então, pense sobre suas opções:
    - O que eu posso fazer?
    - Qual a minha meta nessa situação?
    - A raiva pode ser uma indicação de uma necessidade de resolver um problema
- Se o problema não tiver solução ou for permanecer:
    - Lembre-se de que você não pode resolver tudo
    - Não deixe que isso interfira em sua vida: há duas formas de passar pela situação, com ou sem sofrimento
    - Use exercícios de relaxamento
- Se você resolver o conflito, congratule-se: "Lidei com isso muito bem!".

Exercício prático

Até nossa próxima sessão, preste atenção em suas reações a situações provocadoras de raiva. Tente identificar e mudar seus pensamentos nessas ocasiões. Selecione uma situação e a descreva a seguir:

1. Descreva a situação gatilho:
2. Que frases tranquilizadoras você utilizou?
3. Quais foram os pensamentos provocadores da raiva?
4. Quais os pensamentos minimizadores da raiva?
5. Que outros pensamentos podem tê-lo ajudado a resolver essa situação?

Manejo de pensamentos sobre álcool e drogas

Fundamentos

- Pensamentos sobre beber/usar drogas são normais e a maioria das pessoas que cessa o uso pensa em voltar ocasionalmente e, na verdade, não há nenhum mal nisso, desde que não se aja de acordo com esses pensamentos. O propósito desta sessão é identificar aqueles pensamentos que podem levar a um uso inicial e desenvolver estratégias para interrompê-los
- As situações seguintes podem levar ex-usuários a ter pensamentos sobre beber/usar drogas:
  - *Nostalgia:* alguns usuários em recuperação pensam a respeito do uso que faziam como se fosse um velho amigo. Por exemplo: "Eu me lembro daqueles bons tempos em que pegava algumas latas de cerveja e descia o rio para pescar" ou "O que é a festa de Ano Novo sem um drinque?"
  - *Teste de controle:* algumas vezes, após um período de abstinência bem-sucedido, os ex-usuários se tornam excessivamente confiantes. Por exemplo: "Acho que posso beber com o pessoal hoje à noite e voltar ao normal amanhã de manhã". A curiosidade também pode ser problemática, por exemplo: "Como seria dar apenas uma tragada?" ou "Vamos ver se eu posso deixar apenas algumas latas na geladeira para os convidados"
  - *Crises:* durante períodos de crise ou de estresse, um ex-usuário pode pensar: "Eu preciso de um drinque/trago/baseado/tiro", "Eu só posso suportar isso com alguns goles" ou "Quando isso terminar, poderei voltar à abstinência novamente"
  - *Sentir-se desconfortável quando sóbrio:* algumas pessoas acreditam que novos problemas surgem com a abstinência e pensam que voltar ao uso seria útil para resolver esses problemas. Por exemplo: "Quando não bebo, fico muito mal-humorado e irritável com minha família. Talvez seja mais importante ser um bom pai e marido do que parar de beber agora" ou "Eu não sou uma pessoa interessante e divertida quando não bebo. Se eu parar de beber, as pessoas não vão gostar de mim como antes"
  - *Dúvidas sobre si mesmo:* algumas pessoas duvidam de sua habilidade de ser bem-sucedidas. Por exemplo: "Eu não tenho força de vontade" ou "Eu já tentei parar muitas vezes no passado, por que eu deveria esperar conseguir agora?".

Técnicas de manejo

A maioria das pessoas em recuperação tem pensamentos sobre álcool ou drogas uma vez ou outra. Aqui estão algumas maneiras de lidar com eles:

- Desafie-os. Use outros pensamentos para desafiar os pensamentos relacionados com o uso. Por exemplo: "Não posso beber um drinque sequer sem correr o risco de beber mais", ou "Eu não tenho que beber um drinque para conseguir relaxar após o trabalho. Posso praticar exercícios de relaxamento para isso"
- Recorde-se e liste os benefícios de não usar drogas ou beber. Pensar a respeito ajuda a desarmar as desculpas para fazer uso. Entre os benefícios, inclua melhoras na saúde física e na vida familiar, maior estabilidade no trabalho, mais dinheiro disponível para diversão ou pagamento de contas, maior autoestima, sensação de autocontrole etc. É importante prestar atenção aos aspectos positivos da abstinência e ao progresso que está sendo feito. Acrescente mais itens a essa lista e leve-a consigo para rever os benefícios, caso se encontre repentinamente em alguma situação em que se sinta persuadido a fazer uso
- Recorde-se e liste as experiências desagradáveis associadas ao uso de álcool/drogas. Lembre-se da dor, do medo, da vergonha e de outros sentimentos negativos, esquecimentos, ressacas, riscos corridos, mal-estares, sintomas de abstinência, problemas físicos, discussões familiares, perdas sofridas e coloque-os em uma lista que poderá ter sempre consigo, para rever quando se sentir tentado a voltar a usar. Nos momentos de tentação, é muito importante lembrar-se das vantagens da abstinência e das desvantagens do comportamento de uso
- Distraia-se. Para evitar ter pensamentos relacionados ao álcool, distraia-se com outros pensamentos não relacionados. Pense em coisas agradáveis, como plano de férias, reforma da casa, algo que possa comprar ou mudar em sua casa, no que espera para o futuro de seus filhos, no seu cachorro, no planejamento do final de semana. Concentrar-se em coisas que precisam ser feitas também é uma forma construtiva de distração
- Autorreforço. Recorde e liste seus sucessos (o tempo de abstinência ou o abandono do uso de outra droga, p. ex.) e mantenha-o consigo
- Adie a decisão de fazer uso por 15 min. A maioria das fissuras tem um pico de ascensão

e então declina. Se esperar alguns minutos, o desejo passará. Tente imaginar que está surfando uma onda (a fissura) até que ela termine
- Deixe ou transforme a situação na qual você começou a ter pensamentos sobre fazer uso. Tente um *hobbie* ou um exercício físico, por exemplo
- Telefone para alguém com quem tenha sido importante para você conversar em situações semelhantes no passado (padrinho de Alcoólicos Anônimos [AA], seu terapeuta ou algum amigo).

Folha de exercícios

Sessão | Manejo de pensamentos sobre álcool e drogas

Lembre-se:

- Desafie seu pensamento: você realmente precisa usar? Você não poderá realmente ficar bem sem álcool/droga?
- Pense nos benefícios de não beber (leia a lista)
- Pense nas experiências desagradáveis associadas ao uso (leia a lista)
- Distraia-se: pense em algo agradável não relacionado com o álcool/droga
- Pense positivo: recorde seus sucessos passados
- Imagine-se surfando a onda da fissura
- Imagine uma fotografia das pessoas que ficarão desapontadas com você se fizer uso
- Adie a decisão: olhe para seu relógio e adie a decisão por apenas 15 min, enquanto se concentra em algo até que a vontade ceda
- Deixe ou mude a situação
- Converse com alguém.

Exercício prático

Uma forma de manejar os pensamentos sobre álcool/drogas é recordar os benefícios da abstinência e os efeitos negativos relacionados com o uso. Utilize o espaço a seguir para elaborar uma lista com essas características e transfira-as a um cartão que você possa manter consigo para ler quando tiver pensamentos sobre beber ou usar drogas.

Benefícios de não usar:

Efeitos desagradáveis associados ao uso:

▶ Manejo do pensamento disfuncional

Fundamentos

- O que vem primeiro: o ovo ou a galinha? O que vem primeiro, a depressão ou pensamentos pessimistas? A primeira pergunta é impossível de responder, no entanto, existem teorias bastante consistentes que respondem à segunda pergunta. Estados de espírito decorrentes de emoções primárias, como ira, tristeza, vergonha e medo, podem preparar o terreno para o retorno ao uso de bebida e de drogas. Pensamentos disfuncionais influenciam o humor e, consequentemente, o comportamento das pessoas e parecem ser comuns a todos os transtornos psicológicos.[25] Uma avaliação realista e a posterior modificação do pensamento produzem melhora no humor e no comportamento
- Pensamentos disfuncionais levam a estados emocionais negativos, como baixa autoestima, depressão, estresse, ansiedade e outros. Por exemplo: se você pensa que seu chefe está descontente com você e você corre o sério risco de ser demitido, você pode começar a relaxar, correndo o real risco de levar uma advertência ou ser demitido
- A mudança de um pensamento disfuncional para um pensamento embasado nas evidências de realidade não faz com que a pessoa se sinta melhor imediatamente; no entanto, sua avaliação da realidade percebida será influenciada pelo fato de que o pensamento dominante é mais funcional. O treino no questionamento do pensamento auxilia que o pensamento disfuncional seja identificado mais precocemente e, portanto, mudado com mais facilidade
- O que perturba o ser humano não são os fatos, mas a interpretação que se faz dos fatos. Em geral, pensamos que são as situações ou eventos que nos fazem sentir mal, quando, na verdade, são nossos pensamentos sobre os eventos que determinam como nos sentimos, de acordo com o exemplo do Quadro 22.1.

Quadro 22.1 Manejo do pensamento.

Gatilho	Crenças/pensamentos	Sentimentos	Comportamento
Evento, situação	Pensamento funcional	Segurança, calma e ponderação	Adequados à situação (construtivos)
Evento, situação	Pensamento disfuncional	Angústia, raiva, tristeza, ansiedade	Isolamento, agressividade, choro (destrutivos)

Técnicas de manejo

Os principais passos para a mudança do pensamento disfuncional são:

- Conscientizar-se de que você pensa disfuncionalmente: identificando quais tipos de pensamentos você tem usado ao longo dos anos e que automaticamente vêm à sua mente. Você deve ser capaz de reconhecê-los, podendo usar para isso suas alterações de humor como um sinal
- Identificar o pensamento disfuncional (nomeá-lo, p. ex.). Seguem alguns exemplos de distorções cognitivas (erros de pensamento) que comumente cometemos:
  - *Catastrofização:* tendência a esperar a pior consequência possível para uma dada situação. "Eu não vou conseguir ficar sem beber"; "Não adianta me esforçar, eu sei que não conseguirei o que espero"
  - *Supergeneralização:* estabelecer uma regra geral para fatos isolados. "Eu já recaí uma vez, isso é sinal de que não conseguirei ficar sóbrio e vou recair a qualquer momento"
  - *Pensamento dicotômico (tudo ou nada):* codificar experiências tendo como parâmetro o absoluto sucesso ou o completo fracasso. "Ou eu consigo ficar sóbrio e todos confiam em mim, ou se tiver um lapso, perco a confiança de todos"
  - *Personalização:* crer que eventos negativos ou comportamentos de outrem decodificados como aversivos se devem a algo que a própria pessoa fez. "Se ele chegou e não me cumprimentou, certamente devo ter feito algo de ruim para ele ficar chateado"
  - *Ditadura do "eu deveria":* ter uma ideia rígida de como deve ser seu comportamento e grande expectativa sobre ele. "Eu nunca deveria ter tido um lapso, eu deveria ter me prevenido muito mais para não ter recaído, eu não poderia ter feito isso…"
  - *Visão de túnel ou filtro negativo:* a evidência dos fatos é percebida apenas no que eles têm de negativo. "Tudo de ruim acontece comigo"
- Questionar o pensamento disfuncional de modo a torná-lo mais funcional: pare de pensar no padrão negativo substituindo seu pensamento por um mais positivo. Ou seja, conteste esse pensamento, perguntando-se o quanto ele se apoia na realidade, que outras explicações poderiam existir para aquela situação específica ou o que você diria se um amigo seu lhe contasse a exata situação pela qual você passa e lhe pedisse uma opinião a respeito

- O pensamento funcional lhe proporcionará maior estabilidade emocional e no caso de, apesar de funcional, o pensamento lhe sugerir a existência de um problema, prepare-se para solucioná-lo, se possível.

Folha de exercícios

Sessão | Manejo do pensamento disfuncional

Lembre-se:

- Perceber que está pensando de forma negativa
- Interromper o pensamento disfuncional
- Identificar o tipo de erro de pensamento ocorrido
- Questionar o pensamento, substituindo-o por outro mais funcional
- Observar a mudança de estado emocional e do comportamento.

Exercício prático

Escreva dois eventos que ocorreram recentemente (ou entre as sessões) e que geraram pensamentos negativos e quais as alternativas de pensamento possíveis para aquelas situações:

Situação 1:
Pensamentos negativos:
Pensamentos alternativos após o questionamento do primeiro pensamento:

Situação 2:
Pensamentos negativos:
Pensamentos alternativos após o questionamento do primeiro pensamento:

▶ Habilidade de lidar com decisões aparentemente irrelevantes

Fundamentos

- Decisões aparentemente irrelevantes podem ser consideradas "armadilhas mentais" que interferem na manutenção da mudança do comportamento de beber, caso não sejam identificadas a tempo. Constituem-se em racionalizações ou minimizações do risco que levam os pacientes ao encontro das situações de alto risco, apesar de não sentirem que essas escolhas ou comportamentos têm algo a ver com o comportamento de beber ou o uso de drogas.

Por meio de uma série de decisões de pouca importância, portanto, o indivíduo aproxima-se de uma situação tal em que a recaída apresenta-se como uma grande possibilidade
- Frequentemente, as pessoas acreditam que não são realmente responsáveis pela recaída ou pelo lapso, evocando deste modo mais compaixão por parte de outrem do que efetivamente assumindo a responsabilidade pelas suas escolhas[26]
- O ideal é que se desenvolva o hábito de avaliar cada escolha feita, mesmo com a consciência de que esta opção não tenha qualquer relação com o comportamento de beber. Quando o indivíduo "pensa de antemão" em suas opções e para quais caminhos estas podem levar, torna-se possível interromper processos geradores de recaída. O treino constante dessa habilidade fará com que no futuro esse comportamento se automatize
- Ao analisar as opções diante de um possível "caminho", deve-se escolher aquelas cujo risco é considerado baixo, evitando assim o confronto com situações de alto risco; ao mesmo tempo que, caso a opção seja de grande risco, é fundamental o desenvolvimento de estratégias com vistas ao alcance de uma proteção extra, que evitará um lapso
- Algumas vezes, ao observar o estilo de vida do indivíduo, nota-se claramente um desequilíbrio entre aquilo que é feito por necessidade e o quanto é realizado por prazer. Em algumas situações, essa falta de equilíbrio entre "deveres e desejos" acaba gerando uma necessidade de gratificação, que, por meio de uma distorção cognitiva de "permitir" o uso, facilitará o caminho para opções aparentemente sem importância, que poderão culminar na recaída
- Resumindo: devemos lidar com as decisões aparentemente irrelevantes primeiramente identificando-as e aos pensamentos (e sentimentos) que vêm junto com elas. Em seguida, evitando tomar decisões de alto risco e aprendendo como fazer escolhas que levem para longe dos caminhos da recaída e, por fim, desenvolvendo estratégias de enfrentamento para lidar com as situações de alto risco.

Técnicas de manejo

- Você está a todo momento fazendo escolhas e tomando decisões. É importante que você avalie cada uma delas, não se permitindo cair em armadilhas de pensamento. "Vou comprar bebidas alcoólicas, porque receberei visitas no final de semana e é de bom tom oferecer algo diferente" é um exemplo de um comportamento eliciado por um pensamento de que você precisa oferecer a bebida alcoólica, porque seus convidados não apreciarão a visita caso você não ofereça. Pense, portanto, de antemão, aonde esse tipo de pensamento pode levar? Quais as consequências de você comprar bebidas alcoólicas para tê-las em casa, ainda que seja para oferecer a outrem? Por que você precisa oferecer bebida alcoólica e não um suco ou refrigerante, se é o que você normalmente toma?
- Sempre diante dessas situações escolha uma opção cujo risco de recaída seja nulo ou muito baixo. Na volta para casa, você pode optar por dois caminhos: em um deles existe um mercado e uma doceria, próximos um do outro. No outro caminho existem dois bares, onde você costumava beber. Mesmo sentindo-se seguro de que não vai beber, o caminho com os bares deve ser evitado
- Quando a opção escolhida, por falta de uma outra possível, for de maior risco para a recaída, apoie-se em uma estratégia que o proteja de situações de risco. Você foi convidado para uma festa e não teve como recusar o convite. Você pode telefonar para um ou dois amigos que não bebem e que sabem que você não pode beber e convidá-los para acompanhá-lo, com uma programação já feita, no sentido de que vocês ficarão por um tempo na festa e, após cumprimentarem o anfitrião, poderão ir para um local mais seguro para você. Ou seja, não vá à festa sozinho, sem hora marcada para voltar. Ou se você arrumou emprego de garçom em um *fast-food* que funciona 24 h por dia, negocie a possibilidade de trabalhar no horário diurno, entrando de manhã e saindo no meio da tarde e procure evitar os horários cuja saída será à noite ou na madrugada
- Procure manter-se consciente de quais situações de risco são mais significativas para você, com quais você tem mais dificuldade de lidar e em relação às quais você se sente mais frágil. Pense na sua própria história de recaídas. Analise sua história passada e pense onde você poderia ter interrompido o processo (análise do pensamento) que o levou à recaída. Você pode "quebrar" sua história em pedaços e analisar cada pedaço, identificando quais os pensamentos que ocorreram naquele momento e quais decisões foram por eles influenciadas.

Folha de exercícios

Sessão | Habilidade de lidar com decisões aparentemente irrelevantes

Lembre-se: algumas decisões aparentemente sem importância podem levá-lo a um lapso ou até a uma recaída. De modo que, ao tomar uma decisão, tenha sempre em mente:

- Considere todas as opções
- Pense nas possíveis consequências, tanto positivas quanto negativas, de cada uma das opções consideradas
- Escolha uma das opções. Identifique uma opção segura que minimize seu risco de recair.

Exercício prático

1. Pense no último lapso ou recaída após um período de abstinência, descrevendo a situação e os acontecimentos que a precederam. Identifique:
   a) Quais decisões levaram à recaída?
   b) Quais eram as decisões alternativas?

2. Pense em alguma decisão relativa a qualquer aspecto da vida (trabalho, lazer, amigos, escola, família) tomada recentemente ou prestes a ser tomada. Em seguida, identifique quais seriam as opções mais seguras e quais as mais arriscadas que poderiam facilitar uma recaída.

Decisão tomada ou a ser tomada:
Alternativas seguras:
Alternativas arriscadas:

3. Pratique monitorando decisões que você toma ao longo do dia, quaisquer que sejam, importantes ou não, e considere as alternativas seguras e não seguras para cada uma delas.[20] Use o formulário a seguir.

Decisão	Alternativa segura	Alternativa de risco

▶ Aumentar as atividades prazerosas

Fundamentos

- Muitos usuários de álcool e drogas sentem um tipo de repulsa por suas vidas ao pararem de usar tais substâncias. Por exemplo: se a vida de uma pessoa envolver apenas comer, dormir, trabalhar e beber, e se delas retirarmos o "beber", restarão apenas comer, dormir e trabalhar. A ausência de atividades de lazer prazerosas pode ser um grande problema
- Pesquisas indicam que o número de atividades prazerosas com as quais uma pessoa está envolvida está diretamente relacionado com a ocorrência de sentimentos positivos. Quanto menos atividades prazerosas a pessoa tiver, maior será a probabilidade de ela experienciar sentimentos negativos, como tédio, solidão e depressão. Isso sugere que atividades de lazer prazerosas são importantes ferramentas no controle desses sentimentos
- Muitas pessoas passam grande parte de seu tempo envolvidas em atividades que precisam ser cumpridas ou obrigatórias, mas não necessariamente prazerosas (trabalho, serviços de casa etc.), ou seja, "eu preciso fazer" e não "eu quero fazer". Um estilo de vida cheio de "preciso fazer" e com raros "quero fazer" pode levar uma pessoa a acreditar que "deve" a si mesmo um drinque ou droga como recompensa por trabalhar tão duro. Uma opção melhor é encontrar uma forma equilibrada entre os deveres e os prazeres.

Técnicas de manejo

- Crie um *menu* de atividades prazerosas. O primeiro passo, ao se mudar um estilo de vida, é concentrar-se em atividades prazerosas que você gostaria de começar ou aumentar sua frequência. Uma forma de se fazer isso é por meio de *brainstorming*: coloque em um papel absolutamente tudo o que lhe vier à mente, por mais absurdo ou ridículo que possa parecer. Depois, selecione aquelas que lhe são agradáveis. Algumas das atividades selecionadas poderão ser coisas que você costumava fazer para se divertir e outras que gostaria de fazer
- Algumas atividades prazerosas podem se tornar "dependências positivas". Enquanto uma dependência negativa pode ser descrita como uma atividade prazerosa, inicialmente, e que leva a maus sentimentos e resultados no futuro, uma dependência positiva pode não ser muito prazerosa inicialmente (correr), mas se torna desejável conforme o tempo vai passando. Uma dependência positiva é uma atividade que segue os seguintes critérios: não é competitiva; não depende de outras pessoas; tem

algum valor para a pessoa (físico, mental, ou espiritual); você pode melhorar com a prática; e você aceita seu nível de desempenho sem autocríticas. Por exemplo: relaxamento, meditação, exercícios (jogos, natação, ciclismo etc.), *hobbies*, leituras, atividades culturais, atividades criativas (música, artes, literatura etc.)
- O próximo passo, depois de completar seu *menu*, é desenvolver um "plano de atividades prazerosas". Reserve um pequeno período de tempo diário (30 a 60 min) para atividades prazerosas. Comece a usar esse "tempo pessoal" sentando-se em silêncio e revisando mentalmente seu *menu*. Provavelmente, você não desejará fazer as mesmas coisas todos os dias. Em um dia, poderá ter vontade de relaxar, em outro, de praticar exercício e, em um terceiro, de praticar jardinagem. Planeje um tempo diário, mas não a atividade, de forma que o que você faça no seu tempo diário não se transforme em obrigação
- Cuidados a serem tomados:
  - Comprometa-se com seu planejamento
  - Lembre-se que um estilo de vida "equilibrado" não significa que esteja distribuído equitativamente: você não precisa ter um tempo igual para deveres e prazeres. "Equilibrado" refere-se ao grau de satisfação com o próprio dia a dia
  - Preveja os problemas que poderão interferir em seus planos
  - Esteja certo de que as atividades escolhidas são prazerosas.

Folha de exercícios

Sessão | Aumentar as atividades prazerosas

Lembre-se:

- Elabore uma lista de atividades prazerosas
- Dependências positivas são atividades não competitivas; não dependem de outras pessoas; têm valores físicos, espirituais ou mentais; você pode melhorar com a prática e pode aceitar seu nível de desempenho sem se criticar
- Planeje 30 a 60 min diários para seu "tempo pessoal"
- A meta é alcançar um equilíbrio entre as coisas que você "tem que fazer" e aquelas que você "quer fazer", de maneira que se sinta satisfeito com seu dia
- Quanto mais divertidas forem as atividades que fizer, menos sentirá falta de álcool ou drogas e menos provavelmente usará tais substâncias para encontrar diversão em sua vida.

Exercício prático

Escreva seu *menu* de atividades prazerosas.

Defina um tempo de 30 a 60 min como seu "tempo pessoal" para se envolver nessas atividades e escreva-o ao lado do dia da semana. Defina o tempo e não a atividade. No final da semana, anote a atividade que escolheu para cada um dos dias.

Escreva aqui o que decidiu fazer:

Segunda-feira:
Terça-feira:
Quarta-feira:
Quinta-feira:
Sexta-feira:
Sábado:
Domingo:

▶ Habilidade de lidar com situações de emergência

Fundamentos

- Ainda que haja o esforço necessário para a manutenção do controle, a ocorrência de uma grande variedade de circunstâncias não planejadas pode concorrer para a exposição a situações de alto risco para a recaída. É muito importante, pois, estar habilitado para lidar sozinho com situações de crise
- Alguns eventos, quando ocorrem repentinamente, podem ameaçar a estabilidade alcançada durante o processo de mudança de comportamento. São exemplos:
  - Separações sociais (divórcio, morte, filhos ou amigos que se mudam)
  - Problemas de saúde (doença própria ou de alguém íntimo, descobrir-se para vírus da imunodeficiência humana positivo [HIV, *human immunodeficiency virus*])
  - Novas responsabilidades (emprego novo, nascimento de filhos)
  - Adaptação a novas situações (início de novo relacionamento amoroso, mudança de endereço para lugar desconhecido)
  - Eventos relacionados com o trabalho (promoção ou perda de emprego, mudança de local de trabalho)
  - Mudanças financeiras (recebimento de uma quantia não esperada de dinheiro ou perda de poder aquisitivo)
- Não apenas eventos de vida negativos concorrem para a exposição a situações de risco, como eventos positivos. O casamento, a formatura, entre outras situações de caráter positivo, po-

dem induzir uma percepção disfuncional no sujeito, fazendo com que se sinta autoconfiante demais, de modo que as habilidades de enfrentamento já treinadas sejam colocadas de lado, permitindo a este indivíduo uma exposição demasiada ao risco
- Não só o que acontece com o indivíduo o afeta, como também o que ocorre com pessoas próximas tem semelhante impacto.

Técnicas de manejo

- A partir de uma lista de possíveis situações emergenciais que podem acometer o indivíduo, discuta quais são as estratégias viáveis para se lidar com as situações listadas. Quais das habilidades já discutidas e treinadas podem ser utilizadas para o enfrentamento dessas ocorrências: resolução de problemas, tomada de decisão, manejo de estresse, raiva, pensamentos negativos etc.
- Quando os pacientes estão estressados, sentem-se vulneráveis e propensos a voltar à prática das estratégias antigas mais do que dispostos a colocar em prática as novas habilidades treinadas para a manutenção da mudança. É, portanto, importante desenvolver um plano para enfrentamento de emergências a "toda prova", que pode ser usado em qualquer situação de crise. Esse plano deve envolver técnicas tanto cognitivas quanto comportamentais. Exemplos podem ser:
  ○ Lista de telefones de emergência de pessoas que possam oferecer suporte (amigos que não bebem, participantes de grupos de autoajuda etc.)
  ○ Lista de lugares seguros onde o paciente possa estar a salvo da crise e onde existam poucos gatilhos ou tentações favorecendo o uso (casa de parente, amigo etc.)
  ○ Lista de atividades prazerosas confiáveis para não uso
  ○ Recordação das consequências negativas do retorno do uso
  ○ Evocação de pensamentos positivos que substituam pensamentos que levem ao risco da recaída.

Folha de exercícios

Sessão | Habilidade de lidar com situações de emergência

Lembrete – tenha sempre em mente um plano para o enfrentamento de possíveis eventos estressantes emergenciais:

- Pense nas habilidades de resolução de problemas: o que você pode fazer para lidar com o problema, quais as possíveis alternativas de solução
- Quem pode ser chamado para oferecer apoio
- Quais os lugares que você pode frequentar/participar que o mantenham mais confiante: reuniões de grupos de autoajuda, por exemplo
- Quais as formas de enfrentamento treinadas para lidar com emoções: raiva, tristeza, fissuras etc.
- Liste possíveis atividades prazerosas que possam auxiliar no combate dos sentimentos internos negativos.

Exercício prático[20]

Lembre-se que enfrentar crises ou situações de emergência é parte da vida e, muitas vezes, elas são inevitáveis; mas, durante a ocorrência de um problema maior, deve-se estar particularmente atento para evitar um lapso ou recaída. Portanto, ao defrontar-se com uma situação destas:

1. Deixo ou mudo a situação; quais os lugares seguros para onde posso ir?
2. Adio a decisão de voltar a usar por 15 min. Posso lembrar-me de que minhas fissuras, normalmente, passam após ___ minutos e como lidei com elas com sucesso no passado.
3. Posso distrair-me com atividades prazerosas.
4. Eu posso telefonar para as seguintes pessoas, disponíveis para me apoiar neste momento:

    Nome: _____ telefone
    Nome: _____ telefone
    Nome: _____ telefone

5. Posso recordar-me de meus sucessos em situações anteriores semelhantes a esta que estou vivendo.
6. Posso modificar meus pensamentos negativos encontrando pensamentos alternativos mais funcionais.

▶ Habilidade de resolução de problemas e problemas persistentes

Fundamentos

- Problemas são vistos como determinadas situações que buscam uma resposta que permita um funcionamento adequado. A situação, portanto, torna-se um problema quando o indivíduo não encontra uma forma eficaz para lidar com ela. A ambiguidade, a incerteza, a falta de recursos apropriados, a própria novidade ou

surpresa da situação podem gerar condições que produzem respostas pouco eficazes
- O treinamento formal na resolução de problemas é usado com vistas a acelerar o processo de desenvolver estratégias de enfrentamento prioritárias que se colocam além daquelas usadas em situações específicas. Isso também concorre para que o indivíduo sinta-se mais seguro em agir como se fosse seu próprio terapeuta, quando efetivamente não dispuser de um
- Problemas são parte da vida diária e surgem nos mais diversos contextos: nas relações interpessoais (lidar com situações sociais, com sentimentos em relação a outrem etc.) e ligados aos próprios pensamentos e emoções (como percebemos as situações, pensamentos autocríticos etc.)
- A eficácia da solução de problemas está associada ao reconhecimento da existência da situação-problema, bem como à distinção clara entre o problema em si mesmo e os sintomas deste. Quando se atua no nível dos sintomas, pode-se tomar atitudes que sugerem a solução do problema. No entanto, quando o cerne da questão não foi devidamente equacionado, a vulnerabilidade se estabelecerá ao longo do tempo e o enfrentamento da mesma situação novamente se fará[27]
- O adiamento na resolução de um problema pode torná-lo de difícil manejo no tempo futuro, favorecendo uma condição para a recaída. Muitas vezes, o uso de bebida ou de drogas pode parecer uma saída fácil, de modo que, quanto maior o treino na habilidade de resolver problemas, maior a chance de enfrentamento de situações de risco com sucesso
- Muitas vezes, em função do tipo de problema, sua ocorrência se mantém ou se repete, apesar do uso de estratégias de enfrentamento específicas. É importante identificar quais são os problemas que persistem e que podem levar à recaída. Exemplos: falta de comunicação ou discussões em relacionamentos próximos ou íntimos; nível baixo de atividades prazerosas, gerando aborrecimento, solidão ou depressão; ansiedade ou tensão levando ao desconforto em certas situações; pressão social para beber ou usar drogas.

Técnicas de manejo

- Reconhecer a existência do problema: existe um problema? Quais são os indícios que você identifica? No seu corpo (indigestão, ânsia), nos seus pensamentos e sentimentos (ansiedade, depressão, medo, solidão), no seu comportamento (dificuldade de relacionamentos interpessoais no trabalho e na família, descuido com a aparência), na forma como você reage aos outros (raiva, falta de interesse, isolamento social) e nos indícios que as outras pessoas dão a você (aparentam criticá-lo, evitá-lo)
- Diferenciar o sintoma do problema: sintoma pode ser definido como algo que nos traz um sinal de mudanças em uma dada estrutura. Revela que algo está acontecendo em algum contexto específico, fora dos parâmetros da normalidade. Sintomas são elementos indicativos da existência de um problema. Às vezes, são uma "cortina de fumaça" que impede a clara constatação do problema
- Identificar o problema: qual é definitivamente o problema? Procure identificá-lo da forma mais precisa possível, juntando o máximo de informações relativas a ele, e divida-o em partes manejáveis. Talvez seja mais fácil resolvê-lo por partes do que encará-lo como um todo
- Considerar as várias alternativas de solução: o que posso fazer? É importante levar em conta uma série de alternativas, pois a primeira a ser considerada pode não ser a mais eficaz. Você pode:
  - Fazer um *brainstorming*, ou seja, pensar no máximo de soluções possíveis, escrevendo-as em um papel, não se preocupando com a aplicabilidade destas
  - Mudar seu ponto de vista ou referencial: ao distanciar-se da situação, pode enxergá-la de forma diferente e a solução pode evidenciar-se (imagine-se dando conselhos a um amigo que se encontra na sua situação)
  - Adaptar uma solução que tenha sido utilizada em uma situação anterior ou perguntar a outras pessoas quais caminhos escolheram quando se defrontaram com uma situação semelhante àquela em que você se encontra. Ainda que uma solução antiga tenha que ser adaptada à situação atual, pode ser um ponto de partida importante
- Selecionar a alternativa mais promissora: o que poderia acontecer se...? Procure considerar todos os aspectos positivos e negativos de cada alternativa possível, escolhendo aquela que mais provavelmente possa resolver o problema em questão, com a menor chance do surgimento de complicações. Faça um ensaio dessa abordagem, se houver necessidade
- Identificar e transpor os obstáculos para a implementação da abordagem selecionada: o que me impedirá de colocar meu plano em prá-

tica e como evitar que isso aconteça? É importante identificar as possíveis dificuldades que possam inviabilizar a alternativa escolhida, para que, uma vez colocada em prática, haja chances de atingir o objetivo, o qual é resolver o problema identificado
- Avaliar a eficácia da abordagem escolhida: "O que aconteceu quando eu...? Funcionou?". Após planejar a ação (faça um passo a passo), executando o plano conforme o planejado, avalie os resultados. Em caso positivo, congratule-se e, caso perceba que o problema não foi resolvido, tente outra abordagem.

Folha de exercícios

Sessão | Habilidade de resolução de problemas e problemas persistentes

Lembre-se:

- Diferencie sintoma de problema
- Identifique e aceite o problema, reduzindo-o a sua forma mais simples
- Considere várias formas de solução. Não adote uma postura de "tudo ou nada"
- Avalie cada alternativa elencada, levando em conta os custos e benefícios
- Identifique os possíveis obstáculos para a implementação da alternativa escolhida
- Construa estratégias para transpor cada um desses obstáculos
- Escolha uma abordagem que pareça mais efetiva
- Planeje a ação e execute o plano
- Avalie os resultados
- Congratule-se em caso positivo (problema resolvido)
- Em caso negativo, escolha uma segunda alternativa e repita o processo.

Exercício prático

Escolha um problema que você suponha que tenha dificuldade para solucionar ou um problema que está lhe incomodando neste momento.

1. Descreva-o, identificando quais os sintomas observados:
   a) Sintomas:
   b) Problema:
2. Faça uma lista das possíveis alternativas de solução (todas as que forem lembradas).
3. Qual das alternativas elencadas parece ser a mais promissora, ou seja, qual delas sugere maior chance de resolução do problema?
4. Descreva os passos que você dará para pôr a alternativa escolhida em prática.

▶ Referências bibliográficas

1. KNAPP, W. P.; SOARES, B. G. O.; FARREL, M.; LIMA, M. S. Intervenciones psicosociales para los trastornos relacionados com el consumo de cocaína y anfetaminas psicoestimulantes. La Biblioteca Cochrane Plus, n. 4, 2007.
2. LITT, M. D.; KADDEN, R. M.; KABELA-CORMIER, E.; PETRY, N. M. Coping skills training and contingency management treatments for marijuana dependence: exploring mechanisms of behavior change. Addiction, v. 103, p. 638-648, 2008.
3. ROHSENOW, D. J.; MARTIN, R. A.; MONTI, P. M. Urge-specific and lifestyle coping strategies of cocaine abusers: relationships to treatment outcomes. Drug Alcohol Depend., v. 9, n. 78, p. 211-219, 2005.
4. MOOS, R. H. Theory-based active ingredients of effective treatments for substance use disorders. Drug Alcohol Depend., v. 11, n. 88, p. 109-121, 2007.
5. MARLATT, G. A.; GORDON, J. R. Relapse Prevention: maintenance strategies in the treatment of addictive behaviors. New York: Guilford, 1985.
6. LARIMER, M. E.; PALMER, R. S.; MARLATT, G. A. Relapse Prevention: overview of Marlatt's cognitive-behavioral model. Alcohol Research and Health, v. 23, n. 2, p. 151-160, 1999.
7. MONTI, P. M.; KADDEN, R. M.; ROHSENOW, D. J. et al. Tratando a dependência de álcool – um guia de treinamento das habilidades de enfrentamento. São Paulo: Roca, 2005.
8. CABALLO, V. E. O treinamento em habilidades sociais. In: Manual de técnicas de terapia e modificação do comportamento. São Paulo: Santos, 2002.
9. LINENHAN, M. M. Interpersonal effectiveness in assertive situations. In: BLEECHMAN, E. E. Behavior modification with women. New York: Guilford, 1984.
10. JONES, D. E.; PERKINS, K.; COOK, J. H.; ONG, A. L. Intensive doping skills training to reduce anxiety and depression for forward deployed troops. Military Medicine, v. 173, p. 241-246, 2008.
11. HAMPEL, P.; MANHAL, S.; ROOS, T.; DESMAN, C. Interpersonal coping among boys with ADHD. J. Atten. Disord., v. 11, p. 427-436, 2008.
12. HASKING, P. A. Reinforcement sensitivity coping and delinquent behavior in adolescents. J. Adolesc., v. 30, p. 739-749, 2007.
13. MCMILLAN, S. C.; SMALL, B. J.; WEITZER, M. et al. Impact of coping skills intervention with family caregivers of hospice patients with cancer: a randomized clinical trial. Cancer, v. 106, p. 214-222, 2006.
14. SAWICKA, M. Comparison of the coping styles among schizophrenic patients, dependent patients and patients with dual diagnosis. Psychiatria Polska, v. 39, p. 1199-1210, 2005.
15. RYCHTANIK, R. G.; MCGILLICUDY, N. B. Coping skills training and 12 step facilitation for women whose partner has alcoholism: effects on depression, the partner's drinking and partner physical violence. J. Consult Clin. Psychol., v. 73, p. 249-261, 2005.
16. CUNHA, S. M.; CARVALHO, J. C. N.; KOLLING, N. M.; SILVA, C. R.; KRISTENSEN, C. H. Habilidades sociais em alcoolistas: um estudo exploratório. Rev. Bras. de Terapias Cognitivas, v. 3, n. 1, 2007.
17. WAGNER, M. F.; OLIVEIRA, M. S. Estudo das habilidades sociais em adolescentes usuários de maconha. Psicologia em Estudo, v.14, n.1, 2009.

18. PINHO, V. D.; OLIVA, A. D. Habilidades sociais em fumantes, não fumantes e ex-fumantes. *Rev. Bras. de Terapias Cognitivas*, v. 3, n. 1, 2007.
19. ALIANE, P. P.; LOURENÇA, L. M.; RONZANI, T. M. Estudo comparativo das habilidades sociais de dependentes e não dependentes de álcool. Psicologia em Estudo, Maringá, v. 11, n. 1, p. 83-88, jan./abr., 2006.
20. MONTI, P.; ROSEHNOW, D. J. Coping skills training and cue-exposure therapy in the treatment of alcoholism. *Alcohol Res. Health*, v. 23, n. 2, p. 107-115, 1999.
21. MONTI, P. et al. Cue-exposure with coping skills treatment for male alcoholics: a preliminary investigation. *J. Consult. Clin. Psychol.*, v. 61, p. 1011-1019, 2000.
22. BARKIN, S. L.; SMITH, K. S.; DURANT, R. H. Social skills and attitudes associated with substance use behaviors among young adolescents. *Journal of Adolescent Health*, v. 30, p. 448-454, 2002.
23. LARROSA, S. L.; PALOMO, J. L. R. A. Factores de riesgo y de protección el consumo de drogas en adolescentes y diferencias segun edad y sexo. *Psicothema*, v. 22, n. 4, p. 568-573, 2010.
24. CARROLL, K. M. A cognitive-behavioral approach: treating cocaine addiction. *Nat. Instit. Drug Abuse*, v. 2, p. 4308, 2002.
25. BECK, J. S. *Terapia cognitiva*: teoria e prática. Porto Alegre: Artmed, 1995.
26. KOUIMTSIDIS, C.; REYNOLDS, M.; DRUMMOND, C. et al. *Cognitive-behavioural therapy in the treatment of addiction* – a treatment planner for clinicians. England: Wiley, 2007.
27. FAGUNDES, E. M. *A solução de problemas requer processo, disciplina e liderança*. Disponível em http://www.efagundes.com/artigos.

23
Gerenciamento de Caso Aplicado ao Tratamento do Consumo Abusivo e Dependência de Substâncias

Selma Bordin, Ronaldo Laranjeira e Neliana Buzi Figlie

▶ Introdução

Estudos em saúde mental e uso de substâncias indicam que o gerenciamento de caso pode ser uma importante ferramenta para o tratamento de pacientes com múltiplos problemas, especialmente psicossociais, doenças mentais, idade avançada e transtornos emocionais infantis e, recentemente, tem sido aplicado ao tratamento da dependência química.[1-5]

Apesar de se tratar de um conceito muito utilizado, permanece ainda muito pouco definido e pouco compreendido, talvez devido às muitas adaptações que sofre. O gerenciamento de caso (do inglês *case management*) pode ser definido como um conjunto de intervenções que têm como objetivo facilitar o acesso do paciente aos serviços necessários e monitorar o seu desfecho. O gerente de caso (*case manager*) não é, necessariamente, o provedor de cuidados, mas antes aquele que viabiliza o atendimento das necessidades específicas do paciente. Listamos algumas de suas funções:[6-9]

- Identificar e alcançar a população que necessita do serviço
- Avaliar as necessidades específicas dos pacientes
- Planejar uma proposta de tratamento, considerando as várias necessidades do paciente e as características do serviço
- Desenvolver relacionamento com outros serviços de saúde, seja na rede formal ou informal, para fazer os encaminhamentos necessários e acompanhá-los
- Monitorar e avaliar o caso e os progressos obtidos em cada etapa
- Interceder a favor do indivíduo para garantir equidade.

Apesar de o gerenciamento de caso ter sido provido historicamente por outros colaboradores (missionários, conselheiros etc.), programas formais apenas recentemente foram introduzidos e avaliados, o que pode estar associado a uma visão mais complexa e completa do fenômeno do consumo abusivo de substâncias, com múltiplas consequências e alto potencial para recaída; bem como às múltiplas abordagens disponíveis, para as quais as pesquisas têm buscado pareamento às necessidades dos pacientes.[9]

Marshman descreveu as funções do gerente de caso no contexto do tratamento do consumo abusivo e dependência de substâncias:[10]

- Dar suporte individualizado aos pacientes e seus familiares
- Auxiliá-los na resolução de problemas, tais como empregabilidade, acesso a interconsultas, moradia, transporte, cuidados com os filhos etc.
- Acompanhar a adesão; contatar e incentivar o paciente a retomar o tratamento em caso de faltas ou abandono
- Intermediar todo o relacionamento do paciente com o serviço ou serviços outros que possam ser necessários
- Estar atento às mudanças das necessidades do paciente
- Dar suporte à reabilitação do paciente na comunidade, tentando prever e minimizar futuras dificuldades.

Tais funções descrevem o que o gerenciador de caso faz, mas não *como* faz. O gerenciamento de caso popularizou-se sem protocolos específicos, situação que encoraja a diversificação e a adaptação às circunstâncias locais, por um lado, e, por outro, dificulta a construção de generalizações e padrões específicos.[9]

Os serviços públicos para tratamento do consumo abusivo de substâncias frequentemente são fragmentados, focados na crise e desprovidos de estruturas para seguimento por períodos mais prolongados. O gerenciamento de caso favorece a continuidade do cuidado de indivíduos vulneráveis, com múltiplas necessidades e com dificuldades ou incapacidade para conseguir tais cuidados em outros serviços. Além disso, melhora a eficiência dos serviços envolvidos, já que aumenta a probabilidade de que os pacientes recebam os serviços que de fato atendam às suas necessidades, de forma coerente e organizada.

▶ Pesquisas em gerenciamento de caso

A maioria das pesquisas relacionadas com os modelos de gerenciamento de caso foca-se na avaliação de custo-efetividade e descreve basicamente dois modelos: o Programa de Tratamento Comunitário Assertivo (PTCA) e o Modelo de Coordenação.[9]

No PTCA, um mesmo profissional combina as funções de gerente de caso com a de provedor de cuidados clínicos. Pesquisas com esse modelo mostraram redução do uso de serviços para tratamento de sintomas agudos (mais caros) e aumento do uso dos comunitários, aumento da independência e estabilidade de moradia, maior satisfação dos pacientes com o serviço e, em alguns casos, diminuição dos custos com os cuidados.

No modelo de coordenação, os cuidados clínicos (psicoterapia, aconselhamento ou farmacoterapia) são prestados por outros profissionais ou serviços. Apesar de ser o modelo mais dominante, poucos estudos empíricos foram conduzidos e mostram um *mix* de resultados: alguns programas melhoraram a qualidade de vida, mas sem redução da reinternação; outros mostraram, por outro lado, aumento do uso de serviços e dos custos, sem melhora da qualidade de vida dos pacientes. Porém, antes de se chegar a conclusões a respeito da efetividade desse modelo, estudos mais sofisticados precisam ser conduzidos.[9]

▶ Como se começa?

O primeiro passo é conceitualizar o programa de gerenciamento de caso, o que requer consenso sobre as metas do tratamento – e do gerenciamento –, de forma que estas questões não se transformem em barreiras significativas para o programa e a equipe. Uma estratégia agressiva de busca do paciente para o tratamento pode ser desconfortável para quem acredita que a motivação deva preceder o tratamento. Buscar uma nova moradia para quem recaiu e foi abandonado pela família pode ser desconfortável para quem acredita que o paciente deva sofrer as consequências de seu consumo abusivo. Esses conflitos precisam ser discutidos e resolvidos antes da instalação do programa.

O gerenciamento de caso deve basear-se em metas realistas, passíveis de serem atingidas, tanto para o paciente quanto para o serviço, de modo a evitar "falsas promessas". O desenvolvimento de um bom programa de gerenciamento de casos deve considerar vários e importantes aspectos:

- *Público-alvo:* aspectos relevantes da população, como idade, gênero, etnia, condições socioeconômicas e educacionais, bem como gravidade dos problemas associados, são características que precisam ser levadas em consideração na definição do programa. Assim, por exemplo, se a maioria da população atendida for composta por mulheres-mães, o programa deveria considerar relevante o cuidado com os filhos para aumentar a adesão ao programa

- *Diagnóstico:* avaliar a gravidade das comorbidades e dos problemas psicossociais associados
- *Tratamento:* ter objetivo, duração, intensidade e instrumentos de avaliação de efetividade previamente estabelecidos
- *Metas a serem atingidas:* as metas dependem das características da população e dos resultados a serem atingidos. Quais serão os indicadores de sucesso? Pacientes com problemas legais, por exemplo, podem necessitar, além do tratamento para o consumo abusivo de drogas propriamente dito, de ajuda legal, colocação profissional, cuidados de saúde, aconselhamento familiar etc. Fundamental para planejamento do serviço é entendermos as dificuldades que serão encontradas. Uma boa solução começa com uma boa definição de qual é o problema. Outro aspecto importante é que as metas sejam realistas e, para tanto, temos que considerar as características do serviço, dos profissionais envolvidos e da rede de apoio
- *Características do serviço em que o programa está inserido:* qual é a missão do serviço? Como o programa se relacionará com a estrutura da organização? A instituição já tem alguma experiência com gerenciamento de caso? Que relacionamentos com outros serviços já foram construídos? Como são esses relacionamentos? Que especialidades estão disponíveis? Que estrutura oferecerá aos pacientes (ambiente hospitalar, hospital-dia, moradia assistida, atendimento ambulatorial)? Quem custeará os serviços? Como serão feitos os registros dos atendimentos? Que estrutura logística o serviço oferece? O paciente virá ao serviço ou o serviço poderá ir ao paciente? Qual é o perfil dos profissionais? Por quantos "casos" cada um deles ficará responsável? Como os problemas administrativos e técnicos serão resolvidos? Que nível de autoridade terá o gerenciador do caso? As respostas a essas perguntas darão importante direcionamento à condução do caso pelo gerente
- *Rede de serviços disponíveis na região geográfica:* dependentes químicos frequentemente apresentam muitas comorbidades, tanto físicas quanto mentais e, normalmente, os serviços não estão preparados ou dispõem de estrutura para atender a todas as demandas. Por esse motivo, o desenvolvimento de uma rede de serviços para onde os clientes poderão ser encaminhados pode ser extremamente útil para garantir a assistência completa. Por "desenvolvimento" entende-se estabelecer contatos, decifrar a melhor forma de encaminhar e agendar os pacientes, estabelecer parceria para possíveis discussões de caso etc. Importante aspecto a ser considerado é a localização geográfica do serviço: quanto mais fácil o acesso, melhor será a adesão. Porém, encaminhamentos a regiões mais distantes podem ser necessários e, dependendo das características da população e da sua rede social de apoio, iniciativas maiores podem ser requeridas do gerente de caso, tais como, inclusive, orientar sobre como se locomover entre cidades distantes
- *Perfil do gerente do caso:* temos demonstrado que os gerentes de caso podem precisar se engajar em várias atividades para aumentar as chances de sucesso de recuperação do seu paciente. A dependência química traz demanda ampliada de necessidades, tais como problemas familiares, financeiros, ocupacionais, de saúde, de moradia e legais, que, se não consideradas, podem comprometer o sucesso do tratamento. Descobrir, conhecer e estabelecer conexões com outros serviços ou coordenar alguma situação de vida específica do paciente pode exigir do profissional uma grande adaptação em sua prática profissional. Dependendo do modelo assumido, o gerenciador de caso pode precisar ter conhecimento e experiência com dependência química; conhecimento da população atendida, prontidão para encaminhar as necessidades do paciente; habilidades de relacionamento, de negociação e solução de problemas; e, sobretudo, uma grande disponibilidade para se comprometer com o bem-estar da população atendida. Uma equipe interdisciplinar traz muitas vantagens para o gerenciamento do caso, uma vez que favorece a análise e a troca de pontos de vista diferentes, aumenta a criatividade e evita ações isoladas. Se a proposta de tratamento for desenvolvida em equipe, é importante definir qual, dentre os profissionais, será o gerente de caso. O objetivo é que esse membro da equipe exerça a função de "referência" para o paciente no serviço e atue como interlocutor entre as necessidades deste com a proposta de tratamento. O gerente de caso não precisa, necessariamente, ter formação superior. Um agente comunitário com treinamento adequado pode fazê-lo. O mais importante é que esse profissional tenha uma atitude de disponibilidade e sensibilidade para com o paciente e esteja constantemente em contato com ele.

Basicamente, discutimos o gerenciamento de caso do ponto de vista das necessidades do paciente. Porém, muitos serviços utilizam esse recurso como forma de diminuir os custos do tratamento dispensado. Não queremos aqui denegrir tais iniciativas, uma vez que muitas delas podem e beneficiam de fato seus pacientes e, por vezes, com pequenas ações. Mas o gerenciamento de caso com esse objetivo não faz parte do escopo deste livro.

▶ Metas e atividades para incentivar a aderência

Considerando os objetivos, a população-alvo, o ambiente e o modelo administrativo da intervenção, o Quadro 23.1 mostra algumas metas específicas, atividades concernentes e métodos de verificação que visam aumentar a adesão e a retenção no tratamento.[11,12]

Quadro 23.1 Metas e atividades para incentivar a aderência e a retenção do paciente.

Metas específicas	Atividades	Métodos para verificação
Educação	Obter informações por meio de aulas ou no programa de tratamento	Checar por meio de ligações telefônicas, fornecer material educativo
Obtenção de emprego	Auxiliar na confecção do *curriculum vitae* e na obtenção de referências Tentar agendar entrevistas com recrutadores ou agências de emprego	Imprimir o *curriculum vitae* Ter um cartão de visitas
Engajamento em trabalho voluntário	Obter informações sobre oportunidades de trabalho voluntário	*Folders*, material publicitário, preencher inscrições em organizações não governamentais (ONGs)
Fortalecer a *performance* familiar	Resolver problemas legais relacionados com os filhos Incentivar passeios e ter maior contato com os filhos	Escrever *e-mails*/cartas, dar suporte financeiro ou auxiliar no levantamento de atividades gratuitas, participar de eventos de vida e sociais que envolvem a família
Realizar *check-up* médico	Agendar consultas médicas e dentárias Obter informações do médico sobre diagnósticos, resultados de exames, medicamentos etc.	Disponibilizar o programa de tratamento para futuros contatos com os profissionais envolvidos
Melhorar a alimentação	Encaminhar para uma dieta balanceada ou consulta com nutricionista	Disponibilizar o programa de tratamento para futuros contatos com os profissionais envolvidos
Viabilizar moradia/alojamento	Encontrar moradia apropriada às condições de vida e necessidades do cliente	Listar prós e contras das condições e preços
Gerenciar o tempo	Comparecer pontualmente aos encontros e compromissos agendados	Verificar desempenho no tratamento
Aumentar o compromisso com o tratamento	Listar as metas do tratamento	Checar a lista de metas
Organizar as finanças	Pagar contas, identificar com clareza a situação financeira e procurar caminhos para resolvê-la	Checar durante o tratamento Montar planilhas
Afiliar-se a grupos de autoajuda	Obter informação sobre participação Frequentar um número mínimo de encontros	Obter panfletos e informações Disponibilizar o programa de tratamento para futuros contatos com os conselheiros
Organizar jornal com notícias sobre dependência de álcool, bem como leituras de autoajuda	Completar questionários nesses jornais para testar conhecimentos	Discutir estes questionários no tratamento

Adaptado de Perty, N. M. e Bohn, M. J. (2003)[11] e Figlie, N. B.; Laranjeira, R. (2004).[12]

No Quadro 23.2, apresentamos um modelo de programa de metas e seu acompanhamento. Descreve um breve perfil do paciente e os principais problemas enfrentados por ele. Para cada uma dessas necessidades foi planejada uma meta para atendê-la e que deverá ser acompanhada ao longo do tempo. As metas iniciais referem-se àquelas percebidas na entrevista inicial; as intermediárias referem-se àquelas identificadas ao longo do processo; e as futuras, à continuidade do tratamento para manutenção da abstinência e da reabilitação plena do paciente na vida.

Quadro 23.2 Relatório de gerenciamento de caso.

Gerenciamento de caso

Programa de metas

Paciente: E.M.S., alcoolista, masculino, 41 anos, casado, dois filhos, segundo grau completo, desempregado atualmente e anteriormente trabalhava como marceneiro, baixa percepção de autoeficácia, problemas conjugais e familiares importantes, rede social de usuários, suspeita de uso de cocaína, desconhece suas condições de saúde

Diagnóstico: dependência de álcool

Objetivos gerais: abstinência total; readaptação ocupacional; melhora do relacionamento familiar; desenvolvimento de rede social favorecedora da abstinência; tratar/prevenir problemas de saúde

Gerente do caso: psicóloga Beltrana

Revisão periódica de: 25/05/2007

Avaliação inicial: 10/02/2007

Revisões periódicas anteriores: 17/02/2007, 17/03/2007, 20/04/2007

Próxima revisão: 24/06/2007

Metas iniciais	Profissional/Serviço	Acompanhamento
Seguimento psiquiátrico, conforme necessidade	Dr. Fulano, iniciado em 10/02/2007	Em andamento
Seguimento psicológico semanal em grupo, com foco em entrevista motivacional e prevenção de recaída	Psicóloga Beltrana, iniciado em 17/02/2007	Faltou à terceira consulta. Foi contatado e retomou o tratamento
Orientação e suporte familiar para avaliação e possível encaminhamento para terapia familiar	Psicóloga Sicrana, iniciado em 17/03/2007	Em andamento, com periodicidade quinzenal inicial e agora mensal
Encaminhamento para orientação vocacional e recolocação profissional	ONG XYZ, em 20/05/2007	Orientação vocacional. Elaboração de *curriculum vitae*. Empregado em 13/07/2007
Desenvolvimento de rede social de apoio	Psicóloga Beltrana, no processo psicoterapêutico	Melhora das relações com família nuclear e de origem; início de prática de futebol em maio/2007; boa adaptação ao grupo terapêutico. Estimular relacionamento com colegas de trabalho
Encaminhamento para *check-up*	Unidade básica de saúde (UBS) de Guarulhos, com assistente social Maria, em março/2007	Esteatose hepática, perfil lipídico alterado, hipertensão, risco de evento cardiovascular alto
Metas intermediárias	**Profissional/Serviço**	**Acompanhamento**
Encaminhamento para gastroenterologista	UBS Guarulhos, abril/2007	Em andamento
Encaminhamento para cardiologista	UBS Guarulhos, maio/2007	Em andamento
Acompanhamento da adaptação ao emprego	Psicóloga Beltrana	Em andamento
Acompanhamento da relação com a rede social de apoio	Psicóloga Beltrana, no processo psicoterapêutico	Em andamento
Encaminhamento para urologista	UBS Guarulhos, maio/2007	A realizar
Metas futuras*	Profissional/Serviço	Acompanhamento

*Observação: As metas futuras serão estipuladas em conformidade com as metas iniciais e intermediárias. Adaptado de Perty, N. M. e Bohn, M. J. (2003)[11] e Figlie, N. B.; Laranjeira, R. (2004).[12]

▶ Considerações finais

O gerenciamento de caso pode ser uma ferramenta valiosa especialmente no tratamento de clientes com múltiplos problemas, sendo fundamental o estabelecimento de um ponto de responsabilidade para cada cliente. O programa de gerenciamento de caso trabalha com metas realísticas e possíveis, tanto para o cliente quanto para o tratamento, no sentido de evitar falsas promessas. A implementação do programa pode requerer meses até que toda a equipe seja integrada à proposta, a ponto de se familiarizar com o público-alvo e a comunidade em questão. Nesse trâmite, muitos problemas podem acontecer e nem sempre é possível antecipá-los, mas é possível atuar auxiliando na solução de problemas e, para tal, o processo de comunicação entre o gerente de caso, o programa de tratamento e o cliente é essencial.

▶ Referências bibliográficas

1. COWGER, C. D. Assessing client strengths: clinical assessment for client empowerment. *Soc. Work,* v. 40, p. 755-782, 1994.
2. RONNAU, A. Strengths approach to helping family caregivers. *Child Today,* v. 19, p. 24-27, 1990.
3. SALEEBEY, D. *The strengths perspective in social work practice.* New York: Longman, 1992.
4. RAPP, R. C.; SIEGAL, H. A.; FISCHER, J. A.; WAGNER, J. A. A strengths-based model of case-management/advocacy: adapting a mental health model to practice work with persons who have substance abuse problems. In: ASHERY, R. (ed.). *Progress and issues in case management.* Rockville: National Institute on Drug Abuse, 1992. (NIDA Research Monograph Series n.127, DHHS Publication n. ADM 92 a 1946, p. 79-91.)
5. SULIVAN, W. P.; WOLF, J. L.; HARTMANN, D. J. Case management in alcohol and drug treatment: Improving client outcomes. Families in society. *J. Contemp. Serv.,* v. 73, p. 195-201, 1992.
6. INTAGLIATA, J. Improving the quality of community care for the chronically mentally disabled: the role of case management. *Schizophrenia Bulletin,* v. 8, p. 655-674, 1982.
7. JOHNSON, P. J.; RUBIN, A. Case management in mental health: a social work domain? *Soc. Work,* v. 28, p. 49-56, 1983.
8. SULLIVAN, J. P. Case management. In: TALBOTT, J. A. (ed.). *The chronically mentally ill.* New York: Human Sciences Press, 1981. p. 119-131.
9. RIDGELY, M. S. Practical issues in the application of case management to substance abuse treatment. *J. Case Manag.,* v. 3, n. 4, p. 132-138, 1994.
10. MARSHMAN, J. *The treatment of alcoholics:* an Ontario perspective. Report of the task force on treatment services for alcoholics. Toronto: Addiction Research Foundation, 1978.
11. PERTY, N. M.; BOHN, M. J. Fishbowls and candy bars: using low-cost incentives to increase treatment retention. *Scien. Pract. Perspect.,* v. 1, n. 2, p. 55-61, 2003.
12. FIGLIE, N. B.; LARANJEIRA, R. Gerenciamento de caso aplicado ao tratamento da dependência do álcool. *Rev. Bras. Psiq.,* v. 26, n. 1, p. 63-67, 2004.

24 Filhos de Dependentes Químicos

Roberta Payá e Neliana Buzi Figlie

▶ Introdução

A complexidade da etiologia é uma constante no campo da saúde mental e pública. Observações já feitas em estudos internacionais enfatizam a clara necessidade de intervenções preventivas serem difundidas e aprimoradas e salientam também que qualquer ação dirigida aos filhos de dependentes não deve restringir-se apenas aos fatores de risco e consequências de um ambiente familiar que apresenta consumo abusivo ou dependência de substâncias. Esforços devem ser dirigidos para que haja maior exploração dos fatores que protegem esse grupo de risco, assim como de medidas que fortaleçam habilidades parentais.

Não somente fatores genéticos, mas também fatores do ambiente sociofamiliar estão frequentemente associados ao surgimento de problemas psiquiátricos. Esta interação de fatores genéticos e ambientais torna extremamente difícil a tarefa de decifrar os processos de causalidade. No que se refere a modalidades de comportamento complexo, por exemplo, o comportamento social, muito raramente se encontra uma monocausalidade, de tal forma que na pesquisa psiquiátrica e de prevenção estamos mais frequentemente induzidos a nos servir de modelos multifatoriais. Os filhos de alcoolistas são um ótimo exemplo da complexidade das interações entre fatores genéticos e socioambientais e oferecem interessantes modelos teóricos multifatoriais.[1]

Felizmente, a preocupação com filhos de dependentes químicos ocupa um espaço maior na área de saúde. Inicialmente, dois aspectos fizeram com que os filhos fossem estudados: primeiro, o fato de o alcoolismo desencadear uma série de disfunções no ambiente familiar e, a partir daí, a preocupação de como os filhos reagiriam ao impacto da dependência; depois, a própria necessidade de os pesquisadores investigarem o processo e as causas da dependência, mais precisamente do alcoolismo. A revisão da literatura publicada a respeito refere que a maior parte dos estudos dirigidos a essa população concentrou-se em compreender o alcoolismo parental associado a características afetivas e comportamentais da criança e do adolescente; a coocorrência da dependência de álcool do pai com outro transtorno e características da criança ou do adolescente; e fatores de proteção à saúde mental da criança e do adolescente.[2]

Atualmente é bem estabelecido que entre o desafio multifatorial há fatores relevantes que aproximam um jovem do risco, como a própria disponibilidade da substância, a situação legal ou ilegal desta, a influência do grupo de amigos, a adesão ou não na escola, os aspectos psicológicos e a influência do meio familiar. O fato de, na família, alguém se envolver com bebidas alcoólicas ou outras substâncias desencadeia nos demais membros uma série de reajustes, aos quais cada membro tenderá a reagir de uma forma, uns com melhores recursos, outros não.[3]

Torna-se, então, necessário compreender que existem vários mecanismos ambientais pelos quais os pais podem vulnerabilizar/transmitir maior risco de abuso de substância a seus descendentes. Os mecanismos por meio dos quais as famílias podem aumentar o risco de uso e consumo abusivo de drogas em seus filhos compreendem fatores específicos e fatores não específicos.

▶ Fatores específicos

Referem-se à modelagem parental de uso de substâncias, podendo acarretar a "reprodução" direta devido aos fatores apresentados na Figura 24.1.

▶ Fatores não específicos

Os fatores não específicos referem-se ao funcionamento familiar: como as regras estão estabelecidas em relação à educação dos filhos, se os membros são unidos ou não, se vivem de modo coeso, se há permissividade dos pais, histórico de separação ou grandes perdas que provocaram traumas psicológicos, acontecimentos violentos envolvendo abusos e outros. Basicamente, a Figura 24.2 resume tais fatores.

A combinação destes fatores, incluindo também vários indicadores sociais desfavoráveis, por exemplo, condições financeiras, influenciam indiretamente no desenvolvimento infantil, enquanto outros exercem uma influência mais direta, como os fatores relacionados com características individuais paternas, baixo nível educacional e delinquência, além dos já mencionados. Esses fatores nos permitem a suposição de que características desviantes em traços da personalidade paterna, que se refletem em prejuízos no funcionamento social, tenham uma participação importante no processo de transmissibilidade entre gerações.[4]

Por isso, no campo preventivo, torna-se essencial investigar fatores de risco e de proteção e suas associações. Intervenções que promovem conexões entre os fatores e subsistemas relacionados no desenvolvimento da criança indicam ser mais eficazes.[5] Entre os fatores individuais de relevância, encontram-se condições de autorregulação da criança, competência social, envolvimento escolar, participação e envolvimento parental.[6]

Há também a importância de avaliar a interseção dos fatores por meio de um modelo bioecológico que inclui cinco níveis de correlação entre os fatores de risco e de proteção para o desenvolvimento da criança: condições parentais, características da família, comunidade/vizinhança e políticas públicas. Nesta premissa, os riscos para aumentar a vulnerabilidade da criança estão diretamente correlacionados quando um desses níveis apresenta-se de modo limitado ou afetado por outros estressores.

Os riscos para maior vulnerabilidade são pautados em quatro domínios: baixa condição de cuidado e saúde da criança, disfunções parentais (dependência química, depressão, violência doméstica, habilidades parentais limitadas),[5,6] instabilidade financeira familiar (dividadas, desemprego, falta de suporte social e de saúde), condições dos cuidados da criança comprometidos (falta de monitoramento, negligência etc.).

Segundo estudo nacional com 305 famílias entrevistadas, no serviço de prevenção seletiva localizado na região do Jardim Ângela (periferia de São Paulo),[7] esses fatores de risco no contexto familiar exercem influência significativa no comportamento da criança ou do adolescente. Entre eles, chamam a atenção fatores como tensões

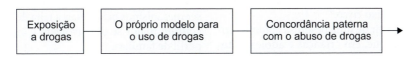

Figura 24.1 Fatores específicos associados à disposição ao uso e consumo abusivo de substâncias.

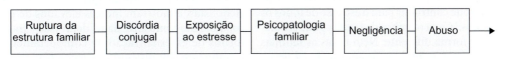

Figura 24.2 Fatores não específicos associados à disposição ao uso e consumo abusivo de substâncias.

familiares, condição psiquiátrica da cuidadora, morte e doenças familiares, acrescidos de problemas ilegais por parte de algum familiar que podem ser recorrentes nas famílias brasileiras de alto risco social.

A combinação desses fatores evidencia o quanto é emergencial desenvolver e aplicar estratégias de cunho preventivo executáveis, que compreendam as necessidades múltiplas da criança, do adolescente e das famílias inseridas em um contexto de vulnerabilidade, indo além da complexidade do consumo abusivo e da dependência.

▶ Consumo abusivo e dependência do álcool e a família

Visto que os cuidados paternos exercem forte influência sobre o risco de uso e dependência química dos filhos, exploremos mais a respeito.

A evidência mais abrangente e substancial desses efeitos provém de pesquisa fundamentada na teoria de aprendizagem social sobre o desenvolvimento do comportamento agressivo, antissocial e de estudos longitudinais que rastrearam as influências familiares e de companheiros sobre o desenvolvimento de consumo abusivo de álcool e outras drogas.[8] Por meio de estudo longitudinal, comparando crianças e adolescentes vindos de famílias de alto e baixo risco para desenvolver problemas com álcool, verificou-se que crianças de famílias de alto risco começam a beber em idade mais precoce. A idade do início do beber tem sido mostrada em estudos da população geral como preditor de provável desenvolvimento de problemas de uso, consumo abusivo e dependência de álcool. Além disso, crianças de famílias de alto risco, quando desenvolveram consumo abusivo ou dependência de álcool, o fizeram em níveis de maior gravidade, quando comparadas a crianças de famílias de baixo risco.[9]

Grant,[10] a partir de uma pesquisa epidemiológica, observou que, em crianças e adolescentes menores de 18 anos de idade, um em cada quatro está exposto ao consumo abusivo de álcool no ambiente familiar.

A convivência com uma pessoa dependente de álcool pode contribuir para o estresse de todos os membros.[3] Cada membro da família pode ser afetado de forma diferente. Nem todas as famílias que apresentam problemas com o álcool têm a experiência ou reagem ao estresse da mesma maneira. O nível de disfunção ou de resiliência do cônjuge não alcoolista é um fator-chave nos efeitos dos problemas que causam impacto nos filhos. Crianças criadas em famílias de pais dependentes de álcool têm experiências de vida diferentes daquelas criadas em famílias de não alcoolistas. Filhos, em outros tipos de famílias disfuncionais, podem ter perdas e fatores de estresse semelhantes de desenvolvimento, mas diferentes das crianças de famílias de dependentes de álcool.[2,4,7]

As crianças que vivem com um pai dependente de álcool obtêm pontuação inferior nas mensurações de coesão da família, orientação intelectual e cultural, orientação ativa-recreacional e independência. Normalmente, experimentam maiores níveis de conflito dentro da família.[4,11] Muitos filhos de pais dependentes de álcool podem sofrer dificuldades pela impossibilidade de crescer saudavelmente em termos de desenvolvimento. As percepções das crianças a respeito da quantidade e circunstâncias do alcoolismo paterno parecem influenciar sua própria frequência de ingestão de álcool.

Os padrões de interação familiar também podem influenciar o risco desse grupo para o consumo abusivo de álcool. Tem-se constatado que as famílias com um genitor dependente mostram uma interação mais negativa durante as discussões de solução de problemas do que as famílias não alcoólicas. O alcoolismo paterno influencia o uso de substâncias em adolescentes, por vias diferentes, incluindo estresse, afeto negativo e diminuição do monitoramento paterno. O afeto negativo e o monitoramento paterno, quando prejudicado, estão associados ao fato de o adolescente se unir a companheiros que apoiam o comportamento de uso de drogas.[8,10]

Em comparação com as famílias não alcoólicas, as famílias de pais dependentes de álcool demonstram capacidades mais precárias de solução de problemas, tanto entre os pais quanto na família como um todo. A comunicação e as habilidades precárias de solução de problemas podem ser mecanismos pelos quais a falta de coesão e um conflito maior se desenvolvem e crescem nesse perfil de famílias.

Filhos de alcoolistas têm maior risco de problemas comportamentais disruptivos e mais probabilidade de procurar sensações e de serem agressivos e impulsivos do que os filhos de não alcoolistas, e mostram índices elevados de psicopatologia, como ansiedade, depressão e transtornos de externalização de comportamento. Geralmente têm dificuldades na escola; muitas vezes, não veem a si mesmos como bem-sucedidos. Além disso, também apresentam risco aumentado para problemas de comportamento, transtornos psiquiátricos e consumo abusivo de substâncias com início precoce. Em idade pré-escolar, mostram linguagem e raciocínio mais precários que os filhos de não alcoolistas e o mau desempenho dos filhos de alcoolistas é previsto pela qualidade inferior do estímulo presente em casa.[2,8,12] Aponta-se também que filhos de alcoolistas têm maior dificuldade de abstração e de raciocínio conceitual. A abstração e o raciocínio conceitual desempenham um importante papel na solução de problemas, sejam escolares ou em situações relacionadas com a vida. Portanto, esse grupo de filhos poderia necessitar de explicações e instruções mais concretas e mais aprofundadas.[13,14]

Na fase adulta apresentam maior prevalência de fobia simples, agorafobia, distimia, transtorno de ansiedade generalizada e transtorno do pânico.[14] Dados complementares foram observados em estudo comparativo com filhos de pais dependentes e grupo-controle. Resultados levantaram que a faixa etária de 9 a 12 anos de idade indica ser um período de maior vulnerabilidade dos filhos de pais dependentes de álcool ao desenvolvimento de problemas associados à depressão e ansiedade.[7]

Influências paternas

Estudos demonstraram que os padrões do consumo de álcool dos pais e de seus filhos adolescentes e adultos estão altamente correlacionados.[15] Os resultados apontam também que o consumo abusivo de álcool e drogas por parte do pai pode provocar diminuição do monitoramento dos filhos. Essa faceta específica dos cuidados paternos, por sua vez, constitui um fator de risco para uma tendência a procurar substâncias psicoativas ou maior associação a parceiros que usam substâncias, incluindo o álcool, entre os filhos.[13,16] Tais influências, que compreendem cuidados da figura do pai e padrões inadequados de interação entre pai e filho, podem promover agressividade e comportamento antissocial nas crianças, aumentando o risco de um subtipo de dependência do álcool para membros de gerações futuras, associado ao transtorno de personalidade antissocial.[11,14]

Os padrões de interação familiar também podem influenciar o risco de consumo abusivo de álcool e drogas. Além disso, a excessiva ingestão alcoólica paterna parece estar associada a uma interação familiar mais perturbada do que a ocorrida no alcoolismo estável.[16,17] Essas observações indicam a importância de avaliar uma ampla variedade de famílias e características sociais para facilitar o prognóstico de que o jovem filho de dependente se encontra em maior risco de futuros problemas com bebidas.

Os cuidados paternos inadequados, que também se caracterizam por falta de afeto e/ou altos níveis de crítica e hostilidade, disciplina e supervisão relaxadas ou inconsistentes e ausência de participação geral, proporcionam a base para o desenvolvimento de um padrão agressivo, antissocial.[14,16,17] Já nos anos pré-escolares, um padrão desse tipo pode se manifestar na forma de não adesão. Com o tempo e com as contínuas dificuldades paternas, a não adesão progride para um padrão de comportamento caracterizado por rejeição precoce dos colegas de escola, baixo desempenho escolar, delinquência, consumo abusivo de álcool e drogas e vínculo com amigos de influência negativa.[14,17] Dados semelhantes foram observados em estudo nacional,[7] visto que filhos de pais dependentes dessa faixa etária pré-escolar apresentaram maior vulnerabilidade ao desenvolvimento de comportamento agressivo e transtorno de conduta.

Outro dado recente e relevante foi observado por Meier et al.[18] Embora os pais acabem por demonstrar uma gama de comportamentos potencialmente desfavoráveis ao uso de drogas e às circunstâncias sociais de modo geral, aqueles que vivem com os filhos podem usar substâncias com menos frequência e vivem em condições mais favoráveis do que aqueles cujos filhos vivem em outro lugar. Desta forma, a presença de crianças e adolescentes no lar pode se refletir como fator de proteção, enquanto o consumo abusivo de substâncias graves e circunstâncias sociais adversas podem resultar em um colapso das estruturas familiares.

Influência materna e a gestação

O consumo de álcool materno durante qualquer momento da gravidez pode provocar anomalias ou déficits neurológicos relacionados ao álcool. Os efeitos do álcool nessa fase têm sido detectados em níveis moderados de consumo por mulheres não alcoolistas. O desempenho cognitivo é menos afetado pela exposição ao álcool em bebês e crianças cujas mães pararam de beber no início da gravidez.

Filhos expostos ao consumo alcoólico durante o período de gestação mostram déficits de crescimento, anormalidades morfológicas, retardo mental e dificuldades comportamentais.

Sokol et al.[19] identificaram que em mulheres alcoolistas a prevalência de síndrome fetal alcoólica (SFA) atingia 6%. Sabe-se que o álcool atravessa a barreira placentária e o feto fica exposto à mesma concentração que a mãe. No entanto, a exposição é maior para o feto, porque seu metabolismo e processo da eliminação são mais lentos; o líquido amniótico fica impregnado, pois não possui a quantidade de enzimas necessárias para sua metabolização.[20]

Importante ressaltar que é difícil diagnosticar SFA. Os níveis mínimos de etanol necessários para causar a SFA não estão definidos. Estima-se que há influência não só da quantidade de álcool ingerida, mas também da época gestacional em que ocorreu o consumo.[21]

Grinfeld et al.[22] e Stolk et al.[23] relataram diferenças entre os trimestres da gestação:

- *Primeiro trimestre:* risco de anomalias físicas e dismorfismo
- *Segundo trimestre:* risco de abortamento
- *Terceiro trimestre:* diminuição do crescimento fetal, em especial do perímetro cefálico e do cérebro.

Diante da gravidade, profissionais da saúde, por exemplo, o médico do Posto de Saúde do bairro, exercem um papel importante na prevenção de danos ao concepto. A necessidade de orientar e informar gestantes e familiares nessa fase é crucial. Ações integradas a outras medidas, como a importância da amamentação, podem gerar uma maior compreensão. Locais da comunidade e ambientes escolares, que direcionem medidas preventivas às mães adolescentes e jovens também podem ser positivas.

Estudos apontaram que mães pela primeira vez podem ser mais sensíveis ao receberem algum tipo de orientação e intervenção, quando comparadas com mães que já estão no segundo ou terceiro filho. Este dado também reforça a relevância do ato médico na primeira entrevista ou de profissionais, como assistentes, educadores e psicólogos, que têm acesso a mães jovens.[24]

Quanto maior o sofrimento emocional nas gestantes, maior o risco para sintomas de ansiedade, depressão e consumo alcoólico.[25] Chassin et al. verificam que filhas de mães alcoolistas têm maior prevalência de consumo abusivo e dependência de droga, fobias e pânico que seus irmãos.[13] Filhos homens de mães alcoolistas, por sua vez, têm maior índice de uso e dependência de álcool e ansiedade generalizada que suas irmãs. Mas ambos têm a mesma prevalência de transtornos de humor.[26] Os efeitos secundários em adolescentes e adultos incluem problemas de saúde mental, má escolaridade (evasão escolar, suspensão ou expulsão), problemas com a lei, vida dependente como adulto e problemas de trabalho.

Papel dos irmãos e o uso de álcool e outras substâncias

Estudos indicam que os irmãos são moderadamente semelhantes em seus padrões de uso de álcool e outras drogas, descrevendo três formas potenciais pelas quais estes padrões poderiam estar relacionados:

- Um irmão mais velho pode influenciar um mais novo por meio de processos de modelagem (o comportamento do filho mais novo segue o modelo do filho mais velho)
- Como resultado, os irmãos compartilhariam atitudes semelhantes, valores e comportamentos que poderiam induzir semelhanças no uso de álcool e drogas
- Podem ter herdado a mesma predisposição genética para o uso e, portanto, experimentam os mesmos efeitos.

O relacionamento positivo, saudável, com um irmão mais velho pode resultar em menos conflito e desconforto para um irmão mais jovem e reduzir, por consequência, o uso de álcool e drogas. Além desses mecanismos, Nurco et al.[16] fizeram hipóteses de que a escolha de amigos de um irmão mais velho pode influenciar, de modo significativo, o ambiente social do irmão mais novo, influindo nos padrões de uso de álcool e drogas e no grau de desvio de comportamento da criança.

Estudos familiares que investigaram diferenças de geração na transmissão da dependência química demonstraram que o uso/consumo abusivo de substâncias ilícitas é elevado entre irmãos de usuários de drogas e que existe uma relação direta com o uso/consumo abusivo de drogas dos pais.[16,27,28] O uso e o consumo abusivo em descendentes mostraram que existe uma associação entre o uso nocivo de substâncias ilícitas em irmãos de usuários de opioides e o número de pais que fazem uso nocivo de substâncias.

Outro aspecto observado é a necessidade de um modelo da figura masculina dentro do lar. Tal fator pode corroborar com a vulnerabilidade dos irmãos. Em ambientes em que há ausência do modelo de pai saudável, é provável que o irmão mais velho siga como referência para os demais. No entanto, se este apresentar um modelo não saudável, pode, então, influenciar condutas negativas entre os irmãos.[27,28]

A questão da proximidade e convivência entre os irmãos também já foi discutida no campo. Dados revelam que, caso o irmão usuário divida o mesmo dormitório com o irmão não usuário, a influência pode ser mais direta, enquanto irmãos que não dividem o mesmo dormitório poderiam estar mais "protegidos" da influência do comportamento de uso ou consumo abusivo.[29]

Fatores genéticos

Os resultados dos estudos de família, gêmeos e de adoção sobre o consumo abusivo de substância revelam que o uso e o consumo abusivo constituem fatores familiares e os fatores genéticos explicam uma proporção substancial na variação da etiologia do consumo abusivo de drogas. Os fatores associados à maior agregação familiar de consumo abusivo de drogas incluem sexo masculino, concordância paterna com o consumo abusivo de drogas e psicopatologia comórbida, em particular o alcoolismo e o comportamento antissocial.

Cunha et al.,[29] partindo do pressuposto de que o desenvolvimento de um comportamento antissocial é resultante da combinação relativa de fatores ambientais e genéticos, agruparam 143 adotivos com registro criminal e constataram que 11% destes tinham pais biológicos e pais adotivos sem registro criminal e 36% tinham pais biológicos e pais adotivos com antecedentes criminais.[30] Esse exemplo sugere transmissão genética de criminalidade e um efeito somatório entre precursores genéticos e ambientais. Thomas e Ager citam inúmeros outros estudos com adotivos, que foram valiosos para esclarecer a transmissão genética de transtornos psiquiátricos como alcoolismo, transtorno afetivo bipolar, esquizofrenia, personalidade antissocial e hiperatividade.[31]

Alexander demonstrou que crianças adotivas em lares problemáticos têm aumentados os riscos de apresentarem os transtornos dos pais biológicos.[31] O que agrava tal quadro é saber que mais de três quartos de todos os filhos adotivos, nos EUA, são oriundos de pais usuários de drogas e álcool. Então, pode-se supor a necessidade de investigar melhor esse quadro em nível nacional, levantando a hipótese de que o resultado pode indicar semelhante cenário.

Os tipos de pesquisa com base genética podem esclarecer as contribuições independentes e/ou associadas ao ambiente familiar, assim como as influências genéticas para o desenvolvimento de comportamento subcontrolado e, subsequentemente, transtornos comportamentais da infância, adolescência e início da vida adulta.

Embora seja um campo para ser mais bem explorado, sabe-se que, à medida que se elaboram modelos multifatoriais adicionais, os pesquisadores terão a probabilidade de identificar correlações significativas entre alguns dos diversos fatores de risco. Por exemplo, as características de personalidade, como desinibição comportamental e a busca de sensações, parecem constituir fatores de risco de consumo abusivo de álcool e outras drogas.

Essas dimensões da personalidade também podem afetar o ambiente familiar e existe um agrupamento inter-relacionado de fatores genéticos e ambientais que influencia a trajetória de uma pessoa em direção aos problemas com drogas.

Pelo fato de a heterogeneidade da dependência do álcool paterna ser uma classe-chave de variáveis que devem ser identificadas, outros domínios precisam ser considerados ao se avaliar a relação do beber paterno problemático com consequências nos filhos. Primeiro, existe considerável variabilidade nas características de irmãos de qualquer família. Ou seja, duas crianças podem partilhar os mesmos pais biológicos e condições gerais de educação e ainda ser profundamente diferentes ao longo das múltiplas dimensões psicológicas, mesmo em características conhecidas como moderadamente hereditárias. Portanto, ainda que classes relativamente homogêneas de alcoolistas (e seus cônjuges) possam ser identificadas, seria esperada uma considerável variabilidade nas características de seus filhos.[32] Segundo, a extensão em que o alcoolismo paterno se associa a características específicas nos filhos depende, em grande parte, da comparação. Conquanto seja razoável indagar simplesmente se o filho de alcoolista difere dos filhos de não alcoolistas, a evidência acumulada revela que os filhos de famílias com uma variedade de problemas mostram diversas deficiências semelhantes, como questões emocionais ligadas à baixa autoestima, possíveis traços depressivos, atitudes impulsivas e/ou agressivas.[33]

Devido às inúmeras formas de psicopatologia possíveis nos genitores de risco, quase sempre surgem dificuldades para atribuir uma característica aparente de um filho de alcoolista especificamente ao alcoolismo paterno. Esse princípio geral foi ilustrado em um estudo clássico de história familiar em que se examinaram a prevalência de alcoolismo, depressão e sociopatia nas mães.[34] Os achados revelaram que membros familiares em primeiro grau exercem maior influência sobre outros membros. Nesse grupo de influências, deve-se também considerar a interação de irmãos dependentes.

Características da personalidade em filhos de dependentes químicos

Na literatura torna-se evidente a quantidade de dados obtidos em relação ao perfil do filho de dependente de álcool, quando comparado com filho de dependente de droga. Pesquisas identificaram duas amplas classes de sintomas psicopatológicos na infância: sintomas de internalização e externalização. A psicopatologia de internalização abrange sintomas como ansiedade e depressão. Uma série de estudos mostra que os filhos de alcoolistas relatam altos níveis de depressão e ansiedade.[35] Conforme observado por Velleman et al., não fica claro se esses problemas de ajuste relacionam-se diretamente ao alcoolismo paterno e indiretamente ao tipo de ruptura familiar.[33]

A psicopatologia de externalização abrange principalmente os tipos de comportamento de "expressão de ações" – caracterizada por quebra das normas, provocação, agressão, desatenção e impulsividade – e corresponde ao que se denomina transtornos do déficit de atenção e de comportamento disruptivo.

De modo geral, podemos dizer que filhos de dependentes de álcool revelam maior comprometimento em aspectos de internalização, enquanto filhos de dependentes de drogas revelam maior comprometimento em aspectos de externalização.

Em relação à idade que supostamente absorveria maior impacto da dependência dos pais, seja qual for a substância, um estudo indica que a faixa etária de 4 a 8 anos é a que revela maior vulnerabilidade ao desenvolvimento de comportamento delinquente e comportamento agressivo, enquanto a faixa etária de 9 a 12 anos indica maior vulnerabilidade ao desenvolvimento de problemas associados a ansiedade e/ou depressão.[7]

Perfil dos filhos do dependente de álcool

Patterson[24] descreveu esse grupo como vítima de um ambiente familiar caracterizado por ruptura, modelos de papel paterno invertidos, cuidados paternos inadequados e relacionamentos perturbados entre pai e filho.

As características da personalidade dos filhos recebeu destaque em razão de teóricos influentes terem especulado que grande parte da hereditariedade para o alcoolismo é mediada por características de personalidade. Em outras palavras, seria possível esperar que o filho de dependente de álcool diferisse dos filhos de não alcoolistas nas dimensões de personalidade-chave, diferenças que poderiam explicar o risco de alcoolismo e de outros problemas comportamentais. Além disso, evidências indicam que filhos de pais alcoólicos apresentam maior vulnerabilidade ao desenvolvimento de comportamentos de risco, quando comparados com filhos isentos dessa problemática.[7,8,11,14]

Estudos também revelaram níveis significativamente maiores de psicopatologia em filhos de alcoolistas em comparação com filhos de não alcoolistas. Essas observações sugerem que, em famílias de alcoolistas, pode existir certa continuidade entre a psicopatologia infantil e a da fase adulta.[17]

A emocionalidade negativa é uma categoria que abrange as características de personalidade, tais como tendência a experimentar estados afetivos negativos (depressão e ansiedade), propensão à culpa e autocensura e sensibilidade à crítica. Estudos transversais de filhos de alcoolistas revelam apoio misto para diferenças nessa dimensão da personalidade. Comprovaram ser mais comprometidos emocionalmente que os filhos de não alcoolistas. Ainda que, em geral, eles reportem níveis relativamente altos de depressão, esse estado parece ser situacional e ligado ao padrão de consumo ativo de um pai alcoolista.[26,36]

Outra categoria de personalidade associada à condição de filho de alcoolista é a impulsividade/emocionalidade, caracterizada como busca de sensação, agressividade e impulsividade. Estudos transversais indicam que as características antissocial, agressiva e impulsiva são próprias dos filhos de alcoolistas.[2,10,11,22] Tais características parecem ser as mais ligadas ao desenvolvimento do alcoolismo, como mediadores importantes de transmissão de alcoolismo entre gerações. Outros estudos já associam questões da impulsividade nos filhos com tendências comórbidas de antissociabilidade no genitor alcoolista.[17,37,38]

Fatores como idade, baixa autoestima e *status* de ser filho de alcoolista representam preditivos do modo de beber em adolescentes entre 12 e 19 anos de idade. Além disso, a questão de gênero parece indicar que meninos sofrem maior impacto da dependência de álcool dos pais, quando comparados a meninas.[4]

Quanto ao aspecto de gênero, estudos revelaram que filhos de pais dependentes de álcool apresentam maior vulnerabilidade ao comportamento delinquente e agressivo (externalização), enquanto filhas de pais dependentes de álcool apresentam maior vulnerabilidade ao aumento de sintomas de internalização com idade até 11 anos.[39]

Sobre o rendimento e acompanhamento escolar, evidências indicam que filhos de dependentes de álcool apresentam um rendimento inferior em atividades de leitura e aritmética, além de terem um autoconceito mais negativo, quando comparados com filhos de não dependentes.[4,12]

Para essa discussão, acreditamos ser importante reforçar que, até o momento, a pesquisa existente indica a necessidade de cuidado ao fazer generalizações sobre as características psicológicas dos filhos de alcoolistas. É claro que evidências indicam que, como grupo, os filhos de alcoolistas se encontram em maior risco que os filhos de não alcoolistas – pois como já foi bem estabelecido, filhos de pais alcoolistas têm um risco aproximadamente quatro vezes maior de também se tornarem alcoolistas.[34,35] Os fatores causais subjacentes ao desenvolvimento (etiologia) do consumo abusivo e dependência de álcool, no entanto, não foram ainda determinados de maneira conclusiva.[16] Todavia, dados mais recentes[7] demonstraram que filhos de pais dependentes de álcool apresentam maior vulnerabilidade a desenvolver problemas relacionados com a problemas de atenção, ansiedade e depressão, e comportamento agressivo, quando comparados com filhos de pais usuários de substâncias ilícitas. Além disso, apesar deste estudo não apresentar como primeira consequência, para os filhos de pais usuários, o comportamento do uso por alguma substância, dados indicaram que filhos desse grupo apresentam maior vulnerabilidade a experimentar bebidas alcoólicas do que filhos de pais dependentes de drogas ilícitas teriam a experimentar alguma substância ilícita.

Perfil dos filhos dos dependentes de substâncias ilícitas

Resultados de pesquisa apresentam um número superior de estudos envolvendo filhos de dependentes de álcool. Por meio de tais dados, muito do que tem sido pesquisado sobre filhos de dependentes de substâncias ilícitas ainda é mantido em comparação com filhos de dependentes de álcool. Por isso, a agregação familiar do alcoolismo e consumo abusivo de drogas tem sido bem estabelecida. Mas o relevante é que ambas as substâncias afetam as relações familiares, influenciando o uso e consumo abusivo, uma vez que estudos controlados com alcoolistas revelaram um risco 3 vezes maior de alcoolismo e 2 vezes maior de consumo abusivo de drogas entre seus parentes.

Chama a atenção a prevalência desse grupo de risco, visto que dados apresentados no Reino Unido com relação ao número de crianças e adolescentes que convivem com pais usuários sugerem que 3,9% das crianças, no ano de 2000, e 4,2% das crianças, em 2004/2005, viviam com um adulto que tinha apresentado uso ou consumo abusivo de substância ilícitas no mês anterior à pesquisa, o que representou cerca de 466.420 e 489.103 filhos, respectivamente.[40] Infelizmente dados como estes que precisem a realidade brasileira ainda não foram bem estabelecidos. Mas diante da epidemia do *crack,* podemos supor que não apenas há um número expressivo de crianças e adolescentes inseridos em contextos de alta vulnerabilidade social, sob forte influência dos fatores específicos e não específicos das substâncias, mas também é possível deduzir que taxas de abandono infantil, falta de monitoramento paterno e situações de desamparo são crescentes em nosso país.

Sabe-se que filhos de dependentes de substâncias ilícitas, como cocaína e heroína, mostram maior número de psicopatologias de internalização e externalização em relação aos filhos de não dependentes de drogas, o que indica ser este um grupo-alvo importante para as intervenções preventivas. Os fatores de risco para o uso nocivo de drogas ilícitas geralmente se enquadram em três domínios principais: ambientes individual, familiar e social, que abrangem companheiros, escola, vizinhança e experiência cultural mais ampla.[6,32,33]

A investigação em jovens descendentes de dependentes de substâncias mostra que a psicopatologia pode ser um resultado intermediário para os transtornos por uso de substâncias. Verificou-se que o uso nocivo de substâncias está associado a transtornos psiquiátricos importantes, em especial a ansiedade e os transtornos afetivos. Acredita-se que pessoas com transtornos psiquiátricos importantes possam, de fato, ter maior vulnerabilidade ao uso nocivo de substâncias, visto que estas podem melhorar os sintomas da condição psiquiátrica de base (hipótese da automedicação).

O uso nocivo de substâncias ilícitas na idade juvenil apresenta informações sobre problemas de comportamento e fatores temperamentais associados ao uso paterno de substâncias. Há uma elevação dos problemas de comportamento, ou seja, externalização de problemas de conduta e problemas de socialização, índices maiores de transtornos da ansiedade e níveis mais altos de agressividade, desatenção e impulsividade em relação aos filhos de pais não usuários de drogas.[32]

Evidências também foram observadas em que filhos de pais que usam substâncias ao apresentar um maior número de diagnósticos de conduta, em associação com grave comportamento agressivo/destrutivo, que os filhos de pais que não abusam de substâncias. Em contrapartida, as filhas de pais que abusam de substâncias apresentaram maior probabilidade de receber diagnósticos de transtorno do déficit de atenção e hiperatividade (TDAH) e de conduta do que as garotas com pais não usuários de substâncias.[33,37,38]

Em Payá e Figlie,[7] estudo com 305 famílias, no qual 50 famílias tinham o pai dependente de cocaína/*crack* e maconha, verificou-se que o grupo de filhos de pais dependentes de drogas apresentou maior comprometimento em retraimento, queixas somáticas, problemas de contato social, problemas de pensamento, comportamento delinquente, aspectos de externalização e problemas de comportamento, quando comparados com os outros dois grupos. Somados às características dos filhos, os componentes "funcionamento familiar e características familiares" também se apresentaram como indicadores de maior ou menor vulnerabilidade em relação ao impacto de substâncias ilícitas sobre o desenvolvimento dos filhos. Separação/divórcio e questões de violência familiar não só foram identificados como fatores de riscos, mas também apresentaram maior porcentagem nas famílias com a presença da dependência de drogas do que em famílias com a dependência de álcool ou sem qualquer dependência.[7]

Segundo esse estudo, a idade também pode se apresentar como um fator de risco ou de proteção para a criança e adolescente, pois, quanto menor a faixa etária da criança, maior será o impacto da dependência dos pais e mais expostos aos fatores de riscos associados ao longo de seu desenvolvimento vão estar. Este dado assegura a necessidade de intervenções preventivas em tenra idade, pois filhos de 4 a 8 anos de idade revelaram maior comprometimento em contato social, problemas de externalização, delinquência e comportamento agressivo; enquanto a fase de 9 a 12 anos apresentou maior vulnerabilidade à depressão e ansiedade; e a fase de 13 a 18 anos, ao comportamento sexual.

▶ Ações preventivas direcionadas às fases do desenvolvimento dos filhos de dependentes

Não temos de fato dados precisos quanto à prevalência do número de filhos de pais dependentes químicos em nosso país. Também é verdade que uma das consequências da convivência nesse contexto familiar é a maior vulnerabilidade ao abuso ou à dependência de alguma substância. Vale ressaltar que o último levantamento nacional sobre o consumo de álcool e drogas identificou a prevalência cada vez mais precoce para a iniciação do uso de substâncias nos jovens brasileiros.

Esse grupo de risco psiquiátrico tem maior probabilidade de desenvolvimento de problemas emocionais, dificuldades escolares, transtorno de conduta, ansiedade, depressão, baixa autoestima, dificuldade de relacionamento, abuso físico e sexual, bem como de ferimentos acidentais, como já amplamente discutido neste capítulo. E uma vez identificados os fatores de risco e/ou características, torna-se fundamental desenvolver e analisar medidas que traduzam vias de mudanças ou de redução de riscos.

Algumas ações podem ser direcionadas a partir do desenvolvimento da criança no âmbito familiar. E segundo Anda *et al.*,[40] pais dependentes químicos apresentam com frequência déficits em aspectos do dia a dia da criança e de seu desenvolvimento.

Esse estudo sugere o agrupamento de ações que podem ser direcionadas a partir do que pode representar uma série de condutas negligentes por parte dos cuidadores que abusam ou apresentam dependência de substâncias, associadas à faixa etária da criança. Podemos observar que:

- De 0 a 5 anos de idade:
  - Baixo acompanhamento ou monitoramento de cuidados médicos
  - Baixa estimulação
  - Alimentação irregular
  - Pouca higiene
  - Acidentes
  - Vínculo comprometido
- De 6 a 9 anos de idade:
  - Acompanhamentos médico e dentário comprometidos
  - Baixo acompanhamento escolar
  - Convivência com amigos
  - Responsabilidades assumidas precocemente

- Comportamento antissocial
- Depressão
- De 10 a 14 anos de idade:
  - Pouco suporte na fase de transição para a puberdade
  - Baixa autoestima
  - Estado emocional abalado
  - Situações de exclusão
  - Comportamento de conduta
  - Delinquência
  - Baixa adesão escolar
  - Uso precoce de substâncias.

A partir destes fatores de risco é possível traçar ações que direcionem a conduta do profissional da saúde, bem como da assistência e da educação, pois são aspectos intrínsecos no desenvolvimento da criança e do adolescente, e que podem ser sinalizados em ambientes distintos, como na escola ou na consulta do posto de saúde. Tais ações implicam em uma conduta integrativa, que o profissional que acompanha famílias e crianças carece ter. Inquietações sobre, por exemplo, quem no sistema familiar está cumprindo o papel de suprir o que é necessário em cada etapa do desenvolvimento, a qual fase do ciclo de vida familiar tais sinais pertencem, como tem sido a transição de uma etapa familiar para outra para a família, como tem sido a passagem de uma fase para outra para a criança e como esta complexa composição se desenrola no meio familiar, devem permanecer presentes nas conversações dos profissionais envolvidos no campo de tratamento e, sobretudo, preventivo.

Resiliência como fator de proteção para a família e para filhos de pais dependentes

Pelas evidências apresentadas, e em vista da extensa discussão sobre o tema, podemos afirmar que a presença da substância no ambiente familiar pode, em si, já representar um fator de risco no desenvolvimento da criança ou do adolescente.

Sabe-se também que no campo da prevenção não podemos avaliar um único aspecto como fator determinante para a combinação de aspectos que vulnerabilizam o crescimento de filhos de dependentes químicos. A combinação de fatores familiares específicos e não específicos, características individuais e do contexto social são essencialmente considerados para a compreensão da etiologia, assim como para a adoção de medidas interventivas.

Contudo, observa-se também que uma criança pode percorrer um cenário de riscos familiar e social, exposta às substâncias, e não necessariamente desenvolver algum problema emocional ou de comportamento. Exemplo disso é quando identificamos, em um mesmo ambiente familiar, irmãos com desfechos comportamentais completamente diferentes.

Uma possibilidade para compreendermos esta demanda é o conceito de resiliência. A resiliência caracteriza-se pela capacidade de o ser humano responder de forma positiva às demandas da vida cotidiana, apesar das adversidades que enfrenta ao longo de seu desenvolvimento. Trata-se de um conceito que comporta um potencial valioso em termos de prevenção e promoção da saúde das populações.[41]

Pelos aspectos individuais, tal pensamento auxilia-nos a perceber que adolescentes expostos aos mesmos fatores podem ou não ser afetados. Haveria, então, um senso de imunidade psicológica, e neste sentido uma criança resiliente sabe lidar efetivamente com estresse, pressão e diversos desafios. Apresenta capacidade de lidar com desapontamentos, adversidades ou traumas, aprendendo a desenvolver metas realistas para si em sua vida, e demonstra capacidade de resolver problemas e de interagir adequadamente com outras pessoas, sendo disciplinada e com senso de respeito pelo outro.

A premissa aplicada a esse entendimento seria então a de que quanto maior for a resiliência pessoal, menor será o impacto de fatores de risco familiares ou sociais.

O constructo de resiliência passou a ser também incorporado ao campo familiar. Segundo Silva et al.[41] e Cuijpers,[42] autores que utilizam o conceito de família resiliente, partilham da ideia de que esta característica se constrói em uma rede de relações e de experiências vividas ao longo do ciclo vital. Ao longo das gerações, emerge então a capacidade de a família reagir de forma positiva às situações potencialmente provocadoras de crises, superando essas dificuldades e promovendo sua adaptação de maneira produtiva ao próprio bem-estar.

Outro aspecto importante a destacar é que o conceito de resiliência pressupõe a presença de circunstâncias de vida adversas, quando o ser humano é confrontado por desafios, os quais colocam à prova sua capacidade de enfrentá-los. Nesse sentido, refere-se a um paradoxo, uma vez que é justamente na vigência de situações adversas que o ser humano revela potencialidades extraordinárias. Assim, resiliência traduz uma dimensão de positividade inserida nas reações dos sujeitos frente aos desafios que, inegavelmente, aporta uma perspectiva promissora em termos da saúde e do desenvolvimento humano, principalmente junto às populações que vivem em condições psicossociais desfavoráveis. No que tange ao contexto de consumo abusivo e dependência de alguma substância, a resiliência estaria representando um importante fator de proteção para a família, para a criança e para o usuário.

Investigar tal conceito em famílias com e sem a presença de alguma substância revela ser um recurso respeitável no campo preventivo. Em Payá e Figlie,[7] identificamos que ao compararmos os três grupos, famílias com pai dependente de álcool, famílias com pais dependentes de substâncias ilícitas e famílias sem dependência, o grupo familiar que convive com a problemática da dependência do álcool apresentou maior condição resiliente, quando comparado com os outros dois grupos, principalmente com o grupo-controle.

Curiosamente, o grupo familiar mais resiliente (álcool) mostrou ter filhos que sofrem menor impacto da dependência dos pais, quando comparado com o grupo e filhos de pais dependentes de substâncias ilícitas. Neste sentido, é possível compreender que a presença do consumo abusivo de uma substância já remete o sistema familiar a uma maior instabilidade, pois cria um contexto de adversidade, logo tornando-os mais resilientes; que as condições familiares podem ser diferentes frente às características de uma substância lícita ou ilícita; e, principalmente, nos leva a considerar a resiliência familiar como um aspecto que desafia o impacto do uso e consumo abusivo de substâncias psicoativas. Com isso, reforça a necessidade do enfoque nas habilidades familiares e nas competências dos sistemas familiares, indo contra as medidas que focam os déficits ou inabilidades familiares.

Intervenção, prevenção e fator de proteção

Investir a população de filhos de dependentes significa trabalhar com a prevenção seletiva, direcionada a um determinado grupo de risco – e, quando recrutado, pode receber informação, educação e até mesmo ter a oportunidade de se inserir em programas preventivos.

Uma parte do problema da intervenção é que a estrutura de risco é estável e intratável para alguns indivíduos e famílias, e mais positiva para outros. Estudos longitudinais indicam que o padrão de variação, com o passar do tempo, não é consistente para todas as crianças e para todas as famílias. Em especial, programar a intervenção para famílias mais densamente oprimidas pelo risco requer estratégias contínuas e a longo prazo de concessão de ajuda, enquanto as famílias com menores níveis de risco podem se beneficiar o suficiente de abordagens a curto prazo e/ou intermitentes.

Os pais em ambientes de risco mais intenso apresentam maiores índices de transtorno de personalidade antissocial; assim, a expectativa é que sua propensão à não adesão impeça a implementação de um programa terapêutico.[43,44] No entanto, a condição emocional e psicológica do cuidador, no caso o membro não dependente, pode contribuir como fator de proteção, uma vez que este seja responsável e esteja preocupado em manter a rotina familiar e o dia a dia da criança e do adolescente de modo saudável. Da mesma forma, a qualidade do relacionamento entre os membros não dependentes, assim como a união entre irmãos, também pode proteger os filhos em relação ao impacto do alcoolismo parental.[43,45]

Poucos estudos de intervenções fundamentadas na família examinaram a influência do investimento no tratamento paterno sobre os resultados. Essa literatura indica que a eficácia do treinamento paterno e de outras intervenções com enfoque na família, visando ao comportamento infantil aversivo, associa-se fortemente à extensão em que os pais cumprem as tarefas atribuídas, participam e são cooperativos com o terapeuta e investem no êxito do protocolo.

O investimento no tratamento, refletido na postura e abertura paterna frente à mudança e à cooperação com as atribuições de tarefas, é apenas um aspecto do processo de tratamento. Outras características, como as expectativas dos pais sobre um programa e sua satisfação com os resultados durante o tratamento, talvez se refiram tanto ao investimento quanto ao resultado. As expectativas do terapeuta sobre a capacidade de uma família beneficiar-se de um protocolo de tratamento também podem influenciar o curso e o êxito de uma intervenção.[46]

▶ Considerações finais

Pelos aspectos apresentados, torna-se clara a importância das abordagens interventivas que sustentem, ainda em um período de prevenção, o desenvolvimento e o crescimento de filhos de dependentes químicos. No próprio contexto da dependência química, a abordagem familiar revela-se um importante recurso para o tratamento.[46,47] No contexto da prevenção, investir em programas que ofereçam assistência aos filhos, bem como aos familiares, também é relevante para assegurar laços afetivos, cuidados básicos e promover recursos que ampliem os fatores de proteção.[48] Até porque sabe-se que altos níveis de organização familiar e comportamento de *coping* podem deter ou diminuir a iniciação do jovem no uso de substâncias. Além disso, se o adolescente percebe sua família como organizada, ele próprio sente que tem controle pessoal.[46,48]

Esforços devem ser conduzidos para que fatores de proteção sejam explorados, não mantendo apenas o foco nos fatores de risco. Por conseguinte, isto implica uma abordagem holística que ofereça benefícios ao trabalhar toda a família, as habilidades parentais e territórios comunitários que apresentam dinâmicas de extrema pobreza, baixa escolaridade, desemprego ou formas precárias de sustentação, além de processos de violência, deslocamentos e migrações forçadas das famílias e com impossibilidade de acesso aos serviços básicos de saúde, educação, segurança e proteção social. Este cenário de sofrimento social, quando explorado, pode produzir respostas resilientes às pessoas, às famílias e à comunidade, favorecendo assim a promoção de mudanças múltiplas.

▶ Referências bibliográficas

1. FURTADO, E. F.; LAUCHT, M.; SCHMIDT, M. Psychological symptoms in children of alcoholic fathers. *Revista Psiquiatria Clínica*, v. 29, n. 2, p. 71-80, 2002.
2. ZANOTI-JERONYMO, D. V.; CARVALHO, A. M. P. Alcoolismo parental e suas repercussões sobre crianças e adolescentes: uma revisão bibliográfica. *Rev. Eletr. Sau. Ment. Álcool e Drog.*, v. 1, n. 2, p. 6, 2005.
3. DUNCAN, B.; SOLOVEY, A.; RUSK. G. *Changing the Rules:* a client-directed approach to therapy. New York: Guilford, 1995.
4. FORRESTER D, HARWIN J. Parental substance misuse and child care social work: findings from the first stage of a study of 100 families. *Child and Family Social Work*, v. 11, p. 323-355, 2006.
5. TOBLER, N. S.; LESSARD, T.; MARSHALL, D.; OCHSHORN, P.; ROONA, M. Effectiveness of school-based drug prevention programs for marijuana use. *School Psychology International*, v. 20, p. 105-137, 1999.
6. LOCHMAN, J. E.; VAN DEN STEENHOVEN, A. Family-based approaches to substance abuse prevention. *Journal of Primary Prevention*, v. 23, p. 49-114, 2002.
7. PAYÁ, R.; FIGLIE, N. B. Universidade Federal de São Paulo. Departamento de Psiquiatria. *Impacto da dependência química nos núcleos familiares:* filhos, pais e cuidadoras. Tese (Doutorado) Universidade Federal de São Paulo, São Paulo, 2012.
8. REICH, W. Prospective studies of children of alcoholic parents. *Alcohol Health & Research World*, v. 21, n. 3, p. 255-257, 1997.
9. NYE, C. L.; ZUCKER, R.; FITZGERALD, H. *Early Family – Based intervention in the path to alcohol problems:* rationale and relationship between treatment process characteristics and child and parenting outcomes. Michigan: University of Michigan, 1998.
10. GRANT, B. F. Estimates of US children exposed to alcohol abuse and dependence in the family. *Am. J. Public Health*, v. 90, n. 1, p. 122-115, 2000.
11. OHANNESSIAN CM, HESSELBROCK VM, KRAMER J, KUPERMAN S, BUCHOLZ KK, SCHUCKIT MA, NURNBERGER JR.J. The relationship between parental alcoholism and adolescent psychopathology: a systematic examination of parental comorbid psychopathology. *Journal of Abnormal Child Psychology*, v. 32, p. 519-33, 2004.
12. ZANOTI-JERONYMO, D. V.; CARVALHO, A. M. P. Self-concept, academic performance and behavioral evaluation of the children of alcoholic parents: autoconceito, desempenho escolar e avaliação comportamental de crianças filhas de alcoolistas. *Rev. Bras. Psiq.*, v. 27, n. 3, p. 233-6, 2005.
13. CHASSIN L., HUSSONG A. BELTRAN, I. Adolescent substance use In: *Handbook of adolescent psychology*. Wiley Online 1:111:21, 2009.
14. JACOB T.; WINDLE, M. Young adult children of alcoholic, depressed and nondistressed parents. *Journal of Studies on Alcohol and Drugs*, 2000.
15. CASAS-GIL MJ, NAVARRO-GUZMAN JI. School characteristics among children of alcoholic parents'. *Psychological Reports*, v. 90, p. 341-348, 2002.
16. NURCO, D. N.; BLATCHEY, R. J.; HANLON, T. E.; O'GRADY, K. E. *Early deviance and related risk factors in the children of narcotic addicts*. Baltimore: University of Maryland School of Medicine, 1998.
17. DUBE, S. R.; ANDA, R. F.; FELITTI, V. J.; EDWARDS, V. J.; CROFT, J. B. Adverse childhood experiences and personal alcohol abuse as an adult. *Addict Behav.* v. 27, p. 713-725, 2002.
18. MEIER, P. S.; DONMALL, M. C.; MCELDUFF, P. Characteristics of drug users who do or do not have care of their children. *Addiction*, v. 99, n. 8, p. 955-961, ago. 2004.
19. SOKOL, M. S.; CAMPBELL, M.; OVERALL, J. E., SMALL, A. M. Naltrexone in autistic children: an acute open dose range tolerance trial. *Journal of the American*, 1989.
20. TSUNECHIRO, M. A. Avaliação do consumo de bebida alcoólica durante a gravidez. *Rev Ginecol Obstetr.*, v. 23, p. 575-580, 2001.
21. STEINHAUSEN HC.; WILLMS, J.; SPOHR, H. L. Long-term psychopathological and cognitive outcome of children with fetal alcohol syndrome. *Journal of the American Academy*, 1993.
22. GRINFELD, H.; SEGRE, C. A. M.; CHADI, G.; GOLDENBERG, S. O alcoolismo na gravidez e os efeitos na prole/The alcoholism in pregnancy. *Rev. Paul. Pediatr.*, v. 18, n. 1, p. 41-49, mar. 2000.
23. STOLK, M. N.; MESMAN, J.; ZEIJL, J. V.; ALINK, L. R. A.; BAKERMANS-KRANENBURG, M. J.; IJZENDOORN, M. H. V.; JUFFER, F.; KOOT, H. M. Early. Parenting intervention: family risk and first-time parenting related to intervention effectiveness. *Journal of Child and Family Studies*, v. 17, p. 55-83, fev., 2008.
24. PATTERSON, G. Interventions for boys with conduct problems: Multiple settings treatments and criteria. *J. Cons. Clin. Psychol.*, v. 42, p. 471-481, 1982.

25. PINHEIRO, S. N.; LAPREGAA, M. R. E.; FURTADO, E. F. Morbidade psiquiátrica e uso de álcool em gestantes usuárias do Sistema Único de Saúde Psychiatric morbidity and alcohol use by pregnant women in a public obstetric service. *Rev. Saúde Pública*, v. 39, n. 4, p. 593-8, 2005.
26. FU, I. L. Uso de álcool e alcoolismo em filhos adotivos. *Rev. Psiq. Clin.*, v. 22, n. 1, p. 11-18, 1995.
27. ANDERSON, C.; REISS, D. *A Psychoeducational Model for Treating the Adolescent who is Seriously Emotionally Disturbed*. Pittsburgh: University of Pittsburgh, s.d.
28. TARTER, R. E.; KIRISCI, L.; MEZZICH, A.; CORNELIUS, J. R.; PAJER, K.; VANYUKO,V. M. *et al.* Neurobehavioral disinhibition in childhood predicts early age of onset of substance use disorder. *The American Journal of Psychiatry*, v. 160, n. 6, p. 1078-1085, 2003.
29. CUNHA, N.; CORDEIRO, Q.; ZUNG, S.; VALLADA, H. Genética da dependência à cocaína. Genetics of cocaine dependence. *Arq. Med. Hosp. Fac. Cienc. Med. Santa Casa São Paulo*, vol. 52, n. 3, p. 100-7, 2007.
30. THOMAS, V.; AGER, M. Problem Families and the Circumplex Model. *Journal of Marital and Family Therapy*. EUA, 1993.
31. ALEXANDER, J. *An Integrative Model for Treating the Adolescent who is Delinquent/Acting-out*. Utah, Aspen, 1988.
32. STANGER, C.; HIGGINS, S. T.; BICKEL, W. K.; ELK, R. et al. Behavioral and emotional problems among children of cocaine and opiate dependent parents. Burlington: University of Vermont, 1999.
33. VELLEMAN. R; TEMPLETON, L.; REUBER, D.; KLEIN, M; MOESGEN, D. Domestic abuse experienced by young people living in families with alcohol problems: results from a cross-European study. *Child Abuse Review*, v. 17, p. 387-409, 2008.
34. MERIKANGAS, K. R.; DIERKER, L.; FENTON, B. *Familial Factors and Substance Abuse:* implications for prevention. National Institute on Drug Abuse (NIDA), Research/Monograph Series v. 177, 2000. Disponível em archives.drugabuse.gov/pdf/monographs/monograph177/012-041_merikangas.pdf.
35. MOSS, R.; FINNEY, J.; CRONCKIT, R. *Alcoholism treatment*: context, process and out-come. New York: Oxford, 1994.
36. BRASSEUX, C.; LAWRENCE, M; D'ANGELO, J.; GUAGLIARDO, M.; HICKS, J. O padrão mutante do abuso de substâncias em adolescentes urbanos. *Boletim Psiquiátrico*, v. 18, p. 495-496, 1994.
37. DEANGELIS C. D. *Do Children's National Medical Center*. Washington: Children's Research Institute Center, 2001.
38. CHRISTENSEN, H. B., BILENBERG, N. Behavioural and emotional problems in child of alcoholic mothers and fathers. *Eur. Child Adolesc. Psychiatry*, v. 9, p. 219-226, 2000.
39. MANNING, V.; BEST, D. W.; FAULKNER, N.; TITHERINGTON, E. New estimates of the number of children living with substance misusing parents: Results from UK national household surveys. *Public Health*. v. 9, n. 1, p. 377, out., 2009.
40. ANDA, R. F.; WHITFIELD, C. L.; FELITTI, V. J.; CHAPMAN, D.; EDWARDS, V. J.; DUBE, S. R.; WILLIAMSON, D. F. Adverse childhood experiences, alcoholic parents, and later risk of alcoholism and depression. *Psychiatric Service*, v. 53, n. 8, p. 1001-1009, ago., 2002.
41. SILVA, M. R. S. et al. Resiliência e promoção da saúde. Florianópolis, v. 14, n. spe., p. 95-102, 2005.
42. CUIJPERS, P. Prevention programmes for children of problem drinkers: a review. *Drugs: Education, Prevention and Policy*, v. 12, p. 465-475, 2005.
43. SCHROEDER, J. L.; JOHNSON, G. E. Accessing substance abuse prevention programs for schools. *Intervention in School and Clinic*, v. 44, p. 234-240, 2009.
44. PAYÁ, R.; GIUSTI, B.; FIGLIE, N. B. et al. *Família e dependência química:* uma experiência de prevenção com crianças e adolescentes no Jardim Ângela. São Paulo: Roca, 2009.
45. REICH, W.; ZAUTRA, J.; HALL, J. S. *Handbook of adult resilience*. New York: Guilford Press, 2010.
46. OREFORD, J.; NATERA, G.; DAVIES, J. et al. *Tolerate, engage or withdraw* – a study of the structure of families coping with alcohol and drug problems in South West England and Mexico City. Manchester: Manchester and Lancashire Regional Council on Alcohol, 1997.
47. FERRIOLLI, S. H. T.; MARTURANO, E. M.; PUNTEL, L. P. Contexto familiar e problemas de saúde mental infantil no Programa Saúde da Família. *Rev. Saude Publica*, v. 41, n. 2, p. 251-259, 2007.
48. HUSSONG, A. M.; CHASSIN, L. Substance use initiation among adolescent children of alcoholics. Testing protective factors. *J. Stud. Alcohol.*, v. 58, n. 3, p. 272-279, 1997.

25 Consumo Abusivo de Álcool, Tabaco e Outras Drogas na Adolescência

Edilaine Moraes, Geraldo Mendes de Campos, Elisa Chalem e Neliana Buzi Figlie

▶ Introdução

Atualmente, muito se tem discutido a questão do uso de drogas pelos adolescentes. A cada nova notícia veiculada pela imprensa, atribuída ao uso de drogas, surgem justificativas para as mais cruéis barbáries, bem como comentários, os mais variados possíveis: desde avaliações fundamentadas dos profissionais da saúde até as opiniões formadas por leigos a partir de estórias e mitos do senso comum. Diante de tamanha disparidade de conhecimentos, este capítulo tentará abordar diversos aspectos da vida do adolescente (principalmente, no que tange ao uso e consumo abusivo de drogas), na tentativa de desmitificar alguns preconceitos existentes e compartilhar com o leitor um pouco do saber científico produzido na área de dependência química.

Algo que poderia ser apenas um dos vários mitos, mas infelizmente é uma constatação científica, refere-se ao número cada vez maior de adolescentes que mantêm contato com as drogas, em idades cada vez mais precoces. Destacamos, a seguir, dados de um dos mais recentes levantamentos realizados no Brasil, pelo Instituto Nacional de Ciência e Tecnologia para Políticas Públicas do Álcool e Outras Drogas (INPAD) – o II Levantamento nacional de álcool e drogas (LENAD) – aponta que 4% dos adolescentes brasileiros já fizeram uso de maconha; 3% usaram no ano anterior à pesquisa e metade destes usam-na diariamente. Relevante, também, a informação de que mais de 60% dos usuários de maconha a usaram pela primeira vez antes dos 18 anos, o que aumenta a probabilidade de desenvolvimento da dependência ou uso de outras substâncias[1] – em relação à cocaína, 3% dos adolescentes brasileiros já a utilizaram, seja na forma aspirada ou na forma fumada (*crack*, merla, oxi…). Destes adolescentes, estima-se que 244 mil fizeram uso de cocaína no ano anterior à pesquisa (226 mil, aspirada; 18 mil, fumada). Da mesma forma que a maconha, preocupa o fato de que 45% dos usuários de cocaína também iniciaram o uso antes dos 18 anos de idade.[1]

Este levantamento nacional, em sua primeira versão,[2] já havia apontado dados preocupantes relacionados com o consumo de álcool entre adolescentes brasileiros: cerca de 35% deles já consumiram álcool; 24% beberam pelo menos 1 a 4 vezes por mês; 8% beberam de 1 a 4 vezes por semana e 1% bebeu diariamente. Além disso, 16% de nossos adolescentes (21% dos meninos e 12%

das meninas) apresentaram *padrão binge* de consumo (beber quantidades excessivas, em curto espaço de tempo; esse padrão é responsável por grande parte dos acidentes e casos de violência, gerando elevados custos social e de saúde).[2] No caso do uso de álcool, a idade média de início foi 14 anos.[2]

Outros estudos brasileiros também pesquisaram a epidemiologia da relação entre adolescência e uso de substâncias. Levantamento realizado pelo Centro Brasileiro de Informações sobre Drogas Psicotrópicas (CEBRID), com estudantes de ensino fundamental e médio nas capitais brasileiras, em 2010, apontou que 10,4% dos alunos de 10 a 12 anos pesquisados relataram já ter feito uso de alguma substância psicoativa, que não álcool e tabaco; 5,4% fizeram uso no ano da pesquisa; 2,7% no mês da pesquisa; 0,3% relataram uso frequente e 0,4% uso pesado. Esses índices aumentam à medida que aumenta a faixa etária: os 10,4% de uso na vida e 5,4% de uso no ano, na faixa dos 10 a 12 anos, sobe para 22,5 e 9,6%, de 13 a 15 anos; e de 42,8 e 17,0%, de 16 a 18 anos.[3]

Outros levantamentos anteriores já apresentavam dados preocupantes: aproximadamente 48% de uma amostra de 1.000 adolescentes pesquisada em 2001 (idades entre 12 e 17 anos, residentes em cidades brasileiras com mais de 200.000 habitantes) já haviam feito uso de substâncias alcoólicas e 5% foram diagnosticados como dependentes.[4] Para o tabaco, os índices encontrados foram de 16% de uso e 2% de dependência, na mesma faixa etária. No que tange às drogas ilícitas, a maconha foi usada por 3,5% dos adolescentes pesquisados, caracterizando dependência em seis deles; a cocaína foi usada por cinco deles. Cabe ressaltar que um dos dados mais alarmantes do estudo foi a verificação de que 54% desses adolescentes consideraram a obtenção de maconha como algo muito fácil, enquanto a obtenção de cocaína foi assim considerada por 38% dos entrevistados.[4]

Em 2006, o CEBRID divulgou dados referentes ao II Levantamento nacional realizado em 2005.[5] Nesse curto período de 4 anos, todos os índices referentes a adolescentes entre 12 e 17 anos de idade se elevaram. O uso de substâncias alcoólicas passou de 48% para 54% e o de dependentes de 5% para 7%. Quanto ao tabaco, o uso teve uma ligeira queda (15,7% para 15,2%), mas a dependência aumentou de 2,2% para 2,9%. O uso de maconha aumentou de 3,5% para 4,1%. Não houve alteração nos dados de cocaína. Quanto à percepção da facilidade de obtenção de maconha, aumentou de 54% para 57% e de cocaína de 38% para 43,4%.[5]

Características próprias da adolescência e as inferências causadas nos diversos contextos vividos pelos adolescentes são tópicos imprescindíveis para melhor entendimento das atitudes e comportamentos apresentados por eles. A ampla compreensão dessas características e de suas influências sobre o comportamento adolescente reveste-se de grande relevância, visto que este capítulo pretende revelar um adolescente que, muitas vezes, está escondido atrás de máscaras estereotipadas ou invisíveis aos olhos de uma sociedade que o relega à mera situação de "criatura-problema".

Várias teorias e inúmeros autores tentam elucidar as "causas" de tamanha atração dos adolescentes pelas drogas. Cada qual, dentro de sua abordagem, dará sua contribuição para que essa reflexão atinja seu objetivo, que é demonstrar a complexidade do binômio "adolescentes-drogas" e da necessidade desta relação ser apreciada sob diversos ângulos.

Nesse sentido, torna-se extremamente útil a discussão de conceitos como o de resiliência e fatores de risco e de proteção. O conhecimento de tais fatores e sua utilização no processo terapêutico muito pode contribuir para a mudança do comportamento adicto em adolescentes usuários de drogas e, também, ser extremamente eficaz em programas preventivos.

A importância da identificação dos fatores de risco e de proteção em trabalhos preventivos será destacada em breves apreciações sobre adolescentes filhos de dependentes químicos, também com o propósito de chamar a atenção para populações que, como esta, necessita de um olhar cuidadoso (no próprio sentido da palavra "cuidar"), para que possam escapar de um futuro permeado por drogas, transtornos psiquiátricos e criminalidade.

Ao se falar de complexidade de um determinado problema, supõe-se também a mesma complexidade nos aspectos consequentes a ele. Tornar-se-ia, então, tarefa interminável falar sobre os impactos causados pelas drogas nos mais diferentes contextos da vida do adolescente, de forma a contemplá-los. Por isso, sem a pretensão de esgotar o tema, serão abordados apenas aqueles mais frequentes.

Por se tratar de uma população com características próprias, o tratamento para o adolescente usuário abusivo ou dependente de drogas deverá ser adaptado às suas peculiaridades, diferenciando-se do tratamento de adultos. O respeito a essas particularidades torna-se imprescindível para a evolução satisfatória da intervenção, bem como a importância do papel familiar e escolar como coadjuvantes no tratamento.

O leitor poderá perceber a preocupação, com que foi escrito o capítulo, de não fazer qualquer julgamento de valor sobre este ou aquele conceito, esta ou aquela abordagem. A intenção é que se reflita sobre as pressões sofridas na adolescência e sobre a importância do mundo adulto na formação das futuras gerações.

Por fim, espera-se que a leitura possa auxiliar na compreensão da busca de prazer e de identidade – característica da adolescência – e de que tal busca é possível, sem que seja necessário recorrer a "artifícios" como as drogas.

▶ Adolescência

Aspectos biopsicossociais da adolescência

Ser adolescente é ser sonhador; é testar a possibilidade de "adultecer"; é ser onipotente e ir sempre na contramão "do adulto". Ser adolescente é crer que tudo é possível; é ser inconsequente, impertinente e provedor natural de problemas para o mundo adulto.

Em muitas ocasiões, o adolescente poderá ser definido dessa forma, mas rotulá-lo assim, simplesmente, será um grande erro. Outra definição simplista, com base apenas na questão cronológica, seria afirmar que adolescente é o ser que está em fase de transição – da infância para a fase adulta –, aproximadamente dos 10 ou 12 até os 20, 21 anos de idade.

Embora tais caracterizações estejam presentes nesse período conhecido por *adolescência*, não podemos reduzi-lo apenas a elas, pois é na adolescência que aflora todo o processo de desenvolvimento biopsicossocial do indivíduo.[6]

É fato que a adolescência é uma etapa da vida repleta de "turbilhões", na qual ocorrem rápidas, reais e significativas transformações físicas, psíquicas e sociais, gerando, no adolescente, crises impregnadas de instabilidade emocional. É também um momento muito peculiar, em que deixa de ser uma criança totalmente dependente de seus pais para adquirir e exigir autonomia.[6-8] Consequentemente, além da necessidade de formar novos laços afetivos, passa a conviver e interagir mais com seu grupo de iguais para poder sentir amado e respeitado pelo que julga agora ser.[9] Concomitantemente, o adolescente acredita que tais sentimentos de amor e respeito para consigo não mais estão presentes em sua família, mas em seu grupo de pertencimento.

Crise normal da adolescência

A chamada "crise do adolescente" é permeada por conflitos que envolvem:[6,10]

- Perda da identidade infantil (término dos privilégios de criança *versus* obrigações e responsabilidades impostas)
- Luto pelos pais da infância (acolhimento e proteção *versus* discussões e conflitos de gerações)
- Alterações corporais (perda do corpo infantil conhecido *versus* transformações corporais incontroláveis e involuntárias)
- Adoção de papéis sexuais (social e biologicamente impostos *versus* livre opção)
- Valores morais e éticos (absorvidos dos pais *versus* adquiridos por si mesmo) etc.

Surge, então, uma questão muito característica da adolescência: "Quem sou eu?".

A busca da identidade, nos adolescentes, difere das formas utilizadas pelas crianças; enquanto estas últimas formam sua identidade infantil por intermédio dos modelos parentais presentes em suas vidas, os primeiros reúnem as várias identificações pregressas, modificando e atualizando-as para formar uma nova estrutura psicológica. Dessa forma, a constituição da nova identidade se dará pela afirmação e organização dos novos desejos e necessidades, vinculados às habilidades descobertas para expressá-los ao seu contexto social.[9-11]

Por outro lado, cabe ressaltar que esses novos interesses, embora possam ser oriundos do próprio adolescente, muitas vezes estão impregnados da interferência de seu grupo de iguais, tornando-os supostamente individuais, quando, na verdade, são aquisições atribuídas pelo coletivo.

Outros autores darão maior ênfase à influência grupal na constituição de uma identidade configurada individualmente, a partir de padrões oferecidos pela estrutura social.[12] Uma vez vinculado a um determinado contexto social, o desenvolvimento dessa identidade se dará na constatação de igualdades e diferenças, o que acarretará ao adolescente uma conscientização de si pelas relações socialmente mantidas. A identidade torna-se, então, uma intersecção entre a identificação atribuída pelos outros e a autoidentificação apropriada pelo adolescente.[13]

Além dos fatores psicológicos e sociais já citados, a identidade do adolescente é influenciada também por aspectos biológicos resultantes de transformações físicas decorrentes da produção hormonal, havendo diferença entre os sexos. Papalia e Olds citam diversos estudos nos quais se evidencia que maturação precoce ou tardia pode desencadear diversos efeitos psicológicos nos adolescentes.[9] Foram verificados maior equilíbrio emocional, tranquilidade, popularidade, menor impulsividade, liderança, maior cautela e melhor desempenho cognitivo nos meninos com amadurecimento precoce; sentimento de inadequação, rejeição, agressividade, insegurança, rebeldia e baixa autoestima naqueles com amadurecimento tardio; menor sociabilidade, expressividade e equilíbrio emocional, maior introversão e timidez, piores imagem corporal e autoestima em meninas com maturação precoce.[14-26] Como pode ser observado, existem vantagens e desvantagens, tanto no amadurecimento precoce quanto no tardio; o que realmente poderá gerar conflitos psicológicos é a diferenciação muito acentuada do adolescente perante seu grupo.

Retomam-se, então, as definições populares iniciais, que veem o adolescente apenas como um ser "aborrescente", para mostrar o quanto é temeroso e injusto julgá-lo somente por suas atitudes, desconsiderando-se toda a real complexidade dessa etapa de vida e as contextualizações inerentes aos processos biológicos, psicológicos e sociais que nele atuam.

Finalizando, salienta-se a existência de uma relação entre o desenvolvimento dos aspectos biopsicossociais e o envolvimento – ou não – dos adolescentes com as drogas.

Adolescentes e drogas sob diversos prismas

Assuntos tão complexos quanto as questões da adolescência e da drogadição possibilitaram diversas leituras por parte dos estudiosos desses temas. Neste momento, o que interessa é tão somente apresentá-las, sem a pretensão de confirmá-las ou contradizê-las:

- Merlhi concebe o uso de drogas como a formação de sintoma substitutivo às perturbações corporais e dificuldades de abertura ao encontro com o outro[27]
- Gurfinkel contempla a dependência como um objeto intermediário que auxilia o adolescente na elaboração do luto pelos pais da infância e na construção de um "eu" desmembrado da relação simbiótica com os pais. Pondera que, no âmbito do funcionamento econômico do psiquismo, a utilização da droga seria a busca do prazer imediato, bem como a evitação do desprazer.[28] Por fim, adentrando as vicissitudes das pulsões, as drogas aparecem como um objeto ilusoriamente fixo utilizado para as satisfação dessas vicissitudes
- Osório discorre sobre a dissolução dos valores e instituições sociais que antes ofereciam respaldo estável para a constituição da identidade, como algo que reveste a realidade de um caráter angustiante para o adolescente.[6] Imerso nesse contexto cultural, recorreria à droga como uma fuga a tal realidade angustiante e como a busca desenfreada e inconsequente pelo gozo imediato, que constitui um facilitador veiculado nas "entrelinhas" do discurso social
- Freud concebe que "a masturbação é o vício primário, do qual álcool, tabaco, morfina são substitutos"[29]
- Glover assevera que a "drogadição implica fixação no sistema edípico 'transicional'. Controla o sadismo, protegendo o ego contra reações psicóticas regressivas"[30]
- Winnicott vê a droga como uma "patologia dos processos transicionais"[31]
- Kohut escreve que "falhas na adequada internalização dos objetos do *self*, em dependentes de droga, levam a um comprometimento do *self* arcaico, o que acaba se expressando por grandiosidade, fúria narcisista e vazio interno"[32]
- Khantzian pondera que "falhas no autocuidado e autorregulação, decorrentes de problemas na internalização dos objetos, levam o indivíduo à droga, visando à automedicação" e também discorre:

    quando indivíduos usam drogas eles alteram qualidades e quantidades de sentimentos, e mais importante, eles substituem um sofrimento incontrolável por outro controlável, possibilitando assim que a disforia que eles não entendem possa ser substituída por outra, droga-induzida, que eles entendem.[33,34]

- Dias vê as drogas atuando, para o adolescente, como um revelador das soluções para os problemas gerados por uma cultura em crise[35]
- Papalia e Olds acreditam que, em momentos de crise de identidade, muitos adolescentes buscam nas drogas a resposta para seus problemas[36]
- Lennard associa o consumo de drogas pelos adolescentes aos padrões de uso da sociedade adulta. Assim como adultos utilizam diversas drogas lícitas para aliviar sua "infelicidade, depressão e pressões cotidianas, também o fazem os jovens".[37]

Sexualidade e drogas na adolescência

O desenvolvimento da sexualidade, no adolescente, é permeado por necessidades de buscar novas experiências, provar a maturidade, sentir intensamente prazeres físicos, encontrar alívio de pressões externas e acompanhar os amigos em atitudes e comportamentos.[9] Esse momento da vida pode se transformar em um percurso saudável e prazeroso ou conturbado e sem sentido. Alguns fatores poderão direcionar o percurso, como:

- Envolvimento dos pais nas questões relacionadas com a sexualidade dos filhos (orientação, diálogo, compreensão e afeto)
- Atuação da escola, eliminando preconceitos, aprofundando informações, propiciando um amplo campo de discussões
- Influência de amigos, benéfica ou não
- Experiências traumáticas relacionadas com o sexo durante a infância e outros.

O adolescente irá significar seu próprio conceito de sexualidade por intermédio desses contextos; caso essas vivências não tenham ocorrido de forma satisfatória, poderão desencadear comportamentos inadequados no que tange à sexualidade.

Se vinculada ao consumo de drogas, a atividade sexual poderá aumentar a probabilidade de situações indesejadas – e às vezes graves – na vida do adolescente, como engravidar ou contrair doenças sexualmente transmissíveis, o que poderá ser precipitado, principalmente, pela promiscuidade e pela prática de relações sexuais sem as devidas proteções (comuns em usuários abusivos, por terem a capacidade de avaliação e o juízo crítico rebaixados sob o efeito de álcool e outras drogas).

Dessa forma, ressalta-se a importância da atenção redobrada por parte de pais, educadores e profissionais da saúde ao tema "sexualidade e drogas na adolescência", para que seja minimizada a probabilidade de ocorrência desses possíveis danos.

O que fazer, então, para que se consiga tal minimização de prejuízos futuros? Inicialmente, a simples preocupação com o tema já gera, por si só, um movimento contínuo de autoquestionamentos e busca de respostas que, invariavelmente, esbarra na disponibilidade para a ajuda. Ou seja: apenas se preocupando com as questões relacionadas com a sexualidade do adolescente, o adulto significativo já estará dando o primeiro passo para ajudá-lo a navegar por essas "águas" em calmaria.

É possível que o leitor possa se identificar com uma ou mais das situações seguintes e, assim, autoavaliar sua conduta na relação aos adolescentes:

- Se você é pai ou mãe de adolescente, busque maior aproximação com seu filho; fale sobre suas próprias dúvidas quando adolescente e como foram lidadas com seus pais (os adolescentes se interessam muito pelo que aconteceu na vida dos pais e isso facilita a relação pai-filho). Não evite o diálogo, não fuja dos questionamentos de seu filho. Divida suas preocupações com ele e coloque-se como um amigo e não como um pai – ou mãe – apenas proibitivo e punitivo. Você não precisa ter todas as respostas, ninguém as tem; quando surgir algo que não saiba, assuma seu desconhecimento e busque essas respostas com profissionais especializados, amigos ou parentes (desde que sejam pessoas confiáveis e capazes de ajudá-lo) e depois retome o assunto com seu filho
- Se você é um educador, torna-se extremamente importante estar em "sintonia" com as normas da instituição em que atua no que se refere à forma de abordar tais questões, sendo fundamental que todos – professores, diretores, coordenadores etc. – tenham uma mesma postura no trato do tema sexualidade e drogas. Informe os pais de seus alunos sobre o que será abordado e oriente-os em suas dúvidas, caso necessitem. Preocupe-se em conhecer os estágios de desenvolvimento da adolescência e identifique, no seu aluno, aquele que está sendo vivenciado no momento. Algumas dinâmicas em grupo podem ser utilizadas para tratar o tema; atividades como teatro, música, dança ou vídeos podem propiciar momentos de participação, reflexão, criatividade e expressão de sentimentos, valores e conflitos de seus alunos. Seja o mediador de debates e proporcione um ambiente que possa valorizar o mundo interno dos jovens e suas potencialidades
- Se você é um profissional da saúde e atua com o público adolescente – mesmo que não diretamente com questões ligadas à sexualidade e drogas –, aborde o assunto como forma de prevenção. O estabelecimento de um bom vínculo é essencial para que os adolescentes compreendam que o tema está sendo tratado para ajudá-los. Não lhes imponha mais deveres e obrigações, como geralmente fazem os pais; você não é o pai deles, portanto, não deve agir como tal. "Não os obrigue a usar camisinha,

faça-os entender por que é necessário usá-la". É preciso realmente "estar junto" deles, pois assim, talvez, consiga compreendê-los um pouco mais e ajudá-los. Utilizar as atividades propostas para os educadores poderá ser eficaz.

Vale ressaltar que as "dicas" citadas – eficazes na abordagem do tema sexualidade e drogas – têm maior abrangência, podendo ser empregadas em diversas questões referentes à adolescência (profissão, futuro, relacionamentos etc.).

▶ Resiliência, fatores de risco e fatores de proteção

Resiliência

Uma questão que muito tem interessado aos profissionais da área de saúde é o porquê de alguns adolescentes buscarem as drogas para solucionar conflitos, enquanto outros, submetidos às mesmas condições (p. ex.: irmãos), não o fazem. A esse fenômeno dá-se o nome de resiliência (termo originário da Física, que significa a "força de recuperação" e retorno de um material ao seu estado original, após ser submetido a forças de distensão até seu limite elástico máximo). Nesse sentido, um ser resiliente é aquele que, submetido às adversidades da vida, consegue enfrentar e superar problemas, sem vitimizar-se. Para Rutter, resiliência é um conjunto de processos sociais e intrapsíquicos que possibilitam ao indivíduo uma vida "sadia" em um ambiente "insano".[38,39]

Com os conhecimentos obtidos a partir dos anos 1990, vê-se a resiliência, atualmente, como uma imunidade psicológica que, embora tenha características inatas, pode ser desenvolvida no ser humano.

Situações que causam risco à saúde, nos âmbitos biológico, psicológico e social, poderão ser minimizadas pelo desenvolvimento da resiliência, mesmo em indivíduos que não as enfrentam satisfatoriamente. Na área de saúde, tais situações são denominadas "fatores de risco".

Fatores de risco

Os principais fatores de risco para o uso de drogas entre adolescentes são:[40,41]

- *Âmbito individual:* baixa autoestima; sintomas depressivos; necessidade de novas experiências e emoções; baixo senso de responsabilidade; alienação; rebeldia; suscetibilidade herdada do uso de drogas; vulnerabilidade aos efeitos das drogas; problemas de saúde física, mental e emocional; pouca religiosidade; intolerância às frustrações; uso precoce de álcool, tabaco e outras drogas; carência de vínculos familiares, escolares e comunitários; iniciação sexual precoce e sem proteção
- *Âmbito familiar:* uso ou dependência de álcool e outras drogas pelos pais; relacionamento deficitário com estes; tolerância da família às infrações; conflito e/ou violência familiar; ausência de normas e regras claras; instabilidade familiar; pais com comportamentos antissociais, sexualmente inadequados ou com doenças mentais; baixo relacionamento social; mãe solteira sem apoio de outros familiares
- *Âmbito escolar:* desempenho insatisfatório; baixo comprometimento com a escola; evasão escolar
- *Âmbito sociocultural:* leis e normas sociais favoráveis ao uso; facilidade de acesso às drogas; pouco investimento social; serviços sociais e de saúde inadequados; alta prevalência de crimes.

Fatores de proteção

As consequências desses fatores de risco na vida do adolescente poderão ser minimizadas pela presença e fortalecimento de "fatores de proteção": aqueles que diminuem a probabilidade de ocorrência de um comportamento adicto. Segundo Wilson e Kalander, os mais importantes são:[40]

- *Âmbito individual:* elevada autoestima; senso de responsabilidade; religiosidade; fortes vínculos familiares, escolares e comunitários; ausência de déficits cognitivos e emocionais
- *Âmbito familiar:* relacionamento afetivo com os pais; supervisão destes com regras claras do que se pode ou não fazer; envolvimento dos pais na vida de seus filhos; baixo conflito marital; participação dos familiares em atividades sociais
- *Âmbito escolar:* sucesso no desempenho escolar e ambiente favorável ao aprendizado
- *Âmbito sociocultural:* leis e normas sociais de controle ao uso; investimentos sociais e opções de lazer; serviços sociais e de saúde eficazes; baixa criminalidade na vizinhança.

Cabe ressaltar que, em um mesmo âmbito, poderão coexistir fatores de risco e de proteção. Identificá-los e agir sobre eles com o intuito de reduzir os de risco e maximizar os de proteção torna-se o grande desafio dos profissionais que atuam com a população adolescente.

Nesse contexto, serão analisadas algumas especificidades de uma população de risco para consumo abusivo e dependência química, bem como transtornos psiquiátricos: os filhos de dependentes químicos.

▶ Adolescentes filhos de dependentes químicos

Os adolescentes apresentam diversas características específicas em seu processo de desenvolvimento. Somado a elas, um fator interfere principalmente na formação psíquica de adolescentes filhos de dependentes químicos: a presença de um dependente na família. Esse evidente fator de risco pode ocasionar inúmeras consequências negativas nessa atribulada formação.

Inicialmente, pode-se perceber que o ambiente no qual os adolescentes vivem se encontra repleto de alcoolizações e/ou intoxicações por outras drogas, brigas constantes, violência doméstica, além de transtornos de conduta dos pais dependentes.

Estudos constatam que filhos de dependentes crescem em ambientes caracterizados por falta de aproximação e altos níveis de conflitos entre os membros da família.[42]

O adolescente filho de dependente químico também apresenta um preocupante isolamento social, em geral, causado por vergonha da situação, raiva, sentimento de culpa e/ou negação da realidade. Não encontram apoio familiar, pela ausência ou agressividade do dependente e de outros familiares.

Pesquisadores relatam que filhos de alcoolistas exibem índices elevados de psicopatologias como ansiedade, depressão e transtornos de conduta.[42] De Angelis discorre sobre o desenvolvimento de um padrão agressivo e antissocial em filhos de dependentes químicos, devido a cuidados paternos inadequados. Outro estudo relaciona o baixo *status* socioeconômico em famílias com dependentes de álcool a algumas manifestações na saúde mental dos filhos.[43,44]

O modelo oferecido por pais alcoolistas pode distorcer o processo de socialização da criança, que passa a adotar formas inadequadas de lidar com relacionamentos interpessoais; crianças filhas de alcoolistas experimentam tensão e competitividade com seus colegas; os adolescentes têm dificuldade em construir e manter amizades.[45,46]

Problemas afetivos e emocionais nessa população colocam em detrimento o desenvolvimento cognitivo, ocasionando repetência e evasão escolar.[47]

Quanto ao uso de substâncias psicoativas, Zucker *et al.* descrevem a influência familiar a que os filhos de alcoolistas estão submetidos como fator de risco para o desenvolvimento do alcoolismo.[48]

Uma interação familiar perturbada parece estar associada a uma excessiva ingestão alcoólica paterna, que pode influenciar também o risco de consumo abusivo de álcool e outras drogas por seus filhos.[49]

Embora seja inquestionável a influência negativa da dependência dos pais para a formação de uma identidade adictiva em seus filhos, não se pode considerar tal vulnerabilidade como fator determinante e incontestável. Dados de um estudo realizado em um serviço de prevenção dirigido a filhos de dependentes químicos, na cidade de São Paulo, mostram que a prevalência do uso de substâncias psicoativas nos adolescentes pesquisados (filhos de dependentes químicos, de 11 a 18 anos de idade) é relativamente pequena, contrastando com outras afirmações encontradas na literatura.[50] Tal constatação evidencia a imprescindibilidade de trabalhos preventivos com essa população, antes que, fatalmente, as drogas entrem na vida dos adolescentes em situação de risco.

Outro dado relevante do mesmo estudo realizado no Centro Utilitário de Prevenção e Apoio aos Filhos de Dependentes Químicos (CUIDA), localizado no Jardim Ângela – região considerada uma das mais violentas da cidade de São Paulo –, é o elevado índice de psicopatologias nesses adolescentes, gerando grande preocupação não somente por ser um fator de risco para o uso de álcool, tabaco e outras drogas, mas também pelos problemas que poderão ser desencadeados por tais psicopatologias (comportamento suicida, isolamento social, delinquência e criminalidade, entre outros).

▶ Impacto do consumo abusivo de álcool, tabaco e outras drogas em diversos contextos da vida do adolescente

Tornou-se evidente, nos últimos anos, o início cada vez mais precoce do uso de álcool, tabaco e outras drogas. Tal precocidade é um fator de predição do consumo abusivo e dependência dessas substâncias, embora seja verdadeiro que muitos adolescentes usuários não evoluam para um quadro de uso nocivo ou dependência. Vale ressaltar que um adolescente usuário de tabaco dificilmente não se tornará um dependente.[51]

Na adolescência, quando a busca da identidade está associada à escassez de recursos psicológicos, quanto mais cedo ocorrer a experimentação de drogas, maior será o risco de evolução para um quadro abusivo ou até dependente.[52] Nessa etapa, os danos decorrentes do consumo abusivo tornam-se evidentes (problemas psíquicos do adolescente, conflitos familiares, escolares e sociais) e cuidados especiais se fazem necessários.

Impacto individual

Um aspecto que muito tem prejudicado a conscientização do adolescente usuário sobre os danos decorrentes de seu consumo abusivo é o fato de não apresentar complicações físicas, pois estas se manifestam somente após um longo período de uso.

As consequências psíquicas e sociais, contudo, podem aparecer mais rapidamente. Os transtornos psiquiátricos estão presentes em 89% dos adolescentes usuários de drogas, sendo mais encontrados os transtornos de humor (ansiedade e depressão) e de conduta. Tais transtornos podem ser preexistentes ou originados pelo uso, o que merece atenção especial no momento da elaboração de um diagnóstico.[53,54]

Agressividade, impulsividade, falta de motivação para os estudos e para atividades anteriormente prazerosas, desrespeito a regras e valores, afastamento do convívio familiar, comportamentos inconsequentes, entre outros, podem existir na vida de um usuário de drogas; entretanto, não se pode desconsiderar que muitos desses sintomas estão presentes no processo de desenvolvimento normal da adolescência, independentemente do uso ou não de drogas.

Impacto familiar

No ambiente familiar, muitas vezes, os pais só se dão conta de que o filho extrapolou os limites "aceitáveis" depois de muito tempo. O reconhecimento tardio evidencia ausência ou fragilidade de fatores de proteção, como bom relacionamento familiar, diálogos, vínculos afetivos, monitoramento de atividades, entre outros. Pais atentos, disponíveis e presentes na vida de seus filhos provavelmente percebem qualquer alteração brusca de comportamento.

Uma vez descoberto o uso abusivo de drogas em um adolescente, afloram nos outros membros da família sentimentos de culpa, impotência e incredulidade, que, embora compreensíveis, de nada adiantarão para a resolução do problema. Além disso, constantes brigas entre pais e adolescente usuário, como forma de tentar sanar o problema a qualquer preço, poderão gerar um indesejado afastamento entre adolescente e família e maior aproximação deste com seu grupo de iguais, talvez também usuários. Nesse momento, o mais indicado seria a busca de orientação e apoio para os familiares, seja médica, psicológica, comunitária ou religiosa, deixando-se de lado a busca de culpados.

Na outra face da moeda encontra-se um adolescente em plena fase de busca e afirmação de identidade; carente de novos relacionamentos e aceitação pelo grupo de iguais; bombardeado por transformações físicas, por vezes indesejadas; em luto pela perda da condição infantil e assustado por ter que assumir responsabilidades que anteriormente não tinha.

Impacto escolar

Acentuadamente presente nessa etapa da vida do adolescente, encontra-se a instituição escolar que, embora reúna todas as pré-condições imprescindíveis para atuar como um importante fator de proteção, algumas vezes parece estar se transformando em um perigoso fator de risco.

Segundo dados divulgados pelo CEBRID, as drogas mais utilizadas por estudantes de primeiro e segundo graus são álcool, tabaco, maconha e solventes.[55] Um dado preocupante, obtido de forma comparativa com os quatro levantamentos anteriores, realizados pelo próprio CEBRID (com intervalo de 10 anos entre o primeiro e o quarto), é o significativo aumento do uso de maconha, cocaína e anfetaminas pelos estudantes de ensinos fundamental e médio.

É inquestionável a necessidade de o adolescente vencer o desânimo; quebrar a rotina; sentir-se estimulado; estabelecer e superar desafios; e sentir prazer e bem-estar.[56] Seria extremamente benéfico que a escola propiciasse aos seus alunos a satisfação dessas necessidades, fazendo com que a busca do prazer não tivesse nas drogas seu mais atraente caminho.

André e Vicentin fazem uma interessante analogia sobre como a escola e o tráfico encaram sua "clientela":[57]

- O traficante espera satisfazer o cliente, aproximando-se de seu mundo e conhecendo seus desejos; torna o produto facilmente acessível,

o reveste apenas de benefícios e "vende" a ilusão de um mundo mágico, no qual o adolescente se tornará todo-poderoso e nada lhe será impossível... alcançará, finalmente, o prazer e o bem-estar tão almejados
- Em contrapartida, as constantes reclamações de "indisciplina, rebeldia, desrespeito e desinteresse" parecem demonstrar a insatisfação da escola com sua clientela, que, por sua vez, se queixa de "desrespeito, indiferença, autoritarismo e preconceito entre professores e alunos, direção e alunos e, consequentemente, alunos e alunos"
- Evidenciada a relação precária e insatisfatória do "fornecedor/cliente" existente entre escola e alunos, a mesma relação entre o tráfico e o adolescente é mascarada apenas de falsos e ilusórios benefícios.

Mais alarmante do que o desgaste da relação escola/aluno é a utilização da escola pelo tráfico como um "ponto de distribuição" que lhe fornece clientes em potencial, cada vez mais "fracassados, incapazes e impotentes", originados da caótica distância existente entre os sonhos dos alunos e a capacidade da escola em realizá-los.

Conquanto esse quadro seja assustador, a situação pode ser melhorada com a implantação de programas preventivos, visando dotar as escolas de mecanismos capazes de oferecer espaço e condições suficientes para o desenvolvimento das potencialidades de seus alunos e, por consequência, tornar-se um local de obtenção de prazer e bem-estar.

Impacto social

No que tange ao contexto social, uma reflexão preliminar se faz imprescindível: a forma como a sociedade atribui aos indivíduos uma ampla mudança de valores sociais, em que a ideia do lucro crescente e incessante, do alívio imediato de situações desprazerosas e da busca do prazer rápido e intenso deva ser alcançada a qualquer custo, mesmo que este seja o isolamento humano, até no ambiente familiar.

André e Vicentin veem as "adicções do mundo adulto (como) afogar-se disciplinadamente no trabalho, nas compras, na bebida, no cigarro, no futebol, na política, no sexo, na informação, na novela, na farmácia", modelos perigosos que frequentemente são traduzidos e absorvidos pelos adolescentes em adições de "drogas potencialmente mais destrutivas".[57]

Muitas vezes, a apologia ao consumo das drogas lícitas feita pela mídia ou até mesmo pela família (uso de álcool, tabaco, barbitúricos etc.) poderá induzir o adolescente a iniciar o consumo. Tem-se, então, uma sociedade que, ao mesmo tempo que critica, repudia, combate e sofre com o uso de drogas e suas consequências, também pode, involuntariamente, "incentivar" e influenciar o adolescente a buscar as soluções imediatas por ela preconizadas. Surge uma dialética perniciosa na qual a sociedade figura como cúmplice e vítima de um mesmo fenômeno.

Tal situação poderia ser diferente se houvesse maior preocupação com a restrição ao consumo das drogas lícitas (propagandas, horários de venda e consumo, alta de preços, tarifação etc.) e implantação de outras políticas públicas, visando à prevenção e ao tratamento da população consumidora e/ou dependente.

▶ Peculiaridades do tratamento e prognóstico para a população adolescente

Longe de tentar descrever as formas possíveis de tratamento de dependentes e usuários abusivos de drogas, este tópico privilegiará as particularidades dos adolescentes diante do tratamento.

A primeira delas refere-se à cautela com que deve ser cercado todo o processo diagnóstico de consumo abusivo ou dependência. As características normais da adolescência, a presença de transtornos psiquiátricos independentes da drogadição e a inexistência de danos físicos provenientes da tolerância e dos sintomas de abstinência podem distorcer e dificultar o processo. Atualmente, o critério diagnóstico mais utilizado para consumo abusivo e dependência de substâncias psicoativas é o *Manual diagnóstico e estatístico de transtornos mentais IV* (DSM-IV, *Diagnostic and statistical manual of mental disorders IV*); "entretanto, há poucos estudos sobre a aplicabilidade dos critérios existentes para o diagnóstico de consumo abusivo e dependência para os adolescentes".[58,59] Torna-se importante a utilização de outros elementos, em vista das especificidades dessa população. São eles: história clínica e exame do estado mental; exame físico; autorrelato; relato de pessoas próximas – familiares, amigos, professores e colegas; entrevistas estruturadas; exames laboratoriais; e exames de rastreamento de drogas, como os de urina e cabelo.[60]

Outra singularidade a ser observada é a pouca eficácia demonstrada por tratamentos planejados e estruturados para o público adulto, quando aplicados aos adolescentes. Estes vivem intensamente o presente, não se apegam às coisas do passado, tampouco sentem qualquer nostalgia por esse tempo. Estratégias que tentam mostrar ao adolescente usuário/dependente como era "melhor" sua vida sem a droga não causam a repercussão esperada, até porque, em muitos casos, poucas experiências agradáveis são lembradas.[59]

Ainda que a abstinência seja preconizada, tão imprescindíveis quanto ela – e, por vezes, pouco valorizados – são os treinamentos de habilidades para enfrentar a vida sem a droga; a busca de novas formas de relacionamento com familiares e outras pessoas não usuárias; o engajamento em atividades sociais; o retorno à escola etc.[61]

O adolescente necessitará ressignificar sua identidade (o que se torna muito difícil, visto que a busca por essa identidade, que agora necessita de ressignificação, pode ter sido um dos fatores que o levaram a iniciar o consumo de substâncias), reaprender a encontrar prazer em outras atividades (sem o uso) e reconhecer-se como capaz disto. São tarefas árduas e aparentemente impossíveis para um adolescente em início de tratamento. Nesse momento, a utilização de diversos meios terapêuticos – inclusive psicoterapia individual – e oferecimento de alternativas ao uso de substâncias na comunidade trarão grandes benefícios.

Também de grande valia será o engajamento do adolescente (e de sua família) em psicoterapia de grupo, terapia familiar, acompanhamento escolar e orientação vocacional, nos quais serão trabalhados, de forma ampla, tudo que fora "despedaçado" durante o comportamento de uso.

Dependendo da situação biopsicossocial em que o adolescente se encontra – e até de seu envolvimento com o tráfico e a criminalidade – deverão ser indicados programas de tratamento que contemplem as especificidades de cada caso:

- *Tratamento ambulatorial (incluindo Centro de Atenção Psicossocial Álcool e Drogas [CAP-Sad])*: indicado para casos em que haja o desejo da cessação ou redução do uso, interesse e envolvimento familiar e não existam complicações psiquiátricas agudas. Um diferencial positivo desse modelo é o não afastamento do adolescente de suas atividades rotineiras e/ou protetivas, embora em alguns casos isso seja recomendável

- *Internação hospitalar*: pode ser recomendada em casos de insucessos anteriores em tratamentos ambulatoriais; em casos com comorbidades e/ou possibilidade de complicações clínicas (decorrentes ou não dos sintomas de abstinência); e também em casos em que a vida do adolescente ou de pessoas próximas possa estar em risco

- *Internação em clínica especializada ou comunidade terapêutica*: desde que disponha de equipe médica, enfermagem e outros profissionais de saúde, é indicada para casos em que existam comorbidades psiquiátricas graves, comportamentos antissociais, ausência de resposta ao tratamento ambulatorial e necessidade de períodos de internação maiores que os oferecidos pelos hospitais para desintoxicação.

Cada um dos programas de tratamento aqui apresentados tem sua efetividade comprovada e particularidades que se enquadram a casos específicos, dependendo do estado físico, emocional e comportamental em que os adolescentes se encontram.

Mesmo diagnosticado o consumo abusivo ou a dependência, raramente se consegue a adesão dos adolescentes a algum modelo de tratamento. Assim, faz-se permanentemente necessária a busca por novas abordagens que realmente tragam significado para o adolescente; possibilitem o aumento de sua motivação e vínculo com o tratamento. Dessa forma, espera-se um aumento significativo do número de casos de sucesso.[62]

Diante de tantos elementos dificultadores, a identificação de fatores de risco e a atuação sobre eles como forma de revertê-los e o aumento dos fatores de proteção tornam-se fundamentais.

A participação da família nesse processo, a modificação do olhar para o adolescente (não como um marginal, um caso perdido, mas sim como um filho que precisa da ajuda de seus pais) e a obtenção de orientações de especialistas (grupos de familiares, terapias de família) auxiliarão os familiares a encontrarem maneiras de motivar o adolescente usuário a aderir ao programa de tratamento. A família terá um papel fundamental, uma vez que fornecerá as novas bases que reestruturarão a vida do filho e, para isso, deverá estar preparada e orientada.[54]

Além disso, como em outras patologias, quanto mais cedo for realizado o diagnóstico e iniciado algum tipo de intervenção, melhor será a evolução do quadro e, consequentemente, haverá melhor prognóstico. É importante ressaltar que o prognóstico dependerá, também, de outros fatores, como idade de experimentação e início do uso frequente da substância, tipo de droga utilizada, vulnerabilidades sociocomunitárias, prejuízos já existentes, predisposição genética, comorbidades psiquiátricas e outros. Quanto maior for a presença desses agravantes, maiores também serão os problemas consequentes, sejam de saúde, sociais, ocupacionais, familiares etc.[60]

▶ Considerações finais

Quando são abordadas questões relativas aos adolescentes, entra-se em um campo extremamente vasto e rico de particularidades importantes em suas trajetórias de vida, sejam intrínsecas (fatores biológicos e psicológicos) ou extrínsecas (relacionamentos familiares, afetivos e sociais).

Se, para os adultos, o mundo das drogas parece muito sedutor, quão mais o será para o adolescente, que está descobrindo a vida e cheio de "rumores" que o arrastam para a busca plena de situações prazerosas. Fortalecendo esse movimento, o adolescente encontra, ao seu redor, um mundo no qual as pessoas que deveriam lhe proteger, orientar e servir de modelo estão cada vez mais se despindo de valores afetivos e morais.

Neste capítulo, pôde-se discorrer sobre uma pequena parte do imenso universo que circunda o adolescente, particularmente daquele que faz uso abusivo de álcool, tabaco e outras drogas.

Seria proveitoso se os adultos pudessem lembrar que também já foram adolescentes e o quanto careceram, conscientemente ou não, de compreensão, apoio, orientação, carinho e afeto de seus familiares.

Fatores de risco existem sim, nos mais diversos contextos. Todavia, se os fatores de proteção estiverem presentes, em especial aqueles referentes aos contextos familiares, é provável que o número de adolescentes envolvidos nesse mundo tão "sedutor" seja significativamente menor.

Ressaltando a vital importância de trabalhos preventivos, este capítulo será finalizado com o propósito de sensibilizar não somente as famílias, mas também as escolas, os profissionais da área da saúde, as comunidades, as autoridades e toda a sociedade civil para a necessidade de se precipitarem diante de tão poderoso "inimigo". Como se já não bastassem todos os problemas apresentados, o custo financeiro com tratamentos de dependências químicas é exorbitante.[62,63]

Dessa forma, a luta por maiores incentivos públicos precisa ser abraçada por todos, para que os programas de prevenção possam abranger e beneficiar uma parcela bem maior da população, minimizando, assim, de forma bem menos onerosa à sociedade, os tão conhecidos problemas gerados pelo consumo do álcool, tabaco e outras drogas.

▶ Referências bibliográficas

1. LARANJEIRA, R. *et al*. *II Levantamento nacional sobre os padrões de consumo de álcool na população brasileira*. São Paulo: INPAD/CNPq/FAPESP, 2013.
2. LARANJEIRA, R. *et al*. *I Levantamento nacional sobre os padrões de consumo de álcool na população brasileira*. Brasília: INPAD/SENAD, 2007.
3. CARLINI, E. A *et al*. *VI Levantamento nacional sobre o consumo de drogas psicotrópicas entre estudantes do ensino fundamental e médio das redes pública e privada de ensino nas 27 capitais brasileiras – 2010*. São Paulo: CEBRID/SENAD, 2010.
4. CARLINI, E. A. *et al*. *I Levantamento domiciliar sobre o uso de drogas psicotrópicas no Brasil*: estudo envolvendo as 107 maiores cidades do país. São Paulo: CEBRID/SENAD, 2002.
5. CARLINI, E. A *et al*. *II Levantamento domiciliar sobre o uso de drogas psicotrópicas no Brasil*. São Paulo: CEBRID/SENAD, 2006.
6. Osório, L. C. *O adolescente hoje*. Porto Alegre: Artes Médicas, 1989.
7. LEVISKY, D. L. *Adolescência*: reflexões psicanalíticas. Porto Alegre: Artes Médicas, 1995.
8. ERIKSON, E. H. *Identity*: youth and crisis. New York: Norton, 1968.
9. PAPALIA, D. E.; OLDS, S. W. *Desenvolvimento humano*. Porto Alegre: Artes Médicas, 2000.
10. ABERASTURY, A.; KNOBEL, M. *Adolescência normal*: um enfoque psicanalítico. Porto Alegre: Artes Médicas, 1981.
11. ERIKSON, E. H. The wider identity. In: ERIKSON, E. H. (ed). *In search of common ground*: conversations with Erik H. Erikson and Huey P. Newton. New York: Norton, 1973.
12. CIAMPA, A. C. *A estória do Severino e a história da Severina*. São Paulo: Brasiliense, 1990.
13. BERGER, P.; LUCKMANN, T. *A construção social da realidade*. Petrópolis: Vozes, 1985.
14. GROSS, R. T.; DUKE, E. The effect of early *versus* late physical maturation on adolescent behavior. In: LITT, I. (ed.). Symposium on adolescent medicine [special Iissue]. *Pediat. Clin. North Am.*, v. 27, p. 71-78, 1980.
15. JONES, M. C. The late careers of boys who were early- or late-maturing. *Child Development*, v. 28, p. 115-128, 1957.
16. TANNER, J. M. *Fetus into man*: physical growth from conception to maturity. Cambridge: Harvard University Press, 1978.
17. MUSSEN, P. H.; JONES, M. C. Self-conceptions, motivations, and interpersonal attitudes of late and early maturing boys. *Child Development*, v. 28, p. 243-256, 1957.

18. PESKIN, H. Pubertal onset and ego functioning. *J. Abnor. Psych.*, v. 72, p. 1-15, 1967.
19. PESKIN, H. Influence of the developmental schedule of puberty on learning and ego functioning. *J. Youth and Adoles.*, v. 2, p. 273-290, 1973.
20. SIEGEL, O. Personality development in adolescence. In: WOLMAN, B. B. (ed.). *Handbook of developmental psychology*. Englewood Cliffs: Prentice-Hall, 1982.
21. JONES, M. C. The study of socialization patterns at the high-school level. *J. Gen. Psych.*, v. 93, p. 87-111, 1958.
22. LIVSON, N.; PESKIN, H. Perspective on adolescence from longitudinal research. In: ADELSON, J. (ed.). *Handbook of adolescent psychology*. New York: Wiley, 1980.
23. RUBLE, D. M.; BROOKS-GUNN, J. The experience of menarche. *Child Development*, v. 53, p. 1557-1566, 1982.
24. STRUBBS, M. L.; RIERDAN, J.; KOFF, E. Developmental differences in menstrual attitudes. *J. Early Adolesc.*, v. 9, n. 4, p. 480-498, 1989.
25. ALSAKER, E. D. Pubertal timing, overweight, and psychological adjustment. *J. Early Adolesc.*, v. 12, n. 4, p. 396-419, 1992.
26. SIMMONS, R. G.; BLYTH, D. A.; VAN CLEAVE, E. E.; BUSH, D. M. Entry into early adolescence: the impact of school structure, puberty, and early dating on self-esteem. *Am. Sociol. Rev.*, v. 44, n. 6, p. 948-967, 1979.
27. MERLHI, L. M. Q. Questões suscitadas a partir da clínica com toxicômanos. In: *O adolescente e a modernidade*. Congresso Internacional de Psicanálise e suas conexões. Tomo I. Rio de Janeiro: Escola Lacaniana de Psicanálise, 1999.
28. GURFINKEL, D. Introdução a uma abordagem psicanalítica da questão das drogas na adolescência. In: RAPPAPORT, C. R. (org.). *Adolescência: abordagem psicanalítica*. São Paulo: EPU, 1993.
29. FREUD, S. Carta 79 (1897). In: *Sigmund Freud. Obras completas*. Rio de Janeiro: Imago, 1977. v. I.
30. GLOVER, E. On the etiology of drug-addiction. *Int. J. Psychoanal.*, v. 5, n. 13, p. 298-328, 1932.
31. WINNICOTT, D. W. Objetos transicionais e fenômenos transicionais. In: *O brincar e a realidade*. Rio de Janeiro: Imago, 1975.
32. KOHUT, H. The two analyses of Mr. Z. *Int. J. Psychoanal.*, v. 60, n. 1, p. 3-27, 1979.
33. KHANTZIAN, E. J. The ego, the self and opiate addiction: theoretical and treatment considerations. *Int. Rev. Psychoanal.*, v. 5, p. 189-198, 1978.
34. KHANTZIAN, E. J. The self-medication hypothesis of addiction disorders: Focus on heroin and cocaine dependence. *Am. J. Psych.*, v. 142, n. 11, p. 1259-1264, 1985.
35. DIAS, C. A. *O que se mexe a parar. Estudos sobre a droga*. Porto: Afrontamento, 1979.
36. PAPALIA, D. E.; OLDS, S. W. *O mundo da criança*. São Paulo: McGraw-Hill, 1981.
37. LENNARD, H. L.; EPSTEIN, L. Z.; BERNSTEIN, A. et al. *Mystification and drug misuse*. San Francisco: Jossey-Boss, 1971.
38. SUAREZ OJEDA, E. M. Resiliencia o capacidad para sobreponerse a la adversidad. *Medicina y Sociedad*, v. 16, p. 31-34, 1993.
39. RUTTER, M. Resiliency: some conceptual considerations. *J. Adolesc. Health*, v. 14, n. 8, p. 626-633; 690-696, 1993.
40. WILSON, R.; KALANDER, C. A. *Drug abuse prevention – a school and community partnership*. Sudbury: Jones and Barlett, 1997.
41. SCIVOLETTO, S.; ANDRADE, E. R. A cocaína e o adolescente. In: LEITE, M. C.; ANDRADE, A. G. (org.). *Cocaína e crack: dos fundamentos ao tratamento*. Porto Alegre: Artes Médicas, 1999.
42. WEST, M. O.; PRINZ, R. J. Parental alcoholism and childhood psychopathology. *Psychol. Bull.*, v. 102, n. 2, p. 204-218, 1987.
43. DE ANGELIS, C. D. *Do Children's National Medical Center*. Washington: Children's Research Institute Center, 2001.
44. ZUCKER, R. A. Longitudinal research on alcohol problems: the flow of risk, problems, and disorder over time. *Alcohol Clin. Exp. Res.*, v. 20, suppl. 8, p. 93-95, 1996.
45. JACOB, T.; LEONARD, K. Psychosocial functioning in children of alcoholic fathers, depressed fathers and control fathers. *J. Stud. Alcohol.*, v. 47, n. 5, p. 373-380, 1986.
46. CORK, R. M. *Alcoholism and the family*. Toronto: Addiction Research Foundation, 1969.
47. NURCO, D. N.; KINLOCK, T. W.; O'GRADY, K. E.; HANLON, T. E. Differential contributions of family and peer factors to the etiology of narcotic addiction. *Drug Alcohol Depend.*, v. 51, n. 3, p. 229-237, 1998.
48. ZUCKER, R. A.; KINCAID, S. B.; FITZGERALD, H. E.; BINGHAM, C. R. Alcohol schema acquisition in preschoolers: differences between children of alcoholics and children of nonalcoholics. *Alcohol. Clin. Exp. Res.*, v. 19, n. 4, p. 1011-1017, 1995.
49. JACOB, T.; LEONARD, K. E. Alcoholic-spouse interaction as a function of alcoholism subtype and alcohol consumption interaction. *J. Abnorm. Psychol.*, v. 97, n. 2, p. 231-237, 1988.
50. MONJE, J.; MORAES, E. Intervenção com adolescentes: características peculiares e uma proposta terapêutica. In: FIGLIE, N.B.; MILAGRES, E.; CROWE, J. *Família e dependência química: uma experiência de prevenção com crianças e adolescentes no Jardim Ângela*. São Paulo: Roca, 2009.
51. MARQUES, A. C. P. R.; CAMPANA, A.; GIGLIOTTI, A. P. et al. Consenso sobre o tratamento da dependência de nicotina. *Rev. Bras. Psiquiatr.*, v. 23, n. 4, p. 200-214, 2001.
52. ABRÃO, I. Factores de risco e factores protectores para as toxicodependências: uma breve revisão. *Rev. Toxicodependências*, ano 5, n. 2, p. 3-11, 1999.
53. KAMINER, Y. *Adolescent substance abuse: a comprehensive guide to theory and practice*. New York: Plenum, 1994.
54. SCIVOLETTO, S. *Tratamento psiquiátrico ambulatorial de adolescentes usuários de drogas: características sociodemográficas, a progressão do consumo de substâncias psicoativas e fatores preditivos e fatores preditivos de aderência e evolução no tratamento*. Tese (Doutorado) – Faculdade de Medicina da Universidade de São Paulo, São Paulo, 1997.
55. GALDURÓZ, J. C. F.; NOTO, A. R.; CARLINI, E. A. *IV Levantamento sobre o uso de drogas entre estudantes de 1º e 2º graus em 10 capitais brasileiras*. São Paulo: CEBRID, 1997.

56. SCIVOLETTO, S. Tratamento psiquiátrico ambulatorial de adolescentes usuários de drogas. *Rev. Bras. Psiq. Clin.*, v. 25, n. 4, p. 191-193, 1998.
57. ANDRÉ, S. A.; VICENTIN, M. C. G. A droga, o adolescente e a escola: concorrentes ou convergentes? In: AQUINO, J. G. *Drogas na escola:* alternativas teóricas e práticas. São Paulo: Summus Editorial, 1998.
58. AMERICAN PSYCHIATRIC ASSOCIATION (APA). *Diagnostic and statistical manual of mental disorders – DSM-IV.* 4th ed. Washington DC: APA, 1999.
59. SCIVOLETTO, S. Tratamento psiquiátrico de adolescentes usuários de drogas. In: FOCCHI, G. R. A.; LEITE, M. C.; LARANJEIRA, R. et al. *Dependência química:* novos modelos de tratamento. São Paulo: Roca, 2001.
60. BESSA, M.A; BORATI, M.A; SCIVOLETTO, S. Crianças e adolescentes. In: DIEHL, A; CORDEIRO, D.C; LARANJEIRA, R. *Dependência química:* prevenção, tratamento e políticas públicas. Porto Alegre: Artmed, 2011.
61. WALTER, H. J.; VAUGHAN, R. D.; COHALL, A. T. Comparison of three theoretical models of substance use among urban minority high school students. *J. Am. Acad. Children and Adolescent Psych.*, v. 32, n. 5, p. 975-981, 1995.
62. SEIBEL, S. D.; TOSCANO JR., A. *Dependência de drogas.* São Paulo: Atheneu, 2001.
63. EDWARDS, G.; MARSHALL, E. J.; COOK, C. C. H. *O tratamento do alcoolismo:* um guia para profissionais da saúde. Porto Alegre: Artes Médicas, 1999.

26 Dependência Química na Mulher

Selma Bordin, Monica L. Zilberman, Neliana Buzi Figlie, Cynthia Wolle e Ronaldo Laranjeira

▶ Introdução

A maior prevalência do alcoolismo entre os homens é um fato sem contestação na maioria dos países. O I Levantamento domiciliar sobre o uso de drogas psicotrópicas no Brasil, realizado em 2001, pelo Centro Brasileiro de Informações sobre Drogas Psicotrópicas (CEBRID), a pedido da Secretaria Nacional Antidrogas (SENAD), estima que a prevalência de dependência do álcool entre o sexo masculino é de 17,1%, enquanto para o sexo feminino é de 5,7%. Para cada mulher brasileira dependente do álcool foram identificados três homens com o mesmo diagnóstico. Esse levantamento foi repetido em 2005, seguindo a mesma metodologia. Houve aumento dessas prevalências para ambos os sexos (19,5% entre os homens e 6,9% entre as mulheres).[1] Em 2006, foi realizado o I Levantamento nacional sobre os padrões de consumo de álcool na população brasileira, realizado pela Unidade de Pesquisa em Álcool e Drogas (UNIAD), também a pedido da SENAD. Esse estudo envolveu uma amostra nacional de 3.007 pessoas, sendo 2.346 adultos com mais de 18 anos de idade e 661 adolescentes entre 14 e 17 anos de idade. Os resultados apontaram para 14% de homens dependentes do álcool comparativamente a 4% de mulheres dependentes do álcool em nosso país.[2] Em 2012, o II Levantamento foi realizado, desta vez envolvendo 4.607 pessoas, dentre os quais 3.450 adultos e 1.157 adolescentes. Os resultados preliminares apontam para uma queda na taxa de dependência, sendo 10,5% para os homens e 3,6% entre as mulheres.[3] Em todos esses estudos, o que mais chama a atenção é que, entre os mais jovens, as diferenças entre homens e mulheres em relação a vários índices de consumo, tanto de álcool quanto de outras drogas, são mínimas ou praticamente inexistentes. Por exemplo, um estudo baseado nos dados do I Levantamento realizado pela UNIAD demonstrou que, embora os homens brasileiros ainda consumam álcool com maior frequência do que as mulheres, essa diferença não existe entre os adolescentes. Isto é, meninos e meninas de 14 a 17 anos de idade consomem bebidas alcoólicas com a mesma frequência. Isso provavelmente se deve a mudanças nos papéis sociais e nas relações entre homens e mulheres, por exemplo, à maior participação feminina no mercado de trabalho e em atividades antes consideradas exclusivamente masculinas, como frequentar bares.[3,4]

As mulheres começaram a procurar mais os centros de tratamento a partir da segunda metade do século 20, mas o estudo das particularidades desse grupo de pacientes passou a ocorrer somente no final do século. As dificuldades em se estudar tais especificidades resultaram de três fatores principais: as mulheres não eram incluídas em trabalhos de seguimento e foram, portanto, menos estudadas; elas procuram menos os serviços assistenciais (apesar de haver dois a três homens para cada mulher com problemas de uso de álcool, encontram-se quatro a cinco homens ou mais para cada mulher em serviços de tratamento especializado); a dependência é subdiagnosticada em mulheres, provavelmente por procurarem mais os serviços não especializados com queixas vagas sobre seu estado físico e o despreparo dos profissionais de saúde em investigar ativamente problemas por uso de substâncias nessas pacientes, partindo do pressuposto errôneo de que esses problemas simplesmente não acontecem com o sexo feminino ou de que perguntar-lhes sobre uso de drogas pode ser embaraçoso para elas, reforçando o estereótipo da mulher usuária de substâncias como moralmente condenável.[4]

Como consequência da deficiência de estudos, criaram-se alguns mitos a respeito da dependência de álcool em mulheres: o de que aderem menos ao tratamento do que os homens e o de que a evolução e o prognóstico das mulheres, em relação aos homens, são sempre piores. No entanto, os estudos controlados não corroboram essas ideias, mostrando evolução semelhante entre homens e mulheres.[5]

Todos esses fatores contribuíram para que os resultados das pesquisas existentes fossem indevidamente generalizados para ambos os sexos. Por conseguinte, os programas de tratamento foram desenhados com base nas necessidades masculinas e com poucas considerações para as diferenças entre os sexos, sejam fisiológicas, psicológicas ou sociais.[5] Felizmente, o cenário melhorou substancialmente nas últimas décadas, e observamos que as mulheres se tornaram um grupo prioritário de investigação, no que se refere aos problemas pelo uso de substâncias. Uma rápida pesquisa no *site* da Biblioteca Nacional Americana com os unitermos *alcoolismo* e *mulheres* mostra mais de 26.000 artigos relacionados. Esse esforço de pesquisa tem contribuído enormemente para a ampliação do nosso conhecimento a respeito das particularidades desses problemas no sexo feminino.

▶ Características da dependência química em mulheres

Atualmente, pode-se dizer que existem evidências suficientes para afirmar que as mulheres apresentam características distintas das dos homens e, portanto, os tratamentos precisam ser adequadamente desenhados e manejados para garantir maior eficácia terapêutica. Vários estudos sugerem que as mulheres dependentes podem se beneficiar de tratamentos em programas especializados e que respondem de forma específica às variadas dimensões de sua problemática.[5]

O alcoolismo em mulheres não pode ser entendido sem uma clara referência a certas características fisiológicas e psicossociais femininas, responsáveis pela maior vulnerabilidade desse sexo ao álcool e a outras substâncias e que precisam ser levadas em consideração ao se tratar essa população:[6-8]

- As mulheres desenvolvem concentrações mais elevadas de álcool no sangue quando ingerem a mesma quantidade de bebida alcoólica, devidamente ajustada para peso e altura, que os homens. Isso acontece porque elas apresentam menor porcentagem de água corporal, o que diminui o continente em que o álcool ingerido será diluído. Além disso, as mulheres naturalmente têm uma quantidade menor da enzima responsável pelo metabolismo do álcool – desidrogenase alcoólica – na mucosa gástrica. A quantidade desta enzima é reduzida pelo consumo crônico de álcool, diminuindo ainda mais o metabolismo de primeira passagem do álcool ingerido, o que leva à maior absorção de álcool na corrente sanguínea, aumentando a concentração plasmática nas mulheres. Nos homens, por outro lado, a quantidade da desidrogenase alcoólica no estômago não é afetada pelo consumo de álcool. Por essa razão, em diversos países, os limites de consumo sugeridos pelas autoridades sanitárias são menores para as mulheres. Essas alterações, bem como as diferenças hormonais entre homens e mulheres, particularmente o papel do estrógeno sobre o metabolismo hepático, explicam apenas em parte o desenvolvimento mais acelerado dos problemas associados ao uso de álcool em mulheres. Esse desenvolvimento acelerado, chamado "efeito telescópio", já foi observado com o uso de outras drogas e, o que é mais intrigante, em uma

- dependência não química, como o jogo patológico. Isso sugere que outros fatores além dos farmacológicos estão envolvidos nesse processo[7]
- O consumo de álcool e outras substâncias pode trazer prejuízos ao feto de uma mulher grávida e, por isso, recomenda-se total abstinência durante a gestação. O consumo médio de 10 g de álcool por dia (uma unidade) implica uma significativa redução do crescimento do feto e do peso do bebê ao nascer. O uso de 80 g de álcool por dia (oito unidades) eleva muito a probabilidade de ocorrência da síndrome fetal alcoólica (ver Capítulo 3). A síndrome completa ocorre em uma a três crianças a cada 1.000 nascidos vivos, porém, efeitos fetais pelo álcool parecem ser bastante mais frequentes. O risco se eleva com o aumento da idade materna, multiparidade e consumo pesado em curto espaço de tempo. A orientação adequada das gestantes é importante, uma vez que o consumo abusivo de álcool é a terceira causa de retardo mental, após a síndrome de Down e a espinha bífida, mas a mais frequente quando consideramos apenas as causas preveníveis de retardo mental.[7] Outras substâncias, como tabaco, cocaína e maconha, também podem causar complicações obstétricas e ao feto, com baixo peso e estatura ao nascer, problemas respiratórios e outros, bem como dificuldade de aprendizado a médio prazo[9]
- A experiência clínica sugere que a resposta "normal" das mulheres a eventos traumáticos pode desencadear um padrão de ingestão problemático (abuso emocional, físico e/ou sexual na infância, morte de pessoa querida, perda de emprego, separações, rupturas sentimentais, saída dos filhos de casa e menopausa). O uso de álcool e outras drogas também está associado à maioria dos casos de violência contra as mulheres (incluindo a violência doméstica). Nesses casos, evidencia-se um ciclo vicioso de violência em que o trauma levaria ao desenvolvimento do transtorno por uso de substâncias, enquanto o uso de substâncias deixaria a mulher mais vulnerável ao risco de nova violência
- Certas categorias diagnósticas apresentam, em mulheres, uma taxa maior de comorbidade com o alcoolismo do que em homens, por exemplo, os transtornos de humor e a dependência e o uso abusivo de outras substâncias, particularmente os tranquilizantes e as anfetaminas. Além disso, a comorbidade psiquiátrica tem um impacto distinto no desenvolvimento de problemas pelo uso de substâncias em mulheres. Enquanto entre os homens, os transtornos como depressão e ansiedade são, na maioria das vezes, secundários ao próprio uso da substância, nas mulheres acontece o contrário. Em dois terços dos casos, problemas depressivos e ansiosos antecedem o início do consumo de álcool e outras drogas, que nestes casos funcionam como uma forma de automedicação. Dessa maneira, nas mulheres é mais comum a ocorrência de dependência secundária, o que pode ter importante reflexo em termos de prevenção e tratamento. Uma vez que, na maior parte das vezes, as comorbidades psiquiátricas são primárias, ao menos temporalmente, em mulheres, o tratamento específico dos transtornos depressivos e ansiosos se torna necessário, com a prescrição de antidepressivos e acompanhamento psiquiátrico. Já entre os homens, sendo a ocorrência de comorbidade mais frequentemente secundária ao próprio uso da substância, o tratamento farmacológico específico das comorbidades não costuma ser necessário, enfatizando-se o papel da abstinência na melhora desses sintomas[8]
- Outras comorbidades que costumam ser frequentes em mulheres com dependência química são os transtornos alimentares, como bulimia e anorexia nervosa. A pressão social quanto a padrões de beleza e à obtenção do corpo ideal influencia a escolha da substância consumida pelas mulheres. Mesmo que esses diagnósticos não estejam presentes, a identificação de preocupações com a imagem corporal é útil em termos do tratamento, pois muitas mulheres fazem uso de tabaco e estimulantes como estratégias de contenção do peso e podem relutar em interromper o uso com medo de engordar[7]
- Tentativas de suicídio são desproporcionalmente comuns em mulheres dependentes químicas e de 30% a 50% das pacientes que buscam tratamento em centros especializados em nosso país já tentaram suicídio pelo menos alguma vez anteriormente. A ideação suicida no caso das dependentes químicas se deve a diversos fatores, incluindo a comorbidade com transtornos afetivos e a elevada impulsividade[6]
- É fato bem conhecido que as mulheres alcoolistas apresentam maior tendência à união com homens alcoolistas. O principal motivo de iniciação e de aumento no uso de álcool por mulheres é o relacionamento íntimo com algum abusador de substâncias. A proteção mútua que ocorre entre ambos acaba retardando a busca de ajuda e tratamento. Homens que não têm problemas com o uso de álcool têm maior

- probabilidade de abandonar suas companheiras dependentes do que as mulheres nas mesmas circunstâncias
- A intoxicação por bebidas alcoólicas sempre foi mais tolerada nos homens e, até hoje, os primeiros "porres" do garoto são muitas vezes vistos como sinal de masculinidade. Já para as mulheres, "não fica bem exagerar" e espera-se que tenham controle sobre seus atos. Além disso, considera-se que as mulheres que bebem ou usam drogas são mais disponíveis sexualmente ou mesmo promíscuas. Mesmo em casos de violência, a sociedade tende a interpretar que o comportamento dessas mulheres provavelmente incentivou a ocorrência, se estavam alcoolizadas ou sob efeito de drogas. Por essa razão, o alcoolismo feminino tende a ser mantido em segredo, tanto pela dependente como por sua família, tornando necessária a exploração das questões relacionadas com a culpa e com a vergonha
- Às mulheres, na maioria das vezes, cabe a responsabilidade primária do cuidado com os filhos e os parentes idosos. Assim, embora a dependência química de um de seus membros tenha efeitos devastadores sobre toda a família, quando este membro é uma mulher, esses efeitos são ainda maiores
- Devido à sua maior vulnerabilidade aos efeitos do álcool, as mulheres alcoolistas apresentam mais problemas de saúde. Já foi demonstrado que as mulheres com problemas pelo uso de álcool apresentam maior mortalidade e maior morbidade do que os homens. Por exemplo, problemas cognitivos, cardiovasculares e gastrintestinais são mais frequentes em mulheres mesmo quando a quantidade total de álcool ingerido é ajustada à dos homens. O consumo abusivo de bebidas alcoólicas e outras substâncias em mulheres está relacionado com a infertilidade associada à hiperprolactinemia, menopausa precoce e risco aumentado de osteoporose. Em relação ao tabaco, o aumento do seu uso entre as mulheres vem contribuindo para o aumento do risco de doenças cardiovasculares e cânceres de pulmão e de bexiga, comparativamente aos homens. Essa diferença entre os gêneros é decorrente da maior suscetibilidade da mulher aos efeitos carcinogênicos do tabaco. Atualmente, a mortalidade por câncer de pulmão nas mulheres ultrapassa a mortalidade por câncer de mama, sendo a causa mais frequente de morte por câncer entre as mulheres americanas no presente. Por outro lado, a mortalidade associada ao câncer de pulmão em homens decresceu[5]
- As mulheres alcoolistas têm maior tendência a provir de famílias disfuncionais ou com problemas de dependência química. Sabemos que é bem conhecido que tanto fatores genéticos como ambientais contribuem para o desenvolvimento dos transtornos por uso de substâncias. Mas o impacto desses fatores é significativamente diferente em homens e mulheres. De modo geral, os estudos evidenciam que a influência genética é maior para homens do que para mulheres. Por outro lado, nas mulheres, a iniciação do uso de drogas ilícitas é influenciada mais por fatores ambientais do que por fatores genéticos, mas os fatores genéticos têm forte impacto na progressão do uso experimental para padrões de consumo abusivo ou dependência
- Em geral, os relacionamentos são o centro da vida e das decisões das mulheres e, se o parceiro ou a família não concordar, provavelmente a mulher não aderirá a um programa de tratamento
- Mulheres tendem a sentir um forte senso de falta de controle sobre suas vidas e a se responsabilizarem pelos problemas muito além do razoável

▶ Identificação de mulheres com transtornos pelo uso de substâncias

A detecção precoce do uso de substâncias é crucial na prevenção de diversos problemas de saúde, além de melhorar o prognóstico do tratamento. Assim, a investigação do uso de álcool e outras drogas deveria ser parte integral da avaliação em serviços de saúde em nível primário. Um teste simples que pode auxiliar a identificação de mulheres com potencial problema pelo consumo de álcool é o TWEAK.[7] Este é composto de cinco questões, sendo uma quantitativa e quatro com respostas do tipo sim/não e seu nome caracteriza o acrônimo que envolve os aspectos avaliados por essas questões:

Tolerance (tolerância): quantas doses de bebida alcoólica você toma até começar a sentir os primeiros efeitos do álcool?
Worry (preocupação): parentes e amigos têm se preocupado ou reclamado da sua forma de beber?
Eye-opener (alerta): você bebe logo pela manhã às vezes?
Amnesia (esquecimento): às vezes, após beber, você sente dificuldade para lembrar o que falou ou fez?
K/cut-down (redução): você, às vezes, sente que precisa reduzir ou controlar seu consumo de álcool?

A primeira questão recebe dois pontos quando a resposta indica que três ou mais doses seriam necessárias até que os primeiros efeitos do álcool pudessem começar a ser sentidos. A segunda questão recebe dois pontos e as demais recebem um ponto quando a resposta é positiva. A presença de pelo menos dois pontos indica que um problema com o álcool possa estar presente e que a mulher deveria ser encaminhada para uma avaliação especializada para que o diagnóstico possa ser corretamente elaborado e o tratamento adequado instituído.

▶ Tratamento de mulheres dependentes químicas

As estratégias terapêuticas para transtornos pelo uso de substâncias envolvem diferentes níveis de intensidade, desde uma breve orientação médica até abordagens mais especializadas. Daí a necessidade de realizar avaliação clínica e psiquiátrica completa para melhor delineamento do programa terapêutico. Isso é fundamental em virtude da frequência de problemas clínicos associados, comorbidades psiquiátricas e ideação suicida, o que pode indicar a necessidade de tratamento em nível hospitalar. A prescrição de medicação potencialmente causadora de dependência (como os benzodiazepínicos) e a prescrição de grandes quantidades de medicação (particularmente de antidepressivos) devem ser evitadas.[5-9]

A desintoxicação é o primeiro passo do tratamento e deve-se considerar que o uso de múltiplas drogas é mais a regra do que a exceção, principalmente o uso de medicação prescrita. É durante o período de desintoxicação que iniciamos o processo de motivação da paciente para continuar o tratamento. Dentre as diversas estratégias terapêuticas, destacamos as abordagens psicoeducacionais, a psicoterapia individual ou em grupo e as intervenções psicossociais e farmacológicas. Uma vez que a dependência química em mulheres compromete fortemente o núcleo familiar, a terapia familiar é frequentemente indicada. A literatura debate a eficácia de tratamentos dirigidos exclusivamente para mulheres. De modo geral, as pesquisas apontam que esse tipo de programa é particularmente atraente para mulheres com problemas de violência e traumas, aumentando sua adesão. Uma equipe de profissionais predominantemente feminina é um importante fator atrativo e que aumenta a adesão das mulheres, além de poder servir como modelo positivo para a internalização de novos papéis. Além disso, os grupos de ajuda mútua podem ser extremamente úteis como adjuvantes ao tratamento. Em nosso país e em outras partes do mundo, grupos de Alcoólicos Anônimos (AA) e Narcóticos Anônimos (NA) compostos exclusivamente por mulheres já existem nas principais cidades, mas ainda precisam ser instalados em cidades menores. A adesão é frequentemente um problema nos tratamentos para dependência química. No caso das mulheres, além das barreiras comuns de acesso, temos a questão do estigma social e da vergonha relacionada com um comportamento desaprovado pela sociedade, o que contribui para retardar a busca por tratamento bem como a permanência nele. Dessa forma, abordagens direcionadas às necessidades das mulheres dependentes químicas podem melhorar sua adesão e, consequentemente, sua eficácia. Dentre essas especificidades, destacam-se:

- Maior isolamento social e maior sensibilidade a fatores estressantes implicam maior necessidade de suporte emocional. Questões potencialmente conflituosas, como interação mãe-filho, relacionamentos interpessoais em geral, habilidades cotidianas, complicações médicas, problemas de baixa autoestima, falta de treinamento vocacional e questões relacionadas com a violência sexual e doméstica, precisam ser avaliadas de modo sistemático e abordadas concomitantemente ao transtorno pelo uso de substâncias, sob risco de minar todo o esforço terapêutico. A melhor maneira de se abordar tais questões é indagar abertamente sobre elas, em vez de ficar tentando "ler nas entrelinhas". Perguntando-se, por exemplo, sobre seus relacionamentos, a paciente começará a entender como de fato estes são e como gostaria que fossem. As perguntas devem ser colocadas de forma a identificar tanto os problemas como as soluções. Outras perguntas relevantes são sobre sono (o que ajuda a investigar a respeito do uso de benzodiazepínicos), alimentação e peso corporal (o que permite questionar sobre o uso de anfetaminas)
- As mulheres, em geral, não se sentem confortáveis com uma abordagem de confronto e preferem os programas dirigidos à resolução de problemas. Ao ajudá-las na busca de soluções, é preciso considerar a forma como pensam e se expressam, ou seja: a necessidade de se chegar a um consenso entre as pessoas envolvidas; a possibilidade de negociações entre dar e receber; a manutenção do foco na conciliação, em

vez de na confrontação; prestar atenção aos significados especiais e pessoais dos eventos; recomenda-se usar linguagem não confrontadora, com palavras como *talvez*, *poderia ser*, *imagino* etc. Ditar regras ou dizer o que as pacientes devem fazer apenas contribui para a sensação de falta de controle em suas vidas. Em vez disso, deve-se estimulá-las a buscar soluções, fazendo perguntas sobre o que já tentaram fazer, em que falharam, o que ainda não foi feito, como outras pessoas resolveriam uma situação similar etc.

- Como frequentemente o cuidado com os filhos recai sobre a mulher, é importante que os programas tenham estrutura para acomodar as crianças enquanto a mãe participa dos atendimentos. Ter mães e filhos em tratamento conjunto oferece uma oportunidade única para facilitar o crescimento emocional e atividades nutritivas, de envolvimento emocional. As mulheres aprenderão comportamentos parentais positivos e as crianças, a serem crianças (em vez de ter de cuidar das próprias mães) e, principalmente, a esperar que suas mães estejam lá para cuidar delas
- A participação da família é uma questão considerada crucial para a recuperação dessa população, em especial a participação dos filhos. Não parece útil colocá-los para dizer de que maneira a mãe tem sido disfuncional, mas sim estimulá-los a identificar de que modo têm ajudado ou poderão ajudar a si mesmos e a ela também. As crianças sempre fazem o melhor que podem e devem-se descobrir os comportamentos a serem mantidos. Pesquisas indicam significativos déficits no manejo dos filhos nessa população e o treinamento de tal habilidade beneficiaria não só a mãe, mas também as crianças implicadas
- Atenção especial deve ser dada à sexualidade. Devem ser abordados temas como identidade sexual, imagem corporal, educação sobre saúde sexual e reprodução humana, transtornos alimentares e sua inter-relação com a sexualidade, importância da cultura sobre a sexualidade, comportamento sexual, dependência de sexo etc. Muitas mulheres têm dificuldades de falar a respeito de alguns assuntos, por exemplo, não conhecer seu próprio corpo. Obviamente, a equipe precisa estar treinada e preparada para lidar com essas questões de maneira confortável, principalmente pelo fato de os programas de tratamento abrangerem mulheres heterossexuais, homossexuais e bissexuais, de modo a proporcionar um ambiente adequado e seguro
- Mulheres dependentes químicas enfrentam muitas vezes problemas de ordem legal, como tráfico de drogas, negligência, abuso infantil, dentre outros. Pode ser muito difícil trabalhar com mulheres infratoras que abusaram fisicamente de seus filhos. Algumas pessoas da equipe podem considerar os níveis de violência e abuso perturbadores e provocadores de trauma em si mesmas, gerando ansiedade, pesadelo e sentimentos de impotência. Outra questão muito importante é que, muitas vezes, essas mulheres podem não ter um lugar seguro onde viver ou são vítimas de violência doméstica. Nesses casos, a identificação de moradias e abrigos seguros é fundamental para o sucesso do tratamento
- O tratamento farmacológico pode envolver medicações, como naltrexona e acamprosato, que podem ajudar na redução do consumo de álcool, juntamente com outras técnicas psicossociais. Infelizmente, a maioria dos estudos não analisa os resultados por gênero, ainda que reconheçam que homens e mulheres respondem de forma diferente. O tratamento farmacológico também é eficaz no aumento dos índices de abstinência em pacientes em programas para redução do tabagismo. Inclui várias formas de reposição de nicotina (adesivos, gomas de mascar, ou *spray*) e bupropiona (um antidepressivo eficaz na redução da vontade de fumar). Sintomas depressivos são frequentes entre mulheres que estão tentando parar de fumar. O tratamento da depressão pode melhorar substancialmente o sucesso do tratamento. O ciclo menstrual da mulher também exerce influência sobre as chances das mulheres interromperem o tabagismo, pois os sintomas de abstinência podem piorar no período pré-menstrual, tornando mais difícil a abstinência.

▶ Considerações finais

As pesquisas mais recentes têm demonstrado um padrão de convergência entre os gêneros masculino e feminino no que se refere ao consumo de substâncias. Problemas emocionais e comorbidades, psiquiátricas, tais como depressão e ansiedade, são desproporcionalmente mais prevalentes em mulheres com problemas pelo uso de substâncias, quando comparadas aos homens, além de serem importantes fatores de risco para o início e a manutenção do uso de substâncias em mulheres. Também é cada vez mais claro que as mulheres são particularmente vulneráveis aos efeitos físicos de diferentes substâncias. Dessa forma, temos o desafio de desenvolver programas de tratamento que sejam sensíveis às particularidades das mulheres dependentes químicas e que levem em consideração os diferentes estágios do seu ciclo de vida, tais como gestação, amamentação, menopausa e envelhecimento.

▶ Referências bibliográficas

1. CARLINI, E. A.; GALDURÓZ, J. C. F.; NOTO, A. R.; NAPPO, S. A. *II Levantamento domiciliar sobre o uso de drogas psicotrópicas no Brasil – 2005*. São Paulo: CEBRID/UNIFESP, 2005. 455 p.
2. LARANJEIRA, R.; PINSKY, I.; ZALESKI, M.; CAETANO, R. *I Levantamento nacional sobre os padrões de consumo de álcool na população brasileira*. Brasília: SENAD – Secretaria Nacional Anti-Drogas, 2007, 76 p.
3. INSTITUTO NACIONAL DE CIÊNCIAS E TECNOLOGIA PARA POLÍTICAS PÚBLICAS DO ÁLCOOL E OUTRAS DROGAS (INPAD); UNIDADE DE PESQUISA EM ÁLCOOL E DROGAS (UNIAD). II LENAD: Levantamento nacional de álcool e drogas. São Paulo, 2013. Disponível em www.inpad.org.br/lenad.
4. WOLLE C. C.; SANCHES M.; ZILBERMAN M. L.; CAETANO, R.; ZALESKI, M.; LARANJEIRA, R. R.; PINSKY, I. Differences in drinking patterns between men and women in Brazil. *Rev. Bras. Psiquiatr.*, v. 33, n. 4, p. 367-373, 2011.
5. ZILBERMAN, M. L.; BLUME, S. B. Women and drugs. In: LOWINSON, J.; RUIZ, P.; MILLMAN, R. B.; LANGROD, J. G. (eds.). *Substance abuse:* a comprehensive textbook. 4th ed. Philadelphia: Lippincott Williams & Wilkins, 2004. p. 1064-1075.
6. BLUME, S. B.; ZILBERMAN, M. L. Addiction in women. In: GALANTER, M.; KLEBER, H. D. (eds.). *The american psychiatric press textbook of substance abuse*. 3rd ed. Washington: American Psychiatric Press, 2004. p. 539-546.
7. ZILBERMAN, M. L.; BLUME, S. B. Substance use and abuse in women. In: ROMANS, S.; SEEMAN, M. V. (eds.) *Women's Mental Health:* a life cycle approach. Philadelphia: Lippincott Williams & Wilkins, 2005. p. 179-190.
8. BLUME, S. B.; ZILBERMAN, M. L. Addictive disorders in women. In: FRANCES, R. J.; MILLER, S. I.; MACK, A. H. (eds.). *Clinical textbook of addictive disorders*. 3rd ed. New York: Guilford Press, 2005. p. 437-453.
9. ZILBERMAN, M. L. Substance abuse across the life span in women. In: BRADY, K. T.; BACK, S. E.; GREENFIELD, S. F. (eds.). *Women and addiction:* a comprehensive textbook. 1st ed. New York: Guilford Press, 2009. p. 3-13.

27 Abordagem Familiar em Dependência Química

Roberta Payá e Neliana Buzi Figlie

> *A família precisa transformar a visão que tem sobre si, de vítima a coparticipante, de culpada a corresponsável, de impotente a competente.*
> (Guimarães et al., 2009)

▶ Introdução

Indiscutivelmente, a família é um fator crítico no tratamento e sua abordagem é um procedimento fundamental nos programas terapêuticos. O impacto de determinada substância, a história do uso da droga entre as gerações, os papéis dos membros da família, o modo como se relacionam, a dinâmica, o funcionamento familiar e o uso da droga por um dos membros como indicador de que algo não vai bem dentro do sistema familiar passaram a receber atenção de profissionais, favorecendo o desenvolvimento de novas alternativas para melhor explorar o tema clínica e cientificamente. A exemplo disso, a família é entendida hoje como cenário de risco e/ou de proteção frente às complexidades da dependência química.[1] O pressuposto básico preconiza que as pessoas que usam drogas estão dentro de um contexto no qual seus valores, crenças, emoções e comportamentos influenciam os comportamentos dos membros da família e são por eles influenciados. Por isso, o meio familiar pode ser compreendido como cenário direto do enfoque terapêutico.

Apesar de a instituição familiar ter uma história antiga, somente a partir da década de 1950 passou a compor área de interesse da psicologia, contribuindo para o desenvolvimento da psicoterapia familiar como abordagem de tratamento de problemas.[2]

As intervenções familiares, de maneira geral, combinam procedimentos que envolvem uma equipe mínima, capacitada para diagnosticar, orientar e tratar de diferentes formas tanto a pessoa que faz o uso como o sistema como um todo.

Vários estudos apresentam evidências de problemas no funcionamento familiar de dependência de drogas, entretanto esses resultados não devem ser encarados de maneira linear e/ou casual, na tentativa de justificar uma "tipologia de família" com pessoas dependentes de drogas, reforçando um estigma de que as famílias são "sempre problemáticas e difíceis". A compreensão do funcionamento familiar deve estar respaldada na história intergeracional da família e no diagnóstico individual e familiar. A competência da família, sua resiliência e as habilidades para lidar com o estresse são fatores importantes de se levar em consideração nas intervenções que envolvem dependentes e seus familiares.[3]

Todavia, mesmo tendo conquistado reconhecimento clínico, nenhuma abordagem de terapia familiar pode ser definida como a mais eficaz e ainda há a necessidade de se investigar mais o tema, bem como de ter conhecimento da ampla gama de possíveis intervenções com famílias. Dentro de alguns avanços, já apresentados na literatura, destaca-se o que, praticamente 50 anos depois, Miller e Wilbourne ressaltaram como melhor proposta de tratamento: aquela que inclua algum componente social e, neste contexto, a família pode ser uma peça-chave para o início do processo de mudança do usuário, para a redução de problemas da dependência e de problemas familiares e para a prevenção de outros membros que correm maiores riscos de desenvolver outros transtornos.[4]

A compreensão do termo "terapia familiar" merece destaque por ser atualmente usado para descrever os diferentes modelos de intervenções familiares que têm comprovado efetividade no engajamento e na retenção de usuários e seus familiares em tratamento. Abordagens familiares são compreendidas como intervenções com a participação da família no processo de tratamento, destacando-se modalidades como a psicoterapia, intervenção psicoeducativa, acolhimento familiar e a orientação familiar.

▶ Família e seus múltiplos significados

A família é um sistema vivo e aberto no qual são formados os vínculos de afeto, cuidado, proteção e promoção de educação. Este sistema é dinâmico, composto por forças interfamiliares e intrafamiliares. E a partir desse dinamismo a família constrói e reconstrói um estado de (des)equilíbrio diante das mudanças sociais.[4]

Ao refletirmos sobre as famílias nos deparamos com significados que também recebem interferências conforme um contexto sociocultural. Em 1949, Murdock havia descrito a família como um grupo social caracterizado por residência comum, cooperação econômica e reprodução. Incluindo adultos de ambos os sexos, sendo que pelo menos dois deles mantêm relações sexuais aprovadas, e um ou mais filhos destes, próprios ou adotados. Para Osório,[5]

> a família não seria uma expressão passível de conceituação, mas tão somente de descrição... Sendo possível descrever as várias estruturas ou modalidades assumidas pela família através dos tempos, mas não defini-la ou encontrar algum elemento comum a todas elas.

Desta forma, qualquer modelo familiar seria incorreto sem a atribuição de um contínuo.

No vocábulo latino, *famulus*, significa servo ou escravo, sugerindo que, primitivamente, considerava-se a família como o conjunto de escravos ou criados de uma mesma pessoa. Essa raiz também remete à natureza possessiva das relações familiares – o marido, como amo e senhor, e o pai com poder sobre a vida e morte dos filhos (Osório, 2002). No entanto, esse significado de "poder" se oporia à visão de Maturuma[6] sobre o sistema familiar, visto que para ele o domínio de interação de apoio mútuo sob a paixão por viver juntos em proximidade emocional, gerado por duas ou mais pessoas (às vezes, inclui outros seres vivos), seja por meio do acordo explícito ou porque crescem no suceder de seu viver, refletiria no sentido da união pelo afeto, e não mais pelo poder ou obrigação.

Tal contexto também é sustentado frente à dificuldade de definição que a família contém em si, pois segundo Sarti,[7] definir família nos remete a uma realidade que nos é muito próxima e se confunde com o que nós somos, com a nossa identidade social e nossa própria família.

Nos dias de hoje, não existe um único modelo familiar, as famílias são definidas muito mais pelos laços afetivos do que por consanguinidade, e as mudanças sociais trouxeram várias formas de convivência e configurações familiares. No campo de tratamento da dependência química, é bem estabelecido o entendimento de definição familiar e rede pelo próprio usuário, sendo ele o protagonista de sua verdade e história, e o problema do consumo abusivo ou da dependência, tendo seu percurso e interferência. Embora tenhamos que considerar a subjetividade do constructo de família, vale ressaltar o entendimento de Salvador Minuchin,[8] como sendo um grupo de pessoas conectadas por emoções e/ou sangue, que conviveu o tempo suficiente para ter desenvolvido padrões de interação e histórias que justificam e explicam esses padrões de interação. Em suas interações padronizadas, os membros da família constroem uns aos outros – pertencimento e "individualização".

Desta forma, a constituição familiar e a definição de família dependem de aspectos advindos dos movimentos históricos, do contexto cultural, gênero, religião, etnia e tempo. Aspectos que são modeladores de papéis e regras familiares e que afetam e influenciam diretamente cada indivíduo e seu sistema.

▶ Características presentes em famílias de dependentes químicos

Os núcleos familiares existem dentro de um amplo contexto social constituído pela rede de amigos e comunidades. São o que chamamos de sistemas abertos e que estarão em constante interação, modulando normas, regras e conceitos individuais. Isso reflete diretamente em noções de ajuda, troca e relacionamentos que se dão a partir desse constante intercâmbio entre indivíduo, família e comunidade.

Devemos compreender os pormenores presentes na história do "relacionar-se" do usuário, o que não se limita apenas aos seus familiares e, sim, a toda uma rede definida e constituída frequentemente por ele mesmo. Para isso, a ideia de tempo é importante, já que também passam a entender ou incorporar noções de troca e relacionamentos a partir dessas vivências e não apenas de suas famílias. O próprio tempo e permanência do uso afeta a formação da rede, por exemplo, amigos que não bebem são "trocados" por amigos que bebem muito. Outros dois aspectos relevantes e que de fato devemos ter em mente são: o entendimento de "pedir ajuda e dar suporte", que naturalmente é definido por pessoas que, por serem usuárias, acabam apresentando maiores demandas; e "noções de vínculo" dos membros envolvidos no problema da dependência, que, por sua vez, se tornam comprometidos, pois, conforme aumentam o uso, mais chances têm de se isolar.

De modo contraditório, o dependente químico pode parecer ter perdido todos os vínculos com a família, mas, mesmo assim, tem fortes emoções a respeito dos relacionamentos e ainda mantém dependências afetivas e financeiras.[4] Em estudos com dependentes de heroína, Stanton e Todd[9] puderam identificar que 82% dos pesquisados moravam com a mãe, 58% viam seus pais semanalmente e 66% viam o pai diariamente. Disto concluíram que, apesar de os usuários se dizerem independentes, a maioria demonstra manter laços estreitos com a família e aqueles que não moram na casa dos pais moram nas proximidades.

Do lado oposto, raramente o usuário assume que está bebendo em demasia ou que faz uso de drogas. Seus sentimentos podem ser negados por ele mesmo. A "confirmação" da presença da droga no meio familiar pode acontecer por iniciativa de terceiros, por um ato falho do próprio usuário, ao esquecer a droga em lugar visível ou em uma situação extrema, de prisão, doença, superdosagem, morte e acidentes. A partir dessa revelação, a crise familiar atinge seu ápice, uma vez que, em geral, a família já vinha sofrendo desequilíbrios não perceptíveis ao seu olhar.

Para Krupnick, o impacto que a família sofre com o uso de drogas por um de seus membros é correspondente às reações que vão ocorrendo com o sujeito que as utiliza.[10] Esse impacto pode ser descrito em quatro estágios, pelos quais a família progressivamente passa sob a influência das drogas e do álcool:

- No primeiro estágio, prepondera o mecanismo de negação. Ocorrem tensão e desentendimento e as pessoas deixam de falar o que realmente pensam e sentem
- No segundo estágio, a família tende a preocupar-se com essa questão, buscando o controle do uso da droga. Mentiras e cumplicidades instauram um clima de segredo familiar. A regra é não falar do assunto, mantendo a ilusão de que as drogas e o álcool não estão causando problemas para a família
- No terceiro estágio, a desorganização da família é enorme. Seus membros assumem papéis rígidos e previsíveis, servindo de facilitadores. As famílias assumem responsabilidades de atos que não são seus e, assim, o dependente químico perde a oportunidade de perceber as consequências do consumo abusivo de álcool e drogas. É comum ocorrer uma inversão de papéis e funções, por exemplo, a esposa que passa a assumir todas as responsabilidades de casa em virtude do alcoolismo do marido ou a filha mais velha que passa a cuidar dos irmãos em consequência do uso de drogas pela mãe
- O quarto estágio é caracterizado pela exaustão emocional e podem surgir graves distúrbios de comportamento em todos os membros. A situação fica insustentável e leva ao afastamento entre os membros, causando grave desestruturação familiar.

Em complemento às fases, a prática clínica mostra que os sentimentos mais comuns presentes em famílias que convivem com usuários ou dependentes são: raiva, ressentimento, descrédito das promessas de parar, dor, impotência, medo do futuro, falência, desintegração, solidão diante do resto da sociedade, culpa e vergonha pelo estado em que se encontram.[11]

Embora tais estágios e sentimentos definam um padrão da evolução do impacto das substâncias, não podemos afirmar que em todas as famílias o processo será o mesmo. Até mesmo porque conceitos rígidos ou que delineiem uma ideia fixa não são bem-vistos por profissionais sistêmicos.

Indubitavelmente, cada família que passa pela problemática reage de acordo com seus valores, compreensão e com recursos próprios para lidar com o problema do álcool ou substâncias ilícitas. Também podemos dizer que há uma tendência dos familiares a se sentirem culpados e envergonhados. Muitas vezes, esses sentimentos devem-se ao fato de a família demorar muito tempo para admitir o problema e procurar ajuda externa e profissional, o que colabora para agravar o desfecho do histórico familiar.

▶ Fatores constitucionais, socioculturais e familiares

Independentemente do processo familiar, a conduta terapêutica deve elucidar a ideia de que o comportamento dependente não se desenvolve em um vácuo, mas sim dentro de um contexto que inclui a família, pares, vizinhança, tempo e aspectos culturais que definem regras e atitudes. Por isso, as influências sociais devem ser entendidas como aspectos de grande impacto na vida do membro que apresenta problemas com álcool ou drogas desde a infância.

Fatores constitucionais

Os fatores constitucionais podem tornar as pessoas vulneráveis aos problemas com álcool ou drogas, na medida em que um pequeno subgrupo de pessoas que enfrenta esse tipo de problema está geneticamente vulnerável ao desenvolvimento de uma dependência. Deve ser enfatizado, entretanto, que, ao contrário da crença popular, esse é apenas um pequeno subgrupo, e não são exclusivamente os fatores genéticos que causam seus problemas de consumo abusivo. Isso significa que os fatores genéticos tornam alguns indivíduos vulneráveis ao desenvolvimento de dificuldades relacionadas com o consumo de álcool ou drogas. Porém, para essas pessoas vulneráveis, o uso abusivo é iniciado e mantido devido a outros fatores.

Fatores socioculturais

A mesma relação que o adolescente tem com sua escola, a família tem com sua vizinhança e comunidade. Os desafios presentes são: disponibilidade de substâncias, criminalidade, isolamento social etc. Os fatores socioculturais podem tornar as pessoas vulneráveis ao desenvolvimento da dependência, na medida em que algumas culturas apoiam níveis ainda mais elevados de consumo de bebida alcoólica, ou toleram o uso de determinada droga, do que outras. Por exemplo, um nível elevado de consumo de bebida alcoólica é tolerado nos países nórdicos e não nos países orientais. Fatores no sistema social mais amplo, como os altos níveis de estresse e baixos níveis de apoio advindos de limitações básicas de saúde,
educação de uma determinada região também podem tornar as pessoas mais vulneráveis ao desenvolvimento de problemas com bebida alcoólica, principalmente se a distribuição e venda de alguma substância estiver associada ao meio de sobrevivência.

Fatores familiares

Este é o primeiro contexto em que a criança se desenvolve e aprende. Os fatores de desenvolvimento e experiências de origem familiar são, provavelmente, os mais importantes. Indivíduos provenientes de famílias em que a dependência do álcool já existe podem desenvolver padrões de comportamento similares aos de seus pais, até porque se sabe que o modelo parental representa uma variável de fator de risco direta para o desenvolvimento desse tipo de comportamento. Quando os pais se utilizam do álcool para encarar o estresse, lidar com as mudanças do ciclo da vida, reduzir os níveis de ansiedade, tolerar uma depressão ou gerenciar conflitos com relação a alcançar os níveis de intimidade e autonomia necessária, os outros membros estarão vulneráveis a seguir seus passos como meio de resolver problemas futuros. Experiências de vida precoces, as quais tornam as pessoas vulneráveis ao desenvolvimento de ansiedade, depressão por dificuldade matrimonial e outras dificuldades podem tornar as pessoas vulneráveis ao desenvolvimento de problemas relacionados com o consumo de bebida alcoólica ou drogas ilícitas, na medida em que a substância passa a ser usada para enfrentar outros tipos de problema. Se por um lado, o membro pode desenvolver um problema de consumo de bebida alcoólica, assim como seu familiar, ele pode, por outro, escolher um parceiro que tem o problema com a bebida alcoólica e adotar um papel semelhante ao do seu familiar que tinha que aceitar a dependência do cônjuge.

Influências do contexto familiar

Por mais que as influências do meio, seja por via direta do uso ou dependência de um dos membros da família, ou por via indireta, conforme o funcionamento e a dinâmica familiar, sejam fatores de risco bem estabelecidos, os aspectos individuais (biológicos e hereditários) e a própria disponibilidade da droga ou da bebida, oferecidas cada vez mais precocemente na nossa sociedade, devem ser levados em conta.

De qualquer modo, muitos estudos demonstram a necessidade de compreendermos como e por que o fenômeno da dependência química pode se repetir em outras gerações.

Dentro da perspectiva familiar, podemos inferir que o comportamento do usuário é apreendido do mesmo modo que interfere fortemente nas pessoas envolvidas pela convivência. A exemplo disso, no caso da dependência de álcool, foi observado que sua perpetuação pode estar associada à manutenção da identidade familiar, pois as famílias com dependentes são bastante particulares em razão de suas características incomuns, percebidas e vividas por todos os seus membros.[11] Atitudes como "rituais familiares" muitas vezes ocorrem em torno do beber, o que interfere no desempenho *saudável* da família.[12] Geralmente, é dessa forma que os filhos crescem em um contexto cultural no qual a bebida se torna parte de suas vidas. A mitologia familiar é, muito provavelmente, infestada de cenas relacionadas com o álcool.

Os filhos podem permanecer imersos nesse ambiente, inconscientes do que ocorre; podem repetir a identidade familiar e, sem muito refletir, se casar com usuários ou virem a ser um. O desafio desses filhos seria construir novos rituais e mitos familiares, abandonando os de sua família de origem, para, assim, desenvolver uma identidade familiar não alcoólica como maneira de não perpetuar a dependência de álcool. Cabe lembrar, ainda, que serviços de prevenção aos filhos de dependentes químicos podem atuar diretamente para que a identidade familiar seja reconstruída; também se pode recorrer à psicoterapia familiar, quando esta permitir a inclusão dos filhos, mesmo sendo pequenos.

Em uma perspectiva preventiva, sabe-se que o perfil de uma família mais vulnerável ao desenvolvimento de consumo abusivo ou dependência de substâncias é constituído por fatores de risco como:

- Consumo abusivo ou dependência química de um dos pais
- Presença de problemas psiquiátricos em um dos pais
- Ausência de vínculos que unem pais e filhos
- Educação autoritária associada a pouco zelo e afetividade nas relações
- Atitudes permissivas dos pais com relação ao uso de drogas
- Uso de drogas por irmãos
- Conflitos familiares (casal e/ou entre os membros)
- Desorganização familiar, não havendo clareza de regras, monitoramento e disciplina
- Alta frequência de crises ou crises repentinas
- Baixo suporte social
- Separação, perdas e doenças graves
- Baixo poder aquisitivo.

Nenhum dos fatores deve ser analisado isoladamente, pois é o conjunto destes que vai influenciar a maior ou menor vulnerabilidade do meio. Além disso, sabemos que a dependência química afeta o sistema familiar mediante certos fatores, como a substância de escolha; a idade e o sexo do dependente; a ruptura da rede social tanto da família como do membro usuário; o ciclo de vida familiar e o estágio em que a família se encontra; os fatores sociais, econômicos e culturais, tanto do dependente como da família; e as psicopatologias. Segundo Kaufmann, todos esses fatores interagem com o efeito do consumo abusivo de substância para produzir um sistema familiar não saudável.[13]

Stanton encontrou dados associados ao gênero dos membros ou tipo de vínculo dentro da família.[14] Dependentes químicos masculinos, por exemplo, tendem a ter suas mães envolvidas em uma relação de superproteção, as quais, em sua grande maioria, são extremamente permissivas. No caso das mulheres dependentes, estas se apresentam geralmente em competição com suas mães e os seus pais são considerados inaptos.

Em alguns casos, por exemplo, quando a questão de gêneros ou papéis está sendo apontada, o uso de drogas pode aparecer como fator determinante para a interação familiar, uma vez que revela a desorganização do sistema, anterior ao uso da droga. Stanton e Todd resumiram características dos sistemas familiares de usuários de drogas:[9]

- Alta frequência de drogas e dependência multigeracional
- Expressão rudimentar e direta do conflito familiar com parcerias entre os membros, de modo explícito
- Mães com práticas simbióticas quando os filhos são crianças, estendendo-se por toda a vida
- Coincidência de mortes prematuras não esperadas dentro da família
- Tentativas dos membros de se diferenciarem entre si, como uma pseudoindividuação, mas de modo frágil, em virtude das regras e dos limites que deveriam ordenar o funcionamento estarem distorcidos.

Diante da conduta de dependência química, a família passa a pensar por que um de seus membros se droga, por quem ele é mais protegido, quem deveria assumir a culpa e como poderiam evitar isso. Olievenstein assinala as seguintes características, denominadas patológicas, encontradas nas famílias de dependentes químicos:[15]

- Falta de barreiras entre as gerações: a autoridade dos membros mais velhos nem sempre é suficiente para impor limites e regras
- O nível de individuação dos adultos é precário; frequentemente, há inversão dos papéis na família nuclear, em que o filho assume o papel do adulto
- Os mitos familiares são acentuados. Por isso, é muito comum os familiares manterem certa desesperança, ou até mesmo comodismo, por acreditarem que o problema da droga é algo do "destino" da família como um todo
- Desentendimento do casal parental, principalmente quando um dos cônjuges é alcoolista ou quando o casal não age de modo coerente em relação às condutas que deve assumir para apoiar a recuperação de um dos filhos
- Alianças secretas com filhos diante da desordem das condutas que deveriam ser seguidas ou falhas de comunicação entre os membros, que automaticamente fortalecem parcerias dentro do meio familiar.

Rede social

Diferentemente do que se pensava, os usuários têm rede social e constante contato familiar. A rede inclui pessoas que usam e que não usam substâncias, ou seja, pessoas que os ajudam e os incentivam a continuar o uso/consumo abusivo.[16] De modo geral, a rede social tende a ser pequena; alguns motivos e o modo como se compõe são descritos a seguir:

- Alguns familiares e amigos naturalmente se distanciam devido ao uso
- Esposas, maridos ou parceiros tendem a se separar quando estão convencidos de que a pessoa não vai mudar, o que acarreta a quebra da rede de amigos – e uma curiosidade observada é o fator de gênero presente no tempo de convívio, uma vez que esposas tendem a permanecer por mais tempo em uma relação como membro de apoio, em comparação com os maridos de mulheres dependentes
- Ao longo do tempo, usuários transitam em outras redes de usuários e amigos não usuários tornam-se estranhos
- Dependentes de álcool tendem a formar rede com outros dependentes de álcool, assim como dependentes de drogas tendem a formar rede com outros dependentes de droga
- Mulheres, com certa frequência, são apresentadas a drogas por meio de seus parceiros e, geralmente, maridos de mulheres dependentes de álcool têm elevado consumo alcoólico
- Usuários oriundos de famílias com maior facilidade para mudanças tendem a ter melhores desfechos
- Indivíduos com melhores condições de enfrentamento e menores condições de estresse tendem a ter uma rede social maior
- A inabilidade de oferecer suporte por parte dos usuários tende a restringir o tamanho da rede social, logo, indica maior situação de isolamento.

Em uma perspectiva sistêmica, a reconstrução da rede social tanto para a família como para o membro usuário poderá ser a via de fortalecimento do processo. A rede é, também, uma estratégia de gestão de riscos, já que vulnerabilidades sociais estão presentes, neste caso, representadas pelas substâncias. Ela pode funcionar como um instrumento para o conjunto das políticas de controle e de ordenação social.

Famílias que apresentam maior vulnerabilidade ao consumo abusivo e dependência expressam um "debilitamento" da rede social, e este alimenta um ciclo, de tal modo que segredos, isolamento, indiferença e esquecimento das próprias raízes familiares se perpetuem. Neste desencadeamento de laços afetivos e sociais, há o que Sudbrack,[17] referiu como sendo o desenraizamento de códigos que impedem as famílias de conhecerem com quem se pode contar, de quem se pode receber ajuda, com quem é possível juntar-se para resolver um problema comum.

A compreensão dessa perspectiva condiz com resultados encontrados em estudo comparativo entre 310 famílias com pais dependentes de álcool, famílias com membros dependentes de substâncias ilícitas e famílias sem a presença da dependência. Famílias com problemas de dependência revelaram ter menos apoio de sua rede social, quando comparadas com o grupo familiar sem dependência.[18]

Ciclo de vida familiar

Muitas vezes, membros envolvidos e preocupados com o problema da droga perguntam-se como e quando tudo isso começou. A partir disso, consideramos relevante compreendermos que o momento no qual a droga ou o álcool passa a existir dentro de um sistema familiar está fortemente ligado ao próprio ciclo de vida em família.

Steinglass *et al.* referem em seu trabalho que o ciclo familiar vital serve como parâmetro para a identificação de variáveis relacionadas com os problemas de consumo abusivo de álcool e drogas para determinar a direção do tratamento.[19]

Dentro do amplo conceito do ciclo de vida familiar, fases do processo histórico familiar podem ser compreendidas.[20] Serão apontadas brevemente as fases do ciclo de vida relacionadas com a identificação da presença da droga ou do álcool.

Vale ressaltar que adaptações ao conceito do ciclo de vida familiar devem ser constantes. Uma vez que as constituições familiares são diversas, e que o presente traz a legitimação de um sistema, muitas composições não necessariamente passarão pelo processo de ciclo, que é apresentado a seguir. Ou seja, ele não é determinante para famílias compostas por uma mãe solteira, um casal do mesmo sexo, inseridas em outro contexto cultural e assim por diante.

Fase de aquisição

A primeira fase do processo do ciclo de vida familiar corresponde à formação do casal. A adaptação a uma nova vida familiar demanda tempo, maturidade individual para trocas, respeito mútuo pelas diferenças pessoais e familiares. Em famílias de dependentes químicos nessa fase, também chamada de *fase de aquisição*, encontram-se casais muito jovens, sem maturidade necessária para a construção de um novo sistema familiar; são frequentes os casamentos que nascem de uma gravidez precoce. Nesse caso, podem ser encontrados problemas desencadeadores de um abuso ou dependência e que vão se agravando, uma vez que a tarefa de constituir um casal é a mais difícil do ciclo familiar.[19,20] Esses casais jovens enfrentam muitas dificuldades, que, não raro, os impossibilitam de se tornarem uma família. A presença da dependência pode revelar o padrão dependente de cada parte do casal, entre si ou com suas famílias de origem. Segundo a literatura, nessa fase o consumo abusivo pode se iniciar e se agravar, por isso é aconselhável que a terapia familiar seja centrada no casal, nas demandas comuns dessa fase de aquisição e no seu contexto sociofamiliar, incluindo a família de origem.

Fase infantil

Caracterizada pela chegada dos filhos. Fase de desenvolvimento para pais e filhos. Segundo a literatura, a maternidade pode diminuir ou cessar o consumo por mulheres e, por isso, as necessidades básicas dirigidas aos filhos devem ser incentivadas. É o momento em que atenção especial é dirigida à mulher – mãe –, dando-se ênfase ao fortalecimento da importância dos papéis de mãe e pai.

Em um caráter preventivo, é uma fase que se refere à população de filhos de usuários, além de ser uma fase transitória da infância para a adolescência.

Fase adolescente

A chegada da adolescência é um dos momentos propícios para que o uso de drogas surja como um dos sintomas que denuncia as dificuldades familiares em atravessar essa etapa do ciclo, pois esse momento implica crescimento e individuação, movimentos essenciais na busca do jovem pela sua autonomia e independência do grupo familiar. Muitas vezes, os responsáveis são obrigados a reviver suas histórias para conseguir compreender o que está se repetindo com um dos filhos.

Em tempos atuais, a preocupação com as drogas se intensifica, mas não podemos desconsiderar, de modo algum, o fato de sua disponibilidade ter aumentado consideravelmente, tornando-se, também, uma questão de âmbito social. De qualquer forma, isso reforça a vulnerabilidade do jovem, que necessita do grupo de amigos para se diferenciar dos pais e, ao mesmo tempo, para buscar sua aceitação social. Em tempos atuais, costumo inclusive discutir que nunca foi tão difícil ser pais de filhos adolescentes como agora. O desafio e a negociação de regras e valores é constante e torna-se uma tarefa árdua.

Nessa fase, muitas revelações podem surgir, como a descoberta pelos pais do uso por algum filho, ou, ainda, o consumo abusivo de álcool pelo pai, que vai ao encontro do experimento da maconha pelo filho. O que se deve estabelecer como foco é a questão das mudanças, transições e apoio para a família receber condições para se adaptar. A crença de que tal crise pode ser apenas uma fase deve ser mantida. A fase da adolescência exige mudanças estruturais e renegociação de papéis nas famílias, pois ocorrem mudanças físicas nos filhos e tem início a transição psicológica da infância para a idade adulta.

Na maioria das famílias com adolescentes, os pais estão se aproximando da meia-idade e seu foco está nas questões maiores do meio de vida, tais como reavaliar o casamento e a carreira. De acordo com Carter e McGoldrick,[20] tal estágio do ciclo de vida familiar indicaria que a família estaria em um processo emocional de transição e teria no desenvolvimento da flexibilidade seu ponto de sucesso.[13] Aumentar a flexibilidade das fronteiras familiares e modular a autoridade paterna permite aos terapeutas promover maior independência e desenvolvimento para os adolescentes. Quando isso não ocorre, as demandas da adolescência e da fase adolescente do ciclo vital familiar se entrecruzam, podendo fragilizar o sistema familiar, deixando-o mais vulnerável à dependência.

A maneira de encarar essas mudanças está ligada não só aos padrões da família nuclear, mas a padrões multigeracionais, caracterizados pela falta de flexibilidade diante dessas demandas. Geralmente, encontramos intensificado o triângulo relacional mãe e filho com pai distante. Seria o que muitos autores sistêmicos defenderam como sendo o uso de drogas uma *solução paradoxal ao dilema criado sobre manter ou dissolver a família*. Esse filho, cuja tarefa é manter a estabilidade da família, encobrindo a realidade inaceitável da passagem do tempo, ao drogar-se, oferece a si mesmo em sacrifício pela manutenção do equilíbrio do sistema familiar.

O profissional deve estar ciente de que a passagem dessa fase vai depender do estado em que cada membro se encontra emocionalmente para encarar as mudanças relacionais; todavia, ainda deve refletir que a interferência da dependência, nessa fase do ciclo, pode dificultar a passagem para a fase seguinte. Em geral, as famílias com problemas de consumo abusivo ou dependência não conseguem chegar à fase de maturidade – ficam presas na fase anterior do ciclo, na adolescência, por não conseguirem elaborar perdas, ganhos e/ou situações do "ninho vazio".

Fase adulta

É representada por filhos adultos e a relação pais-filhos se torna horizontal, de adulto para adulto. Os filhos jovens adultos deveriam apresentar independência econômica, pessoal e emocional, ter condições de deixar o lar e desenvolver sua própria família. A família recebe novos elementos (genros, noras e netos) e, ao mesmo tempo, tem a sensação de "ninho vazio". Pelas mudanças decorrentes dessa fase do ciclo de vida familiar, as sensações de isolamento ou solidão podem aumentar nos membros adultos, tornando-os mais vulneráveis a algum tipo de consumo abusivo.

Fase idosa

Tem como palavras-chave alívio ou motivação para vida. Um tópico correlacionado com o entendimento das fases do ciclo de vida na família é a probabilidade de os avós assumirem as responsabilidades da educação dos netos, quando outra variável na fase adolescente pode estar presente: a gravidez indesejada. Além de os avós terem de se dedicar aos netos, ao menos enquanto os próprios pais não têm condições de assumir a "paternagem e maternagem", passam a conviver com os receios da fase do ciclo, que permeiam fatores biológicos, psíquicos e sociais, os quais implicam fragilidade física, problemas psíquicos relacionados com os altos e baixos da vida e problemas sociais advindos muitas vezes das perdas financeiras pela redução do poder aquisitivo. Os idosos, em vez de serem cuidados em razão da idade, continuam a cuidar de familiares mais jovens e, de modo direto ou indireto, mantêm um padrão de relacionamento no sistema, que, de alguma forma, impede que os pais adolescentes amadureçam.

▶ História da terapia familiar no contexto de álcool e drogas

A abordagem familiar na dependência química teve início em 1940, com a criação dos grupos Al-Anon. Em 1981, foi introduzido o conceito de codependência por Wegscheider, caracterizando uma obsessão familiar sobre o comportamento do dependente, visando ao eixo da organização familiar.[21] O usuário era analisado como doente e seus familiares como codoentes.

Posteriormente, Andolfi trouxe o conceito do paciente identificado, no qual o sistema familiar necessitaria do outro como forma de pedir ajuda, uma vez que a pessoa sintomática estaria em um papel que outro membro da família, provavelmente, não assumiria.[22]

Atualmente, vários modelos de atuação estão em operação e a maioria dos terapeutas familiares vem descobrindo a sua própria combinação, utilizando uma gama de ideias e práticas diferentes.[23] Indiscutivelmente, a família é um fator crítico no tratamento e sua abordagem é um procedimento fundamental nos programas terapêuticos.[24]

Stanton publicou em artigo o quanto devemos avaliar positivamente a diversidade de modelos existentes no momento.[25] Dessa gama, temos aproximadamente 20 modelos de terapia familiar para o tratamento da dependência química e, dentre eles, 11 modelos foram desenhados com foco no engajamento do membro dependente. Tais modelos, quando aplicados no início do tratamento, incluindo ao menos um membro da família, em uma média de 6 a 20 sessões de atendimento, indicaram que ao longo do tempo as taxas de engajamento aumentaram de 52% para 69%, revelando um índice maior do que a lista de espera ou o grupo de autoajuda. A inclusão de um membro familiar garantiu 83% de adesão para pacientes adolescentes e 59% para pacientes adultos.

Dentre seus benefícios, a literatura e a prática clínica apontam pontos favoráveis para sua aplicabilidade como:[26-28]

- Engajamento do cliente e manutenção deste engajamento em tratamento
- Uma intervenção consistente para os estágios de mudança iniciais do membro em tratamento
- Melhora de resultados quanto ao uso da substância relacionada
- Melhora do funcionamento familiar, principalmente quanto às condições de enfrentamento e comunicação
- Redução do impacto e dos danos da dependência (psicológicos e/ou físicos) nos membros familiares, incluindo filhos
- Trata de outras questões: violência doméstica, separação, perdas
- Custo-benefício, quando comparado com intervenções individuais e terapia de grupo
- Coautora do problema *versus* coautora de soluções de problemas.[29]

Modalidades terapêuticas na abordagem familiar em dependência química

Ao longo da prática clínica e de pesquisa foi reconhecida a importância de um consenso de algumas intervenções psicoterápicas e medicamentosas dirigidas ao tratamento de substâncias. No entanto, no campo da terapia familiar, não podemos afirmar qual é o modelo psicoterápico melhor ou mais indicado. O que podemos observar é que a diversidade encontrada hoje, em termos de abordagens e modelos, deve ser vista de modo positivo. Além disso, devemos considerar que as condições do serviço (local de tratamento) somadas às habilidades terapêuticas, ao domínio e ao conhecimento de uma abordagem específica (capacitação do profissional) irão favorecer um melhor desfecho na aplicação da abordagem. Destacaremos, a seguir, as abordagens mencionadas no Quadro 27.1.

Quadro 27.1 Modalidades terapêuticas na abordagem familiar em dependência química.

- Grupos de autoajuda
- Abordagem sistêmica
- Abordagem cognitivo-comportamental

Grupos de autoajuda

Referem-se ao modelo da doença familiar, que parte do princípio de que a família e a pessoa dependente têm uma doença. Consideram que os membros da família sofrem de codependência. As origens do termo *codependência* são obscuras. Há indicações de que evoluiu do termo *coalcoólatra*, no final da década de 1970, quando as dependências de álcool e drogas começaram a ser consideradas dependências químicas.[30] Rapidamente, o termo se tornou usual no campo da dependência química, tendo diversas definições.

No início da década de 1940, um grupo de esposas de dependentes de álcool fundou o Al-Anon – grupo de mútua ajuda para familiares e amigos de alcoólicos – com o objetivo de adaptar o programa de recuperação dos AA para os que sofreram os efeitos da dependência de álcool em suas vidas, definidos nessa época como pessoas que não sabiam administrar suas vidas.

A definição mais abrangente de codependência foi feita por Schaef, que a descreve como doença que cresce no meio relacional em que a pessoa está inserida.[29] A definição mais operacional de codependência é a de Wegscheider-Cruse, que combina elementos comportamentais e intrapsíquicos, descrevendo-a como condição específica, caracterizada por preocupação e dependência extremas em relação a uma pessoa ou coisa.[21] A codependência existe indiferentemente à existência de dependentes químicos na família, podendo ser vista como uma doença de relacionamentos, em que um dos membros pode ser quimicamente dependente.[31]

Os grupos de autoajuda, que têm como base as 12 etapas dos AA, representam uma fonte importante de apoio para a recuperação de muitas pessoas que procuram ajuda para problemas com drogas lícitas. Embora os fatores responsáveis pela maior participação em grupos de autoajuda não sejam bem conhecidos, a ênfase do estilo de vida americano recai sobre o individualismo e o senso de solidariedade em relação àqueles indivíduos que se encontram estigmatizados social, econômica e culturalmente. Uma perspectiva tem sido a de considerar os grupos de autoajuda um meio de atender às necessidades inadequadamente satisfeitas por outras instituições sociais.[32]

Outro grupo que merece destaque é o Amor Exigente, que atualmente conta com cerca de 1.000 grupos em nosso país. É um programa dirigido a pais, cujos filhos estão envolvidos em consumo abusivo de álcool e drogas, e aos próprios filhos, para que assumam a responsabilidade por seus comportamentos. É basicamente uma proposta de educação destinada a pais e orientadores como forma de prevenir e solucionar problemas com seus filhos.[33]

Abordagem sistêmica

A partir da teoria geral dos sistemas e da teoria da comunicação, surgiram várias escolas de terapia familiar: estrutural, estratégica, de Milão e as pós-modernas como soluções de problemas e narrativa construtivista. A abordagem sistêmica entende o fenômeno da dependência química como um sintoma da disfunção familiar, sintoma este que expressa um conjunto de comportamentos desajustados. Entende o usuário como um ser em constante relação, sendo que sua mudança e o tratamento devem ser vistos como um processo. O foco dessa abordagem não é apenas a abstinência, mas a interação entre os membros.

A família é vista como um sistema que se mantém em equilíbrio por meio das regras do funcionamento familiar. A terapia a partir desse enfoque busca a mudança no sistema entre os membros da família pela reorganização da comunicação. Os terapeutas se abstêm de fazer interpretações, pois novas experiências comportamentais devem provocar modificações no sistema familiar, produzindo mudanças.

No decorrer da história da teoria sistêmica, elementos de compreensão do sistema, de seu funcionamento e da diversidade de técnicas foram apresentados. O conceito de neutralidade é fortemente aplicado, o qual procura desviar o foco apenas quanto ao comportamento do membro dependente, tentando descaracterizá-lo do papel de "ovelha negra". Noções de contexto histórico, idade, gênero e cultura da qual o paciente e o sistema familiar fazem parte também foram incorporados, incluindo o próprio terapeuta como um membro em relação e interação constante com a família assistida.

O principal teórico da Escola Estrutural é Minuchin, que entende a família como um sistema que se define em função dos limites de uma organização hierárquica, executando suas funções por meio de subsistemas (grupo dos pais, filhos, casal etc.).[34] A terapia estrutural é uma terapia de ação e o sintoma é visto como um recurso do sistema para manter determinada estrutura. É com as regras familiares que as fronteiras entre os subsistemas se formam, definindo os papéis dos membros. Nesse contexto, as famílias emocionalmente saudáveis têm fronteiras claras.

Partem também dessa abordagem conceitos importantes, como o da hierarquia e da definição dos papéis familiares, que permitem ao terapeuta intervir diretamente na estrutura e no funcionamento da família. Tais conceitos são aplicados a famílias com dependentes químicos, principalmente porque, com frequência, nessas famílias são encontradas inversões de papéis.

A Escola Estratégica tem como um de seus principais teóricos Jay Haley, juntamente com Jackson, Bateson, Weakland e Watzlawick.[35] O que caracteriza o sistema familiar é a luta pelo poder.[36] A visão estratégica define o sintoma como expressão metafórica de um problema representado e também como uma forma de solução insatisfatória para os membros do sistema. A abordagem terapêutica é pragmática: trabalham-se as interações e evitam-se os porquês. Dessa forma, o fenômeno da dependência química é entendido como algo revelador de problemas dentro do sistema.

A Escola de Milão é representada por Mara Selvini Palazzoli, Boscolo, Ceccin e Prata, que partiram dos pressupostos teóricos da Escola Estratégica.[35] Partindo do conceito de homeostase, a qual se prevê estar presente em todo e qualquer sistema familiar, os problemas surgem quando as regras que governam o sistema são tão rígidas que possibilitam padrões de interação repetitivos, vistos como pontos nodais do sistema. Esse conceito é de profunda importância, pois frequentemente o terapeuta familiar se depara com atitudes contraditórias por parte dos membros ou condutas ambivalentes. Tais reações são entendidas como decorrentes da homeostase familiar, mantendo muitas vezes os familiares sob certa resistência em mudar ou em confrontar seus padrões de comportamento. Em termos práticos, indicaria o pedido ambivalente da família: "Ajude-nos, mas sem nos mudar!".

A visão sistêmica da família pressupõe que a pessoa, apesar de sua complexidade, não está isolada do contexto sociofamiliar. Ao contrário, está conectada e interagindo com as outras pessoas que lhe são familiares. A família, apesar da diversidade cultural, social e afetiva, é o lugar onde as expectativas são construídas, transformadas ou repetidas, dependendo da qualidade das interações.

Sob o aspecto familiar, para avaliar e tratar a dependência química "sistemicamente" é necessário levar em conta as expectativas familiares, não reforçando preconceitos, para, assim, trabalhar as crenças moralistas e as culpas quanto à questão da dependência, visando ao resgate da autonomia de cada um dos membros e buscando, principalmente, a mudança de padrões familiares estabelecidos.

No campo das adições, as intervenções multissistêmicas e baseadas na família (*family-based and multisystemic interventions*) apresentam-se como uma abordagem bastante atual e bem difundida nos EUA. Contextualizam o adolescente em sua família e na sociedade, seus pares, escola e comunidade, partindo do princípio de que as relações do adolescente com esses contextos podem ser saudáveis ou adoecidas. No último caso, facilitadoras do uso de drogas.

Tais tratamentos têm como base as relações disfuncionais do indivíduo com qualquer um desses sistemas, de forma que a terapia terá, necessariamente, que envolver pessoas desses variados universos. Consideram que a dinâmica dessas relações influencia seus pensamentos e percepções, contribuindo, então, para a formação de padrões de comportamentos. Reconhecem a influência crítica que o sistema familiar do adolescente tem no desenvolvimento e na manutenção de problemas de consumo abusivo de drogas.

Terapia estratégica breve para adolescentes

Estamos diante de um momento da complexidade do consumo abusivo e das drogas em que o grupo de adolescentes apresenta grande demanda e, consequentemente, seus familiares.[30]

Para esse público-alvo, abordagens integrativas que ofereçam uma visão global do universo do adolescente são positivamente indicadas. O trabalho com adolescentes precisa contemplar um conjunto de procedimentos que visem melhorar ou desenvolver aspectos como autoestima, capacidade de lidar com ansiedade e frustração, habilidade de decidir e interagir em grupo, comunicação verbal, capacidade de resistir às pressões do grupo e exploração da capacidade parental, reforçando vínculos e noções de regras e limites.

Um dos modelos indicados é a terapia estratégica breve para adolescentes (TEBA), que foca mudanças autossustentáveis e o tratamento é construído a partir do meio ambiente do adolescente. Pode ser implantada em 8 a 24 sessões. Tem sido estudada e aplicada por mais de 24 anos, além de sua aplicabilidade nos servir como manual e treinamento. Trata-se de uma abordagem flexível, podendo ser adaptada a diferentes situações familiares e em diversos locais de tratamento, incluindo uma adaptação cultural com ênfase nas relações interfamiliares. Os conceitos básicos que a norteiam são o entendimento da família como um sistema; o contexto no qual o sistema familiar e o adolescente estão inseridos; a estrutura familiar, que nos revela o padrão de interação entre os membros; e a estratégia da intervenção, que é pautada na base da terapia familiar estratégica de Haley.[36] A TEBA faz uso de muitas técnicas de diferentes abordagens, com a intenção de mudar interações mal-adaptativas que contribuem negativamente para a manutenção do problema. O foco está no problema e nos temas associados a ele. Por exemplo: o terapeuta opta por focar a permissividade da mãe que está relacionada com o uso da filha, em vez de abrir tópicos, como a relação da mãe com os próprios pais. Seu público-alvo é o paciente adolescente que apresenta problemas de comportamento como:

- Problemas de conduta (casa/escola)
- Delinquência
- Comportamento antissocial
- Comportamento agressivo/violento.

Uma vez sendo possível manter a preservação da família, os objetivos principais são:

- Eliminar ou reduzir o uso, o uso nocivo ou a dependência do adolescente e os comportamentos associados (sintomas de foco)
- Mudar as interações familiares associadas à dependência química do adolescente (sistema de foco)
- Foco em como familiares se comunicam e agem promovendo interações mais positivas (melhora no comportamento aditivo do adolescente).

Terapia motivacional sistêmica

A terapia motivacional sistêmica (TMS) que parte da premissa que a dependência química afeta todos os membros e não apenas o usuário – logo, toda a família precisa de tratamento. Foi estruturado em quatro fases distintas por Peter Steinglass.[37] Estas quatro fases partiram do (1) delineamento e da implementação de uma série de estudos empíricos sobre famílias identificadas com a luta contra o alcoolismo crônico já existentes na literatura; (2) o que favoreceu a construção de um modelo do sistema familiar de consumo abusivo de substâncias com base em achados desses estudos (3) e no desenvolvimento e teste-piloto de uma abordagem terapêutica baseada no Modelo de Sistema Familiar; (4) e, por último, a incorporação dos componentes-chave da entrevista motivacional (EM) em um protocolo de tratamento revisado.

Destas quatro fases, o elemento mais importante, e que tem sido a fonte desta abordagem, é o foco nas relações familiares, assim como na relação terapêutica. Steinglass descreve o terapeuta como aquele que assume uma postura de clínico-pesquisador para experimentar intervenções e alternativas de ambos os lados, do meio científico e por parte da família. Este precisa de fato (1) coletar informações sobre como a questão do consumo abusivo de substâncias participa da vida familiar; (2) avaliar com a família as crenças sobre como o consumo abusivo de substâncias se tornou central na vida familiar; (3) identificar fontes potenciais com a família que podem ser construtivamente utilizadas para melhor solução do problema de consumo abusivo de substâncias.

Basicamente, este modelo refere-se a um método observacional que, no decorrer de pesquisas sobre o funcionamento familiar, se tornou uma ferramenta efetiva para o acesso do comportamento familiar no *setting* terapêutico. Além disso, por meio de uma postura questionadora e neutra (como a de um pesquisador, os inter-relacionamentos intrínsecos que podem permanecer escondidos da vida familiar quando há o uso e/ou consumo abusivo de drogas tornaram-se mais facilmente compreendidos.

A terapia organiza-se na família como um todo, sendo este o alvo de um foco primário de interesse para a intervenção. O desconhecimento das crenças familiares sobre o uso e/ou consumo abusivo quanto a suas implicações também são fortemente explorados já que a própria família será entendida como um grupo ativo que se mobilizará para criar ideias de como irá tratar do problema de consumo abusivo de drogas.

A TMS teve duas versões. A primeira foi construída sobre quatro componentes já presentes e bem estabelecidos no tratamento tradicional da dependência do álcool: avaliação, desintoxicação, prevenção de recaída e reabilitação. Steinglass[37] acreditava que a reestruturação do consumo abusivo estaria ocorrendo na e com a família e não com o indivíduo. Mas por mais que modelos familiares anteriores já incluíssem a desintoxicação familiar e a importância de torná-la pública já fosse amplamente difundida, muitas famílias continuavam falhando, enquanto outras eram mais bem-sucedidas. Foi então que, a partir disso, o elemento *motivacional* passou a ser buscado como fonte de mudança para a família, originando a segunda versão da TMS e a EM. Ou seja, este modelo é, na verdade, uma abordagem sistêmica que integra a EM. Tem no fator motivacional a oportunidade de potencializar a conexão entre o mundo da terapia familiar e do tratamento para dependência química. Nesta segunda e última versão, a intervenção passou a ser dividida em três fases:

- *Avaliação:* investiga a percepção de todos sob o problema e possíveis condições de mudança
- *Tratamento:* desenvolve e implementa um plano de ação centrado na alteração das formas de consumo
- *Prevenção de recaída:* rotina familiar instituída livre de substâncias, com rituais e decisões partilhadas.

O olhar integrador dessa fusão se pauta na postura colaborativa e reflexiva do terapeuta como já preestabelecida no modelo da EM e que também foi ao encontro da postura terapêutica do terapeuta familiar sistêmico. A visão terapêutica deve enfatizar a neutralidade, uma linguagem não patologizante e a postura colaborativa entre família e terapeuta (ao contrário da postura especialista que determina os passos de modo unilateral). Desta forma, os cinco elementos básicos – (1) empatia, (2) discrepância de crenças, (3) confronto evitado, (4) flexibilidade frente à resistência ao tratamento e (5) apoio à autoeficácia do paciente – são amplamente empregados. Daí que a aliança entre o clínico e a família é uma parceria colaborativa na qual cada um proporciona importantes saberes.

Tal fusão também contribui para a importância de reconhecer a *ambivalência* que, agora, parte da família como um todo e não somente do paciente. O entendimento dado é que a ambivalência sobre o uso de drogas e álcool é normal. De que a mesma pode ser resolvida pelo trabalho com a família e seus reais valores e motivações.

Este modelo ainda assume a convicção de que o sucesso do tratamento é a exploração das crenças no nível individual e familiar sobre o papel do uso do álcool na vida familiar e que a terapia, para ser efetiva, precisa de um plano de ação verossímil a fim de identificar o comportamento do beber, que é adotado por toda a família. Embora a eficácia da TMS necessite ser testada sistematicamente, ela já se apresenta de modo consistente frente aos achados da pesquisa empírica sobre a relação entre consumo abusivo de substâncias e vida familiar, porque inclui o que já funciona individualmente.

Abordagem cognitivo-comportamental

A abordagem cognitivo-comportamental mescla técnicas da escola comportamental e da cognitiva. O princípio básico da abordagem comportamental reza que os comportamentos, incluindo o uso de drogas/álcool, são aprendidos e mantidos por meio de reforços positivos e negativos, os quais podem ser provenientes das interações familiares. O foco está na mudança das interações conjugais/familiares que servem de estímulo ou provocam recidivas, melhorando a comunicação e as habilidades de solucionar problemas e fortalecendo a capacidade de lidar com os recursos e a sobriedade.[38]

A dependência química tem um efeito perturbador e prejudicial sobre a vida dos familiares. Por conseguinte, os objetivos da terapia comportamental consistem em reduzir o estresse de todos os membros da família e melhorar sua capacidade de lidar com a doença, por meio de uma combinação de educação, treinamento em comunicação e habilidades em solução de problemas.

A educação se refere a informações sobre dependência química, formas de tratamento e medicações, motivação para a modificação do comportamento aditivo, bem como a elaboração do conceito de recaída. Ao final das sessões educativas, recomenda-se aos membros da família desenvolver um plano de ação, visando à melhoria na relação com o dependente químico.

O treinamento de habilidades em comunicação consiste em torná-la breve e direta por meio da expressão de sentimentos positivos e negativos, fazer solicitações positivas, escuta ativa, sensibilizar para a necessidade de assumir compromissos e poder de negociação. O objetivo desse tipo de treinamento é diminuir interações tensas e negativas sobre os membros da família, substituindo-as por habilidades sociais mais construtivas.

O treinamento da solução de problemas implica ensinar aos membros da família passos para a resolução de questões, como definição do problema; lista de possíveis soluções; avaliação das vantagens e desvantagens de cada solução; escolha de uma solução e formulação de um plano de ação.

Do ponto de vista cognitivo, a dependência de drogas é concebida como um comportamento aprendido, passível de ser modificado com a participação ativa da pessoa e da família no processo. A terapia cognitivo-comportamental (TCC) visa ao resgate de recursos pessoais para lidar com o processo de mudança de padrões de comportamentos familiares antigos, auxiliando na modificação de distorções cognitivas e crenças disfuncionais e possibilitando lidar de maneira mais eficiente com o dependente químico.

A abordagem cognitiva tenta efetuar mudanças na família, enfatizando o momento presente e investigando o núcleo do problema, em vez de se fixar em questões mais superficiais. O objetivo do terapeuta é investigar as crenças e os pensamentos familiares e ensinar métodos para que os clientes resolvam os atuais problemas que são fontes de sofrimento.[39]

Terapia de família cognitivo-comportamental

Integra a teoria sistêmica com princípios e técnicas da TCC individual. Essa abordagem vê o uso abusivo de drogas do adolescente como um comportamento condicionado, reforçado por dicas, insinuações e contingências existentes dentro da família. As intervenções acarretam o gerenciamento das interações familiares, de tal forma que as condições e os comportamentos compatíveis com o uso de drogas sejam diminuídos, ao mesmo tempo que os incompatíveis com o uso de drogas sejam reforçados.

Terapia comportamental de casal

Dentre dos modelos de destaque, pautados na epistemologia da TCC, encontra-se a terapia de casal comportamental (BCT, *behavioral couples therapy*).[40] A BCT é o mais eficiente método de terapia de casal e de família e com o maior número de estudos apoiando sua eficiência no tratamento do consumo abusivo de substâncias entre adultos. Estudos comprovam que a BCT produz maior período de abstinência e melhor funcionamento nos relacionamentos do que os tratamentos convencionais com base no indivíduo. Trata-se de um modelo bem conhecido entre os pesquisadores de consumo abusivo de substâncias. Infelizmente, a BCT é quase desconhecida e não utilizada por profissionais. Foi elaborada para indivíduos casados, ou que vivem juntos, e que buscam ajuda para problemas de alcoolismo ou consumo abusivo de drogas. A BCT percebe o paciente usuário de substâncias junto com seu cônjuge ou parceiro. Seus propósitos são construir apoio para a abstinência e melhorar o funcionamento dos relacionamentos.

A BCT promove a abstinência com um "contrato de recuperação", que envolve ambos os membros do casal em um ritual diário de apreciação da abstinência. A BCT aperfeiçoa os relacionamentos com técnicas de melhora das atividades positivas e da comunicação. Esse método deve ser entendido como um programa de tratamento. Sua compreensão da dependência química é analisada em uma perspectiva cíclica e, basicamente, a atenção dos terapeutas deverá estar dirigida à *comunicação e resolução de problemas* que o casal estabelece.

Além disso, a BCT e os Doze Passos funcionam bem juntos e, no Quadro 27.2, os pontos em comum podem ser analisados.

Quadro 27.2 Relação da terapia de casal comportamental com os Doze Passos.

- A abstinência é um objetivo comum
- A BCT recompensa comportamentos que apoiam a abstinência e a recuperação a longo prazo
- Os Doze Passos apoiam a recuperação
- O contrato de recuperação da terapia de casal comportamental frequentemente inclui a participação nos Doze Passos
- Muitos terapeutas que participaram dos estudos em terapia de casal comportamental eram proponentes dos Doze Passos

Adaptado de O'Farrell e Fals-Stewart.[40]

▶ Resiliência familiar

A resiliência caracteriza-se pela capacidade de o ser humano responder de forma positiva às demandas da vida cotidiana, apesar das adversidades que enfrenta ao longo de seu desenvolvimento. Trata-se de um conceito que comporta um potencial valioso em termos de prevenção e promoção da saúde das populações. Segundo Silva,[41] autores que utilizam o conceito de família resiliente partilham da ideia de que esta característica se constrói em uma rede de relações e de experiências vividas ao longo do ciclo vital. Ao longo das gerações, emerge então a capacidade de a família reagir de forma positiva às situações potencialmente provocadoras de crises, superando essas dificuldades e promovendo sua adaptação de maneira produtiva ao próprio bem-estar.

De modo geral, esses autores ressaltam que tal conceito tem como foco a família como um todo, em vez de se restringir ao indivíduo dentro da família – mesmo que as facetas da resiliência individual sejam incorporadas à noção de família resiliente, como a ênfase em um processo desenvolvimental e não em um fenômeno estático, e a importância do momento em que o sujeito e a família se encontram quando se deparam com a adversidade.[42,43]

Outro aspecto importante a destacar é que o conceito de resiliência pressupõe a presença de circunstâncias de vida adversas, quando o ser humano é confrontado com desafios, os quais põem à prova sua capacidade de enfrentá-los. Nesse sentido, refere-se a um paradoxo, uma vez que é justamente na vigência de situações adversas que o ser humano revela potencialidades extraordinárias. Neste ponto de vista, resiliência traduz uma dimensão de positividade inserida nas reações dos sujeitos frente aos desafios que, inegavelmente, aporta uma perspectiva promissora em termos da saúde e do desenvolvimento humano, principalmente junto às populações que vivem em condições psicossociais desfavoráveis. No que tange ao contexto de consumo abusivo e dependência de alguma substância, a resiliência estaria representando um importante fator de proteção para a família, para a criança e para o usuário.

Investigar tal conceito em famílias, com e sem a presença de alguma substância, foi um dos objetivos de um estudo nacional[44] com 305 famílias entrevistadas no serviço de prevenção seletiva da região do Jardim Ângela (periferia de São Paulo). A resiliência foi avaliada por meio da escala FIRA-G,[45] composta por sete dimensões que compõem o constructo de resiliência. Os resultados deste estudo revelaram que famílias que apresentam a problemática do álcool são mais resilientes do que aquelas que não apresentam nenhum tipo de problema com substância. Quanto mais resiliente a família for, menos vulnerável a criança ou adolescente será a desenvolver algum tipo de problema emocional ou de comportamento. Conforme as dimensões da escala familiar de resiliência, foi possível observar que, tanto as famílias com problemas da dependência do álcool quanto as famílias com problemas de substâncias psicoativas, revelaram índices mais elevados de tensões familiares e desconforto familiar. Desta maneira, foi possível compreender que a presença do consumo abusivo de uma substância já remete o sistema familiar a uma maior instabilidade, o que cria um contexto de adversidade, logo tornando-o mais resiliente. Desconforto e tensões familiares são importantes fatores de risco para o sistema, segundo a amostra estudada, mas como Walsh[43] ressaltou, um sistema saudável não é isento de problemas, e sim é aquele que tem potencial suficiente para encontrar alternativas que tragam soluções para os conflitos e que reduzam comportamentos nocivos. Desta forma, considerar a resiliência familiar como um aspecto que desafia o impacto do uso e consumo abusivo de substâncias psicoativas reforça o enfoque nas habilidades familiares e competências dos sistemas familiares, indo contra as medidas que focam os déficits ou ainda que reforçam um sistema público como um todo, que se perpetua na institucionalização de crianças e de adolescentes, sistema este que contraditoriamente reforça a não competência familiar.

▶ Como e quando encaminhar?

As indicações para que o encaminhamento possa ocorrer são: disponibilidade, comprometimento emocional e foco nos problemas familiares ou do casal advindos da dependência química. Além disso, para este aspecto, é fundamental contarmos com a organização de serviços, que mantenham as portas abertas aos familiares como membros merecedores de ajuda, e com o reconhecimento de sua importância para todo o tratamento.

Atualmente, sabe-se que vale mais a pena dirigir o atendimento familiar a um membro da família do que intensificar esforços para todos os membros.[1] Muitas vezes, esse membro mais motivado é o que apresenta maior vínculo afetivo com o paciente. Estudos mostram que geralmente esse membro é do sexo feminino, ocupando o papel de esposa/parceira ou mãe.

A disponibilidade dos membros será um fator relevante para um bom encaminhamento; no entanto, nem sempre isso é possível. Por isso, algumas intervenções que antecedem esse processo são favoráveis, como atendimentos individuais às esposas ou aos pais, quer sejam oferecidas individualmente ou em grupo. É por meio do atendimento familiar que os membros passam a receber atenção para suas angústias e informações fundamentais para a melhor compreensão do quadro de dependência química e, consequentemente, a melhora do relacionamento familiar. No Quadro 27.3 é possível perceber alguns pontos específicos da condição familiar e da dependência química presentes que irão favorecer ou não um encaminhamento.

Uma avaliação familiar pode ser de grande auxílio no planejamento do tratamento, uma vez que fornece dados que corroboram o diagnóstico do paciente e funciona como forte indicador do tipo de intervenção mais adequado, tanto para a família quanto para o dependente.

Segundo dados de pesquisa, no caso de pacientes dependentes de álcool, geralmente o problema relacional está no casal, sendo assim indicada a terapia de casal.[1,40] Em relação às drogas, esses estudos revelaram que, em virtude da intensa relação dos usuários com suas famílias de origem, seria positivamente indicado que todo o sistema participasse do atendimento familiar.[1,25]

Conforme o local de tratamento e as condições familiares, são importantes algumas adaptações. Mas, de modo geral, podemos organizar uma proposta de intervenção familiar de acordo com a fase de tratamento em que o paciente se encontra, ou pela faixa etária, determinando um grupo de atendimento e/ou pelo tipo de substância. Esses três aspectos poderão ser mais bem compreendidos a seguir:[1,25,37]

- *Fases do tratamento:* em que momento o membro dependente químico se encontra e em que momento a família está para receber determinado tipo de intervenção são questões que devem ser mantidas em aberto ao determinarmos o tipo de intervenção familiar, ou seja, paciente e família, por exemplo, podem estar em uma fase pré-contemplativa ou em estágios motivacionais diferentes
- *Grupo de atendimento:* adultos e adolescentes compõem a maioria do perfil do usuário de serviços ou locais de tratamento. Sabe-se que, de modo geral, as questões do adolescente de-

Quadro 27.3 Orientações para averiguar a possibilidade de encaminhamento para psicoterapia familiar.

- Encaminhar:
    - Membros não dependentes para participarem de qualquer modelo familiar
    - Fases iniciais do tratamento do paciente são fortemente indicadas, pois ajudam a inserção do usuário no tratamento – por meio de grupo de acolhimento e, depois, se for o caso, dando continuidade com terapia familiar
    - Quando outros problemas associados ao dependente químico ou à sua respectiva família estiverem em questão, como separação, perdas, doenças
    - Quando houver algum nível de investimento por parte do membro familiar, pois atualmente é bem sabido que trabalhar com membros da família desmotivados pode prejudicar muito o desfecho do paciente
    - Quando houver crises ou as estabilidades familiares estiverem sob ameaça, a terapia familiar pode ser mais um recurso
    - Quando houver demanda pelos filhos ou outros familiares, é favorável prática de acolhimento e/ou orientação

- Não encaminhar:
    - Em casos de violência doméstica em que algum membro esteja sob risco
    - Não colocar na mesma sala, quando a vítima da violência estiver se sentido ameaçada ou com medo
    - Quando famílias apresentam elevado caos, podendo destruir qualquer possibilidade de mudança ou motivação
    - Quando outros membros são dependentes e não querem mudar

vem envolver toda a sua família, enquanto o paciente adulto muitas vezes tem como maior demanda conflitos ligados à sua vida marital
- *Tipo de substância:* outro aspecto bastante empregado para determinar o tipo de tratamento familiar indicado estaria associado à especificidade de cada substância (Quadro 27.4).

Ao analisarmos o Quadro 27.4, percebemos que, para quase todas as substâncias de tratamento, o grupo de orientação e/ou acolhimento familiar é frequentemente indicado, o que otimiza a aplicabilidade de intervenções familiares em diferentes estruturas de serviços.

▶ Objetivos do atendimento familiar e modalidades terapêuticas

Embora até o momento não tenhamos estabelecido uma abordagem de maior eficácia na prática, sabemos que intervenções familiares precisam oferecer acolhimento e orientação; procurar conhecer a cultura familiar e sua linguagem, crenças e normas; fazer diagnóstico diferencial para propor à família um plano de tratamento; estabelecer junto com ela um plano de tratamento após o diagnóstico diferencial; detectar e orientá-la em relação às suas próprias competências; detectar e valorizar as áreas "preservadas" dos vínculos familiares; orientar e motivar a família a participar do processo de tratamento e evitar julgamentos e preconceitos.[46]

Também é esperado do profissional que identifique o padrão familiar e:

- Considere que o sistema familiar, e não apenas o membro usuário, necessita de ajuda
- Desafie esse padrão, com profundo respeito à história familiar presente
- Colocado o obstáculo diante do padrão habitual, recupere outras capacidades de relacionamento, bem como promova o reconhecimento de outras competências da família
- Tenha formações teórica, técnica e profissional adequadas para lidar com famílias
- Propicie um ambiente que ofereça ao dependente e à sua família condições de adquirir conhecimentos e ferramentas que proporcionem a recuperação, e não a criação, de um cenário de ataque e críticas.

No geral, toda e qualquer família pode se beneficiar de técnicas psicopedagógicas sobre como lidar com a dependência química. Por outro lado, famílias "patologicamente" estruturadas, ou mais vulneráveis, necessitam de tratamento mais aprofundado, sendo indicada a psicoterapia familiar.

Em termos de modalidades, podemos trabalhar com:[1,25,37,47]

- *Psicoterapia familiar:* abordagem segundo um referencial teórico de escolha do profissional para a compreensão do padrão familiar e a intervenção. Nessa modalidade, reúnem-se a família e o dependente químico
- *Grupos de pares:* nesta modalidade, os membros da família são distribuídos em diferentes gru-

---

Quadro 27.4 Tipos de tratamento familiar indicados para dependentes de álcool, maconha e cocaína/*crack*.

- Álcool:
    - *Terapia familiar de envolvimento/acolhimento:* um membro familiar envolvido para motivar o usuário a inserir-se em tratamento
    - *Terapia familiar unilateral:* esclarecer metas para que o familiar se desvincule positivamente do "problema do usuário"
    - *Terapia de casal comportamental:* beneficia o membro familiar que, muitas vezes, está inserido na dualidade do cuidar: "ele não pode beber, mas quando ele não bebe, não sei qual é o meu papel!"
- Maconha:
    - *Grupo de orientação familiar/acolhimento e inserção do membro familiar:* de caráter psicoeducacional
    - *Terapia familiar multissistêmica:* abrange o sistema familiar, com membros que queiram ou possam participar das sessões em casa ou no local de tratamento
    - *Community reinforcement training* (CRT) ou *community reinforcement and family training* (CRAFT): combinação de terapia familiar + solução de problemas + habilidades sociais. Média de 10 a 12 sessões
- Cocaína/*crack*:
    - *Terapia de casal comportamental:* clientes demonstram permanecer mais dias em abstinência quando comparados com clientes que se submetem ao tratamento-padrão. Aponta redução de gastos sociais quando há *follow-up* de um ano
    - *Grupo de orientação familiar/acolhimento e inserção do membro familiar:* de caráter psicoeducacional

pos de pares: dependentes químicos, pais, mães, irmãos, cônjuges etc. A interação entre pares é facilitadora de mudanças, uma vez que escutar *não* de um par é o mesmo que escutá-lo de um terapeuta
- *Grupo uno-familiar:* bastante conhecido como grupo de acolhimento ou de orientação. Grupo com diversas famílias. Conta-se com um membro familiar, representante de cada família, em sessões semanais ou conforme periodicidade de cada serviço
- *Grupos de multifamiliares:* por meio de um encontro de famílias que compartilham da mesma problemática, cria-se um novo espaço terapêutico que permite um rico intercâmbio a partir da solidariedade e da ajuda mútua, em que as famílias se convocam para ajudar a solucionar o problema de todas, causando um efeito em rede. Todas as famílias são participantes e destinatárias de ajuda[47]
- *Psicoterapia de casal:* casais podem ser atendidos individualmente ou em grupos, uma vez que o terapeuta tenha habilidade para conduzir as sessões sem expor particularidades de cada casal que não sejam adequadas ao tema focado
- *Grupo de educadores, grupo de irmãos e variações:* o atendimento familiar é múltiplo, e o trabalho interventivo pode ser definido pelos núcleos, como pelo gênero ou questões específicas a serem discutidas.

Vale ressaltar que a diversidade do atendimento familiar também se refere ao processo, havendo diferenças entre as famílias que recebem psicoterapia familiar e aquelas que são esporadicamente atendidas dentro do tratamento do dependente químico. Conforme a modalidade adotada, é possível conciliar sessões abertas com sessões dirigidas, tanto em grupos como em atendimentos familiares individualizados, com ou sem a presença do dependente, desde que acordado previamente entre as partes.

Torna-se fundamental seguir o bom senso entre a abordagem utilizada e a modalidade. No entanto, cada sistema familiar merece receber um programa de tratamento adequado às suas necessidades e condições. Havendo flexibilidade dos terapeutas, é possível seguir algumas indicações: as sessões normalmente duram 1 h e tornam-se cada vez mais espaçadas ao longo de 6 a 9 meses – semanalmente durante os três primeiros meses; a cada 2 semanas durante os 2 meses seguintes; e, por fim, mensalmente nos 3 meses posteriores. Em modalidades de intervenção breve, o número de sessões deve ser previamente estipulado para organização da participação dos familiares. No entanto, quando falamos de grupos de autoajuda, as sessões são abertas e a participação é espontânea.

▶ Considerações finais

O sintoma da utilização de substâncias em um dos membros da família denuncia que aquela estrutura familiar está comprometida em diversos setores das relações humanas, seja individual, em grupo ou social. Nesse aspecto, é importante compreender qual é lugar que o dependente químico ocupa no seio da família e como foi estabelecido o rearranjo dos membros diante disso. O usuário é transformado em um problema único familiar, em que são depositadas todas as atenções, cobranças e expectativas. É solicitado a ele que mude de comportamento, mas ele não tem interesse em fazê-lo. A família reage culpando-se e, muitas vezes, responsabiliza suas companhias pelo uso das drogas. O usuário é culpado pelos problemas familiares, já que, se não usasse drogas, não haveria problemas.

Essas são formas de minimizar ou negar os conflitos familiares e de projetar em um só membro a dinâmica do sistema como um todo. O dependente químico, com seu comportamento, denuncia a falsa harmonia do mito familiar e insere sua conduta em um sistema social: permanece dependente da família e, ao mesmo tempo, mostra aparente independência.

A problemática das terapias familiares com dependentes químicos tem um caráter muito complexo e deve-se compreender que as famílias estão sofrendo uma condição danosa ao próprio bem-estar físico e emocional e outras perdas.[48] Por isso, o terapeuta deve assumir a responsabilidade de expor as mentiras que podem estar encobrindo o cerne da questão, buscando lidar com a atitude de resistência de trazer segredos familiares à luz e descartando discussões infrutíferas sobre conceitos certos ou errados, culpa ou inocência.[49] Estimular a comunicação entre os membros e promover o reconhecimento do papel de cada um também beneficia o desfecho terapêutico.

Do mesmo modo, o trabalho complementar é fundamental. Conforme o quadro familiar presente, é indicado que o paciente dependente receba acompanhamento individual e/ou psiquiátrico individualizado, garantindo, assim, a assistência à dependência química. Deve-se, porém, tomar o extremo cuidado de não mantê-lo em um lugar ainda mais problemático.

O tempo de um processo familiar acaba sendo lento e, é claro, terá suas variações conforme o enfoque terapêutico seguido. Mas é a família que sinalizará o momento de parar, de acordo com a sua necessidade.

Ainda que muitas famílias que convivem com a presença de álcool e drogas tenham características semelhantes, deve-se considerar a história de vida de cada uma e suas particularidades. Além disso, situações de aliança e cumplicidade de um dos membros com o terapeuta poderão ser frequentes; daí a relevância de o terapeuta familiar sempre ter em mente que o pedido deve ser dirigido à família, pois é esta que, de modo direto ou indireto, busca ajuda para o sofrimento da dependência química.

Tratar famílias com membros dependentes químicos é uma necessidade, uma vez que elas também adoecem e sofrem. O apoio familiar é vital para a reestruturação do dependente químico a qualquer estágio em que se encontre a gravidade do problema e, por isso, se faz necessário algum tipo de orientação e apoio em qualquer local de tratamento. O acolhimento e as informações oferecidas podem, no mínimo, contribuir para que haja diminuição da resistência e ambivalência familiar, pois as famílias resistem à mudança e só mudarão se acreditarem que isto será seguro, compreenderem e acreditarem na direção da mudança. Isto só será possível com um vínculo entre a família e o profissional.

▶ Referências bibliográficas

1. PAYÁ, R. Terapia familiar. In: CORDEIRO, D.; FIGLIE, N. B.; LARANJEIRA, R. *Boas práticas da dependência de substâncias*. São Paulo: Roca, 2007.
2. SILVA, E. A. Abordagens familiares. *J. Bras. Dep. Quím.*, v. 2, supl. 1, p. 21-24, 2001.
3. MILLER, W. R.; WILBOURNE, P. L. Mesa grande: a methodological analysis of clinical trials of treatment for alcohol use disorders. *Addiction*, v. 97, n. 3, p. 265-277, 2002.
4. SILVA, E. A. S. Prevenção ao uso de drogas: o papel da família. In: SILVA, E. A. S.; DE MICHELI, D. (orgs.). *Adolescência*: uso e abuso de drogas – uma visão integrativa. São Paulo: UNIFESP. 2011.
5. OSORIO L. C., PASCUAL DO VALLE, M.E. et al. *Manual de terapia familiar*. Porto Alegre: Artmed. 2009.
6. MATURANA, H. R., VARELA, F. J. *Autopoiesis and cognition*. The realization of the living. Dordrecht: Reidel, 1980. p. 13.
7. SARTI, C. A. Família e individualidade: um problema moderno. In: CARVALHO, M.C.B (org.). *A família contemporânea em debate*. São Paulo: EDUC Cortez, 1995.
8. MINUCHIN, S. *Dominando a terapia familiar*. 2ª ed. Porto Alegre: Artmed, 2008.
9. STANTON, M.; TOOD, T. C. *Terapia familiar del abuso y adicción a las drogas*. Barcelona: Gedisa, 1985.
10. KRUPNICK, L.; KRUPNICK, E. *Do desespero à decisão*: como ajudar um dependente químico que não quer ajuda. São Bernardo do Campo: Bezerra, 1995.
11. KAUFMANN, E. F. *The family therapy of drugs and alcohol abuse*. New York: Gardner, 1982.
12. BENETT, A.; WOLIN, S. J.; MCAVITY, K. *Family identity, ritual, and myth*: a cultural perspective on life cycle transition in Falicov. New York: Guilford, 1986.
13. KAUFMANN, E. F. Family therapy in substance abuse treatment. In: *Treatment of psychiatric disorders*: a task force. Washington: American Psychiatric Association, 1989.
14. STANTON, M. D.; STANTON, L. J. Terapia con familias de adolescentes drogadictos. *Rev. Sist. Fam.*, ano 7, n. 2, 1991.
15. OLIEVENSTEIN, C. *A vida do toxicômano*. São Paulo: Almed, 1992.
16. MCCRADY, B.; LEBOW, J. Integrative principles for treating substance use disorders. *J. Clin. Psych.*, v. 62, p. 675-684, 2006.
17. SUDBRACK, M. F. O. Curso de prevenção do uso de drogas para educadores de escolas públicas. Projeto SENAD/MEC/UnB – Universidade de Brasília, Departamento de Psicologia Clínica. Pós-graduação em psicologia clínica e cultura. PRODEQUI – Programa de Estudos e Atenção às Dependências Químicas. 2007.
18. PAYÁ, R.; FIGLIE, N. B. *Impacto da dependência química nos núcleos familiares*: filhos, pais e cuidadoras. Tese (Doutorado) – Departamento de Psiquiatria. Universidade Federal de São Paulo, 2012. 305 p.
19. STEINGLASS, P.; WEINER, S.; MENDELSON, J. A. *International issues as determinants of alcoholism*. [s.l.: s.e.], 1979.
20. CARTER, B.; MCGOLDRICK, M. *As mudanças no ciclo de vida familiar*: uma estrutura para uma terapia familiar. 2ª ed. Porto Alegre: Artes Médicas, 1995.
21. WEGSCHEIDER-CRUSE, S. *Choice making*. Florida: Health Communications, 1985.
22. ANDOLFI, M. A. *O casal em crise*. São Paulo: Summus, 1995.
23. ASEN, K. Avanços na terapia de famílias e de casais. In: GRIFFITH, E.; DARE, C. *Psicoterapia e tratamento das adições*. Porto Alegre: Artes Médicas, 1997.
24. SZAPOCZNIK, J.; KURTINES, W. M.; FOOTE, F. H. et al. The conjoint *versus* one person family therapy: further evidence for the effectiveness of conducting family therapy through one person with drug abusing adolescents. *J. Cons. Clin. Psycho.*, v. 54, p. 385-387, 1986.
25. STANTON, M. D.; HEATH, A. W. Family/couples approaches to treatment engagement and therapy. In: LOWINSON, J. H. et al. *Substance Abuse*: a comprehensive textbook. 4th ed. Philadelphia: Lippincott Williams & Wilkins, 2005.
26. HENLEY, M.; VETERE, A. Integrating couples and family therapy into a community alcohol service: a pantheoretical approach. *J. Fam. Ther.*, v. 23, p. 85-101, 2001.
27. LIDDLE, H.; DAKOF, G. Efficacy of family therapy for drug abuse: promising but not definitive. *J. Marital and Family Therapy*, v. 21, p. 511-543, 1995.
28. CARR, A. *Family therapy*: concepts, process and practice. Chichester: Wiley, 2000.
29. SCHENKER, M.; MINAYO, M. C. A importância da família no tratamento do uso abusivo de drogas: uma revisão da literatura. *Cadernos de Saúde Pública*, v. 20, p. 649-659, 2004.
30. SCHAEF, A. W. *Codependence*: misunderstood: mistreated. Minneapolis: Winston Press, 1986.

31. TOUMBOROU, J. W. *Participação da família no tratamento de drogas lícitas?* Austrália: Universidade de Melbourne, 1994.
32. TOFFOLI, A.; WANJSTOK, A.; MANTEL, M. B. et al. Codependência: reflexão crítica dos critérios diagnósticos e uma analogia com o mito de Narciso e Eco. *Inf. Psiquiát.*, v. 16, n. 3, p. 92-97, 1997.
33. FERREIRA, B. *Só por hoje, amor exigente.* São Paulo: Loyola, 1997.
34. MINUCHIN, S. *Famílias:* funcionamento e tratamento. Porto Alegre: Artmed, 1990.
35. NICHOLS, P. M.; SCHWARTZ, R. C. *Terapia familiar:* conceitos e métodos. Porto Alegre: Artmed, 1998.
36. HALEY, J. *Problem-solving therapy.* San Francisco: Jossey-Bass, 1977.
37. SZAPOCZNIK, J.; HERVIS, O.; SCHARTZ, S. *Therapy manuals for drug addiction:* brief strategic family therapy for adolescent drug abuse. Maryland: National Institute of Drug Abuse, 2003.
38. CABALLO, V. E. *Manual para o tratamento cognitivo-comportamental dos transtornos psicológicos.* São Paulo: Santos, 2003.
39. DATTILIO, F. M.; PADESKY, C. A. *Terapia cognitiva com casais.* Porto Alegre: Artes Médicas, 1995.
40. O'FARRELL, T. J.; FALS-STEWART, W. *Terapia comportamental de casal para o alcoolismo e dependência de substâncias.* São Paulo: Roca, 2009.
41. SILVA, M. R. S. et al. Resiliência e promoção da saúde. Texto e Contexto – Enfermagem, v. 14, n. spe., p. 95-102, 2005. Disponível em www.scielo.br/pdf/tce/v14nspe/a11v14nspe.pdf.
42. RUTTER, M. Resilience: some conceptual considerations. *J. Adolesc. Health,* v. 14, n. 8, p. 626-631; 690-626, 1993.
43. WALSH, F. A family resilience framework: innovative practice applications. *Family Relations,* v. 51, n. 2, p. 130-137, 2002.
44. PAYÁ, R.; FIGLIE, N. B. Family resilience: the family index of regenerativity and adaptation-general among Brazilians families. Submetido para *Fam. Syst. Health,* 2012.
45. MCCUBBIN, H.I., THOMPSON, A. I.; MCCUBBIN, M. A. *Family assessment:* resiliency, coping and adaptation: inventories for research and practice. Madison, Wis.: University of Wisconsin Publishers, 1996.
46. SILVEIRA, P. S.; SILVA, E. A. Família, sociedade e uso de drogas: prevenção, inclusão social e tratamento familiar In: RONZANI T. M. (org.) *Ações integradas sobre drogas* – prevenção, abordagens e políticas públicas. Juiz de Fora: UFJF, 2013.
47. HENGGELER, S. W.; PICKREL, S. G; MICHAEL J. B. Multisystemic treatment of substance abusing and dependent delinquents: outcomes, treatment fidelity, and transportability. *Mental Health Services Research,* v. 1, n. 3, p. 171-184, 1997.
48. CHAN, J. G. An examination of family involved approaches to alcoholism treatment. *Family Journal: Counseling and Therapy for Couples and Families,* v. 11, n. 2, Apr., 2003.
49. O'FARRELL T. J.; FALS-STEWART, W. Alcohol abuse. *Journal of Marital and Family Therapy,* v. 29, p. 121-146, 2003.

28 Psicoterapia de Grupo no Tratamento da Dependência Química

Denise Getúlio de Melo e Neliana Buzi Figlie

▸ Introdução

A psicoterapia de grupo tem se mostrado, ao longo do tempo, um recurso com vantagens consideráveis no tratamento da dependência química, tendo sido amplamente empregada a ponto de, às vezes, ser prioritária como tratamento de escolha.[1] Sua ampla utilização tem como base o consenso de vários especialistas, que a consideram uma intervenção valiosa, que pode ser aplicada no tratamento de diferentes substâncias.[2-4] Apesar do uso bastante comum, existem poucos estudos controlados ou com limitações metodológicas que confirmem a efetividade da psicoterapia grupal. Um estudo de revisão que comparou terapia individual com terapia de grupo constatou que adicionar qualquer tipo de tratamento grupal especializado ao tratamento usual melhora o desfecho; os desfechos não demonstram diferenças nos resultados obtidos ao se comparar as modalidades grupal e individual; nenhuma abordagem específica demonstrou maior eficácia.[5]

A complexidade de estrutura prevista na dependência e suas consequências para o indivíduo promovem uma série de necessidades diversificadas quanto ao tratamento.

O grupo é uma forte contribuição dentro da esfera multidisciplinar. A soma de cuidados, tanto psicológicos quanto físicos e medicamentosos, aumenta a probabilidade de recuperação do dependente. A escolha de apenas uma técnica provavelmente não daria conta da demanda configurada na dependência química.

A utilização da psicoterapia de grupo requer conhecimento de técnicas e aprimoramento constante, que possibilita ao especialista ser atuante no processo de mudança, dirigindo o grupo de forma a permitir que essas pessoas possam emergir na direção construtiva de suas vidas.

Neste capítulo, abordaremos conteúdos básicos, que dizem respeito à formação, abordagem e condução do trabalho grupal com dependentes químicos.

▸ Um olhar para a dependência química

Quando nos propomos a trabalhar a questão da dependência química, certamente nos deparamos com um cenário bastante complexo. A dependência é a manifestação de um sintoma e, desta forma, é apenas consequência de causas bastante peculiares para cada pessoa envolvida. Independentemente de suas particularidades, remete-nos à vulnerabilidade humana frente a si próprio e ao mundo.

Neste contexto, os aspectos individuais são determinantes na instalação do problema. No entanto, não podemos deixar de considerar o papel social em que o álcool e outras substâncias estão inseridos. A humanidade cria suas próprias armadilhas, incentiva a criação de subterfúgios para lidar com a angústia, a impotência, o limite, a falta de identidade, entre outros, oferecendo produtos sedutores com promessas de resultados imediatos, na fantasia de outra condição de vida.

> Nas práticas do consumo contínuo e substitutivo, tudo há que se esperar do objeto, nada do sujeito, nem sequer a memória, menos ainda a crítica; o sujeito do consumo desaparece por trás do objeto que o satisfaz e que, a partir de então, o constitui.[6]

A dependência se configura em uma condição física, psicológica e social, muitas vezes fruto da tentativa do indivíduo de lidar com seus conflitos. Muitos fatores podem representar riscos para que a pessoa trilhe o caminho da dependência, como sua constituição psíquica, somada às circunstâncias do ambiente e à sua história de vida. A dependência provoca muitas consequências e sua causa está associada a fatores de ordem maior na estruturação do sujeito.

> Onde quer que a droga apareça, ela sempre busca apresentar-se como a questão essencial; contudo, quanto mais profundamente a encararmos, perceberemos a configuração de um sintoma, na tentativa de calar aspectos fundamentais da vida e da subjetividade nos nossos dias.[7]

Uma vez desenvolvida a dependência, os esforços para a recuperação do indivíduo são bem mais complexos e caros, em todos os sentidos, e ao mesmo tempo com menos garantias de sucesso, devido, entre outras coisas, aos aspectos obsessivos nela envolvidos. A certeza do desafio nos faz pensar na necessidade de os especialistas frequentemente reverem suas técnicas e aprimorarem suas atuações.

▶ Importância dos grupos no tratamento

Atualmente, vários esforços vêm sendo empregados como alternativas de tratamento, tanto na farmacologia quanto na esfera psicossocial.

Sabemos que a dependência química, pela sua complexidade, não nos permite padronização quanto a personalidade do dependente, plano de recuperação específica para diferentes drogas, entre outros, dificultando assim as respostas genéricas. Mesmo diante de perguntas ainda sem respostas, algumas técnicas de tratamento têm se consolidado ao longo do tempo. Vários fatores tornam a escolha da psicoterapia de grupo viável, ou como forma principal de tratamento ou como forte coadjuvante em casos de maior gravidade, quando associada a recursos, como acompanhamento médico e psiquiátrico, treinamentos de inclusão social, grupos de autoajuda e a própria psicoterapia individual.

A primeira e mais simples questão que viabiliza a psicoterapia de grupo é a praticidade que esta oferece ao permitir atender um número maior de pessoas, o que é de grande valia, considerando a demanda e, ao mesmo tempo, as dificuldades do atendimento público.

Entretanto, além do aspecto econômico, há fatores técnicos que a tornam uma alternativa viável e bastante produtiva. Sabemos que o consumo das drogas e do álcool é de uma forma ou de outra incentivado pela indústria (no caso das drogas lícitas) e pelo tráfico (no caso das drogas ilícitas), cada uma com um conjunto de incentivos diferenciados. No entanto, o subproduto desse consumo – o dependente – é renegado por essa mesma sociedade. O nível de exclusão e discriminação em que vivem os dependentes é de abrangência impactante para eles, produzindo, em geral, a sensação de que são únicos e isolados em seu sofrimento. Nesse sentido, a abordagem grupal entra como um contraponto, oferecendo meios para que esse indivíduo se perceba como parte integrante do grupo, com o qual se identifica, vendo pelo sofrimento, pela experiência e pelos anseios do outro parte de sua própria história. A sensação de pertencimento e de experiência compartilhada com pessoas "iguais" a ele auxilia-o a criar saídas para o isolamento e a solidão. Yalom descreve essa característica como universalidade e aponta alguns fatores terapêuticos disponibilizados pela relação grupal: promover a esperança por meio de resultados positivos do grupo, transmitir informações, possibilitar o altruísmo entre os participantes, ajudar no sentido de rever a relação familiar, socialização e *feedback*, comportamento por meio de modelo, melhora da percepção interpessoal, coesão grupal e catarse.[8]

O grupo tem a força de criar uma identidade, que servirá posteriormente como apoio para a construção de uma identidade própria, mais fortalecida e autêntica. A psicoterapia de grupo, com objetivos focados, bem definidos e coerentes com a realidade, tem sido uma grande contribuição para que o indivíduo atualize seus conflitos e sofrimentos em um ambiente protegido, que o auxilie a reformular sua forma de agir e reagir frente aos eventos de sua vida.

No contexto grupal, o indivíduo pode encontrar maior possibilidade de perceber a si mesmo e ao outro, por meio daquilo que podemos chamar "reação espelho" (enxergar-se a partir do outro), além de poder se familiarizar com novas maneiras de sofrimento e de soluções, representadas por pessoas reais colocadas na mesma sala.

Tendo em vista as limitações que as dependências podem provocar e diante de necessidades urgentes, é indicado trabalhar aspectos básicos, em que o objetivo maior do grupo seja a elaboração de dificuldades pessoais atuais. Abordar problemas da realidade, o que existe aqui e agora, é de suma importância nos grupos de orientação e aconselhamento em dependência química. O alvo das sessões deve, portanto, ser o problema comum dos integrantes relacionados com o comportamento dependente.[9] O grupo, com esse enfoque, tende a estimular uma força criadora que permite a busca de soluções.

A questão grupal é bastante complexa porque não existe um único modelo de grupo e o grupo pode passar ou integrar pessoas em diferentes estágios de mudança. O Modelo Transteórico de Prochaska e Diclemente tem sido utilizado em psicoterapia de grupo, almejando entender e facilitar o processo de tratamento.[10] Destaca que na fase inicial do tratamento (pré-contemplação, contemplação ou preparação) os clientes são mais resistentes e ambivalentes e necessitam de recursos práticos para auxiliá-los na conquista da abstinência, prevenção à recaídas e formas de lidar com o *craving*. Portanto, abordar aspectos mais profundos, por exemplo, a catarse e a revisão de fatores familiares, não é indicado nesse estágio.

Já no momento intermediário do tratamento, o cliente se encontra no estágio da ação, estando um pouco mais estabilizado psiquicamente e com sua capacidade cognitiva relativamente normalizada. Nesse momento, sugere-se que seja enfatizado o autoconhecimento e a reinserção social. Ressalta ainda a importância de aprofundar a aliança com o grupo quanto à sua motivação para a mudança, estimulando os fatores de proteção e trabalhando estratégias de enfrentamento para os fatores de risco. Nesse estágio do tratamento, sentimentos fortes, tais como raiva, terror, dor e frustração, podem ser expressos mais adequadamente, apresentando uma oportunidade para o profissional trabalhar os pensamentos e cognições disfuncionais associados. Vale destacar que não se pode perder de vista os diagnósticos associados à dependência química, que em função da abstinência podem ficar mais evidentes.

Na última fase do tratamento, manutenção, o cliente necessita de ajuda para sustentar as mudanças conquistadas, assim como para perceber antecipadamente situações de riscos de recaída, evitando-as ou enfrentando-as positivamente. É o momento de resolver antigos conflitos "de cara limpa". Há nessa fase maior espaço para intervenções psicoterapêuticas, interação relacional e enfrentamento de conflitos que provocam emoções fortes. É esperado do coordenador do grupo que tenha percepção aguçada, sensibilidade para lidar com demandas diferenciadas e recursos de intervenção terapêutica para lidar com diferentes clientes e estágios dentro do grupo.

Dentro de toda essa transformação, vale ressaltar que quando se trabalha um objetivo, não apenas o objetivo está sendo modificado, mas também o sujeito e vice-versa. Objetiva-se, assim, a aprendizagem vital, que pressupõe a mudança de atitudes, bem como a modificação de linhas de conduta.[11] Em função da dinâmica destrutiva da dependência, há certo consenso quanto à necessidade de abordar o sintoma direta e objetivamente, procurando com isso estabilizar o comportamento e, em consequência, a redução de prejuízos significativos e impedidores da saúde mental. No entanto, vale ressaltar que a mudança é difícil, entre outros fatores, devido à insistência do sintoma em se reinstalar, já que está ali em função de alguma necessidade psíquica. A dissolução do sintoma da dependência pode fazer com que venham à tona outras disfunções psíquicas, primárias ou secundárias à dependência e que necessitam ser diagnosticadas e tratadas com bastante atenção. Casos como depressão, ansiedade, aspectos psicóticos, entre outros, não raro aparecem em paralelo ao tratamento da dependência.

▶ Escolha do referencial teórico na psicoterapia de grupo

A psicoterapia de grupo pode ser utilizada para diversas finalidades, desde a busca do autoconhecimento e mudanças nas relações interpessoais até grupos que se propõem a trabalhar sintomas específicos, como é o caso da dependência de álcool e substâncias, do estresse e vários outros temas. Além das muitas aplicabilidades, vários referenciais teóricos podem ser utilizados, dependendo da formação do especialista, do perfil do grupo, dos objetivos terapêuticos, entre outros critérios básicos.

No caso da dependência química, é importante que a abordagem teórica leve em conta a amplitude da problemática e as consequências negativas nela inseridas, principalmente quanto ao potencial destrutivo (físico, mental e social). Geralmente, o indivíduo apresenta um quadro de perdas e limitações, o que dificulta, em primeira instância, o aprofundamento para questões mais amplas, inconscientes e angustiantes de sua vida. Mesmo o especialista tendo plena consciência do caráter sintomatológico da questão, acreditamos existir aqui a necessidade de abordar o comportamento de maneira menos angustiante. Grupos de orientação, aconselhamento ou apoio centralizam a busca de soluções mais práticas, objetivando a mudança de padrões de comportamentos destrutivos por novas atitudes para lidar com as mesmas questões conflitantes.

No campo da dependência, bastante respeitada na área, a terapia cognitiva comportamental vem demonstrando maior eficácia em termos de custo-benefício quando aplicada em grupo, em vez de individualmente.[12,13] A terapia cognitiva atua basicamente no fortalecimento das atitudes e do pensamento, focando, de maneira mais diretiva, o comportamento em questão. Aborda os determinantes do hábito aditivo, incluindo antecedentes situacionais e ambientais, crenças e expectativas, história familiar individual e experiências anteriores com a substância psicoativa, atividades que envolvem o consumo e as consequências do hábito. Segundo a teoria, sendo o comportamento resultado do aprendizado, o ser humano pode, conscientemente, aprender e adquirir atitudes mais adaptadas.

A prevenção à recaída, derivada do enfoque cognitivo-comportamental, tem sido um bom alicerce para o trabalho em dependência. Formulada por Marlatt e Gordon, refere-se à abordagem de uma série de situações práticas que faziam parte do comportamento dependente e que, mesmo diante da abstinência, podem continuar presentes, como: receber a oferta de drogas ou álcool; vontade compulsiva de usar a substância (*craving*); situações conflitantes que causem estresse; cobranças familiares, entre outras situações em que, antes, a pessoa recorria facilmente ao uso.[14] Com o auxílio dessa abordagem, o indivíduo pode aprender outras respostas para as mesmas situações, por meio da percepção de crenças errôneas ligadas ao uso, treinamento de habilidades comportamentais e modificações no estilo de vida. O treinamento dessas estratégias de prevenção é parte importante do trabalho grupal; os clientes compartilham ideias sobre como consolidar a sobriedade e evitar a recaída.[4]

Como a mudança é parte integrante desse novo processo de aprendizagem, a técnica motivacional também tem se mostrado de grande valia para o tratamento das dependências. Este referencial postula que a adesão do dependente ao tratamento depende de sua motivação. A motivação, sob esse enfoque, não é encarada como um traço de personalidade inerente ao caráter da pessoa, mas um estado de prontidão ou vontade de mudar, que pode flutuar de um momento para o outro e de uma situação para a outra.[15] Em termos práticos, é entendida como a possibilidade da pessoa iniciar, dar continuidade e permanecer em um processo de mudança específica.[16] De forma participativa e compartilhada, a abordagem motivacional pode possibilitar à própria pessoa perceber suas razões para a mudança e os ganhos que pode adquirir com isto, lidando assim com os prós e contras da mudança do comportamento. A técnica motivacional tem a vantagem de poder ser utilizada em todos os estágios propostos por Prochaska e DiClemente, que abordam, de maneira simples e prática, como se dá o processo de mudança.[17] Permite trabalhar todos os graus de motivação.

O psicodrama, a Gestalt e outras terapias de ação também podem ser úteis como abordagens principais ou inseridas na terapia convencional, principalmente em casos em que o grupo apresenta maiores resistências.

O Center for Substance Abuse Treatment[9] destaca cinco modalidades de grupo julgadas eficazes para o tratamento da dependência, sendo: psicoeducacionais (aprender, por meio de informações, a identificar e evitar situações internas e externas associadas à dependência – instrumento útil, mas não eficiente por si só); grupo de desenvolvimento de habilidades (trabalhar competências que ajudam de forma prática a atingir e manter a abstinência); grupo cognitivo-comportamental (reestruturação do pensamento como base de mudança, com destaque para prevenção de recaídas, que pode ser um recurso a ser utilizado em todas as abordagens); grupos de apoio (grupos de mútua ajuda formado por pessoas que vivenciam problemática semelhante, sem necessariamente ter a presença de um profissional da área); e grupo de psicoterapia (desenvolve o relacionamento interpessoal saudável como suporte para a recuperação do comportamento de uso de substâncias dirigido por um profissional).[10]

Independentemente da linha teórica, vários autores, como Yalom, Bloch e Crouch, destacam vantagens do trabalho envolvendo interações grupais.[18,19] Tão importante quanto o referencial teórico do psicoterapeuta é seu preparo técnico e pessoal, bem como sua disponibilidade para flexibilizar alternativas para as diversas demandas. Acreditamos ser uma das tarefas do terapeuta auxiliar a pessoa a perceber quais são as situações de risco para recaída e desenvolver estratégias para evitá-las. Como já mencionado, em geral, na primeira fase do tratamento predominam sentimentos ambivalentes e poucas condições para lidar com a angústia e a frustração, o que aumenta o risco de retorno ao uso; portanto, nesta fase de tratamento, o preparo do terapeuta para utilização de técnicas de prevenção de recaída é bastante útil.

Após essa fase, quando estão mais seguros do processo de abstinência, é natural que as pessoas comecem a entrar em contato com outras esferas pessoais, tendendo a olhar para si e para os demais, propiciando, assim, a utilização de técnicas que abordem o indivíduo nas diversas áreas de sua vida, com possibilidades de maior autoconhecimento. Mesmo nessa fase, não se deve esquecer de dar atenção à dependência, que foi central na vida da pessoa e provavelmente continuará sendo um referencial que pode ou não ser reativado. Além do mais, a sobriedade está associada a ter de enfrentar dificuldades e responsabilidades que o cliente conseguia ignorar quando bebia ou usava drogas.[20]

▶ Aspectos psicológicos presentes na psicoterapia de grupo

Cada grupo tem uma dinâmica única, resultado de fatores como: relacionamento entre os participantes, postura do coordenador e sua interação com estes, estágio de motivação dos clientes, tipo de droga utilizada, conteúdo psicológico manifesto e latente, entre outros aspectos que estabelecem o movimento particular do grupo.

Cada acontecimento no grupo o envolve como um todo, ainda que esteja aparentemente envolvendo um ou dois participantes. Anthony considera esses acontecimentos como se fizessem parte de uma Gestalt, em que se constituem as figuras (visível em um primeiro plano) e o "terreno" (pano de fundo), que apesar de menos aparente e óbvio, interfere no grupo, muitas vezes com conteúdos manifestos.[21] Qualquer mudança (seja em relação aos colegas, ao terapeuta, à infraestrutura etc.) tem a possibilidade de trazer o inesperado para o grupo, o que pode ser considerado perturbador por pessoas mais sensíveis. Dessa forma, cabe ao terapeuta estar atento a todo o movimento do grupo, evitando trabalhar as questões de maneira unilateral ou somente na esfera individual.

Em geral, no início do tratamento, as pessoas chegam ansiosas, com receio do que vão encontrar, de como serão vistas e, na maioria das vezes, ambivalentes e inseguras quanto ao que pensam e desejam. Algumas pessoas que não passaram pela experiência grupal podem, também, se intimidar com a ideia de estar se expondo a várias outras que não conhecem. É, portanto, sempre indicado o contato individual (entre terapeuta e cliente) anterior ao grupal.

Em razão da ansiedade pelo novo, é comum as pessoas apresentarem atitudes de defesa, como ficarem alheias, relutantes ou agressivas com o profissional ou os demais membros do grupo, o que se deve não só aos aspectos angustiantes, como também à negação do problema com a droga ou o álcool.[22] Quando a ansiedade de um cliente ultrapassa seu nível de tolerância, este pode tentar se proteger fugindo do grupo ou mesmo do tratamento. Daí a importância de trabalhar as defesas iniciais com bastante sensibilidade e acolhimento, encorajando a pessoa a se permitir tentar e, se necessário, explicando as reações comuns no processo inicial de mudança, bem como investir no vínculo/aliança entre cliente e terapeuta. Dependendo de como estas são abordadas, podem prejudicar a aliança e aumentar a rigidez das defesas. Dessa forma, algumas colocações podem ser mais bem aceitas quando vêm dos pares e, ainda que o terapeuta tenha que confrontar alguma resistência, esta precisa ser bem pontuada, concreta e jamais com conotação punitiva ou moral.

No caso de um grupo aberto (em que os clientes podem entrar e sair a qualquer momento), a percepção dessas defesas pode ser mais clara para quem já faz parte dele, que geralmente visualiza, por intermédio do novo integrante, possivelmente como estava quando chegou ao tratamento. Por outro lado, para quem está chegando, perceber que tem à sua volta pessoas mais certas de seus objetivos pode ser um bom encorajamento. É comum, nesses casos, os integrantes mais antigos abordarem as defesas da pessoa que está iniciando, auxiliando na abertura para um novo olhar. Entretanto, as defesas precisam ser bem manejadas e o terapeuta deve estar atento à forma como o grupo expõe seus sentimentos (para que a confrontação não seja vista como ataque ou demonstração de superioridade). A atenção, nesse caso, é importante, pois não raro acontece de o grupo reagir à entrada do novo com sentimentos de ciúmes ou inveja, insegurança etc., o que pode fazer com que apresente modos hostis de recepção, mesmo que aparentemente o discurso seja de ajuda.

Em um primeiro estágio de tratamento (fase de maior ambivalência/resistência e, provavelmente, de recente abstinência), é necessário muito investimento, principalmente do profissional, para que o processo de mudança se estabeleça. Para o cliente, investir no tratamento torna necessário, entre outras coisas, dispor-se a rever comportamentos e atitudes diante dos eventos da vida, a lidar com estes de forma nova e, consequentemente, desconhecida. Isso implica "lutar" contra a tendência natural de voltar aos padrões antigos, nos quais se encontram a bebida ou as drogas como "saída" imediata. Quando há oportunidade de contar com a força de um grupo que caminha com o mesmo objetivo, o efeito tende a ser um grande auxílio para a manutenção do propósito de abstinência. Os membros de um grupo coeso e com forte identidade grupal tendem a apresentar bons resultados.[18,19,23-26]

Faz parte da dinâmica grupal (uma vez que o grupo se propõe à mudança do esquema referencial) o surgimento de ansiedades e tensões, pois em todo processo de aprendizagem existe a tensão causada pela mudança. A existência de um conjunto de experiências, conhecimentos e afetos com os quais o indivíduo pensa e atua configura seu "esquema referencial", denominado também de conjunto de crenças e cognições, como as descreve a terapia cognitiva.[11] O esquema referencial representa parte da maneira de se relacionar do sujeito. O questionamento do esquema referencial é o caminho para romper estereótipos. Nesse momento se estabelece um paradoxo: ao mesmo tempo que há necessidade de uma "inquietude interna" para a mudança, esta, dependendo da intensidade com que é vivida, pode levar a uma ameaça desestruturante. Sem qualquer ansiedade não ocorre mudança; por outro lado, frente a muita ansiedade, a mudança do comportamento também pode não ocorrer, em função dos ataques de angústia e outras defesas que se levantam no indivíduo. Principalmente levando em consideração a população dependente, que, em geral, busca aplacar a angústia com a substância psicoativa, podemos afirmar que um bom nível de ansiedade é aquele que funciona como um sinal de alerta. É importante que a ansiedade seja dosada, de modo que possa ser discriminada, trabalhada e elaborada dentro do que o próprio grupo indica como sendo possível; Pichon argumenta sobre a "regra de ouro": respeitar o emergente do grupo (trabalhando a informação que o grupo atualiza a cada momento, correspondente ao que pode ser admitido e elaborado).[27]

O grupo de psicoterapia é uma situação que propicia aos seus participantes transpor sentimentos e seu modo de funcionamento relacional para os demais membros do grupo. As pessoas projetam conteúdos psicológicos em sua forma de interagir. Algumas pouco se relacionam com o outro; geralmente não confiam no contato interpessoal, sentindo-se muito inseguras neste processo. Costumam se "isolar", dificultando o acesso. Por outro lado, existem pessoas que se misturam ao outro, vendo nele a extensão de si; geralmente, esperam que as decisões venham prontas e que o outro se responsabilize por seus atos.

Acima de tudo, é importante que o dependente estabeleça vínculos saudáveis no grupo, como a possibilidade de construção interpessoal fora do círculo de tratamento, e que recupere o papel de agente ativo de sua própria vida. Quando um cliente tem um *insight*, é importante que seja encorajado nesse processo de fortalecimento e descoberta, percebendo que há respeito, preocupação e atenção para com ele.

Mesmo diante do desejo de mudança, as pessoas apresentam (muitas vezes, sem perceber) uma contraforça que resiste ao próprio desejo, como defesa para aplacar a ansiedade e a angústia. Esses movimentos precisam ser abordados para serem compreendidos. Caso não sejam abordados, o grupo tende a apresentar um movimento repetitivo que pode revelar o receio coletivo da mudança. Os mecanismos de defesa representam, dessa forma, processos mentais que buscam "segurança", a fim de afastar a percepção da necessidade de mudança ou o medo da desestruturação diante da ansiedade. Quando um indivíduo sente que a situação grupal está ameaçando sua "segurança", pode agir de maneira defensiva. Uma das funções da psicoterapia grupal é tornar as defesas o mais conscientes possível, focando em paralelo outras possibilidades, para que aprenda a lidar com a ansiedade dentro de um referencial menos perturbador.

As defesas podem aparecer, assim como na psicoterapia individual, de diversas formas: não ter nada a dizer; disparar compulsivamente em uma conversa de conteúdo inócuo (como forma de não trabalhar o conteúdo central); ou até mesmo a maneira entusiástica como algumas pessoas comentam e analisam outros integrantes ou até ex-integrantes do grupo, a fim de evitar se concentrar em seus próprios sentimentos.

Outro tipo de reação típica de processos grupais é o "efeito dominó", que é a reprodução múltipla de determinada reação pela maioria dos integrantes, gerando tensão/campo emocionalmente tonificado, que pode ser expresso verbalmente ou não. Nesses casos, é importante a intervenção do terapeuta com a finalidade de revelar para o grupo o movimento que está presente e perceber o quanto se trata de um sentimento realmente compartilhado pela maioria, mas que não era manifesto (necessitando apenas de um porta-voz para que viesse à tona) ou o quanto se trata de um efeito do tipo "onda" (referente à vulnerabilidade diante das influências), sem significado maior para as pessoas.

As colocações do profissional, em todos os processos grupais, deve ser sempre em benefício do grupo/clientes e não uma "descarga" de sua ansiedade ou, ainda, demonstração de poder do tipo "eu tenho o conhecimento". A interpretação fora de contexto e de *timing* pode se tornar uma agressão para a pessoa.[11] Não se deve atuar além das possibilidades reais e momentâneas do sujeito. Uma compreensão distorcida por parte do dependente pode mobilizar forte ansiedade, que, por vezes, o levará a recair.[28]

Em suma, o grupo tem problemas, recursos e conflitos que devem ser estudados e considerados por ele próprio à medida que emergirem, devendo ser examinados em relação à tarefa e em função dos objetivos propostos. Maior objetividade é alcançada quando o ser humano é inserido ativamente em seu contexto, de forma que perceba a realidade do jeito que é, entendendo-a e agindo para que aconteça da melhor forma possível. Não se trata de transmitir aos integrantes do grupo apenas informações, mas sim de auxiliá-los e caminhar paralelamente com eles para que incorporem e utilizem seus recursos pessoais e ambientais para atuar construtivamente sobre a própria vida.

▶ Aspectos norteadores para a estruturação do grupo

Selecionamos, a seguir, alguns itens básicos e práticos que consideramos ser importante examinar para a condução de grupos no tratamento da dependência química. Certamente, haverá outros não mencionados aqui; entretanto, nosso intuito é auxiliar no exercício de pensar na coerência que se faz necessária entre a definição dos objetivos e o contrato que se estabelecerá com os integrantes, de modo a realizar uma abordagem grupal produtiva.

Questões práticas para administração dos grupos psicoterapêuticos

Grupos abertos

Na prática do tratamento em dependência química é mais frequente a escolha de grupos abertos, caracterizados pela possibilidade de receber um novo integrante, que, a qualquer momento, está iniciando o tratamento, assim como pela saída de alguém, por processo de alta ou por desistência. Nos serviços ambulatoriais, a rotatividade de clientes é consideravelmente maior do que em locais de internação e consultórios particulares. Dessa forma, é importante uma prática que viabilize o atendimento de maior número de pessoas dentro do momento das necessidades destas, sendo esta geralmente uma das razões para a escolha desse tipo de grupo. Nesse sentido, sugerimos que o coordenador estipule com o grupo uma ou duas datas no mês para o ingresso de novos participantes. Por exemplo: toda primeira e terceira sessão do mês.

Em grupos abertos, é mais presente o contato real com a separação, no caso da saída de clientes, assim como o acolhimento do novo, configurado no movimento dos que ingressam no grupo. O grupo automaticamente torna-se mais heterogêneo, considerando o tempo de entrada das pessoas, a consciência que têm da problemática, o estágio de motivação dos integrantes, os tipos característicos de defesas. Geralmente, a heterogeneidade desses aspectos mencionados enriquece a interação e a ajuda mútua entre os participantes.

Grupos fechados

Caracterizam-se por um número fechado de pessoas que têm o propósito de caminhar juntas durante o tratamento, não sendo permitida a entrada de outros participantes. Geralmente, esse tipo de escolha trabalha com um tempo específico, idealizando um início e um término para o tratamento. Uma questão importante a ser analisada de acordo com os objetivos da instituição e sua linha de tratamento é a alta dos clientes, considerando que as pessoas têm "tempos" diferentes para a mudança, devendo ser bem estudado o posicionamento quanto a essa questão. Clientes dependentes químicos em geral apresentam problemas quanto à assiduidade e continuidade do tratamento, uma vez que se trata de uma sintomatologia vulnerável a recaídas, ambiguidades e quebra de regras. Por isso, a desistência de várias pessoas, sem a possibilidade de reposição do quadro, pode pôr em risco a continuidade do grupo.

Nos grupos fechados, é provável que a desistência dos participantes coloque em cena a ansiedade e o tema morte/separação; daí a necessidade de o terapeuta estar atento para apontar e trabalhar essa questão de acordo com a dinâmica do grupo, sempre fazendo um paralelo com a dependência química.

Grupos homogêneos ou heterogêneos

Existem algumas discussões sobre a possibilidade de um grupo ser homogêneo ou heterogêneo, no tocante ao tipo de droga utilizada. Certamente, um grupo nunca será homogêneo, levando em consideração as diferenças individuais. Entretanto, existem algumas questões importantes a serem analisadas sob a óptica da eficácia. Há tempos, quando poucos dados de pesquisa estavam disponíveis, aparentemente havia maior preferência por constituir grupos de dependentes de drogas e álcool conjuntamente. Com o passar do tempo, em razão de algumas evidências práticas e mais estudos sobre a dinâmica das diferentes dependências, foi observada a dificuldade em compor um grupo de pessoas com escolhas de drogas diferentes. As experiências, em geral, mostraram que convém reunir os alcoolistas em grupos homogêneos, ou seja, só de alcoolistas.[28,29] Ainda que se trate do mesmo sintoma (a dependência), o padrão de funcionamento das drogas lícitas e ilícitas é peculiar, apresentando diversidades significativas quanto aos comportamentos, à forma de encarar a dependência, ao nível de percepção, aos tipos de perda, à idade predominante, além do estereótipo. Outro fator observado é a tendência ao preconceito que existe entre os dois grupos (quando não se trata de dependência cruzada). É comum o grupo de alcoolistas criticar o de dependentes de substâncias ilícitas, considerando-os "fora da lei", provavelmente na tentativa de aplacar o sentimento de exclusão que sofrem; os dependentes de drogas ilícitas tendem a destacar a coragem de se envolver com algo mais perigoso, provavelmente encontrando no proibido fontes motivadoras para a expressão de seus sentimentos e necessidades.

No entanto, em consultórios, ambientes de internação ou comunidades terapêuticas em que não sejam possíveis grupos específicos, introduzir o dependente de drogas não acarreta dificuldade técnica maior, desde que o coordenador esteja apto e atento para trabalhar as questões anteriormente levantadas.[28,29]

Outro fator de importância para analisar é o critério de homogeneidade quanto ao sexo. Existe um considerável debate sobre os benefícios dos programas de tratamento homogêneo *versus* "misto". O nível de funcionamento mental e emocional entre homens e mulheres é bastante diferente, assim como a forma como cada um vivencia seu uso de substâncias. A população de dependentes de álcool tende a ter mais idade, pois, em geral, demora um tempo para admitir as perdas (talvez pelo tempo necessário para a instalação da dependência e pelo fato de ser uma substância lícita), chega ao tratamento com vários anos de relação com a bebida, apresentando, não muito raramente, uma série de limitações por conta de seu efeito. No caso da mulher, tem-se observado que tal fato é ainda mais relevante, levando-se em conta que as complicações do alcoolismo para ela são maiores, tanto no aspecto físico (mulheres têm maior proporção de gordura corporal, o que faz com que o álcool atinja maiores níveis de concentração no sangue, além de absorverem maiores quantidades de álcool do que os homens) quanto no aspecto social (o julgamento da sociedade é mais grave no caso de mulheres); tendem a ser desprezadas, percebidas como tendo abandonado os papéis de esposa e mãe e como sendo vulneráveis à promiscuidade sexual, o que dificulta ainda mais a busca e a aceitação do tratamento, uma vez que isto implica se expor.[8] Diante dessa complexidade, em grupos mistos, no caso do alcoolismo, isto pode trazer dificuldades de aceitação e adaptação. Segundo Edwards, é possível que serviços exclusivamente femininos atraiam mulheres com níveis específicos de necessidades, como aquelas com filhos dependentes, lésbicas, mulheres com história materna de problemas com álcool ou drogas e as que sofreram abuso sexual na infância.

Quanto ao grupo de dependentes químicos, apesar dos poucos dados de pesquisa, é possível que, pela tipologia da droga e pelo perfil mais jovem dos dependentes, ocorra maior flexibilidade para trocas produtivas entre os dois sexos. De qualquer forma, é muito importante a constante reflexão sobre a prática e seus resultados e a possibilidade de mudanças de estratégia quando esta não se mostrar eficaz e produtiva.

Quanto aos demais aspectos, em geral, combinar clientes com diferentes escalas educacionais, ocupacionais e até de idade pode ser enriquecedor.[9] É interessante haver heterogeneidade de integrantes e máxima homogeneidade da tarefa e dos objetivos.[11] Cabe destacar que um grupo pode ser heterogêneo em composição demográfica, incluindo homens e mulheres, mais jovens e mais velhos, diferentes etnias, mas que devem ser colocados em grupos de pessoas com necessidades semelhantes.[9]

Papel do terapeuta

Em grupos terapêuticos, é comum a coordenação por profissionais de diversas especialidades da área da saúde, como terapeutas ocupacionais, psicólogos, enfermeiros, assistentes sociais, entre outros. No entanto, os grupos psicoterapêuticos são comumente coordenados por profissionais habilitados em psicologia.

A postura do profissional gera inúmeras influências no comportamento grupal. Maturidade, equilíbrio, seriedade e conhecimento da dinâmica da dependência, das técnicas psicoterápicas e dos processos grupais são o mínimo necessário para que um profissional possa conduzir o grupo com eficácia e responsabilidade.

Quando o terapeuta se porta de maneira simples e objetiva, tende a atrair maior participação das pessoas, o que é bem mais enriquecedor do que o distanciamento e a imagem de superioridade. Principalmente quando a finalidade é o tratamento de pessoas desestruturadas, de nada ajuda a postura de um terapeuta frio e distante. A prática clínica tem demonstrado a necessidade de um "facilitador", ou seja, de um terapeuta participativo, sensível, disposto a interagir com o grupo em suas necessidades, gerando confiança e apoio firme e consistente. O terapeuta precisa agir como um catalisador para auxiliar na liberação de forças motivacionais que contribuem para a persistência de antigos comportamentos destrutivos ou, alternadamente, para iniciação e manutenção de comportamentos novos mais adaptativos.

Nenhum profissional é onipotente. Certamente, trata-se de um ser humano, que também possui dificuldades e anseios dentro de uma história de vida. É importante que seja percebido como especialista em psicoterapia de grupo e dependência química, mas não como alguém perfeito, sem falhas ou problemas. O imprescindível é a busca constante do equilíbrio psicológico pelo profissional, o que permite maturidade e condições para a nobre função de ajudar o outro em seu equilíbrio. Dessa forma, o profissional ter sua psicoterapia é um pré-requisito de extrema importância. Outra questão que não deve ser negligenciada é a supervisão por outro profissional, que possibilita o desenvolvimento contínuo e o aprimoramento de suas percepções e intervenções. A supervisão é fortemente indicada.[20]

Importância do coterapeuta

Convém que o terapeuta do grupo tenha um coterapeuta, o que lhe permitirá discutir processos e conteúdos da sessão com o enriquecimento de outro olhar, possibilitando maior troca e amplitude naquilo que está sendo observado tecnicamente. Até em termos práticos, um coterapeuta permite que o grupo funcione mesmo quando um dos profissionais não está presente, em caso de falta, férias, problemas de saúde, entre outros.

Importância da equipe multiprofissional

A dependência química é um quadro dentro de um *continuum* de gravidade. Várias decorrências físicas, mentais, sociais e psicológicas podem ocorrer sendo secundárias ou primárias ao quadro. Em ambas as situações, torna-se imprescindível a necessidade de acompanhamento e cuidados nessas diversas especialidades. É comum o cliente ser atendido por vários profissionais do serviço, como médico, enfermeiro, assistente social, psicólogo terapeuta ocupacional, entre outros, com o intuito de atender às suas demandas. Quando a equipe que cuida do cliente trabalha em conjunto, maiores são as possibilidades de evolução do tratamento. Podem ser constantemente discutidas, sob a óptica de várias áreas, questões como diagnóstico, prognóstico, encaminhamentos, evolução do tratamento, mudanças de estratégia necessárias, entre outros aspectos que potencializam a capacidade de reinserção social, pessoal e profissional, bem como bem-estar físico.

Seleção dos clientes

De grande importância para o processo psicoterapêutico é o contato individual anterior com o cliente, para que o terapeuta tenha condições de conhecer sua dinâmica de funcionamento, sua problemática, o grau de motivação, a presença de comorbidades, entre outros. É preciso avaliar a prontidão do cliente e sua capacidade de participar de um grupo, suas necessidades e seus desejos; como reage ao coordenador do grupo, suas relações interpessoais anteriores e atuais e como se relaciona com os outros membros do grupo.[9,10] A observação do cliente durante as 4 a 6 semanas iniciais é de extrema importância para adesão ao tratamento. É muito importante, para participar de um grupo, que haja capacidade de se vincular.

Como contraindicações para o grupo, destacam-se fatores como:

- *Funcionamento psicótico:* neste caso, o psicótico pode dificultar a dinâmica do grupo e mesmo o acompanhamento e o desenrolar da sessão. Destaca-se, ainda, a dificuldade de trabalhar questões típicas do psicótico junto a outros clientes, como características de persecutoriedade e desintegração, geralmente presentes em tais casos. Esses clientes, quando dependentes químicos, tendem a se beneficiar mais com cuidados individualizados específicos e direcionados
- *Indivíduos com nível acentuado de agressividade/perversidade e/ou transtornos de personalidade:* pela transferência negativa e destrutiva que estabelecem em seus vínculos afetivos, a probabilidade de reprodução desse comportamento é reforçada no grupo, pois geralmente veem neste o espaço para a necessidade de domínio e transgressão de limites e violação de vínculos. A prática clínica tem demonstrado que o impacto dessas pessoas no grupo não é positivo nem para elas nem para os demais membros, os quais podem se sentir intimidados. Vale ressaltar a dificuldade que existe para o terapeuta em conduzir o grupo sem perder o foco, diante de pessoas com tais características. O mais indicado, nesses casos, é o atendimento multidisciplinar personalizado e/ou grupos específicos para transtornos de personalidade
- *Indivíduos com danos cognitivos:* tendem a não produzir e não acompanhar o desenrolar das sessões. Em alguns casos, seu ganho se dá pelo contato social que o grupo possibilita. Geralmente, beneficiam-se em grupos específicos que trabalhem com outros participantes com danos cognitivos ou grupos de habilidades sociais
- *Indivíduos intoxicados ou pouco convictos quanto à abstinência:* também não são indicados para o grupo psicoterápico. Os intoxicados graves estão com a percepção alterada e pouquíssimas condições (em virtude da reação da substância) de interagir positivamente, sendo mais indicado estar desintoxicados.

Por outro lado, para pessoas que recaíram, mas que, embora sob efeito da substância, consigam manter um contato mínimo preservado, pode representar uma boa oportunidade de auxílio, tanto para aquele que recaiu (no sentido de recuperação) quanto para os participantes, os quais podem identificar aspectos pessoais na situação de recaída. Os clientes pouco convictos dos objetivos de abstinência provavelmente vão atuar no grupo tentando negar a importância dessa necessidade, além de possivelmente não estarem disponíveis para ouvir outras opiniões. Assim, precisam primeiro de atendimento individual, para poderem ser motivados para a mudança e maior definição de seus objetivos pessoais para a questão da dependência. No caso de clientes que almejam a abstinência, mas que resistem ao grupo, pode-se sugerir que assistam a algumas sessões, variando de quatro encontros a 3 meses para repensarem suas decisões[20,28]

- *Indivíduos de reconhecimento público:* talvez não tirem proveito do tratamento, em razão de possíveis consequências negativas da exposição de dificuldades pessoais devido ao *status* que possuem, podendo ter maior benefício em um tratamento individualizado. Quando nos referimos a pessoas de reconhecimento público, não nos referimos apenas a atores, cantores ou políticos, entre outros, mas também a cargos de chefia ou superiores em termos da hierarquia de uma instituição.

Contrato terapêutico

A presença e o cumprimento das regras são necessários como norteadores do trabalho grupal, sendo os pilares de sustentação da estrutura organizadora, por meio da qual se estabelece o representante simbólico da organização interna. Ter regras coerentes e claras, objetivamente expostas a todos os participantes, permite o acompanhamento de seu cumprimento e um referencial seguro para todos. Se o contrato é dúbio ou implícito, a pessoa se sente em condições de mudar as regras de acordo com visão e desejos particulares, reproduzindo sua função desadaptativa no grupo.[30]

É preciso que o contrato terapêutico contenha a definição de todos os aspectos previsíveis do tratamento. Para questões que apareçam no decorrer do tratamento e que não estavam previstas no contrato, sugerimos que sejam primeiramente pensadas pela coordenação do grupo, objetivando coerência com os objetivos do tratamento, e colocadas para o grupo, ou para serem discutidas e se chegar a um consenso entre os participantes ou apenas para colocar as regras já decididas pela coordenação, nunca esquecendo de que quem dirige o grupo são os profissionais/coordenadores; portanto, estes precisam ter a visão do todo para lidar com as decisões (Quadro 28.1).

Quadro 28.1 Itens do contrato.

- Objetivo (abstinência e melhoria da qualidade de vida)
- Prazo mínimo de compromisso e alta
- Tentativa de abstinência no dia da sessão
- Evitar segredo entre os membros do grupo
- Necessidade de sigilo no tocante ao conteúdo das sessões, bem como aos participantes
- Horários e local das sessões
- Aviso de faltas previstas
- Honorários, dia de pagamento, reajustes e férias do terapeuta

Além do aspecto prático que o contrato proporciona, sua função mais importante deve-se ao fato de representar um "contorno" em que as possibilidades e os limites são trabalhados de maneira organizadora e construtiva. É como se representassem a lei para o grupo. Considerando-se que uma das grandes questões dos dependentes é a dificuldade em lidar com o limite, a lei, a frustração etc., possibilitar a clareza de um contrato tende a proporcionar aspectos organizadores para o ego. Muito provavelmente seus integrantes vão tentar burlar as regras, daí a importância do manejo que se fará em torno disso, utilizando-se de uma estrutura firme e bem definida que as definições contratuais proporcionam.

Existem autores que sugerem que o contrato seja escrito e assinado em duas vias (uma para o cliente, outra para o grupo) ou até mesmo em três vias (incluindo um representante familiar, significativo como fiador do cliente).[31] De qualquer forma, os itens do contrato devem ser discutidos claramente, um a um, no atendimento individual (antes do grupal) e reforçados, quando necessário, no grupo. A seguir, o Quadro 28.2 exemplifica com um modelo de contrato.[30]

Quadro 28.2 Modelo de contrato psicoterapêutico grupal.

- Eu concordo em frequentar o grupo pontualmente. Se eu não puder comparecer, informarei ao coordenador do grupo antecipadamente. Caso eu tenha duas faltas seguidas, sem justificativa, a minha vaga no tratamento estará à disposição do serviço
- Fui informado de que a duração do meu tratamento será de 12 meses
- Compreendo a necessidade da participação da minha família no grupo de Orientação Familiar e quando a presença dela for solicitada por qualquer profissional da instituição
- Como um grupo, manterei a confidencialidade de tudo que for comentado na sessão
- Participarei do grupo com motivação e com postura de receptividade
- É importante expressar aos outros meus pensamentos e sentimentos com o objetivo de tentar resolver meus problemas. Nesse sentido, é importante não evitar assuntos que sejam difíceis para mim, mas também é preciso ter atenção para não interromper meu colega
- Como membro do grupo, eu posso discordar, aceitar, ou respeitar o outro. Nós entendemos a importância de manter uma atmosfera de confiança e respeito para cada pessoa do grupo
- Sei que não devo comparecer às sessões de grupo intoxicado, pois compreendo a importância de comparecer sóbrio ao grupo. Se eu estiver sobre a influência de qualquer substância, devo informar ao coordenador e ao grupo, que tomará as medidas necessárias
- Eu concordo em não iniciar relacionamentos afetivos com outro membro do grupo durante o tratamento

Assinatura:_____ Data:___/___/___

Adaptado de Brown e Yalom.[32]

Objetivos do tratamento

De acordo com os elementos-chave acerca da síndrome de dependência formulados por Edwards e Gross, um dos itens se refere à reinstalação da síndrome após abstinência, que reflete como o dependente, mesmo com um longo período de abstinência, apresenta novamente o quadro de dependência (com tendência a progressão e piora) após retorno ao uso da substância.[33] Dessa forma, parte expressiva dos tratamentos considera a recuperação diretamente ligada à abstinência da substância, objetivo final da maioria deles, excetuando abordagens que trabalham com a redução de danos. Para muitos, aceitar esse limite é difícil, pois implica uma mudança radical e bastante significativa. No entanto, em termos de eficácia, a abstinência precisa ser entendida sob uma óptica que vai além de não usar a substância. A prática tem mostrado que pessoas abstêmias, mas que se mantêm desintegradas em várias áreas da vida, têm maior propensão a recair, comparadas às pessoas mais adaptadas à sua realidade e às suas necessidades. Daí a importância de, mesmo focando a abstinência, olhar o indivíduo como um todo, levando em conta o espectro de suas especificidades.

Caso o cliente esteja em dúvida quanto a querer ficar abstinente em um grupo cujo objetivo é a abstinência, é indicado encaminhá-lo para uma abordagem de redução de danos ou acompanhamento individual, pois ele pode confundir e desestimular os que aceitaram o objetivo da abstinência.

Prazo mínimo de compromisso e alta

Combinar um prazo mínimo de um mês para adaptação ao grupo é uma boa estratégia para manter maior compromisso do cliente com o tratamento, o que contribui para diminuir as possibilidades de desistência pela ansiedade de fazer parte do grupo e pelo próprio momento tenso de mudança.

A alta não é indicada para clientes que não estejam readaptados à família, ao trabalho, ao lazer e em boas condições físicas e psíquicas. Uma vez combinada a alta, é indicado o desligamento gradativo do cliente: este começaria a comparecer quinzenalmente, depois mensalmente até que o desligamento ocorresse por completo, podendo, assim, facilitar ao grupo e ao cliente a elaboração da separação.

É importante que o pedido de alta seja iniciativa do cliente, procurando ser compreendida pelo grupo e de acordo com a percepção do terapeuta. Existem casos em que o cliente tem alta do grupo e busca uma nova forma de tratamento, como a terapia individual, mas, desta vez, não focada somente na dependência química.

O pedido de alta deve sempre ser avaliado dentro da complexidade correspondente. Um cliente, por resistência ao tratamento e/ou pelo desejo de usar a substância, pode se achar pronto para a alta e solicitá-la. Nesses casos, discutir a solicitação em grupo, deixar clara a posição do coordenador e enfatizar a responsabilidade na tomada de decisão por parte do cliente pode ser uma boa estratégia. Há, ainda, casos de clientes abstinentes, com considerável melhora em diversas áreas da vida e que, no entanto, não cogitam a alta como objetivo, podendo se mostrar "abalados" em razão da alta de outros colegas. Isso indica apego e certa "dependência" do tratamento, por isso, devem ser estimulados a enfrentar (de acordo com suas possibilidades) um desligamento saudável e pautado na confiança pessoal. Vale ressaltar que possibilitar aos clientes com alta retornarem ao grupo, caso necessitem de ajuda ou mesmo em caso de "visita", serve como garantia de que não estão sozinhos e de que não foram abandonados.

Abstinência no dia da sessão

O pré-requisito para o tratamento é o compromisso sincero do cliente quanto à tentativa de abstinência, o que não implica que a recaída seja algo descartado do processo. Sabemos que, muitas vezes, a recaída ocorre, o que não é impedimento para a continuidade do tratamento. Caso o cliente beba ou use drogas no dia da sessão, é necessário avaliar se estará em condições de aproveitá-la, pois, caso contrário, poderá dificultar o andamento do grupo. Caso apareça na sessão extremamente intoxicado, sem condições de manter um contato preservado, deve ser retirado do grupo pelo coterapeuta, que lhe dará a assistência necessária em termos de desintoxicação. No grupo, diante do acontecimento, é indicado discutir o fato e refletir sobre ele, reforçando a necessidade do cumprimento do contrato. Em casos de clientes que têm lapsos (uso de pouca quantidade da substância ou poucas consequências), pode ser frutífera a discussão no grupo, desde que mantido o grau de consciência do envolvido.

Sigilo sobre conteúdo da sessão/evitar segredos entre os membros do grupo

Ressaltar a importância do sigilo quanto ao que é dito nas sessões é dividir com os participantes a tarefa de cuidar do grupo, respeitando a si e aos demais e permitindo, assim, a construção de vínculos confiáveis entre eles. Quando, no grupo, o terapeuta perceber o desrespeito a essa regra (que pode ser observado, p. ex., quando os clientes se embrenham em contar histórias e a falar da intimidade de clientes não presentes), é importante intervir, reforçando o significado do sigilo.

Por outro lado, evitar segredos entre os membros do grupo permite que conteúdos significativos de suas vidas sejam trabalhados com maior profundidade e sinceridade. Não é possível para o psicoterapeuta o controle total desse aspecto, mas pode preservar um ambiente seguro e de confiança, pré-requisito para que as pessoas se expressem verdadeiramente.

Horário/local das sessões e faltas

É importante que sejam fixados horário, dia da semana e local das sessões, pois isso garante segurança e estabilidade para os clientes, tanto de um ambiente preparado para eles quanto da necessidade de cuidarem do próprio tratamento. Devem ser informados sobre a importância da assiduidade, inclusive como pré-requisito para ter seu lugar no grupo.

É recomendável solicitar ao cliente que não puder comparecer à sessão que avise o coordenador do grupo com antecedência. Sugere-se também o estabelecimento de uma quantidade-limite de faltas toleradas sem justificativa, que, se atingida, se caracterizaria como abandono do tratamento. Em nossa prática clínica, sugerimos duas ou três faltas seguidas e sem justificativa, o que deve ser adaptado de acordo com a realidade de cada local de tratamento.

Em relação à quantidade de sessões semanais, alguns autores sugerem duas sessões de 1 h cada; outros optam por uma sessão (variando entre 1 h e 1 h30 min).

Honorários

O preço das sessões, o dia de pagamento e os reajustes devem ser administrados como o são na terapia individual, em caráter particular. Conforme o histórico do cliente, é aconselhado o pagamento antecipado.

Férias e outras intervenções

É importante ressaltar que todo cuidado é pouco em se tratando de clientes dependentes, pois estes tendem a agir de modo desconfiado e/ou inseguro. Por isso, é indicada, sempre que possível, uma apresentação prévia daquilo que pode ocorrer no percurso do tratamento, como férias ou uma intervenção familiar, quando necessário, entre outros.

O período de férias é um período de separação, portanto, causa maior vulnerabilidade nos participantes. É importante que o terapeuta/coordenador tenha sensibilidade e percepção para trabalhar os conteúdos provocados por esse período de distanciamento. Recomenda-se avisar com antecedência, proporcionando de uma a três sessões prévias para trabalhar conteúdos decorrentes. Também é indicado que o coterapeuta possa dar andamento ao trabalho realizado.

Número de participantes

Na literatura, existem várias opiniões a esse respeito, desde a sugestão de números maiores até o número restrito de clientes. Pensamos que dificilmente haverá um número ideal preestabelecido, principalmente porque cada grupo apresenta uma dinâmica de funcionamento diferente, mediante o tipo de intervenção estabelecida. Em geral, é recomendável cerca de cinco pessoas no mínimo para a formação do grupo e cerca de 10 a 12 pessoas para compô-lo. O que deve ser levado em conta, acima de tudo, é a condição do grupo funcionar de maneira que todos se sintam assistidos e isso dependerá muito da experiência e disponibilidade dos profissionais que conduzirão o trabalho, bem como do grau de complexidade dos clientes assistidos.

Eventos importantes da vida

Quando o cliente passa por marcantes situações de vida, como morte de um ente querido, perda de emprego, doenças graves em si mesmo ou em um familiar, separação, brigas, sugere-se que, além de ser atendido em grupo, seja acompanhado individualmente, para que tenha maiores possibilidades de elaborar esses momentos de maneira positiva.

Clientes que continuam recaindo ou que não atingem o objetivo do tratamento

Quando os clientes dificilmente conseguem manter a abstinência ou atingir a meta do tratamento, é recomendável pensar na necessidade de mudança de estratégia. Sua continuidade no grupo pode ser uma fonte de decepção, de desestímulo ou o antimodelo para os demais integrantes, fazendo com que eles não se beneficiem do tratamento. A prática clínica sugere o afastamento desses clientes e a tentativa de uma outra estratégia, por exemplo, acompanhamento individual, associado ao casal e/ou à família, dependendo do caso. Até mesmo a modificação do tipo de tratamento e referencial teórico pode ser benéfica.

Em casos de clientes encaminhados pela empresa em que trabalham, alguns podem se "tratar" apenas para o cumprimento da exigência, sem estarem efetivamente motivados para a mudança. Então, é importante ser esclarecido, desde o início, que haverá acompanhamento da chefia quanto à evolução do tratamento, buscando, desta forma, responsabilizar o cliente pelos resultados de sua escolha.

Utilização de recursos adicionais

A utilização de técnicas adicionais nas sessões grupais pode ser uma grande aliada do profissional no sentido de promover mudança e despertar *insights* de cognições e sentimentos, assim como para um fundo ilustrativo e informativo. Brown e Yalom sugerem a existência de um quadro para aulas expositivas, bem como recursos audiovisuais e didáticos como auxiliares (vídeos, músicas, textos etc.).[33] Recursos mistos muitas vezes são interessantes; um exemplo é a possibilidade de dramatização (não necessitando ser um grupo especificamente de psicodrama) de algumas situações típicas: como dizer não para o oferecimento de bebida ou drogas em determinadas situações, como lidar com a raiva ou a provocação, como se comportar em uma entrevista de emprego, entre outras, possibilitando trabalhar habilidades sociais e de enfrentamento.[4]

Neste contexto, as dinâmicas de grupo podem ser importantes ferramentas, se utilizadas coerentemente com os objetivos e a demanda grupal.[29] As técnicas de dinâmicas de grupo são recursos instrumentais mobilizadores dos processos grupais, usadas para sensibilizar, expressar diferentes de ponto de vista e compará-los, para sintetizar narrativas, para trabalhar conflitos e reconstruir significados. Elas adquirem "um valor de metáfora" das relações interpessoais, articulada com as experiências usadas como meio para trabalhar as interações grupais, devendo ser adequadas à necessidade do grupo em cada fase do seu processo e à realização da tarefa central, em momentos específicos da dinâmica grupal: a troca de ideias entre os participantes e na avaliação do resultado das conversações.[29]

As dinâmicas podem ser grandes aliadas no sentido de facilitar o surgimento/emergência de conteúdos pessoais e grupais. É possível usar vários níveis de exposição da pessoa. Situações em que não existe uma exposição tão clara e direta (o sujeito não precisa se colocar necessariamente em primeira pessoa) promovem um "fluir" de conteúdos com maior naturalidade e, provavelmente, menor resistência do que quando abordados diretamente. Por outro lado, situações em que o participante se expressa claramente tendem a causar maior impacto, talvez proporcionando maior identificação e envolvimento pessoal, necessitando ser bem administradas em decorrência dos sentimentos que promovem. Há extensa bibliografia apresentando uma variedade de técnicas de dinâmicas de grupo. É importante o profissional selecioná-las de forma adequada às necessidades do grupo e ao plano de tratamento.

Situações diversas

A seguir, algumas questões de ordem prática sobre a condução dos grupos, que podem surgir em diversos momentos do tratamento:[34]

- *Hábitos do psicoterapeuta:* é comum em grupo o questionamento ao psicoterapeuta de seus hábitos sobre beber. Estão implícitas duas questões: "Se não bebe, o quanto entende de beber para me tratar?" e "Se bebe, por que quer que eu pare?" Responder à questão sem estar preparado, interpretar ou devolver ao grupo sem respondê-la pode criar fantasias que dificultam a relação de confiança com o psicoterapeuta. Abordar os aspectos diferenciais entre o uso, o consumo abusivo e a dependência, por exemplo, com álcool, é um caminho viável e esclarecedor, podendo ser somada, neste momento, uma sessão informativa sobre os diversos tipos de consumo. A falta de informação pode contribuir para uma generalização de senso comum

- *Discriminação ou preconceito:* durante uma sessão de grupo, podem ocorrer situações que propiciem assuntos sobre diversidade sexual e cultural, que, por vezes, é abordada pelos membros do grupo com preconceito. O psicoterapeuta pode abordar o assunto junto ao grupo de maneira clara e objetiva, levando aos membros conhecimentos sobre o tema e também reflexão sobre posturas preconceituosas. Pode-se, também, aproveitar para discutir sobre o preconceito sofrido por eles próprios, suas ideias e crenças a respeito da dependência de substâncias

- *Participantes que passaram pela abordagem dos Doze Passos e que interferem no grupo:* há membros no grupo que já fizeram tratamento utilizando os Doze Passos e que trazem para o grupo sua experiência como única opção para que o tratamento seja eficaz, discordando das posturas dos demais membros ou mesmo propondo a mesma dinâmica de funcionamento existente nas salas. Reforçar a importância e os benefícios dessa abordagem para alguns indivíduos, diferenciando da psicoterapia de grupo, com explicações sobre esta, é a postura indicada para o psicoterapeuta neste caso

- *Participantes em que a recaída persiste:* sugere-se o afastamento desse cliente e a tentativa de nova estratégia, como acompanhamento individual, associado à família ou casal. Até mesmo a mudança do tipo de tratamento ou do referencial teórico pode ser benéfica. A continuidade no grupo pode ser uma fonte de decepção, desestímulo ou antimodelo para os demais membros

- *Participantes resistentes a frequentar o grupo:* por vezes, há pacientes que não aceitam participar de grupo, alegando, por exemplo, já terem problemas demais e não quererem saber/envolver-se com problemas dos outros.

Esses devem ser encorajados a participar do grupo em um período de adaptação, ao mesmo tempo que podem ser mantidos em atendimento individual, até que possam ser acompanhados somente no grupo

- *Participantes monopolizadores e silenciosos:* há pacientes que têm necessidade de atrair a atenção do grupo para si, por meio de discurso prolixo e detalhista ou de interrogações e observações excessivas no tema dos outros, não permitindo as interferências e a tomada de decisões dos demais membros. Se não houver interferência do psicoterapeuta, esse tipo de paciente pode estancar o processo terapêutico. O psicoterapeuta deve considerar a situação do ponto de vista vincular: o monopolizador e os monopolizados. Essa abordagem diminui o risco de haver bodes expiatórios e ilumina o papel de cada um. O objetivo é abrandar as defesas do monopolizador e poder comunicar a verdadeira natureza de seus temores e necessidades. Pacientes silenciosos podem não se beneficiar da terapia de grupo a longo prazo, devendo o psicoterapeuta estar atento às diversas questões que podem estar por trás do silêncio (inibições fóbicas, expressão de atitude hostil, forma de resistência à revelação de sentimentos para monopolizar o grupo, expressão de resistência dos demais) e ver o silêncio como um comportamento no aqui e agora do grupo, expressando uma maneira de relacionamento interpessoal. Compreender a dinâmica do silêncio é necessário para melhor manejar essa situação e, caso esta compreensão não seja possível, é indicado o cuidado para que o paciente não fique no esquecimento, podendo-se até interpretar a conduta do silêncio sem exercer forte pressão para que ele fale
- *Desistência:* há participantes que, logo após entrar no grupo, já não comparecem mais. Sabe-se que tentativas de contato com o paciente podem trazê-lo de volta ao tratamento, por exemplo, contatos telefônicos ou até visita domiciliar em serviços que dispõem desse recurso. A desistência pode estar relacionada com dificuldade de se expor em grupo, vergonha. Dessa forma, pode ser importante realizar um atendimento individual e avaliar se é o momento ideal para retomar o tratamento grupal
- *Eventos importantes de vida – gatilhos para a recaída:* participantes que passam por um evento crítico ou estressante durante o tratamento grupal, muitas vezes necessitam receber atendimento individual de suporte. Exemplos: luto, separação, brigas, doenças clínicas graves, desemprego, depressão etc. Tais eventos podem levar o participante a uma recaída e um recurso poderoso é acoplar sessões individuais por período breve, como apoio.

▶ Considerações finais

O homem é essencialmente um ser grupal, um ser em relação, que interage constantemente com os demais de sua espécie. Essa interação possibilita a aprendizagem da "arte de se relacionar", principalmente quando a vivência se dá em grupo, uma vez que surge o suporte positivo dos pares; a sensação de isolamento e discriminação diminui; são compartilhados exemplos realistas de mudanças; é cenário de posturas assertivas de prevenção de recaídas; oferece um ambiente familiar a partir de um senso de acolhimento e pertencimento construído entre os participantes; propicia a oportunidade de treinamento de habilidades sociais; estimula a autoeficácia pelo fato de ser uma intervenção que oferece suporte e ajuda para vários participantes simultaneamente com partilha constante de informações entre os membros e os coordenadores de grupo, mediante um cenário estruturado e organizado, pautado em regras, normas e horários que mantém uma atmosfera de esperança, suporte e encorajamento necessários para a modificação do comportamento de consumo abusivo ou dependência de substâncias. Diante do exposto, devido à complexidade da dependência química, a abordagem grupal ganha destaque como alternativa viável de tratamento inclusive em termos de custo benefício.

▶ Referências bibliográficas

1. FALKOWSKI, W. Group therapy and the addictions. In: DARE, C.; EDWARDS, G. *Psychotherapy, treatments and the addictions.* Cambridge: Cambridge University Press, 1996.
2. STEAD, L. F.; LANCASTER, T. *Group behaviour therapy programes for smoking cessation.* Oxford: Headington, 2000.
3. FLORES, P. J.; MAHON, L. *The treatment of addiction in group psychotherapy.* Atlanta: Georgia State University, 1993.
4. MONTI, P.; ABRAMS, D. B.; KADDEN, R. M.; COONEY, N. L. Tratando a *dependência de álcool* – um guia de treinamento das habilidades de enfrentamento. São Paulo: Roca, 2005.
5. WEISS, R. D.; JAFFEE, W. B.; DE MENIL, V. P. *et al.* Group therapy for substance use disorders: what do we know? *Hav. Rev. Psychiatry,* v. 12, p. 339-350, 2004.
6. FUKS, M. P. Drugs: discontent in contemporary culture. *Psicanálise e Universidade,* v. 9, n. 10, p. 63-78, 1998/1999.

7. FILHO, A. P. Drugs: discontent in contemporary culture. *Psicanálise e Universidade*, v. 9, n. 10, p. 119-147, 1999.
8. YALOM, I. D. *The theory and practice of group psychotherapy*. 2. ed. New York: Basic Books, 1975.
9. CENTER FOR SUBSTANCE ABUSE TREATMENT. SUBSTANCE ABUSE TREATMENT. GROUP THERAPY. *Treatment improvement protocol* (TIP). Series 41. DHHS Publication nº (SMA) 05 a 3991. Rockville: Substance Abuse and Mental Health Services Administration, 2005.
10. VELASQUEZ, M. M.; MAURER, G. G.; CROUCH, C.; DICLEMENTE, C. C. *Group treatment for substance abuse*. A stage of change therapy manual. Nova York: Guilford Press, 2001.
11. BLEGER, J. *Temas de psicologia*: entrevista e grupos. São Paulo: Martins Fontes, 1980.
12. BIEN, T. H.; MILLER, W.; TONIGAN, J. S. *Brief interventions for alcohol problems*: a review. Albuquerque: Department of Psychology – University of New Mexico, 1995.
13. MARQUES, A. C.; FORMIGONI, M. L. *Comparison of individual and group cognitive-behavioral therapy for alcohol and/or drug-dependent patients*. São Paulo: Universidade Federal de São Paulo, 2000.
14. MARLATT, G. A.; DONAVAN, D. M. Prevenção de recaída: estratégias de manutenção no tratamento de comportamentos adictivos. 2ª ed. Porto Alegre: Artmed, 2009.
15. MILLER, W. R.; ROLLNICK, S. *Motivational interview* – helping people change. 3rd ed. New York: The Guilford Press, 2013.
16. MILLER, W. R. Motivation for treatment: a review with special emphasis on alcoholism. *Psych. Bul.*, v. 98, p. 84-107, 1985.
17. DICLEMENTE, C. C. *Addiction and change – how addictions develop and addicted people recover*. New York: Guilford Press, 2003.
18. YALOM, I. D.; RAND, K. Compatibility and cohesiveness in therapy groups. *Arch. Gen. Psych.*, v. 15, p. 267-275, 1966.
19. BLOCH, S.; CROUCH, E. *Therapeutic factors in group psychotherapy*. New York: Oxford University Press, 1985. p. 99-123.
20. FALKOWSKI, W. Terapia de grupo e as adições. In: EDWARDS, G.; DARE, C. *Psicoterapia e tratamento de adições*. Porto Alegre: Artes Médicas, 1997.
21. ANTHONY, E. J. Idade e síndrome em psicoterapia de grupo. *J. Long Island Cons. Center*, v. 1, p. 3, 1960.
22. AMODEO, M. Treating the late-life alcoholic: guidelines for working through denial and integrating individual, family and groups approaches. *J. Geriat. Psych.*, v. 23, p. 91-105, 1990.
23. MAXMEN, J. S.; HANOVER, J. D. Group psychotherapy as viewed by hospitalized patients. *Arch. Gen. Psych.*, v. 28, p. 404-408, 1973.
24. FLORES, P. J. Addiction as an attachment disorder: implications for group therapy. *International Journal of Group Therapy and Substance Abuse*, v. 51, p. 63-81, 2001.
25. BUTLER, T.; FUHRIMAN, A. Level of functioning and length of time in treatment variables influencing patient's therapeutic experience in group psychotherapy. *Intern. J. Group Psych.*, v. 33, p. 489-504, 1983.
26. MARCOVITZ, R. J.; SMITH, J. E. Patient's perception of curative factors in short-term group psychotherapy. *Intern. J. Group Psych.*, v. 33, p. 21-39, 1983.
27. PICHON, R. *O processo grupal*. 39ª ed. São Paulo: Martins Fontes, 1988.
28. RAMOS, S. P.; BERTOLOTE, J. M. et al. *Alcoolismo hoje*. 3ª ed. Porto Alegre: Artes Médicas, 1997.
29. FIGLIE, N. B.; PAYÁ, R. *Dinâmicas de grupo e atividades clínicas aplicadas ao uso de substâncias psicoativas*. 1ª ed. São Paulo: Roca-Grupo Gen, 2013.
30. INGERSOLL, K. S.; WAGNER, C. C.; GHARIB, S. *Motivational groups for community substance abuse programs*. Richmond, VA: Mid-Atlantic Addiction Technology Transfer Center: 2002.
31. VANNICELLI, M. Group psychotherapy with alcoholics special techniques. *J. Stud. Alc.*, v. 4, p. 17-37, 1982.
32. BROWN, S.; YALOM, I. D. Interactional group therapy with alcoholics. *J. Stud. Alc.*, v. 38, n. 3, p. 426-456, 1977.
33. EDWARDS, G.; GROSS, M. M. Alcohol dependence: provisional description of a clinical syndrome. *Brit. Med. J.*, v. 1, p. 1058-1061, 1976.
34. SILVA, R. L.; Andre L.S.B.; FIGLIE, N. B. Psicoterapia de grupo. In: DIEHL, A.; CORDEIRO, D.; LARANJEIRA, R. (org.). *Dependência química* – prevenção, tratamento e políticas públicas. 1ª ed. Porto Alegre: Artmed, 2011. v. 1, p. 328-339.

29 Grupos de Autoajuda no Tratamento da Dependência Química

Walmir Teodoro Sant'Anna e Beatriz Silva Ferreira

Seção 1 | Alcoólicos Anônimos

Walmir Teodoro Sant'Anna

▶ Introdução

Carl Gustav Jung, um psiquiatra famoso, em 1934, mencionou pela primeira vez a possibilidade de recuperação do alcoolismo pela via espiritual. Jung tratava desde 1931 um homem chamado Rowland Harzard. Sem resultado satisfatório, Jung recomendou que Rowland procurasse uma "experiência espiritual ou religiosa: conversão ou uma profunda mudança de personalidade". Rowland H. ingressou no grupo Oxford, nos EUA, grupo evangélico que procurava o espírito do cristianismo do século 20, fundado por Frank Buchman, ministro evangélico luterano, e tornou-se sóbrio.[1-4] Howland fez da salvação de outros alcoolistas sua missão pessoal. Um dos convertidos, Ebby Thatcher, corretor da bolsa de Nova York, abordou outro corretor, William Griffith Wilson (Bill W.), mais tarde um dos cofundadores dos Alcoólicos Anônimos (AA), que também passou a frequentar o grupo.[2,3] Bill W. ficou alguns meses sóbrio frequentando o grupo Oxford e ajudando outros alcoolistas. Mas foi durante uma subsequente hospitalização por desidratação no Charles B. Towns Hospital – Park West, na cidade de Nova York, que Bill W. teve um "despertar espiritual" (este evento não fora senão uma visão de luz que Bill alegou ter e comentou com o médico, o dr. William D. Silkworth, que o atendia), influenciado, ao que parece, pelo livro de William James, *Varieties of religious experience* (Variedades da experiência religiosa)[1], que conseguiu fundamentar sua sobriedade. Portanto, formou-se um subgrupo de alcoolistas dentro do grupo Oxford, os quais, mais tarde, separar-se-iam para fundar o AA, mantendo as raízes religiosas daquele grupo. O princípio da "identificação", fundamental nas reuniões dos grupos de autoajuda, fora percebido justamente na conversa que Bill W. teve com o dr. Robert Holbrook Smith (Bob Smith), conversa que se esperava ter a duração de 15 min e, ao final, haviam transcorrido cerca de 4 h. A experiência de troca mútua desencadeou, mais tarde, a missão de ajudar outros alcoolistas e a base de todas as outras irmandades anônimas que se formariam mais tarde.

As irmandades anônimas, como são conhecidos os grupos de autoajuda ou ajuda mútua são mundiais. O grupo mais conhecido e popular do mundo são os AA. Os AA são definidos, de acordo com sua literatura oficial, como "uma irmandade de homens e mulheres que se ajudam mutuamente a resolver seu problema comum, isto é, o alcoolismo".[5,6] Criado em 1935, em Akron, estado de Ohio, nos EUA, após uma conversa entre dois alcoolistas em recuperação, os já mencionados anteriormente.[2,3,6] Como consequência deste encontro, os dois se propuseram a trabalhar com pacientes alcoolistas no Hospital Municipal de Akron, onde tiveram sucesso com um interno e a partir daí constituíram o primeiro grupo de AA. Em 1939, é publicado o livro *Alcoólicos anônimos* (AA, 1939/1994), escrito por Bill W., conhecido como *Big book* [Grande livro], que acaba por dar nome a sociedade.[2]

Segundo Campos[6], citando Gabhainn, o número de membros da irmandade em todo o mundo tem crescido em progressão geométrica, tendo passado de 100 membros, em 1940, para 476 mil, em 1980; para 653 mil, em 1983 e para 979 mil, em 1990. Em 2002, estimava-se que o número de grupos de AA em todo mundo fosse de 100.103, totalizando 2.215.293 membros, segundo dados do Escritório Mundial de Alcoólicos Anônimos. No Brasil, o primeiro grupo de AA surgiu em 1947 e, atualmente, há cerca de 5.700 grupos, perfazendo um total de praticamente 120 mil membros, segundo dados do Escritório de Serviços Gerais de AA.

▶ Desdobramento de Alcóolicos Anônimos | Experiência aplicada por outros grupos

A partir da proliferação dos grupos de AA, sobretudo após a Segunda Guerra Mundial, quando eles ultrapassaram as fronteiras dos EUA, muitas outras denominações foram surgindo. O programa dos Doze Passos, que consistem em um grupo de princípios, espirituais em sua natureza, foi então adaptado, sob a permissão do Escritório de Serviços Mundial de AA, para diversos propósitos não relacionados obrigatoriamente com o alcoolismo.[3,4] O Quadro 29.1 mostra como a experiência de AA foi aplicada, em função de sua influência, a outras patologias e hoje existem centenas de tipos de grupos de autoajuda aplicados a problemas de alimentação, sexo, jogo, entre outros.

O grupo que mais cresce é o de Narcóticos Anônimos (NA), com mais de 25.000 reuniões semanais no mundo inteiro, com até 300.000 membros. O Brasil tem aproximadamente 1.500 reuniões semanais de NA e cerca de 15.000 membros.[8] Em relação a este grupo, mais adiante detalharemos mais informações. Os grupos familiares, que não são senão organizações de mútua ajuda considerados paralelos e similares aos grupos dos dependentes, baseiam-se na concepção de que a família também cria padrões de doença frente ao convívio com o alcoolista ou adicto. Os grupos familiares são: Al-Anon (familiares de dependentes de álcool) e Nar-Anon (familiares de dependentes de drogas). Embora independentes, funcionam aliados ao AA. Levam em conta a ansiedade gerada pela situação que, muitas vezes, escraviza o familiar e o faz querer resolver o problema pelo doente ou, ainda, controlar e alterar seu comportamento sem antes ter resposta para muitas de suas perguntas e sem poder fazer isso com suas próprias emoções.[9,10] O trabalho é parecido com o feito no AA. Para Edwards[1], o Al-Anon tem uma função muito importante e pode colaborar muito no alívio de esposas que tentaram o que foi possível para "tirar" seu marido da bebida. O autor enfatiza ainda a importância do terapeuta ou outro profissional que atua na área de dependência química conhecer bem o funcionamento deste grupo para que possa, quando recomendável, efetuar encaminhamentos. O Al-Anon pode ensinar o familiar a procurar examinar seus próprios problemas e resolvê-los em lugar de tentar resolver os problemas de seu ente querido. Assim, o familiar aprende que o único comportamento que pode controlar ou alterar diretamente é o seu próprio.

Outro grupo que merece destaque, também derivado da filosofia do AA, é o Al-Ateen, fundamentado para atender às necessidades dos jovens que sofrem com o alcoolismo de alguém representativo em sua família, frequentemente um dos pais. Trabalha com os Doze Passos e Doze Tradições, porém adaptados para adolescentes que convivem com dependentes químicos. Não há dúvida de que os filhos de tais famílias estão passando por angústia e conflito. Muitas vezes,

Quadro 29.1 Principais grupos de ajuda mútua que utilizam o programa dos Doze Passos do Alcoólicos Anônimos (AA).

Fundação	Nome em português	Problema/clientela	Presente no Brasil
1935	Alcoólicos Anônimos	Alcoolismo	X
1948	Alcoólicos Vitoriosos (cristão)	Alcoolismo	
1951	Al-Anon	Familiares de alcoolistas	X
1953	Narcóticos Anônimos	Drogadição	X
1953	Nar-Anon	Familiares de adictos	X
1957	Al-Ateen	Adolescentes, filhos de alcoolistas	X
1960	Comedores Compulsivos Anônimos	Obesidade, distúrbios alimentares	X
1964	Neuróticos Anônimos	Neuroses, depressão	X
1971	Emocionais Anônimos	Fobias, problemas emocionas	X
1971	Famílias Anônimas	Familiares de alcoolistas e adictos	
1976	Filhos Adultos de Alcoólicos	Familiares de alcoolistas	
1976	Devedores Anônimos	Dívidas, consumo compulsivo	X
1976	Dependentes de Amor e Sexo Anônimos	Sexo compulsivo	X
1982	Cocaína Anônimos	Dependentes de cocaína	
1982	Sobreviventes de Incesto Anônimos	Vítimas de incesto	X
1983	Trabalhadores Compulsivos Anônimos	Trabalho compulsivo	
1985	Fumantes Anônimos	Tabagismo	X
1986	Codependentes Anônimos	Codependência	X
1987	Maconha Anônimos	Dependência de maconha	
1988	Obsessivos Compulsivos Anônimos	Transtorno obsessivo-compulsivo	

Adaptado de Mota (2002).[7]

infelizmente, as equipes terapêuticas se esquecem por completo dos filhos de pessoas com problemas com bebidas já que o foco da atenção é ocupado pelos pais dependentes, embora sempre se tenha consciência da presença desta problemática, pouco ainda se faz neste contexto.[6] No Brasil, já existe um trabalho pioneiro no atendimento especializado a crianças e adolescentes que vivem em situação de risco. Situado no município de São Paulo, o Centro Utilitário de Intervenção e Apoio aos Filhos de Dependentes Químicos (CUIDA), coordenado pela dra. Neliana Buzi Figlie, oferece oportunidades para desenvolvimento de crianças e adolescentes, diminuindo os prejuízos e danos biopsicossociais causados em decorrência do convívio com familiares dependentes químicos em seus lares. Estas crianças e adolescentes são expostos a complicações clínicas e psicológicas que o trabalho leigo dos grupos de autoajuda não supre quando estas necessidades aparecem.

Segundo Mota, os grupos fundados mais recentemente no país são: Introvertidos Anônimos (IA) e Psicóticos Anônimos (PA), fundados em São Paulo, na década de 1990, e Mulheres que Amam Demais Anônimas (MADA), criado em 1994, com sede também na capital paulista.[7] Os grupos de IA e PA lidam basicamente com problemas de disfunção psicológica, ao passo que os grupos de MADA tratam de pessoas do sexo feminino com tendência a manter relacionamentos amorosos autodestrutivos, sendo sua frequência restrita às mulheres. Em relação ao Grupo dos Sobreviventes de Incesto Anônimos (SIC), é importante ressaltar que sua instituição no Brasil foi em 1992 e, para fazer parte desse grupo, é feita uma triagem, ou seja, o candidato a membro deve ser apresentado por outro membro depois de responder um questionário e enviá-lo ao grupo – o grupo aprova ou não o ingresso do novo membro.

▶ Características do grupo

Dentro das características que norteiam os grupos de autoajuda baseados na proposta de AA, pode-se destacar o relativo ao requisito para ser membro. Para tanto, estabeleceu-se que "o único requisito para ser membro é o desejo de parar de beber" no caso do AA, ou ainda o desejo de superar algum problema emocional, dependência química ou outra compulsão que aflige o indivíduo.[11] O "efeito espelho", isto é, a busca de ajuda por meio de pessoas que sofrem dos mesmos males e a troca de experiências em reuniões periódicas é outra característica dos grupos de autoajuda. Como são organizações não profissionais, ou seja, caracterizam-se como grupos leigos e voluntários sem qualquer ônus para a coletividade, quaisquer duas pessoas que tenham o desejo de superar um problema emocional ou de dependência química podem formar um grupo. Não há taxas, formulários a serem preenchidos, registros de membros e nenhum grupo recebe doações de fora, para que ninguém interfira no seu funcionamento. Assim, os grupos são totalmente autossustentáveis. Um dado que dificulta as pesquisas é justamente o fato de que os membros entram e saem facilmente; portanto, grupos formam-se e desaparecem frequentemente, impossibilitando que se consigam números exatos de membros atuantes. No espírito do "só podemos manter o que temos, doando", os membros se envolvem em serviços voluntários nos quais procuram se organizar em subcomitês que cuidam de levar a mensagem que receberam para hospitais, comunidade local, empresas e produzem uma literatura especializada. Toda a estrutura de serviço está ligada a uma estrutura internacional. O escritório de serviços do AA está localizado em Nova York. O Escritório Mundial de Serviço (World Service Office – WSO) de NA está localizado em Los Angeles.[12] O orçamento anual desses grupos chega a 10 milhões de dólares por meio das doações de membros e venda de literatura.

Os princípios que norteiam o indivíduo no processo de recuperação são os Doze Passos e as Doze Tradições de AA/NA. Esses passos e essas tradições enfatizam a perda de controle da pessoa com relação à substância e a entrega a um Poder Superior, que, na sugestão do programa dos Doze Passos, por meio do segundo passo, que veremos mais adiante, é um conceito que pode ser usado da maneira que o indivíduo se sinta mais à vontade, pois qualquer conceito a este respeito é aceitável, desde o Deus cristão até o panteísmo ou um objeto ou pessoa, como um profissional de saúde. Dessa maneira, abrange o ateu e o agnóstico sem conflitos, mesmo porque ressalta-se sempre o fato de que o programa dos doze passos é um *programa espiritual não religioso*. Neste sentido, enfatiza-se o seu valor prático e não sua importância conceitual filosófica ou metafísica;[13] o autoexame; a busca de ajuda do *Poder Superior* de cada um para mudança do próprio eu; reparar males que tenham causado aos outros; a oração na luta pessoal e o oferecimento de ajuda a outras pessoas para que se empenhem em um processo semelhante; o respeito ao anonimato; ao bem-estar comum ao grupo, entre outras coisas.[5,7,14]

A proposta de tratamento do AA é relativamente simples e parte do pressuposto de que o alcoolismo é uma doença (física, psicológica e espiritual) que não tem cura, mas pode ser "interrompida" por meio da abstinência total. Para o bebedor dependente, a volta ao beber controlável é improvável e a experiência demonstra que o AA tende a atrair o bebedor dependente. O AA trabalha com um objetivo único e consistente: a abstinência. A confiança com que este objetivo é determinado atrai principalmente pessoas que se encontram sem condições de ter objetivos próprios. O AA sabe muito bem que não tem o poder de impor, mas tem a confiança de, sem negociação, propor.[6]

Em termos práticos, o tratamento se constitui basicamente em reuniões entre dependentes de álcool (AA) ou drogas (NA). O ponto de partida da reunião é a reafirmação, por todos os presentes, daquilo que, nos termos do AA, é fundamental para a recuperação: o reconhecimento de que sofre de uma doença – o alcoolismo.[15]

No grupo, podem ser encontradas pessoas que o integram há muitos anos e outras que chegam pela primeira vez. Frequentemente, o novo integrante encontra um "padrinho" (ou "madrinha"), pessoa que se disponibilizará a lhe dar sugestões pessoais, oferecer um número de telefone para contato, irem juntos à reunião e atender a outras necessidades do novo integrante. É como se fosse um modelo de recuperação, operando simbolicamente como aquele que mostra que ela é possível. Todo membro de AA tem absoluta liberdade de escolher o seu padrinho. A mudança de padrinho também pode ocorrer a qualquer momento com a mesma liberdade. Um "padrinho" serve também para entregar "fichas" de tempo limpo ou de abstinência. O termo *sóbrio* ou *limpo* é uma categoria usada dentro dos grupos de AA/NA, para designar o período de abstinência do uso de qualquer droga que algum membro tenha alcançado. Quando alguém diz que está *limpo*, isto quer dizer que está sem consumir qualquer droga. A irmandade faz questão de ressaltar o tempo *limpo* de cada alcoólatra/adicto em recuperação. No caso de NA, por exemplo, as *fichas*, que são na verdade chaveiros com o símbolo da irmandade, são entregues ao membro conforme o período. Eles representam simbolicamente – como a irmandade faz questão de ressaltar – o tempo *limpo* de cada alcoólatra/adicto em recuperação. Para NA, o primeiro (de cor branca) é recebido ao ingressar oficialmente no grupo. Em cada período completado em abstinência, o membro recebe um novo chaveiro. Na sequência da manutenção da abstinência, são recebidas mais fichas de outras cores. Seguem a sequência de 30 dias (cor laranja), 60 dias (cor verde), 90 dias (cor vermelha), 6 meses (cor azul), 9 meses (cor amarela), 1 ano (cor branca fluorescente), 1 ano e 6 meses (cor cinza) e 2 anos ou mais (cor preta). Em cada período desses completado em abstinência, o membro recebe um novo chaveiro. Existem também as medalhas que seguem o mesmo processo de conquista em relação às fichas – com a diferença de que as medalhas são compradas e, só existe, até agora, a partir de um ano. No caso de uma recaída, é sugerido ao dependente a devolução das fichas e retornar o processo de conquista novamente a partir da ficha laranja de 30 dias, pois que não precisa fazer o ingresso no grupo novamente.[16]

Os AA têm uma linha estruturada e uniformizada de pensamentos e, nas reuniões, são feitas constantes referências aos Doze Passos que expressam sua ideologia básica.[12]

Objetiva uma nova forma de vida em que o sujeito não use drogas. A prioridade máxima é lidar com a bebida, mas o programa dos Doze Passos envolve também o contato com sentimentos, como culpa, ressentimento, vitimização, entre outros.

Sua proposta de tratamento é bastante concreta e simples, acessível a todos os níveis intelectuais e fundamentada em metas a curto prazo. A sugestão é "viver 1 dia de cada vez".[1] Pode-se dizer que o objetivo de abstinência total é ousado, mas a maneira como é proposto é simples e atraente: o compromisso de se manter abstinente "só por hoje", que é um lema utilizado pelos membros a fim de sempre lembrar-se de que a conquista da abstinência e a sobriedade se dá a cada dia, ou seja, para eles, "vivendo um dia de cada vez", os objetivos se tornam mais realistas e alcançáveis.[14] A ideia de evitar o "primeiro gole" é constantemente reforçada, pois é considerada o desencadeante imediato da compulsão no comportamento adictivo. Contudo, vale ressaltar que, frente à recaída, a pessoa não é rejeitada, sendo estimulada a retornar e recomeçar o tratamento.

Um aspecto que talvez propicie bons resultados no tratamento é os dependentes serem considerados e valorizados pelos companheiros: na divisão de responsabilidades, na identificação com os outros, na expectativa de melhora nele depositada ou, ainda, na necessidade de estar presente e apoiar as pessoas que chegam, fonte de gratificação que abre novos horizontes na vida.[15]

Apesar da escassez de evidências, o AA é eficaz; sua aceitação mundial impõe respeito, o que não pressupõe a ideia de um tratamento único e ideal, considerando a abrangência de diversidades de problemas, necessidades e diferenças individuais. Por ser um trabalho leigo, não consegue suprir as necessidades médicas, muito importantes na grande maioria das vezes. O fato de serem indivíduos expostos a complicações clínicas tem ajudado a crescer o interesse de unir o trabalho do AA ao das instituições.[13]

▶ Reuniões/tipos e formatos

A afiliação à irmandade de AA/NA é aberta a qualquer pessoa que admita o problema com álcool ou outras drogas, respectivamente, independentemente do tipo ou combinação de drogas usadas. A afiliação se dá pelo ingresso a uma reunião de um grupo específico. Não existem quaisquer restrições, sejam elas sociais, religiosas, econômicas, raciais, étnicas, de nacionalidade, gênero ou *status* social. Os membros vivem em suas comunidades e frequentam as reuniões quando lhes convém. Ressalta-se que os grupos não estão afiliados a nenhum grupo político ou religioso e que, em nenhum momento, os membros estão sob vigilância.[14,17]

Fundamentalmente existe uma variedade de formatos de reuniões de AA/NA. É importante para o profissional e, mesmo ao leigo, saber da existência dessas reuniões e como elas funcionam. Basicamente, as reuniões são compostas de trocas de experiências por meio de "depoimentos" ou "partilhas" realizados oralmente sempre na primeira pessoa do singular – inicia-se sempre com a expressão: "Meu nome é... e sou um alcoólico/adicto em recuperação!". O Quadro 29.2 explicita os diferentes tipos de reuniões de AA/NA nas quais se verifica as variações de formatos. Não descreveremos aqui o desenvolvimento de uma reunião de AA, uma vez que existem materiais disponíveis para essa finalidade.[1,14] Entretanto, a fim de contextualizar a função dessas reuniões nos grupos de autoajuda, é importante enfatizar que elas se constituem no principal serviço oferecido por eles. Outro aspecto que se desenvolve nessas reuniões é a prática do que os AA chamam de "os três legados" que são: *recuperação, unidade e serviço*. A recuperação (que é a abstinência total do álcool/drogas somada a um novo estilo de vida), acontece no contexto do grupo, assim como o membro pode praticar a unidade e prestar serviço voluntariamente. A experiência demonstra que o membro que está envolvido mais efetivamente com o grupo desfruta mais de uma recuperação duradoura e com qualidade de vida.

Os procedimentos formais da reunião iniciam e se encerram com todos de mãos dadas em círculo, ou sentadas, conforme o grupo, proferindo em voz alta a *Oração da Serenidade*:

> Senhor, concedei-me a serenidade, para aceitar as coisas que não posso modificar, coragem para modificar aquelas que posso, e sabedoria para perceber a diferença. Só por hoje, funciona![14]

No que se refere à eleição de servidores para ajudarem o grupo, nas reuniões de serviço, mesmo se tratando de uma organização em que não há uma hierarquia predefinida de funções ou cargos, os membros mais antigos acabam assumindo um papel de frente nos grupos específicos. Este fato se explica em função dos membros mais antigos estarem mais familiarizados com o funcionamento do grupo. Durante as reuniões, existem três funções que devem ser exercidas por um desses membros que já tenham certa familiaridade com todo o processo das reuniões e com a literatura em geral, que são as funções de *tesoureiro*, *secretário* e *coordenador*. Um só membro, muitas vezes, exerce as três funções. O *tesoureiro* cuida do dinheiro que o grupo recebe por meio das doações voluntárias no espírito da sétima tradição. O *secretário* recebe a função de abrir e fechar a sala onde as reuniões acontecem, além de providenciar o cafezinho para os presentes. O *coordenador* organiza a reunião por meio de um procedimento predefinido em que as falas são estabelecidas para que todos entendam o que está acontecendo. Sempre que possível, o *coordenador* pode referir-se para saber se existe alguém que tenha chegado à reunião e não tenha se apresentado ainda.[14]

▶ Grupos de interesse especial

Ao abordar a diversidade como diretriz de atuação nos atuais formatos de reuniões em alguns grupos de autoajuda, é importante contextualizar e definir o que seria exatamente uma reunião de

Quadro 29.2 Diferentes tipos e formatos de reuniões de Alcoólicos Anônimos (AA) e Narcóticos Anônimos (NA).[18,19]

- *Formato:* alguns dos formatos que se conhece são de partilhas, discussão temática, de recém-chegados e estudos de literatura de AA/NA
- *Tamanho:* algumas são grandes (mais de 100 pessoas); outras são muito pequenas (com 5 ou menos pessoas)
- *Fumar:* algumas reuniões permitem fumar tabaco, porém outras não permitem
- *Reuniões abertas:* como indicam as palavras, estas reuniões destinam-se a qualquer pessoa interessada no grupo, como parentes de membros, curiosos, estudiosos, a comunidade em geral, porém normalmente não participam aqueles que não são dependentes
- *Reuniões fechadas:* nas quais participam apenas membros ou candidatos a membro da irmandade. O cafezinho ou os refrescos são componentes indispensáveis durante os bate-papos informais, no meio ou no final das reuniões
- *Reuniões de interesses especiais:* algumas reuniões são específicas para homens ou mulheres. Outras reuniões têm seu próprio foco especial, tentando oferecer uma identificação a mais para aqueles em busca de um ponto de referência em AA/NA
- *Duração da reunião:* a maioria das reuniões tem duração de 90 a 120 min
- *Grau de participação:* reuniões com oradores requerem pouca participação; reuniões de partilha podem requerer participação maior, mas nem todos são chamados para participar das reuniões maiores
- *Reuniões administrativas ou de serviço:* nestas reuniões são definidos os assuntos concernentes à organização do grupo, como eleição de novos servidores para o trabalho em prol do grupo, programação de eventos específicos, prestação de contas, entre outros

interesse especial e como esta definição se enquadraria às diretrizes existentes sobre o assunto. Como mencionado no Quadro 29.2, relativamente às *reuniões de interesses especiais*, pode-se perceber que hoje em dia algumas reuniões são específicas para homens ou mulheres e homossexuais. Outras reuniões têm seu próprio foco especial, tentando oferecer uma identificação a mais para aqueles em busca de um ponto de referência. Mas o foco de qualquer reunião – mesmo que seja conduzida por um grupo especial – é sobre a recuperação da qual o grupo se propõe e qualquer membro é bem-vindo.[18-22]

O grupo é o veículo primário pelo qual a mensagem de recuperação é transmitida. Ele oferece uma atmosfera de recuperação na qual o recém-chegado pode se identificar com outros que estão em recuperação. Reuniões são eventos nos quais se compartilha, uns com os outros, a experiência na recuperação e na aplicação dos Doze Passos. Enquanto muitas – senão a maioria – das reuniões são apadrinhadas por um grupo, outras acontecem sempre: informalmente entre amigos, em grandes reuniões com oradores, em convenções, escolas, instituições etc. O grupo de NA, por exemplo, se constitui em uma entidade; a reunião de NA é um evento; e reuniões de NA podem acontecer sem o apadrinhamento de um grupo de NA.[20-22]

Para clarificar este assunto, o NA criou um *Comitê Interino sobre Reuniões de Interesse Especial*. Este comitê, depois de muitas discussões, observou que resolver a questão das reuniões de interesse especial em NA poderia ser impossível, uma vez que a variedade de opiniões sobre o assunto parecia ser irreconciliável e que talvez não fossem capazes de oferecer uma perspectiva tão vigorosa e profunda que toda a irmandade de NA aceitasse imediatamente suas conclusões.[21] Por outro lado, o Comitê conseguiu tecer algumas observações objetivas sobre o assunto. Em seu *Guia temporário de trabalho para nossa estrutura de serviço* (*Temporary working guide to our service structure*), editado em 1988, verificou-se que: "Um grupo de NA é qualquer reunião que ocorre regularmente em determinado lugar e horário, contanto que siga os Doze Passos e as Doze Tradições", e que o "propósito primordial de um grupo de NA é levar a mensagem de recuperação ao adicto que ainda sofre, proporcionando um ambiente para identificação e uma atmosfera saudável para recuperação". Já no Texto Básico de NA, encontra-se esclarecimento em sua discussão da Tradição Quatro, afirmando que "existem dois tipos básicos de reuniões: as abertas ao público em geral e as fechadas ao público (somente para adictos). Os formatos das reuniões variam muito de grupo para grupo; algumas são participativas, outras têm um partilhador; algumas são de perguntas e respostas e outras focalizam determinados tópicos para discussão".[17,21,22]

Já faz algum tempo que as reuniões de *interesse especial* existem em NA. Aparentemente, não existe nada nas Doze Tradições que previna os grupos contra a realização de reuniões de interesse especial, contanto que o grupo não tenha nenhum outro requisito para alguém se tornar membro, além do desejo de parar de usar. As reuniões de interesse especial tendem a sobreviver e prosperar em comunidades locais de NA, onde há necessidade e desejo de tais reuniões. Elas não existem em comunidades de NA onde não existe essa necessidade nem esse desejo. O Comitê Interino sobre Reuniões de Interesse Especial concluiu que as reuniões de interesse especial devem ser apropriadas para certas comunidades de NA, já que nestas comunidades elas existem e prosperam sem causar muita controvérsia. Considerando que o indivíduo tende a procurar por reuniões nas quais se sinta mais confortável em termos de identificação, os grupos, exercendo sua autonomia, estão mais bem preparados para decidir se existe ou não necessidade de que haver reuniões de interesse especial, lembrando sempre o que preconiza a Tradição Cinco: "Cada grupo é animado de um único propósito primordial – o de transmitir sua mensagem ao alcoólico/adicto que ainda sofre."[11,17,20-22]

Filosofia

A filosofia de AA consiste nos Doze Passos e nas Doze Tradições. Os Doze Passos segundo definição do AA, são um grupo de princípios, espirituais em sua natureza, como: HOW (honestidade, mente aberta e boa vontade), que, se praticados como o modo de vida, podem expulsar a obsessão pela bebida e permitir que o sofredor se torne íntegro, feliz e útil. Como sugestão dos cofundadores, os Doze Passos foram escritos no plural e no passado como um processo útil para se atingir a abstinência.[11] Como foi visto anteriormente, os grupos Oxford exerceram uma influência muito grande na formação dos AA. Seu cofundador, Bill W., escreveu o texto básico na década de 1930, e achava que era necessário escrever um livro para divulgar o movimento dos grupos que crescia a cada dia. Ao escrever o capítulo intitulado "Como funciona", fora fazendo um resumo e percebera que as etapas eram em número de 12. Gostou da ideia, sentindo que este número era significativo. Os Doze Passos vinham se desenvolvendo há muito tempo. Os grupos Oxford praticavam os quatro absolutos: *pureza, honestidade, amor e falta de egocentrismo*.[16] O método dos primeiros cristãos utilizado pelos grupos Oxford fora adaptado aos Doze Passos, mais tarde, os quais consistem em cinco procedimentos:

- Entrega a Deus
- Ouvir a orientação de Deus
- Compartilhar essa orientação com outros membros
- Fazer a reparação para as pessoas que tem prejudicado
- E, depois de um exame cuidadoso, contar seus defeitos a outros (como testemunho de sua mudança ou como um método para livrar-se da culpa).[16]

Até 1939, a mensagem utilizada para qualquer alcoolista em AA era desenvolvida com o auxílio do pastor episcopaliano, rev. Sam Shoemaker, muito envolvido nos grupos Oxford. Depois de muita controvérsia, as Seis Etapas, como explicitadas no Quadro 29.3, foram introduzidas, a fim de que os alcoólicos pudessem se guiar e conhecer como o programa funciona. Bill W. sempre dizia que "ninguém inventou o AA. Tudo em AA é emprestado de um outro lugar".[16]

Quadro 29.3 As Seis Etapas utilizadas por Alcoólicos Anônimos (AA) até 1939.[16]

1. Admitimos que estávamos derrotados, que éramos impotentes perante o álcool
2. Fizemos um inventário moral de nossos defeitos ou pecados
3. Confessamos ou compartilhamos nossas imperfeições com outra pessoa, de forma confidencial
4. Reparamos o mal feito às pessoas nas ocasiões de bebedeira
5. Tentamos ajudar outros alcoólatras, sem buscar recompensas em dinheiro ou prestígio
6. Pedimos a Deus, na forma em que achávamos que existia, a força para praticar esses preceitos

O Quadro 29.4 mostra os Doze Passos na forma em que foram finalmente publicados no livro de *Alcoólicos anônimos*. Os princípios básicos foram tomados emprestados principalmente das áreas da medicina e religião, embora algumas das muitas ideias que levaram ao êxito, resultassem da observação do comportamento e das necessidades da própria irmandade.[11,16]

Quadro 29.4 Os Doze Passos de Alcoólicos Anônimos (AA).[11]

1º – Admitimos que éramos impotentes perante o álcool – que nossas vidas tinham fugido de nosso controle
2º – Viemos a acreditar que um Poder Superior a nós mesmos poderia nos devolver à sanidade
3º – Decidimos entregar nossa vontade e nossa vida aos cuidados de Deus, na forma em que O concebíamos
4º – Fizemos um minucioso e destemido inventário moral de nós mesmos
5º – Admitimos perante Deus, perante nós mesmos e perante um outro ser humano a natureza exata de nossas falhas
6º – Prontificamo-nos inteiramente a deixar que Deus removesse todos esses defeitos de caráter
7º – Humildemente pedimos a Ele que nos livrasse de nossas imperfeições
8º – Fizemos uma lista de todas as pessoas que tínhamos prejudicado e nos dispusemos a reparar os danos a elas causados
9º – Fizemos reparações diretas a essas pessoas sempre que possível, exceto quando isso significava prejudicá-las ou a outros
10º – Continuamos fazendo o inventário pessoal e, quando estávamos errados, prontamente o admitíamos
11º – Procuramos, através da prece e da meditação, melhorar nosso contato consciente com Deus, na forma em que O concebíamos, rogando apenas o conhecimento de Sua vontade em relação a nós e forças para realizar essa vontade
12º – Tendo experimentado um despertar espiritual, graças a esses passos, procuramos transmitir esta mensagem aos alcoólicos e praticar estes princípios em todas as nossas atividades

No *Primeiro Passo*, a essência do programa, o dependente assume sua impotência em relação ao álcool, drogas, pessoas, emoções, sentimentos, situações etc. Uma rendição. A recuperação não vai acontecer sem que se admita a impotência. Sem aceitação do Primeiro Passo, os outros passos não fazem sentido. A prática dos outros passos pode ser fora de ordem, apesar de isso não ser sugerido. Portanto, neste passo, o dependente assume sua dependência, seu "fundo de poço". O "fundo de poço" para o AA é a situação na qual o indivíduo se vê em "crise", em que nada pode convencê-lo mais de que sua maneira de beber é controlável.[11,16,23]

Com a aceitação do Primeiro Passo, o dependente chega a um estado em que percebe que "sozinho não consegue e que precisa de ajuda". Começa, então, a sentir necessidade de acreditar em algo que lhe seja maior e o ajude a lidar com sua impotência, inutilidade e desamparo encontrado no Primeiro Passo. Um Poder Superior que lhe devolva a sanidade. Assim, chega ao Segundo e Terceiro Passos, procurando esse Poder Superior, "na forma em que o concebíamos", para que possa resolver seus problemas não mais impondo sua vontade, mas sim aceitando que esse processo de "vir a crer" e "entregar-se" ao programa dos Passos lhe devolverá a sanidade (sanidade se define como "saúde mental")[4] e lhe preparará para sua primeira autoavaliação.[11,17]

No Quarto Passo, o dependente efetua um "inventário moral" de si mesmo. Significa fazer um relatório de sua vida que, no Quinto Passo, irá compartilhar com outro companheiro ou profissional, como lhe for mais conveniente, para que possa perceber padrões de comportamento que o prejudicaram e a terceiros. O objetivo é o autoconhecimento e o desenvolvimento da honestidade.[11,17,23]

O Sexto e Sétimo Passos são utilizados para a mudança de comportamento e para atingir a maturidade emocional. Já no Oitavo e Nono Passos, o dependente entra em contato com as "reparações", isto é, por meio de uma lista de pessoas, às quais tenha prejudicado, irá efetuar reparações, "sempre que possível, salvo quando fazê-las significasse prejudicá-las ou a outrem", com o objetivo de se reconciliar com o passado e praticar o autoperdão e perdão. Os Passos Dez, Onze e Doze são utilizados para a manutenção da sobriedade. Se acontecer uma recaída, o dependente volta ao Primeiro Passo e repete todo o processo.[11,23]

As Doze Tradições

Segundo De Leon, um antecedente de AA, do século XIX, foi um grupo denominado Washingtonianos.[5] Este movimento fora fundado por um grupo de "bebedores" em recuperação e continha alguns preceitos como: forte apelo à abstinência, a propaganda de sua mensagem a outras pessoas e a prática da autoavaliação. Por falta de princípios que o regulamentasse, o grupo se extinguiu. Ao contrário desta experiência vivida pelos Washingtonianos, a partir de 1946 já era possível reunir razões razoáveis acerca dos problemas de toda ordem vividos pelos grupos de AA. Assim, Bill W. compilou um conjunto de princípios com base na árdua experiência dos primeiros grupos de AA, a fim de regulamentar as atitudes, costumes e funções que melhor se ajustassem aos objetivos de AA. Em 1950, esses princípios, que ficaram conhecidos como as Doze Tradições, foram aprovados pela 1ª Conferência Internacional de AA, realizada em Cleveland, EUA.[11]

O Quadro 29.5 mostra os princípios pelos quais os AA mantêm sua unidade e se relacionam com o mundo exterior, sua forma de viver e desenvolver-se.

São as diretrizes que mantêm a irmandade viva e livre. Os grupos de AA do mundo seguem as Doze Tradições, a fim de impedirem que imperfeições humanas não os desviem de seu objetivo primordial, que é o de ajudar os alcoolistas, que ainda sofrem, a se recuperarem, e que é importante lembrar que disputas internas por poder e fama não devem minar sua maior força: a *unidade*.[8,11]

Quadro 29.5 As Doze Tradições de Alcoólicos Anônimos (AA).[11]

1ª – Nosso bem-estar comum deve estar em primeiro lugar: a reabilitação individual depende da unidade do AA

2ª – Somente uma autoridade preside, em última análise, o nosso propósito comum – um Deus amantíssimo, que Se manifesta em nossa consciência coletiva. Nossos líderes são apenas servidores de confiança; não têm poderes para governar

3ª – Para ser membro do AA, o único requisito é o desejo de parar de beber

4ª – Cada grupo deve ser autônomo, salvo em assuntos que digam respeito a outros grupos ou ao AA em seu conjunto

5ª – Cada grupo é animado de um único propósito primordial – o de transmitir sua mensagem ao alcoólico que ainda sofre

6ª – Nenhum grupo de AA deverá jamais sancionar, financiar ou emprestar o nome de AA a qualquer sociedade parecida ou empreendimento alheio à Irmandade, para que problemas de dinheiro, propriedade e prestígio não nos afastem de nosso objetivo primordial

7ª – Todos os grupos de AA deverão ser absolutamente autossuficientes, rejeitando quaisquer doações de fora

8ª – AA deverá se manter sempre não profissional, embora nossos centros de serviços possam contratar funcionários especializados

9ª – AA jamais deverá organizar-se como tal; podemos, porém, criar juntas ou comitês de serviço diretamente responsáveis perante aqueles a quem prestam serviços

10ª – AA não opinam sobre questões alheias à Irmandade; portanto, o nome de AA jamais poderá aparecer em controvérsias públicas

11ª – Nossas relações com o público baseiam-se na atração, em vez de promoção; na imprensa, no rádio e em filmes, cabe-nos sempre preservar o anonimato pessoal

12ª – O anonimato é o alicerce espiritual das nossas tradições, lembrando-nos sempre da necessidade de colocar os princípios acima das personalidades

A Primeira Tradição refere-se à *unidade*. Significa que: *o que é melhor para o grupo é bom para nós; é a qualidade mais preciosa* que a irmandade possui. Já na Segunda Tradição, a liderança funciona por meio do exemplo e do serviço abnegado, isto significa que qualquer membro do grupo poderá servi-lo, basta ter boa vontade. A Terceira Tradição garante ao ingressante que não há quaisquer restrições – sociais, religiosas, econômicas, étnicas, de nacionalidade, gênero ou *status* social. A Quarta Tradição refere-se aos grupos mencionando que são autônomos, o que significa *autogeridos* e não estão sujeitos a controle externo, ou seja, os grupos podem cuidar de seus assuntos como melhor lhe aprouver, salvo nos casos em que a irmandade como um todo corra risco. A Quinta Tradição assegura que a atmosfera de recuperação seja mantida. Esta tradição é enfatizada sempre que necessário aos membros para que não se desviem do propósito que alicerça os grupos. As Sexta e Sétima Tradições referem-se, respectivamente, à base da política de não afiliação e que os grupos não aceitam financiamentos, doações, empréstimos e/ou presentes. As Tradições Oito, Nove, Dez e Onze, referem-se à simplicidade com que os membros procuram se relacionar com questões como: a diferença entre trabalho voluntário e serviço pago, opinião sobre questões alheias, atração, em vez de promoção, entre outros. Os membros são lembrados, por meio dessas tradições, que dinheiro não pode ser misturado quando se trata de levar a mensagem como orador; o programa funciona por meio da ajuda de um dependente a outro; o objetivo dos serviços é colocar a sobriedade ao alcance de todos que a desejarem; a boa relação com o público salva vidas; entretanto, a publicidade é procurada para os princípios de AA e não para os membros. Por fim, a Tradição Doze, quando ressalta o anonimato, quer dizer que *nenhum membro é mais ou menos do que qualquer outro* – nas reuniões de AA é ressaltado por um membro esta tradição com a seguinte fala: " o que você viu aqui, o que você ouviu aqui, quando sair daqui, deixe que fique aqui" –, é a subordinação dos anseios pessoais em prol do bem comum.[11,17]

Interface entre profissionais e comunidades terapêuticas

Embora, a rigor, o modelo de autoajuda não se configure como um "ambiente de tratamento", de qualquer maneira, é uma fonte importantíssima de ajuda a muitas pessoas com problemas de álcool e outras drogas.[1] Assim, é importante que se adquira conhecimento sobre a dinâmica de funcionamento desses grupos pelos indivíduos que tratam da dependência química. Burns e Filho ressaltam que médicos, psiquiatras, psicanalistas, psicólogos, assistentes sociais, conselheiros e o clero, como indivíduos que tratam da dependência química, às vezes têm dificuldades em relacionar-se com os grupos de mútua ajuda, porque estes não são fundamentados em nenhuma teoria ou linha de trabalho; são totalmente pragmáticos.[24] Além disso, outros fatores relevantes sobre os grupos de autoajuda podem colaborar para melhor compreender sua dinâmica de funcionamento como, neste caso, mencionar o que eles não fazem:

- Não conservam fichas de afiliação ou história dos casos de seus membros
- Não prescrevem medicamentos; nos grupos de autoajuda há uma resistência ao uso de qualquer substância psicoativa. Assim, pacientes de profissionais que prescrevem essas substâncias, frequentemente, se sentem marginalizados nos grupos
- Não fazem diagnósticos médicos ou psicológicos
- Não promovem aconselhamento conjugal, familiar ou vocacional; assim, rejeitam a ajuda de profissionais ou qualquer ajuda fora do âmbito do grupo
- Não fornecem ou participam de educação em prevenção de drogas
- Não se encaixam bem em algumas linhas de pensamento, como de Freud, Lacan ou Klein, no que se refere ao seu teor espiritual/religioso
- Não aceitam, em certas circunstâncias, ajuda de profissionais – membros de grupos de mútua ajuda podem rejeitar a ajuda de profissionais ou qualquer ajuda fora do âmbito do grupo, em função dos laços emocionais muito fortes que podem criar com seus companheiros, beirando ao fanatismo ou a um culto.[2,24,25]

Entretanto, a possibilidade de receber ajuda profissional de membros de grupos de autoajuda não é descartada. A experiência demonstra que, no caso do AA, é feita uma pesquisa por amostragem de seus membros a cada 3 anos e, desta forma, demonstra-se que cerca de 60% dos membros recebem, antes e depois de entrar em AA, algum tipo de tratamento ou aconselhamento profissional. Para a grande maioria desse grupo, a experiência tem sido positiva. Vale destacar o que Burns e Filho ressaltam em relação à edição de 1988 do *Cecil, textbook of medicine*, no qual está recomendado que, como parte de seu tratamento, os alcoolistas frequentem os grupos de AA.[24]

Em relação às comunidades terapêuticas (CT) ou centros de tratamento especializados em dependência química, é importante destacar a influência exercida pelo AA nesse contexto. A popularidade do método de tratamento proposto pelos AA fez com que ele chegasse, muitos anos depois, às clínicas de tratamento. Essa versão institucional do AA ficou conhecida como Modelo de Minnesota.[5,16] Este modelo precursor de todos os modelos de tratamento de dependência química, tem sua base estruturada nos Doze Passos de AA, especialmente nos primeiros cinco passos. Faz uso de uma abordagem multidisciplinar, isto é, sua equipe técnica é formada por profissionais da saúde: médicos, psicólogos, assistentes sociais, enfermeiros e um novo profissional denominado conselheiro em alcoolismo e/ou dependência química, indivíduo alcoolista e/ou dependente químico eventualmente leigo, oriundo de tratamento completado com sucesso e depois profissionalizado por formação técnica, para atuar junto aos *residentes* (denominação dada ao indivíduo que está em tratamento na CT).

Desde a fundação da organização de AA, em 1935, com a participação de médicos, psiquiatras e clínicos, se fez necessário um local para internar os dependentes de álcool que estavam sofrendo e queriam parar de beber. Um de seus cofundadores, o dr. Bob Smith, já trabalhava no St. Thomas Hospital, em Akron, Ohio, e, junto com a lendária irmã Ignatia, estabeleceu o primeiro centro baseado nos princípios de AA. Ao longo do desenvolvimento do AA, vários membros cooperaram ativamente com centros que utilizam os Doze Passos, orientados pelo princípio de "cooperação e não afiliação".[11] A partir do surgimento da primeira CT, em 1958, em Santa Mônica, Califórnia, cujo nome era Synanon, percebeu-se a articulação do programa dos Doze Passos com outras influências filosóficas, pragmáticas e psicológicas para se criar um programa terapêutico que fomentasse a mudança do estilo de vida. Portanto, tornou-se imprescindível conhecer o que preconiza o programa dos Doze Passos por parte dos profissionais ligados a esta estrutura de tratamento. Hoje, a maioria das CT no mundo e, em especial no Brasil, tem, dentro de sua metodologia, o programa dos Doze Passos articulado com outras formas de terapia e atividades ocupacionais. As avaliações relacionadas com a evolução do tratamento do residente estão ligadas aos cinco primeiros passos de AA em que algumas CT adotam um sistema periódico dividido entre: Primeiro Passo (com 30 dias de tratamento); Segundo Passo (com 60 dias de tratamento); Terceiro Passo (com 90 dias de tratamento); Quarto e Quinto Passos (entre 90 e 120 dias de tratamento).

Desde a sua criação, o AA continua diversificando-se, crescendo e atraindo milhões de dependentes no mundo todo: profissionais da saúde, CT e clínicas especializadas no tratamento de dependência química ao tratar o dependente sugerem a frequência nos grupos de autoajuda como manutenção do processo de recuperação. Segundo a peculiar estrutura dos grupos de autoajuda, em especial o AA, não há dados que comprovem sua eficácia definitiva. Para Edwards,[1] isto se deve a problemas metodológicos próprios do estudo de um programa voluntário de autoajuda ao qual as pessoas podem se filiar e se desligar livremente.

Por outro lado, para Burns e Filho, um movimento que permanece atraindo milhões de dependentes no mundo todo, depois de mais de 70 anos, deve ter algo a contribuir como uma modalidade de tratamento eficaz para dependência química.[24]

Seção 2 | Narcóticos Anônimos

Walmir Teodoro Sant'Anna

▶ Introdução

Pelo surgimento de AA, em 1935, surgiram muitos outros grupos de autoajuda que, segundo Cardoso, têm um substrato em comum: o programa de Doze Passos. A história de Alcoólicos Anônimos é bem documentada em qualquer lugar.[26] É comumente reconhecido que sem AA, não haveria NA. Nas primeiras frases da literatura de NA se observa: "Nossos preceitos seguem o modelo de Alcoólicos Anônimos, para o qual todo crédito é dado e precedência é reconhecida".[6] O NA é uma irmandade ou sociedade sem fins lucrativos de homens e mulheres para quem as drogas se tornaram um problemas maior".[17]

Na história do surgimento de NA, enfatizam-se os nomes de Houston S., um alcoolista que se tornou sóbrio em Montgomery, Alabama, AA, em 1944, e Harry, outro alcoolista que além do álcool usava morfina. Harry tinha parado de beber com ajuda de Houston S., entretanto, não fora capaz de parar com o uso da morfina. Harry fora eventualmente preso e entregue para Lexington para um tratamento oficialmente requerido. Houston S. fora transferido para uma cidade perto de Lexington e lembrou-se de seu amigo Harry e seu problema com drogas. Houston sentiu que os princípios que funcionavam tão bem para alcoolistas no AA podiam ajudar adictos. Esta passagem foi documentada em um artigo de 1954 da revista *The Saturday Evening Post*. Acerca dos primórdios de NA, pode-se destacar o ano de 1947 quando se deu a primeira reunião do grupo Narco, um grupo de internos e pacientes da Fazenda Federal de Narcóticos com autorização do dr. Victor Vogel. A primeira reunião de NA realizada fora das paredes da prisão ocorreu em 1950, em uma Young Men's Christian Association (YMCA) ou Associação Cristã de Moços, na cidade de Nova York. Este grupo desenvolveu os *Treze Passos* (Quadro 29.6), à medida que utilizavam os preceitos do AA e nunca adotou as Tradições. O foco dessa primeira versão dos primeiros Quatro Passos do NA foi no desenvolvimento da força interior individual para enfrentar o sofrimento de retração e os medos de estar sem drogas. Os próximos passos requeriam que o adicto encontrasse alguém para ajudá-lo, admitir suas falhas juntamente com o grupo do NA com uma explicação de que passos estão sendo tomados para dominar as falhas, partilhar com outros seus sucessos e determinar uma proposta na vida. O Décimo Terceiro Passo simplesmente afirmou: "Deus me ajude".[27]

Os primeiros anos da existência de NA estão documentados em sua literatura, embora, como afirma Cardoso,[26] tenham origens bastante obscuras em função de suas fontes estarem dispersas em mãos de particulares. Os próprios membros de NA se ressentem da inexistência de uma história documentada mais abrangente da irmandade. As primeiras tentativas de reunir pessoas com problemas relacionados a drogas e, assim, criar uma associação de ajuda mútua para recuperação de drogaditos fracassaram, como é o caso dos Adictos Anônimos ou os Grupos de Drogas Formadoras de Habituação. Dentre os inconvenientes que estes grupos encontravam, um se relacionava a divulgação de suas reuniões em função da adição a drogas proscritas. As reuniões eram clandestinas, o que dificultava em muito os membros tomarem conhecimento do local exato da reunião.[26]

▶ Primeiros anos de Narcóticos Anônimos

Depois de muitos esforços em criar algo que pudesse ajudar pessoas com problemas relacionados com as drogas, a esperança no horizonte veio por meio de AA. Os primeiros membros, adictos, que começaram a frequentar as reuniões de AA, encontravam ali um modo de compartilhar suas experiências sem medo de ser preso. O que os membros aprenderam com a

Quadro 29.6 Os Treze Passos de NA.[28]

1º – "Admitir o uso de narcóticos fez minha vida se tornar mais tolerável, mas a droga tem se tornado um poder indesejável sobre minha vida"
2º – "Vim a perceber que para enfrentar a vida sem drogas, Eu preciso desenvolver uma força interior"
3º – "Faço uma decisão para enfrentar o sofrimento da retração"
4º – "Aprendo a aceitar meus medos sem drogas"
5º – "Encontro alguém que tem progredido muito e que é capaz de me ajudar"
6º – "Admito para ele a natureza e profundidade de minha adição"
7º – "Percebo a seriedade de minhas falhas assim como Eu as conheço e aceito a responsabilidade de enfrentá-las"
8º – "Admito diante de um grupo de membros do NA estas minhas falhas e explico como Eu estou tentando dominá-las"
9º – "Listo, pelo meu próprio entendimento, todas as pessoas que Eu tenho machucado"
10º – "Faço um inventário diário de minhas ações e admito, para mim mesmo, aquelas que são contrárias ao bom senso"
11º – "Percebo que, para manter liberdade das drogas, Eu preciso partilhar com os outros a experiência da qual Eu tenho me beneficiado"
12º – "Determino uma proposta na vida e tento, com todo o poder físico e espiritual dentro de mim, agir em direção à sua realização"
13º – "Deus me ajude"

experiência dos AA ajudou a formar a irmandade de NA como hoje é conhecida. Os adictos que frequentavam as reuniões de AA perceberam que ali existia uma atmosfera com um ingrediente especialmente importante: a *identificação*. Para os AA, a participação dos adictos interferia nessa atmosfera, embora não pudessem simplesmente expulsar aquelas pessoas que pediam ajuda. Em um espírito de "cooperação, não filiação" veio à solução. Os membros de AA começaram a estimular os adictos a criarem sua própria "irmandade." A partir de então, o movimento é um dos maiores e mais antigos desse tipo, com aproximadamente 20 mil reuniões semanais em mais de 70 países. Entretanto, ainda sobre seu surgimento, a literatura oficial de NA remonta ao ano de 1953, com a primeira reunião no sul da Califórnia, em 1953, no Exército da Salvação de Sun Valley. O grupo chamou-se Narcóticos Anônimos e Alcoólicos Anônimos do Vale de São Fernando. Jimmy Kinnon, mais conhecido por Jimmy K., juntamente com Frank e Doris C., Guildia K., Paul R., Steve R. e outros, são considerados os precursores desse movimento. Um pouco antes dessa famosa reunião, no ano de 1950, Jimmy K. encontrou seu caminho nas salas de AA no norte de Hollywood, Califórnia. Incapaz de controlar sua maneira de usar remédios e bebidas, Jimmy K. sentiu que a maneira de viver do NA "veio naturalmente" aos adictos com base nas suas experiências vividas no AA. Jimmy K. é considerado, dentro do movimento do NA, como de fundamental importância para o seu desenvolvimento. Foi o próprio Jimmy K. que frequentou as reuniões na casa de Betty T, chamada de drogas formadoras de hábito (HFD, *habit-forming drugs*) ou drogas formadoras de habituação. Para frequentar essas reuniões, a pessoa tinha que admitir, logo antes de entrar, que era impotente perante o álcool e outras drogas e não acreditavam em práticas e Tradições. Jimmy K. tinha lido sobre como e por que as "Tradições" foram desenvolvidas pelo AA e acreditava que elas eram essenciais para a sobrevivência de qualquer movimento ou sociedade desse tipo. A história, com certeza, provaria que Jimmy estava certo. Os primeiros passos de NA foram marcados por muitos problemas. Eles entraram em contato, inicialmente, com a junta de Custódios de AA para utilizarem o nome *Alcoólicos Anônimos*. Este pedido foi negado. Por outro lado, os AA licenciaram a utilização de seus Passos e Tradições e esse problema foi resolvido. Para resolver o problema relacionado com a vigilância policial, membros de NA foram até a divisão de Narcóticos e informaram a realização das reuniões de NA. Embora sem muita crença de que este movimento resultasse em algo, obtiveram a permissão necessária e a promessa de não serem incomodados pelos policiais da divisão de Narcóticos. Com estes problemas resolvidos, o NA pôde se desenvolver e crescer.[26]

A primeira publicação de NA, *Narcotics anonymous* (Narcóticos anônimos), foi impressa em torno de 1956. Era um folheto informativo de oito páginas, contendo as Vinte Perguntas, uma sinopse do programa de NA, os Doze Passos e os endereços dos grupos de Studio City e San Diego, na Califórnia. Este levou à criação do Livreto Branco original, em 1962, que deu início à tradição do desenvolvimento de literatura, tal como a conhecemos hoje em dia.[1,6] Jimmy K. viveu de 1911 a 1985. Os últimos 36 anos da sua vida foram vividos como membro de NA, limpo (sem usar drogas) e em recuperação.[26,27]

O programa consiste na total abstinência de todas as drogas, e "o único requisito para ser membro é o desejo de parar de usar". Para o NA, não interessa o que ou quanto o novo membro usou, quais eram seus contatos, quantos ele tem ou deixa de ter. Ao NA só interessa o que a pessoa quer fazer a respeito do seu problema e como as reuniões podem ajudar. O NA encara a adição como uma doença e usa o conceito simples de orientar por meio das próprias experiências. Desta forma, o adicto acaba por perceber que a adição deve ser tratada e não curada.[17]

A experiência dos membros mostra que a abstinência total e contínua de todas as drogas tem proporcionado uma base sólida para a recuperação e o crescimento pessoal. O mais importante para os adictos em recuperação é a mudança abrangente das atitudes e do estilo de vida. A recaída, muitas vezes, é vista como parte do processo de recuperação. Nesta hora, em vez de recriminações, eles recebem encorajamento para levantar, aprender e continuar. Por isso, o NA deixa claro que o álcool também é droga. Com relação ao uso da nicotina e da cafeína, o NA prefere que cada membro consulte sua própria experiência, a experiência de outros membros e de profissionais qualificados na área de saúde, não entrando em "controvérsias públicas".[26]

Narcóticos Anônimos no Brasil

A expansão da nova irmandade chegou ao Brasil nos anos 1970. A literatura a este respeito é muito conflitante. O que se sabe é que nessa época já existia um grupo ou associação: os Dependentes Químicos Anônimos (DQA). Sua maneira clandestina de se reunir, como nos EUA, era um grande problema. Esses grupos existiam, basicamente, no eixo Rio-São Paulo. No Rio Grande do Sul, no ano de 1983, o modelo fora introduzido por um médico que cuidava de dependentes químicos. A literatura que utilizavam eram traduções não autorizadas de NA feitas por médicos a familiares. Para se tornarem mais independentes e uniformes, os DQA mudaram, em 1985, e começaram com uma nova denominação: Toxicômanos Anônimos (TA). Logo em seguida, o TA tomou a iniciativa de convocar uma convenção na qual reuniria membros de São Paulo, Rio de Janeiro e Minas Gerais. Nesta pré-convenção foram dados os primeiros passos para a associação vincular-se à "irmandade" mundial NA, em 1985. Só em 1989, com a vinda ao Brasil de membros do *Narcotics Anonimous World Services* finalmente o TA aderiu ao NA. No Brasil, o NA é representado juridicamente pela Associação de Comitês de Serviço (ACS), instalada no estado do Rio de Janeiro.

É realmente espantoso o crescimento de NA no Brasil. Hoje, o NA registra mais de 750 grupos e 2.500 reuniões semanais com média de 13 membros por reunião, o que significa dizer que o Brasil é o terceiro país em número de reuniões perdendo apenas para os EUA e Canadá.[26,28] O Quadro 29.7 informa o que o NA não faz, pois ainda existe falta de conhecimento público sobre esta irmandade e como ela funciona:

Sobre os princípios que norteiam a recuperação dos adictos em NA, conhecidos como os Doze Passos, quando de sua adaptação do programa proposto por AA, houve uma mudança radical no foco, principalmente do Primeiro Passo. Enquanto para os AA o reconhecimento da impotência se dá em relação ao álcool, para os NA, a impotência que se propõe está relacionada com a "adicção". O problema então não é uma substância específica e sim a "adicção", que, na perspectiva de NA, é uma doença física, mental (de fundo emocional) e espiritual. Esta mudança resolveu um problema que a irmandade viveu no seu início de existência, ou seja, a criação de uma identidade de grupo que não conflitasse com um variado tipo de grupo que são as substâncias químicas. Outro fator importante para a criação da atmosfera de identificação é, de certa forma, impedir a abertura da irmandade para adições diversas como: sexo, comida, jogo, trabalho, lazer etc., está contida na terceira tradição que diz: "O único requisito para ser membro é o *desejo de parar de usar*". Este desejo refere-se claramente ao "desejo de parar de usar" drogas.[17,26]

Os NA são considerados a terceira maior irmandade depois dos AA e Al-Anon. Segundo dados divulgados na revista oficial *The NA Way Magazine*, editada pelo WSO, de junho de 2003, ocorriam 30.000 reuniões semanais, organizadas por 19.742 grupos em 106 países. Pela mesma fonte, observa-se que a literatura de NA se encontra traduzida em 23 idiomas: bengali, bahasa, melayu, português, chinês, alemão, espanhol, dinamarquês, inglês, farsi, finlandês, francês, grego, hebraico, italiano, japonês, lituano, manipuri, holandês, norueguês, polaco, russo, sueco, tagalog e turco.

Quadro 29.7 Narcóticos Anônimos (NA) não...[29]

- Mantém hospitais ou casas de recuperação para adictos
- Influencia, persuade ou faz publicidade para que outros se juntem ao NA
- Participa de ou patrocina pesquisa científica em adição
- Conserva fichas de afiliação ou história dos casos de seus membros
- Faz diagnósticos médicos ou psicológicos
- Promove aconselhamento conjugal, familiar ou vocacional
- Fornece assistência financeira ou social
- Fornece ou participa de educação em prevenção de drogas
- Aceita dinheiro por seus serviços nem é custeada por qualquer agência pública ou privada
- Leva informação ao público sozinha
- Abusa de seus preciosos recursos. Quando se deixa de completar um projeto (serviço), cria-se uma imagem negativa de NA
- Apresenta-se como único porta-voz de NA
- Aceita contribuições de fontes externas à irmandade
- Opina ou toma posições em qualquer controvérsia ou assunto público
- Fornece informações pessoais sobre membros de NA

Seção 3 | Amor-Exigente

Beatriz Silva Ferreira

▶ Introdução

Na década de 1970, foi iniciado por David e Phyllis York, nos EUA, o ToughLove.

Os Yorks, casal americano, psicólogos e conselheiros escolares, com três filhas, todas envolvidas com drogas, estavam ganhando aclamação como especialistas em seus campos de atuação; entretanto, estavam sofrendo os mesmos tipos de problemas que muitos pais sofrem – as filhas estavam fora de controle com o consumo de drogas. Eles tentaram tudo – o aconselhamento, a terapia para as crianças, eles próprios, a família, escola particular, aulas de judô, hipismo, ficando mais rígidos, mais permissivos, mais compreensivos etc. Nada funcionava, e as coisas pioraram até sua filha ser presa por roubo à mão armada. Eles tomaram uma posição, disseram a si mesmos: "Não vamos tolerar um crime na nossa casa." A partir daí, os Yorks começaram a elaborar um plano de intervenção, a fim de possibilitar mudanças efetivas em sua filha. Finalmente, seu plano funcionou, e sua filha começou a mudar e desenvolver comportamentos mais aceitáveis. Os Yorks começaram um grupo de apoio para os pais de seus clientes onde trabalhavam, escreveram um manual para os outros pais para formar grupos de autoajuda. O ToughLove foi recomendado por Ann Landers e cerca de 20.000 cartas chegaram aos Yorks em seu pequeno escritório na Pensilvânia. O que os Yorks fizeram, de certa forma, foi criar um movimento reacionário contra a linha extremista de liberdade e exageros na valorização da criança e do adolescente, ou seja, deixaram a posição cômoda de aceitação de uma situação na qual os pais recebiam toda a carga de responsabilidade pelos desmandos dos filhos, ocasionando sentimentos de desamparo e confusão e partiram para uma linha mais pragmática. Desde então, os grupos proliferaram além das fronteiras dos EUA e Canadá e para muitos países estrangeiros, incluindo Nova Zelândia, África do Sul, Alemanha, Coreia e Brasil.[29,30]

Amor-Exigente – Chegada ao Brasil

A proposta americana do ToughLove como foi visto, assumiu proporções que ultrapassaram fronteiras. No Brasil, o programa foi adaptado pelo jesuíta texano, hoje com naturalização brasileira, pe. Haroldo Joseph Rahm, que chegou ao Brasil em 1964. Em maio de 1978, pe. Haroldo inicia um trabalho para dependentes químicos, conhecido como Associação Promocional Oração e Trabalho (APOT). Em uma de suas viagens de volta ao Brasil, vindo dos EUA, em fevereiro de 1984, no aeroporto de Miami, pe. Haroldo tomou conhecimento da literatura ToughLove por meio de um livro que ganhara de um amigo. O livro contava a história do casal York e toda a formulação de princípios norteadores que preconizava e analisava 10 pontos que desestruturam e inibem os pais, apontando o caminho para a solução dos casos de pais e filhos problemáticos, além da criação de grupos de apoio à família. Com sua vivência e experiência de conselheiro, pe. Haroldo adotou a proposta americana recebendo deles, inclusive, uma doação de literatura e total incentivo para trabalhar nesta linha. A tradução do livro dá início ao movimento conhecido no Brasil como Amor-Exigente (AE), que foi incorporado a um dos setores da APOT, que também conta com outros setores como: cursos, Fazenda do Senhor Jesus, Programa Meninos de Rua e Centro de Atendimento e Orientação.[30,31]

No ano de 1987, Mara Sílvia Carvalho de Menezes adaptou o AE à realidade brasileira. Ela havia perdido seu filho mais velho, em 1985, em um acidente de carro e resolvera assumir o AE (seu filho não era dependente químico e cursava o segundo ano de medicina). Estando à frente desse movimento, aos Dez Princípios da proposta americana, acrescentou mais dois, tornando-os conhecidos no Brasil como os Doze Princípios e os apresentou na Primeira Conferência Latino-Americana de Comunidades Terapêuticas para Farmacodependentes e Alcoolistas, Prevenção e Terapia (CLACT).[30,31]

A partir desses Doze Princípios, visualizam-se preceitos para a organização da família e proteção dos filhos, que são trabalhados nas reuniões. Os Doze Princípios e os argumentos que os fundamentam, segundo a óptica do AE, são:

- *Princípio – Raízes culturais:* a família é uma organização ativa e com vida própria, mas di-

retamente influenciada pelos estímulos e problemas do mundo, estando, portanto, entrelaçada com o contexto cultural e atual. No entanto, os princípios de integridade, moral e ética são imutáveis; o respeito, a compreensão e o amor devem nortear as relações humanas
- *Princípio – Os pais também são gente:* os pais não são super-heróis, portanto, são passíveis de falhas. Assumir com tranquilidade suas limitações e fraquezas torna os laços de afeto com os filhos e o mundo mais consistentes
- *Princípio – Os recursos são limitados:* nenhum extremo é bom, nem "nada para a criança", nem "tudo para a criança". É preciso saber dizer *não* seriamente. Fazer os filhos entenderem deveres e responsabilidades ajuda-os a dar valor ao que são e ao que possuem. Para tanto, os pais precisam saber quais são seus próprios limites
- *Princípio – Pais e filhos não são iguais:* os pais precisam ser pais para que seus filhos sejam filhos, e não seguir a linha de ser "amigos" de seus filhos. O pai é diferente do filho, pois o ama independentemente do que ele é ou do que pode oferecer.[32] Pai é guia, orientador, o que cria regras a serem respeitadas; daí a importância da direção de valores com firmeza
- *Princípio – Culpa:* a culpa torna as pessoas indefesas e sem ação. O método do AE visa resolver problemas, e não caçar culpados. Quanto mais liberto de emoções, como culpa, autopiedade, raiva, entre outras, mais racionais se tornarão
- *Princípio – Comportamento:* os pais devem estar conscientes de seu papel. Não devem utilizar o comportamento inaceitável do filho como justificativa de seus comportamentos desajustados. É preciso manter o equilíbrio para dominar a situação
- *Princípio – Tomada de atitude:* quando as coisas começam a ficar complicadas no relacionamento entre pais e filhos, os pais tendem a minimizar a situação ou negar o problema, justificando o comportamento dos filhos: "É apenas uma fase" ou "Tudo se corrige com o tempo". Assumir posições claras e bem definidas nas tomadas de decisão ajuda no direcionamento da situação
- *Princípio – A crise:* de uma crise bem administrada surge a possibilidade de uma verdadeira mudança.[33] Este é um momento de extrema importância para o sucesso da proposta do AE, que pode ser definida por uma palavra que representa estratégias para administrar crises:
  - DE = Defina o alvo
  - FI = Fixe prioridades
  - NE = Negocie um plano de ação
- *Princípio – Grupo de apoio:* as famílias precisam dar e receber apoio em sua comunidade. Para o AE, esconder-se, fazer de conta ou isolar-se diante de um problema é não querer resolvê-lo. Poder contar com o outro é uma forma de ajudá-lo e de se ajudar
- *Princípio – Cooperação:* a dedicação amorosa sem disciplina não garante bons resultados; pelo contrário, dá origem a pessoas que necessitam ser servidas sem poderem colaborar. A cooperação, aqui, é vista como a união das pessoas em volta de um trabalho para o bem de todos. É preciso instalar na família o primeiro e principal núcleo de formação do indivíduo responsável. O amor-exigente valoriza a distribuição de tarefas (mesmo em casa) para os filhos
- *Princípio – Exigência ou disciplina:* a postura dos pais no AE gira em torno de: "Nós o amamos, mas não aceitamos o que está fazendo". A exigência tem o objetivo de ordenar, organizar com disciplina as decisões pessoais e familiares. Portanto, neste caso, é importante a determinação de limites emocionais, físicos e econômicos que serão aceitos pelos pais, dentro de seus valores
- *Princípio – Amor:* no AE, o amor vem antes, mas deve ficar no mesmo nível da exigência, da disciplina. No AE, o amor compreende e respeita o outro, não tem egoísmo nem comodismo; exige, orienta e educa.

Fundamentados nesses princípios, existem 12 outros para grupos de pais, cujos filhos já não usam drogas e grupos para jovens. Vale ressaltar que os grupos de apoio para jovens devem ter a coordenação de voluntários adultos. Para atingir os objetivos, três pontos básicos são firmados no grupo: sobriedade, união e serviço.

▶ O que é Amor-Exigente?

O AE se define, segundo a professora Mara, como um programa de prevenção, mas também age sobre a recuperação.[31] Ajuda não só jovens quimicamente dependentes, mas também qualquer jovem ou casal de pais com problemas. É basicamente uma proposta de educação destinada a pais e orientadores como forma de prevenir e solucionar problemas com seus filhos. Portanto, o AE é um grupo de apoio no qual os próprios membros se ajudam, na tentativa de mudar seus comportamentos e, consequentemente, os comportamentos dos seus. São grupos de ação que vêm ganhando cada vez mais espaço no Brasil. Atualmente, o AE conta com cerca de mais 1.000 grupos em nosso país. Nesses grupos de apoio, os pais, professores e familiares são:

- Encorajados a agir em vez de só falar
- Desencorajados a usar violência ou agressividade
- Levados a construir a cooperação familiar e comunitária.

O lema do AE é: *Eu o amo, mas não aceito o que você está fazendo de errado!* Para o funcionamento dos grupos, foram compilados Doze Princípios Éticos:[22]

- Respeitar a dignidade da pessoa
- Manter sigilo em relação a depoimentos e identidade dos participantes do seu grupo. O sigilo somente poderá ser quebrado com autorização expressa do interessado ou quando houver risco para si próprio ou para terceiros
- Ser fiel, honesto e verdadeiro na vivência e transmissão da proposta do AE
- Respeitar e cumprir o estatuto e regimento interno da Federação Brasileira de Amor-Exigente (FEBRAE)
- Transmitir os princípios do AE observando as possibilidades de cada integrante
- Relacionar-se fraternalmente e com respeito com os membros coordenadores e participantes dos grupos de AE
- Agir com respeito e fraternidade no relacionamento com entidades afins
- Manter o caráter de grupo leigo e voluntário
- Notificar a FEBRAE sobre eventuais pronunciamentos incompatíveis com a proposta do AE
- Promover a espiritualidade nos grupos de AE, respeitando a crença de cada um
- Não utilizar grupos de AE para obter vantagens pessoais de qualquer natureza
- Evitar divergências e disputas de poder entre as lideranças dos grupos de AE.

▶ Público-alvo

Diferentemente dos outros grupos de apoio que se propõem a desenvolver atividades voltadas à prevenção ou tratamento de dependência química, o AE é para quem quer trabalhar também para a comunidade. Portanto, o público-alvo deste grupo de apoio se constitui, fundamentalmente em: família, escola, professores, educadores, jovens e para todos que querem prevenir problemas. Para a profa. Mara Silva, "não é preciso ser autoridade, com solução para todos os problemas; é preciso amar e querer ajudar, para ser ajudado".[31] A referida professora ressalta ainda que a maioria das pessoas que procuram o AE são pais em busca de apoio, porque já têm problemas com os filhos. São pais que já tentaram tudo e o AE é o último recurso. O auxílio que recebem do grupo, com base nos Doze Princípios do AE, possibilita-lhes adquirir a conscientização dos caminhos propostos, dando-lhes os recursos necessários para cada qual, a seu modo, adotar a postura que convém a seu jeito de viver.[30,31]

▶ Filosofia

- Um grupo de autoajuda:
  - Cada membro encontra sua própria meta a cada semana e poderá ser apoiado pelo grupo
  - Cada membro trabalha para mudar seu próprio comportamento.
- Os membros têm ações orientadas:
  - Cada membro é ativo em seu apoio. Telefona para o outro, acompanha em situações estressantes, hospitais, cadeia etc.
- O apoio também pode ser seletivo:
  - Nenhum membro dirá ao outro o que fazer. Também não apoiará situações que contrariam seus valores, por exemplo, aborto, mentiras etc.
- Os membros usam apoio estruturado:
  - Isto promove a mudança de comportamento. Se a pessoa estiver em negação, será avisada de que terá apoio quando apresentar alguma situação para trabalhar. Enquanto não reconhecer a crise, permanecerá no grupo apenas como ouvinte.
- Os ingredientes da filosofia:
  - Processo de mudança
  - Avaliação da crise
  - Grupo de apoio
  - Posicionamento
  - Fim de linha (meta)
  - Plano
  - Apoio.

▶ Metodologia

A proposta intervencionista do AE leva em consideração a formação de um grupo no qual o planejamento das ações é imprescindível para um bom funcionamento. Assim, destacam-se pontos como:

- As reuniões semanais dos grupos devem durar 2 h
- Em todas as reuniões – sejam elas de pais, professores ou jovens – as reflexões serão embasadas nos Doze Princípios Básicos e nos Doze Princípios Éticos
- A cada mês, deve-se desenvolver o princípio que lhe corresponda (p. ex.: mês de agosto, mês oito, Oitavo Princípio). O enfoque deverá ser, na primeira semana, o "Eu" (o próprio indivíduo); segunda semana "A família" (o outro) e, na terceira semana, "A comunidade"
- Será também muito importante que sejam planejadas metas semanais de mudanças de comportamento. Os retornos serão incentivos para as próximas metas. É muito importante o retorno das metas.[30,31]

Para atingir os objetivos estabelecidos pelo AE, é importante que os pais saibam ter um plano de ação, o que querem e como vão trabalhar seus objetivos. Os grupos funcionam experimentalmente por períodos que variam entre 6 meses e 1 ano, até que se consolidem. No trabalho do AE são identificados dois momentos distintos: o primeiro relaciona-se com a motivação das comunidades e o segundo com a organização e instalação dos grupos. Pode-se tomar conhecimento do AE por meio de programas nacionais de televisão, livros, cursos e pela indicação de uma pessoa de instituições oficiais de caráter social. Dentro das atribuições do AE, estão, conforme assinala a profa. Mara, fundamentalmente, a sensibilização, a informação e a formação.[31] Estes três fatores básicos norteiam as ações para a formação de um grupo. Nos grupos de AE, os pais recebem informação, esclarecimentos e são orientados a não aceitar comportamentos agressivos e violentos. Diferentemente dos chamados grupos de apoio para familiares de dependentes químicos com base nos Doze Passos dos AA, no AE existem vários tipos de grupos em um núcleo conforme explicitado no Quadro 29.8.

Os coordenadores das reuniões, como são considerados aqueles que as organizam, são submetidos a cursos que visam fazer com que se adquira conhecimento necessário acerca do programa do AE. A fim de atingir este objetivo, algumas orientações são consideradas de extrema relevância para que os cursos e palestras sejam articulados de forma a tornar o AE conhecido. Assim, os objetivos a serem atingidos são:

- Divulgação do programa do AE
- Esclarecimento à comunidade da importância e urgência da prevenção, orientação e tratamento do dependente químico e sua reinserção social
- Esclarecimento sobre a importância do trabalho voluntário
- Divulgação e introdução do programa nos diversos setores da sociedade
- Urgência do trabalho de prevenção nas escolas
- Apoio e reforço aos que buscam os grupos de apoio de AE
- Reciclagem e aprofundamento na proposta do AE para voluntários.

Algumas informações acerca de cursos, palestras e responsabilidades e funções de coordenadores regionais podem ser facilmente consultadas no *site* do AE no endereço eletrônico: www.amorexigente.org.br. Os cursos e palestras de AE são destinados:

- A todos que desejam ajuda
- A todas as pessoas que querem melhorar sua qualidade de vida
- A todas as pessoas que estão preocupadas com a família e a sociedade. À comunidade escolar, como um todo, que acredita na educação e no resgate do papel socializador da escola aos vocacionados da escola
- Aos vocacionados da escola
- Aos vocacionados para o trabalho voluntário.

Quadro 29.8 Tipos de grupos de Amor-Exigente (AE).[30]

- Grupo de Acolhimento: é o grupo das pessoas que chegam pela primeira vez
- Grupo de Segunda Vez: é o grupo para encaminhamento ao grupo definitivo
- Grupo para Casais: para casais com dificuldades no relacionamento conjugal
- Grupo de Familiares de dependentes que estão em comunidades terapêuticas
- Grupo de Companheiros(as) de dependentes químicos
- Grupos de Prevenção Primária para adolescentes e crianças
- Grupos de Pais que têm problemas com o comportamento de seus filhos
- Grupo de AE para professores em escolas
- Grupo de Sobriedade para orientação e tratamento de dependentes químicos

▶ Pais

O AE faculta aos familiares:

- Desenvolverem habilidades, atitudes e estratégias para fazer as mudanças
- Aprenderem a mudar suas respostas aos comportamentos inaceitáveis
- Tornarem-se capacitados a controlar as próprias situações
- Ganharem uma compreensão do que está acontecendo e isto reduz o estresse e a frustração
- Recuperarem a confiança em suas habilidades e um senso de direção, à medida que conseguem progredir
- Reduzirem os sentimentos de frustração, de omissão e de culpa e as expectativas são mais realísticas
- Melhorarem a comunicação e habilidades parentais
- Trabalharem mais ativamente, uma vez que sua saúde e confiança se desenvolvem
- Diminuírem os sentimentos de isolamento e de desamparo, quando aceitam o apoio de pais que cumprirão as funções de uma segunda família
- Darem mais atenção aos outros membros da família.

▶ Filhos

O AE faculta aos filhos:

- Receberem apoio, aconchego e assistência apropriados, quando mudam o comportamento
- Aprenderem a assumir responsabilidade e se tornarem mais cuidadosos com o seu próprio comportamento
- Sofrerem consequências realistas por suas ações
- Ganharem uma segunda família e receberem mais carinho de adultos que se interessam por seu bem-estar
- Reconhecerem sua dependência e obrigação em sua própria família
- Tornarem-se adultos responsáveis que contribuirão para a sociedade de maneira positiva
- Terem modelos positivos que ensinam habilidades para se tornarem melhores pais no futuro.

▶ Comunidade

O AE faculta à comunidade:

- Apoio mútuo e responsabilidade compartilhada quando uma resposta coletiva é tomada contra um comportamento inaceitável
- Melhora a comunicações entre os pais e os serviços públicos
- Desenvolve uma resposta mais coordenada contra o uso de drogas, fugas de casa, vandalismo e violência
- Um método mais eficaz para tratar os problemas quando os adultos são mais unidos e preparados
- Redução do impacto no sistema da saúde quando doenças relacionadas com estresse são cessadas
- Os pais trabalham voluntariamente para apoiar outras famílias nas comunidades locais
- Os pais têm mais produtividade no emprego, porque uma rede de outros pais os ajuda a tratar do comportamento de seus filhos
- Níveis reduzidos de sem teto e de crimes
- Os relacionamentos são melhorados entre pais, filhos adolescentes e fornecedores de serviço, quando nossos adolescentes não manipulam mais o sistema.

▶ Federação Brasileira de Amor-Exigente – Breve comentário

Da propagação do programa de AE no Brasil e seu consequente crescimento, no que se refere ao número de grupos, surgiu a necessidade de articular esse movimento, de forma a ter mais eficiência e eficácia. Assim, nasceu a FEBRAE, oficialmente, em 18 de novembro de 1994. A esta instituição cabe preservar a integridade da proposta de trabalho do AE, sua metodologia e objetivos. Sua presidente, eleita em fins de 2006, e reeleita em fins de 2008, é a dra. Mara Sílvia Carvalho de Menezes. A FEBRAE conta com equipes especialmente preparadas, promove cursos e encontros. Dispõe também de um regimento interno, a fim de promover e fazer valer seus objetivos que estão relacionados com a promoção da melhor atuação dos grupos. O que estabelece esse regimento pode ser visto na íntegra no endereço eletrônico: www.amorexigente.org.br, aqui estará exposto de maneira resumida o que preconiza aquele regimento nas seguintes diretrizes:

- Apoiar e orientar familiares que tenham dependentes químicos entre seus membros
- Ajudar as pessoas, dando a elas condições para prevenir o problema de drogas ou para superar esse problema, se ele já existir, e fazer com que voluntários se juntem e possam trabalhar nessa linha, servindo à sua comunidade

- Desenvolver e colaborar com programas e instituições que se ocupem de prevenção primária, secundária e terciária
- Articular-se, em escala nacional, com outros grupos de AE já existentes e com outros novos que estejam para ser criados
- Proporcionar treinamento para coordenadores e voluntários dos grupos
- Divulgar a proposta do AE para que ele se estenda e beneficie sempre um número cada vez maior de pessoas.

Para que possa surtir resultados satisfatórios, é importante o desenvolvimento de um trabalho unificado, uma parceria na qual o aprendizado e a troca de experiências conduzam a um sistema que possa, efetivamente, responder à demanda de jovens usuários de drogas que aumenta a cada dia. Com o apoio e planejamento da FEBRAE, o AE é um grupo de apoio que funciona e os resultados mostram que aqueles que permanecem nos grupos melhoram sua qualidade de vida. Não existe fórmula mágica ou uma receita que possa dar resultados em dependência química. A FEBRAE está aberta a todas as sugestões que possam melhorar a sua eficiência. As atividades dos grupos filiados estão submetidas ao cumprimento das instruções da FEBRAE, bem como a seu regimento interno. Portanto, as ações adotadas pela FEBRAE visam à organização dos grupos em relação às informações e ao crescimento, e tem por princípios: a solidariedade humana e o espírito de doação.[30]

▶ Considerações finais

Embora, a rigor, como assinala Edwards, o modelo de autoajuda não se configure como um "ambiente de tratamento", de qualquer maneira, é uma fonte importantíssima de ajuda a muitas pessoas com problemas com álcool e outras drogas.[1] Os grupos de autoajuda não se autodenominam como fonte de solução para o problema da dependência química ou outro distúrbio relacionado com as compulsões. Seus membros reconhecem que tiveram sucesso ao tratar de seus próprios problemas, entretanto, sob quaisquer circunstâncias não compartilham da opinião de que sua visão terapêutica deva ser adotada universalmente.

Assim, é imprescindível ao profissional da saúde conhecer a dinâmica de funcionamento dos grupos de autoajuda e colaborar para sua divulgação. É um programa de recuperação simples e acredita-se que possa vir a contribuir no sentido de amenizar a dor e o sofrimento de tantas pessoas atingidas, direta ou indiretamente, por essa *doença – dependência química* – e atender às suas necessidades mais prementes.

Penso que, na luta contra as drogas, os pais são a resposta, porque são os que mais perdem. As escolas podem ajudar, as igrejas podem ajudar, as leis podem ajudar, mas ninguém pode substituir a família. Estar envolvido no tratamento e prevenção de drogas e álcool deixa nossas crianças saber que nos importamos com elas. E isto fortalece a família e nos ajuda a ser o tipo de pais que elas precisam.

▶ Referências bibliográficas

1. EDWARDS, G., MARSHALL, E. J., COOK, C. C. H. *O tratamento do alcoolismo*: um guia para profissionais de saúde. 4ª ed. Porto Alegre: Artes Médicas, 2005.
2. RODRIGUES, J. T.; DE ALMEIDA, L. P. Liberdade e compulsão: uma análise da programação dos doze passos dos alcoólicos anônimos. *Psicol. Estud.*, Maringá, v. 7, n. 1, 2002. Disponível em <http://www.scielo.br/scielo.php?script=sci_arttext&pid=S1413-73722002000100014&lng=pt&nrm=iso>. doi: 10.1590/S1413-73722002000100014
3. CAMPOS, E. A. de. O alcoolismo é uma doença contagiosa? Representações sobre o contágio e a doença de ex-bebedores. *Ciênc. Saúde Coletiva*, Rio de Janeiro, 2008. Disponível em http://www.scielo.br/scielo.php?script=sci_arttext&pid=S1413-81232005000500027&lng=pt&nrm=iso>.
4. MÄKELA, K. et al. *Alcoholics Anonymous as a mutual-help movement*: a study in eight societies. Wisconsin: University of Wisconsin Oress, 1996.
5. DE LEON, G. *A comunidade terapêutica*: teoria, modelo e método. São Paulo: Loyola, 2003.
6. De CAMPOS, E. A. O alcoolismo é uma doença contagiosa? Representações sobre o contágio e a doença de ex-bebedores. *Ciênc. Saúde Coletiva*, Rio de Janeiro, 2008. Disponível em: http://www.scielo.br/scielo.php?script=sci_arttext&pid=S1413-81232005000500027&lng=pt&nrm=iso>.
7. MOTA, L. A. *A solidariedade entre os Alcoólicos Anônimos*: a dádiva na modernidade. Dissertação (Mestrado) – Universidade Federal do Ceará, Fortaleza, 2002. 138 p.
8. CAVANAUGH, C. *A to Z*: addictionary to the 12-step culture. New York: Main Street Books, Doubleday, 1998.
9. CUTTER, C. G., CUTTER, H. S. Experience and chance in Al-Anon family groups: adult, children of alcoholics. *J. Stud. Alc.*, v. 48, n. 1, p. 29-32, 1987.
10. EDWARDS, G. *The treatment of drinking problem*. London: Grant McIntyre, 1982.
11. ALCOHOLICS ANONYMOUS WORLD SERVICES, INC. *Os doze passos e as doze tradições*. São Paulo: JUNAAB – Junta de Serviços Gerais de Alcoólicos Anônimos do Brasil, 2001.
12. ALCOHOLICS ANONYMOUS. Alcoholics Anonymous: the story of how many thousands of men and women have recovered from alcoholism. 3rd ed. New York: Alcoholics Anonymous World Services, 1953.

13. KURTZ, L. F. Cooperation and rivalry between helping professionals and members of A.A. *Health Soc. Work,* v. 10, n. 2, p.104-112, 1985.
14. LOECK, J. F. *Narcóticos Anônimos:* um estudo sobre estigma e ritualidade. XXV RBA, Goiânia, de 11 a 14 de junho de 2006 [online]. Disponível em http://www.neip.info/downloads/jardel/jardel_01.pdf.
15. VAILLANT, G. E. A 12-year follow-up of New York narcotic addicts: III. Some social and psychiatric characteristics. *Arch. Gen. Psych.*, v. 15, n. 6, p. 599-609, 1966.
16. BURNS, J. E. *O caminho dos doze passos:* tratamento de dependência de álcool e outras drogas. 2ª ed. São Paulo: Loyola, 2002.
17. NARCÓTICOS ANÔNIMOS. *Narcotics Anonymous World Services,* 2006.
18. NARCÓTICOS ANÔNIMOS. *Diferentes tipos de reuniões de NA.* [online] Disponível em http://www.na-pt.org/recurso/parceria7.php.
19. ALCOÓLICOS ANÔNIMOS. *As Reuniões de Alcoólicos Anônimos.* [online]. Disponível em http://www.alcoolicosanonimos.org.br/modules.php?name=Conteudo&pid=12.
20. NARCÓTICOS ANÔNIMOS. *Livreto do grupo revisado.* [online] Disponível em http://na.org/admin/include/spaw2/uploads/pdf/ips/br/BR1600.pdf.
21. REUNIÕES DE INTERESSE ESPECIAL. *Quadro de Custódios do Serviço Mundial.* Boletim n. 18 [online]. Disponível em http://www.na-pt.org/boletins/bol18.php.
22. NARCOTICS ANONYMOUS WORLD SERVICE OFFICE, INC. *Temporary working guide to our service structure,* 1988. Disponível em http://carrythemessage.com/history/service/manuals/Temp-W-Guide-To-Service-1988.pdf.
23. SERRAT, S. M (org.). *Drogas e álcool:* prevenção e tratamento. Campinas: Komedi, 2001.
24. BURNS, J. E.; FILHO, W. L. *Tratamento:* grupos de mútua ajuda. [online] Disponível em http://www.vilaserenasp.com.br/nacional/fundamentos_documentos/ajudamutua.doc.
25. VAILLANT, G. E. *The natural history of alcoholism revisited.* Cambridge: Harvard; 1995.
26. CARDOSO, R. M. M. *Só por hoje:* um estudo sobre Narcóticos Anônimos, estigma social e sociedade contemporânea. Dissertação (Mestrado em História) – Universidade Federal Fluminense, Departamento de História, Niterói, 2006. 113 p.
27. NARCÓTICOS ANONYMOUS WORLD SERVICE. *Miracles Happen:* The Birth of Narcotics Anonymous in Words and Pictures. Narcotics Anonymous World Services, 1998.
28. COMITÊ DE SERVIÇOS. Os Narcóticos Anônimos. In: SERRAT, S. M. (org.) *Drogas e álcool:* prevenção e tratamento. Campinas: Komedi, 2001.
29. TOUGHLOVE. *About us.* Disponível em http://www.toughlove.org.au/about_us.htm.
30. MENEZES, M. S. C. *O que é Amor Exigente.* 8ª ed. São Paulo: Loyola, 1992.
31. MENEZES, M. S. C. O que é Amor Exigente. In: SERRAT, S. M (org). *Drogas e álcool:* prevenção e tratamento. Campinas: Komedi, 2001.

▶ Bibliografia

FERREIRA, B. S. *Filhos que amam demais.* São Paulo: Loyola, 2005.
FERREIRA, B. S. *Só por hoje.* Amor-Exigente. 3ª ed. São Paulo: Loyola, 2004.

30 Dependência Química e Portador do Vírus da Imunodeficiência Humana ou de Infecções Sexualmente Transmissíveis

Alessandra Diehl e Maria Carolina Pedalino Pinheiro

▶ Introdução

Ativistas, educadores, acadêmicos, profissionais da saúde e de várias outras áreas correlatas à sexualidade vem ao longo de muitos anos trabalhando com questões diversas que envolvem a ampla gama de combinações entre o vírus da imunodeficiência humana (HIV, *human immunodeficiency virus*) e síndrome da imunodeficiência adquirida (AIDS, *acquired immunodeficiency syndrome*) infecções sexualmente transmissíveis (IST) e a relação destes com o consumo abusivo e dependência de substâncias psicoativas.[1,2]

Isto porque as IST estão entre as 10 primeiras causas de doenças que causam transtornos em homens adultos jovens nos países em desenvolvimento e a segunda maior causa de doenças que provocam impacto negativo em mulheres adultas jovens.[3-5] A gonorreia, por exemplo, é uma das principais causas de complicações reprodutivas graves em mulheres, podendo facilitar a transmissão do HIV.[6]

Soma-se também o fato de que a associação do uso de álcool e outras drogas estão intimamente relacionadas com comportamentos sexuais de risco, uma vez que elas são capazes de prejudicar a percepção e o julgamento crítico, podendo deixar as pessoas mais suscetíveis a incorrer em comportamentos de risco, tais como fazer sexo desprotegido (sem uso de preservativo) e mais vulneráveis à gravidez indesejada, aquisição de IST, HIV/AIDS e se tornarem vítimas de agressões e abuso/violência sexual, pois a capacidade de se defender e de perceber situações de risco também fica alterada.[7]

Adolescentes e adultos jovens (15 a 24 anos) representam apenas 25% da população sexualmente ativa, mas representam quase 50% dos novos casos de todas as IST. Em geral, as IST são epidemias que acarretam grandes consequências para a saúde e para a economia dos países. Uma triagem adequada de IST deve ser feita de forma rotineira, principalmente na atenção básica em todas as partes do mundo, uma vez que muitas IST são assintomáticas e, portanto, podem ser de difícil controle.[3,4]

O propósito da notificação das IST é assegurar que as pessoas infectadas sejam rapidamente diagnosticadas e tratadas adequadamente para controlar a propagação da infecção e também para que as suas parcerias sexuais possam ser igualmente notificadas, testadas e tratadas de maneira adequada. Estima-se que os casos relatados de IST representam apenas 50% a 80% das infecções de IST notificadas nos EUA, o que reflete tanto uma subnotificação quanto uma subtriagem desses casos.[3,4]

No Brasil, a notificação é compulsória apenas para os casos de AIDS e sífilis congênita, por essa razão os dados epidemiológicos sistemáticos de outras IST são mais raros e não podem ser extrapolados.[8]

O comportamento sexual de risco (p. ex., sexo desprotegido, sem o uso de preservativo, ou várias parcerias sexuais) é um fator que muito contribui para este processo, visto vez que, muitas vezes, pode levar a gravidez não desejada na adolescência, HIV/AIDS e outras consequências. Uma possível explicação para esse comportamento é que as pessoas não têm informação suficiente sobre a transmissão de IST ou ignoram as precauções necessárias para a prática da atividade sexual segura. Por outro lado, sabemos que apenas o conhecimento não é capaz, por si só, de mudar comportamento.[1,4,9]

As pessoas com IST são de 5 a 10 vezes mais propensas que os indivíduos não infectados a adquirir ou transmitir o HIV pelo contato sexual. Aproximadamente 60% das novas infecções por HIV em todo o mundo ocorrem em pessoas jovens.[4]

O diagnóstico e tratamento desses pacientes podem, efetivamente, evitar a propagação do HIV/AIDS.[4] Mas, sobretudo, a prevenção continua a ser o foco principal de intervenções, instrumentalização de conhecimento, orientação e apropriação dos indivíduos sobre o adequado uso de preservativo e cuidados com o seu corpo e sua saúde, permitindo a atividade sexual prazerosa e saudável.[10]

Assim, o objetivo deste capítulo é apresentar as principais características clínicas das IST e do HIV/AIDS para que o profissional possa prevenir, orientar, identificar e encaminhar indivíduos para o tratamento adequado.

▶ HIV/AIDS

A infecção por HIV é transmissível e produzida por um retrovírus. Este vírus causa no indivíduo infectado um amplo espectro de manifestações clínicas que vão desde o portador assintomático, geralmente com anos de duração, até a manifestação de uma série de infecções oportunistas ou ainda neoplasias (câncer). Tais tumores e infecções secundárias devem-se a uma progressiva redução da eficácia do sistema imunológico, condição que cunha o nome da entidade nosológica mais conhecida como AIDS.[11]

Atualmente, a propagação da pandemia, que já atingiu quase todas as populações ao redor do mundo e já infectou mais de 59 milhões de pessoas, é particularmente alarmante nos países em desenvolvimento, em especial África e sudeste asiático, mas continua a ameaçar a Europa Oriental e a América Latina.[12]

Dados divulgados recentemente pelo Programa Conjunto das Nações Unidas sobre HIV/AIDS indicam que a taxa de novas infecções pelo vírus no Brasil está na contramão das tendências globais, uma vez que cresceu 11% entre 2005 e 2013 no país, enquanto muldialmente tem havido declínio de aproximadamente 27%.[39] As taxas no Brasil mostram que uma nova epidemia tem altas taxas de infecção. Esse aumento pode também ser associado à "epidemia de crack" experimentada pelo país nos últimos 24 anos.

A partir da segunda década do surgimento da AIDS, foi notável que a pandemia de HIV mudou muito, se comparada ao primeiro reconhecimento da doença na década de 1980 em um pequeno número de homens homossexuais. Do ponto de vista epidemiológico, alguns processos têm ocorrido, mudando a caracterização da doença no Brasil. Os principais são:

- Aumento entre homens heterossexuais, que hoje em dia já são a maioria
- Aumento nas cidades do interior
- Aumento nas populações mais pobres
- Aumento do número de mulheres infectadas.[13]

Outra questão envolvida nessa temática é a relação da prevalência de HIV e o uso de substâncias. Por muito tempo, o foco dessa discussão se pautava na relação entre os usuários de drogas intravenosas e o risco de infecção por meio dessa prática. Entretanto, atualmente é importante discutir a vulnerabilidade geral dos indivíduos que fazem uso das mais diversas substâncias psicoativas. A soroprevalência do HIV entre os usuários de *crack*, por exemplo, embora inferior aos usuários de cocaína injetável, é elevada quando comparada à população geral.[14]

Alguns estudos brasileiros focaram a identificação dessas características clínico-epidemiológicas que envolvem usuários de *crack* e a vulnerabilidade à infecção por HIV. Um destes estudos mostrou que 13% dos usuários de *crack* já haviam trocado sexo por dinheiro ou droga e que os indivíduos infectados por HIV, embora tivessem feito sexo com um número menor de pessoas, não usaram preservativos com parceiras casuais com uma frequência maior que os indivíduos HIV-negativos.[15] Assim, o comportamento sexual dos usuários de *crack* pode ser considerado fator de risco para a contaminação pelo HIV.[14,16]

Outra pesquisa demonstrou que a atividade sexual dos usuários de *crack* era regular, e em quase metade (47%) era semanal, fazendo pouco uso de preservativos, inclusive em casos de prostituição, mesmo quase a totalidade dos entrevistados tendo informações sobre AIDS.[16]

Estudo realizado na Bahia demonstrou que o perfil de usuárias de *crack* com HIV/AIDS era de mulheres jovens (média de 22 anos), desempregadas, afrodescendentes, a maioria afirmando o não uso de preservativos nas relações nos últimos 30 dias e 36,8% afirmaram trocar sexo por dinheiro ou drogas.[17]

Assim, é importante ressaltar que, com o aumento de mulheres usuárias de *crack*, também aumentou o número da prostituição como meio de obtenção da droga, e a prática do sexo sem preservativo faz dessas mulheres um grupo de risco ou de maior vulnerabilidade em relação às IST e à AIDS.[18]

Quadro clínico

Os primeiros sintomas da AIDS manifestam-se dentro de 3 a 6 semanas após a infecção pelo vírus HIV. Mas a grande maioria dos indivíduos só apresenta seus principais sintomas depois de, aproximadamente, 8 a 10 anos da data da contaminação. Os primeiros sintomas da infecção pelo vírus HIV podem surgir aproximadamente um mês após a contaminação, podendo ser: febre alta; mal-estar; dor de garganta; tosse seca. Esses sintomas duram, em média, 14 dias e podem ser confundidos com outras doenças, como gripe ou resfriado. Nessa fase, o teste do HIV poderá ser falso-negativo. Ou seja, o indivíduo está contaminado pelo HIV, já pode infectar outros, mas a doença ainda não consegue ser detectada pelo exame.[13]

Os principais sintomas da AIDS surgem, em média, após 10 anos da contaminação. Entre eles podemos citar: febre persistente; tosse seca prolongada; suor noturno; edema dos gânglios linfáticos por mais de três meses; cefaleia (dor de cabeça); dor articular ou muscular; cansaço ou perda de energia; rápido emagrecimento (perder 10% do peso corporal em 1 mês, sem dieta); candidíase oral ou genital persistente; diarreia por mais de um mês; manchas avermelhadas ou pequenas erupções na pele.[13] A evolução da AIDS pode ser dividida em estágios descritos no Quadro 30.1.

Quadro 30.1 Estágios de infecção por HIV-1.

Transmissão viral

Infecção primária por HIV

Soroconversão

Período de latência clínico com ou sem linfadenopatia generalizada persistente

Infecção por HIV sintomática precoce

AIDS

Infecção avançada por HIV

Estágios

Transmissão viral

A via de transmissão mais comum da infecção é pelo contato sexual, e por isto é considerada uma IST, mas também é transmissível por outros meios. A transmissão desse vírus se dá por meio do contato direto de uma membrana mucosa ou na corrente sanguínea por um fluido corporal infectado pelo vírus,[20] por exemplo: sangue, sêmen, secreção vaginal, fluido pré-seminal e leite materno.

Infecção primária

Na primeira fase após o organismo adquirir o HIV, o sistema imunológico reage, em média, cerca de 15 a 60 dias da contaminação, com um conjunto de sinais e sintomas semelhantes ao estado gripal, apresentando como possíveis sintomas:

cansaço, febre, perda de peso, diarreia, dores musculares, dores de cabeça, tosse seca e prolongada, lesões na pele. Este quadro é conhecido como síndrome da soroconversão aguda.[21]

Em geral, essa fase, por ser semelhante a outras viroses, dificilmente é diagnosticada devidamente. Além disso, costuma ser autolimitada, ou seja, os sintomas são temporários e não há sequelas.[21]

Soroconversão

Soroconversão é o nome que se dá à reação do organismo à presença do vírus, quando são produzidos anticorpos contra sua capa de proteína. Isso não acontece no momento em que se dá o contato. A maioria dos pacientes passa a apresentar exames com positividade para o HIV dentro de 4 a 10 semanas após a exposição.[22] Segundo o consenso de tratamento do HIV, de 2008, a média seria 29 dias, já que cerca de 90% das infecções são detectadas nesse período.[20]

É importante ressaltar que, durante esse período em que os exames se mostraram negativos, o portador já pode transmitir a doença.

Período de latência clínica com ou sem linfadenopatia generalizada persistente

O intervalo durante o qual a pessoa já é soropositiva, ou seja, em que os exames já demonstrariam a infecção pelo HIV, mas o organismo ainda não apresenta sinais explícitos de alterações graves, é denominado período de latência clínico. Nesse período, os indivíduos infectados não têm achados no exame físico, com exceção de uma possível linfadenopatia, denominada linfadenopatia generalizada persistente. Esta, por sua vez, é definida como uma hiperplasia dos gânglios linfáticos, envolvendo pelo menos dois lugares não contíguos, além dos gânglios inguinais. Estudos dos gânglios linfáticos nessa fase revelam concentrações elevadas de HIV extra e intracelular predominantemente na sua forma latente.[23]

Aproximadamente um terço dos indivíduos soropositivos desenvolve sintomas de AIDS no espaço de 10 anos, dependendo da saúde geral, de fatores genéticos e dos hábitos e qualidade de vida. Fatores como dependência de tabaco, álcool e outras drogas, assim como estresse e alimentação irregular, parecem estar associados a uma progressão mais rápida da doença.[24]

A velocidade de progressão da doença está diretamente relacionada com a queda da contagem das células de linfócitos CD4 e também com o aumento da carga viral do HIV no sangue. Assim, apesar da ausência de sintomas, altos índices de replicação do HIV e destruição de células T CD4 podem ocorrer tornando esse indivíduo de alto risco para transmitir a doença.[20]

Infecção precoce pelo vírus da imunodeficiência humana

Infecção sintomática precoce relacionada com o HIV é o nome dado ao início de sintomas adicionais que indicam que o vírus está se multiplicando e ganhando força, incluindo condições mais relacionadas com a infecção pelo HIV do que propriamente à imunodepressão grave que caracteriza a AIDS.[21]

Síndrome da imunodeficiência adquirida

A AIDS é o estágio final da infecção pelo HIV, ou seja, quando o sistema imunológico de um indivíduo já está gravemente prejudicado e tem dificuldade em combater outras doenças (chamadas doenças oportunistas) e mesmo algumas neoplasias (veja Quadro 30.2).

Antes do desenvolvimento de certos medicamentos, as pessoas com HIV tendiam a progredir para o estágio da AIDS em apenas alguns anos. Atualmente, essas pessoas podem viver muito mais tempo e ter melhor qualidade de vida.

Infecção avançada pelo vírus da imunodeficiência humana

Pacientes com infecção avançada pelo HIV têm uma contagem de células CD4 abaixo de 50/mm^3. Sua sobrevida média é de 12 a 18 meses na ausência de terapia antirretroviral. Praticamente todos os pacientes que morrem de complicações relacionadas com o HIV têm contagens de células CD4 neste intervalo.[25]

Diagnóstico

Como descrito anteriormente neste capítulo, a infecção primária pelo HIV se manifesta por uma síndrome viral inespecífica, sendo dificilmente diagnosticada já nesse momento; além disso, há geralmente nesta fase a janela imunológica, ou seja, a soroconversão é detectada somente após algumas semanas da infecção. Este fato, dentro de uma perspectiva de saúde pública, causa um grande problema, uma vez que esses pacientes já podem infectar outros indivíduos.

Algumas medidas podem ser implantadas na atenção primária como auxiliares no diagnóstico, tais como: perguntar a todos os pacientes sobre comportamentos de risco, por exemplo, atividade

Quadro 30.2 Doenças oportunistas: quadros clínicos mais comuns na AIDS.

- Pneumonia por *P. carinii*: infecção pulmonar causada por fungo da espécie *Pneumocystis carinii*
- Candidíase esofágica: placas de fungos no esôfago
- Síndrome consumptiva: sinais e sintomas que cursam com emagrecimento importante
- Sarcoma de Kaposi: tumoração maligna de pele (do endotélio) e de coloração arroxeada
- Infecção disseminada por *M. avium*: infecção causada por uma micobatéria rara
- Tuberculose: doença bacteriana que afeta principalmente os pulmões
- Doença por citomegalovírus: causada por um tipo de vírus que acarreta infecção do sistema nervoso central ou sistema digestivo e retina
- Demência associada ao HIV, sinais e sintomas que cursam principalmente com esquecimento e prejuízo de memória recente
- Pneumonia bacteriana recorrente; infecção pulmonar de forma repetida
- Toxoplasmose: doença causada por um protozoário que tem como hospedeiros defintivos gatos e outros felinos
- Linfoma imunoblástico: tumor que acomete o sistema linfático
- Criptosporidiose crônica: doença causada pelos parasitas unicelulares coccídios, *Cryptosporidium parvum* e *C. hominis*, que acometem principalmente o sistema digestivo, cursando com diarreia crônica
- Linfoma de Burkitt: neoplasia (câncer) agressivo do sistema linfático
- Histoplasmose disseminada: doença fúngica que afeta vários sistemas do organismo
- Câncer cervical invasivo: câncer localizado na cérvice uterina
- Herpes simples crônico: lesão em forma de bolhas que podem ocorrer em região labial e mucosas

Adaptado de Jones *et al.*, 1999.[19]

---

sexual sem o uso de preservativos ou o compartilhamento de seringas para uso de drogas injetáveis; realizar um minucioso exame físico com especial atenção aos sinais de infecção primária pelo HIV, como úlceras de erupção cutânea, mucocutânea e presença de linfadenopatia.

O diagnóstico da infecção pelo HIV é feito por meio de testes realizados a partir de exames de sangue. No Brasil, esses testes podem ser realizados nos laboratórios de serviços de saúde pública, em laboratórios particulares ou ainda em centros de testagem e aconselhamento específicos (CTA). Nestes CTA, o teste anti-HIV pode ser feito de forma anônima e gratuita.[8] O Quadro 30.3 mostra os tipos de testes disponíveis.

Quadro 30.3 Tipos de testes para a detecção de HIV.

1. ELISA

Essa técnica, o ensaio imunoenzimático (ELISA, *enzyme linked immunosorbent assay*), é amplamente utilizada como teste inicial para detecção de anticorpos contra o HIV no sangue do paciente, podendo ser realizada com um grande número de amostras ao mesmo tempo
   Se uma amostra apresentar resultado negativo no teste ELISA, este resultado é fornecido para o paciente, acompanhado do aconselhamento pós-teste. Caso uma amostra apresente resultado positivo nesse teste, é necessária a realização de outros testes adicionais, denominados testes confirmatórios

2. Teste de imunofluorescência indireta para o HIV-1

Esse teste também permite a detecção de anticorpos contra o HIV. No entanto, somente é utilizado quando a amostra de sangue do paciente apresentar resultado positivo no teste ELISA. É, portanto, um teste confirmatório

3. Teste *Western blot*

Western blot também é um teste confirmatório, que tem custo bastante elevado. Assim, só é realizado quando a amostra de sangue do paciente apresentar resultado positivo no teste ELISA

4. Testes rápidos anti-HIV

Os testes rápidos permitem a detecção de anticorpos contra o HIV, presentes na amostra de sangue do paciente, em um tempo inferior a 30 min.
   Esses testes são distribuídos gratuitamente para serviços de saúde da rede pública em todo o país, incluindo um grande número de maternidades

Adaptado de Ministério da Saúde.[8]

Prevenção

Quando se trata de prevenção do HIV, é necessário pensar em três esferas:

- A prevenção primária, ou seja, estratégias para evitar o contágio
- Prevenção secundária, ou seja, uma vez estando infectado, o que se pode fazer para evitar a progressão da doença
- Prevenção terciária, ou seja, prevenção após o agravamento da doença.

Um dos fatores que favorece o aumento da transmissão do HIV é que muitas pessoas desconhecem que estão infectadas. Associado a isto, sabe-se que existe um risco particularmente elevado de transmissão durante a infecção primária por HIV, quando a carga do vírus tende a ser excessivamente alta. Por isso, é recomendável sempre se prevenir contra o HIV e outras IST com o uso de preservativos nas relações sexuais.[26]

Todos os doentes com suspeita ou com a infecção por HIV aguda confirmada devem ser aconselhados a adotar comportamentos para proteger contra a transmissão, por exemplo o uso correto do preservativo, inclusive durante sexo oral, e evitar o compartilhamento de injeções nos usuários de drogas injetáveis. Da mesma forma, é importante aconselhar o indivíduo infectado a pesquisar sintomas e tratar outras IST, reduzindo assim o risco de reinfecção pelo HIV, assim como discutir sobre o uso de álcool e outras drogas na perspectiva de redução de danos.[27-29]

Todos os pacientes recém-diagnosticados com infecção por HIV devem ser submetidos também a testes para outras IST. Caso um indivíduo seja diagnosticado como HIV-positivo e seu parceiro(a) sexual como HIV-negativo, é possível prescrever os antirretrovirais também para o soronegativo, para minimizar o risco de infecção.[27-29]

Mães soropositivas, que tomam o antirretroviral durante a gravidez, têm chance de apenas 1% a 2% de transmitir o HIV ao filho. O Ministério da Saúde (MS) recomenda às gestantes o uso de medicamentos antirretrovirais durante o período de gravidez e no trabalho de parto, além de realização de cesárea para as mulheres com carga viral elevada ou desconhecida. Para o recém-nascido, a determinação é a substituição do aleitamento materno por fórmula infantil (leite em pó) e uso de antirretrovirais.[8]

No Brasil, é possível solicitar antirretrovirais gratuitamente a um médico até 72 h após uma situação de risco e exposição (p. ex., ferimento em situação médica de paciente com HIV ou ainda sexo anal sem camisinha com parceiro de sorologia desconhecida). A chamada profilaxia pós-exposição, também conhecida como coquetel do dia seguinte, tem como base uma combinação de três medicamentos antirretrovirais e deve ser iniciada até 72 h após o evento considerado de risco.[8]

A OMS, em 2014, divulgou "as novas diretrizes consolidadas sobre a prevenção do HIV, diagnóstico, tratamento e cuidados para as populações-chave". Tais diretrizes delineiam passos para que os países reduzam as novas infecções pelo HIV e aumentem o acesso ao seu exame, ao tratamento e aos cuidados especialmente para a população denominadas populações-chave. Populações-chave são grupos definidos que, por conta de comportamentos específicos, estão em maior risco de ser infectados. Segundo a OMS, cinco populações-chave devem receber maior atenção atualmente no que concerne ao HIV, sendo elas: a) homens que fazem sexo com homens, b) pessoas na prisão, c) pessoas que usam drogas injetáveis, d) profissionais do sexo, e e) transexuais.

Os estudos indicam que as mulheres profissionais do sexo são 14 vezes mais propensas a ter HIV do que outras mulheres, homens que fazem sexo com homens são 19 vezes mais propensos a ter HIV do que a população em geral e as mulheres transexuais, assim como indivíduos que usam drogas injetáveis, têm quase 50 vezes mais chances de ter o vírus do que a população em geral.

Inclui-se nestas diretrizes uma ampla gama de recomendações clínicas, dentre estas a chamada *profilaxia de pré-exposição* ao HIV em homens que fazem sexo com homens, ou seja, o uso de medicamentos antirretrovirais como um método adicional de prevenção à infecção pelo HIV associado ao uso de preservativos. Isso porque as taxas de infecção pelo HIV entre homens que fazem sexo com homens continuam a ser elevadas em quase toda parte e novas opções de prevenção são necessárias.

Enquanto o número de pessoas que morrem de AIDS tem diminuído progressivamente, os esforços preventivos ainda deixam a desejar, principalmente entre as populações-chave. Assim, as diretrizes da OMS abrangem não só recomendações para prevenção, diagnóstico e tratamento, mas também buscam resolver problemas e remover barreiras jurídicas e sociais que impedem muitas pessoas de acessar os serviços de saúde.[40]

Tratamento

A relação, hoje, entre sexualidade e HIV e AIDS, 30 anos depois do início e conhecimento da epidemia, sofreu mudanças profundas. O progresso no conhecimento da doença, ampliação dos recursos terapêuticos, mudança do perfil epidemiológico, aumento da sobrevida e incremento das pesquisas farmacológicas revolucionaram o tratamento desses pacientes, surgindo na década de 1990 uma nova fase do tratamento antirretroviral, a terapia antirretroviral altamente ativa, conhecida internacionalmente por sua denominação em inglês, *highly active antiretroviral therapy* (HAART).

A HAART foi introduzida no sistema de saúde brasileiro já em 1996 para toda a população com indicação de tratamento.[30] Tal conduta fez parte da política nacional de livre acesso aos serviços de saúde e medicamentos e possibilitou uma diminuição de 33% da mortalidade desses indivíduos.[31]

Avanços na terapia do HIV na última década mudaram a relação risco-benefício do tratamento anterior, que era preconizado somente para alguns casos específicos e de maior gravidade. Novas diretrizes, de 2012, agora recomendam tratamento antirretroviral para todos os pacientes com infecção por HIV, inclusive aqueles assintomáticos e independentemente da contagem de células CD4 no sangue.[32,33]

Os principais objetivos da terapia antirretroviral combinada de início precoce, ou seja, com a associação de mais de um tipo de medicamento antirretroviral em todos os pacientes infectados, são: aumentar a sobrevida livre de doença, por meio de supressão da replicação do HIV (prolongando, portanto, o tempo de latência), além da melhora da função imunológica avaliada através principalmente de níveis de CD4.[32,33]

A contagem de células CD4 é, além de ser o principal indicador da função imune em doentes infectados pelo HIV, o mais forte preditor de sobrevivência e progressão da doença. Assim, a quantidade de CD4 sérica é fundamental para saber quando iniciar a profilaxia para infecções oportunistas e ainda avaliar o risco de complicações clínicas.[34,35]

Adicionalmente, a supressão viral também diminui o risco de transmissão do HIV de uma pessoa HIV-soropositiva para uma parceria sexual HIV-soronegativa, auxiliando, portanto também na prevenção de novos indivíduos portadores do vírus.[28,29] Este fato é mais um argumento positivo para validar a introdução do esquema antirretroviral de forma precoce nos indivíduos sabidamente infectados. Entretanto, é válido ressaltar que não elimina completamente o risco ou a necessidade de outras medidas preventivas tradicionais como o uso de preservativo masculino.

▶ Sífilis

A sífilis é uma doença infectocontagiosa sistêmica, de evolução crônica, causada pela bactéria *Treponema pallidum*. Esta doença pode ser transmitida de uma pessoa para outra durante o intercurso sexual (anal, oral, vaginal) sem camisinha com parceiro infectado, por transfusão de sangue contaminado ou da mãe infectada para o bebê durante a gestação ou o parto.[3] O risco de transmissão no intercurso sexual desprotegido com alguém infectado com lesões de cancro duro e condiloma plano são de 60%.[36,37]

Quadro clínico

- *Sífilis recente:* menos de um ano de evolução
- *Sífilis tardia:* com mais de um ano de evolução
- *Sífilis congênita:* recente (casos diagnosticados até o segundo ano de vida) e tardia (casos diagnosticados após o segundo ano de vida).

Sífilis primária

Caracteriza-se pelo cancro duro, que é uma lesão ulcerada, geralmente única, indolor, com bordas endurecidas, fundo liso, brilhante e com secreção serosa escassa. A lesão aparece entre 10 e 90 dias (média de 21 dias) após o contato sexual desprotegido, podendo estar associada adenopatia regional (gânglios localizados) não supurativa, móvel, indolor e múltipla.[3] No homem, a lesão aparece com maior frequência na glande e, na mulher, é frequente o aparecimento nos pequenos lábios, paredes vaginais e colo uterino, podendo passar despercebida. São raras, mas podem ocorrer lesões de inoculação em outras áreas que não a genital. O cancro duro é rico em treponemas, portanto extremamente infectante.[3,36,37]

Sífilis secundária

Em geral, manifesta-se de 6 a 8 semanas após o desaparecimento espontâneo do cancro duro. As manifestações mais comuns dessa fase da sífilis são:[3,36,37]

- Manchas avermelhadas (roséolas), de aparecimento precoce
- Pápulas de coloração vermelho-acastanhada, lisas a princípio e, posteriormente, escamosas, conhecidas como "sifílides papulosas". Sua localização nas superfícies palmoplantares sugere fortemente o diagnóstico de sífilis secundária

- Micropoliadenopatia (pequenos e vários gânglios) generalizada
- Dores articulares, febre baixa, dor de cabeça e falta de ânimo
- Áreas de rarefação capilar (alopecia), mais observadas no couro cabeludo e nas porções distais das sobrancelhas
- Lesões elevadas, de superfície lisa, nas mucosas (placas mucosas)
- Lesões pápulo-hipertróficas nas regiões de dobras ou de atrito, chamadas de condiloma plano
- Mais raramente, observa-se comprometimento hepático e até ocular.

Sífilis latente (recente e tardia)

É a forma da sífilis na qual não se observam sinais e sintomas clínicos, tendo apenas o exame sorológico positivo. Sua duração é variável e seu curso poderá ser interrompido por sinais e sintomas da forma secundária ou terciária.[3,36,37]

Sífilis tardia

A sífilis tardia, ainda que na maioria dos casos seja assintomática, pode ter sinais e sintomas após 3 a 12 anos de infecção, tais como lesões cutaneomucosas (tubérculos ou gomas); *tabes dorsalis* (demência); cardiovasculares (aneurisma aórtico); articulares (artropatia de Charcot).[36,37]

Diagnóstico

O diagnóstico laboratorial se faz por técnicas variadas que são dependentes da fase da infecção.[36,37]

- *Pesquisa direta:* só se aplica em lesões das fases primária e secundária. Indicada para pesquisa do treponema por microscopia em campo escuro, em lesão ulcerada, condiloma plano e placas mucosas da fase secundária
- *Testes sorológicos não treponêmicos:* VDRL (Venereal Disease Research Laboratory) e o teste de reagina rápido (RPR, *rapid plasm reagin*), que se tornam reativos a partir da segunda semana após o aparecimento do cancro duro (sífilis primária), estando mais elevados na fase secundária da doença. Os títulos sofrem redução natural no primeiro ano de evolução. Uma vez instituído o tratamento correto, tende a negativar em 6 a 12 meses, podendo, no entanto, permanecer com títulos baixos por longos períodos de tempo, é o que se denomina "memória" ou "cicatriz" sorológica. Títulos baixos podem também representar reação falso-positiva, sífilis muito recente (em ascensão) ou até muito antiga, tratada ou não[36,37]
- *Sorologias treponêmicas:* imunofluorescência indireta, como FTA-Abs (*fluorescent treponema antibody absorvent test*), o MH-TP (microhemaglutinação para *Treponema pallidum*) ou TPHA (*Treponema pallidum hemoagglutination*), teste imunoenzimático (ELISA, do inglês, *enzyme-linked immunosorbent assay*) e os testes rápidos, ou seja, testes específicos e qualitativos, importantes para a confirmação da infecção. Em geral, tornam-se reativos a partir do 15º dia da infecção, e tendem a permanecer na corrente sanguínea mais longamente do que os anticorpos não treponêmicos não sendo úteis para o acompanhamento.[3]

É importante notar que dois títulos baixos, menores ou iguais a 1/8, em intervalo de 30 dias, excluem sífilis recente. Se as provas de sorologia treponêmica (FTA-Abs ou TPHA) forem negativas, excluem-se sífilis atual ou prévia e o diagnóstico é de reação falso-positiva que pode ocorrer quando há outras doenças, como hanseníase, malária, mononucleose, leptospirose, lúpus eritematoso sistêmico.[3,36,37]

Tratamento

- *Sífilis primária:* penicilina benzatina em dose única
- *Sífilis recente secundária e latente:* penicilina benzatina repetida após 1 semana
- *Sífilis tardia (latente e terciária):* penicilina benzatina semanal, por 3 semanas.[3,36,37]

Os pacientes com manifestações neurológicas e cardiovasculares devem ser hospitalizados e receber esquemas especiais de penicilina intravenosa. Nos casos de sífilis latente com período de evolução desconhecido e portadores de HIV, recomenda-se tratar como sífilis latente tardia, com o objetivo de prevenir lesões irreversíveis da sífilis terciária.[3,36,37]

Após o tratamento da sífilis, recomenda-se o seguimento sorológico por teste não treponêmico (VDRL) quantitativo de 3 em 3 meses, durante o primeiro ano e, se os títulos forem decrescentes, deve-se manter o acompanhamento de 6 em 6 meses.[34,35]

Já as gestantes tratadas requerem seguimento sorológico quantitativo mensal durante a gestação, devendo ser novamente tratadas, se não houver resposta ou houver aumento de pelo menos duas diluições na titulação.[3,36,37]

Gonorreia

É a segunda IST bacteriana mais frequente e uma das causas mais comuns de infertilidade feminina no mundo. As manifestações clínicas variam desde a ausência total de sintomas até a ocorrência de salpingite aguda (infecção dos anexos femininos que ligam o útero ao ovário).[3,36,37]

Quadro clínico

O período de incubação geralmente é de 2 a 5 dias e o período de transmissibilidade pode durar de meses a anos, se o paciente não for tratado. Clinicamente, a gonorreia apresenta-se de forma completamente diferente no homem e na mulher. Há uma proporção maior de casos em homens, e, em 70% dos casos femininos, a gonorreia é assintomática.[3,36,37]

- *Gonorreia no homem:* é representada por um processo inflamatório da uretra, que causa prurido discreto junto ao meato (abertura) urinário; eritema localizado; corrimento inicialmente claro, que, gradativamente, se torna purulento; ardor e urgência miccional
- *Gonorreia na mulher:* o quadro é pouco sintomático, podendo causar corrimento escasso, leitoso, muitas vezes não percebido pela paciente; aumento da frequência urinária; dor para urinar; secreção vaginal mucoide ou francamente purulenta; colo uterino edemaciado, edema de grandes e pequenos lábios e, consequentemente, dor à relação sexual. Os recém-nascidos de mães doentes ou portadoras podem apresentar conjuntivite gonocócica por contaminação no canal de parto.[3,36,37]

Diagnóstico laboratorial

A reação em cadeia da polimerase (PCR, *polymerase chain reaction*) é mais sensível e específica em relação à cultura. Contudo seu custo é maior. Pode ser obtida de secreção vaginal, urina e também de secreções extragenitais, como do reto e da faringe. Nas mulheres, a pesquisa de gonococo pela urina não apresenta bons resultados.[3,36,37]

Tratamento

O tratamento é feito com o floxacino, penicilina G procaína ou ampicilina e probenecida por via oral; deve-se atentar para o aumento gradual da resistência da *Neisseria gonorrhoeae* às penicilinas. O Ministério da Saúde recomenda tratar simultaneamente gonorreia e clamídia, com ciprofloxacino, 500 mg, dose única, via oral, mais azitromicina, 1 g, dose única, via oral, ou doxiciclina, 100 mg, de 12 em 12 h, por 7 dias. As parcerias sexuais sempre devem ser tratadas, preferencialmente com medicamentos de dose única.[3,36,37]

Clamidíase

A clamidíase é causada por uma bactéria chamada *Chlamydia trachomatis*

Quadro clínico

O período de incubação, no homem, varia de 14 a 21 dias, e dois terços das parceiras sexuais de homens com uretrite não gonocócica são hospedeiras de *Chlamydia trachomatis* na endocérvice. O quadro clínico é pouco expressivo, podendo variar de corrimento, dor ao urinar ou coceira genital. Os pacientes são assintomáticos em 70% a 80% dos casos. Entretanto, em casos em que se apresente um colo sangrante e com corrimento mucopurulento ao exame ginecológico, deve-se suspeitar da infecção. A doença inflamatória pélvica é a sua principal complicação, podendo causar infertilidade na mulher. Já nos casos das gestantes, poderá ocasionar parto prematuro, perda de líquido amniótico prematuro, inflamação da parede uterina e recém-nascidos de baixo peso, e 50% desses terão conjuntivite ou infecção nasofaríngea.[3,36,37]

Diagnóstico

O padrão-ouro para o diagnóstico é a cultura, uma vez que apresenta especificidade e sensibilidade próximas de 100%. O exame de Papanicolau é de baixa sensibilidade e não deve ser usado como método de rastreio. Outros métodos diagnósticos são ELISA e PCR, que são técnicas pouco acessíveis na atenção primária.[3,36,37]

Tratamento

Recomenda-se o uso da azitromicina, dose única, ou doxiciclina, por 7 dias.[3,36,37]

Linfogranuloma venéreo

O agente causal é a *Chlamydia trachomatis* dos sorotipos L1, L2 e L3, bactéria, parasita intracelular obrigatório, com um período de incubação entre 3 e 30 dias.[3,36,37]

Quadro clínico

É uma doença infecciosa, de transmissão estritamente sexual, com comprometimento do sistema linfático sistêmico. Afeta, predominantemente, os linfonodos inguinais e ilíacos com disseminação pela via linfática. A doença tem três fases clínicas:[3,36,37]

- *Primeira:* inicia-se com uma pápula, que evolui para pústula ou exulceração indolor, a qual desaparece sem deixar sequela. Assim, em muitos casos, pode passar despercebida pelo paciente. O local mais acometido no homem é o prepúcio, enquanto na mulher pode atingir o colo e a parede da vagina
- *Segunda:* comprometimento dos linfonodos regionais. No homem, surge de 1 a 6 semanas após a primeira lesão, é unilateral em 70% dos casos. Em contrapartida, na mulher, é muito variável. Depois, ocorre supuração, fístulas e abscessos
- *Terceira:* após alguns meses, inicia-se um processo supurativo linfonodal, associando áreas de fibrose a fístulas e estenoses (estreitamento do vaso sanguíneo).[3]

A disseminação acomete mais a região perineal, causando fístulas e estreitamento retais. Outros sintomas mais indefinidos podem estar associados, como febre, mal-estar, anorexia, emagrecimento, dor articular, suor noturno e meningismo.[3]

Diagnóstico

O diagnóstico deve basear-se principalmente na suspeita clínica. Sintomas como inflamação de gânglios inguinais e elefantíase genital ou estreitamento retal devem sempre remeter ao possível diagnóstico de linfogranuloma, uma vez que os exames laboratoriais identificam a clamídia, que também é responsável por tantas outras doenças.[3,36,37]

A positividade dos testes ocorrerá após 4 semanas da infecção. Títulos maiores ou iguais a 1/64 ou elevação de 4 vezes em 2 semanas na fixação do complemento sugerem doença em atividade. A cultura tem especificidade próxima de 100% e sensibilidade de 80 a 90%.[3]

Tratamento

As drogas de escolha são: doxiciclina, 21 dias; ou eritromicina, também por 21 dias. As parcerias sexuais devem ser testadas e tratadas com doxiciclina por 7 dias ou azitromicina por via oral, em dose única. Na gestação, o regime recomendado é eritromicina por 21 dias. O tratamento promove a cura da infecção e previne os danos teciduais.[3,36,37]

Os pacientes portadores do vírus HIV podem utilizar os mesmos esquemas anteriormente citados. No entanto, a cura pode apresentar-se mais demorada, podendo-se prolongar o tratamento.[36,37]

Mesmo com o tratamento adequado, somente os sintomas agudos têm uma rápida resposta, e as sequelas da doença são irreversíveis. Caso não ocorra declínio dos títulos de anticorpos ou melhora da resposta clínica em 3 semanas, recomenda-se retomar novo tratamento.[3,36,37]

▶ Donovanose

Também conhecida como granuloma venéreo. É uma doença endêmica, mais comum em climas tropicais, caracterizada por úlceras genitais causadas pela bactéria *Calymmatobacterium granulomatis*.[3,36,37]

Quadro clínico

Seus mecanismos de transmissão ainda não se apresentam bem estabelecidos, mas sabe-se que está frequentemente associada à transmissão por relação/contato sexual. É uma doença crônica e progressiva, com baixo poder de contágio, que pode acometer não somente a região genital e perineal, mas também pele e mucosas.[3]

O período de incubação varia de 30 dias a 6 meses. A doença inicia-se com uma úlcera bem delimitada, de aspecto vermelho vivo, que evolui lenta e progressivamente. Essas lesões podem se tornar vegetantes, múltiplas, de preferência na região perineal ou em áreas de dobras. Raramente há associação com aumento de gânglios. Se houver obstrução linfática na mulher, pode assumir a forma elefantiásica, e, raramente, apresentar localizações extragenitais.[3,36,37]

Diagnóstico

O diagnóstico é feito a partir da identificação dos corpúsculos de Donovan no material de biopsia.[3,36,37]

Tratamento

O esquema recomendado é a doxiciclina por 21 dias (ou até cura das lesões). Outros esquemas possíveis de segunda escolha são: azitromicina, dose única semanal, por 21 dias (ou até a cura das lesões), ou ciprofloxacino, por 21 dias (ou até a cura das lesões).[3,36,37]

Durante a gestação, opta-se pelo tratamento com estearato de eritromicina por 3 semanas ou até a cura completa, com a adição de gentamicina, em casos de baixa resposta.[3,36,37]

O critério de cura é o desaparecimento da lesão. Não se faz necessário o tratamento da parceria sexual, se o exame físico não apresentar lesões suspeitas, em vista da baixa infectividade da doença.[3,36,37]

▶ Cancro mole

É uma doença que ocorre mais frequentemente nas regiões tropicais, de transmissão exclusivamente sexual, provocada pela bactéria *Haemophilus ducreyi*.[36,37]

Quadro clínico

O período de incubação é de 3 a 5 dias, podendo se estender por até 2 semanas. As lesões podem ser únicas ou múltiplas; tipo úlceras e, habitualmente, dolorosas, com contornos avermelhados edemaciados, odor fétido, que, quando removidas, revelam tecido de granulação com sangramento fácil. No homem, as localizações mais frequentes são no frênulo e no sulco balanoprepucial. Na mulher, apresenta-se na fúrcula e na face interna dos grandes lábios. No colo uterino e na parede vaginal podem aparecer lesões que produzem sintomatologia discreta ou podem ser assintomáticas.[36,37]

Os linfonodos, geralmente os inguinais, podem ser atingidos pelo bacilo, em 30% a 50% dos pacientes, dando origem ao bubão. Sendo unilaterais em 2/3 dos casos; observados quase que exclusivamente no gênero masculino pelas características anatômicas da drenagem linfática. O período de transmissibilidade é de semanas ou meses, enquanto durarem as lesões. O risco de infecção no intercurso sexual é de 80%.[3,36,37]

Diagnóstico

- *Cultura*: é o método mais sensível, porém de difícil realização
- *PCR*: é o padrão-ouro, contudo, seu custo é alto.[3,36,37]

Tratamento

É feito com azitromicina em dose única; ou ceftriaxona, intramuscular, dose única; ou ciprofloxacino, via oral, por 3 dias

Recomendações gerais[3,36,37]

- Estratégias de higiene local devem ser orientadas como parte integrante do tratamento
- Recomenda-se reexaminar o paciente em 7 dias após início da terapia farmacológica, devendo, ao fim desse período, haver melhora dos sintomas e da própria lesão
- O seguimento médico deve ser feito até a involução total das lesões
- As parcerias sexuais que mantiveram intercurso sexual até 10 dias antes do aparecimento dos sintomas do paciente devem ser tratados, mesmo que a doença clínica não seja demonstrada, pois podem ser portadores assintomáticos, principalmente entre as mulheres
- Deve-se sempre excluir a possibilidade da existência de sífilis associada pela pesquisa de *Treponema pallidum* na lesão genital e/ou por reação sorológica para sífilis, no momento e 30 dias após o aparecimento da lesão
- A aspiração, com agulha de grosso calibre, dos gânglios linfáticos acometidos pode ser indicada para alívio de linfonodos tensos e com flutuação. São contraindicadas a incisão com drenagem ou a excisão dos linfonodos acometidos
- Pacientes portadores do HIV com cancro mole devem ser monitorados atentamente, visto que podem necessitar de maior tempo de tratamento, pois a cura pode ser demorada e a falha terapêutica pode ocorrer em qualquer dos esquemas recomendados.

▶ Papiloma vírus humano

O papilomavírus humano (HPV, *human papillomavirus*) é um DNA-vírus (ácido ribonucleico, *deoxyribonucleic acid*), com mais de 200 subtipos e, destes, cerca de 45 infectam a área anogenital. São divididos em dois grandes grupos, os de baixo e os de alto risco de causar câncer. Os HPV-6, HPV-11, HPV-16 e HPV-18 são os responsáveis pela maioria das lesões HPV-induzidas.[3,36,37]

A prevalência mundial da infecção pelo HPV em mulheres sem anormalidades cervicais é de 11% a 12%, com taxas mais elevadas na África (24%), Europa Oriental (21%) e América Latina (16%). Os dois tipos mais frequentes são os HPV-16 (3,2%) e HPV-18 (1,4%).[5]

Quadro clínico

O período de incubação varia de 1 a 20 meses, sendo em média de 3 meses. As lesões podem ser múltiplas ou únicas, localizadas ou difusas e de tamanho variável. Podem estar localizadas em pênis, sulco balanoprepucial, região perianal, vulva, períneo, vagina e colo do útero. O período de transmissibilidade é desconhecido, mas enquanto houver lesão viável, há transmissão.[3,36,37]

Diagnóstico

- *Infecção clínica:* por meio da inspeção local, geralmente representada pelo condiloma acuminado
- *Infecção subclínica:* através da peniscopia, colpocitologia e colposcopia com biopsia
- *Infecção latente:* por meio de testes para detecção do HPV-DNA como PCR.[3,36,37]

Tratamento

O objetivo do tratamento é a remoção das lesões condilomatosas visíveis e subclínicas, visto que não é possível a erradicação do HPV. Recidivas são frequentes, mesmo com o tratamento adequado. A escolha do método de tratamento depende do número e da localização das lesões, assim como da associação ou não com neoplasia. Podem ser utilizadas as alternativas.[3,36,37]

- *Ácido tricloroacético (ATA) a 90%:* nas lesões do colo, vagina, vulva, períneo, região perianal e pênis. A aplicação deve ser realizada no consultório ou em serviços de saúde da rede pública, direcionada apenas ao local da lesão, 1 a 2 vezes/semana. Não é absorvido, não apresenta efeitos sistêmicos. Pode ser usado com segurança em gestantes
- *Podofilina a 25% (solução alcoólica ou em benjoim):* somente deve ser utilizada nas lesões da vulva, períneo e região perianal; lavar após 2 a 4 h. A aplicação também deve ser realizada no serviço de saúde (consultório ou posto de saúde), 2 a 3 vezes/semana. Além da irritação local, sua absorção em grandes quantidades pode ser tóxica para o coração, rins e sistema nervoso
- *Eletrocauterização ou crioterapia (terapia pelo frio/gelo/baixas temperaturas):* pode ser utilizada em lesões de qualquer localização genital
- *Exérese com cirurgia de alta frequência:* pode ser utilizada em lesões de qualquer localização genital e na gestação. Apresenta como vantagem sobre os outros métodos a remoção do tecido viável para estudo anatomopatológico
- *Podofilotoxina a 0,15%, creme:* o paciente aplica o creme sobre os condilomas 2 vezes/dia durante 3 dias consecutivos. Se necessário, o ciclo poderá ser repetido por não mais que 4 vezes, com intervalos de 4 dias de repouso. Apresenta pouca absorção sistêmica, mas seu uso *não* é considerado seguro ou recomendado na gravidez
- *Laser de CO$_2$:* pode ser empregado em ambulatório com anestesia local e apresenta bons resultados em lesões vulvares que muitas vezes não respondem adequadamente a agentes químicos. Produz escassa perda sanguínea e bons resultados estéticos, principalmente na vulva e vagina. Os fatores limitantes são o alto custo do equipamento e a necessidade de um profissional previamente treinado
- *Imiquimod a 5%, creme:* o paciente deve aplicar 1 vez ao dia ao deitar, 3 vezes por semana, por até 16 semanas. O creme deve ser retirado com água e sabão neutro de 6 a 10 h após a aplicação. Sua utilização durante a gestação ainda não foi estabelecida de forma segura. Portanto, não é recomendado. O tratamento é prolongado e dispendioso.[3,36,37]

▶ Herpes simples

É uma IST ulcerativa, sendo observado um aumento no número de casos principalmente em grupos mais vulneráveis (p. ex., profissionais do sexo, portadores do vírus HIV), nos quais a sua prevalência pode atingir 80%. Além disso, é uma doença recorrente e incurável.[3,36,37]

Existem dois tipos de herpes-vírus (HSV, *herpes simplex virus*) identificados: HSV-1 e HSV-2. O primeiro ocorre principalmente nas lesões periorais, enquanto o segundo nos casos de lesões genitais, embora ambos possam causar lesões em qualquer parte do corpo.[3,36,37]

Quadro clínico

A transmissão ocorre principalmente por intercurso sexual, objetos contaminados ou pelas próprias lesões, sendo necessária uma solução de continuidade para ocorrer a penetração do vírus. Os pacientes assintomáticos ou aqueles que não se sabem infectados são os maiores transmissores.[3,36,37]

O período de incubação pode levar até 20 dias, com uma média de 2 a 6 dias. Apresenta-se, inicialmente, com dor local, ardência e coceira, seguidas pelo aparecimento de lesões pequenas, avermelhadas, que progridem para lesões vesiculares, as quais evoluem para úlceras. Nas mulheres, essas lesões ocorrem mais frequentemente nos pequenos lábios, clitóris, grandes lábios e colo do útero. No homem, as lesões se localizam principalmente no prepúcio e glande, podendo apresentar secreção hialina uretral e ardência miccional.[3,36]

Após a infecção primária, o HSV eleva-se pelos nervos periféricos sensoriais, penetra nos núcleos das células ganglionares e entra em latência. Pode haver reativação do vírus no primeiro ano após a infecção primária em 60% dos pacientes infectados pelo HSV-1 e em 90% dos acometidos pelo HSV-2. Essa recorrência pode ter associação com fatores de baixa de imunidade, como menstruação, insolação, estresse, imunodeficiência, febre ou traumas, radiações e uso de antibióticos por longo tempo. Nesses casos, a sintomatologia é menos comum.[3,36]

Além de existir uma associação entre a transmissão de HIV e herpes genital, os pacientes portadores do HIV podem ter episódios mais graves de herpes.[3,36,37]

Diagnóstico

O diagnóstico clínico nem sempre é tarefa fácil, uma vez que nem todos os pacientes apresentam as lesões clássicas já citadas. A técnica mais específica é o isolamento do vírus por cultura, apresentando maior sensibilidade nas lesões vesiculares. A PCR tem alta sensibilidade, mas é pouco acessível na rotina dos serviços de saúde pública. Já a sorologia pode ser útil em sintomas recorrentes ou sintomas atípicos com culturas negativas, diagnóstico clínico de herpes genital sem confirmação laboratorial e parceria sexual com herpes genital. A triagem para HSV-1 ou HSV-2 na população em geral não está indicada.[3,36,37]

Tratamento

Recomenda-se a utilização de anti-inflamatórios ou analgésicos para alívio da dor ou soro fisiológico ou água boricada a 3% para limpeza das lesões. Os esquemas servem para diminuir a incidência de recidivas e a duração das crises, e também para reduzir o risco de transmissão.[3,36]

Terapêuticas recomendadas (episódio inicial)

- Aciclovir por 7 a 10 dias – prolongar o tratamento por mais de 10 dias caso não haja cura – ou fanciclovir.

A terapia supressiva diminui o risco de recorrências em 70% a 80% naquelas pacientes que têm mais de seis episódios ao ano. Dentro da estratégia de tratamento, recomenda-se a educação em saúde sexual para o uso de preservativo durante as relações e a abstinência sexual durante a crise, condições estas que influenciariam na redução da transmissão para as parcerias sexuais.[3,36,37]

▶ Considerações finais

A epidemia de HIV e a disseminação das IST tiveram um importante impacto sobre nossos conceitos, discursos e pesquisas relacionados com a sexualidade, uma vez que abriu uma ampla gama de abordagens e metodologias na pesquisa sobre esse tema, levando a uma maior abertura e debate sobre sexualidade, cultura, gênero, valores sexuais e preceitos sexuais. A sexualidade tornou-se um dos principais espaços contestados no discurso público, de maneira antes inconcebível, e forças conservadoras e progressistas entraram em contenda de tal maneira que tiveram um profundo impacto sobre políticas sexuais nas três últimas décadas.[1]

Apesar dos avanços significativos da atenção primária (unidades básicas de saúde, UBS) nas últimas décadas no Brasil, ainda se observa pouca valorização da prevenção das IST nesses serviços em relação à educação em saúde sexual, assim como ao incentivo à busca precoce de assistência, distribuição de informações sistematizadas acerca de sinais e sintomas, convocação de parcerias sexuais e, sobretudo, campanhas sistematizadas sobre este tema. Como o Brasil é um país continental, ainda temos áreas regionais com poucos profissionais capacitados para a detecção e, consequentemente, com baixa capacidade resolutiva, além de poucos programas de rastreio adequados.[3]

Por outro lado, o Brasil, é reconhecido mundialmente por suas políticas públicas relacionadas com o controle e prevenção da AIDS, e também por ser o primeiro país em desenvolvimento a ter uma iniciativa governamental que assegura o acesso universal e gratuito à terapia antirretroviral a todos os pacientes, sobretudo de promoção de saúde para os portadores do vírus HIV.[38]

Depois de mais de 20 anos de programas voltados a coibir a transmissão sexual de HIV, focando as necessidades daqueles que são mais vulneráveis à infecção, a epidemia continua a crescer no mundo inteiro. Uma das razões pela qual a prevenção de HIV talvez tenha tido um sucesso limitado é exatamente a conceitualização inadequada da sexualidade nesse campo. Dar à sexualidade uma posição mais proeminente nas respostas à epidemia levanta uma série de questões, incluindo a ampliação da teorização do gênero binário, o entendimento da subjetividade sexual, o significado do prazer (ou da sua falta), a relação deste com as drogas de abuso nos processos de tomadas de decisões no que se refere à atividade sexual e às relações entre comportamento sexual e cultura. Como observado por Santoro Gomes e Lopes Silva (2013):[1]

> Levar estes temas adiante significa perguntar questões sobre os paradigmas e o compromisso metodológico das pesquisas sobre HIV/AIDS, especialmente a tendência de reproduzir a sexualidade humana como se ela fosse somente uma forma de conduta mensurável. Advogar para que novas abordagens levem em consideração o significado e o valor simbólico da sexualidade complica as ortodoxias estabelecidas deste campo de ação, mas ao mesmo tempo potencialmente podem oferecer estratégias de prevenção de HIV mais efetivas.[1]

▶ Referências bibliográficas

1. SANTORO GOMES, L.; LOPES SILVA, R. HIV & AIDS. In: DIEHL, A.; VIEIRA, D. L. *Sexualidade:* do prazer ao sofrer. São Paulo: Roca, 2013. p. 373-392.
2. DIEHL, A.; VIEIRA, D. L. *Sexualidade:* do prazer ao sofrer. 1ª ed. São Paulo: Roca, 2013.
3. GONÇALVES VITOLA, C.; DUARTE, G.; SAAVEDRA, J. S.; MARTIN, D. Infecções sexualmente transmissíveis. In: DIEHL, A.; VIEIRA, D. L. *Sexualidade:* do prazer ao sofrer. São Paulo: Roca, 2013. p. 337-372.
4. DA ROS, C. T.; SCHMITT, C. D. A. S. Global epidemiology of sexually transmitted diseases. *Asian J. Androl.*, v. 10, n. 1, p. 110-114, Jan. 2008.
5. FORMAN, D.; DE MARTEL, C.; LACEY, C. J.; SOERJOMATARAM, I.; LORTET-TIEULENT, J.; BRUNI, L.; VIGNAT, J.; FERLAY, J.; BRAY, F.; PLUMMER, M.; FRANCESCHI, S. Global burden of human papillomavirus and related diseases. *Vaccine*, v. 30, suppl., n. 5, p. F12-23, Nov. 20, 2012.
6. CENTERS FOR DISEASE CONTROL AND PREVENTION (CDC).Update to CDC's sexually transmitted diseases treatment guidelines, 2010: oral cephalosporins no longer a recommended treatment for gonococcal infections. *Mortality and Morbity Weekly Reports*, v. 61, n. 31, p. 590-594. Aug. 10, 2012.
7. VIEIRA, D. L.; DIEHL, A. Sexualidade, uso, abuso e dependência de substâncias psicoativas. In: DIEHL, A.; CORDEIRO, D. C.; LARANJEIRA, R. *Dependência química:* prevenção, tratamento e políticas públicas. Porto Alegre: Artmed, 2011. Cap. 62 – CD-ROM.
8. MINISTÉRIO DA SAÚDE. Departamento de DSTs. *AIDS e hepatites virais.* Disponível em http://www.AIDS.gov.br/pagina/tipos-de-exames.
9. MAHAT, G.; PRADHAN, G. HIV/AIDS knowledge and self-efficacy among late adolescents in Nepal. *Res. Theory Nurs. Pract.*, v. 26, n. 3, p. 205-215, 2012.
10. RIETMEIJER, C. A.; ARAL, S. O.; BLANCHARD, J. F.; SCHACHTER, J. New in the journal: the real world of STD Prevention. *Sex. Transm. Dis.*, v. 40, n. 1, p. 1-2, Jan. 2013.
11. LAZZAROTTO, A. R.; DERESZ, L. F.; SPRINZ, E. HIV/AIDS e treinamento concorrente: a revisão sistemática. *Rev. Bras. Med. Esporte*, v. 16, n. 2, p. 149-154, 2010.
12. UNAIDS Report on the Global AIDS Epidemic, 2012. Joint United Nations Programme on HIV/AIDS and World Health Organization, Dec. 2012.
13. BRITO, A. M.; DE CASTILHO, E. A.; SZWARCWALD, C. L. AIDS e infecção pelo HIV no Brasil: uma epidemia multifacetada. *Rev. Soc. Bras. Med. Trop.*, v. 34, n. 2, p. 207-217, 2001.
14. AZEVEDO, R. C. S.; BOTEGA, N. J. I.; GUIMARÃES, L. A. M. Crack users, sexual behavior and risk of HIV infection. *Rev. Bras. Psiquiatr.* [online]. v. 29, n.1 [cited 2013-02 a 22], p. 26-30, 2007.
15. DUNN, J. *Usuários de cocaína:* seus perfis, padrões de uso e comportamentos de risco para a transmissão do vírus HIV. Doutorado (Tese) – Universidade Federal de São Paulo, São Paulo, 1999.
16. TURCHI, M. D. *Perfil de risco e estimativa de ocorrência de infecções de transmissão sanguínea ou sexual – HIV, hepatite B, hepatite C, HTLV I/II e sífilis – entre usuários de cocaína, em São Paulo*, Doutorado (Tese) – Universidade Federal de São Paulo, São Paulo, 2000.
17. NUNES, C. L. X. *Características clínico-epidemiológicas e aspectos bioéticos relacionados com infecção pelo HIV/AIDS em mulheres na Bahia.* Doutorado (Tese) – Universidade Federal da Bahia, Salvador, 2004.
18. NAPPO, S. A.; SANCHEZ, Z. V. D. M.; OLIVEIRA, L. G.; SANTOS, S. A.; CORADETTE JR, J.; PACCA, J. C. B. et al. *Comportamento de risco de mulheres usuárias de crack em relação às DST-AIDS.* São Paulo: CEBRID e Unifesp, 2003.
19. JONES, J. L.; HANSON, D. L.; DWORKIN, M. S. et al. Surveillance for AIDS-defining opportunistic illnesses, 1992-1997. *MMWR CDC Surveill. Summ.*, v. 48, n.1, p. 1-22, 1999. Disponível em www.cdc.gov/mmwr/pdf/ss/ss4802.pdf.
20. MINISTÉRIO DA SAÚDE. Programa Nacional de DST/AIDS. *Recomendações de terapia de antirretroviral em adultos e adolescentes infectados pelo HIV*, 2008. Disponível em http://bvsms.saude.gov.br/bvs/publicacoes/recomendacao_terapia.pdf.
21. MARRA, A.; BURATTINI, M. N. Síndrome da imunodeficiência adquirida. In: SEIBEL, S.; TOSCANO JR., A. *Dependência de drogas.* São Paulo: Atheneu, 2001. p. 443-453.
22. FIEBIG, E. W.; WRIGHT, D. J.; RAWAL, B. D.; GARRET, P. E.; SCHUMACHER, R. T.; PEDDADA, L. et al. Dynamics of HIV viremia and antibody seroconversion in plasma donors implications for diagnosis and staging of primary HIV infection. *AIDS*, v.17, p. 1871-1879, 2003.
23. PANTALEO, G.; GRAZIOSI, C.; DEMAREST, J. F. et al. HIV infection is active and progressive in lymphoid tissue during the clinically latent stage of disease. *Nature*, v. 362, p. 355, 1993.
24. BALL, J. *Compreendendo as doenças* – pequeno manual do profissional de saúde. Trad. E. C. Heller. São Paulo: Ágora, 1998. 294 p.
25. EASTERBROOK, P. J.; EMAMI, J.; MOYLE, G.; GAZZARD, B. G. Progressive CD4 cell depletion and death in zidovudine-treated patients. *J. Acquir. Immune Defic Syndr.*, v. 6, p. 927, 1993.
26. CELUM, C. L.; ROBINSON, N. J.; COHEN, M. S. Potential effect of HIV type 1 antiretroviral and herpes simples virus type 2 antiviral therapy on transmission and acquisition of HIV type 1 infection. *J. Infect Dis.*, v. 191, suppl. 1, p. S107, 2005.
27. ATTIA, S.; EGGER, M.; MÜLLER, M. et al. Sexual transmission of HIV according to viral load and antiretroviral therapy: systematic review and meta-analysis. *AIDS*, v. 23, p. 1397, 2009.

28. DONNELL, D.; BAETEN, J. M.; KIARIE, J. et al. Heterosexual HIV-1 transmission after initiation of antiretroviral therapy: a prospective cohort analysis. *Lancet,* v. 375, p. 2092, 2010.
29. COHEN, M. S.; CHEN, Y. Q.; MCCAULEY, M. et al. Prevention of HIV-1 infection with early antiretroviral therapy. *N. Engl. J. Med.,* v. 365, p. 493, 2011.
30. LEVI, G. C.; VITÓRIA, M. A. Fighting against AIDS: the Brazilian experience. *AIDS,* v. 16, n. 18, p. 2373-2383, 2002.
31. REIS, A. C.; SANTOS, E. M.; CRUZ, M. M. A mortalidade por AIDS no Brasil: um estudo exploratório de sua evolução temporal. *Epidemiol. Serv. Saúde,* v. 16, n. 3, p. 195-205, 2007.
32. US DEPARTMENT OF HEALTH AND HUMAN SERVICES. *Guidelines for the use of antiretroviral agents in HIV-1-infected adults and adolescents.* Disponível em http://aidsinfo.nih.gov/Guidelines/GuidelineDetail.aspx?MenuItem=Guidelines&Search=Off&GuidelineID=7&ClassID=1.
33. THOMPSON, M. A.; ABERG, J. A.; Hoy, J. F. et al. Antiretroviral treatment of adult HIV infection: 2012 recommendations of the International Antiviral Society-EUA panel. *JAMA,* v. 308, p. 387, 2012.
34. MELLORS, J. W.; MUÑOZ, A.; GIORGI, J. V. et al. Plasma viral load and CD4+ lymphocytes as prognostic markers of HIV-1 infection. *Ann. Intern. Med.,* v. 126, p. 946, 1997.
35. EGGER, M.; MAY, M.; CHÊNE, G et al. Prognosis of HIV-1-infected patients starting highly active antiretroviral therapy: a collaborative analysis of prospective studies. *Lancet,* v. 360, p. 119, 2002.
36. BONAMIGO, R. R.; STEFANI, S. Doenças sexualmente transmissíveis. In: RHODEN, E. L. et al. *Urologia:* no consultório. Porto Alegre: Artmed, 2009. Cap.18, p. 307-328.
37. NAUD, P.; MAGNO, V.; MATOS, J. C.; HAMMES, L. S.; VETTORAZZI, J.; GALÃO, A. O. Doenças sexualmente transmissíveis. In: FREITAS, F.; MENKE, C. H.; RIVOIRE, W. A.; PASSOS, E. P. *Rotinas em ginecologia.* 6ª ed. Porto Alegre: Artmed, 2011. Cap. 11, p. 159-180.
38. POSSAS, C. A. et al. Políticas públicas de prevenção e atenção às IST/HIV/AIDS nos Serviços de Saúde Mental no Brasil. In: BRASIL. MINISTÉRIO DA SAÚDE. SECRETARIA DE VIGILÂNCIA EM SAÚDE. Programa Nacional de DST e AIDS. *Prevenção e atenção as IST/AIDS na saúde mental no Brasil:* análises, desafios e perspectivas/Ministério da Saúde, Secretaria de Vigilância em Saúde, Programa Nacional de DST e AIDS – Brasília: Ministério da Saúde, 2008. 252 p.: il. – (série B. Textos básicos de saúde) (série pesquisas, estudos e avaliação; n. 11).
39. UNAIDS. *The 2014 Global AIDS response progress reporting (GARPR) guidelines.* Disponível em http://www.unaids.org/en/media/unaids/contentassets/documents/document/2014/GARPR_2014_guidelines_en.pdf.
40. SIS. Saúde. *OMS recomenda antirretrovirais para gays como prevenção ao HIV.* Disponível em http://www.sissaude.com.br/sis/inicial.php?case=2&idnot=22020.

31 Dependência Química no Idoso

*Luís André P. G. Castro, José Carlos F. Galduróz,
Neliana Buzi Figlie e Ronaldo Laranjeira*

▶ Introdução

A população de idosos representa, atualmente, um contingente de quase 21 milhões de pessoas com 60 anos ou mais (8,6% da população brasileira). Em 2009, representava 11,3% e nos próximos 20 anos a população idosa do Brasil poderá ultrapassar 30 milhões de pessoas (13%). Vale ressaltar que as regiões Sudeste (12,7%) e Sul (12,3%) têm maiores proporções de idosos. As mulheres são maioria (55,8%), assim como os brancos (55,4%), e 64,1% ocupam a posição de referência no domicílio.

A proporção de idosos vem crescendo mais rapidamente que a proporção de crianças, devido à queda da taxa de fecundidade e à maior longevidade. Os principais fatores para o aumento da população de idosos se devem, basicamente, à diminuição das taxas de mortalidade e fecundidade, às melhores condições de saneamento básico, ao domínio das doenças infectocontagiosas pelas vacinações sistemáticas e também às terapêuticas avançadas no combate às doenças em geral.[1]

Entre os idosos, os transtornos por uso de álcool e drogas têm recebido pouca atenção, apesar de serem a terceira condição psiquiátrica mais prevalente, depois dos transtornos depressivos e da demência.[2] Historicamente, têm sido realizados poucos estudos clínicos ou experimentais voltados ao consumo abusivo de drogas entre idosos. Isso pode ser explicado, em parte, pelos preconceitos relacionados com a idade (p. ex., o consumo abusivo de drogas ocorre em indivíduos jovens, mas não em idosos).[2] Até recentemente, o tema despertava pouco interesse entre pesquisadores clínicos, pois acreditavam que tal transtorno era raro nessa população. A partir da década de 1980, começaram a ser publicados estudos demonstrando a prevalência de alcoolismo nas faixas etárias mais avançadas.[3]

O Observatório Europeu da Droga e da Toxicodependência (OEDT) estima que o número de idosos com problemas pelo consumo de drogas ou com necessidade de tratamento devido a perturbações causadas por esse consumo irá aumentar cerca de duas vezes até 2020. Segundo esse Observatório, o aumento será consequência, em parte, do grande número de pessoas da chamada "geração *baby boomers*" (nascidos entre 1946 e 1964), entre as quais a taxa de consumo de drogas é elevada. Portanto, o aumento desses idosos com problemas necessitará de novas exigências dos serviços de tratamento de drogas. Esses serviços de saúde, habituados ao tratamento de pessoas jovens, terão de se adaptar às necessidades emergentes dos mais idosos.[4,5]

Ao contrário do que se pode imaginar, a questão do uso de drogas em idosos não se restringe apenas ao uso de álcool, tabaco e ansiolíticos, pois os usuários regulares de "drogas recreativas", como a maconha, também estão envelhecendo e isso pode lhes trazer mais complicações. A metabolização das drogas nos idosos é mais lenta e, além disso, com a idade, o cérebro pode ficar mais sensível aos seus efeitos. As alterações de funcionamento dos receptores cerebrais podem acelerar a progressão ou aumentar a gravidade dos declínios cognitivos que normalmente estão associadas ao envelhecimento.[6]

▶ Estruturação dos serviços de prevenção para idosos

Prevenção primária ou universal

Busca fazer a prevenção das doenças, a promoção e a manutenção da saúde. Os procedimentos para se atingir essa meta são: educação, tratamento das deficiências, imunizações e modificações dos hábitos de vida. Portanto, são necessários, muitas vezes, cuidados domiciliares, formação de grupos de idosos e clínicas de diagnósticos.[6]

Prevenção secundária ou seletiva

Nesse nível, o papel principal seria curar a doença, impedir ou retardar a sua progressão. Os meios para isso acontecer devem incluir a detecção das doenças específicas dos idosos, a identificação dos fatores de risco (incluindo consumo abusivo de álcool e outras drogas), a avaliação psicossocial e familiar, bem como a realização exames de saúde regularmente. Portanto, todos os profissionais da área de saúde deveriam estar capacitados para bem atender a essa população específica.[6]

Prevenção terciária ou indicada

A finalidade é diminuir as consequências e as repercussões da doença. Os meios que devem ser utilizados para esse tipo de atuação devem contar com rede de cuidados geriátricos integrados e adequados, revalorização do papel do idoso na família, além de atividades de readaptação, tais como fisioterapia e reabilitação.[6]

▶ Fatores de proteção

O desenvolvimento dos estudos sobre fatores protetores enfatiza, basicamente, o processo de formação da *resiliência*, em detrimento das abordagens centradas nos fatores de risco. Busca-se dar ênfase aos elementos positivos que levam um indivíduo a superar as adversidades. É uma abordagem certamente mais otimista, principalmente porque leva a acreditar que é possível, por meio de ações e programas, promover o bem-estar do indivíduo, atuando no fortalecimento e desenvolvimento de habilidades pessoais e sociais, ou seja, esse paradigma leva à ação e à esperança de que algo possa ser feito.[7,8] Embora as definições de *resiliência* sejam ainda bastante variadas, toda a discussão a respeito desse conceito está relacionada com fatores ou processos intrapsíquicos e sociais que possibilitem o desenvolvimento de uma vida sadia, apesar de experiências de vida traumáticas.[9]

O envelhecimento poderia ser considerado um contexto de risco, mas alguns idosos parecem desenvolver um comportamento que facilmente pode ser classificado como resiliente, no qual os acontecimentos normais e esperados de vida são, sobretudo, precipitantes de novas expressividades em vez de ameaças à continuidade do *self*.[10] No idoso, a tríade da força psicológica da resiliência é composta de fatores individuais (temperamento, reflexão, capacidades cognitivas, sentimentos de empatia, humor e competências sociais), fatores familiares (calor humano, coesão e atenção por parte do principal prestador de cuidados) e fatores de suporte (rede de apoio familiar, sistema de serviços sociais).[11]

A Organização Mundial da Saúde (OMS) afirma que a pessoa com menor possibilidade de utilizar drogas seria aquela bem informada sobre seus efeitos, com boa saúde, qualidade de vida satisfatória, bem integrada na família e na sociedade e com difícil acesso às drogas. Embora esses conceitos tenham sido elaborados visando ao adolescente, cabe perfeitamente a qualquer outra faixa etária.[12]

▶ Fatores de risco

O processo de envelhecimento está frequentemente associado a uma série de problemas sociais, psicológicos e de saúde. Muitos desses constituem fatores de risco para o consumo abusivo de drogas entre os idosos, ao mesmo tempo em que podem ser agravados por esse abuso. Os problemas sociais entre os mais velhos podem ser originados por falta de apoio social e dificuldades financeiras. Entre os problemas psicológicos, podem incluir-se os problemas de memória, atenção, raciocínio e demência. Nos problemas físicos podem figurar a falta de mobilidade, as quedas e o declínio da saúde em geral.[13]

Destacam-se como os principais fatores de risco para consumo abusivo de drogas no idoso:

- Comorbidade psiquiátrica com transtornos ansiosos (transtorno de estresse pós-traumático e transtorno de ansiedade generalizada) bem como transtornos depressivos (distimia)
- Estressores psicossociais (viuvez, sentimentos de solidão, isolamento social e aposentadoria)
- Doenças crônicas (cardiopatias, hipertensão arterial, diabetes melito, pneumopatias, artrite reumatoide, doença de Parkinson e acidente vascular cerebral)
- Alterações neuroquímicas associadas à senescência, que aumentam a sensibilidade aos efeitos sedativos e ansiolíticos do álcool e de medicamentos controlados.[2]

Alcoolismo nos idosos

Os pacientes idosos são uma população de alto risco para evoluir com problemas físicos causados pelo consumo abusivo de álcool, pelas seguintes razões:

- As concentrações sanguíneas de álcool são elevadas em relação aos jovens adultos, devido à diminuição da atividade da enzima álcool desidrogenase gástrica e do volume de distribuição
- Aumento da sensibilidade ao álcool, particularmente no sistema nervoso central.

Estima-se que 90% dos idosos usam medicações que podem interagir de forma adversa com o álcool.

O padrão de consumo de álcool de todo paciente acima de 65 anos de idade deve ser investigado anualmente, para identificar, de modo precoce, problemas associados ao consumo excessivo. Estima-se que a metade desses pacientes consuma álcool, e de 2% a 4% podem preencher critérios diagnósticos para consumo abusivo ou dependência ("alcoolismo").

O consumo combinado de medicamentos e álcool origina maior risco de problemas sociais e de saúde. Medicamentos aparentemente inócuos, receitados ou adquiridos sem receita médica, podem interagir com o álcool, causando sedação excessiva e aumentando as probabilidades de ocorrência de acidentes e ferimentos. Do mesmo modo, o consumo combinado de álcool e outras drogas pode causar problemas entre os mais velhos. Os depressores do sistema nervoso central (p. ex., os benzodiazepínicos e os analgésicos à base de opiáceos) são comumente usados pelos idosos. Os efeitos adversos desses medicamentos são potencializados pelo álcool, ainda que em pequenas quantidades.[14]

Características clínicas

A dependência do álcool no idoso apresenta as seguintes singularidades:

- Problemas psicossociais
- Síndromes de abstinências mais intensas e prolongadas
- Mais sensibilidade aos efeitos do álcool com diminuição da tolerância
- Taxa elevada de complicações psiquiátricas (*delirium*, depressão e demência) e médicas (quedas repetitivas, desnutrição, diarreia, fraqueza e insônia). O alcoolismo no idoso pode ser dividido em dois tipos: de inícios precoce e tardio.

No caso de início precoce, os idosos desenvolveram a dependência antes dos 45 anos de idade e sobreviveram até a idade avançada. Constituem dois terços dos casos e apresentam maior incidência de alterações psicopatológicas, transtornos de personalidade, complicações médicas e problemas psicossociais. O prognóstico é pior, pois o tratamento é mais difícil.

A dependência do álcool de início tardio desenvolve-se após os 45 anos de idade, geralmente em resposta a fatores estressantes (p. ex., aposentadoria, perda familiar, separação conjugal). São indivíduos sem antecedentes psiquiátricos e sem história familiar de alcoolismo. Têm melhor prognóstico, pois o quadro clínico é mais leve.[3] Ao contrário do grupo de dependentes com início precoce, que bebem abertamente, o uso entre aqueles com início tardio, em geral, ocorre de modo secreto e, muitas vezes, os familiares demoram ou mesmo nem percebem esse consumo. De qualquer forma, ambos amenizarão seu consumo. Uma boa estratégia é investigar se há uso diário. Mesmo que em baixas doses, esse consumo poderá levar a consequências mais graves. Outros sinais e sintomas aos quais devemos estar alerta são: períodos de amnésia enquanto bebe, capacidades cognitivas alteradas, anemia, alterações das funções hepáticas, frequentes quedas e fraturas e surgimento de crises convulsivas.[15]

Tratamento

Os idosos com consumo abusivo ou dependência do álcool respondem igualmente ou melhor ao tratamento do que pacientes de outras faixas etárias. A resposta ao tratamento tende a ser maior quando o idoso é submetido a programas terapêuticos específicos. Schonfeld propôs as seguintes recomendações para tratamento de idosos com alcoolismo:[16]

- Identificar estados emocionais negativos e o isolamento social
- Capacitar os profissionais a tratar idosos
- Associar intervenções psicossociais individuais ou grupais, que utilizem técnicas não confrontativas e proporcionem suporte social
- Implementar relações com serviços de saúde que prestam assistência a idosos
- Adequar o ritmo e o conteúdo do tratamento aos idosos. Estes precisam de programas de tratamento que atendam às suas necessidades (p. ex., complicações médicas, reação adversa às intervenções de confrontação, dificuldade para se relacionar com pessoas mais jovens, menor capacidade de reorganização mental e emocional).[3]

Dentre as intervenções farmacológicas, preconiza-se o uso do cloridrato de naltrexona com as seguintes recomendações:

- Abstinência há pelo menos 5 dias
- Ausência de hepatopatia grave
- Provas de função hepática com níveis séricos não superiores a 4 vezes os valores de referência
- Abstinência de opioides há pelo menos 10 dias
- Estimular o envolvimento do paciente em algum tipo de intervenção psicossocial ou grupo de autoajuda
- Iniciar o tratamento com 25 mg/dia, durante 2 dias, aumentando a dose para 50 mg/dia a partir do terceiro dia
- Monitorar o padrão de consumo pelo período de 3 meses e os exames laboratoriais, especialmente as provas de função hepática. Descontinuar o tratamento com naltrexona, caso os níveis séricos se encontrem com valores 4 vezes acima dos valores de referência
- Revisar periodicamente a adesão à naltrexona, bem como seus efeitos adversos (náuseas, cefaleia, tontura, fadiga, insônia e ansiedade)
- Avaliar a necessidade da continuidade da naltrexona após 3 meses de tratamento.

Evolução

Segundo estudos de corte transversal, o consumo de álcool diminui entre os idosos. Contudo, os estudos longitudinais observaram alterações discretas no padrão de consumo ao longo dos anos. Os autores discutem a influência da idade como fonte de viés nesses estudos (coorte de pacientes jovens *versus* coorte de pacientes idosos). As principais razões para interrupção do consumo de álcool entre os idosos são: aumento dos efeitos fisiológicos, problemas médicos, diminuição do poder aquisitivo para sustentar o padrão de consumo e restrição de uma rede social que estimule o consumo de álcool.[17]

▶ Consumo abusivo de benzodiazepínicos em idosos

Os pacientes idosos consomem aproximadamente um terço de todos os medicamentos vendidos sob prescrição, em especial aqueles com condições médicas crônicas (p. ex., insônia, ansiedade e dor crônica). Estima-se que até três em quatro idosos já usaram algum medicamento psicoativo em determinada época da vida. Segundo Finlayson e Davis, um terço dos pacientes com dependência de alguma droga psicotrópica, ou seja, com potencial de consumo abusivo (sedativos, hipnóticos, ansiolíticos e analgésicos narcóticos) desenvolveu a síndrome de dependência após os 60 anos de idade.[2,18]

Entre os usuários de benzodiazepínicos, destacam-se alguns fatores de risco para o desenvolvimento de uma síndrome de dependência: prescrição excessiva e uso prolongado de altas doses de medicamentos com potencial de abuso. Os mecanismos implicados na prescrição excessiva de benzodiazepínicos podem ser resumidos da seguinte forma:

- *Medicação excessiva*: que pode ser definida pela tendência a se prescrever medicamentos controlados ou não, quando os pacientes persistem com suas queixas clínicas, especialmente sintomas vagos e inespecíficos
- *Onipotência hipertrofiada*: ou seja, a tendência de o médico fazer tudo para melhorar a qualidade de vida dos pacientes, sendo, portanto, facilmente ludibriado por aqueles que abusam de benzodiazepínicos
- *Fobia de confrontação*: ocorrendo principalmente quando o médico se depara com situações clínicas caracterizadas pelo confronto interpessoal.[19]

O uso prolongado de altas doses de benzodiazepínicos por períodos superiores a 6 semanas leva ao desenvolvimento de tolerância, síndrome de abstinência e, consequentemente, dependência. O risco é maior quando se empregam benzodiazepínicos de meia-vida curta (midazolam, lorazepam e alprazolam).[20] Segundo limites impostos pela Food and Drug Administration (FDA), a prescrição de doses acima de 4 mg/dia de alprazolam ou 40 mg/dia de diazepam é um procedimento de risco para o desenvolvimento de dependência de benzodiazepínicos. As doses diárias consideradas seguras e de baixo risco compreendem: lorazepam, 5 mg/dia; alprazolam, 2 mg/dia; clonazepam, 4 mg/dia; diazepam, 20 mg/dia; e oxazepam, 60 mg/dia. Existem três padrões de uso de benzodiazepínicos que podem predispor ao desenvolvimento da dependência de benzodiazepínicos: uso de uma só vez de altas doses; uso de altas doses várias vezes ao longo do dia; e uso sob a forma de *binges*.[21]

Características clínicas

O consumo abusivo de benzodiazepínicos em idosos está relacionado com situações de automedicação com o objetivo de aliviar sintomas depressivos e de ansiedade. Cerca de 20% dos idosos, principalmente do sexo feminino, evoluem com sintomas ansiosos. A síndrome de dependência pode se desenvolver em 4 semanas de uso contínuo. Em idosos, os benzodiazepínicos causam diminuição da atenção, prejuízo da coordenação visuomotora e alterações da consolidação da memória. As quedas e fraturas estão associadas ao uso de benzodiazepínicos, em virtude dos efeitos dos ansiolíticos sobre os componentes que regulam o equilíbrio e a postura. O *delirium* induzido pela síndrome de abstinência é uma complicação comum em pacientes hospitalizados e aparece quando a prescrição dos benzodiazepínicos é interrompida de forma súbita pela equipe médica.

Tratamento

Os idosos com síndromes geriátricas em uso prolongado e indevido de medicamentos controlados com potencial de abuso (p. ex., benzodiazepínicos) devem ser submetidos a uma tentativa de abstinência e informados dos riscos de dependência e dos efeitos adversos a longo prazo, juntamente com medidas alternativas para controlar os sintomas. O paciente deve ser submetido, primeiro, à desintoxicação seguida de reabilitação (p. ex., grupos de autoajuda, intervenções breves).[2,3] Algumas medidas preventivas a serem adotadas para diminuir o consumo abusivo de benzodiazepínicos entre os idosos incluem:

- Tratar a síndrome clínica para a qual o benzodiazepínico foi indicado
- Excluir consumo abusivo de outras drogas subjacentes à condição médica ou psiquiátrica antes de prescrever algum benzodiazepínico
- Reconsiderar o diagnóstico nos casos de resposta terapêutica insignificante, por intermédio do registro no prontuário médico, do diagnóstico clínico, das indicações clínicas e evolução do tratamento
- Monitoramento do uso abusivo de benzodiazepínicos, por meio de reavaliação anual dos pacientes que recebem regularmente drogas psicoativas, para detectar efeitos colaterais e uso crescente ou indevido, e do envio de cartas com recomendações para redução ou interrupção de medicamentos, especialmente aos pacientes que tinham recebido pelo menos uma receita de benzodiazepínicos nos últimos 6 meses
- Associar intervenções psicossociais antes de prescrever benzodiazepínicos para o tratamento de estados ansiosos ou insônia
- Evitar a prescrição excessiva de benzodiazepínicos em casos de: queixas clínicas vagas e inespecíficas.[2,19,20]

▶ Tabagismo nos idosos

Aproximadamente 15% dos idosos são tabagistas. Contudo, a quantidade de nicotina consumida é menor em relação aos grupos etários mais jovens, pela tendência a diminuir o padrão de consumo ao longo dos anos.[2,21] As principais intervenções para o tratamento de idosos dependentes de nicotina consistem em aumentar o desejo de interromper o consumo de nicotina, com técnicas motivacionais. Essa intervenção pode ser feita pelo médico, que atua na rede primária de saúde, por meio de aconselhamentos breves. Estima-se que tal procedimento possa ter 9% de êxito na manutenção da abstinência a longo prazo. A prescrição de métodos de reposição de nicotina pode facilitar a adesão dos pacientes. A eficácia terapêutica dessas intervenções varia entre 30% e 40%. Estão disponíveis intervenções farmacológicas como agentes *anticraving*, como bupropiona e nortriptilina, e recentemente foi lançada a vareniclina, que atuaria como antagonista frente à quantidade exagerada de nicotina presente na fenda sináptica, provocando, assim, a diminuição do prazer provocado pelo cigarro.[22] Assim, a necessidade física pela nicotina desapareceria. Os estudos preliminares têm apontado resultados muito satisfatórios.[22]

▶ Considerações finais

O envelhecimento é um terreno propício às fragilidades mentais, pois há um declínio importante do número dos neurônios e consequentemente dos neurotransmissores. O idoso tende ao aumento da ansiedade e aos transtornos de humor. Socialmente, já não representam uma força de trabalho e o respeito dedicado a eles declina. Na família, passa a ser, muitas vezes, um fardo para alguém que precisa deixar de produzir e ganhar dinheiro para fazer companhia ao idoso.

Por outro lado, sabe-se que desde sempre o ser humano busca, principalmente por meio de química, abrandar suas angústias, decepções, tédios e crises existenciais. Inegavelmente, as drogas provocam esse alívio, mas de forma fugaz.

Muitas vezes, o profissional ao atender um idoso releva os aspectos do uso de drogas, decretando assim a conformidade com a falta de perspectivas e a proximidade do fim da vida. Alguns avaliam, por conta própria e de forma superficial, que os prazeres da vida escassearam com a idade e resta pouco, a não ser prazeres momentâneos de "um copo de vinho", um cigarro e uma boa noite de sono proporcionada por um benzodiazepínico.

Entretanto, hoje a longevidade é um fato e só será bem desfrutada se houver qualidade de vida, o que implica saúde compatível com a faixa etária. A aceitação dos limites impostos pela idade é a fonte da sabedoria. As drogas de abuso reduzem a qualidade de vida, além de terem o perigoso potencial de interações com os medicamentos usados regularmente pelo idoso. Portanto, identificar os casos de consumo abusivo de drogas, discuti-los com o idoso e tratá-los assegura qualidade de vida.

▶ Referências bibliográficas

1. INSTITUTO BRASILEIRO DE GEOGRAFIA E ESTATÍSTICA. Mão na roda – Idosos. Disponível em teen.ibge.gov.br/mão-na-roda/idosos.
2. CASTRO, L. A.; LARANJEIRA, R. Abuso de drogas no idoso. In: FORLENZA, O. V.; CARAMELLI, P. *Neuropsiquiatria geriátrica*. São Paulo: Atheneu, 2000.
3. REID, M. C.; ANDERSON, P. A. Abuso de drogas na população geriátrica. In: SAMET, J. H.; O'CONNOR, P. G.; STEIN, M. D. *Clínicas médicas da América do Norte*: abuso de álcool e de outras drogas. Rio de Janeiro: Interlivros, 1997.
4. OBSERVATÓRIO EUROPEU DA DROGA E DA TOXICODEPENDÊNCIA. *Substance use among older adults*: A neglected problem. Disponível em www.emcdda.europa.eu/html.cfm/index50563EN.html.
5. GFROERER, J.; PENNE, M.; PEMBERTON, M. E.; FOLSOM, R. Substance abuse treatment among older adults in 2020: the impact of the aging babyboom cohort. *Drug and Alcohol Dependence*, v. 69, p. 127-135, 2003.
6. NERI, A. L. *Desenvolvimento e envelhecimento*: perspectivas biológicas, psicológicas e sociais. Campinas: Papirus, 2001.
7. MINAYO, M. C. S. *Fatores de risco e de proteção para o uso de drogas na adolescência*. Disponível em br.monografias.com/trabalhos2/fatores-risco-protecao/fatores-risco-protecao.shtml.
8. MUNIST, M.; SANTOS, H.; KOTLIARENCO, M. et al. *Manual de identificación y promoción de la resiliencia en niños y adolescentes*. Washington: OPS/OMS/Fundación Kellog, 1988.
9. RUTTER, M. Psychological resilience and protective mechanisms. *Am. J. Orthopsychiatry*, v. 57, p. 316-333, 1987.
10. SULLIVAN, W.; FISHER, B. Intervening for success: strengths-based case management and successful aging. *J. Gerontol. Social Work*, v. 22, p. 61-74, 1994.
11. WHITBOURNE, S. *Adult development and aging*: biopsychosocial perspectives. New York: John Wiley and Sons, 2001.
12. SMART, R. G.; HUGHES, D. P. H.; JOHNSTON, L. D. et al. *A methodology for students drug-use surveys*. Geneva: World Health Organization, 1980 (Offset Publication, 50).
13. O'CONNELL, H.; CHIN, A. V.; CUNNINGHAM, C. E.; LAWLOR, B. Alcohol use disorders in elderly people-redefining an age old problem in old age. *Brit. Med. J.*, v. 327, p. 664-667, 2003.
14. SIMONI-WASTILA, L.; YANG, H. K. Psychoactive drug abuse in older adults. *Am. J. Geriat. Pharmac.*, v. 4, p. 380-394, 2006.
15. GAMBERT, S. R.; ALBRECHT, C. R. The elderly. In: LOWINSON, J. H.; RUIZ, P.; MILLMAN, R. B.; LANGROD, J. G. *Substance abuse – a comprehensive textbook*. 14. ed. Philadelphia: Lippincott Williams & Wilkins, 2005.
16. SCHONFELD, L.; DUPREE, L. W. Treatment approaches for older problem drinkers. *Intern. J. Addict.*, v. 30, p. 1819-1842, 1995.
17. RIGLER, S. L. Alcoholism in the elderly. *A Fam. Physic.*, v. 61, p. 1710-1716, 2000.
18. FINLAYSON, R. E.; DAVIS, L. J. Prescription drug dependence in the elderly population: demographic and clinical features of 100 patients. *Mayo Clinic Proc.*, v. 69, p. 1137, 1994.
19. CASTRO, L. A.; LARANJEIRA, R. Potencial de abuso de benzodiazepínicos. In: BERNIK, M. A. *Benzodiazepínicos: quatro décadas de experiência*. São Paulo: Edusp, 1999.
20. CORMACK, M. A.; SWEENEY, K. G.; HUGHES-JONES, H. et al. Evaluation of an easy, cost-effective strategy for cutting benzodiazepine use in general practice. *Br. J. Gen. Pract.*, v. 44, p. 5, 1994.
21. MARQUES, A. C. P. R.; CAMPANA, A.; GIGLIOTTI, A. et al. Consenso sobre o tratamento da dependência de nicotina. *Rev. Bras. Psiq.*, v. 23, n. 4, p. 200-214, 2001.
22. NIDES, M.; GLOVER, E. D.; REUS, V. I. et al. Varenicline *versus* bupropion SR or placebo for smoking cessation: a pooled analysis. *Am. J. Health Behav.*, v. 32, n. 6, p. 664-675, 2008.

32 Visita Domiciliar | Intervenção Motivacional no Tratamento da Dependência Química

Edilaine Moraes e Geraldo Mendes de Campos

▶ Introdução

Pretendemos, neste capítulo, apresentar a *visita domiciliar com enfoque motivacional* (VDM) como uma nova modalidade de atenção ao dependente químico. Iniciaremos pela contextualização histórica do atendimento domiciliar e sua diversidade de possibilidades, referenciando alguns estudos que demonstram sua contribuição para diversas áreas da saúde. Por fim, descreveremos a VDM no tratamento da dependência alcoólica, apresentando-a a partir de um estudo pioneiro no Brasil: desde a concepção do estudo, metodologia e, principalmente, as características das visitas realizadas, capacitação e treinamento dos profissionais, objetivos específicos e resultados alcançados.

Dessa forma, esperamos que o leitor possa se familiarizar com essa modalidade de atendimento que vem trazendo importantes benefícios não só aos dependentes em tratamento, mas também a todos aqueles que direta ou indiretamente sejam atingidos por essa patologia, que traz diversas consequências negativas para a sociedade.

▶ Contexto histórico

Assistência domiciliar (AD) é a denominação genérica que recebe toda e qualquer atenção prestada ao paciente em seu domicílio. Refere-se à oferta de cuidados em três modalidades: visita, atendimento e internação domiciliares. A AD é uma prática que vem sendo utilizada desde o século 18, com os mais diversos fins, como sociais, religiosos, caridade e também saúde.[1]

As intervenções decorrentes da AD pelo mundo podem receber diferentes nomenclaturas (*home care*, *home health care*, *hospice*, *home nursing* e outras), mas guardam diferenças quanto aos objetivos da intervenção (prevenção, tratamento, educação e auxílio em tarefas domésticas), intensidade da atenção dispensada, população-alvo, categoria profissional que as realizam etc.

Embora fosse uma prática utilizada há bastante tempo (p. ex., médicos da família), a criação, no Rio de Janeiro, em 1919, de um serviço de visitas realizadas por enfermeiras marcou "oficialmente" a AD no Brasil. Esse serviço visava, principalmente, à prevenção de doenças infantis.[2] Dessa experiência surgiu, em 1920, o primeiro Curso de Formação de Enfermeiras Visitadoras.

A partir de então, várias ações foram fortalecendo a prática da AD em nosso país. Na década de 1970, teve papel fundamental na racionalização do uso de leitos hospitalares, figurando como alternativa à internação, com vistas à redução de infecção hospitalar, diminuição de custos e humanização da relação médico-paciente-família.[1]

A partir do início da década de 1990, essa prática passou a ingressar nos cuidados prestados pelo setor público, quer por algumas secretarias municipais de saúde, quer pelos hospitais universitários.

A instituição do Sistema Único de Saúde (SUS) possibilitou o surgimento, em 1991, do Programa de Agentes Comunitários de Saúde (PACS) e, em 1994, do Programa Saúde da Família (PSF). O objetivo principal do PSF é a "vigilância à saúde, que prioriza as ações de promoção, proteção e recuperação da saúde familiar", centralizando seus esforços nos domicílios da população atendida.[3]

▶ Aplicabilidades da assistência domiciliar

Vários estudos vêm demonstrando a diversidade de aplicações, as possibilidades de utilização e as contribuições da AD para as mais variadas populações. Apenas recentemente a utilização da AD se expandiu para outras áreas ligadas à saúde, inclusive a psiquiatria:

- Berenstein (1988) estudou, por intermédio de visitas domiciliares, o funcionamento de pacientes esquizofrênicos em suas estruturas familiares[4]
- Rowe (1988) indicou o domicílio como sendo o local indicado para o tratamento de pacientes que necessitem de cuidados personalizados e paliativos, em especial os idosos[5]
- Portnow e Samuels (1997) enfatizaram que o atendimento domiciliar é um método que faz com que o cliente aumente sua autonomia, realçando suas habilidades funcionais dentro de seu próprio ambiente[6]
- Duarte e Diogo (2000) veem a AD como uma proposta de compreensão do idoso, inserido em seu contexto familiar e social, cujas particularidades e características influenciam diretamente o atendimento oferecido[7]
- Palma et al. (2000) concluíram ser a visita domiciliar um instrumento fundamental na educação do paciente em questões relacionadas com a saúde, sendo uma alternativa de maior eficácia, se comparada aos serviços de saúde tradicionais[8]
- D'Antoni e Koller (2001) destacaram a importância da visita domiciliar no trabalho de reintegração social, em estudo com meninas vítimas de violência doméstica.[9]

Especificamente no campo da psiquiatria, estudos constataram que a visita domiciliar traz, além de excelente relação custo-benefício, outros ganhos adicionais para os pacientes a ela submetidos, como: maior conscientização da doença; mais qualidade de vida; melhor relacionamento familiar e comprometimento da família com o tratamento; prevenção de doenças; não reincidência de internações hospitalares; aumento da frequência em serviços de saúde; melhores desfechos clínicos; socialização e empregabilidade do paciente.[10-17]

Outros estudos demonstraram que o atendimento psiquiátrico no domicílio auxilia o engajamento do paciente em tratamentos convencionais, podendo ser até mais eficaz para aqueles com maior resistência ao tratamento.[18-20]

Kanter (1999) também apontou outras vantagens da utilização de intervenções domiciliares: motivar o paciente a aderir ao tratamento, principalmente quando o motivo da relutância for o desconhecimento de seu problema; verificar possíveis fatores que impeçam sua adesão e facilitar o engajamento de pessoas significativas para o paciente, antes relutantes em participar do tratamento.[21]

A AD também vem sendo utilizada na área da dependência química e alguns estudos apontam benefícios por ela propiciados:

- A manutenção da abstinência alcoólica foi facilitada pelos cuidados oferecidos no domicílio de pacientes, após alta de internação hospitalar para tratamento da dependência de álcool[22]
- Embora com resultados de eficácia semelhantes, a desintoxicação domiciliar apresentou menor custo, quando comparada à internação hospitalar[23]
- Uma intervenção psicológica breve, se agregada à desintoxicação domiciliar, propicia mudanças positivas no consumo de álcool, dias de abstinência, autoestima e problemas relacionados com o álcool.[24]

▶ Visita domiciliar com enfoque motivacional

Como vimos, vários estudos demonstram que a visita domiciliar é um instrumento de assistência à saúde capaz de, entre outras finalidades, orientar, educar e auxiliar na resolução de conflitos familiares que possam vir, de alguma forma, a contribuir para a manutenção de determinadas patologias. Além disso, como visto em Kanter, a visita domiciliar poderia vir a ser uma intervenção capaz de possibilitar maior adesão dos pacientes – e seus familiares – ao tratamento.[21]

Tendo em vista que até o ano 2000 não contávamos com qualquer estudo brasileiro que verificasse possíveis ganhos propiciados pela AD para dependentes de álcool, Moraes e Jerônimo realizaram um estudo de caso no ambulatório da Unidade de Pesquisa em Álcool e Drogas (UNIAD) do Departamento de Psiquiatria da Universidade Federal de São Paulo (Unifesp).[25] Os autores concluíram que as visitas domiciliares propiciaram mudanças significativamente positivas em algumas condutas, tanto do paciente (manutenção da abstinência; aumento da motivação e frequência ao tratamento; melhoria nas relações familiares; resgate do papel de pai; reinserção no mercado de trabalho e em atividades sociais) quanto de seus familiares (melhor compreensão das especificidades da dependência química; mudança de comportamento em relação ao paciente e participação nos grupos de orientação familiar). Constataram, também, que visitas ao ambiente em que o paciente estava inserido possibilitavam atuações terapêuticas com maior eficácia em questões emocionais, familiares, sociais e profissionais, que prejudicavam a manutenção da abstinência.

Esses resultados incentivaram a realização de outro estudo – ensaio clínico randomizado – com 120 pacientes dependentes de álcool, cujo objetivo principal foi avaliar a eficácia e a efetividade da intervenção VDM em um tratamento ambulatorial. Além disso, o estudo verificou, entre outros objetivos, possíveis ganhos adicionais da VDM, quando comparados aos resultados obtidos pelo tratamento convencional oferecido pela UNIAD, que consistia em desintoxicação, avaliações e acompanhamentos clínico, psiquiátrico e de enfermagem, sessões de grupo com abordagem cognitivo-comportamental, prevenção de recaídas e treinamento de habilidades sociais, com duração total de 12 semanas.[26]

A seguir, apresentaremos alguns dados desse estudo e a metodologia utilizada para realização das VDM.

Características

Uma vez que um dos objetivos da VDM é aumentar a adesão de pacientes e familiares ao tratamento, sugerimos sua utilização associada a um tratamento ambulatorial. Acreditamos que a VDM deva ser vista como uma intervenção adicional ao tratamento proposto, mas não como uma alternativa a este.

Devido ao rigor metodológico exigido em ensaios clínicos, optamos por realizar quatro visitas em um período de 30 dias, para todos os pacientes que formavam o grupo experimental da pesquisa.

A quantidade de visitas e o prazo entre elas (quatro visitas em 30 dias) deram-se, inicialmente, devido à quantidade de tópicos que optamos por abordar e, em seguida, à necessidade de "acomodação" dessas informações passadas aos pacientes e familiares, além do tempo necessário para implantação/realização das propostas apontadas pelos visitadores.

As VDM eram agendadas com, no mínimo, uma semana de antecedência, de acordo com a conveniência do paciente, sendo enfatizada a importância da presença do maior número possível de pessoas que fizessem parte de seu convívio familiar. Consideramos muito importante o agendamento prévio das visitas, para que pacientes e familiares não se sintam invadidos e/ou "perseguidos" pelos profissionais, o que poderia acarretar um distanciamento do tratamento. Lembramos que uma das propostas da VDM é facilitar a aliança entre eles e a equipe terapêutica e não o contrário.

Além disso, o agendamento prévio possibilita a presença de um número maior de pessoas que convivam com o paciente, facilitando o trabalho de observação da dinâmica familiar, de motivação e de orientação realizado pelos visitadores e, consequentemente, maior implicação destes com o tratamento.

O tempo de permanência dos profissionais na residência dos pacientes oscilou em torno de 60 min, avaliados como suficientes para o cumprimento dos objetivos propostos para cada visita, conforme descritos a seguir. Além disso, consideramos que a permanência dos visitadores em um período superior a 1 h poderia interferir e/ou atrapalhar a rotina diária dos presentes.

Composição e atuação da equipe

No estudo referido, as VDM foram realizadas por duplas formadas por psicólogo e assistente social, atuantes na área de dependência química, devidamente treinados para utilizarem os princípios e estratégias da entrevista motivacional (EM). Embora tenha sido essa a opção adotada, ressaltamos que outros profissionais da saúde – médicos, terapeutas ocupacionais, equipe de enfermagem, conselheiros em dependência química, agentes comunitários, entre outros – também poderão realizar as VDM, desde que devidamente capacitados em dependência química e EM.[27]

A proposta de realização das visitas em duplas decorreu de alguns fatores específicos:

- Dois profissionais – com formações distintas – poderão apreender de maneira mais eficaz os aspectos presentes no ambiente, ampliando a compreensão do caso e, consequentemente, propiciando intervenções mais diretivas, tanto para os pacientes quanto para os familiares
- Mais de um olhar sobre o mesmo fenômeno pode possibilitar a obtenção de diferentes informações, que acabam por se complementarem, favorecendo o alcance do resultado esperado para a intervenção
- A questão da segurança dos próprios profissionais, visto que, em algumas ocasiões, as visitas podem ser realizadas em locais considerados de risco.

Os profissionais visitadores devem ser orientados e treinados para utilizarem sensibilidade, empatia, flexibilidade e escuta reflexiva para apresentarem, de forma acessível ao paciente, os conteúdos imprescindíveis para a compreensão de sua dinâmica atual e do processo de mudança ao qual estará se submetendo.

Além disso, precisam estar atentos para nunca invadirem a privacidade do paciente e de seus familiares. Nem sempre a presença dos profissionais pode ser vista como instrumento de auxílio ao sucesso do tratamento. Diante disso, faz-se necessário todo o cuidado para a visita não ter uma conotação de "invasão de privacidade". A postura dos profissionais deve sempre deixar transparecer que estão ali para ajudar e não para "xeretar". Na prática, isso significa, também, respeitar aquele espaço (ambiente físico) como sendo o lar de pessoas que se visita pela primeira vez.

A VDM aqui proposta não deve ser confundida com algumas outras intervenções domiciliares que visam ao confronto entre o dependente químico e seus familiares. Não se trata de coagir o paciente, pelo apelo emocional, a aderir ao tratamento, mas sim motivá-lo a uma mudança de comportamento. Não é uma "caça às bruxas" em que o paciente é visto como o responsável por todas as mazelas de uma família, mas a busca de uma aliança terapêutica capaz de facilitar o enfrentamento das dificuldades que terão pela frente.

Por isso, os principais objetivos da VDM durante o estudo foram, e continuam sendo, em nossa prática atual:

- Estabelecer um bom vínculo com o paciente e seus familiares
- Favorecer e incentivar a adesão de pacientes e familiares ao tratamento
- Possibilitar o acesso a informações específicas sobre a dependência alcoólica
- Observar e intervir em possíveis fatores de risco que possam estar mantendo o comportamento aditivo do dependente
- Fortalecer fatores de proteção já existentes, que pudessem facilitar a manutenção da abstinência
- Fazer com que o paciente percebesse a discrepância entre alguns comportamentos atuais e as metas futuras almejadas
- Propiciar, caso necessário, a mudança de crenças cognitivas e atitudes "defensivas", tanto do paciente quanto de familiares
- Estabelecer, junto ao paciente e seus familiares, um plano de ação para manutenção da abstinência e redução dos danos já provocados pelo comportamento aditivo
- Fortalecer o compromisso do paciente e dos familiares com o tratamento e com as mudanças propostas no plano de ação
- Fazer uma avaliação social e intervir quando necessário.

Principais resultados obtidos

Os resultados desse estudo foram animadores, demonstrando que a utilização da VDM foi capaz de propiciar melhores resultados em vários aspectos. Entre eles:

- Adesão ao tratamento, tanto do paciente quanto dos familiares
- Alcance e manutenção da abstinência alcoólica
- Melhoria da qualidade de vida
- Redução de problemas decorrentes do consumo de álcool
- Redução de problemas nas áreas de emprego, relacionamento familiar e social.

Além disso, a intervenção social propiciada pelas VDM facilitou o acesso de pacientes e familiares a outros tratamentos de saúde, à educação (própria e de filhos), ao mercado de trabalho e ao lazer, contribuindo para o resgate da cidadania dos envolvidos. Por intermédio de orientações e intervenções diretivas com os familiares – na maioria das vezes, relutantes em participar do tratamento –, a VDM propiciou, também, uma melhoria das relações e da qualidade de vida, tanto dos pacientes quanto de seus familiares.

Esse estudo demonstrou, ainda, que a VDM é uma intervenção custo-efetiva, o que significa dizer que além de ser uma intervenção que "funciona", em suas manifestações clínicas, também é viável economicamente.[28] Ou seja, os benefícios alcançados compensam o que se gasta para a realização das visitas: favorecem tanto quem as recebe quanto quem paga por elas.

▶ Considerações finais

O foco principal deste capítulo foi apresentar a VDM como uma intervenção adicional ao atendimento a dependentes químicos, cujos parâmetros, metodologia e resultados foram avaliados como mais eficazes que apenas o tratamento ambulatorial convencional.

Acreditamos que esses resultados positivos decorrem de ter a intervenção um enfoque mais centrado nas relações mantidas pelos pacientes e seus familiares, dispondo de ferramentas que auxiliaram no aumento do vínculo entre estes e a equipe terapêutica.

Não temos dúvidas de que tais resultados só foram possíveis devido à presença dos profissionais no ambiente familiar de seus pacientes, o que propiciou benefícios muito maiores do que aqueles passíveis de mensuração. Ganhos esses não medidos pelo rigor das pesquisas científicas, mas sentidos no olhar, no sorriso e na gratidão das pessoas envolvidas.

Ganhos como a valorização do ser humano, ao ver-se merecedor da atenção e dos cuidados de uma equipe terapêutica, em sua própria casa; o resgate das relações familiares, seja entre cônjuges, seja entre pais e filhos; a melhoria global da qualidade de vida em seus aspectos social, cultural, afetivo, de lazer e também – e não apenas – no aspecto saúde.

▶ Referências bibliográficas

1. RIBEIRO, A. R. *Assistência domiciliar:* qualidade e racionalização de recursos. Tese (Doutorado) – Departamento de Práticas de Saúde Pública da Universidade de São Paulo, São Paulo, 2004.
2. CUNHA, I. C. K. O. Organização de serviços de assistência domiciliária de enfermagem. Dissertação (mestrado) – Escola de Enfermagem da Universidade de São Paulo, São Paulo, 1991.
3. COTTA, R. M. M.; SCHOTT, M.; AZEREDO, C. M. et al. Organização do trabalho e perfil dos profissionais do Programa de Saúde da Família: um desafio na reestruturação da atenção básica em saúde. *Epidemiologia e Serviços de Saúde*, v. 15, n. 3, p. 7-18, 2006.
4. BERENSTEIN, I. *Família e doença mental*. São Paulo: Escuta; 1988.
5. ROWE, J. W. Aging and geriatric medicine. In: WYNGAARDEN, J. B.; SMITH, L. H.. *Cecil text-book of medicine*. 18. ed. Philadelphia: Saunders, 1988.
6. PORTNOW, J.; SAMUELS, A. J. Tratamento domiciliar. In: CALKINS, E.; FORD, A. B.; KATZ, P. *Geriatria prática*. Rio de Janeiro: Revinter, 1997.
7. DUARTE, Y. A. O.; DIOGO, M. J. D. *Atendimento domiciliar:* um enfoque gerontológico. São Paulo: Atheneu, 2000.
8. PALMA, M.; BARROS, J. F. V.; MACIEIRA, M. S. Visita domiciliar: um instrumento na assistência de enfermagem ao paciente alcoolista. *J. Bras. Psiq.*, v. 49, n. 8, p. 287-292, 2000.
9. D'ANTONI, C.; KOLLER, S. H. O psicólogo ecológico no contexto institucional: uma experiência com meninas vítimas de violência. *Psicologia, Ciência e Profissão*, v. 21, n. 1, p. 14-29, 2001.
10. SANNIBALE, C.; HURKETT, P.; VAN DEN BOSSCHE, E. et al. Aftercare attendance and post-treatment functioning of severely substance dependent residential treatment clients. *Drug Alcohol Rev.*, v. 22, n. 2, p. 181-190, Jun., 2003.
11. VASS, M.; AVLUND, K.; HENDRIKSEN, C.; ANDERSEN, C. K.; KEIDING, N. Preventive home visits to older people in Denmark: methodology of a randomized controlled study. *Aging Clin. Exp. Res.*, v. 14, n. 6, p. 509-515, Dec. 2002.
12. FERRIER, C.; LYSY, P. Home assessment and care. *Can. Fam. Physic.*, n. 46, p. 2053-2058, Oct., 2000.
13. CROME, P.; MALHAM, A.; BAKER, D.; SMITH, A. E.; BLOOR, R. Domiciliary visits to the old and the mentally ill: how valuable? *J. R. Soc. Med.*, v. 93, n. 4, p. 187-190, Apr., 2000.
14. KERSNIK, J. Observational study of home visits in Slovene general practice: patient characteristics, practice characteristics and health care utilization. *Fam. Pract.*, v. 17, n. 5, p. 389-393, Oct., 2000.
15. HANKS, C. A.; SMITH, J. Implementing nurse home visitation programs. *Public Health Nursing*, v. 16, n. 4, p. 235-245, 1999.
16. BUTZ, A. M.; LEARS, M. K.; O'NEIL, S.; LUKK, P. Home intervention for in utero drug-exposed infants. *Public Health Nurs.*, v. 15, n. 5, p. 307-318, Oct., 1998.
17. MOOS, R. H.; KING, M. J.; PATTERSON, M. A. Outcomes of residential treatment of substance abuse in hospital and community-based programs. *Psychiatric Services*, v. 47, n. 1, p. 68-74, Jan., 1996.
18. KANTER, J. Clinical studies in case management. In: *New directions for mental health services*. San Francisco: Jossey-Bass, 1995. v. 65.
19. KANTER, J. Case management with long term patients: a comprehensive approach. In: SOREFF, S. *Handbook for the treatment of the seriously mentally ill*. Seattle: Hogrefe & Huber, 1996.
20. ZELLMER, D.; MAURER, C. L.; KANTER, J. S. Treating the whole elephant: Delivering comprehensive services to the chronic mentally Ill. In: KANTER, J. *New directions*

for mental health services. San Francisco: Jossey-Bass, 1985. v. 25.
21. KANTER, J. Clinical issues in delivering home-based psychiatric services. In: MENINKOFF, A. *Psychiatric home care*: clinical and economic dimensions. New York: Academic Press, 1999.
22. ROSS, R.; BOOTH, B. M.; RUSSELL, D. W. *et al*. Outcome of domiciliary care after inpatient alcoholism treatment in male veterans. *J. Subst. Abuse Treat.*, v. 12, n. 5, p. 319-326, 1995.
23. STOCKWELL, T.; BOLT, L.; MILNER, I.; RUSSELL, G.; BOLDERSTON, H.; PUGH, P. Home detoxification from alcohol: its safety and efficacy in comparison with inpatient care. *Alcohol & Alcoholism.*, v. 26, n. 5-6, p. 645-650, 1991.
24. ALWYN, T.; JOHN, B.; HODGSON, R. J.; PHILLIPS, C. J. The addition of a psychological intervention to a home detoxification programme. *Alcohol & Alcohol.*, v. 39, n. 6, p. 536-541, Nov./Dec. 2004.
25. MORAES, E.; JERONIMO, C. A visita domiciliar aumenta a aderência do paciente dependente do álcool ao tratamento? Descrição de um caso clínico. In: XIV CONGRESSO BRASILEIRO SOBRE ALCOOLISMO, TABAGISMO E OUTRAS DEPENDÊNCIAS, 2001. Gramado. *Anais do XIV Congresso Brasileiro sobre alcoolismo, tabagismo e outras dependências,* 2001, p. 52.
26. MORAES, E.; CAMPOS, G. M.; FIGLIE, N. B. *et al*. Home visit in the outpatient treatment of alcohol dependents: randomized clinical trial. *Addictive Disorders & Their Treatment*. v. 9, n. 1, p. 18-31, 2010.
27. MILLER, W. R.; ROLLNICK, S. *Entrevista motivacional*: preparando as pessoas para a mudança de comportamentos adictivos. Porto Alegre: Artes Médicas, 2001.
28. MORAES, E.; CAMPOS, G. M.; FIGLIE, N. B.; LARANJEIRA, R.; FERRAZ, M. B. Introductory concepts of health economics and the social impact of the alcohol misuse. *Rev. Bras. Psiquiatr.*, v. 28, n. 4, p. 321-325, 2006.

33 Disfunções Sexuais e Dependência Química

Carmita H. N. Abdo

▶ Introdução

Ao longo da história, e em diferentes culturas e sociedades, diversas drogas foram utilizadas no intuito de "favorecer" a atividade sexual. O álcool ficou conhecido como um poderoso desinibidor do comportamento, bem como fumar cigarros associou-se tradicionalmente a *glamour* e maior atratividade.[1,2] Algumas drogas e substâncias recreacionais foram consideradas afrodisíacas por facilitarem a aproximação e o desempenho sexual. Misturas de ervas ou de raízes (p. ex., *ginseng*), folhas e frutos (alcaçuz, pólen), extrato de insetos (*Lytta vesicatoria*), pó de chifre de rinoceronte, ovos de codorna, entre tantos outros, passaram a ser consumidos com a finalidade de facilitar a atividade sexual.[3]

Se, por um lado, está bastante difundido o conceito que relaciona comportamento sexual e uso de substâncias, muitos educadores e profissionais de saúde pouco conhecem a respeito do real impacto dessas substâncias sobre a atividade sexual.[2]

A disfunção sexual, por sua vez, está reconhecidamente associada ao consumo excessivo de álcool, ao tabagismo e ao consumo abusivo/dependência de drogas.[4-6]

Além disso, pacientes psiquiátricos tendem a ter mais frequentemente transtornos sexuais. Psicotrópicos podem induzir esses distúrbios nessa população mais vulnerável, inclusive na esfera sexual.[7]

Acrescente-se que baixas doses de diferentes substâncias têm repercussão diversa das altas doses, bem como o uso agudo traz consequências nada semelhantes àquelas derivadas do uso crônico.[8]

Dependentes de substâncias vivem experiências sexuais diferentes da população geral: violência sexual (para encobrir o medo ou o sentimento de inadequação/inferioridade), prostituição (para obter a droga) e outras formas de degradação sexual.

Embora não exclusivo de dependentes químicos, o conhecimento errôneo sobre sexo é comum, mas entre eles essa desinformação está associada à falha generalizada de educação. Abandono precoce da escola e famílias desajustadas explicam a educação sexual precária.[8]

O comportamento sexual dos usuários de drogas apresenta estereótipos, nos quais geralmente predomina a necessidade de transgredir. Precocidade de iniciação e desejo de novas experiências fazem parte da busca de sensações comuns para esses indivíduos.[9]

Os dependentes químicos carecem de inserção social, o que compromete ainda mais a possibilidade de um relacionamento afetivo/sexual, especialmente porque o foco de atenção é a obtenção da droga, em detrimento de outras atividades e em função da reduzida capacidade de desempenho sexual.[10,11]

▶ Ciclo de resposta sexual

Masters e Johnson idealizaram um modelo de resposta sexual composto por quatro fases: excitação, platô, orgasmo e resolução (Figura 33.1).[12]

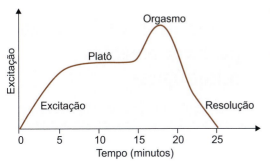

Figura 33.1 Ciclo de resposta sexual (adaptado de Masters e Johnson, 1966).[12]

De acordo com esse modelo, o estímulo sexual (as fantasias ou as sensações) conduziria à excitação, expressa por ereção (no homem) e por vasocongestão vulvovaginal (na mulher). A continuidade do estímulo elevaria o nível de tensão, determinando a fase de platô e, na sequência, o orgasmo, acompanhado de ejaculação, no homem. Seguir-se-ia, então, um período refratário (fase de resolução), mais definido no homem do que na mulher, fase esta em que o organismo retornaria às condições habituais de repouso.

Kaplan valorizou o desejo por sexo como o "gatilho" para o início do ciclo de resposta sexual, ou seja, uma fase que antecederia a excitação. Questionou a fase de platô, em vista do contínuo crescente de excitação que se segue ao desejo, culminando com o orgasmo. O ciclo de resposta sexual, então sugerido, passou a ser composto por desejo, excitação e orgasmo.[13]

A partir de Kaplan, a Associação Psiquiátrica Americana (1980) adotou um esquema constituído por quatro fases (desejo, excitação, orgasmo e resolução), o qual vigora até a atualidade.[14,15]

Na Segunda Conferência Internacional sobre Disfunções Sexuais, um novo padrão para a resposta sexual feminina foi divulgado.[16,17] Este, que integra aspectos importantes da sexualidade feminina não contemplados no modelo tradicional, representa um novo conceito, ao levar em conta que a motivação sexual da mulher pode ser desencadeada por estímulos não necessariamente sexuais. Nessas circunstâncias, o ato sexual frequentemente se deflagraria com atitude feminina neutra, não havendo percepção do desejo, mas necessidade de intimidade como causa do envolvimento sexual. Os fatores interpessoais seriam mais relevantes. Nesse modelo circular, o comprometimento em qualquer ponto do círculo levaria ao prejuízo do desejo (Figura 33.2).

Essa nova proposta reconceitua a inibição do desejo sexual como ausência ou baixo interesse/desejo, com raros pensamentos ou fantasias sexuais e ausência de desejo responsivo a um estímulo sexual prévio. A motivação é precária ou nula.[16]

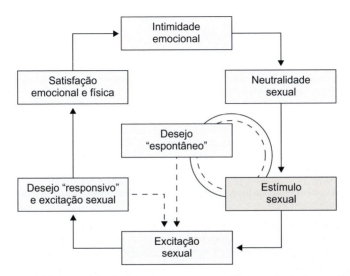

Figura 33.2 Novo modelo de ciclo de resposta sexual (adaptado de Basson, 2001).[17]

▶ Classificação das disfunções sexuais masculinas e femininas

A Classificação Internacional de Doenças (CID-10) apresenta as disfunções sexuais no capítulo Síndromes Comportamentais Associadas a Perturbações Fisiológicas e Fatores Físicos (F50-F59), como demonstra o esquema a seguir:[18]

- F52 Disfunção sexual não causada por transtorno ou doença orgânica
- F52.0 Ausência ou perda do desejo sexual
Frigidez
Transtorno hipoativo de desejo sexual
- F52.1 Aversão sexual e ausência de prazer sexual
Anedonia (sexual)
- F52.2 Falha de resposta genital (disfunção de ereção, no homem; dificuldade de excitação sexual, na mulher)
- F52.3 Disfunção orgásmica
Anorgasmia psicogênica
Inibição do orgasmo
- F52.4 Ejaculação precoce
- F52.5 Vaginismo não orgânico
Vaginismo psicogênico
- F52.6 Dispareunia não orgânica
Dispareunia psicogênica
- F52.7 Apetite sexual excessivo
Ninfomania
Satiríase
- F52.8 Outras disfunções sexuais não decorrentes de transtorno ou à doença orgânica
Dismenorreia psicogênica
- F52.9 Disfunção sexual não decorrente de transtorno ou doença orgânica não especificada.

O Quadro 33.1 apresenta um sumário dos critérios diagnósticos utilizados para as disfunções sexuais.[15,18]

▶ Disfunções sexuais causadas por medicamentos psicotrópicos

As disfunções sexuais originadas do uso de psicotrópicos podem ser divididas em dois grupos: inibições sexuais (de desejo, excitação e orgasmo) e exacerbações sexuais (do desejo, priapismo e ejaculação precoce).

O diagnóstico de disfunção sexual induzida por fármaco é estabelecido quando a disfunção se desenvolve enquanto o paciente está recebendo a droga e desaparece quando a referida administração é descontinuada.

O manejo da inibição sexual induzida por fármaco conta com seis alternativas, a saber: informar previamente o paciente a respeito dos efeitos do medicamento sobre a esfera sexual (retardo ou supressão do orgasmo, diminuição do desejo); aguardar a remissão ou tolerância dos sintomas; reduzir a dose do medicamento, sempre que possível, até a mínima eficaz; descanso de final de semana (*holidays*) no uso do medicamento, sempre que possível; substituir, sempre que possível, por outro medicamento de menor efeito sobre a função sexual; acrescentar "antídotos" (agentes farmacológicos que tratem a inibição sexual).[2,19]

Quadro 33.1 Critérios diagnósticos das disfunções sexuais.

A. Alteração nos processos próprios do ciclo de resposta sexual ou presença de dor associada ao intercurso
B. Acentuado sofrimento ou dificuldade interpessoal
C. Não é mais bem explicado por outro transtorno do Eixo I do DSM-IV e não está relacionado exclusivamente aos efeitos fisiológicos diretos de uma substância ou de condição médica geral

Devem-se considerar os subtipos pela identificação de início, contexto e fatores etiológicos associados, aspectos socioculturais, religiosos e relativos à idade e ao gênero do indivíduo:

- *Ao longo da vida*: coincide com o início da atividade sexual
- *Adquirido*: presente após período de funcionamento normal
- *Generalizado*: não se limita a determinados padrões de estimulação, contextos ou parcerias
- *Situacional*: condicional a determinados padrões de estimulação, contextos ou parcerias, podendo estes padrões auxiliar no diagnóstico diferencial
- *Devido a fatores psicológicos*: que desencadeiam, agravam, exacerbam ou mantêm a disfunção, sem a participação de condições médicas e substâncias
- *Devido a fatores combinados*: fatores psicológicos desencadeiam, agravam, exacerbam ou mantêm a disfunção, concomitantemente à condição médica geral ou ao uso de substâncias

Adaptado de APA (2002) e OMS (1993).[15,18]

Todas essas alternativas oferecem resultados irregulares, atendendo a uns, mas não a outros pacientes. Fundamental é orientá-los que o tratamento da depressão é soberano e que depressão não tratada cronifica a dificuldade sexual.

▶ Drogas e disfunções sexuais

Usuários de drogas experienciam disfunções sexuais, às vezes até antes de desenvolverem a dependência, ou, em outras ocasiões, como consequência desta. Seja qual for o caso, as dificuldades sexuais mantêm a dependência ou se constituem em instrumento considerado pelo usuário como "terapêutico".[8,20]

Passemos, então, ao estudo do que cada substância, potencialmente causadora de dependência, promove sobre a função sexual.

Álcool

Como o álcool tem propriedades desinibidoras, seu consumo geralmente precede a atividade sexual, pois se acredita que seja um poderoso facilitador para o desempenho sexual.[2] Como esse consumo pode de fato agir como desinibidor, conduzindo alguns a se tornarem mais receptivos à atividade sexual, a ideia de que o álcool pode intensificar a resposta sexual tornou-se um mito. Na verdade, o efeito a longo prazo é tipicamente o oposto, em especial quando grandes quantidades são ingeridas.

A ingestão excessiva de álcool interfere na ereção, na lubrificação vaginal e no orgasmo. O efeito de retardo no ciclo de resposta sexual é apreciado por aqueles homens que tendem a ejacular precocemente, mas indesejável para homens que já têm dificuldade de excitação e de orgasmo e para suas parceiras.[21]

No alcoolismo, disfunções do desejo (desejo inibido), da excitação e do orgasmo são frequentes, bem como alterações menstruais e infertilidade. No homem pode ocorrer feminilização.[8] Essas disfunções decorrem do catabolismo hepático álcool-induzido da testosterona e de sua conversão em estradiol, mediada pela enzima aromatase.[22,23] A feminilização, por sua vez, é atribuída a fitoestrogênios presentes em bebidas alcoólicas.[24,25]

O álcool inibe o eixo hipotálamo-hipófise-adrenal, ocasionando baixos níveis de fator liberador de gonadotrofina, gonadotrofina, hormônio luteinizante e hormônio foliculoestimulante, inclusive diminuindo os índices circulantes de testosterona, estradiol e progesterona.[25]

O consumo crônico de álcool pode levar à atrofia testicular e à inibição da espermatogênese, bem como da produção de testosterona. O número, a morfologia e a motilidade dos espermatozoides também se alteram.[26,27]

Em razão dos índices reduzidos de estradiol, as mulheres em uso crônico de álcool costumam apresentar menor lubrificação vaginal e, consequentemente, dispareunia.[21,28] A hiperprolactinemia determina irregularidades menstruais ou amenorreia, além de desejo sexual inibido.[8]

A ingestão alcoólica prolongada pode conduzir ao comprometimento de neurônios do hipotálamo, secretores de vasopressina e ocitocina. Tais substâncias são liberadas durante o intercurso sexual e têm sido associadas ao incremento da excitação e do vínculo entre os parceiros sexuais.[29-31]

O metabolismo do álcool é diferente entre mulheres e homens. A mesma dose, administrada a ambos, ajustada de acordo com o índice de massa corporal, conduzirá a níveis sanguíneos mais elevados nas mulheres. Nelas, a maior fragilidade aos efeitos inebriantes se explica pela maior proporção de tecido adiposo, por variações na absorção do álcool durante o ciclo menstrual e por menores níveis séricos da enzima álcool desidrogenase (fundamental para a metabolização do álcool).[32] Devido a tais mecanismos, doses menores atingem mais agudamente as mulheres, podendo desencadear nelas mais precocemente o alcoolismo crônico e as complicações decorrentes, entre as quais o risco de cirrose hepática, três vezes maior do que nos homens, para o mesmo nível de ingestão.[33,34]

Duas ou três doses diárias aumentam em 40% o risco de hipertensão arterial e de acidente vascular cerebral (AVC) hemorrágico em mulheres.[35] De 40% é a probabilidade de desenvolvimento de câncer de mama naquelas que ingerem de duas e meia a cinco doses diárias.[36] O uso continuado de álcool reduz a densidade da massa óssea em mulheres e homens, mas nelas a probabilidade de osteoporose é mais elevada.[37,38]

Mais mulheres que homens utilizam o álcool como meio de se livrar da angústia associada aos quadros depressivos.[39,40] De acordo com o National Comorbity Study, depressão acomete 24% das mulheres da população geral e 15% dos homens.[41] Entre aquelas que fazem uso excessivo de álcool, o índice de depressão aumenta para 34%, atingindo 54% das mulheres com dependência alcoólica.[42]

O risco de tentativas de suicídio entre mulheres dependentes de álcool e depressivas é quatro vezes maior, quando comparadas às não usuárias.[40]

O consumo de álcool durante a gestação eventualmente provoca alterações fetais, desde retardo de desenvolvimento até síndrome fetal alcoólica (SFA). O diagnóstico dessa síndrome é baseado nos seguintes critérios: redução do tamanho do feto, alterações faciais típicas e distúrbios neurológicos.[43,44]

Elementos que podem predizer sintomas de disfunção sexual em mulheres dependentes de álcool incluem: história de abuso sexual, comorbidades psiquiátricas (depressão, ansiedade e transtornos alimentares) e insônia.[4,28,45]

Tabaco

A repercussão do tabagismo sobre a função sexual pode ser explicada pelo fato da nicotina ser um potente vasoconstritor. A fase de excitação, representada pela ereção masculina e pela lubrificação vaginal na mulher, requer fluxo sanguíneo preservado. Como a nicotina reduz a eficiência desse fluxo, a circulação sanguínea fica prejudicada em todo o organismo, inclusive nos órgãos genitais. A seguir é detalhadamente explicado esse mecanismo.

A associação entre disfunção erétil (DE) e uso de tabaco está bem documentada, sabendo-se que a probabilidade de desenvolver DE é 1,5 vez maior em homens fumantes, quando comparados aos não fumantes.[46-48] Sabe-se, também, que há repercussão negativa imediata do uso de cigarro sobre a habilidade de obter/manter a ereção.[2] Tal associação parece ser tanto maior quanto mais cigarros o homem fuma por dia e quanto mais tempo tiver de uso.[49] Apesar dessa correlação, o impacto do tabaco sobre a ereção já pode ser verificado em homens com menos de 45 anos de idade.[50]

Fumar contribui para o desenvolvimento de DE vascular, devido aos efeitos da nicotina sobre o endotélio vascular e sobre os nervos periféricos. Além disso, os níveis sanguíneos de nicotina se elevam após o tabagismo e isto pode aumentar o tônus simpático do pênis, por meio da contração do músculo liso induzida pela nicotina, interferindo no relaxamento muscular necessário à obtenção/manutenção da ereção.[51]

Estudos recentes demonstram que, no fumante, ocorrem alterações dos fatores relaxantes derivados do endotélio, óxido nítrico e prostaglandina, entre outros, o que induziria a DE. Também ocorre elevação do nível sanguíneo de estradiol.[8]

A densidade do esperma está reduzida em 13% a 17% dos fumantes, quando comparados a não fumantes. Embora esse decréscimo não seja um risco para a fertilidade, pode ser importante em homens que, por outras causas, já tenham a qualidade do esperma alterada ou outros fatores de risco associados.[52]

Também sobre a excitação da mulher, o uso de cigarros tem efeito negativo, uma vez que prejudica o fluxo sanguíneo nas extremidades do organismo, dificultando o ingurgitamento da vulva e o relaxamento/lubrificação vaginal.[2]

Em contrapartida, ainda que por curto espaço de tempo, suspender o uso de cigarro melhora a função sexual. Há evidências de que essa supressão pode levar a benefício sustentado para essa função.[2,53]

Há evidências científicas de que o tabagismo crônico é um fator de risco independente para a disfunção sexual masculina.[54] Em mulheres, há indícios de que a nicotina seja o agente farmacológico primariamente responsável pela alteração hemodinâmica genital, o que favoreceria uma cascata de eventos vasculares e bioquímicos, os quais bloqueariam a resposta de excitação sexual. Estudos controlados sobre os efeitos agudos e crônicos da nicotina, isoladamente, sobre a resposta sexual de mulheres, são necessários.[55]

Maconha

A maconha produz leve euforia, relaxamento e experiências sensoriais.[56] Está associada, nas mais diferentes culturas, ao incremento da atividade sexual. A sensação de relaxamento geral e de aumento das sensações é o que explica a repercussão sobre a esfera sexual, com mais prazer, satisfação e qualidade do orgasmo.[57] Entretanto, pouco ou nenhum efeito sobre desempenho e função sexuais (ereção, lubrificação) são descritos.[58]

Supõe-se que o incremento das experiências sexuais produzido pela maconha dependa da expectativa do usuário, da sua idade, do tipo de personalidade, do contexto de consumo e do tipo de relacionamento do casal.[1]

Efeitos positivos são menos frequentes quando o consumo cresce, pois o delta-9-tetra-hidrocanabinol (THC) em altas doses pode inibir o eixo hipotálamo-hipófise-adrenal.[2,21]

O impacto do uso da maconha por longo tempo ainda não está suficientemente esclarecido no que se refere à esfera sexual. São muito limitados os estudos sobre esse tema, além de haver resultados contraditórios.[2] Estudos em animais que investigam os efeitos da *Cannabis* sobre a função sexual têm identificado potencial associação entre essa substância e a inibição do orgasmo.[59]

Opioides

Nos estágios iniciais do consumo abusivo de opioides, os usuários costumam experimentar efeitos favoráveis sobre a função sexual. Na mulher ocorrem relaxamento e efeito analgésico nos casos de dispareunia. Nos homens, deflagra-se retardo ejaculatório, o que interessa àqueles que têm ejaculação precoce, antes do consumo abusivo da droga.[60]

Quando a dependência se instala, as mulheres tendem a ter anorgasmia e amenorreia; os homens referem perda da libido, DE e ejaculação retardada.[8] Consequentemente, a frequência sexual de ambos diminui.

Há homens que apreciam o retardo ejaculatório proporcionado pelo uso de opioides, enquanto mulheres tendem a se interessar pelo efeito sobre a ansiedade e a dor coital, especialmente nas primeiras fases do uso. Há ainda aqueles e aquelas que se beneficiam por abrandarem a repressão/aversão por sexo.[21]

Parece haver uma base biológica para a perda do desejo e demais dificuldades decorrentes do uso crônico de opioides: ainda que não totalmente definido, o mecanismo parece ser de inibição do eixo hipotálamo-hipófise-gonadal e aumento dos níveis de prolactina.[8]

A heroína ocasiona depleção nos níveis de testosterona livre e eleva os níveis de testosterona ligada à globulina, independentemente de idade, quantidade da droga ingerida por dia e tempo de uso.

O uso crônico de heroína deprime a função testicular, via hipotálamo ou centros mais altos. Isso se manifesta por baixos índices de hormônio luteinizante e hormônio foliculoestimulante. Essas alterações hormonais são reversíveis com a descontinuação do uso.[61-64] Tais efeitos podem ocorrer também em pacientes tratados com metadona, por deficiência de testosterona.[65]

A administração aguda de heroína parece produzir um intenso bem-estar (orgasmo farmacogênico), fazendo com que o usuário se sinta intensamente ligado à droga, como seu "único grande amor", capaz de consolar, reduzir a dor e dar prazer.[9,66,67]

O mecanismo de ação biológico dos opiáceos se dá sobre o sistema mesolímbico dopaminérgico de recompensa, exercendo extremo controle sobre o comportamento, com deterioração da habilidade natural para recompensa, inclusive sexual. Esse efeito é conhecido como toxicidade motivacional.[68]

Episódios de hipersexualidade podem ocorrer em homens em descontinuação de opiáceos, com ereções espontâneas e ejaculações noturnas. Ejaculação precoce também pode ser observada como resultado da descontinuação ou reflexo de padrão prévio à adicção.[60,68-70]

Os efeitos sexuais indesejáveis conduzem à hipótese de uso de opiáceos antagonistas (naloxona ou naltrexona) em alguns casos de DE, com resultados inconclusivos.[71,72]

Presença concomitante de quadros psicopatológicos pode contribuir em alguma extensão para a disfunção sexual. Estima-se que dificuldades sexuais sejam mais prevalentes entre pacientes depressivos e que a depressão contribua para a disfunção sexual entre os usuários de heroína.[73]

Cocaína e crack

A cocaína é um estimulante central e periférico que inibe a recaptação do neurotransmissor dopamina.[74] Esse mecanismo (inibição da recaptação da dopamina) propicia sensação de prazer, bem-estar, autoconfiança e alerta. A droga promove, também, impacto imediato sobre o sistema cardiovascular, com elevação da frequência cardíaca, o que aumenta o risco para infarto e morte súbita.[75]

Embora não tenha repercussão direta e específica sobre a resposta sexual, a cocaína, assim como outros estimulantes do sistema nervoso, ao promover sensação de bem-estar, pode intensificar o desejo sexual. Frequentemente, novos usuários ou aqueles que a utilizam esporadicamente, referem efeitos sexuais benéficos, especialmente sobre o desejo.[76] Também há referência de retardo da ejaculação.[1]

Usuários regulares ou de longa data de cocaína inalada, injetada ou fumada (*crack*) têm efeitos negativos na saúde e no funcionamento sexual.[2] O uso crônico tem sido associado à redução da função cognitiva, mesmo após a interrupção.[77] Em mulheres, o *crack* diminui o desejo e aumenta as chances de outras disfunções sexuais.[78] Crianças cujas mães utilizaram cocaína durante a gravidez têm maior risco de atraso no desenvolvimento mental/cognitivo.[79]

Em homens, é comum a dificuldade de ereção.[80] A cocaína associada ao álcool resulta em desejo sexual masculino mais precário, DE e ejaculação retardada.[81] Nas mulheres, o retardo do orgasmo pode ocorrer.[21]

Portanto, enquanto novos e esporádicos usuários de cocaína percebem repercussão positiva da droga sobre a função sexual, usuários regulares ou crônicos referem repercussão negativa.

A disfunção sexual por abuso crônico é atribuída fundamentalmente à hiperprolactinemia e à *down regulation* dos receptores dopaminérgicos hipotalâmicos.[21]

Metanfetamina

Também conhecido como *crystal meth*, é um pó cristalino, branco e inodoro, o qual pode ser fumado, inalado, injetado ou utilizado por via oral. É um poderoso estimulante do sistema nervoso, que promove a recaptação dos neurotransmissores dopamina, serotonina, norepinefrina e epinefrina.[82]

Seus efeitos imediatos incluem aumento de energia, estado de alerta, sociabilidade e euforia, e podem durar de 6 a 30 h.[83] Esses efeitos são acompanhados de: aumentos de pressão arterial, frequência cardíaca e temperatura corporal, ansiedade, irritabilidade, insônia e agressividade. Há casos de psicose e tendência suicida.[84] A superdosagem pode ocasionar: hemorragia, hipertermia, arritmia, coma, AVC e morte.[85] Entre as assim chamadas *club drugs* e *party drugs*, está fortemente associada ao comportamento sexual.[2] É a combinação entre aumento da confiança social, perda da inibição sexual e exacerbação das sensações físicas, que dá suporte à percepção de incremento sexual proporcionado pela metanfetamina, a qual não atua direta e especificamente sobre o ciclo de resposta sexual, mas – como poderoso estimulante do sistema nervoso – amplia a sensação geral de bem-estar e, consequentemente, estimula diversas funções. Portanto, não há conexão entre o uso da metanfetamina e a função sexual.[86] A utilização dessa droga para diminuir a inibição sexual costuma levar à dependência.[2]

O uso a longo prazo aumenta o risco de esclerose das válvulas cardíacas, AVC, infarto, hipertensão e redução da função pulmonar, redução da função cognitiva, psicoses e depressão.[84] Além disso, o uso prolongado associa-se à DE e à ejaculação retardada no homem e ao retardo do orgasmo na mulher.[76]

Vale lembrar que a metanfetamina conduz, a longo prazo, à condição conhecida como *crystal dick*, na qual o usuário mantém libido, alta energia e baixa inibição, mas é inábil para obter/manter a ereção.[87] Essa repercussão reflete o comportamento sexual do usuário de metanfetamina: desejo ampliado *versus* dificuldades funcionais.

A repercussão do uso de metanfetamina sobre a atividade sexual deve considerar o incremento do sexo desprotegido, o que resulta em maior risco quanto ao vírus da imunodeficiência humana (*human immunodeficiency virus* – HIV) e outras doenças sexualmente transmissíveis (DST). Comparados aos usuários de narcóticos intravenosos, os usuários orais de metanfetamina têm menor comprometimento sexual.[88]

Ecstasy

Conhecida como "a droga do amor", seu efeito agudo parece ser mediado pela liberação e inibição da recaptação da serotonina e da dopamina, sendo a dopamina um facilitador e a serotonina um inibidor da função sexual.[89] O uso de 3,4-metilenodioximetanfetamina (MDMA) aumenta o desejo, a sensualidade e a satisfação sexual. Quanto à ereção, o efeito pode ser positivo ou negativo. Casos de priapismo por MDMA foram descritos.[90] Nas mulheres, é facilitada a lubrificação vaginal. O retardo orgástico é referido mais pelos homens que pelas mulheres, bem como sensações orgásticas mais intensas.[91]

O efeito sobre o desejo e a satisfação sexual se deve à ativação dopaminérgica, enquanto a inibição orgástica é serotoninérgica. Vale lembrar que o "efeito placebo" também explica algumas alterações sexuais vivenciadas pelos usuários de MDMA.[91]

Estudo desenvolvido com 701 homens, com idade média de 33,8 anos, usuários de heroína, anfetamina e MDMA encontrou 36,4% de DE. O risco desses homens para DE (quando comparados a controles) foi de 4,8 ($p < 0,05$), 3,2 ($p < 0,05$) e 1,4 ($p < 0,05$) em monousuários de heroína, anfetamina e MDMA, respectivamente. A diminuição do desejo sexual foi observada em 38,6% dos usuários dessas drogas, sendo maior (46,7%) naqueles que usavam heroína. O aumento de desejo sexual ocorreu em 18,4%, especialmente nos monousuários de anfetamina (22,6%). A medida do desejo sexual estava pior entre os usuários, comparados com os controles, mesmo entre aqueles que referiam aumento do desejo. Aumento e diminuição do tempo de latência ejaculatória acometeram 49,9% e 14,3% de todos os usuários, respectivamente, sem diferença significativa entre os três tipos de drogas.[5] O estudo concluiu que DE e diminuição do desejo sexual são mais comumente observadas com o uso de heroína, seguida de anfetamina e MDMA em monousuários. Por outro lado, maior tempo de latência ejaculatória ocorre frequentemente a todos.

Dependência múltipla

O poliuso de drogas leva a reações imprevisíveis, interações recíprocas e associação de drogas ilícitas com benzodiazepínicos. Esses últimos causam entorpecimento, o que reduz o desejo, embora em baixas doses possam agir como desinibidores e aumentar a libido.[92]

Drogas date rape (boa noite cinderela)

Flunitrazepam, cetamina e γ-hidroxibutirato (GHB) são substâncias que, especialmente quando misturadas ao álcool, produzem desinibição e amnésia anterógrada para os eventos que ocorreram sob sua influência.[93,94]

O flunitrazepam é um potente benzodiazepínico, insípido e inodoro e que se dissolve na bebida, produzindo sintomas semelhantes aos da intoxicação alcoólica, devendo ser investigado seu uso em situações sexuais sob intoxicação ou amnésia.[95]

GHB (*ecstasy* líquido) é um metabólito do neurotransmissor ácido γ-aminobutírico, que atua como depressor no sistema nervoso. É incolor e inodoro, mas tem sabor salgado. Em pequenas doses diminui a inibição e promove euforia. Em altas doses, produz amnésia, entorpecimento, confusão e alucinações, acompanhadas ou não de náuseas e vômitos.[95]

Cetamina é um cloridrato não opioide de ação rápida, lipossolúvel, com meia-vida curta. Produz estado de "anestesia dissociativa", provavelmente por ação sobre receptores N-metil-D-aspartato (NMDA). Seu efeito psicotrópico consta de dissociação e despersonalização e sensação de leveza, prejuízo da orientação temporal e experiências de "fora do corpo".[96] Misturada com bebida alcoólica, tem efeito sinérgico.

▶ Drogas e comportamento sexual de risco

Mulheres dependentes de drogas mais frequentemente fazem sexo e coabitam com parceiros(as) também usuários(as).[97] O mesmo não ocorre com os homens adictos, os quais geralmente têm uma(m) parceira(o) saudável.[98] Portanto, o sexo de risco é variável nessas diferentes situações.

A prostituição pode ser a fonte de recursos para a manutenção da dependência química. A idade de início dessa prática sexual em mulheres costuma coincidir com a idade em que o uso da droga passa a ser diário.[99]

O uso isolado (agudo) de substâncias, incluindo álcool, maconha, metanfetamina, cocaína, entre outras, antes ou durante a atividade sexual, é um importante preditivo de alto risco sexual, independentemente de gênero, idade, etnia e orientação sexual.[100-102]

Alguns estudos não correlacionam consumo abusivo de substâncias e sexo de risco, defendendo que indivíduos que fazem sexo sob efeito de álcool ou outras drogas não necessariamente se engajam em maiores riscos sexuais que a população geral.[103,104] Há, entretanto, evidência suficiente de que, utilizando substâncias psicoativas antes ou durante o ato sexual, os parceiros têm maior risco de gravidez indesejada e DST. Indivíduos que usam drogas e não usam o preservativo têm resultados significativamente mais altos em escalas que acessam impulsividade, comportamento de risco e busca de sensações.[8] Por outro lado, drogaditos submetidos a tratamentos mais amplos têm menos sexo de risco.[105] Portanto, programas de prevenção dirigidos a usuários ocasionais de drogas recreacionais e prevenção de risco para dependentes químicos e seus (suas) parceiros(as) são temas de alta prioridade.

▶ Uso de drogas por motivos primordialmente sexuais

Entre os possíveis motivos que levam ao primeiro episódio de uso de drogas, dificuldades sexuais na iniciação sexual devem ser investigadas. Ampla porcentagem de jovens inicia esse uso por essa razão.[106]

Um estudo que contou com amostra de 66 homens em drogadição, com idades entre 18 e 35 anos, encontrou que 71% deles tinham uma ou mais disfunções sexuais antes do primeiro uso de drogas, enquanto 29% não apresentavam queixa sexual. Alta porcentagem (31,4%) de indivíduos com disfunção sexual referiu que a presença desse distúrbio influenciou a decisão de começar a usar drogas. E, quanto mais grave a dificuldade sexual, maior a influência sobre a iniciação do uso.[20] Estes dados apontam para uma possível estratégia em prevenção primária de consumo abusivo de substâncias, na qual a educação sexual e o tratamento precoce das disfunções sexuais entre adolescentes possam ajudar a prevenir a dependência química.

Também os quadros de depressão, ansiedade e fobia podem responder por queixas sexuais que conduzem à dependência de drogas. A gravidade desses quadros varia de acordo com a idade da iniciação sexual e o número de parceiros(as) sexuais ao longo da vida.

▶ Como abordar o paciente

A atividade sexual raramente é investigada no contexto do consultório ou do ambulatório. No entanto, é fundamental que essa investigação seja feita, mormente nos casos de dependência de substâncias, quando a não compreensão das dificuldades sexuais dos dependentes químicos pode induzir a abandono de tratamento e perda de oportunidades terapêuticas.[8]

O diagnóstico de disfunção sexual induzida por psicotrópico é fácil de se estabelecer, se o profissional de saúde estiver consciente desse efeito adverso. Para tanto, é de fundamental importância cuidadosa história e, se necessário, a aplicação de questionários validados para avaliar a função sexual. O diagnóstico se estabelece se a dificuldade sexual tiver sido desencadeada pelo uso do psicotrópico e desaparecer com sua descontinuação.[7]

O diagnóstico das disfunções sexuais é, portanto, essencialmente clínico, ou seja, resulta da queixa do(a) paciente e/ou da(o) parceira(o), aliada à presença dos elementos de anamnese (ver Quadro 33.1).

Bastante relevante para o diagnóstico, bem como para o planejamento terapêutico e o prognóstico é a distinção entre disfunções sexuais primárias (ao longo da vida) e secundárias (adquiridas), bem como entre disfunção generalizada (presente em qualquer circunstância) e situacional (manifestada somente em determinadas circunstâncias e/ou parcerias).[15]

Recomenda-se, ainda, considerar a idade e a experiência sexual do paciente. Jovens ou principiantes podem apresentar temporariamente dificuldades de ereção, do controle da ejaculação (os homens), da lubrificação/relaxamento (as mulheres), o que é compreensível e não significa disfunção, mas falta de experiência.[107] Especialmente entre os dependentes químicos, deve-se determinar se a disfunção precedeu ou sucedeu o uso da droga e quais os aspectos relevantes desse uso sobre a atividade sexual. Tal investigação deve discriminar se a droga tem função de "adequação" sexual para o dependente, caso a caso, ou se trouxe prejuízo. De posse dessa informação, pode-se, inclusive, avaliar o tempo de drogadição.

Do anteriormente exposto, depreende-se a importância de se pesquisar, de rotina, a vida sexual do(a) paciente, o(a) qual muitas vezes não traz a queixa espontaneamente, por constrangimento, vergonha ou timidez. Essa investigação se justifica em função do diagnóstico e da recuperação da atividade sexual do(a) paciente e de sua (seu) parceira(o), mas também porque a disfunção sexual costuma refletir a presença subjacente de patologias orgânicas ou psiquiátricas.

Para facilitar esse procedimento, tornando-o mais completo e mais detalhado, sem necessidade de muito tempo de interrogatório e sem constrangimento do paciente e/ou do profissional de saúde, sugere-se a utilização de questionários com linguagem simples e de fácil manuseio. Dois instrumentos foram elaborados no Brasil para facilitar a identificação das disfunções sexuais masculinas e femininas. Tais instrumentos receberam a denominação de Quociente sexual – versão masculina (QS-M)[108,109] e Quociente sexual – versão feminina (QS-F),[110] respectivamente. Cada qual avalia os domínios da função sexual do homem e da mulher, oferecendo ao profissional de saúde uma prévia da anamnese sexual e sinalizando os aspectos que merecem mais atenção.

Os Quadros 33.2 e 33.3 apresentam os dois instrumentos, compostos por 10 questões graduadas de 0 a 5, bem como a interpretação dos resultados das respostas a eles.

Nos casos de dificuldades sexuais associadas à dependência de substâncias psicoativas, o trabalho se compõe de três níveis de intervenção: oferecer informação sobre diferentes aspectos da atividade sexual e respectivas associações com uso de drogas; processo de liberação, entendendo, compartilhando e aceitando problemas pessoais e discutindo como enfrentá-los; processo de elaboração e reorientação, clarificando o material emergente e utilizando-o para a adoção de novo estilo de vida.[8]

Seria desejável que os profissionais que trabalham com dependentes de substâncias tivessem esclarecimento sobre dificuldades sexuais, bem como que um especialista na área de sexualidade fizesse parte da equipe de tratamento à dependência química.

Quadro 33.2 Quociente sexual – versão masculina (QS-M).[108,109]

Responda este questionário, com sinceridade, baseando-se nos últimos 6 meses de sua vida sexual, considerando a seguinte pontuação:

0 = nunca	3 = aproximadamente 50% das vezes
1 = raramente	4 = a maioria das vezes
2 = às vezes	5 = sempre

1. Seu interesse por sexo é suficiente para você querer iniciar o ato sexual?

   [ ] 0   [ ] 1   [ ] 2   [ ] 3   [ ] 4   [ ] 5

2. Sua capacidade de sedução dá a você confiança de se lançar em atividade de conquista sexual?

   [ ] 0   [ ] 1   [ ] 2   [ ] 3   [ ] 4   [ ] 5

3. As preliminares de seu ato sexual satisfazem você e sua(seu) parceira(o)?

   [ ] 0   [ ] 1   [ ] 2   [ ] 3   [ ] 4   [ ] 5

4. Seu desempenho sexual varia conforme sua(seu) parceira(o) seja ou não capaz de se satisfazer durante o ato sexual com você?

   [ ] 0   [ ] 1   [ ] 2   [ ] 3   [ ] 4   [ ] 5

5. Você consegue manter o pênis ereto (duro) o tempo que precisa para completar a atividade sexual com satisfação?

   [ ] 0   [ ] 1   [ ] 2   [ ] 3   [ ] 4   [ ] 5

6. Após o estímulo sexual, sua ereção é suficientemente rígida (dura) para garantir uma relação sexual satisfatória?

   [ ] 0   [ ] 1   [ ] 2   [ ] 3   [ ] 4   [ ] 5

7. Você é capaz de obter e manter a mesma qualidade de ereção nas várias relações sexuais que realiza em diferentes dias?

   [ ] 0   [ ] 1   [ ] 2   [ ] 3   [ ] 4   [ ] 5

8. Você consegue controlar a ejaculação para que seu ato sexual se prolongue o quanto você desejar?

   [ ] 0   [ ] 1   [ ] 2   [ ] 3   [ ] 4   [ ] 5

9. Você consegue chegar ao orgasmo nas relações sexuais que realiza?

   [ ] 0   [ ] 1   [ ] 2   [ ] 3   [ ] 4   [ ] 5

10. Seu desempenho sexual o estimula a fazer sexo outras vezes, em outras oportunidades?

    [ ] 0   [ ] 1   [ ] 2   [ ] 3   [ ] 4   [ ] 5

Resultado

[Q1 + Q2 + Q3 + Q4 + Q5 + Q6 + Q7 + Q8 + Q9 + Q10] × 2

Escore final: apresenta a qualidade de desempenho/satisfação sexual
82 – 100 pontos (*bom a excelente*)
62 – 80 pontos (*regular a bom*)
42– 60 pontos (*desfavorável a regular*)
22 – 40 pontos (*ruim a desfavorável*)
0 – 20 pontos (*nulo a ruim*)

Pode-se saber quais são os domínios comprometidos, situando, assim, em que aspectos a intervenção se faz necessária:

Domínios investigados pelo QS-M
- Desejo (questão 1)
- Autoconfiança e autoestima (questão 2)
- Qualidade da ereção (questões 5, 6, 7)
- Controle da ejaculação (questão 8)
- Capacidade de atingir o orgasmo (questão 9)
- Satisfação geral com as preliminares e o intercurso (questões 3, 4 e 10)

Quadro 33.3 Quociente sexual – versão feminina (QS-F).[110]

Responda este questionário, com sinceridade, baseando-se nos últimos 6 meses de sua vida sexual, considerando a seguinte pontuação

    0 = nunca   3 = aproximadamente 50% das vezes
    1 = raramente   4 = a maioria das vezes
    2 = às vezes   5 = sempre

1. Você costuma pensar espontaneamente em sexo, lembra de sexo ou se imagina fazendo sexo?

    [ ] 0   [ ] 1   [ ] 2   [ ] 3   [ ] 4   [ ] 5

2. O seu interesse por sexo é suficiente para você participar da relação sexual com vontade?

    [ ] 0   [ ] 1   [ ] 2   [ ] 3   [ ] 4   [ ] 5

3. As preliminares (carícias, beijos, abraços, afagos etc.) a estimulam a continuar a relação sexual?

    [ ] 0   [ ] 1   [ ] 2   [ ] 3   [ ] 4   [ ] 5

4. Você costuma ficar lubrificada (molhada) durante a relação sexual?

    [ ] 0   [ ] 1   [ ] 2   [ ] 3   [ ] 4   [ ] 5

5. Durante a relação sexual, à medida que a excitação do seu parceiro vai aumentando, você também se sente mais estimulada para o sexo?

    [ ] 0   [ ] 1   [ ] 2   [ ] 3   [ ] 4   [ ] 5

6. Durante a relação sexual, você relaxa a vagina o suficiente para facilitar a penetração do pênis?

    [ ] 0   [ ] 1   [ ] 2   [ ] 3   [ ] 4   [ ] 5

7. Você costuma sentir dor durante a relação sexual, quando o pênis penetra em sua vagina?

    [ ] 0   [ ] 1   [ ] 2   [ ] 3   [ ] 4   [ ] 5

8. Você consegue se envolver, sem se distrair (sem perder a concentração), durante a relação sexual?

    [ ] 0   [ ] 1   [ ] 2   [ ] 3   [ ] 4   [ ] 5

9. Você consegue atingir o orgasmo (prazer máximo) nas relações sexuais que realiza?

    [ ] 0   [ ] 1   [ ] 2   [ ] 3   [ ] 4   [ ] 5

10. A satisfação que você consegue obter com a relação sexual lhe dá vontade de fazer sexo outras vezes, em outros dias?

    [ ] 0   [ ] 1   [ ] 2   [ ] 3   [ ] 4   [ ] 5

Resultado
Somam-se índices de cada questão e o total é multiplicado por 2. A questão 7 é incluída nessa soma, obedecendo ao seguinte critério: (5 – índice assinalado pela paciente)
    [Q1 + Q2 + Q3 + Q4 + Q5 + Q6 + **(5 – Q7)** + Q8 + Q9 + Q10] × 2

Escore final: apresenta a qualidade de desempenho/satisfação sexual
82 – 100 pontos (*bom a excelente*)
62 – 80 pontos (*regular a bom*)
42 – 60 pontos (*desfavorável a regular*)
22 – 40 pontos (*ruim a desfavorável*)
0 – 20 pontos (*nulo a ruim*)

Pode-se saber quais são os domínios comprometidos, situando, assim, em que aspectos a intervenção se faz necessária:

Domínios investigados pelo QS-F
- Desejo, fantasias e interesse sexual (questões 1, 2, 8)
- Preliminares (questão 3)
- Excitação da mulher e sintonia com o parceiro (questões 4, 5)
- Conforto (questões 6, 7)
- Orgasmo e satisfação (questões 9, 10)

▶ Referências bibliográficas

1. ROSEN, R. C. Alcohol and drug effects on sexual response: human experimental and clinical studies. *Ann. Rev. Sex. Res.*, v. 2, p. 119-179, 1991.
2. MCKAY, A. Sexuality and substance use: the impact of tobacco, alcohol and selected recreational drugs on sexual function. *Can. J. Hum. Sex.*, v. 14, p. 47-56, 2005.
3. SANDRONI, P. Aphrodisiacs past and present: a historical review. *Clin. Auton. Res.*, v. 11, p. 303-307, 2000.
4. LAU, J. T.; KIM, J. H.; TSUI, H. Y. Prevalence, health outcomes, and patterns of psychotropic substance use in a Chinese population in Hong Kong: a population-based study. *Subst Use Misuse*, v. 40, n. 2, p. 187-209, 2005.
5. BANG-PING, J. Sexual dysfunction in men who abuse illicit drugs: a preliminary report. *J. Sex. Med.*, v. 6, n. 4, p. 1072-80, 2009.
6. KOPETZ, C. E.; REYNOLDS, E. K.; HART, C. L.; KRUGLANSKI, A. W.; LEJUEZ, C. W. Social context and perceived effects of drugs on sexual behavior among individuals who use both heroin and cocaine. *Exp. Clin. Psychopharmacol.*, v. 18, n. 3, p. 214-20. 2010.
7. CLAYTON, D. O.; SHEN, W. W. Psychotropic drug-induced sexual function disorders: Diagnoses, incidence and management. *Drug Saf.*, v. 19, p. 299-312, 1998.
8. PALHA, A. P.; ESTEVES, M. Drugs of abuse and sexual functioning. *Adv. Psychos. Med.*, v. 29, p. 131-149, 2008.
9. CHECCUCCI, G. Sexuality and drug addiction: a tailored intervention during a rehabilitation program in a therapeutic community. *Ital. J. Drug Addict. Alcohol.*, v. 24, p. 1-2, 2002.
10. ESTEVES, M. F. *Depressão e toxicodependência – influência da patologia depressiva na evolução da síndrome de dependência dos opiáceos*. Porto: MEDISA, 2005.
11. ROSENBAUM, M. When drugs come into the picture, love flies out the window: Women addicts' love relationships. *Int. J. Addict.*, v. 16, p. 1197-1206, 1981.
12. MASTERS, W. H.; JOHNSON, V. E. *Human sexual response*. Boston: Little, Brown, 1966.
13. KAPLAN, H. S. *A nova terapia do sexo*. 3ª ed. Rio de Janeiro: Nova Fronteira, 1977.
14. AMERICAN PSYCHIATRIC ASSOCIATION. *Diagnostic and statistical manual of mental disorders*. 3rd ed. (DSM-III). Washington, DC: American Psychiatric Association, 1980.
15. ASSOCIAÇÃO PSIQUIÁTRICA AMERICANA (APA). *Manual diagnóstico e estatístico de transtornos mentais*. Texto revisado (DSM-IV-TR). Trad. Cláudia Dornelles. 4ª ed. Porto Alegre: Artmed, 2002.
16. BASSON, R.; ALTHOF, S.; DAVIS, S. et al. Summary of the recommendations on women's sexual dysfunctions. In: LUE, T. F.; BASSON, R.; ROSEN, R. et al. (eds.) *Sexual medicine – sexual dysfunctions in men and women*. Paris: Health Publications, 2004. p. 975-990.
17. BASSON, R. Human sex-response cycles. *J. Sex. Marital Ther.*, v. 27, n. 1, p. 33-43, 2001.
18. ORGANIZAÇÃO MUNDIAL DA SAÚDE (OMS). *Classificação de transtornos mentais e de comportamento da CID-10*. Porto Alegre: Artes Médicas, 1993.
19. SEGRAVES, R. T.; BALON, R. *Sexual pharmacology*: fast facts. New York: WW Norton, 2003.
20. LA PERA, G.; CARDERI, A.; MARIANANTONI, Z.; PERIS, F.; LENTINI, M.; TAGGI, F. Sexual dysfunction prior to first drug use among former drug addicts and its possible causal meaning on drug addiction: preliminary results. *J. Sex. Med.*, v. 5, n. 1, p. 164-72. 2008.
21. SASO, L. Effetti delle sostanze d'abuso sulla risposta sessuale. *Ann. Ist. Super Sanità*, v. 38, p. 289-294, 2002.
22. GORDON, G. G.; SOUTHREN, A. L.; VITTEK, J.; LIEBER, C. S. The effect of alcohol ingestion on hepatic aromatase activity and plasma steroid hormones in the rat. *Metabolism.*, v. 28, p. 20-24, 1979.
23. LIEBER, C. S. Hepatic and metabolic effects of ethanol: Pathogenesis and prevention. *Ann. Med.*, v. 26, p. 325-30, 1994.
24. GAVALER, J. S.; ROSENBLUM, E. R.; DEAL, S. R.; BOWIE, B. T. The phytoestrogen congeners of alcohol beverages: current status. *Proc. Soc. Exp. Biol. Med.*, v. 208, p. 98-102, 1995.
25. CALABRESE, G. Nonalcoholic compounds of wine: the phytoestrogen resveratrol and moderate red wine consumption during menopause. *Drugs Exp. Clin. Res.*, v. 25, p. 111-114, 1999.
26. NORDMANN, R.; RIBIERE, C.; ROUACH, H. Ethanol-induced lipid peroxidation and oxidative stress in extrahepatic tissues. *Alcohol Alcohol.*, v. 25, p. 231-237, 1990.
27. RIVIER, C.; RIVEST, S.; VALE, W. Alcohol-induced inhibition of LH secretion in intact and gonadectomized male and female rats: Possible mechanisms. *Alcohol Clin. Exp. Res.*, v. 16, p. 935-941, 1992.
28. DIŞSIZ, M.; OSKAY, U. Y.; BEJI, N. K. Use of alcoholic beverages and other psychoactive substances among women in Turkey: medical, biological, and social consequences. A pilot study. *Subst Use Misuse*, v. 45, n. 7, 8, p. 1060-1076, 2010.
29. SILVA, S. M.; MADEIRA, M. D.; RUELA, C.; PAULA-BARBOSA, M. M. Prolonged alcohol intake leads to irreversible loss of vasopressin and oxytocin neurons in the paraventricular nucleus of the hypothalamus. *Brain. Res.*, v. 925, p. 76-88, 2002.
30. CARMICHAEL, M. S.; HUMBERT, R.; DIXEN, J. et al. Plasma oxytocin increases in the human sexual response. *J. Clin. Endocrin. Metab.*, v. 64, p. 27-31, 1987.
31. BLAICHER, W.; GRUBER, D.; BIEGLMAYER, C. et al. The role of oxytocin in relation to female sexual arousal. *Gynecol. Obstet. Invest.*, v. 47, p. 125-126, 1999.
32. MARSHALL, A. W.; KINGSTONE, D.; BOSS, M.; MORGAN, M. Y. Ethanol elimination in males and females: relationship to menstrual cycle and body composition. *Hepatology*, v. 3, n. 5, p. 701-706, 1983.
33. MORGAN, M. Y.; SHERLOCK, S. Sex-related differences among 100 patients with alcoholic liver disease. *Br. Med. J.*, v. 1, n. 6066, p. 939-941, 1977.
34. CHROSTEK, L.; JELSKI, W.; SZMITKOWSKI, M.; PUCHALSKI, Z. Gender-related differences in hepatic activity of alcohol dehydrogenase isoenzymes and aldehyde dehydrogenase in humans. *J. Clin. Lab. Anal.*, v. 17, n. 3, p. 93-96, 2003.
35. THADHANI, R.; CAMARGO JR., C. A.; STAMPFER, M. J. et al. Prospective study of moderate alcohol consumption and risk of hypertension in young women. *Arch. Intern. Med.*, v. 162, p. 569-574, 2002.
36. SMITH-WARNER, S. A.; SPIEGELMAN, D.; YAUN, S. S. et al. Alcohol and breast cancer in women: a pooled analysis of cohort studies. *JAMA*, v. 279, n. 7, p. 535-540, 1998.
37. HALBREICH, U.; PALTER, S. Accelerated osteoporosis in psychiatric patients: possible pathophysiological processes. *Schizophr. Bull.*, v. 22, n. 3, p. 447-454, 1996.

38. LAITINEN, K.; LAMBERG-ALLARDT, C.; TUNNINEN, R. et al. Transient hypoparathyroidism during acute alcohol intoxication. *N. Engl. J. Med.*, v. 324, n. 11, p. 721-727, 1991.
39. HARTKA, E.; JOHNSTONE, B.; LEINO, E. V. et al. A meta-analysis of depressive symptomatology and alcohol consumption over time. *Br. J. Addict.*, v. 86, p. 1283-1298, 1991.
40. MOSCATO, B. S.; RUSSELL, M.; ZIELEZNY, M. et al. Gender differences in the relation between depressive symptoms and alcohol problems: a longitudinal perspective. *Am. J. Epidemol.*, v. 146, n. 11, p. 966-974, 1997.
41. KESSLER, R. C.; MCGONAGLE, K. A.; ZHAO, S. et al. Lifetime and 12-month prevalence of DSM-III-R psychiatric disorders in the United States. Results from the national comorbidity survey. *Arch. Gen. Psychiatry*, v. 51, n. 1, p. 81-89, 1994.
42. KESSLER, R. C.; CRUM, R. M.; WARNER, L. A. et al. Lifetime co-occurrence of DSM-III-R alcohol abuse and dependence with other psychiatric disorders in the national comorbidity survey. *Arch. Gen. Psychiatry*, v. 54, n. 4, p. 313-321, 1997.
43. SAMPSON, P. D.; STREISSGUTH, A. P.; BOOKSTEIN, F. L. et al. Incidence of fetal alcohol syndrome and prevalence of alcohol-related neurodevelopmental disorder. *Teratology*, v. 56, n. 5, p. 317-326, 1997.
44. LEWIS, D. D.; WOODS, S. E. Fetal alcohol syndrome. *Am. Fam. Physician*, v. 50, n. 5, p. 1025-1032, 1994.
45. WORLY, B.; GOPAL, M.; ARYA, L. Sexual dysfunction among women of low-income status in an urban setting. *Int J Gynaecol Obstet.*, v. 111, n. 3, p. 241-244, 2010.
46. DERBY, C. A.; MOHR, B. A.; GOLDSTEIN, I. et al. Modifiable risk factors and erectile dysfunction; can lifestyle changes modify risk? *Urology*, v. 56, p. 302-306, 2000.
47. FELDMAN, H. A.; JOHANNES, C. B.; DERBY, C. A. et al. Erectile dysfunction and coronary risk factors: prospective results from the Massachusetts male aging study. *Prev. Med.*, v. 30, p. 328-338, 2000.
48. DOREY, G. Is smoking a cause of erectile dysfunction? A literature review. *Br. J. Nurs.*, v. 10, p. 455-465, 2001.
49. GADES, N. M.; NEHRA, A.; JACOBSON, D. J. et al. Association between smoking and erectile dysfunction: a population-based study. *Am. J. Epidemiol.*, v. 161, p. 346-351, 2005.
50. NATALI, A.; MONDAINI, N.; LOMBARDI, G. et al. Heavy smoking is an important risk factor for erectile dysfunction in young men. *Int. J. Impot. Res.*, v. 17, p. 227-330, 2004.
51. SULLIVAN, M. E.; KEOGHANE, S. R.; MILLER, M. A. W. Vascular risk factors and erectile dysfunction. *Br. J. Urol.*, v. 87, p. 838-845, 2001.
52. WOLF, R.; SHULMAN, A. Erectile dysfunction and fertility related to cigarette smoking. *J. Eur. Acad. Dermatol. Venereol.*, v. 6, p. 209-216, 1996.
53. POURMAND, G.; ALIDAEE, M. R.; RASULI, S. et al. Do cigarette smokers with erectile dysfunction benefit from stopping? A prospective study. *BJU Int.*, v. 94, p. 1310-1313, 2004.
54. HARTE, C. B.; MESTON, C. M. Association between smoking cessation and sexual health in men. *BJU Int.*, v. 109, n. 6, p. 888-896, 2012.
55. HARTE, C. B.; MESTON, C. M. The inhibitory effects of nicotine on physiological sexual arousal in nonsmoking women: results from a randomized, double-blind, placebo-controlled, cross-over trial. *J. Sex. Med.*, v. 5, n. 5, p. 1184-1197, 2008.
56. ADAMS, I. B.; MARTIN, B. R. Cannabis: pharmacology and toxicology in animals and humans. *Addiction*, v. 91, p. 1585-1614, 1996.
57. HALIKAS, J.; WELLER, R.; MORSE, C. Effects of regular marijuana use on sexual performance. *J. Psychoactive Drugs*, v. 14, n. 1-2, p. 59-70, 1982.
58. CRENSHAW, T. L.; GOLDBERG, J. P. Marijuana and other illegal drugs. In: *Sexual pharmacology*: drugs that affect sexual functioning. New York: WW Norton, 1996. p. 189-193.
59. AVERSA, A.; ROSSI, F.; FRANCOMANO, D.; BRUZZICHES, R.; BERTONE, C.; SANTIEMMA, V,.; SPERA, G. Early endothelial dysfunction as a marker of vasculogenic erectile dysfunction in young habitual cannabis users. *Int. J. Impot. Res.*, v. 20, n. 6, p. 566-73, 2008.
60. SMITH, D. E.; MOSER, C.; WESSON, D. R. et al. A clinical guide to the diagnoses and treatment of heroin-related sexual dysfunction. *J. Psychoactive Drugs*, v. 14, p. 91-99, 1982.
61. WANG, C.; CHAN, V.; YEUNG, R. T. The effect of heroin addiction on pituitary-testicular function. *Clin. Endocrinol.*, Oxf., v. 9, p. 455-461, 1978.
62. LAFISCA, S.; BOLELLI, G.; FRANCESCHETTI, F. et al. Free and bound testosterone in male heroin addicts. *Arch. Toxicol. Suppl.*, v. 8, p. 394-397, 1985.
63. MALIK, S. A.; KHAN, C.; JABBAR, A.; IQBAL, A. Heroin addiction and sex hormones in males. *J. Pak. Med. Assoc.*, v. 42, p. 210-212, 1992.
64. ROBERTS, L.; FINCH, P. M.; PULLAN, P.; BHAGAT, C.; PRICE, L. M. Sex hormone suppression by intrathecal opioids: a prospective study. *Clin. J. Pain.*, v. 18, p. 144-148, 2002.
65. MENDELSON, J. H.; MEYER, R. E.; ELLINGBOE, J. et al. Effects of heroin and methadone on plasma cortisol and testosterone. *J. Pharmacol. Exp. Ther.*, v. 195, p. 296-302, 1975.
66. CHESSICK, R. D. The 'pharmacogenic orgasm' in the drug addict. *Arch. Gen. Psychiatry*, v. 3, p. 545-556, 1960.
67. SEECOF, R.; TENNANT, F. S. Subjective perceptions to the intravenous 'rush' of heroin and cocaine in opioid addicts. *Am. J. Drug Alcohol Abuse*, v. 12, p. 79-87, 1986.
68. BOZARTH, M. A. Pleasure systems in the brain. In: WARBURTON, D. M. (ed.) *Pleasure*: the politics and the reality. New York: John Wiley & Sons, 1994. p. 5-14.
69. MINTZ, J.; O'HARE, K.; O'BRIEN, C. P.; GOLDSCHMIDT, C. W. Sexual problems of heroin addicts. *Arch. Gen. Psychiatry*, v. 137, p. 909-915, 1974.
70. CUSHMAN, P.; DOLE, V. P. Detoxification of rehabilitated methadone-maintenance patients. *J. Am. Med. Assoc.*, v. 226, p. 747-752, 1973.
71. VAN AHLEN, H.; PIECHOTA, H. J.; KIAS, J. et al. Opiate antagonists in erectile dysfunction: a possible new treatment option? Results from a pilot study with naltrexone. *Eur. Urol.*, v. 28, p. 246-250, 1995.
72. SATHE, R. S.; KOMISARUK, B. R.; LADAS, A. K.; GODBOLE, S. V. Naltrexone-induced augmentation of sexual response in men. *Arch. Med. Res.*, v. 32, p. 221-226, 2001.
73. PALHA, A. P.; ESTEVES, M. F. Drugs of abuse and sexual functioning. *Adv. Psychosom. Med.* v. 29, p. 131-149, 2008.
74. MATEO, Y.; BUDYGIN, E. A.; MORGAN, D. et al. Fast onset of dopamine uptake inhibition by intravenous cocaine. *Eur. J. Neurosci.*, v. 20, n. 10, p. 2838-2842, 2004.

75. FRISHMAN, W. H.; DEL VECCHIO, A.; SANAL, S.; ISMAL, A. Cardiovascular manifestations of substance abuse part 1: Cocaine. *Heart Disease*, v. 5, p. 187-201, 2003.
76. PEUGH, M. A.; BELENKO, S. Alcohol, drugs, and sexual function: a review. *J. Psychoactive Drugs*, v. 33, n. 3, p. 223-232, 2001.
77. BOLLA, K. I.; ROTHMAN, R.; CADET, J. L. Dose--related neurobehavioral effects of chronic cocaine use. *J. Neuropsychiatry Clin. Neurosci.*, v. 11, n. 3, p. 361-369, 1999.
78. HENDERSON, D. J.; BOYD, C. J.; WHITMARSH, J. Women and illicit drugs: Sexuality and crack cocaine. *Health Care Women Int.*, v. 16, n. 2, p. 113-124, 1995.
79. SINGER, L. T.; ARENDT, R.; MINNES, S. et al. Cognitive and motor outcomes of cocaine-exposed infants. *JAMA*, v. 287, n. 15, p. 1952-1960, 2002.
80. MACDONALD, P. T.; WALDORF, D.; REINARMAN, C.; MURPHY, S. Heavy cocaine use and sexual behavior. *J. Drug Issues*, v. 18, p. 437-455, 1988.
81. COCORES, J. A.; MILLER, N. S.; POTTASH, A. C.; GOLD, M. S. Sexual dysfunction in abusers of cocaine and alcohol. *Am. J. Drug. Alcohol Abuse*, v. 14, n. 2, p. 169-173, 1988.
82. SEIDEN, L.; SOBOL, K.; RICAURTE, G. Amphetamine: Effects on catecholamine systems and behavior. *Ann. Rev. Pharm. Toxic.*, v. 33, p. 639-674, 1993.
83. ANGLIN, M. D.; BURKE, C.; PERROCHET, B. et al. History of the methamphetamine problem. *J. Psychoactive Drugs*, v. 32, n. 2, p. 137-141, 2000.
84. MAXWELL, J. C. Emerging research on methamphetamine. *Curr. Opin. Psychiatry,* v. 8, n. 3, p. 235-242, 2005.
85. FREESE, T. E.; MIOTTO, K.; REBACK, C. J. The effects and consequences of selected club drugs. *J. Subst. Abuse Treat*, v. 23, n. 2, p. 151-156, 2002.
86. KURTZ, S. P. Post-circuit blues: Motivations and consequences of crystal meth use among gay men in Miami. *AIDS and Behavior*, v. 9, p. 63-72, 2005.
87. FROSCH, D.; SHOPTAW, S.; HUBER, A. et al. Sexual HIV risk among gay and bisexual male methamphetamine abusers. *J. Subst. Abuse Treat.*, v. 13, p. 483-486, 1996.
88. GOSSOP, M. R.; STERN, R.; CONNEL, P. H. Drug dependence and sexual dysfunction: a comparison of intravenous users of narcotics and oral users of amphetamines. *Br. J. Psychiatry*, v. 124, p. 431-434, 1974.
89. STEELE, T. D.; MCCANN, U. D.; RICAURTE, G. A. 3,4-methylenedioxymethamphetamine (MDMA, 'Ecstasy'): pharmacology and toxicology in animals and humans. *Addiction*, v. 89, p. 539-551, 1994.
90. DUBLIN, N.; RAZACK, A. H. Priapism: ecstasy related? *Urology*, v. 56, p. 1057, 2000.
91. ZEMISHLANY, Z.; AIZENBERG, D.; WEIZMAN, A. Subjective effects of MDMA ('Ecstasy') on human sexual function. *Eur. Psychiatry*, v. 16, p. 127-130, 2001.
92. SMITH, S. Drugs that cause sexual dysfunction. *Psychiatry*, v. 6, p. 111-114, 2007.
93. SMITH, K. M. Drugs used in acquaintance rape. *J. Am. Pharm. Assoc. (Wash)*, v. 39, p. 442-443, 1999.
94. SCHWARTZ, R. H.; MILTEER, R.; LEBEAU, M. A. Drug-facilitated sexual assault ('date rape'). *South Med. J.*, v. 94, p. 655-656, 2000.
95. WEIR, E. Drug-facilitated date rape. *J. de l'Assoc. Méd. Can.*, v. 165, p. 80, 2001.
96. PAL, H. R.; BERRY, N.; KUMAR, R.; RAY, R. Ketamine dependence. *Anaesth. Intensive Care*, v. 30, p. 382-384, 2002.
97. GOSSOP, M.; GRIFFITHS, P.; STRANG, J. Sex differences in patterns of drug taking behavior. *Br. J. Psych.*, v. 164, p. 101-104, 1994.
98. BRITO, M. *Relações perigosas*. As companheiras de dependentes de opiáceos: contribuição para o seu estudo. Dissertação (Mestrado) – Faculdade de Psicologia da Universidade do Porto, Porto, 1997.
99. RHODES, T.; STIMSON, G. V.; QUIRK, A. Sex, drugs, intervention and research: from the individual to the social. *Subst. Use Misuse*, v. 31, p. 375-407, 1996.
100. STATON, M.; LEUKEFELD, C.; LOGAN, T. K. et al. Risky sex behavior and substance use among young adults. *Ment. Soc. Work*, v. 24, p. 147-154, 1999.
101. MOLITOR, F.; TRUAX, S. R.; RUIZ, J. D.; SUN, R. Association of methamphetamine use during sex with risky sexual behaviors and HIV infection among non-injection drug users. *West J. Med.*, v. 168, p. 93-97, 1998.
102. MULRY, G.; KALICHMAN, S. C.; KELLY, J. A. Substance use and unsafe sex among gay men: global *versus* situational use of substances. *J. Sex Educ. Ther.*, v. 20, p. 175-184, 1994.
103. BAKER, S. A.; MORRISON, D. M.; GILLMORE, M. R. et al. Sexual behaviors, substance use, and condom use in a sexually transmitted disease clinic sample. *J. Sex Res.*, v. 32, p. 37-44, 1995.
104. LEIGH, B.; MILLER, P. The relationship of substance use with sex to the use of condoms among young adults in two urban areas of Scotland. *AIDS Educ. Prev.*, v. 7, p. 278-284, 1995.
105. LONGSHORE, D.; HSIEH, S. Drug abuse treatment and risky sex: evidence for a cumulative treatment effect? *Am. J. Drug Alcohol Abuse*, v. 24, p. 439-451, 1998.
106. FOXMAN, B.; ARAL, S. O.; HOLMES, K. K. Common use in the general population of sexual enrichment aids and drugs to enhance sexual experience. *Sex. Transm. Dis.*, v. 33, p. 156-162, 2006.
107. REINISCH, J. M.; BEASLEY, R. *The Kinsey Institute new report on sex*: what you must know to be sexually literate. New York: St. Martin's Press, 1990.
108. ABDO, C. H. N. Elaboração e validação do quociente sexual – versão masculina, uma escala para avaliar a função sexual do homem. *Rev. Bras. Med.*, v. 63, n. 1/2, p. 42-46, 2006.
109. ABDO, C. H. The male sexual quotient: a brief, self--administered questionnaire to assess male sexual satisfaction. *J. Sex. Med.*, v. 4, p. 382-389, 2007.
110. ABDO, C. H. N. Elaboração e validação do quociente sexual – versão feminina, uma escala para avaliar a função sexual da mulher. *Rev. Bras. Med.*, v. 63, n. 9, p. 477-482, 2006.

34 Dependência Química em Outras Populações

Alessandra Diehl, Maria Carolina Pedalino Pinheiro e Denise Leite Vieira

▶ Introdução

Vulnerabilidades variadas, estigmas, preconceitos, comprometimentos físicos, psíquicos, cognitivos e emocionais, dificuldades sociais, culturais, educacionais, jurídicas e familiares fazem parte da complexidade vivenciada por usuários de álcool e drogas de qualquer segmento da sociedade que procura por serviços de saúde.[1]

Não é difícil imaginar que, para alguns usuários de drogas da comunidade de lésbicas, *gays*, bissexuais e transgêneros (LGBT) e/ou que estejam em situação de rua – as duas populações de foco de interesse neste capítulo –, a busca por serviços para tratamento seja menos frequente e geralmente aconteça mais tardiamente, já que a soma de estigmas, a vergonha e o medo do preconceito podem afastar ainda mais da busca de tratamento.[2]

A melhor compreensão de questões relativas ao universo de indivíduos em vulnerabilidades específicas têm implicações importantes para planejamento de políticas de saúde (tratamento e prevenção), para adequada condução de pesquisas científicas e para o treinamento de profissionais nos serviços de saúde.[2,3]

Assim, é objetivo deste capítulo revelar algumas vulnerabilidades e especificidades do tratamento destas duas populações – LGBT e indivíduos em situação de rua – com envolvimento com abuso e dependência de álcool, tabaco e outras drogas (ATOD).

▶ Lésbicas, gays, bissexuais e transgêneros

Conceitos para melhor compreender a sexualidade

Sexo e gênero

O termo "sexo" diz respeito aos aspectos fisiológicos e anatômicos diferenciando macho e fêmea, enquanto o termo "gênero" está relacionado com as convenções sociais do que é masculino e feminino, e que atribuem a homens e mulheres seus papéis de gênero – e, com isso, acabam determinando como devem se vestir, comportar, pensar, sentir. A percepção social e a constelação simbólica referente ao que é masculino e feminino são derivadas dos costumes de uma determinada comunidade; portanto, é importante ressaltar que os papéis sociais não são iguais entre as diversas culturas.[4,5]

Orientação sexual

Uma das definições de orientação sexual é a direção do desejo erótico, da atração sexual e afetiva de uma pessoa pelas outras. De uma forma geral, podemos dizer que heterossexual é a pessoa que sente desejo e atração sexual por pessoas do gênero oposto ao seu; homossexual, por pessoas do mesmo gênero; e bissexual, por pessoas de ambos os gêneros.[4,5]

Cabe lembrar que alguns investigadores muitas vezes não concordam quanto aos critérios de definições de orientação sexual, identidade sexual ou atração sexual, ou seja, ainda não há consenso. Comportamento sexual não é um correlato perfeito de orientação sexual. Por exemplo, as pessoas podem ter um o comportamento sexual e não "definirem" sua orientação sexual a partir disso, por exemplo, pessoas que eventualmente fazem sexo com pessoas do mesmo gênero (homens que fazem sexo com homens – HSH; ou mulheres que fazem sexo com mulheres – MSM), mas que podem se definir como heterossexuais.[6] Como também há pessoas que não têm dúvidas sobre como definem sua orientação sexual, mas que nunca tiveram relação sexual.

Nas sociedades atuais existe uma predominância de indivíduos heterossexuais. No Brasil, por exemplo, dados do Estudo Populacional da Vida Sexual do Brasileiro (2004) revelam que entre as mulheres brasileiras 96,7% se definiram como heterossexuais, enquanto 2,4% como homossexuais e 0,9% como bissexuais. Já entre os homens brasileiros, 92% se declararam heterossexuais, 6,1% como homossexuais e 1,8% como bissexuais.[7]

Parece claro que as pessoas não escolhem sua orientação sexual, pois esta, de alguma forma, é inata.[11] A mudança de visão sobre a homossexualidade como uma variação normal da expressão da sexualidade humana teve início com os ilustres estudos de Kinsey, na década de 1950, o qual examinou, por meio de estudos transversais, o comportamento sexual de homens e mulheres norte-americanos.[5] É importante, portanto, reforçar que homossexualidade e heterossexualidade não são uma "opção" ou uma condição que se "escolhe" e também que a orientação sexual não é uma condição passível de tratamento ou de "cura". A American Psychiatric Association (APA) removeu a homossexualidade como uma doença mental do *Manual diagnóstico e estatístico de transtornos mentais* (DSM, *Diagnostic and statistical manual of mental disorders*) na década de 1970. O termo "homossexualismo" deixou de ser utilizado.

A homossexualidade passou a ser compreendida como uma variação da sexualidade e da expressão do afeto, e a orientação sexual se apresenta ao longo do *spectrum* de heterossexualidade e homossexualidade.[2] Não cabe, portanto, nenhum tipo de intervenção medicamentosa, religiosa/espiritual ou psicoterápica na tentativa de "reversão" para a heterossexualidade.[5]

As intervenções terapêuticas existem para aliviar o sofrimento e melhorar a qualidade de vida; portanto, as intervenções para indivíduos que não se sentem à vontade com a própria orientação sexual devem visar ao alívio das angústias e ansiedades, trabalhar dificuldades e assertividade, diminuir o risco de suicídio, promover a autoaceitação e os ajustamentos pessoal, educacional, social e familiar, bem como satisfação nos relacionamentos afetivos e não a alteração/"reversão" da orientação sexual.[8]

Identidade sexual e de gênero

Lembrando a diferenciação entre os termos "sexo" e "gênero", a identidade sexual é relativa ao sexo de nascimento e a identidade de gênero é construída socialmente e pode ser definida pela forma como a pessoa se vê, se identifica, se reconhece e como se apresenta, inclui-se aqui a orientação sexual.[4,9] Assim, temos:

- Mulher heterossexual
- Homem heterossexual
- Lésbica (mulher homossexual)
- *Gay* (homem homossexual)
- Bissexual (mulher ou homem que sente atração por pessoas de ambos os gêneros)
- Assexual (que não sente atração por nenhum dos gêneros)[10]
- *Travesti* (pessoa que usa roupas do gênero oposto e, em muitos casos, também faz uso de hormônios e implantes para se assemelhar na aparência ao gênero oposto, mas não deseja fazer a cirurgia de redesignação sexual)
- *Transgênero* (homem ou mulher que tem a convicção de pertencer ao sexo oposto, cujas características aspira ter ou já adquiriu por meio de cirurgia de redesignação sexual.) Essas pessoas costumam dizer que nasceram no corpo errado, não se reconhecem pelo gênero de nascimento e há um enorme sofrimento devido a essa "incompatibilidade" entre seu corpo e como elas se sentem. A disforia de gênero segue sendo uma classificação pertencente aos manuais diagnósticos psiquiátricos atuais. O fato de ser classificado como um transtorno mental geralmente traz consigo uma conotação estigmatizante de "aberração" ao portador, e para muitos autores esse é o fator que faz com que a sociedade tenha uma visão distorcida sobre os portadores de disforia de gênero. Para tanto, a futura CID–11 deve trazer novidades nesse campo, com mudanças na nomenclatura da classificação, que muito provavelmente sairão no capítulo F de transtornos mentais. Sugere-se um capítulo a parte ou, ainda, a inserção desse assunto em um capítulo destinado a questões da sexualidade e saúde sexual.[11,12]

Vulnerabilidades que predispõem a população LGBT ao consumo abusivo e à dependência de substâncias

Muitas vulnerabilidades interagindo entre si podem contribuir para o uso, consumo abusivo e consequente dependência de substâncias psicoativas em indivíduos LGBT,[2,13] sendo algumas destas vulnerabilidades citadas a seguir.

Sociais

Gays e lésbicas continuam a encarar grande sofrimento social proveniente de fatores como a discriminação, baixa aceitação social, lutas contínuas para reconhecimento de relacionamentos, casamento e proteção no trabalho. Somam-se o risco de ataques verbais e físicos, o risco de receber o diagnóstico do HIV e conviver como portador de uma doença crônica e repleta de estigmas em muitas culturas.[3,14]

Heterossexismo

Trata-se de um sistema ideológico que ignora, denigre e estigmatiza qualquer forma de expressão emocional, afetiva, comportamental, atividade sexual, relacionamento ou identidade social da comunidade de um não heterossexual.[4]

Homofobia

Trata-se de medo irracional, aversão ou discriminação de pessoas com orientação ou comportamentos homossexuais.[4,15] O preconceito e a discriminação contra os homossexuais, muitas vezes, chegam ao extremo da violência, e resultam em mortes. A homofobia, definida como rejeição ou aversão a homossexuais e à homossexualidade, é protagonista e mola propulsora de muitos crimes, que são classificados como crimes de ódio. Os crimes de ódio nos fazem perguntar como a orientação sexual, ou etnia, crença, origem, classe social, ou qualquer outro "motivo" de discriminação, pode "justificar" e/ou originar um crime? O Brasil, infelizmente, continua líder internacional em crimes de homofobia: no ano de 2012 foram documentados 338 assassinatos de *gays*, travestis e lésbicas no Brasil, incluindo duas transexuais brasileiras mortas na Itália. Um assassinato a cada 26 h. Um aumento de 27% em relação ao ano de 2011 (266 mortes) e um crescimento de 177% nos últimos 7 anos (*site* Direito homoafetivo).[16]

Homofobia internalizada

Refere-se à resistência e autoaceitação de si mesmo com relação à própria orientação homossexual. Relaciona-se à vergonha e ao conceito negativo de si mesmo. Essa negação pode acarretar níveis diferentes de sofrimento, podendo culminar, muitas vezes, em suicídio.[2,17]

Coming out ou "sair do armário"

Esta expressão em inglês adaptada para o nosso idioma quer dizer "sair do armário". Refere-se à experiência de alguns, mas não de todos os *gays* e lésbicas, quando exploram ou assumem o seu *status* homossexual atual, tentando conciliá-lo com a socialização anterior.[18] Este parece ser um dos momentos mais difíceis e propícios ao uso de substâncias psicoativas, com riscos de maior possibilidade de manutenção deste uso ao longo da vida.[3] O uso de drogas pode servir como um alívio "mais fácil", provendo aceitação da sexualidade e, mais importante, proporcionando conforto que, muitas vezes, não está presente na família ou na sociedade.

O uso de substância psicoativa pode auxiliar o processo de socialização e a realização daquilo que se acha ser "proibido". Muitos *gays* têm suas primeiras experiências sexuais sob a influência de álcool e outras drogas. Para muitos *gays* e lésbicas, essa associação entre consumo abusivo de substâncias psicoativas e sexualidade persiste e pode tornar-se parte do processo de "sair do armário" e da formação pessoal e social da identidade.[2]

Culturais

Existe uma tendência entre *gays* e lésbicas de terem maior convivência entre o chamado "gueto *gay*", por questões de autopreservação da comunidade, proteção e suporte dos iguais e também por apropriação do sentimento de pertencimento.[19] O mundo social é repleto de bares, clubes, boates, turismo *gay* e saunas, onde o álcool e outras drogas estão também muito presentes e amplamente disponíveis.[2,20]

Ainda podemos incluir outras vulnerabilidades:[2,9]

- Considerar-se uma pessoa sem valor ou má
- Falta de contato e de relacionamentos de apoio com adultos ou pares
- Falta de maneiras alternativas de vivenciar a diferença
- Falta de acesso a uma modelagem positiva
- Falta de oportunidade para socializar com outros *gays* e lésbicas, exceto em clubes e bares
- Risco de contrair HIV e infecções sexualmente transmissíveis.

▶ Tópicos específicos no tratamento de consumo abusivo e dependência de substâncias psicoativas para população LGBT

Sabe-se que indivíduos LGBT apresentam taxas mais elevadas de transtornos por uso de substâncias, quando comparados com os heterossexuais.[2] No entanto, pouco se tem explorado os desafios que esta minoria sexual pode enfrentar ao apresentar-se para o tratamento. Estudo de Cochran et al. (2007), com uma amostra de 46 conselheiros que realizam tratamento para álcool e outras drogas em serviços públicos nos EUA, revelou que os preconceitos negativos de conselheiros dirigidos a indivíduos LGBT eram mais fortes por parte dos conselheiros heterossexuais e para aqueles que tinham poucos amigos LGBT. Os resultados foram também relacionados com uma medida recentemente desenvolvida, chamada de competência cultural, para trabalhar com usuários de substâncias LGBT que também revelaram que, quanto menor a competência cultural, menor é adequação da prestação dos cuidados.[21]

Algumas pesquisas também têm mostrado que programas de tratamento para álcool e outras drogas que são exclusivos para o público LGBT, ou que são sensíveis às questões específicas que envolvem o universo dessa população, são mais efetivos que os chamados tratamentos do tipo "modelo único", ou tradicionais, nos quais não existe um olhar para essas demandas, especificidades e necessidades desse público.[22,23]

Daí a importância de reconhecermos esses tópicos de interesse para aumentar a qualidade e efetividade da prestação de cuidados a esse público que procura ajuda para tratamento do consumo abusivo e da dependência de substâncias psicoativas.

Relacionamentos

É importante lembrar que a participação da família e parcerias afetivas no tratamento de consumo abusivo e dependência de substâncias é essencial para o processo de recuperação de todo usuário. Isso, certamente, não é diferente para a população LGBT. Portanto, a equipe deve estar preparada para sensibilizar e encorajar o paciente a trazer a família (parcerias afetivas, namorado(a), filhos e pais) para o contexto do tratamento, assim como mobilizar a família a participar. As técnicas de terapia de família e casal são as mesmas utilizadas para todos os pacientes, independentemente da orientação sexual. O profissional que conduz o grupo de família deve ter habilidade para lidar com as possíveis diferenças e estigmas devido aos conceitos heteronormativos.

Violência

Como já mencionado, a violência contra a população LGBT varia desde agressões verbais e ataques físicos até assassinatos por crimes de ódio motivados pela homofobia. A violência doméstica é também uma realidade entre casais gays, apesar de ser sub-relatada. Todos estes fatores contribuem tanto para o uso (experimentação ou aumento) de substâncias psicoativas, quanto representam um fator de risco para recaídas e devem ser considerados em programas de reabilitação.[2]

Infecções sexualmente transmissíveis/vírus da imunodeficiência humana/síndrome da imunodeficiência adquirida

A prevenção de infecções sexualmente transmissíveis (IST), incluindo o vírus da imunodeficiência humana (HIV, human immunodeficiency virus), sempre deve estar integrada ao programa de tratamento e orientação para todos os usuários de substâncias psicoativas, pois embora as pessoas saibam sobre sexo seguro e uso de preservativo, muitas não têm essa prática. Há evidências científicas de que indivíduos sob o efeito de álcool e drogas têm o julgamento prejudicado e se expõem a mais riscos, como compartilhar seringas, maior número de parcerias sexuais, assim como práticas sexuais sem proteção.[2]

Devido à vergonha, homofobia internalizada, depressão e baixa autoestima, alguns gays, consciente ou inconscientemente, podem se expor a mais riscos de contágio de IST. Outro desafio é fazer com que aqueles que já estão em terapia antirretroviral continuem tomando a medicação na forma e horários corretos, pois, com o consumo abusivo ou recaída ao uso de drogas, pode haver negligência do esquema medicamentoso.[2]

Gênero e identidade sexual

A identidade sexual é uma questão que pode gerar confusão e constrangimento para as pessoas LGBT nos serviços de tratamento para usuários de substâncias psicoativas, devido aos conceitos heteronormativos e da "dicotomia" de gênero masculino e feminino. Uma questão, por exemplo, é a utilização de espaços comuns nos centros de tratamento, como banheiros, enfermarias e acomodações: uma travesti usaria qual banheiro, de homens ou mulheres? Uma pessoa que é transexual quando internada ficaria na enfermaria masculina ou feminina?

Nome social

Todos nós temos nomes e atendemos, quando chamados, pelo nome que nos identificamos, que nem sempre é o nome de registro. Às vezes é um apelido e que de tão identificado com a pessoa, é integrado ao registro original (p. ex., Lula). No caso de travestis e transgêneros, as pessoas escolhem ser chamadas por um nome diferente da carteira de identidade; uma travesti elege um nome feminino e se apresenta, e se identifica, com o gênero feminino. O mesmo acontece com as pessoas que desejam e/ou realizam a cirurgia de redesignação sexual. Um caso famoso no Brasil é o da Roberta Close, que passou boa parte de sua vida com o nome com que foi registrada ao nascer (Luiz Roberto), realizou a cirurgia de redesignação sexual e, embora já se identificasse com o gênero feminino e se apresentasse como Roberta muito antes da operação, apenas conseguiu alterar seu nome no registro civil depois de muita luta e constrangimento.

As pessoas têm o direito de serem chamadas pelo nome que desejarem e pela identidade sexual com que se apresentam.[24] Geralmente, os próprios pacientes (travestis e transgêneros) fazem uma ressalva em relação a como querem ser chamados quando se apresentam nos serviços de saúde. Então, por que provocar constrangimentos ao chamar, pelo nome que consta na carteira de identidade, uma pessoa que se apresenta com um nome (e gênero) diferente do registro? Dirigir-se à pessoa pelo nome com o qual ela não se sente confortável, além de gerar um mal-estar desnecessário, interfere negativamente no vínculo desse(a) paciente com o serviço e/ou profissional e dificulta a adesão ao tratamento, prejudicando também a qualidade de atendimento.

Caso tenha dúvida, pergunte como a pessoa gostaria que você se referisse a ela. Por questões legais, os prontuários são preenchidos com os dados oficiais, mas não custa nada fazer a ressalva no próprio prontuário e anotar o nome pelo qual a pessoa prefere ser chamada. Além disso, em São Paulo e outros municípios, já é reconhecido o direito do nome social nos serviços públicos de saúde.

Suicídio e tentativas de suicídio

Ideação, tentativa e suicídio estão entre as maiores preocupações em relação às pessoas que abusam de álcool e drogas. Vários estudos têm mostrado que existe tal associação entre uso de substâncias psicoativas e comportamento suicida. No estudo conduzido por Diehl e Laranjeira (2009), que avaliou tentativas de suicídio em uma amostra de pronto-socorro, todos os que preenchiam critérios para dependência química já haviam tido pelo menos uma tentativa prévia.[25]

A incidência e prevalência de tentativa de suicídio e suicídio na população LGBT, em especial entre adolescentes e adultos jovens, é maior em comparação aos heterossexuais.[17,26]

Uma extensa revisão sobre prevenção, tratamento e suicidologia foi conduzida em 2012 entre a população LGBT, e os principais achados de prevalência apontam uma ampla variação, dependendo da amostra estudada (10% a 63%), com taxa de tentativas claramente maior em indivíduos com orientação homoafetiva e/ou bissexual do que exclusivamente heterossexual.[27]

Prevalência de transtornos mentais na população LGBT

Na revisão conduzida por Ritter (2012), a maioria dos estudos internacionais e australianos tem verificado que a população LGBT sofre de problemas mentais em taxas significativamente maiores do que a população heterossexual. Estes achados ocorrem em ambos os gêneros, tanto nas populações de jovens como de adultos. Em termos de transtorno de ansiedade, por exemplo, a literatura internacional demonstra que indivíduos LGBT são 2 vezes mais propensos a apresentar esse tipo de transtorno. A maioria desses estudos encontrou taxas significativamente mais altas de transtornos de ansiedade em mulheres lésbicas ou bissexuais. Em termos de depressão e transtornos do humor, as taxas são altas tanto em homens *gays* e bissexuais, quanto em mulheres lésbicas e bissexuais.[27]

Jovens gays

"Sair do armário", assumir para si e para os outros uma identidade sexual diferente da maioria, pode não ser um processo fácil, principalmente durante a adolescência, quando a aceitação pelo grupo é tão almejada. Não é preciso muito esforço para compreender que adolescentes LGBT enfrentam desafios maiores que seus pares heterossexuais, pois, além daqueles inerentes à própria adolescência, esses indivíduos ainda lidam com intolerância, rejeição, provocações e violência provenientes da homofobia, inclusive dentro da própria família e na escola. Por isso, muitos desses adolescentes podem se sentir envergonhados e com problemas de autoaceitação e acabam vivendo em segredo, evitam exposição de muitas de suas características, opiniões e sentimentos, o que pode levar ao isolamento social, prejuízos de suas relações e repercussão na sua saúde mental.[8]

A palavra-chave é inclusão. Quanto mais esses adolescentes se sentirem incluídos e acolhidos por seus pares, familiares, amigos e professores, menos dificuldades terão para se aceitarem. Retirar o foco da sexualidade e propiciar que deem atenção a outras áreas importantes da vida e papéis sociais possibilita a percepção de que a orientação sexual é apenas uma das características de uma pessoa e não o que a define como indivíduo.[8]

A abordagem de tratamento do adolescente deve ser mais abrangente, especialmente para aqueles com mais vulnerabilidades. Além da homofobia internalizada, muitos adolescentes sofrem ameaças, incluindo de familiares e amigos que podem rejeitá-los. Alguns, inclusive, podem acabar em situação de rua (por terem sido expulsos ou por terem fugido de casa) e podem começar ou intensificar o uso de substâncias, além de muitas vezes acabarem se prostituindo para sobreviver.[2]

Acomodações para indivíduos transgêneros nos serviços de internação para dependência química

Profissionais de serviços de tratamento para dependentes químicos sempre se deparam com a polêmica questão dos banheiros e das acomodações/leitos separados por gêneros binários em seus serviços. Perguntam-se, por exemplo, se deveriam ter banheiro "neutro" ou se transgêneros/travestis se adaptariam em enfermarias/unidades onde o tratamento é misto, ou seja, para homens e mulheres? O fato é que não existe ainda uma política clara sobre esta questão, e, frequentemente, vários equívocos são cometidos em nome da tão sonhada preservação de direitos. Novamente a palavra-chave parece ser a inclusão e o bom senso do acolhimento e da aceitação da diferença, os quais deveriam prevalecer. Não existe uma regra, cada serviço deverá se adaptar dentro de suas realidades e, sobretudo, perguntar ao maior interessado – o paciente transgênero – como ele ou ela se sentiria melhor nesse serviço.

Intervenções efetivas na população LGBT com dependência de substâncias

A variedade de intervenções de tratamento tanto para ATOD quanto para saúde mental, tais como terapia cognitivo-comportamental (TCC), entrevista motivacional, Doze Passos e o apoio e reforço comunitário tem sido efetiva para indivíduos LGBT em contextos de não tratamento em serviço específico para LGBT.[27]

A diversidade de tipos de tratamento a ofertar a esse público é extremamente necessária. Nem todos os indivíduos LGBT desejam ou preferem serviços de tratamento destinados exclusivamente para eles. Mas, segundo a recomendação de estudo de Ritter (2012), eles deveriam experimentar serviços sensitivos às especificidades LGBT. Por outro lado, algumas pessoas irão encontrar melhores resultados (tanto ATOD, quanto para saúde mental) no contexto de serviços para atender exclusivamente a essa população.[27]

Recomenda-se que o tratamento inclua:[1]

- *Facilidade e rapidez de acesso:* estudo de Ritter (2012) sinaliza que indivíduos LGBT com problemas de álcool e drogas acessam mais os serviços de saúde que os indivíduos heterossexuais (Ritter, 2012).[27] Muitos usuários procuram tratamento quando estão em crise e se encontram extremamente vulneráveis. Entretanto, como podem perder rapidamente a motivação para enfrentar seus problemas, os serviços precisam acolhê-los adequadamente e sem demora para não perdê-los
- *Triagem sistemática e adequação do tratamento:* bons procedimentos de triagem (p. ex., profissionais habilitados, questionários padronizados, escalas de avaliação) e acesso a uma razoável variedade de intervenções são essenciais para garantir a adequação do tratamento para atender às necessidades específicas dos pacientes. Neste sentido, cabe comentar que

serviços chamados sensitivos a indivíduos LGBT são essencialmente definidos como abertos, respeitosos, com ausência de discriminação e atitudes estigmatizantes e, sobretudo, onde indivíduos LGBT são bem-vindos e se sentem confortáveis para expressar sua sexualidade[27]
- *Uma abordagem abrangente no gerenciamento dos cuidados:* o uso de drogas está geralmente associado a uma série de problemas. Portanto, é necessário que os serviços de tratamento ofereçam uma abordagem abrangente e trabalhem em rede com outras instituições para garantir que as necessidades específicas e múltiplas da população LGBT não sejam negligenciadas no gerenciamento do tratamento destes indivíduos, tais como: fatores culturais, preconceito e discriminação, risco de suicídio, relacionamentos, *status* ocupacional, uso de hormônios, silicone, gravidez, abuso sexual, mudança de sexo etc.
- *Adesão:* existem evidências científicas de que quanto maior o tempo que se mantêm os usuários de drogas em tratamento, maiores as chances de sucesso. Vários fatores podem contribuir para uma baixa adesão em serviços de tratamento, incluindo triagens e avaliações demoradas e ineficientes, falta de bom trabalho de rede com outros serviços, como equipamentos específicos para o publico LGBT, assistência social, jurídica, serviços médicos genéricos etc. Além de um vínculo empobrecido entre terapeutas e pacientes, seja por falta de conhecimento, entendimento ou puro preconceito. Tratamentos em ambientes positivos e de apoio que demonstram e garantem o respeito e a dignidade de seus pacientes os encorajam a permanecerem engajados na sua recuperação
- *Coordenação:* serviços especializados e genéricos devem trabalhar juntos para apoiar os pacientes individualmente. Cooperação e um sistema efetivo de gerenciamento de cuidados são necessários para evitar duplicação ou omissão de intervenções e garantir a continuidade do tratamento.

▶ População em situação de rua

Conceitos para melhor compreender os indivíduos em situação de rua

Muitas são as tentativas de conceituar quem seria a denominada população em situação de rua. A heterogeneidade intrínseca dessa população gera um retrato multifacetado e uma literatura muito mais descritiva que de fato baseada em evidências.

Segundo a Fundação e Instituto de Pesquisas Econômicas (Fipe, 2003), a definição para a população em situação de rua é:[28]

> Segmento de baixíssima renda que, por contingência temporária ou de forma permanente, pernoita nos logradouros da cidade – praças, calçadas, marquises, jardins, baixos de viaduto, em locais abandonados, terrenos baldios, mocós, cemitérios e carcaças de veículos. Ou também aqueles que pernoitam em albergues públicos ou de organizações sociais.

Já de acordo com o Decreto nº 7.053, de 23 de dezembro de 2009, que institui a Política Nacional para a População em Situação de Rua (PNPSR), trata-se de grupo populacional heterogêneo que tem em comum a pobreza extrema, os vínculos familiares fragilizados ou rompidos e a inexistência de moradia convencional regular.[29,30]

A designação foi sendo substituída ao longo dos últimos 30 anos, passando de "mendigos", "indigentes", para *moradores de rua* ou ainda *população de rua*.[31] Atualmente, devido ao conhecimento do fato de que grande parte dos indivíduos vive sob uma transitoriedade de moradias (ora na rua, ora em casa, ora em pensões, ora em albergues), pelos mais diversos motivos (falta de trabalho, estrutura familiar, condição financeira, uso de drogas, entre outros), o termo mais utilizado passou a ser *população em situação de rua*.[31]

Trata-se de um fenômeno presente na sociedade brasileira desde a formação das primeiras cidades,[32] com aumento significativo, no Brasil, a partir da década de 1970, e que torna explícita a profunda desigualdade social brasileira, inserida na lógica do sistema capitalista de trabalho assalariado, cuja pobreza extrema é parte de seu funcionamento.[31]

Pessoas em situação de rua são vítimas de processos sociais, políticos e econômicos. A situação de rua parece estar associada a condições de extrema ruptura das relações afetivas e familiares. Além disso, observa-se a ruptura com o mercado de trabalho e participação social disfuncional e pouco efetiva.[33,34]

Segundo Varanda e Adorno, a perda do papel de provedor da família faz com que muitos homens se voltem para a rua, por encontrarem nessa situação uma identidade possível.[31] Esses mesmos autores criticam os programas sociais por serem marcados pela institucionalização e, portanto, por práticas que visam à retirada dessas pessoas das ruas, oferecendo, porém, poucas possibilidades de uma reestruturação de suas condições de vida.[31] O que se realiza ainda hoje são políticas apenas paliativas e, muitas vezes, com tendências à cronificação dos problemas, políticas estas que ainda trazem vestígios das históricas políticas higienistas e sanitaristas na remoção das populações problemas (ou que expõem os problemas) em circulação pelas cidades.[35]

Vulnerabilidades que predispõem ao consumo abusivo e à dependência de substâncias da população em situação de rua

A exposição a violências, privação de sono, carência de alguns elementos básicos de cuidado e higiene, dificuldade de acesso à sobrevivência básica, desmoralização social, transtornos mentais, a imposição de se viver em situação de rua e o consumo abusivo de substâncias contribuem para as dificuldades sociais e de emprego e podem induzir à falta de moradia. Assim, o álcool e as drogas são parte da realidade das pessoas que moram na rua, sendo considerados há muito tempo uma das dimensões culturais que compõe o estilo de vida dessa população.[36]

A presença de doença mental e o consumo abusivo de substâncias são muito mais prevalentes entre os moradores de rua do que entre a população em geral.[37] Um estudo epidemiológico de 1998 mostrou que 81,9% dos indivíduos em situação de rua tinham problemas com uso de álcool, com a maioria já apresentando complicações mais graves deste uso, e 31,3% apresentavam transtornos devido ao uso de outras drogas.[38]

Um estudo referiu que dentro de uma amostra de 330 moradores de albergues da cidade do Rio de Janeiro, 31% apresentavam critérios para consumo abusivo ou dependência de álcool.[39]

Um grande estudo realizado com pessoas acima de 18 anos que viviam em situação de rua em 71 cidades brasileiras diferentes, sendo 23 capitais e 48 municípios com mais de 300 mil habitantes, contabilizou um contingente de 31.922 adultos em situação de rua.[30]

Ainda que sejam múltiplos os fatores motivadores da existência de pessoas em situação de rua, o principal motivo referido na pesquisa foi justamente os problemas com o álcool e/ou outras drogas em 35,5% dos entrevistados. Este foi seguido pelo desemprego, com 29,8%, e por desavenças com familiares, com 29,1%. Dos entrevistados, 71,3% citaram pelo menos um desses três motivos (que podem estar correlacionados entre si ou um ser consequência do outro).[30] O Quadro 34.1 mostra em detalhes o perfil da população adulta em situação de rua.

Quadro 34.1 Perfil das pessoas adultas em situação de rua identificadas pela pesquisa nacional sobre população em situação de rua.

- 82% do sexo masculino
- 53% com idade entre 25 e 44 anos
- 67% são negros

- Parte considerável é originária do município onde se encontra ou de locais próximos
- 69,6% costuma dormir na rua, sendo que cerca de 30% dorme na rua há mais de 5 anos
- 22,1% costuma dormir em albergues ou outras instituições
- 95,5% não participa de qualquer movimento social ou associativismo
- A maioria (52,6%) recebe entre R$ 20,00 e R$ 80,00 semanais
- Composta, em grande parte, por trabalhadores – 70,9% exercem alguma atividade remunerada
- Apenas 15,7% pedem dinheiro como principal meio para a sobrevivência
  - 24,8% não possui qualquer documento de identificação
  - 61,6% não exerce o direito de cidadania elementar, que é o voto
  - 88,5% não é atingida pela cobertura dos programas governamentais, ou seja, afirma não receber qualquer benefício dos órgãos governamentais

Dos 11,5% que recebem benefícios, tem-se:

- Aposentadoria (3,2%)
- Programa Bolsa Família (2,3%)
- Benefício de Prestação Continuada (1,3%)
- As principais razões pelas quais essas pessoas estão em situação de rua são:
  - Alcoolismo/drogas (35,5%)
  - Desemprego (29,8%)
  - Desavenças com pai/mãe/irmãos (29,1%)

Dados provenientes do censo da população em situação de rua da cidade de São Paulo de 2011/2012 revelam que moram nas ruas da cidade de São Paulo ou dormem em albergues municipais 14.478 pessoas, sendo a maior concentração na região central do município, mais especificamente a chamada região da "cracolândia".[40]

Segundo a autora,[41] a situação de rua não deve ser justificada como unívoca e monocausal, e sim como um fenômeno multifacetado. No entanto, tais dados mostram a relevância do uso de drogas nessa população.

Na mesma pesquisa, quando questionados sobre o motivo de preferirem dormir na rua em vez de albergue, 44,3% apontaram a falta de liberdade, o horário (27,1%) e a proibição do uso de álcool e drogas (21,4%).[30] Tais dados evidenciam não só a alta prevalência do uso de álcool e outras drogas pela população de rua, mas também a relevância desse problema de saúde, enquanto causa de agravamento de muitos sintomas.[41]

A situação de rua de crianças e adolescentes é um fenômeno presente em vários países[42] e muito frequentemente acompanhado pelo consumo abusivo de substâncias psicoativas.[43]

Se considerarmos a questão das crianças e adolescentes em situação de rua no Brasil, encontramos dados bastante alarmantes. Em 2003, o Centro Brasileiro de Informações sobre Drogas Psicotrópicas (CEBRID) realizou um levantamento epidemiológico com 2.807 crianças e adolescentes entre 10 e 18 anos em 93 instituições diferentes entre as capitais brasileiras.[44]

Para a maioria dos jovens em situação de rua entrevistados na pesquisa, o primeiro episódio de consumo de bebidas alcoólicas e de tabaco ocorreu antes da situação de rua. No entanto, em relação às demais drogas, na maioria dos casos, o primeiro episódio ocorreu depois, com o uso de algum solvente e/ou maconha. Os principais motivos apresentados para a experimentação de substâncias ilícitas foi a curiosidade e a influência do grupo.[44]

No mesmo estudo, observou-se que o uso frequente de *crack* por estes jovens foi mencionado na maioria das capitais, com os maiores índices de uso recente em São Paulo, Recife, Curitiba e Vitória, variando entre 15% e 26%. Em São Paulo, a forma predominante de consumo foi o "mesclado" – *crack* e maconha confeccionados na forma de cigarros.[44]

Os maiores índices de uso de cocaína aspirada por esses jovens em situação de rua foram encontrados no Rio de Janeiro (45,2%), São Paulo (31%), Boa Vista (26,5%), Brasília (23,9%) e Recife (20,3%). O uso recente de cocaína injetável foi mencionada por apenas oito entrevistados (n = 2.807), com maior frequência em Salvador (n = 3).[44]

Política pública aos indivíduos em situação de rua

A Constituição Federal estabelece, em seu Art. 5º, a igualdade de todos os cidadãos brasileiros perante a lei e a inviolabilidade do direito à vida, à liberdade, à igualdade, à segurança e à propriedade. No Art. 6º, tem-se que:

> são direitos sociais a educação, a saúde, o trabalho, a moradia, o lazer, a segurança, a previdência social, a proteção à maternidade e à infância, a assistência aos desamparados, na forma desta Constituição.[45]

Assim, está na nossa constituição que todo cidadão tem direito a uma moradia.

O Congresso Nacional aprovou, em 1993, a Lei Orgânica da Assistência Social (LOAS), que regulamentou a assistência social como política pública de direito a todos os cidadãos. Posteriormente, em 2005, foi incluída na LOAS a obrigatoriedade da formulação de programas de amparo à população em situação de rua, por meio da Lei nº 11.258/05. Desta forma, ficou estabelecido que o poder público municipal tem a tarefa de manter serviços e programas de atenção à população em situação de rua, garantindo moldes básicos de dignidade e não violência na consolidação de acessos mínimos sociais, garantindo, dessa forma, os direitos de cidadania a esse segmento social.[46]

No âmbito da Saúde Pública, a atuação do Estado transcende o atendimento a essas pessoas em situação de rua, suplantando para o que se refere à articulação de políticas públicas integradoras das populações com necessidades especiais, tendo em vista os princípios da universalização, equidade e integralidade preconizados pelo Sistema Único de Saúde (SUS). Assim, mais do que o acesso a serviços assistenciais, é preciso considerar os determinantes da saúde em toda a sua complexidade, o que requer políticas públicas eficientes, ativa articulação intersetorial do poder público e a mobilização da população.[47]

Em 2008, foi decretada a política nacional para inclusão da população em situação de rua, com o objetivo de abarcar questões essenciais concernentes a essa parcela da população.[29] Tal política estruturou-se em dois eixos principais: um relativo à verticalidade federativa, ou seja, conjugando ações municipais, estaduais e federais; e o outro eixo referente à interdisciplinaridade e intersetorialidade na atuação para a população em situação de rua. Este documento evidencia a importância dos trabalhos conjuntos das diversas pastas governamentais, além de instituições ou de movimentos da sociedade civil organizada por meio de princípios e diretrizes, tal como mostram os Quadros 34.2 e 34.3.[29]

Quadro 34.2 Princípios da política nacional para a população em situação de rua.[29]

I – Promoção e garantia da cidadania e dos direitos humanos

II – Respeito à dignidade do ser humano, sujeito de direitos civis, políticos, sociais, econômicos e culturais

III – Direito ao usufruto, permanência, acolhida e inserção na cidade

IV – Não discriminação por motivo de gênero, orientação sexual, origem étnica ou social, nacionalidade, atuação profissional, religião, faixa etária e situação migratória

V – Supressão de todo e qualquer ato violento e ação vexatória, inclusive os estigmas negativos e preconceitos sociais em relação à população em situação de rua

Quadro 34.3 Diretrizes da política nacional para a população em situação de rua.[29]

I – Implementação de políticas públicas nas esferas federal, estadual e municipal, estruturando as políticas de saúde, educação, assistência social, habitação, geração de renda e emprego, cultura e o sistema de garantia e promoção de direitos, entre outras, de forma intersetorial e transversal, garantindo a estruturação de rede de proteção às pessoas em situação de rua

II – Complementaridade entre as políticas do Estado e as ações públicas não estatais de iniciativa da sociedade civil

III – Garantia do desenvolvimento democrático e de políticas públicas integradas para promoção das igualdades sociais, de gênero e de raça

IV – Incentivo à organização política da população em situação de rua e à participação em instâncias de controle social em formulação, implementação, monitoramento e avaliação das políticas públicas, assegurando sua autonomia em relação ao Estado

V – Alocação de recursos nos Planos Plurianuais, Leis de Diretrizes Orçamentárias e Leis Orçamentárias Anuais para implementação das políticas públicas para a população em situação de rua

VI – Elaboração e divulgação de indicadores sociais, econômicos e culturais sobre a população em situação de rua

VII – Sensibilização pública sobre a importância de mudança de paradigmas culturais concernentes aos direitos humanos, econômicos, sociais e culturais da população em situação de rua

VIII – Incentivo à formação e à capacitação de profissionais para atuação na rede de proteção às pessoas em situação de rua, além da promoção de ações educativas permanentes para a sociedade

IX – Ação intersetorial para o desenvolvimento de três eixos centrais: a garantia dos direitos, o resgate da autoestima e a reorganização dos projetos de vida

Tópicos específicos no tratamento de consumo abusivo e dependência de substâncias psicoativas para população em situação de rua

Para se realizar uma abordagem e instituir uma proposta terapêutica para as pessoas em situação de rua é necessário conhecer suas vulnerabilidades sociais e individuais. Ao procurar ajuda é muito provável que o morador de rua, devido às condições precárias de vida, esteja debilitado física e mentalmente.[47,48]

Uma atitude solícita a prestar apoio e aconselhamento quando o paciente está disposto a procurar ajuda para a mudança são componentes importantes do atendimento inicial. É importante ressaltar que é comum o indivíduo em situação de rua apresentar um contato difícil, retraído, arredio e hostil, uma vez que está continuamente exposto a agressões dos mais variados tipos.[48] Além disso, a intoxicação por álcool ou outras drogas pode agravar esse comportamento. Sabe-se que altas precoces dos hospitais ou a não admissão do paciente pela intoxicação são fatores preditivos para as altas taxas de mortalidade nesta população.[47,48] Esta perspectiva mais ampla sobre a situação na rua pode ajudar a desmistificar os desabrigados e assegurar-lhes maior respeito na prática clínica.

Um segundo princípio necessário para o cuidado dos pacientes em situação de rua é a consideração sobre o impacto penetrante de extrema pobreza, falta de higiene e cuidados de saúde. Assim, é muito importante para os cuidadores o conceito de que estes indivíduos são continuamente expostos as mais diversas formas de violência e agentes de doenças, tais como sujeira, violência física, abuso sexual, extremos de clima, má nutrição, violências psicológicas, traumas físicos e emocionais. Adicionalmente, muitas vezes, são indivíduos com maiores dificuldades de responder a estas situações limites, devido à presença de doença mental, educação limitada e consumo abusivo de substâncias.[49]

É necessário reconhecer algumas limitações específicas que podem dificultar a adesão ao tratamento para adequar as ações terapêuticas as possibilidades reais do paciente. Entre estas limitações dentro da população de rua pode-se citar: dificuldade de locomoção, seja por limitação financeira, seja por limitação física; dificuldade de encontrar vagas em albergues; necessidade de tempo para conseguir dinheiro por trabalhos temporários ou mesmo pedindo dinheiro.[47,48]

Alguns cuidados devem ser tomados a respeito do tratamento de pacientes dependentes químicos que estejam em situação de rua:[48,49]

- Cuidado com a prescrição de medicamentos sedativos, uma vez que atenção e vigilância são essenciais para manter a segurança desses indivíduos na rua
- Atentar para o fato de que as medicações prescritas podem frequentemente ser usadas em concomitância com álcool ou outras drogas
- Deve-se evitar a prescrição de grande quantidade de comprimidos, já que, além da dificuldade de onde guardar, esses indivíduos são frequentemente roubados ou ainda podem vender esses remédios para suprir alguma necessidade imediata
- Posologias devem ser simples, com, no máximo, duas administrações por dia, pois isto ajuda a melhorar a adesão
- Garantir, sempre que possível, o acesso simplificado à medicação
- Evitar a prescrição de medicamentos antipsicóticos na forma de depósito, por exemplo, o haloperidol decanoato, em pacientes que não tiveram boa ou alguma experiência prévia com a medicação.[48,49]

Sabe-se que é muito frequente que os serviços especializados em dependência química, como Centro de Atenção Psicossocial em Álcool e Drogas (CAPS-AD), comunidades terapêuticas e hospitais, dificultem ou mesmo impeçam o acesso de indivíduos em situação de rua, já que para muitos é exigido, para se realizar uma internação ou iniciar um tratamento ambulatorial, a presença de familiares.[49] A despeito da constatação desse fato, é possível considerar que têm havido avanços no campo de acesso aos serviços e às políticas públicas para a população em situação de rua, neste sentido de integração, sem a obrigatoriedade da presença da família, e, muitas vezes, o profissional referência do serviço encaminhador fica responsável pela interlocução entre as esferas de saúde de internação e pós-alta.[48,49]

O tratamento dessa população é uma questão de enorme complexidade, sendo fundamentais parcerias, atuações integradoras entre os mais diversos setores, assim como a correspondência de informações entre os agentes envolvidos, com o intuito de oferecer condições dignas de vida para esses indivíduos já tão marginalizados e carentes.[50]

▶ Referências bibliográficas

1. DIEHL, A.; VIEIRA, D. L.; SANTORO, L.: Dependência química e diversidade sexual. In: SILVA, GL. *Drogas*: políticas e práticas. São Paulo: Roca, 2011. Cap. 11, p. 125-142.
2. CABAJ, R. P. In: GALANTER, M.; KLEBER, H. D. *Gay men and lesbians*. The American Psychiatric Publishing textbook of substance abuse treatment. 4th ed. Washington: American Psychiatric Publishing, 2008. p. 623-638.
3. SUBSTANCE ABUSE AND MENTAL HEALTH SERVICE ADMIN. (SAMHSA)/United States. *A provider's introduction to substance abuse treatment for lesbian, gay bisexual, and transgender individuals*. US Department of Health and Human Services, 2001. p. 191. Disponível em www.samhsa.gov.
4. HYDE, J. S.; DELAMATER, J. D. Understanding human sexuality. In: *Sexual orientation*: gay, straight, or bi? 10. ed. McGraw-Hill Higher Education, 2008. p. 336-363.
5. DIEHL, A.; VIEIRA, D. L. *Sexualidade*: do prazer ao sofrer. São Paulo: Roca/Grupo GEN, 2013.
6. SEIDMAN, S.; FISCHER, N.; MEEKS, C. *Introducing the new sexuality studies*. Original essays and interviews. Routledge, New York, 2007. p. 489.
7. ABDO, C. H. N. *Estudo da vida sexual do brasileiro* (EVSB). São Paulo: Bregantini, 2004. p. 202.
8. DIEHL, A.; VIEIRA, D. L. Homossexualidade na adolescência. *Revista Pátio* (Ensino Médio), Porto Alegre, 01 jul. 2011.
9. CABAJ, R. P.; STEIN, T. S. (eds.). *Textbook of homosexuality and mental health*. Washington: American Psychiatric Press, 1996.
10. STORMS, M. D. Sexual orientation and self-perception. In: PLINER, P.; BLANSTEIN, K. R.; SPIGEL, I. M.; ALLOWAY T.; KRAMES, L. (eds.) *Advances in the study of communication and affect*: perception of emotion in self and others. New York: Plenum,1978. v. 5.
11. DRESCHER, J. Queer diagnoses: parallels and contrasts in the history of homosexuality, gender variance, and the Diagnostic and Statistical Manual (DSM). *Archives of Sexual Behavior*. V. 39, p. 427–460, 2010.
12. DRESCHER. Controversies in gender diagnoses. *LGBT Health*, n. 1, v. 1, p. 1 a 5, 2013. DOI: 10.1089/lgbt.2013.1500.
13. PARKS, C. A.; HUGHES, T. L.; KINNISON, K. E. The relationship between early drinking contexts "coming out" as lesbians and current alcohol use. *J. LGBT Health Res.*, v. 3, n. 3, p. 73-90, 2007.

14. HEQUEMBOURG, A. L.; BRALLIER, S. A. An exploration of sexual minority stress across the lines of gender sexual identity. *J. Homosex.*, v. 56, n. 3, p. 273-298, 2009.
15. MCDERMOTT, E.; ROEN, K.; SCOURFIELD, J. Avoiding shame: young LGBT people, homophobia and self-destructive behaviours. *Cult. Health Sex.*, v. 10, n. 8, p. 815-829, Nov. 2008.
16. DIREITO HOMOAFETIVO. *Assassinato de homossexuais (LGBT) no Brasil:* relatórios 2012. Disponível em www.direitohomoafetivo.com.br/ver-noticia.php?noticia=474.
17. KING, M.; SEMLYEN, J.; TAI, S. S.; KILLASPY, H.; OSBORN, D.; POPELYUK, D.; NAZARETH, I. A systematic review of metal disorder, suicide, and deliberated self harm in lesbian, gay and bisexual people. *BMC Psychiatric*, v. 8, p. 70, 2008.
18. LINS, R. N. Sexo: homossexualidade. In: LINS, R. N. *A cama na varanda*. Arejando nossas ideias a respeito de amor e sexo: novas tendências. Rio de Janeiro: Best Seller, 2007. p. 263-310.
19. LEBEAU, R. T.; JELLISON, W. A. Why get involved? Exploring gay and bisexual men's experience of the gay community. *J. Homosex.*, v. 56, n. 1, p. 56-76, 2009.
20. ROSARIO, M. Elevated substance use among lesbian and bisexual women: possible explanations and interventions implications for an urgent public health concern. *Subst. Use Misuse*, v. 43, n. 8-9, p. 1268-1270, Jul. 2008.
21. COCHRAN, S. D.; MAYS, V. M.; ALEGRIA, M.; ORTEGA, A. N.; TAKEUCHI, D. Mental health and substance use disorders among Latino and Asian American lesbian, gay, and bisexual adults. *J. Consult. Clin. Psychol.*, v. 75, n. 5, p. 785-794, Oct. 2007.
22. SENREICH, E. Are specialized LGBT program components helpful for gay and bisexual men in substance abuse treatment? *Subst Use Misuse*, v. 45, n. 7-8, p.1077-96, Jun. 2010.
23. BERG, M. B.; MIMIAGA, M. J.; SAFREN, S. A. Mental health concerns of gay and bisexual men seeking mental health services. *J. Homosex.*, v. 54, n. 3, p. 293-306, 2008.
24. LIONÇO, T. Que direito à saúde para a população GLBT? Considerando direitos humanos, sexuais e reprodutivos em busca da integralidade e da equidade. *Saúde e Sociedade* v. 17, p. 11-21, 2008.
25. DIEHL, A.; LARANJEIRA, R. Suicide attempts and substance use in an emergency room sample. *J. Bras. Psiquiatr.*, v. 58, n. 2, p. 86-91. 2009.
26. PAUL, H. R.; BERRY, N.; KUMAR, R.; RAY, R. Ketamine dependence. *Anaesth. Intensive Care*, v. 30, p. 382-384, 2002.
27. RITTER, A.; MATTHEW-SIMMONS, F.; CARRAGHER, N. *Prevalence of and interventions for mental health and alcohol and other drug problems amongst the gay, lesbian, bisexual and transgender community:* a review of the literature. National Drug and Alcohol Research Centre, December, 2012.
28. FUNDAÇÃO INSTITUTO DE PESQUISAS ECONÔMICAS (FIPE). *Censo dos moradores de rua da cidade de São Paulo*. São Paulo: Secretaria Municipal de Assistência Social, 2003.
29. MINISTÉRIO DO DESENVOLVIMENTO SOCIAL E DE COMBATE À FOME. *Pesquisa nacional sobre a população em situação de rua*. Brasília: Ministério do Desenvolvimento Social e de Combate à Fome, 2008.
30. MINISTÉRIO DO DESENVOLVIMENTO SOCIAL E DE COMBATE À FOME. *Política nacional para inclusão social da população em situação de rua para consulta pública*. Brasília: Ministério do Desenvolvimento Social e de Combate à Fome, 2008.
31. VARANDA, W.; ADORNO, R. C. F. Descartáveis urbanos: discutindo a complexidade da população de rua e o desafio para políticas públicas de saúde. *Saúde Soc.*, v. 13, n. 1, p. 56-67, 2004.
32. CARVALHO, J. M. *Os bestializados: o Rio de Janeiro e a República que não foi*. 3ª ed. São Paulo: Companhia das Letras, 2002.
33. FOUCAULT, M. *Microfísica do poder*. Rio de Janeiro: Graal, 1979.
34. CASTEL, R. *As metamorfoses da questão social: uma crônica do salário*. Petrópolis: Vozes, 1998.
35. FOUCAULT, M. *Microfísica do poder*. Rio de Janeiro: Graal, 1979.
36. SNOW, D.; ANDERSON, L. *Desafortunados:* um estudo sobre o povo da rua. Petrópolis: Vozes; 1998.
37. FOLSOM, D. P.; HAWTHORNE, W.; LINDAMER, L. et al. Prevalence and risk factors for homelessness and utilization of mental health services among 10,340 patients with serious mental illness in a large public mental health system. *Am. J. Psychiatry*, v. 162, p. 370, 2005.
38. HECKERT, U. *Psiquiatria e população de rua* – Epidemiologia, aspectos clínicos e propostas terapêuticas. Tese (Doutorado) – Faculdade de Medicina da Universidade de São Paulo, São Paulo, 1998.
39. LOVISI, G.M.; MANN, A.H.; COUTINHO, E.; MORGADO, A.F. Mental illness in an adult sample admitted to public hostels in the Rio de Janeiro metropolitan area. *Brazil Soc. Psychiatry Epidemiol.* v. 38, p. 493-498, 2003.
40. SÃO PAULO. Prefeitura. *Censo da população em situação de rua da cidade de São Paulo 2011/2012*. Disponível em http://www.prefeitura.sp.gov.br/cidade/secretarias/upload/chamadas/censo_1338734359.pdf.
41. LOVISI, G. M. *Avaliação de distúrbios mentais em moradores de albergues públicos das cidades do Rio de Janeiro e de Niterói*. Tese (Doutorado) – Escola Nacional de Saúde Pública/Fiocruz, Rio de Janeiro, 2000.
42. SWART-KRUGER, J.; DONALD, D. Crianças de rua da África do Sul. *Psicologia:* reflexão e crítica, 59-82, v. 9, 1996.
43. NOTO, A. R.; GALDURÓZ, J. C. F.; NAPPO, A. S.; FONSECA, A. M.; CARLINI, C. M. A.; MOURA, Y. G.; CARLINI, E.A. *Levantamento nacional sobre uso de drogas entre crianças e adolescentes em situação de rua nas 27 capitais brasileiras – 2003*. São Paulo: SENAD/CEBRID, 2003.
44. BRASIL. *Constituição da República Federativa do Brasil:* promulgada em 5 de outubro de 1988. 28ª ed. São Paulo: Saraiva, 2001.
45. BRASIL. *Lei nº 11.258, de 30 de dezembro de 2005, que altera a lei n. 8.742, de 7 de dezembro de 1993, que dispõe sobre a organização da Assistência Social*. Disponível em www.planalto.gov.br/ccivil_03/ato2004-2006/2005/lei/l1258.htm. Presidência da República – Casa Civil, 30/12/2005.
46. BUSS, P. M. Promoção da saúde e qualidade de vida. *Ciênc. Saúde Coletiva*, v. 5, n. 1, p. 163-77, 2000.
47. HYMAN, S.E., TESAR, G.E. (orgs.) *Manual de emergências psiquiátricas*. 3ª ed. Rio de Janeiro: Medsi, 1994.
48. VANNUCCHI, A. M. A população em situação de rua no serviço de urgência psiquiátricas. In: CORDEIRO, D. C.; BALDAÇARA, L. *Emergências psiquiátricas*. São Paulo: Roca, 2007. p. 215-226.
49. VANNUCCHI, A. M. C.; CORDEIRO, D. C.; DIEHL, A. Minorias. In: DIEHL, A.; CORDEIRO, D. C.; LARANJEIRA, R. R. (orgs.) *Dependência química:* prevenção, tratamento e políticas públicas. Porto Alegre: Artmed, 2011. p. 423-427.
50. MENDES, R.; BÓGUS, C. M.; AKERMAN, M. Agendas urbanas intersetoriais em quatro cidades de São Paulo. *Saúde Soc.*, v. 13, n. 1, p. 47-55, 2004.

35 Transtornos do Controle do Impulso e Dependências Comportamentais

Henrique Moura Leite Bottura, Daniel Tornaim Spritzer e Hermano Tavares

▶ Introdução

A impulsividade é descrita como um padrão de comportamento marcado por reações rápidas e não planejadas, em que a avaliação das consequências é feita parcialmente ou mesmo não é feita, e o ato privilegia aspectos gratificantes de curto prazo em detrimento das consequências de longo prazo.[1,2]

Os principais modelos de personalidade utilizados atualmente apresentam a impulsividade como traço.[3] Ela seria a resultante final do equilíbrio dinâmico entre funções motivadoras e funções controladoras da resposta comportamental.[4]

A impulsividade foi diversas vezes descrita ao longo da história da psiquiatria moderna. Esquirol, no século XIX, descreveu comportamento caracterizado por impulso patológico de furtar, sem que a deficiência da moral fosse o elemento eliciador do furto, e chamou isso de monomania instintiva, sendo uma das primeiras descrições de cleptomania.[5] Em 1915, Kraepelin descreveu o comportamento de comprar descontroladamente em senhoras da sociedade, criou o termo oniomania e sugeriu que esse comportamento era o correlato feminino do descontrole frente aos jogos de azar observado em homens.

O próprio jogo patológico, apesar de passar a figurar como psicopatologia somente a partir da década de 1980, com a terceira edição do *Manual diagnóstico e estatístico dos transtornos mentais* (DSM-III, *Diagnostic and statistical manual of mental disorders*),[6] também não é fenômeno recente. Dostoiévski, em 1886, escreveu o romance "O Jogador", descrevendo um jogador patológico – teria escrito o livro para conseguir dinheiro e pagar dívidas contraídas no jogo.[7]

A despeito do inegável impacto social, ainda a impulsividade como fenômeno comportamental segue, em grande parte, negligenciada. O fato de fenômenos impulsivos serem parte da natureza dos comportamentos e estarem presentes em algum nível em qualquer indivíduo, ocorrendo dentro de um *continuum* entre o que é um comportamento normal e o que é um comportamento psicopatológico, colabora para isso e dá ensejo a críticas de que os transtornos do controle do impulso (TCI) seriam uma tentativa de "medicalização" do livre-arbítrio.[8] No entanto, o que se observa na clínica da impulsividade e no desenvolvimento histórico do conceito de síndromes impulsivas permite crer que, na realidade, os TCI se referem a uma perturbação no exercício deliberativo, prejudicando o exercício do livre-arbítrio e levando a um aprisionamento em uma rotina repetitiva de condutas imponderadas que subvertem a autodeterminação do indivíduo.

Dados recentes sugerem que os TCI são mais frequentes do que anteriormente estimado, exceto pela piromania, que é um diagnóstico pouco estudado e sem prevalência definida. O comportamento de atear fogo costuma ser associado a outros transtornos psiquiátricos, principalmente quando envolve amostras clínicas de crianças e adolescentes.[9]

Estudos relacionando transtorno afetivo bipolar (TAB),[10] conduta antissocial,[11] transtorno de déficit de atenção e hiperatividade (TDAH),[12] bulimia nervosa[13] e dependência de substâncias[14] com os TCI e com traços impulsivos de personalidade têm se tornado mais frequentes, mostrando que a impulsividade patológica não se limita aos TCI. A impulsividade como fenômeno transcende o escopo da psiquiatria e se mostra uma questão relevante em saúde pública e no âmbito socioeconômico. Acredita-se que pelo menos 8% da população sofra de algum tipo de transtorno do impulso (sem incluir dependências químicas e outros transtornos psiquiátricos citados no parágrafo anterior).[9] Apesar da dificuldade de se mensurar o impacto econômico, ele é óbvio, tendo em vista que os TCI são bastante prevalentes, têm início na adolescência ou no início da vida adulta e podem causar limitação duradoura ou definitiva.[15] O comportamento suicida é um fenômeno que representa bem o impacto negativo da impulsividade, pois suas sequelas podem limitar ou abreviar a vida de pessoas que, se tratadas, continuariam contribuindo para a sociedade. É um fato bem estabelecido a associação entre traços impulsivos agressivos de personalidade e risco aumentado de tentativas de suicídio.[16] A impulsividade também se relaciona com comportamentos heteroagressivos e comportamentos de risco em geral, como atividades ilegais, consumo abusivo de substâncias e também com comportamento sexual de risco.[17] De fato, três quartos das mortes em adolescentes são atribuídas a fatores preveníveis relacionados direta ou indiretamente a fatores de impulsividade,[18] tendo como exemplo as mortes secundárias a envolvimento com crimes, condutas antissociais, acidentes por dirigir de forma imprudente (embriagados ou intoxicados), consumo abusivo de substâncias e atitudes sexuais de risco.[18]

A classificação dos transtornos do impulso historicamente é desafiadora e tem sofrido mudanças frequentes na evolução dos manuais de classificação dos transtornos psiquiátricos.

O próprio CID-10 afirma:

> Esta categoria compreende certos transtornos do comportamento que não podem ser classificados sob outras rubricas. Estão aqui reagrupados em razão de certas semelhanças grandes nas suas descrições e não em função de outras características comuns importantes conhecidas.[19]

A quarta edição revisada do DSM também ressaltava o traço da falência na capacidade de resistir a impulso de ação prejudicial à própria pessoa ou aos outros.[20] No entanto, era evidente a natureza díspar dos comportamentos – por exemplo, apostas descontroladas movidas pelo desejo de ganho financeiro (no jogo patológico), em comparação com comportamento destrutivo movido por agressividade incontida no transtorno explosivo intermitente (TEI), sugerindo subdivisões dentro da supracategoria dos TCI.

▶ Fenomenologia da impulsividade

A impulsividade é um fenômeno multidimensional, que deriva de um desequilíbrio na relação entre os já citados controladores e motivadores do comportamento. Na primeira categoria estão a ação regulatória comportamental dos afetos (particularmente dos afetos negativos), a cognição (em especial, atenção, memória e planejamento) e a empatia. No grupo dos motivadores do comportamento ou impulsos primários estão os desejos/apetites e os ímpetos agressivos. O caráter plural da impulsividade deriva da possibilidade de o prejuízo de controle derivar dos excessos ou da debilidade, respectivamente, de qualquer um desses controladores ou motivadores. Assim, clinicamente se observam diferentes origens da impulsividade, como instabilidade afetiva com perda da regulação sobre o comportamento; instabilidade cognitiva com debilitação dos sistemas atencionais e perda de foco; deficiência de empatia, que compromete a regulação do comportamento pelo contexto social; desejos intensos, como os observados nas dependências; e prejuízo na capacidade de contenção de impulsos agressivos. As letras assinaladas perfazem o acrônimo ACEDA, um recurso mnemônico que auxilia na avaliação clínica.[2] Para cada variante de impulsividade, é possível associar um diagnóstico prototípico, respectivamente: transtorno *borderline* de personalidade (afetos), TDAH (cognição), transtorno antissocial de personalidade (empatia), dependência (desejos) e transtorno explosivo intermitente (agressividade), sendo cada um resultante de um processo etiopatogênico diverso.

A dimensão da impulsividade agressiva precisa ser diferenciada da agressão não impulsiva. Enquanto a primeira não tem objetivo estabelecido e se caracteriza por ser uma reação paroxística desencadeada por frustração, a agressão não impulsiva tem objetivo preestabelecido com vistas à delimitação e defesa de algo que pode ser território físico, afetivo ou intelectual, disputa de bens, obtenção e confirmação de domínio social.[21] Ainda, a impulsividade agressiva pode ser direcionada para fora (heteroagressividade) ou contra o próprio indivíduo (autoagressividade).

É importante, ainda, dividir os comportamentos de autoagressão entre lesões autoinfligidas deliberadamente (cortes, queimaduras, chamados de automutilação) de comportamentos repetidos estereotipicamente, que formam lesões não intencionais (arrancar cabelos, roer unha, cutucar a pele). Estes últimos comportamentos parecem constituir outra dimensão não descrita pelo modelo ACEDA, relacionada com comportamentos inatos, desencadeados por estresse, que adquirem caráter de automatismo com progressão para formas mais desajustadas e patológicas. Paralelos etológicos mostram associação com ansiedade e estresse, sugerindo tratar-se de um grupo específico de transtornos, os do autocuidado (*grooming disorders*), compartilhando bases etiopatogênicas com o transtorno obsessivo compulsivo (TOC).[22]

▶ Classificação diagnóstica atual

A décima edição da Classificação Internacional de Doenças (CID-10) agrupa em uma seção denominada "Transtornos dos hábitos e impulsos", transtornos que não são classificados em outras seções, caracterizados por comportamentos repetitivos, irracionais e sem controle, que acabam por conflitar com interesses maiores do próprio indivíduo e das pessoas próximas a ele.[19]

Nessa seção, encontramos diagnósticos de jogo patológico, piromania, cleptomania, tricotilomania e, ainda, duas outras categorias: "Outros transtornos dos hábitos" e "Impulsos e transtornos dos hábitos e impulsos não especificados". A primeira se refere a comportamentos com as mesmas características descritas anteriormente, contudo ainda sem designação específica, como no caso da oniomania ou do desejo de compra compulsivo; já a segunda é usada para comportamentos peculiares que envolvem impulsividade, não preenchem os critérios necessários para transtornos do impulso e também não podem ser classificados em nenhuma outra seção – como no caso da automutilação recorrente, em que os critérios para transtorno *borderline* de personalidade não são preenchidos.[22]

O DSM-IV-TR reunia as síndromes citadas anteriormente na seção que foi atualmente denominada "Transtornos do controle do impulso não classificados em outro lugar", já que:

> transtornos relacionados com substâncias, parafilias, transtorno da personalidade antissocial, transtorno de conduta, esquizofrenia e transtornos do humor também podem ter aspectos que envolvem problemas de controle dos impulsos.[20]

Os diagnósticos que compunham essa seção eram: TEI, cleptomania, piromania, jogo patológico, tricotilomania e transtorno do controle dos impulsos sem outra especificação. Este último agrupa diagnósticos ainda em estudo, como oniomania, impulso sexual excessivo, dermatotilexomania, automutilação recorrente, uso indevido de internet e videogames.

Tanto no DSM IV-TR como no CID-10, a impulsividade como fenômeno tem papel importante na psicopatologia de outras síndromes, como nas dependências de substâncias, na bulimia nervosa e no impulso sexual excessivo.

Assim, na mais recente versão do manual diagnóstico norte-americano, o DSM-5, uma significativa revisão dos conceitos relacionados a transtorno do impulso foi realizada, e a seção passou a ser chamada de "Transtornos disruptivos do controle do impulso e de conduta". Agora, ela abrange diagnósticos com características de prejuízos na capacidade de autocontrole emocional e de autocontrole do comportamento – que muitas vezes levam a conflitos com normas sociais estabelecidas e com autoridades.[23]

Desta forma, passaram a compor essa nova seção os diagnósticos de TEI, piromania e cleptomania, que já faziam parte da seção de transtornos dos impulsos não classificados em outro lugar do DSM-IV-TR. Foram adicionados, ainda, o transtorno opositivo desafiador, o transtorno de conduta e o transtorno antissocial de personalidade, que também está classificado na seção de transtorno de personalidade.

O jogo patológico, que antes fazia parte da seção de TCI, passou a ser alocado na seção das dependências. Essa seção passou a incluir, além de dependências de substâncias, uma subdivisão em que o comportamento de dependência prescinde do uso de substâncias – exatamente onde o jogo patológico foi incluído como diagnóstico único até o momento. A despeito da existência de outros comportamentos que prescindem do uso de substâncias e apresentam similaridades com as dependências atreladas a elas, somente o jogo patológico reúne até então dados suficientes para ser incluído nessa seção.[23]

Tanto a tricotilomania quanto a dermatotilexomania, que anteriormente eram alocadas no capítulo de TCI, passaram a ser alocadas no capítulo de transtornos do espectro obsessivo compulsivo.

Neste capítulo, o objetivo é apresentar uma compreensão mais ampla dos fenômenos impulsivos. A discussão será direcionada para as psicopatologias cujas falhas de controle do impulso assemelham-se às dependências não químicas, como o jogo patológico, a cleptomania, a oniomania e a dependência de tecnologias.

▶ Dependências comportamentais e psicopatologias relacionadas

Jogo patológico

O jogo patológico foi o primeiro transtorno a ser incluído como dependência não química. Dentre os que faziam parte dos TCI é o mais estudado, possivelmente por estar caracterizado há mais tempo, devido à sua prevalência e também por sua natureza ter relação com questões importantes da sociedade, como moralidade, atividade social, economia, lazer e potenciais riscos e benefícios da legalização.

O jogo patológico é um exemplo de que, assim como no caso das dependências químicas (DQ), indivíduos vulneráveis que se envolvem com jogos de azar podem evoluir com perda de controle e aumento das apostas, a ponto de apresentar grave comprometimento psicossocial. O jogo patológico e a dependência química apresentam estrutura psicopatológica parecida, comorbidade frequente, componente familiar e fatores neurobiológicos e genéticos compartilhados. Assim, o jogo patológico estava sendo considerado um paradigma de dependência comportamental,[24] o que acabou se confirmando na edição do DSM-5.

Shaffer propõe uma classificação do comportamento de jogar, dividida em três categorias: nível 1 – jogadores sociais, que jogam sem sofrer consequências adversas; nível 2 – jogadores-problema, reúne os que apresentam algum sintoma decorrente de seu envolvimento com jogo de azar; nível 3 – jogadores que preenchem os critérios diagnósticos do DSM-IV-TR. Ainda um quarto grupo foi derivado do nível 3, compondo o nível 4, que corresponde aos jogadores patológicos que buscam tratamento e se caracterizam por um comportamento de jogo particularmente grave.[25]

Epidemiologia

Dados da prevalência de jogo azar no Brasil mostram que 12% da população aposta pelo menos uma vez por mês, 1% preenche critérios para jogo patológico e 1,3% para jogo problemático. A proporção entre homens e mulheres é de aproximadamente 3:1. Assim, o comportamento de abuso/dependência de jogo se coloca como uma das dependências mais comuns em nossa sociedade, depois do tabaco e do álcool;[26] esses números se aproximam dos números da literatura internacional. Ser do sexo masculino, ter baixa condição socioeconômica, ser desempregado e ter baixos níveis de educação aumentam o risco para jogo patológico. Existem autores que alegam que as dificuldades na inserção social aumentam a vulnerabilidade ao jogo de azar, justificando o fato de que minorias étnicas e sociais parecem ser mais vulneráveis a ele. Estudos sugerem 50% de influência genética no jogo patológico e traços de personalidade, em especial a impulsividade, estão envolvidos principalmente no início e no desenvolvimento do jogo problemático.[27]

Etiologia

A etiologia do jogo patológico envolve uma interação complexa de fatores biológicos, psicológicos e ambientais. Do ponto de vista neuroquímico, as monoaminas transmissoras, norepinefrina, serotonina e, principalmente, dopamina, parecem estar envolvidas. A atividade noradrenérgica está elevada em jogadores patológicos; no entanto, não sabemos se isto se dá como causa ou consequência do envolvimento com jogos de azar.[28] Evidências sugerem que a atividade serotoninérgica está reduzida no sistema nervoso central em jogo patológico.[29] A dopamina, bastante atuante no sistema de gratificação cerebral, está envolvida na intermediação das propriedades recompensadoras e reforçadoras do jogo de azar.[30] A herdabilidade genética no jogo patológico está entre 50% e 60% em estudos com pares de gêmeos, mas a permeabilidade ambiental e facilidade de acesso ao jogo modulam a persistência do comportamento ao longo da vida.[31]

Quadro clínico, diagnóstico e comorbidades

No DSM-5, a característica principal do jogo patológico é um padrão de comportamento diante do ato de apostar, o qual é mal-adaptativo, persistente e recorrente, resultando em prejuízos pessoais, familiares e/ou vocacionais.[22] Para ser considerado jogador patológico, o indivíduo deve preencher quatro ou mais dos nove critérios do Quadro 35.1; quanto mais critérios estiverem presentes, maior a gravidade.

Quadro 35.1 Critérios diagnósticos para jogo patológico.

A. Comportamento de jogo problemático persistente e recorrente, levando a prejuízo ou sofrimento clinicamente significativo, conforme indicado pelo indivíduo exibindo quatro critérios (ou mais) em um período de 12 meses

1. Necessidade de apostar quantias cada vez maiores, a fim de obter a excitação desejada
2. Inquietude ou irritabilidade, quando tenta reduzir ou cessar o jogo
3. Esforços repetidos e fracassados no sentido de controlar, reduzir ou cessar o jogo
4. Preocupação com o jogo (p. ex., preocupa-se com reviver experiências de jogo passadas, avalia possibilidades ou planeja a próxima parada, ou pensa em modos de obter dinheiro para jogar)
5. Jogo como forma de lidar com sentimentos desconfortáveis (p. ex., sentimentos de impotência, culpa, ansiedade, depressão)
6. Após perder dinheiro no jogo, frequentemente volta outro dia para ficar quite ("recuperar o prejuízo")
7. Mente para familiares, para o terapeuta ou outras pessoas, para encobrir a extensão de seu envolvimento com o jogo
8. Colocou em perigo ou perdeu um relacionamento significativo, o emprego ou uma oportunidade educacional ou profissional por causa do jogo
9. Recorre a outras pessoas com o fim de obter dinheiro para aliviar uma situação financeira desesperadora causada pelo jogo

B. O comportamento de jogar não é mais bem explicado por um episódio maníaco

Traduzido e adaptado de Simeon e Favazza (2001).[22]

O diagnóstico de jogo patológico acompanha o raciocínio geral das dependências, e tal raciocínio não mudou nos últimos 40 anos, a despeito de alterações sofridas em cada nova edição do DSM.[32] O Quadro 35.2 apresenta os três eixos que norteiam o diagnóstico de jogo patológico e, ao lado, descrições típicas que caracterizam a confirmação do critério. Esses eixos também norteiam o diagnóstico de outras dependências, tanto químicas como comportamentais.

Quadro 35.2 Jogo patológico: eixos diagnósticos com sinais característicos.

Perda de controle	Recaídas frequentes, a despeito de promessas de nunca mais jogar Perda do controle do tempo e da quantia que planejava gastar jogando Atitudes divergentes do padrão do código de valores morais do indivíduo para conseguir dinheiro para jogar
Alterações psicobiológicas	Tolerância, ou seja, aumento da frequência e da intensidade de jogo para atingir excitação equivalente àquela que experimentava no princípio Sintomas de abstinência com desconfortos físicos e irritabilidade quando privado do jogo ou tentando reduzi-lo
Persistência no comportamento de jogo, a despeito de	Comprometimento financeiro importante Perda ou prejuízos nas esferas profissional e pessoal

Traduzido e adaptado de American Psychiatric Association (2013).[23]

As comorbidades psiquiátricas em jogadores patológicos são muito frequentes. Deste modo, é sempre muito importante investigar outros sintomas psiquiátricos ao examinar um jogador patológico. Tipicamente, o jogo patológico está associado a transtornos de humor, transtornos ansiosos e de personalidade, bem como a transtornos relacionados com o uso de substâncias.

Tratamento

O tratamento requer ações psicossociais e psicofarmacológicas, complementando uma à outra ou mesmo de forma isolada.

As intervenções psicossociais buscam orientar e informar, tanto o paciente como a família, a respeito do jogo patológico, suas consequências e seus mecanismos (psicoeducação). Ainda cabe à intervenção psicossocial motivar o paciente a se envolver no tratamento, reduzindo estímulos que favoreçam a manutenção do comportamento ou de recaídas, por exemplo, a exposição a dinheiro, crédito ou transitar por locais onde a disponibilidade de jogo é abundante. Estimular qualidade de vida, atividade física e aumento de repertório de atividades sociais também é importante durante o processo e no seguimento do tratamento. A abordagem cognitiva, visando à reestruturação cognitiva, foca em padrões distorcidos associados à interpretação de eventos aleatórios no jogo, e seus gatilhos também pode ser úteis.[33]

A intervenção farmacológica deve se focar principalmente nas comorbidades e no tratamento da fissura. As comorbidades devem ser tratadas tão logo diagnosticadas, de acordo com a sua especificidade. A prescrição de antidepressivos é frequente pela elevada comorbidade com depressão, os mais usados são os inibidores seletivos de recaptação de serotonina (ISRS). Quando existe comorbidade com TAB, anticonvulsivantes podem ser usados. O tratamento farmacológico do jogo patológico deve dar atenção especial à fissura, na medida em que ela está muito implicada nas recaídas, sendo um fenômeno central à psicopatologia e ao tratamento das dependências. Em 2001, foi publicado por Kim *et al.* o primeiro estudo duplo-cego controlado em jogadores patológicos com a naltrexona. Desde então, observa-se um interesse crescente pelo uso desse medicamento em jogo patológico.[34]

Cleptomania

Diversas características da cleptomania sugerem que ela também se enquadre dentre as dependências comportamentais, mesmo tendo permanecido, segundo o DSM-5, no capítulo dos transtornos de impulso. O paciente cleptomaníaco sofre com a ambiguidade entre o risco de ser flagrado e a sensação de prazer por ter conseguido executar o furto e, ainda, o prazer da posse do objeto, mas, por outro lado, há culpa. As tentativas de controle geram um conflito interno marcado por crises de desejo, "fissura" de furtar. A cleptomania parece responder à naltrexona, medicação utilizada para tratar a "fissura" de dependentes de álcool e de jogo de azar, além de apresentar boa resposta à TCC baseada em modelos derivados do tratamento de dependências.[35]

O paciente cleptomaníaco apresenta inúmeras tentativas frustradas de controlar ou cessar os furtos. O ato é antecedido de grande tensão e posterior alívio, podendo ser seguido de remorso genuíno ou não. Os furtos costumam se iniciar na adolescência e podem passar anos até serem percebidos – mais da metade dos cônjuges não sabe que seus parceiros apresentam o diagnóstico. Os furtos são relativamente frequentes, ocorrendo em média 2 a 3 vezes por semana. A maior parte desses pacientes não procura tratamento também pela intensa vergonha e o pesado juízo moral sobre o furto. A negação é frequente: muitas vezes, mesmo quando pegos roubando, esses pacientes preferem sofrer as consequências legais a ter que revelar sua patologia. O cleptomaníaco pode tentar suicídio quando ameaçado de delação ou quando duramente exposto. O Quadro 35.3 mostra os critérios diagnósticos do DSM-5 para cleptomania.[22]

Quadro 35.3 Critérios diagnósticos para cleptomania.

A. Fracasso recorrente em resistir aos impulsos de furtar objetos que não são necessários para o uso pessoal ou por seu valor monetário

B. Sentimento aumentado de tensão imediatamente antes da realização do furto

C. Prazer, satisfação ou alívio no momento de cometer o furto

D. O furto não é cometido para expressar raiva ou vingança nem ocorre em resposta a um delírio ou alucinação

E. O furto não é mais bem explicado por um transtorno de conduta, um episódio maníaco ou transtorno antissocial de personalidade

Traduzido e adaptado de Simeon e Favazza (2001)[22].

Dados epidemiológicos da cleptomania são pouco conhecidos. A prevalência estimada na população é 0,6%, porém este número possivelmente é subestimado em função do medo e da vergonha. A síndrome ocorre mais em mulheres do que em homens, a proporção é de 2:4. Por motivos ainda desconhecidos, a cleptomania é particularmente frequente em pacientes com transtorno alimentar.[36]

Quanto às comorbidades psiquiátricas, as mais comumente relatadas em pacientes com cleptomania são: outros TCI (20% a 46%), transtornos do humor (45% a 100%) e consumo abusivo de substância (2% a 50%). Os transtornos da personalidade (TP) também são comuns. A qualidade de vida do paciente com cleptomania é bastante comprometida, independentemente da presença ou não de comorbidade psiquiátrica. Acredita-se que mais de 80% acabam sendo detidos legalmente e cerca de 15% a 20% já cumpriram pena por causa dos furtos.[35]

A etiopatogenia da síndrome é desconhecida, mas pode existir uma associação com maus-tratos na infância.[37] Em um estudo, foi demonstrado prejuízo de funções executivas significativamente associadas à maior gravidade dos sintomas de cleptomania, reforçando a sugestão de prejuízo da função inibitória e reguladora do comportamento por comprometimento de estruturas da região pré-frontal.[38]

Vários métodos psicoterápicos foram propostos, incluindo tratamentos psicodinâmicos, TCC, sensibilização encoberta e dessensibilização, porém todos limitados a séries de caso sem controle.[35] Diversas medicações como antidepressivos tricíclicos, ISRS, topiramato, lítio e ácido valproico já foram propostas para o tratamento da cleptomania, mas o único fármaco testado em estudo controlado e randomizado que se mostrou superior ao placebo foi a naltrexona.[39]

Oniomania (compras compulsivas)

A oniomania, ou compras compulsivas, ainda não é classificada nos códigos atuais de diagnósticos, podendo ser somente classificada como TCI, sem outra especificação. Contudo, as primeiras descrições clínicas são razoavelmente antigas, datando do início do século 20, por Kraepelin e Bleuler. O termo oniomania vem do grego: *oné* (compras) e *mania* (frenesi). Bleuler classificava-a entre os impulsos reativos, juntamente com a piromania e cleptomania.

Se a oniomania fosse um diagnóstico especificado pelos livros diagnósticos seria, dos TCI, o mais frequente, com prevalência estimada entre 5% e 8% da população geral, com proporção homem/mulher de aproximadamente 1:4. A elevada frequência e o fato de que esses pacientes consomem muito mais do que o consumidor comum permitem supor que a oniomania tem influência no varejo e no sistema de crédito, uma vez que o paciente frequentemente apresenta inadimplência, e esta possivelmente gera impacto significativo na economia de um país, tornando ainda menos justificável a pouca atenção dada a essa síndrome até o momento.[40]

Uma das possibilidades para essa negligência são as dúvidas quanto à sua psicopatologia. O comportamento pródigo e gastador também pode estar presente em portadores de TAB, no entanto, neste caso, como resultado de desinibição comportamental da polarização do humor em fases maníacas ou hipomaníacas. Na verdade, comumente observa-se o oposto, os pacientes oniomaníacos relatam com frequência que comprar é uma forma de lidar com a angústia ou esquecer uma frustração. Apesar disso, para sua confirmação diagnóstica, é importante assegurar que mesmo que a episódios de perda de controle possam ser geralmente desencadeados por afetos negativos, estes também ocorrem na ausência de polarização evidente do humor.

O Quadro 35.4 exibe os critérios diagnósticos propostos por McElroy.[41]

Quadro 35.4 Critérios diagnósticos para oniomania.

A. Preocupação, impulsos ou comportamento mal adaptativos envolvendo compras, como indicado por, ao menos, um dos seguintes critérios:

1. Preocupação frequente com compras ou impulso de comprar irresistível, intrusivo ou sem sentido

2. Comprar mais do que pode, comprar itens desnecessários ou por mais tempo que o pretendido

B. A preocupação com compras, os impulsos ou o ato de comprar causam sofrimento marcante, consomem tempo significativo e interferem no funcionamento social e ocupacional ou resultam em problemas financeiros

C. As compras compulsivas não ocorrem exclusivamente durante episódios de hipomania ou mania

Traduzido e adaptado de McElroy, Keck e Pope (1994).[41]

Autores também especulam sobre a relação entre oniomania e transtorno obssessivo-compulsivo (TOC). Em um estudo recente, que comparou portadores de oniomania a portadores de TAB e TOC, os primeiros se diferenciaram por uma impulsividade acentuada, particularmente no aspecto da deficiência de planejamento e acentuado desejo de aquisição. Esta última característica foi, em parte, compartilhada com portadores de TOC com sintomas de colecionismo, mas estes últimos se diferenciaram pela maior frequência de obsessões e rituais associados à limpeza e organização. Sintomas de instabilidade afetiva, mesmo em períodos intercríticos, diferenciaram os pacientes bipolares do restante da amostra.[42]

As principais comorbidades da oniomania são: transtornos do humor, transtornos de ansiedade, dependências químicas, transtornos alimentares e outros TCI. Os TP também são frequentes, oscilando entre 50% e 60% nos pacientes em tratamento por oniomania. Os TP mais comuns são *borderline*, antissocial e narcisista.

Os objetos comprados com mais frequência são: roupas, sapatos, bijuterias, maquiagem e CD. Geralmente são objetos relacionados com a necessidade de construção e confirmação de uma identidade de gênero; no entanto, estudos qualitativos sugerem que essa relação entre autoimagem e compras é mais consistente para mulheres do que para homens.

Existem poucos dados sobre a neurobiologia da oniomania. Eles sugerem o envolvimento de vias dopaminérgicas na área de gratificação cerebral. Existem relatos de ocorrência de comportamentos impulsivos em portadores de síndrome de Parkinson em tratamento com agonistas dopaminérgicos, sendo os transtornos mais comuns: jogo patológico, impulso sexual excessivo, comer e compras compulsivas.[43]

Citalopram e outros ISRS são propostos para o tratamento de oniomania, porém sem estudos em contexto controlado. O único estudo controlado mostrou superioridade de um programa de TCC sobre lista de espera.[44]

Dependência de tecnologia

Nos últimos anos, as novas tecnologias se tornaram instrumentos fundamentais na vida social, acadêmica e profissional das pessoas, sendo inquestionáveis as utilidades e os benefícios que proporcionam. Entretanto, seu uso sadio e adaptativo pode dar lugar ao excesso e à falta de controle, gerando graves impactos na vida cotidiana de alguns usuários.[45]

Definição

Do ponto de vista clínico, considera-se dependência de tecnologia (DT), em inglês, *technological addiction*, quando o indivíduo não consegue controlar o uso que faz das novas tecnologias, ocasionando sofrimento intenso e/ou prejuízo significativo em diversas áreas da vida.[46,47] Trata-se de um conceito relativamente novo, e a velocidade com que as tecnologias evoluem e a participação cada vez maior que a internet tem nas nossas vidas dificultam bastante o estabelecimento de critérios diagnósticos que sejam ao mesmo tempo válidos e confiáveis.[47] Seus quatro principais subtipos são: dependência de jogos eletrônicos, de redes sociais, de pornografia *on-line* e dependência de *smartphones*; a diferenciação entre os subtipos de dependência de tecnologia auxilia a compreensão de suas diferentes motivações, assim como o modo de abordá-los.[48] A recente inclusão da categoria "*Internet gaming disorder*" na seção "Condições que merecem mais estudos" do DSM-5 reforça a importância de se pensar a dependência de tecnologia a partir de seus subtipos.[22]

Epidemiologia

A dependência de tecnologia é vista como um fenômeno global que não afeta apenas uma população específica. Pessoas de variados níveis socioeconômicos, culturais, educacionais e de diversas faixas etárias têm sido identificadas em muitos países do mundo com sintomas desse transtorno. Estudos mostram que a prevalência de DT varia entre 0,3% e 20%,[49,50] e acredita-se que essa diferença se deva, principalmente, a questões metodológicas (pesquisas com amostras não aleatórias e uso de diversos instrumentos diagnósticos). Na prática, estima-se que aproximadamente 5% dos indivíduos possam ter algum problema decorrente do uso das novas tecnologias. A dependência de jogos eletrônicos é o principal motivo pelo qual adolescentes masculinos fazem um uso problemático das novas tecnologias,[51] enquanto a dependência de redes sociais são mais problemáticas para mulheres.[52]

Etiologia

Embora este seja um campo de estudo ainda bastante recente, as pesquisas genéticas[53] e de neuroimagem[54,55] apontam para uma associação entre a DT e os transtornos por uso de substâncias, indo além das semelhanças clínicas geralmente identificadas.

Na maioria dos casos, a dependência de jogos eletrônicos apresenta-se acompanhada de outros problemas sociais, psicológicos ou psiquiátricos. As comorbidades psiquiátricas que mais frequentemente se associam são: depressão, ansiedade social e TDAH,[47,56,57] que podem ser tanto causa como consequência da DT.

O escapismo é apontado como uma das características mais associadas à dependência de tecnologia.[58,59] Independentemente da natureza do sofrimento, quando este gera intensa angústia e o indivíduo não se percebe capaz de lidar com isso, pode lançar mão (geralmente, sem se dar conta) de estratégias de evitação emocional, isto é, de tentar desviar ou "escapar" do problema, e as tecnologias em questão se prestam bastante a isso. Esse pode ser um dos aspectos que faz com que a adolescência seja um período de especial vulnerabilidade para o desenvolvimento de DT.

Quadro clínico

Quatro componentes principais caracterizam a dependência de tecnologia:

- *Uso intenso*: geralmente associado à perda da noção de tempo ou mesmo negligência de atividades importantes
- *Tolerância*: compreendida como necessidade de utilizar a internet por um número cada vez maior de horas
- *Abstinência*: que inclui irritabilidade, tensão e até mesmo sintomas depressivos quando o acesso à rede não é possível
- *Prejuízo significativo*: em áreas importantes da vida (acadêmica, profissional, social, familiar, financeira ou legal).[48]

A dependência de jogos eletrônicos, especificamente, é descrita no DSM-5 como o uso persistente e recorrente de jogos *on-line* (que não envolvam apostas) associado a prejuízo ou sofrimento significativo, indicado pela presença de cinco ou mais dos sintomas elencados no Quadro 35.5 por período de 12 meses.

Quadro 35.5 Critérios diagnósticos para dependência de jogos eletrônicos.

1) Preocupação com jogos *on-line* (o indivíduo pensa constantemente sobre o jogo, que se torna a atividade mais relevante na sua vida)
2) Sintomas de abstinência quando a pessoa se afasta do jogo (estes sintomas são tipicamente descritos como irritabilidade, ansiedade ou tristeza, mas sem sinais físicos de abstinência)
3) Tolerância: necessidade de passar cada vez mais tempo jogando *on-line*
4) Tentativas fracassadas de controlar sua participação nos jogos
5) Perda de interesse em *hobbies* e entretenimentos anteriores como consequência dos jogos *on-line*
6) Manutenção do uso excessivo de jogos *on-line* apesar do reconhecimento de problemas psicossociais
7) Mentir para familiares, terapeutas e outros com relação ao tempo dispendido nos jogos
8) Uso dos jogos *on-line* para escapar ou aliviar um humor "negativo" (por exemplo, sentimentos de impotência, culpa, ansiedade)
9) Colocar em risco ou ter perda significativa de um relacionamento, trabalho, ensino ou oportunidade de carreira por causa do envolvimento com jogos *on-line*

Traduzido e adaptado de Simeon e Favazza (2001).[22]

Enquanto ainda são pesquisados os critérios que melhor definem a dependência de tecnologia, considerar a presença de prejuízo significativo na vida do indivíduo como um dos principais marcadores desse transtorno é um enfoque que, embora não tente explicar o motivo do uso problemático, permite ao profissional de saúde maior liberdade para formular uma compreensão diagnóstica e um plano de tratamento específicos para cada paciente.[45]

Tratamento

O tratamento deve ter como base uma avaliação inicial minuciosa e completa, que visa a examinar, além dos problemas relacionados com a dependência de tecnologia, outras situações importantes na vida do indivíduo. Uma abordagem diagnóstica multiaxial tem como objetivo identificar e, ao mesmo tempo, descartar a presença de transtornos psiquiátricos, avaliar características de personalidade e nível de inteligência, fazer um levantamento de possíveis doenças clínicas e também observar aspectos sociais. O período da avaliação inicial é também fundamental no estabelecimento de um vínculo terapêutico de confiança, que servirá como base para a intervenção motivacional e a terapia propriamente dita.

Até o presente momento não existe nenhuma medicação comprovadamente eficaz no tratamento específico da dependência de jogos eletrônicos. O uso de psicofármacos está indicado quando existe alguma comorbidade psiquiátrica passível de ser tratada com essa abordagem.[60,61] O tratamento psicoterapêutico (cognitivo-comportamental, psicodinâmico, interpessoal ou outro) deve ser escolhido de modo individualizado e de acordo com o perfil de cada paciente e de outras variáveis, por exemplo, o tipo de comorbidade associada. Em situações em que o paciente não reconhece o problema e não se apresenta motivado para o tratamento, a psicoterapia familiar pode ser particularmente útil. De modo geral, os objetivos do tratamento são: estabelecimento de confiança mútua, trabalhar a motivação para a mudança, tratar comorbidades, uso "mais saudável" das novas tecnologias, retomar o funcionamento acadêmico/laboral, familiar e social e trabalhar prevenção de recaída.

▶ Considerações gerais

Psicoterapia

Ainda falta uma classificação melhor dos comportamentos impulsivos e seus subtipos para possibilitar melhor estudo sistemático dos tratamentos, dos sintomas impulsivos e dos TCI. Revisões sugerem tamanhos de efeito melhores para intervenções psicoterápicas, em comparação com estudos de tratamentos farmacológicos. No entanto, os estudos sobre intervenções psicossociais carecem de refinamento metodológico; poucos apresentam grupo-controle e alocação aleatória nos grupos.[62] Os estudos com estrutura metodológica mais bem elaboradas em TCI sugerem eficácia de abordagens cognitivo-comportamentais em: TEI,[62] jogo patológico[63] e oniomania.[44] Mas em nenhum estudo há comparação do método cognitivo-comportamental com outras linhas de referencial teórico diverso. Linhas psicodinâmicas[64] e modelos híbridos com combinação de técnicas psicodinâmicas com cognitivo-comportamentais, por exemplo, terapia focada em esquemas,[65] já foram propostas. Ainda assim, a ausência de estudos comparativos impede a especificação dos métodos mais vantajosos para cada diagnóstico, tipo de impulsividade e características do paciente.

Farmacoterapia

Em se tratando dos tratamentos farmacológicos, exceto pela indicação de ISRS para controle da impulsividade agressiva,[66] o uso de psicofármacos foca mais na perspectiva que compreende a impulsividade como um fenômeno secundário, por exemplo, no caso do uso de estabilizadores de humor e neurolépticos atípicos para quadros inclusos no espectro bipolar e de metilfenidato para casos com TDAH comórbido.

Quanto aos casos de dependência comportamental, os estudos ainda são incipientes. A naltrexona, porém, é um bloqueador do receptor µ-opioide; em estudos experimentais durante a década de 1980, demonstrou diminuição do comportamento de autoadministração de etanol em animais, possivelmente devido à redução dos efeitos reforçadores dessa substância. No fim dos anos 1990, começou-se a especular sobre o uso da naltrexona em TCI, agindo na redução do caráter hedônico desses comportamentos.[67] Crockford e el-Guebaly[68] relataram o primeiro estudo de caso; posteriormente, Kim *et al.*[69] publicaram o primeiro estudo duplo-cego controlado em jogo patológico. A partir de então, observa-se um interesse cada vez maior pelo uso da naltrexona em jogo patológico,[70] automutilação,[71] cleptomania,[39] impulso sexual excessivo[72] e tricotilomania.[73,74]

A naltrexona age no *núcleo accumbens*, área de gratificação cerebral, e a principal hipótese é de que sua ação terapêutica se deva à modulação da atividade dopaminérgica nesta região. A atividade glutamatérgica neste mesmo circuito também modula a transmissão dopaminérgica,[75] abrindo ampla possibilidade de especulações e investigações sobre o efeito de agentes farmacológicos com ação em transmissão glutamatérgica.[75] Dois princípios ativos têm recebido crescente atenção: topiramato e N-acetilcisteína. O topiramato, com sua combinada ação de antagonismo do glutamato e agonismo GABA(ácido γ-aminobutírico), tem sido investigado como fármaco para o tratamento da fissura em quadros de dependências química e comportamental.[76]

▶ Considerações finais

Os TCI e as dependências comportamentais são diagnósticos bastante prevalentes e com impacto na sociedade maior do que o imaginado antes. Ainda assim, permanecem pouco conhecidos pelos profissionais de saúde e pela população em geral.

Outras manifestações impulsivas não abordadas no capítulo são relevantes e merecem a atenção dos clínicos, pois também afetam a saúde coletiva, como impulso sexual excessivo, transtorno compulsivo alimentar periódico, automutilação repetida e dermatotilexomania. Ainda pesam dúvidas sobre elas: se representariam síndromes específicas ou se seriam sintomas contidos em síndromes mais amplas. Porém, apesar das dúvidas nosológicas, todos os dias milhares de indivíduos procuram serviços de saúde buscando ajuda para tais queixas ou outras diretamente causadas por elas. Este cenário, tão amplo de sintomas e apresentações, mesmo com as alterações surgidas no DSM-5 ainda carece de classificação mais completa, que contemple as subdivisões dos fenômenos impulsivos, facilitando a compreensão dos TCI – ainda que possam considerar a inclusão de outros comportamentos potencialmente causadores de dependência como diagnóstico; afinal, seu tratamento significa resgatar características que definem o caráter, o humano, o autocontrole e o livre-arbítrio.

▶ Referências bibliográficas

1. MOELLER, F. G.; BARRATT, E. S.; DOUGHERTY, D. M.; SCHMITZ, J. M.; SWANN, A. C. Psychiatry aspects of impulsivity. *Am. J. Psychiatry*, v. 158, n. 11, p. 1784-1793, 2001.
2. TAVARES, H.; ALARCÃO, G. Psicopatologia da impulsividade. In: ABREU, C. N.; TAVARES, H.; CORDÁS, T. (org.). *Manual clínico dos transtornos dos impulsos*. 1ª ed. Porto Alegre: Artmed, 2007. p. 19-36.

3. TAVARES H. Transtornos do controle dos impulsos. In: BUSATTO FILHO, G. (org.). *A neurobiologia dos transtornos psiquiátricos.* São Paulo: Atheneu, 2006. p. 207-226.
4. GRAY, J.A. Personality dimensions and emotion systems. In: EKMAN, P.; DAVIDSON, R. (eds.) *The nature of emotion:* fundamental questions. New York: Oxford University Press, p. 329-331,1994.
5. ESQUIROL. J. E. D. *Des maladies mentales consideres sous-les rapport medical, hygienique et medico-legal.* Paris: JB Baillière/Libraire de l'Academie de Medicine, 1838.
6. AMERICAN PSYCHIATRIC ASSOCIATION. *Diagnostic and statistical manual of mental disorders.* 3rd ed. Washington, DC, 1980.
7. BLUME, S.; TAVARES, H. Pathological gambling. In: LOWINSON, J. H.; RUIZ, P.; MILLMAN, R. B.; LANGROD, J. G. (Org.). *Substance Abuse: a comprehensive textbook.* Philadelphia: Lippincott, Williams & Wilkins, 2004. p. 488-498.
8. VALVERDE, M. *Diseases of the will.* Cambridge: Cambridge University Press, U.K., 1998.
9. DELL'OSSO, B.; ALTAMURA, A. C.; ALLEN, A.; MARAZZITI, D.; HOLLANDER, E. Epidemiologic and clinical updates on impulse control disorders: a critical review. *Eur. Arch. Psychiatry Clin. Neurosci.,* v. 256, n. 8, p. 464-475, 2006.
10. NAJT, P.; PEREZ, J.; SANCHES, M.; PELUSO, M. A.; GLAHN, D.; SOARES, J. C. Impulsivity and bipolar disorder. *Eur. Neuropsychopharmacol.,* v. 17, n. 5, p. 313-20, 2007.
11. SWANN, A. C.; LIJFFIJT, M.; LANE, S. D.; STEINBERG, J. L.; MOELLER, F.G. Trait impulsivity and response inhibition in antisocial personality disorder. *J. Psychiatr. Res.,* v. 43, n. 12, p. 1057-1063, 2009.
12. BIEDERMAN, J.; FARAONE, S. V. Attention-deficit hyperactivity disorder. *Lancet,* v. 366, n. 9481, p. 237-248, 2005.
13. CASSIN, S. E.; VON RANSON, K. M. Personality and eating disorders. a decade in review. *Clin. Psychol. Rev.,* v. 25, n. 7, p. 895-916, 2005.
14. ZILBERMAN, M. L.; TAVARES, H.; HODGINS, D. C.; EL-GUEBALY, N. The impact of gender, depression, and personality on craving. *J. Addict Dis.,* v. 26, n. 1, p. 79-84, 2007.
15. OLIVEIRA, M. P.; SILVEIRA, D. X.; SILVA, M. T. Pathological gambling and its consequences for public health. *Rev. Saúde Pública,* v. 42, n. 3, p. 542-549, 2008.
16. CHACHAMOVICH, E.; STEFANELLO, S.; BOTEGA, N.; TURECKI, G. Which are the recent clinical findings regarding the association between depression and suicide? *Rev. Bras. Psiquiatr.,* v. 31, suppl., p. 118-125, 2009.
17. MARTINS, S. S.; TAVARES, H.; LOBO, D. S. S.; GALETTI, A. M.; GENTIL, V. Pathological gambling, gender, and risk-taking behaviors. *Addict Behav.,* v. 29, n. 6, p. 1231-1235, 2004.
18. KELLEY, A. E.; SCHOCHET, T.; LANDRY, C. F. Risk taking and novelty seeking in adolescence: introduction to part I. *Ann. NY Acad. Sci.,* v. 1021, p. 27-32, 2004.
19. ORGANIZAÇÃO MUNDIAL DE SAÚDE (OMS). *Classificação de transtornos mentais e de comportamento da CID-10*: descrições clínicas e diretrizes diagnósticas. 10ª ed. Porto Alegre: Artmed, 1993.
20. AMERICAN PSYCHIATRIC ASSOCIATION. *Diagnostic and statistical manual of mental disorders.* 4th ed. (text revised), Washington, DC: American Psychiatric Association, 2000.
21. PLUTCHIK, R.; VAN PRAAG, H. M. The nature of impulsivity: definitions, ontology, genetics, and relations to aggression. In: HOLLANDER, E.; STEIN, D. (eds.) *Impulsivity and aggression.* Chichester: John Wiley & Sons, 1995. p. 7-24.
22. SIMEON, D.; FAVAZZA, A. R. Self-injurious behaviors: phenomenology and assessment. In: SIMEON, D.; HOLLANDER, E. (eds.). *Self-injurious behaviours:* assessment and treatment. Washington, DC: American Psychiatric Publishing, 2001. p. 1-28.
23. AMERICAN PSYCHIATRIC ASSOCIATION. *Diagnostic and statistical manual of mental disorders.*5. ed. Washington, DC, 2013.
24. WEINSTOCK, J.; LEDGERWOOD, D. M.; MODESTO-LOWE, V.; PETRY, N. M. Ludomania: cross-cultural examinations of gambling and its treatment. *Revista Brasileira de Psiquiatria,* v. 30, p. S3-S10, 2008.
25. SHAFFER, H. J.; FREED, C. R.; HEALEA, D. Gambling disorders among homeless persons with substance use disorders seeking treatment at a community center. *Psychiatr Serv.,* v. 53, n. 9, p. 1112-1117, 2002.
26. TAVARES, H.; CARNEIRO, E.; SANCHES, M.; PINSKY, I.; CAETANO, R.; ZALESKI, M.; LARANJEIRA, R. Gambling in Brazil: lifetime prevalences and socio-demographic correlates. *Psychiatry Res.,* v. 180, n. 1, p. 35-41, 2010.
27. PAGANI, L. S.; DEREVENSKY, J. L.; JAPEL, C. Predicting gambling behavior in sixth grade from kindergarten impulsivity: a tale of developmental continuity. *Arch. Pediatr. Adolesc. Med.,* v. 163, n. 3, p. 238-43, 2009.
28. MEYER, G.; SCHWERTFEGER, J.; EXTON, M. S.; JANSSEN, O. E.; KNAPP, W.; STADLER, M. A.; SCHEDLOWSKI, M.; KRUGER, T. H. Neuroendocrine response to casino gambling in problem gamblers. *Psychoneuroendocrinology,* v. 29, p. 1272-80 2004.
29. PALLANTI, S.; QUERCIOLI, L.; SOOD, E.; HOLLANDER, E. Lithium and valproate treatment of pathological gambling: a randomized single-blind study. *J. Clin. Psychiatry,* v. 63, n. 7, p. 559-564, 2002.
30. WILLIAMS, W. A.; POTENZA, M. N. The neurobiology of impulse control disorders. *Rev. Bras. Psiquiatr.,* v. 30, suppl. n. 1, p. S24-30, 2002.
31. XIAN, H.; SCHERRER, J. F.; SLUTSKE, W. S.; SHAH, K. R.; VOLBERG, R.; EISEN, S. A. Genetic and environmental contributions to pathological gambling symptoms in a 10-year follow-up. *Twin Res. Hum. Genet.,* v. 10, n. 1, p. 174-179, 2007.
32. EDWARDS, G. The alcohol dependence syndrome: a concept as stimulus to enquiry. *Br. J. Psychiatry,* v. 81, p. 171-83, 1986.
33. HODGINS, D. C.; PEDEN, N. Cognitive-behavioral treatment for impulse control disorders. *Revista Brasileira de Psiquiatria,* v. 30, suppl. 1, p. S31-S40, 2008.
34. PALLESEN, S.; MOLDE, H.; ARNESTAD, H. M.; LABERG, J. C.;SKUTLE, A.; IVERSEN, E.; STØYLEN, I. J.;KVALE, G.; HOLSTEN, F. Outcome of pharmacological treatments of pathological gambling: a review and meta-analysis. *J. Clin. Psychopharmacol.,* v. 27, n. 4, p. 357-64, 2007.
35. GRANT, J. E.; ODLAUG, B. L. Kleptomania: clinical characteristics and treatment. *Rev. Bras. Psiquiatr.,* v. 30, suppl. 1, p. 11-15, 2008.
36. BAUM, A.; GOLDNER, E. M. The relationship between stealing and eating disorders: a review. *Harv. Rev. Psychiatry,* v. 3, n. 4, p. 210-21, 1995.
37. GRANT, J. E.; CORREIA, S.; BRENNAN-KROHN, T. White matter integrity in kleptomania: a pilot study. *Psychiatry Res.,* v. 147, n. 2-3, p. 233-7, 2006.
38. GRANT, J. E.; ODLAUG, B. L.; WOZNIAK, J. R. Neuropsychological functioning in kleptomania. *Behav.Res. Ther.,* v. 45, n. 7, p. 1663-70, 2007.
39. GRANT, J. E.; KIM, S.W.; ODLAUG, B. L. A double-blind, placebo-controlled study of the opiate antagonist, naltrexone, in the treatment of kleptomania. *Biol. Psychiatry,* v. 65, n. 7, p. 600-606, 2009.

40. TAVARES, H.; LOBO, D. S.; FUENTES, D.; BLACK, D. W. Compulsive buying disorder: a review and a case vignette. *Rev. Bras.Psiquiatr.,*v. 30, suppl. 1, p. 16-23, 2008.
41. MCELROY, S. L.; KECK, P. E. JR.; POPE, H. G. JR.; SMITH, J. M.; STRAKOWSKI, S. M. Compulsive buying: a report of 20 cases. *J. Clin. Psychiatry,* v. 55, n. 6, p. 242-8, 1994.
42. FILOMENSKY, T. Z.; ALMEIDA, K. M.; CASTRO NOGUEIRA, M. C.; DINIZ, J. B.; LAFER, B.; BORCATO, S.; TAVARES, H. Neither bipolar nor obsessive-compulsive disorder: compulsive buyers are impulsive acquirers. *Compr. Psychiatry,* v. 53, n. 5, p. 554-561, 2012.
43. CERAVOLO, R.; FROSINI, D.; ROSSI, C.; BONUCCELLI, U. Impulse control disorders in Parkinson's disease: definition, epidemiology, risk factors, neurobiology and management. *Parkinsonism Relat. Disord.,* v. 15, suppl. 4, p. S111-S115, 2009.
44. MUELLER, A.; MUELLER, U.; SILBERMANN, A.; REINECKER, H.; BLEICH, S.; MITCHELL, J. E.; DE ZWAAN, M. A randomized, controlled trial of group cognitive-behavioral therapy for compulsive buying disorder: posttreatment and 6-month follow-up results. *J. Clin. Psychiatry,* v. 69, n. 7, p. 1131-8, 2008.
45. ABREU, C. N.; KARAM, R. G.; GÓES, D. S.; SPRITZER, D. T. Dependência de internet e de jogos eletrônicos: uma revisão. *Rev. Bras. Psiquiatr.,* v. 30, p. 156-167, 2008.
46. GRIFFTHS, M. D. Technological addictions. *Clinical Psychology Forum,* v. 76, p. 14-19, 1995.
47. www.dependenciadetecnologia.org Consultado em 07/01/2013.
48. BLOCK, J. J. Issues for DSM-V: internet addiction. *Am. J. Psychiatry,* v. 165, p. 306-307, 2008.
49. ABOUJAOUDE, E.; KORAN, L.; GAMEL, N.; LARGE, M.; SERPE, R. Potential markers for problematic internet use: a telephone survey of 2.513 adults. *CNS Spectr.,* v. 11, p. 750-755 2006.
50. HA, J. Psychiatric comorbidity assessed in Korean children and adolescents who screen positive for internet addiction. *J. Clin. Psychiatry,* v. 67, p. 821-826 2006.
51. GENTILE, D. A.; CHOO, H.; LIAU, A.; SIM, T.; LI D,; FUNG D. Pathological video game use among youths: a two-year longitudinal study. *Pediatrics,* v. 1, n. 127, suppl. 2, p. 319-29, 2011.
52. DURKEE, T.; KAESS, M.; CARLI, V.; PARZER, P.; WASSERMAN, C.; FLODERUS, B. Prevalence of pathological internet use among adolescents in Europe, demographic and social factors *Addiction,* v. 107, n. 12, p. 2210-2222, 2012.
53. MONTAG, C.; KIRSCH, P.; SAUER, C.; MARKETT, S.; REUTER, M. The role of the CHRNA4 gene in internet addiction: a case-control study. *J. Addict Med.,* v. 6, n. 3, p. 191-195, 2012.
54. DONG, G.; HUANG, J.; DU, X. Alterations in regional homogeneity of resting-state brain activity in internet gaming addicts. *Behavioral and Brain Functions,* v. 8, n. 1, p. 41, 2012.
55. KO, C. H.; LIU, G. C.; HSIAO, S.; YEN, J. Y.; YANG, M. J.; Lin, W. C. Brain activities associated with gaming urge of online gaming addiction. *J. Psychiatr. Res.,* v. 43, n. 7, p. 739-747, 2009.
56. LO, S. K.; WANG, C. C.; FANG, W. Physical interpersonal relationships and social anxiety among online game players. *Cyberpsychol Behav.,* v. 8, n.1, p. 15-20, 2005.
57. CHAN, P. A.; RABINOWITZ, T. A cross-sectional analysis of video games and attention deficit hyperactivity disorder symptoms in adolescents.*Ann. Gen. Psychiatry,* p. 5-16, 2008.
58. KUSS, D. J.; LOUWS, J.; WIERS, R. W. Online gaming addiction? Motives predict addictive play behavior in massively multiplayer online role-playing games. *Cyberpsychology, Behavior, and Social Networking,* v. 15, n. 9, p. 480-485, 2012.
59. LI, D.; LIAU, A.; KHOO, A. Examining the influence of actual-ideal self-discrepancies,depression, and escapism, on pathological gaming among massively multiplayer online adolescent gamers. *Cyberpsychology, Behavior, and Social Networking,* v. 14, n. 9, p. 535-539, 2011.
60. HAN, D. H.; RENSHAW, P. F. Bupropion in the treatment of problematic online game play in patients with major depressive disorder. *Journal of Psychopharmacology,* v. 26, n. 5, p. 689-696, 2012.
61. HAN, D. H.; LEE, Y. S.; NA, C.; AHN, J. Y.; CHUNG, U. S.; DANIELS, M. A. The effect of methylphenidate on Internet video game play in children with attention-deficit/hyperactivity disorder. *Comprehensive Psychiatry,* v. 50, n. 3, p. 251-256, 2009.
62. MCCLOSKEY, M. S.; NOBLETT, K. L.; DEFFENBACHER, J. L.; GOLLAN, J. K.; COCCARO, E. F. Cognitive-behavioral therapy for intermittent explosive disorder: a pilot randomized clinical trial. *J. Consult. Clin. Psychol.,* v. 76, n. 5, p. 876-886, 2008.
63. MELVILLE, C.; DAVIS, C.; MATZENBACHER, D.; CLAYBORNE, J. Node-link mapping-enhanced group treatment for pathological gambling.*Addictive Behaviors,* v. 29, n. 1, p. 73-87, 2004.
64. GABBARD, G. O.; BENNETT, T. J. Dilemmas in the psychotherapy of sexually impulsive patients. *Am. J. Psychiatry,* v. 162, n. 5, p. 859-865, 2005.
65. YOUNG, J. E. *Cognitive therapy for personality disorders:* a schema focused approach. 3ª ed., Sarasota: Professional Resource Press, 1999.
66. COCCARO, E. F.; LEE, R. J.; KAVOUSSI, R. J. A double-blind, randomized, placebo-controlled trial of fluoxetine in patients with intermittent explosive disorder. *J. Clin. Psychiatry,* v. 70, n. 5, p. 653-662, 2009.
67. KIM, S. W. Opioid antagonists in the treatment of impulse-control disorders. *J. Clin. Psychiatry,* v. 59, n. 4, p. 159-164, 1998.
68. CROCKFORD, D. N.; EL-GUEBALY, N. Naltrexone in the treatment of pathological gambling and alcohol dependence. *Can. J. Psychiatry,* v. 43, n. 1, p. 86, 1998.
69. KIM, S. W.; GRANT, J. E.; ADSON, D. E.; SHIN, Y. C. Double-blind naltrexone and placebo comparison study in the treatment of pathological gambling. *Biol. Psychiatry,* v.49, n. 11, p. 914-921, 2001.
70. GRANT, J. E.; KIM, S. W.; HARTMAN, B. K. A double-blind, placebo-controlled study of the opiate antagonist naltrexone in the treatment of pathological gambling urges. *J. Clin. Psychiatry,* v. 69, n.5, p. 783-789, 2008.
71. SANDMAN, C. A.; TOUCHETTE, P. E.; MARION, S. D.; CHICZ-DEMET, A. The role of proopiomelanocortin (POMC) in sequentially dependent self-injurious behavior. *Dev. Psychobiol.,* v. 50, n. 7, p. 680-689, 2008.
72. RAYMOND, N. C.; GRANT, J. E.; KIM, S. W.; COLEMAN, E. Treatment of compulsive sexual behaviour with naltrexone and serotonin reuptake inhibitors: two case studies. *Int. Clin. Psychopharmacol.,* v. 17, n. 4, p. 201-205, 2002.
73. DE SOUSA, A. An open-label pilot study of naltrexone in childhood-onset trichotillomania. *J. Child Adolesc. Psychopharmacol.,* v. 18, n. 1, p. 30-33, 2008.
74. NESTLER, E. J. From neurobiology to treatment: progress against addiction. *Nat. Neurosci.,* v. 5, suppl., p. 1076-9, 2002.
75. GRANT, J. E.; KIM, S. W.; ODLAUG, B. L. *Biol. Psychiatry,* v. 62, n. 6, p. 652-7, 2007.
76. JOHNSON, B. A. Update of neuropharmacological treatments for alcoholism: scientific basis and clinical findings. *Biochem.Pharmacol.,* v. 75, n. 1, p. 34-56, 2008.

36 Saúde Mental dos Profissionais | Cuidando de Quem Cuida

*Hamer Nastasy Palhares Alves, Denise Leite Vieira e
Luiz Antonio Nogueira Martins*

> *Não só o paciente tem um médico dentro dele,
> mas há também um paciente no médico.*
> Adolf Guggenbühl-Craig[1]

▶ Introdução

O ditado diz que "de médico e louco, todo mundo tem um pouco"; no entanto, os profissionais que atuam na área da saúde mental, sejam médicos, psicólogos, enfermeiros, assistentes sociais ou terapeutas ocupacionais, lembram-se constantemente de sua porção "médico", "curador", "cuidador" e muitas vezes não dão a devida atenção à sua porção frágil ou em desequilíbrio, e podem não perceber e/ou admitir quando estão precisando de ajuda. Cuidar daquele que cuida pode parecer tarefa simples; afinal, os profissionais de saúde têm toda a bagagem e a informação que passam aos seus pacientes em sua rotina de trabalho, e espera-se que também estejam mobilizados e vivam conforme aquilo que pregam. "Sou cuidador, logo me cuido". Mas essa afirmação pode não parecer tão óbvia quanto deveria. Muitos profissionais de saúde têm dificuldade em aceitar que também podem ficar doentes e que, caso adoeçam, devem receber tratamento. Aos olhos do próprio profissional (e dos outros), muitas vezes é como se ele tivesse a obrigação de ser "saudável", como se não pudesse adoecer – afinal, o papel dele é o de cuidar. As pessoas, em geral, não esperam que algo ruim venha a fazer parte de suas vidas. Quantas vezes já não se ouviu alguém dizer "Eu nunca poderia imaginar que isso iria acontecer comigo ou com minha família". O mesmo ocorre com o profissional da área da saúde: não é diferente e, em relação à saúde mental, por um lado, tem o conhecimento para identificar fatores de risco, prevenir-se, cuidar-se e procurar ajuda; por outro lado, contribuem para retardar a procura de auxílio a arrogância e a sensação de imunidade, de que nada vai acontecer a ele, a sensação de onipotência ("posso cuidar de mim sozinho"), a vergonha de precisar de ajuda e a ideia de que todo o seu conhecimento não o protegeu.

▶ Rotina

O *status* de profissional de saúde relaciona-se à grande cobrança e expectativa por parte da população. Espera-se de um bom profissional de saúde que esteja atualizado, bem humorado, descansado, atento, bem vestido, atendendo em plenas condições de saúde e de modo educado.

As profissões de atenção à saúde demandam, no entanto, uma série de habilidades que raramente estão presentes no mesmo sujeito. Lidar com urgências, tomar decisões rápidas, lidar com outros colegas de profissão, com subalternos e chefes, com a pressão de familiares e do próprio paciente, responder às pressões de colegas de outras especialidades, trabalhar em esquemas de plantão e em jornadas exaustivas de trabalho, em que múltiplos empregos e diversas horas no trânsito podem ser frequentes, tudo isso faz parte da rotina profissional.

Tal estado de tensão de expectativas de funcionamento técnico apurado, aliado à insalubridade ocupacional, tem repercussões psicológicas no profissional e em sua relação com os pacientes, podendo resultar em situação insatisfatória tanto para quem assiste (curador) como para quem é assistido (paciente). Tais fatores fundam o caráter altamente ansiogênico do exercício profissional.[2]

Muitos profissionais de saúde, especialmente médicos, trabalham de forma independente, com postura geralmente controladora e a falsa sensação de que "podem cuidar de si mesmos". Em paralelo, a cultura médica habitualmente enaltece qualidades como independência, amplo domínio técnico, autoeficácia e competitividade. A negação e o conhecimento insuficiente acerca da importância de fatores psicológicos e sociais nos processos de adoecimento e de cura, tanto em si quanto nos pacientes, em parte frutos da hegemonia da compreensão biomédica e do modelo cartesiano de ciência, levam a uma negação de problemas relativos à saúde mental e, no extremo, à negação da própria saúde mental.

▶ Saúde mental

O estudo da saúde mental, em geral, preocupa-se mais com o sofrimento e seu alívio do que em estabelecer normas e procedimentos que possam esclarecer o que é e como atingir uma boa qualidade de vida. Segundo Park *et al.*, é ponto pacífico que uma boa qualidade de vida inclui experienciar mais sentimentos positivos que negativos, fazer uso adequado de seus talentos e habilidades, experimentar bons relacionamentos interpessoais, estar engajado e satisfeito com o trabalho e com a família, sentir-se saudável, seguro e feliz.[3] Ainda segundo Park, o problema, no entanto, é que não há fórmulas que sejam efetivas para todos os sujeitos e o balanço de importância entre esses vários elementos é diferente para cada pessoa.[3]

▶ Dependência química

O uso nocivo e a dependência entre profissionais de saúde são, provavelmente, tão frequentes quanto na população geral, sendo menos prevalente o tabagismo e mais comum o consumo de benzodiazepínicos e derivados opioides. Segundo Arana, aproximadamente 7% a 8% dos médicos sofrem por uso abusivo de álcool, ao passo que aproximadamente 1% apresenta problemas com o uso de drogas.[4]

Os médicos passam por situações facilitadoras para dependência de drogas. São fatores de risco:

- Acesso fácil aos medicamentos
- Perda do tabu em relação a injeções
- História familiar de dependência
- Problemas emocionais
- Estresse no trabalho e em casa
- Busca de emoções fortes
- Autoadministração no tratamento para dor e para o humor
- Fadiga crônica
- Onipotência e otimismo farmacológico.[5-11]

O consumo abusivo de álcool e drogas como autoindulgência por um estilo de vida estressante e caótico também é citado na literatura médica.[12] Esses fatores podem ser mais bem compreendidos se, tomando-os em conjunto, observarmos a configuração de uma "espiral complexificadora" em que encontraremos em cada nível propriedades emergentes que não estavam presentes no nível anterior; ou seja, cada um dos fatores de risco pode funcionar sinergicamente, de modo a contribuir para a gênese e a manutenção de um quadro de dependência.[13,14] Cabe acrescentar que fatores de risco observáveis na população geral (aspectos genéticos, ambiente familiar, características culturais e de disponibilidade de droga no meio ambiente, personalidade, comportamento de busca de sensações e novidades) também estão presentes entre os profissionais de saúde.

▶ Qualidade de vida | Fatores estressores e estratégias para lidar com o estresse

O construto qualidade de vida é de natureza multifatorial, exigindo, assim, em sua aquisição, determinantes psicossociais, biológicos e ocupacionais. O fator ocupacional é bastante importante, considerando que profissionais de saúde trabalham, em média, mais de 8 h diárias. Para se ter uma ideia da relevância do envolvimento desses profissionais com a jornada de trabalho, médicos trabalham mais que a maioria das pessoas – 15 h por semana a mais que outros profissionais – e tiram menos tempo de férias – 4 semanas/ano *versus* 8 semanas/ano de outros profissionais.[15]

Abordar a questão da quantidade e qualidade de trabalho é fator primordial quando se planeja interferir positivamente na qualidade de vida de muitos profissionais de saúde. Cabe a cada um deles fazer uma análise sensata e coerente de sua jornada de trabalho e tomar decisões sobre possíveis cortes na quantidade e incremento de qualidade em seu exercício profissional.

Entre as profissões de saúde, o trabalho e o adoecimento do médico é o que tem sido mais estudado, tanto do ponto de vista psicológico como sociológico. Vale aduzir também que, embora conservando características próprias de cada profissão, vários aspectos da atividade profissional em saúde são compartilhados por médicos, enfermeiros, assistentes sociais, terapeutas ocupacionais, psicólogos, fisioterapeutas, fonoaudiólogos; no que diz respeito à saúde ocupacional, por exemplo, o sofrimento psíquico inerente ao trabalho no âmbito hospitalar é comum a todos esses profissionais.[16]

A principal causa de aposentadorias precoces entre médicos decorre de transtornos psiquiátricos, sendo os diagnósticos mais comuns transtornos de ansiedade, depressão e dependência de álcool.[17] Ter uma doença mental é relacionado com estigma, perda do respeito dos colegas e pacientes, falta de identificação (os colegas podem preferir não reconhecer o problema).

▶ Burnout

O termo "síndrome de *burnout*" foi desenvolvido na década de 1970, nos EUA, por Freudenberg.[18] *Burnout* – Z73.0, na Classificação Internacional de Doenças – 10ª edição (CID-10) descreve o processo pelo qual profissionais de saúde tornam-se, paulatinamente, desiludidos e distantes em resposta à sua experiência no trabalho. Freudenberg observou que muitos voluntários com os quais trabalhava apresentavam um gradual desgaste no humor e/ou desmotivação. Esse processo era acompanhado de sintomas físicos e psíquicos que denotavam um particular estado de exaustão.

A síndrome de *burnout* (esgotamento profissional) tem sido reconhecida como uma condição experimentada por profissionais que desempenham atividades em que está envolvido um alto grau de contato com outras pessoas. Nesse estado de esgotamento profissional, a preocupação com o bem-estar é substituída pela preocupação com a sobrevivência.

Burnout tem sido definido como uma resposta ao estresse emocional crônico intermitente. Apresenta sintomas somáticos, psicológicos e comportamentais, ocasionando um claro desconforto no exercício da atividade clínica, em que o paciente é visto de forma desumanizada e os atendimentos passam a ser feitos de maneira ultrarrápida, para evitar o contato interpessoal.

Essa síndrome de desgaste profissional é um quadro caracterizado por três dimensões: exaustão emocional, baixa realização profissional e despersonalização. A despersonalização consiste em um modo de relacionamento frio e impessoal com o paciente – como se este fosse uma espécie de inimigo ou batalha a ser vencida. Consultas-relâmpago passam a ser frequentes e o contato terapeuta-paciente pode se tornar claramente prejudicado, podendo inclusive levar a erros de conduta profissional.

Como melhorar o ambiente de trabalho

O ambiente de trabalho é um aspecto importante na rotina do profissional de saúde. Para dispor de um ambiente de trabalho mais agradável e salubre, em que os profissionais tenham condições de oferecer um serviço empático e de qualidade, alguns fatores merecem atenção, a destacar:

- *Condições físicas:* o ambiente físico deve ser arejado, bem iluminado, limpo, com espaço e equipamentos necessários (e em bom estado) para o atendimento
- *Gerenciamento de tempo:* a questão "tempo" também deve ser considerada. Tanto em consultório particular quanto em instituição, deve haver um planejamento e gerenciamento do tempo para atendimento, confecção de relatórios e evolução de prontuários, assim como intervalos entre atendimentos (de alguns minutos) – um tempo para o profissional escrever suas observações, respirar e se preparar para o próximo atendimento. O horário marcado para o atendimento deve ser respeitado, assim como a duração do atendimento, salvo imprevistos e urgências. Para um atendimento de qualidade, o profissional deve estar descansado, alimentado, focado, tranquilo.

Quem consegue prestar atenção no outro, quando está com pressa, caindo de sono, com seu próprio estômago roncando, com dor ou deprimido?

- *Relações interpessoais:* o papel das relações interpessoais na constituição de um ambiente saudável de trabalho é magnífico – basta dizer que os profissionais de saúde trabalham em média 8 a 10 h por dia e logo se perceberá que o convívio é quantitativa e qualitativamente intenso. Reconhecer pontos falhos no modo como nos relacionamos com nossos colegas, bem como conversar com estes sobre as melhorias que cada um pode fazer para tornar o ambiente no mínimo mais tolerável, é uma medida salutar. Em algumas situações, no entanto, quando algumas relações de trabalho estão muito desgastadas, o recomendável é manter certa distância, desde que tal medida não comprometa o atendimento prestado aos pacientes
- *Supervisão e reciclagem:* a supervisão e a reunião clínica são fóruns privilegiados em que se propicia não só a discussão do caso, mas também um olhar atento sobre a relação profissional-paciente, o vínculo estabelecido, como o profissional lida com aquele paciente e situação, quais sentimentos são suscitados no atendimento. Não se pode esquecer que a comunicação interpessoal se dá também por vias que não controlamos, como a comunicação inconsciente, ou seja, captamos e transmitimos muito mais do que é simplesmente dito. Cabe dizer que manter o interesse nos desafios clínicos é uma ferramenta útil para que o profissional não desanime perante tantos estímulos clínicos e organizacionais com os quais tem de lidar rotineiramente.[19]

Tratamento

A orientação e o encaminhamento para tratamento adequado são, fundamentalmente, compromissos éticos. O automonitoramento pode ser útil, mas tem eficácia limitada, visto que a autoavaliação pode estar prejudicada em diversos transtornos mentais e dependência química, daí o papel imprescindível dos colegas médicos em orientar aquele que está com problemas que possam prejudicar o desempenho profissional. É importante o treinamento dos colegas no sentido de reconhecer, aconselhar e confrontar (e confortar) o profissional de saúde enfermo.

A abordagem do profissional enfermo pelos colegas, superiores ou outros profissionais de saúde deve ser feita de forma empática, porém firme e, de preferência, por mais de uma pessoa. A intervenção, nesses casos, pode ser "salvadora de vidas", tanto para o profissional quanto para seus pacientes, e o que costuma ser "raiva e irritação" pode se transformar em "eterna gratidão" ao fim de um tratamento bem-sucedido. Com tratamento intensivo, intervenção familiar, contrato de seguimento a longo prazo, suporte da família e dos colegas há boas possibilidades de retorno.

Quando tratamos um colega com transtorno mental ou dependência química, alguns pontos fundamentais devem ser respeitados:

- Considerar a opinião do colega, mas colher uma história clínica detalhada, incluindo eventuais tentativas de automedicação e tratamentos anteriores
- Incluir a família no processo terapêutico, sempre que houver indicações nesse sentido ou risco de baixa adesão
- Procurar garantir a adesão ao tratamento
- Oferecer, sempre que possível, tratamento integrado e multidisciplinar
- Sempre questionar sobre uso de substâncias, qualidade de vida, jornadas de trabalho, sintomas de ansiedade, depressão, acidentes automobilísticos e ideação suicida. Avaliar histórico de comportamentos de risco para doenças sexualmente transmissíveis
- Tratar o profissional de saúde que busca auxílio de modo respeitoso, mas sem torná-lo um paciente especial, mostrando e abordando as eventuais atitudes que o desviem do papel de paciente
- Oferecer informações detalhadas sobre diagnóstico, prognóstico (se tratado ou não o transtorno mental ou a dependência química), bem como atitudes a serem tomadas pelo profissional em caso de urgência
- Oferecer esperança e responsabilidade pela tomada de atitudes no sentido da cura ou restabelecimento do estado mais saudável possível.

▶ O que fazer quando um colega precisa de ajuda?

Consideramos que o melhor a fazer é manter uma conversa franca, de preferência dando atenção para a adequação de tempo, momento e lugar oportunos para a realização da intervenção. Sempre indicamos partir do mais simples para o mais complexo, ou seja, começar com uma conversa informal, evitando um tom persecutório ou acusatório. Caso tal intervenção não surta o efeito esperado, motivando a busca de auxílio terapêutico, cabe analisar se houve alguma alteração do padrão comportamental ou do sofrimento psíquico que motivaram a conversa inicial e, a partir daí, planejar uma nova abordagem, desta vez acompanhado de mais colegas, mantendo, no entanto, o tom firme e empático.

Quando a resistência ao tratamento é marcante e há riscos evidentes de prejuízos à clientela atendida ou à própria integridade (física, social, ou ocupacional) do colega, pode ser recomendado o afastamento do trabalho para tratamento. Essa é uma situação delicada e, geralmente, de difícil condução, devido às resistências que se apresentam e às tentativas de minimização dos problemas; contudo, deve-se ter em mente que o tratamento adequado poderá significar muito em termos de melhoria de qualidade de vida.

▶ O que fazer quando quem precisa de ajuda sou eu?

Outro ponto a ser considerado é que todos os profissionais de saúde – todos – passarão por períodos de maior turbulência emocional, e o surgimento de quadros de ansiedade, depressão, consumo abusivo de substâncias ou mesmo de fases menos importantes, geralmente marcadas pela perda do prazer e da "marca pessoal", podem ocorrer com qualquer um de nós, inclusive com o caro leitor.

Ainda que nosso intuito não tenha sido, em momento algum, gerar um clima paranoide e de caça às bruxas, é importante que cada um possa fazer, de modo periódico, uma autoanálise de como tem desempenhado suas funções no trabalho, como tem sido visto pelos demais colegas e qual o grau de desempenho e satisfação que tem apresentado. Conjugar esses dados com a qualidade de vida total e com problemas em outros domínios da vida (trabalho, estudos e atualização, vida afetiva, relacionamentos profissionais, saúde física) pode ser um modo útil de ter uma noção global de como se tem vivido a vida.

A opinião de algumas pessoas significativas costuma ser utilíssima, assim, muitas vezes, quem primeiro percebe que há sofrimento mental pode ser o cônjuge, um filho mais próximo, os pais ou um amigo significativo, ou, ainda, e não raro, colegas de trabalho. Infelizmente, não é incomum que até o porteiro do prédio perceba que o profissional de saúde não esteja com o mesmo brilho de sempre e este negue qualquer sofrimento. Assim, o que se espera de todo profissional é uma análise honesta do estado de coisas que tem vivido e a humildade de aceitar auxílio, quando preciso.

Geralmente, os sintomas são os mesmos da população geral, mas há especificidades no modo como os cuidadores enfrentam a situação. Assim, há grande tendência à racionalização, como forma de retomar o controle, a mergulhar ainda mais no trabalho, distanciar-se das pessoas ou buscar o apoio de consultas de corredor para lidar com problemas emocionais. Particularmente preocupante é considerar automedicação com antidepressivos, ansiolíticos ou opioides. Muitas vezes, a facilidade de acesso e a disponibilidade de receituário específico podem surgir como uma resposta milagrosa e rápida aos sofrimentos que foram se acumulando ao longo do tempo. Ter um amigo psicólogo ou psiquiatra parece, à primeira vista, uma resposta eficaz, mas costuma minimizar a seriedade do tratamento e ser um empurrão para trás. O que é necessário é que o curador aceite a ajuda efetiva e se disponha a se considerar com seriedade. O que se inicia como sofrimento puro e simples pode ser uma grande ferramenta de aprendizado da importância da relação cuidador-doente na atenção em saúde.

Em um congresso recente, realizado em Londres, sobre a saúde mental dos profissionais de saúde, a dra. Mamta Gautam, sábia e ironicamente, alertou os colegas sobre a compulsão em assumirem compromissos, mesmo quando não conseguem lidar com tantas demandas já existentes, e ensinou, em três movimentos, como dizer "não" a essas demandas, sem constrangimentos:

- Em primeiro lugar, abra a boca
- Em seguida, diga "não"
- Finalmente, feche a boca.

Outro "truque" é o de colocar um aviso no calendário: "as datas neste calendário estão muito mais próximas do que aparentam". Sobre as mudanças no estilo de vida, que muitos de nós sabemos ser importantíssimas, como dieta saudável, horários de sono regulares e exercício físico, o recomendável não é "tentar fazer", e sim "fazer". Vale salientar que a manutenção de um espírito crítico, perspicácia e a busca de recompensa intelectual em cada caso clínico podem ser bons instrumentos para lidar com o estresse do cotidiano dos profissionais de saúde. Sempre pode ser útil a discussão do tema com outros colegas e, na dúvida, é melhor procurar um profissional que possa ajudá-lo, como um colega mais experiente, um psicólogo ou um psiquiatra.

► **Considerações finais**

Procuramos, em linhas gerais, estabelecer princípios e práticas para o melhor cuidado em saúde mental dos profissionais de saúde. Cabe, no entanto, ao leitor, adaptar o que aqui foi dito à sua realidade, procurando estabelecer paralelos, ampliações e aplicações diretas. Apesar da grande preocupação e do aumento do número de pesquisas recentes, o tema ainda é pouco explorado e é relevante que cada um de nós sirva como multiplicador dessas importantes discussões, começando por uma análise aberta de sua própria conduta no trabalho e da satisfação profissional e expandindo esta análise de modo a incluir fatores ambientais e relação com colegas, superiores, subalternos, pacientes e seus familiares.

► **Referências bibliográficas**

1. GUGGENBÜHL-CRAIG, A. *O abuso do poder na psicoterapia*. São Paulo: Paulus, 2004.
2. NOGUEIRA-MARTINS, L. A. Saúde mental dos profissionais de saúde. *Rev. Bras. Med. Trab.*, v. 1, n. 1, p. 56-68, 2003.
3. PARK, N.; PETERSON, C. Achieving and sustaining a good life. *Perspectives on Psychological Science*, v. 4, n. 4, p. 422-428, 2009.
4. ARANA, G. W. The impaired physician: a medical and social dilemma. *Gen. Hosp. Psychiatry*, v. 4, n. 2, p. 147-154, 1982.
5. VAILLANT, G. E.; BRIGHTON, J. R.; MCARTHUR, C. Physicians' use of mood-altering drugs. A 20-year follow-up report. *N. Engl. J. Med.*, v. 282, n. 7, p. 365-370, 1970.
6. MCAULIFFE, W. E. Nontherapeutic opiate addiction in health professionals: a new form of impairment. *Am. J. Drug Alcohol Abuse*, v. 10, n. 1, p. 1-22, 1984.
7. MCAULIFFE, W. E.; SANTANGELO, S.; MAGNUSON, E. *et al.* Risk factors of drug impairment in random samples of physicians and medical students. *Int. J. Addict.*, v. 22, n. 9, p. 825-841, 1987.
8. BROOKE, D.; EDWARDS, G.; ANDREWS, T. Doctors and substance misuse: types of doctors, types of problems. *Addiction*, v. 88, n. 5, p. 655-663, 1993.
9. WINICK, C. A theory of drug dependence based on role, access to, and attitudes toward drugs. *NIDA Res. Monogr.*, v. 30, p. 225-235, 1980.
10. WRIGHT, C. T. Physician addiction to pharmaceuticals: personal history, practice setting, access to drugs, and recovery. *Md. Med. J.*, v. 39, n. 11, p. 1021-1025, 1990.
11. TALBOTT, G. D.; GALLEGOS, K. V.; WILSON, P. O.; PORTER, T. L. The Medical Association of Georgia's impaired physicians program. Review of the first 1000 physicians: analysis of specialty. *Jama*, v. 257, n. 21, p. 2927-2930, 1987.
12. SELIGMANN-SILVA, E. Mental health and automation: remarks on a case study in the railroad industry. *Cad. Saúde Pública*, v. 13, suppl. 2, p. 95-109, 1997.
13. TEILHARD DE CHARDIN, P. *El fenómeno humano*. 6ª ed. Barcelona: Taurus, 1974.
14. ATLAN, H. As finalidades inconscientes. In: THOMPSON, W. (ed.). *Gaia – uma teoria do conhecimento*. São Paulo: Gaia, 2000.
15. MACHADO, M. H. *Os médicos no Brasil*: um retrato da realidade. Rio de Janeiro: Fiocruz, 1997.
16. PITTA, A. *Hospital, dor e morte como ofício*. São Paulo: Hucitec, 1991.
17. PATTANI, S.; CONSTANTINOVICI, N.; WILLIAMS, S. Who retires early from the NHS because of ill health and what does it cost? A national cross sectional study. *BMJ*, v. 322, n. 7280, p. 208-209, 2001.
18. FREUDENBERG, H. J. Staff burn-out. *J. Soc. Issues*, v. 30, n. 1, p. 159-165, 1974.
19. BECK, J. S. Quando os terapeutas têm reações disfuncionais em relação aos pacientes. In: BECK, J. S. (ed.). *Terapia cognitiva para desafios clínicos*. Porto Alegre: Artmed, 2007.

Parte 3

Noções Gerais de Prevenção, Organização de Serviços e Políticas Públicas Quanto ao Consumo de Substâncias Psicoativas

37 Prevenção do Consumo Abusivo de Álcool e Outras Drogas

Neliana Buzi Figlie, Geraldo Mendes de Campos, Celina Andrade Pereira e Selma Bordin

▶ Introdução

A prevenção ao consumo abusivo de álcool e outras drogas é uma intervenção que almeja mudanças de fatores pessoais, sociais e ambientais que podem contribuir para evitar ou retardar o início do consumo de substâncias psicoativas e/ou evitar que este consumo se torne danoso ou problemático. É o se comprometer com uma ação que tem como objetivo diminuir o consumo de substâncias psicoativas, bem como auxiliar na promoção da saúde e bem-estar.

A partir dessa definição mais ampla, os profissionais envolvidos com saúde (médicos, psicólogos, enfermeiros, assistentes sociais, terapeutas ocupacionais, fonoaudiólogos etc.) definem *prevenção* como um conjunto de ações que são oferecidas à comunidade, de modo a evitar o surgimento de problemas de saúde. Dessa maneira, a prevenção irá antecipar ações que fortaleçam o indivíduo para o enfrentamento de eventuais obstáculos que possam provocar danos à sua saúde.

Este capítulo pretende abordar a questão da prevenção ao uso de substâncias psicoativas desde seus modelos e características até seus ambientes de atuação.

▶ Principais modelos

O Institute of Medicine (IOM), nos EUA, propôs uma nova classificação para prevenção por meio de um relatório publicado em 1994, cujo sistema se baseia no modelo proposto por Gordon.[1] Para esse autor, os cuidados preventivos podem ser divididos em três tipos, formando um *continuum*: prevenção, tratamento e manutenção. A categoria *prevenção* subdivide-se em prevenção universal, seletiva e indicada.

O sistema de classificação do IOM diferencia os programas de prevenção ao uso de substâncias psicoativas de acordo com a possibilidade de cada pessoa estar mais ou menos inserida em grupos de alto risco. Os fatores de risco são determinados pela associação de algumas características pessoais ou atributos do indivíduo, grupo ou meio ambiente e da crescente probabilidade da ocorrência de um transtorno ou doença em algum momento da sua vida.[2] Os fatores de proteção reforçam a determinação do indivíduo em negar ou evitar o uso de substâncias e podem inibir comportamentos autodestrutivos e situações que perpetuem o uso de drogas.

As estratégias de *prevenção universal* são dirigidas à população em geral (comunidade local, nacional, escolar etc.) e oferecem mensagens e programas com o objetivo de prevenir ou retardar o uso nocivo de álcool, tabaco e outras drogas.

As estratégias da *prevenção seletiva* são dirigidas a subgrupos que constituem a população de risco para o uso de drogas – por exemplo, filhos de alcoolistas, escolas com altos índices de evasão, crianças em conflito com a lei etc.

As estratégias da *prevenção indicada* são criadas para prevenir o início do uso nocivo de substâncias em indivíduos que mostrem indicativos iniciais perigosos, por exemplo, insucesso escolar, comportamento delinquente e consumo de álcool, tabaco ou outras drogas ilegais.

Esses três tipos de prevenção têm como objetivos reduzir o espaço de tempo do desenvolvimento dos sinais iniciais do uso nocivo de substâncias e interromper a gravidade e a intensidade das consequências decorrentes desse uso. A seguir, essas categorias preventivas serão explicadas e detalhadas.

Prevenção universal

É dirigida a toda a população e tem como objetivo atrasar ou prevenir a ocorrência de prejuízos à saúde, independentemente de o público-alvo apresentar ou não os sintomas que se pretende evitar ou retardar. Esse tipo de prevenção está presente nas campanhas divulgadas na mídia, pelos órgãos de saúde, para evitar o aumento das epidemias. Para que a campanha seja mais efetiva, sua divulgação deve ocorrer em diversos meios de comunicação: mídia impressa, rádio, televisão, manuais distribuídos nos postos de saúde, nas escolas etc. A equipe de trabalho que participa dessas campanhas não precisa ser especialista em saúde, mas sim receber treinamento adequado.

Esse tipo de prevenção terá um custo relativamente baixo, se considerarmos seu amplo espectro de atuação. Por outro lado, como seu público-alvo não é bem definido, as campanhas de prevenção universal precisam ser bastante amplas, abarcar a maior quantidade de variáveis possíveis da vida das pessoas, ser claras e de fácil compreensão, receber ampla divulgação e ser acessíveis a um grande número de pessoas.

Principais características dos programas de prevenção universal

Os programas de prevenção universal têm alguns pontos-chave em comum, relacionados a seguir:

- Não se limitam a fatores de risco individuais e são normalmente desenhados para obter uma ampla audiência e atingir a totalidade de determinada população
- Têm como objetivo a prevenção ou o retardamento do uso de substâncias psicoativas
- Os participantes não são previamente selecionados para participarem do programa
- Envolvem menor número de profissionais e menos tempo de desenvolvimento
- Os profissionais que compõem a equipe podem ser de diversas áreas, como professores ou conselheiros escolares, desde que tenham sido treinados para a aplicação e o desenvolvimento do programa
- Os custos por pessoa são menores do que nos programas de prevenção seletiva ou indicada, pois são estendidos a um público-alvo mais amplo

Prevenção seletiva

A prevenção seletiva dirige-se a subgrupos da população em geral, considerados de maior risco. Procura descobrir os fatores que podem influenciar o desenvolvimento de comportamentos prejudiciais à saúde, para, então, combatê-los. O público-alvo desse tipo de campanha é previamente selecionado de acordo com sua vulnerabilidade e, por isso, todos os que participam desse modelo de prevenção são considerados "em risco". A equipe precisa ser habilidosa e especializada na área da prevenção. O custo por pessoa é maior do que o da prevenção universal, pois atinge uma quantidade menor de pessoas, as quais requerem atenção mais intensiva e cuidadosa.

Principais características dos programas de prevenção seletiva

- Trabalham com subgrupos da população geral considerados em situação de risco para o desenvolvimento de uso nocivo de substâncias
- Têm como objetivo a prevenção ou o retardamento desse uso
- Os destinatários dos programas de prevenção seletiva são recrutados em virtude do perfil de risco do grupo
- A preocupação primária desses programas se relaciona apenas à identificação dos subgrupos de risco, e não ao grau de vulnerabilidade ou riscos individuais dos membros do subgrupo-alvo
- O conhecimento de fatores de risco específicos dentro do público-alvo permite aos criadores do programa estabelecer objetivos compatíveis para reduzi-los

- São extensos e requerem mais tempo e esforços dos participantes, se comparados aos programas de prevenção universal
- Necessitam de profissionais mais experientes e capacitados, que acabam tendo que abordar problemas relacionados com a adolescência, os familiares e a comunidade em situação de risco para o uso nocivo de drogas
- Seu custo individual é mais alto que o do programa universal.

As atividades dos programas de prevenção seletiva estão, normalmente, mais voltadas para o dia a dia dos participantes e procuram trabalhar, de forma específica, suas habilidades sociais e de comunicação, fortalecendo, assim, seus recursos individuais para evitar o uso de substâncias psicoativas.

Prevenção indicada

A prevenção indicada se destina aos indivíduos que já apresentam sinais negativos em relação à saúde e tem como objetivo deter o progresso das consequências e problemas decorrentes do uso de substâncias psicoativas, bem como solucionar suas causas, quando possível. Aborda os fatores de risco individuais e os problemas de comportamento. O participante do programa deve ser cuidadosamente avaliado e seu tratamento orientado a partir dos riscos individuais aos quais possa estar submetido. A equipe precisa ser bem qualificada e especializada em tratamento, pois lidará com questões extremas, podendo até, em última análise, representar a última possibilidade de evitar o surgimento da dependência química. Os programas de prevenção indicada são mais caros que os demais, pois requerem atenção individual e equipe altamente qualificada.

Principais características dos programas de prevenção indicada

- Público-alvo: indivíduos que apresentem sinais iniciais de uso nocivo de substâncias e/ou comportamentos problemáticos relacionados com o uso (fatores de risco)
- Procuram interromper a progressão do uso nocivo e outros transtornos associados
- Os indivíduos são especificamente selecionados para esse tipo de prevenção
- Uma precisa avaliação do risco individual e dos problemas relacionados com o uso de drogas é essencial para o bom desenvolvimento desses programas

- São extensos e, muitas vezes, intensivos, necessitando de maiores esforços dos participantes, se comparados aos programas seletivos ou universais
- Requerem, muitas vezes, a mudança de comportamento dos participantes para atingir seus objetivos
- Profissionais altamente qualificados, com treinamento clínico em aconselhamento e outras habilidades de intervenção são indispensáveis para esse trabalho
- O custo dos programas de prevenção indicada, por pessoa, é maior que o dos programas universais ou seletivos.

▶ Prevenção ao consumo abusivo de drogas em escolas

Os programas de prevenção são organizados de acordo com o maior ou menor risco da população-alvo para o uso de substâncias. A determinação de um grupo de alto risco baseia-se na combinação dos fatores de proteção e dos fatores de risco associados.

Como já dito, um fator de risco pode ser determinado pela associação de algumas características pessoais ou atributos de uma pessoa, de um grupo ou da comunidade à qual pertence e da crescente probabilidade da ocorrência de um transtorno ou doença em algum momento da vida. Os fatores de proteção visam a reforçar a determinação das pessoas para negar ou evitar o consumo abusivo de substâncias, inibindo comportamentos autodestrutivos e situações que perpetuem o uso, minimizando a influência de possíveis fatores de risco presentes.

Normalmente, os programas de prevenção desenvolvidos nas escolas incluem tanto os alunos quanto os educadores. Treinamento de professores, oficinas de desenvolvimento de habilidades sociais com os jovens, formação de agentes multiplicadores e orientação de educadores para as questões relacionadas com o uso de substâncias podem e devem fazer parte do rol de atividades a serem estabelecidas nos programas.

Basicamente, existem nas escolas três linhas principais de atuação, a partir das quais os programas de prevenção são desenvolvidos:

- Aumento do controle social
- Oferecimento de alternativas
- Educação.

Aumento do controle social

Essa linha parte do pressuposto defendido por Robert Du Pont de que o aumento do uso de drogas entre os jovens advém da recente e rápida diminuição do controle social exercido pelos adultos sobre o comportamento de tais jovens.[3]

Segundo Moss, as principais causas para tal diminuição do controle social estão na desorganização social e no monitoramento inadequado do comportamento desses jovens, possibilitados pela falta de coesão e estrutura nas famílias, por ambientes escolar e profissional sem supervisão e vigilância e por vizinhanças desorganizadas.[4]

Fortes laços com a família, escola, trabalho, instituição religiosa e outros aspectos da sociedade tradicional favorecem o engajamento dos jovens em comportamentos responsáveis. Quando tais vínculos sociais estão fracos – ou ausentes – é menos provável que os indivíduos sigam padrões convencionais e se engajem em comportamentos de rebeldia, como o consumo abusivo de álcool e outras drogas.

Em termos de gerenciamento das escolas, esse tipo de proposta defende uma educação mais controlada e busca estabelecer regras e limites rígidos, relevando a "opinião" dos jovens. Em relação ao uso de substâncias psicoativas, o controle social prevê a proibição e a extrema fiscalização do uso nas escolas, assim como o controle sobre quaisquer comportamentos considerados inadequados nesse ambiente. Apesar das controvérsias que envolvem esse tipo de abordagem tão limitador da autonomia das pessoas, ela é muito usada nos EUA.

Oferecimento de alternativas

Essa linha de prevenção parte do pressuposto de que o consumo abusivo de substâncias psicoativas tem origem em problemas e tensões sociais enfrentados pelos jovens, que recorrem à droga como escape das frustrações e pressões da vida. A escolha pelo uso de substâncias depende, em parte, da falta de acesso a outras alternativas, como o envolvimento em atividades escolares e profissionais, engajamento religioso e participação em atividades físicas.

Os profissionais envolvidos nesse tipo de abordagem procurarão intervir nas condições sociais desfavoráveis que poderiam levar ao uso de drogas. Existem, obviamente, vários fatores sobre os quais não podemos interferir, como desemprego, sistema educacional inadequado e distante da realidade dos jovens etc. No entanto, os profissionais de saúde envolvidos na proposta de oferecimento de alternativas poderão investir em:

- Alternativas culturais, esportivas, ou de lazer nas escolas ou na comunidade
- Formação de grupos de jovens para discussão de problemas comuns
- Formação de grupos de jovens envolvidos com problemas escolares.

Educação

A linha de educação pode ser dividida, por sua vez, nos seguintes modelos:

- Modelo do princípio moral
- Modelo do amedrontamento
- Modelo do conhecimento científico
- Modelo da educação afetiva
- Modelo do estilo de vida saudável
- Modelo da pressão positiva do grupo.

A eficiência de cada um desses modelos depende de fatores como o público-alvo a ser trabalhado, o envolvimento da escola e da família e os fatores de ordem econômica dos jovens a serem beneficiados. A seguir, detalharemos cada modelo:

- *Modelo do princípio moral:* relaciona o uso de drogas à condenação moral e ética. Está associado, geralmente, a grupos religiosos ou movimentos políticos. Atualmente, sua utilidade e pertinência têm sido negadas por profissionais da área, havendo estudos que concluem serem os resultados contraproducentes, na maioria dos casos[5]
- *Modelo do amedrontamento:* prevê a utilização de fatos amedrontadores envolvendo o uso de substâncias psicoativas, por exemplo, as várias campanhas de prevenção universal divulgadas pela mídia, que expõem somente os aspectos negativos e danos acarretados. O uso desse modelo é bastante questionável e tem trazido resultados decepcionantes. Segundo Negrete, a tendência de os jovens se sentirem atraídos por comportamentos que envolvam o desafio ao perigo provavelmente explicaria o insucesso do modelo.[6] Além disso, a falta de credibilidade desse modelo também colaboraria para seu resultado indesejado: vários jovens, ao experimentarem os efeitos provocados pelas substâncias, verificam que tais informações "amedrontadoras" não correspondem àquilo que sentiram, sendo, portanto, "enganosas"
- *Modelo do conhecimento científico:* este modelo foi criado como resposta ao modelo anterior

e propõe o fornecimento de informações legítimas, de modo imparcial e científico. O pressuposto era que, bem informados sobre as substâncias psicoativas, os jovens poderiam tomar decisões racionais e bem fundamentadas sobre elas. Infelizmente, os resultados obtidos com esse modelo foram bastante desanimadores, pois, apesar da informação correta, o consumo de drogas pelos jovens não diminuiu. Isso parece ocorrer pelo fato de as informações influírem de duas maneiras na vida do jovem:
- Para os que já fazem uso, oferecem maior conhecimento formal, o que não significa mudança de atitude ou comportamento
- Para os que não usam, por temerem seus efeitos, o conteúdo dessas informações pode servir para aumentar a curiosidade e diminuir o medo e a tensão, possibilitando uma mudança de comportamento capaz de favorecer o uso das substâncias

- *Modelo da educação afetiva:* este modelo busca modificar fatores pessoais como autoestima, habilidades de comunicação, de enfrentamento e sociais, bem como trabalhar os recursos dos jovens para negarem o uso de substâncias psicoativas. A substância não é tratada como questão central, mas apenas mais um dos temas desses programas. A eficácia desse modelo ainda é bastante questionada, visto não existirem muitos estudos que a confirmem. Muitos trabalhos relatam um impacto positivo sobre as deficiências pessoais dos alunos, mas, infelizmente, não se tem verificado a diminuição do uso.[2,7] Outro ponto relevante diz respeito à dificuldade de aplicação dessa estratégia nas escolas, comumente conservadoras, que acabam por apresentar pouca tolerância à mudança.[6,8] Para que o trabalho seja bem-sucedido, os professores precisam passar por um intenso treinamento e estarem dispostos a estabelecer uma dinâmica diferente na sala de aula e na escola

- *Modelo do estilo de vida saudável:* este modelo valoriza o estilo de vida saudável, em que o não uso de substâncias entra como um dos fatores que garantem a boa saúde do jovem. Dessa maneira, são trabalhados aspectos saudáveis de suas vidas, como alimentação balanceada, controle de peso, do colesterol e da pressão arterial, prática de esporte e outros aspectos que possam garantir uma vida saudável

- *Modelo da pressão positiva do grupo:* este modelo baseia-se na "força do grupo". Normalmente identificado como forte fator de risco para o uso de substâncias, esse mesmo fenômeno pode, por outro lado, ser utilizado de maneira preventiva. Líderes jovens, treinados para tal, podem exercer "pressão" benéfica sobre seus colegas, no que diz respeito a atitudes saudáveis de afastamento das substâncias psicoativas.

Principais fatores de risco e de proteção

Os fatores de risco e de proteção interferem positiva ou negativamente no envolvimento de uma pessoa com o uso de substâncias.

Fatores de risco são características variáveis ou eventos que, se presentes em um indivíduo, fazem com que este tenha maior probabilidade de desenvolver o uso de drogas.

Fatores de proteção são aqueles que minimizam a interferência dos fatores de risco, aumentam a resistência ou fazem com que o envolvimento do indivíduo com o uso de substâncias seja menos provável.

Existem vários fatores de risco para o uso de substâncias. Cada um representa um desafio ao desenvolvimento psicológico e social do indivíduo, causando um impacto diferente em cada fase do desenvolvimento:

- *Fatores de risco individuais e interpessoais:* baixa autoestima, fatores genéticos, busca de novas sensações, agressividade, problemas de comportamento, excesso de timidez, rebeldia, alienação, fracasso escolar, pouco comprometimento escolar etc.
- *Fatores de risco relacionados com o grupo:* proximidade com indivíduos que usam álcool e outras drogas; ligação com jovens que se envolvem em atividades delinquentes; pressão de amigos para o uso de substâncias etc.
- *Fatores de risco ligados à família:* pais dependentes; permissividade dos pais em relação ao uso de álcool, tabaco e outras drogas; falta de disciplina dos pais; padrões de comunicação negativos; conflitos na família; estresse e disfunções causados por trauma de morte; divórcio; histórico de delitos e/ou prisão dos pais; precariedade socioeconômica; ausência de suporte para lidar com problemas familiares; rejeição familiar; falta de acompanhamento de adultos em relação às atividades das crianças; falta de rituais familiares (como diálogo, almoços, lazer, passeios e férias em família)
- *Fatores de risco ligados à escola:* falta de suporte para valores e atitudes positivas; disfunção escolar; altas taxas de uso nocivo de substân-

cias; baixa autoestima de estudantes e professores; ambiente escolar pouco encorajador para a abstinência; falta de envolvimento entre professores e alunos; falta de envolvimento da escola com o processo de aprendizado dos alunos; fracasso escolar; falta de oportunidades de envolvimento e recompensa (como regras e normas injustas e pouco claras em relação à proibição ao uso de drogas)

- *Fatores de risco ligados à comunidade:* altas taxas de criminalidade; alta densidade populacional; deterioração física; alta disponibilidade de drogas; valores e atitudes comunitários ambivalentes ou que favoreçam o uso de substâncias; comunidade disfuncional; falta de instituições comunitárias atuantes; falta de inserção e/ou envolvimento na comunidade; falta de oportunidades para o envolvimento de jovens em atividades positivas; altas taxas de uso nocivo de substâncias; pobreza e falta de oportunidades de emprego; facilidade na obtenção de álcool ou drogas; falta de mobilidade e suporte social.

É importante notar que os fatores de proteção não são, simplesmente, o oposto dos de risco. Variam ao longo do processo de desenvolvimento, podendo ser mais ou menos relevantes, de acordo com um momento específico. Garmezy e Masten identificaram três classes de fatores de proteção:[9]

- Características individuais, como autoestima, inteligência, capacidade para resolver problemas, sucesso escolar e competência social
- Fortes laços familiares; apoio afetivo das pessoas da família; presença dos pais no acompanhamento da vida de seus filhos, oferecendo a eles regras claras de educação e conduta
- Apoio social externo, provido por outros agentes significativos e instituições sociais, como escola, organizações religiosas e grupos de ajuda.

A partir do conhecimento dos fatores que podem proteger ou expor as pessoas diante do que se pretende prevenir, podemos desenhar os programas de prevenção de modo a reforçar alguns aspectos de suas vidas (fatores de proteção) e diminuir outros (fatores de risco) que possam vir a ser prejudiciais. Pode-se notar que esses fatores se relacionam a diferentes aspectos da vida de uma pessoa: relacionamento familiar, relacionamento entre amigos, ambiente escolar e ambiente comunitário e o próprio indivíduo. Esses aspectos são chamados de *domínios* pelos profissionais de prevenção. Quanto mais domínios da vida da pessoa um programa de prevenção conseguir abarcar, mais completo e efetivo será. O Quadro 37.1 apresenta um resumo dos principais fatores de risco e de proteção, de acordo com os diferentes domínios da vida dos jovens.

Parece existir, também, outro tipo de característica que protege as pessoas em relação ao uso de drogas. Apesar de estarem expostas a diversos fatores de risco e terem poucos ou nenhum fator de proteção, algumas pessoas acabam não desenvolvendo problemas com substâncias, ou mesmo na esfera mental. Uma espécie de componente de personalidade garante seu não envolvimento em atividades ilícitas, violência ou problemas comportamentais. A essa característica dá-se o nome de *resiliência*.

Na área da saúde, o termo "resiliência" está relacionado com a capacidade que determinado indivíduo tem de conseguir atitudes positivas,

Quadro 37.1 Principais fatores de risco e de proteção nos diferentes domínios da vida dos jovens.

Fatores de risco	Fatores de proteção
Domínio individual	
- Falta de habilidades ou habilidades deficitárias relacionadas com o consumo de álcool e drogas - Falta de autocontrole, assertividade e habilidade de recusa - Autoestima e autoconfiança baixas - Atitudes favoráveis em relação ao uso de substâncias - Predisposições biológicas e psicológicas - Fracasso ou dificuldade escolar - Comportamento antissocial prematuro, como mentiras, furtos, roubos e agressividade, particularmente em meninos que normalmente apresentam vergonha ou hiperatividade - Rejeição a valores de religião ou ateísmo	- Características pessoais positivas (habilidades sociais, alta autoestima, senso de cooperação, flexibilidade, habilidades para solução de problemas e baixos níveis de atitudes excessivamente defensivas) - Fortes vínculos com instituições sociais (ligação com os pais e com a família em geral, compromisso com a escola, envolvimento regular com instituições religiosas e crença nos valores sociais) - Competência social e emocional (receptividade, boas habilidades sociais, empatia, bom humor, cuidado/responsabilidade por alguém, comportamentos sociais adequados, senso de autonomia, metas claras e objetivas, autodisciplina)

continua

Quadro 37.1 Principais fatores de risco e de proteção nos diferentes domínios da vida dos jovens. (*Continuação*)

Fatores de risco	Fatores de proteção
Domínio familiar	
• Uso de substâncias e aprovação do uso por pais ou irmãos • Disfunção familiar • Falta de envolvimento dos pais na vida dos filhos • Expectativas irreais a respeito do desenvolvimento • Falta de coesão familiar e baixa ligação com seus membros • Falta de regras ou ambiguidade em relação ao uso de substâncias • Falta de supervisão ou disciplina	• Ligação positiva entre os membros da família • Altos níveis de acolhimento familiar • Relacionamento familiar que evite críticas graves e desmedidas • Senso de confiança básica • Regras consistentes e claras, inclusive sobre sexualidade e consumo de substâncias • Encorajamento à participação das crianças nas decisões e responsabilidades da família e dos familiares • Ambiente de sustentação emocional: atenção dos pais aos interesses dos filhos, relacionamento entre pais e filhos estruturado e ordenado e envolvimento dos pais nas atividades relacionadas com a escola
Domínio grupal	
• Ligação a grupos que usam ou valorizam o uso de substâncias • Ligação a grupos que rejeitem atividades e ocupações socialmente esperadas • Controle externo rígido • Suscetibilidade à pressão negativa do grupo	• Ligação a grupos que estejam envolvidos com atividades organizadas por instituições como escola, igreja, clubes etc. • Senso de autoeficácia e controle interno forte
Domínio escolar	
• Falta de "senso comunitário" na escola • Atitudes favoráveis de profissionais e estudantes em relação ao uso de drogas • Regras e punições ambíguas ou inconsistentes em relação ao uso de drogas ou à conduta dos estudantes • Disponibilidade de substâncias psicoativas na escola ou nas redondezas	• Ambiente escolar que ofereça apoio e cuidado • Altas expectativas de funcionários, professores e direção da escola em relação aos alunos • Padrões claros e consistentes para comportamentos apropriados • Participação, responsabilidade e envolvimento dos jovens nas tarefas e decisões escolares
Domínio comunitário	
• Falta de entrosamento/ligação com a comunidade • Normas favoráveis em relação ao uso de substâncias • Falta de recursos para trabalhos preventivos • Falta de consciência ou conhecimento da comunidade em relação ao problema das drogas • Serviços inadequados para jovens e falta de oportunidades para atividades sociais, esportivas e comunitárias • Desvalorização em relação à própria cultura • Aumento da disponibilidade de drogas	• Ambiente comunitário que ofereça apoio e cuidado • Oportunidade de atuação dos jovens nas atividades da comunidade • Consciência de comunidade e mobilização para obtenção de recursos necessários
Domínio ambiental/político	
• Normas tolerantes quanto ao uso/consumo abusivo de substâncias • Não cumprimento de leis desenvolvidas para prevenir o uso nocivo de drogas • Inexistência, na mídia, de mensagens sobre as vantagens de não usar drogas • Desemprego ou subempregos • Discriminação de várias espécies	• Informações, na mídia, baseadas em evidências e não apenas em ideologias • Diminuição do acesso às drogas • Maior taxação de impostos sobre as substâncias para aumento do preço • Políticas públicas e leis graves associadas ao uso e à condução de veículos

Adaptado de Gordon (1987).[1]

mesmo diante de fatores potencialmente estressores; ou seja, com a capacidade de enfrentamento de situações estressantes e/ou traumáticas consideradas como fatores de risco. Uma vez que tal capacidade pode ser própria do indivíduo ou socialmente adquirida durante o processo de subjetivação, torna-se importante a criação de espaços de ação protetora, de modo a se promover um suporte na rede de sociabilidade.[10,11]

No lado oposto à resiliência, encontramos a *vulnerabilidade*, caracterizada por respostas maladaptadas às exigências da vida, resultando em consequências negativas para o desenvolvimento psicológico do indivíduo, entre eles o uso de substâncias.[12]

▶ Prevenção do consumo abusivo de álcool e outras drogas nas empresas

Cerca de 25% da produtividade das empresas brasileiras ficam comprometidos pela dependência química de pelo menos 5% de seus funcionários.[13] Isso se evidencia quando constatamos ser o álcool o principal causador de aposentadorias precoces e acidentes no trabalho, o terceiro motivo para o absenteísmo e o oitavo motivador de concessões de auxílio-doença pela Previdência Social.[14]

Os prejuízos causados pelo álcool e outras drogas nas empresas vêm despertando a preocupação das organizações, tanto públicas quanto privadas, em questões relacionadas com políticas de combate, assistência e prevenção à dependência química. A implantação desses programas pelas empresas vem se mostrando capaz de reduzir o uso de substâncias pelos seus funcionários e, consequentemente, aumentar a frequência e a produtividade.[15] Experiências brasileiras alcançaram índices de 45% de redução de faltas ao trabalho e 80% de redução de acidentes causados por dependentes de álcool, tanto dentro quanto fora da empresa.[16]

Várias empresas também aderiram aos programas de recuperação e prevenção à dependência química por motivos de sobrevivência. Primeiro porque o investimento nesses programas resulta em um retorno financeiro da ordem de 7 vezes o valor investido, sob forma de aumento de produtividade e, segundo, porque muitas grandes empresas multinacionais condicionam a celebração de novos contratos à existência desses programas nas empresas parceiras e em fornecedores.[17]

Projetos de prevenção em empresas

A resistência à implantação de programas de prevenção nas empresas ainda é muito grande, uma vez que a informação a respeito dos problemas e custos derivados do uso de substâncias ainda é muito limitada. De maneira geral, a iniciativa costuma vir da base, hierarquicamente de baixo para cima: diretores e empresários precisam ser convencidos sobre a utilidade e os benefícios da implantação dos programas.

De qualquer forma, alguns cuidados devem ser tomados na elaboração de um projeto de prevenção empresarial:[16]

- O projeto deve contemplar a política da empresa, especificando todos os procedimentos necessários para identificação, diagnóstico e encaminhamento dos funcionários com problemas de consumo abusivo de substâncias para o tratamento adequado, não penalizando aqueles que procurarem ajuda
- Utilização de instrumentos éticos de triagem e diagnóstico, preservando o anonimato e reservando a aplicação de testes de detecção de uso de álcool e outras drogas somente às áreas de risco e com conhecimento prévio do empregado sobre os objetivos e consequências do exame
- Objetivos claros quanto às metas de recuperação
- Inclusão de todos os funcionários, independentemente do cargo que ocupem
- Escolha e contratação de um coordenador habilitado
- Programas de treinamento contínuo de chefes e supervisores
- Elaboração de programas de educação continuada, voltados à prevenção de problemas de saúde e melhoria da qualidade de vida
- Conhecer e contatar os serviços de tratamento ambulatorial e hospitalar na comunidade, de forma a oferecer os cuidados necessários àqueles funcionários que assim o quiserem
- Assessoria constante de supervisores externos, para que o programa não sofra distorções e se atualize ao longo dos anos.

Treinamento de chefes e supervisores

Os chefes e supervisores têm papel fundamental nos programas de prevenção empresarial e deles depende seu sucesso ou fracasso. Os novos modelos de administração focados em qualidade total (inclusive de vida) devem subsidiar a implantação desses programas. Os assuntos relacionados com a dependência e o consumo abusivo de drogas devem participar como temas relativos à saúde global, ocasionando a diminuição do estigma comumente associado à questão.

Pode ser difícil, para as chefias, identificar um funcionário que está tendo problemas com álcool ou outras drogas. Por isso, o treinamento desses líderes deve focar o reconhecimento de alterações negativas no comportamento do funcionário, ao longo do tempo: "como era e como está sendo o desempenho desse profissional?". Esta é uma pergunta que pode levar à indicação da existência de problemas. Essas alterações de comportamento podem indicar que algo errado esteja acontecendo e, basicamente, costumam afetar três áreas:[16,18]

- *Compromisso com o trabalho*: atrasos, faltas, queda de produtividade e de qualidade do trabalho, mentiras, solicitações constantes de adiantamento salarial etc.
- *Mudanças psicológicas*: muitas delas podem ocorrer em pessoas com problemas com substâncias. As mais comuns são apatia (não se importar com nada), capacidade de julgamento pobre ou questionável, depressão, redução da energia, perda do interesse pela aparência, nervosismo, ansiedade, irritabilidade, pensamentos paranoides etc.
- *Mudanças nos relacionamentos*: mudança do estilo de vida (voltar para casa cada vez mais tarde, relacionamentos extraconjugais, dívidas); contato social restrito às ocasiões em que o uso de substâncias esteja disponível; hálito alcoólico; mudança de amizades; fala excessiva (no caso de estimulantes); ressaca; isolamento; roubo; queixas sobre a família, a esposa, os filhos, os colegas e a própria empresa; queixas de familiares e colegas a respeito do funcionário etc.

Apesar da importância de se reconhecerem os problemas relacionados com o uso de álcool e outras drogas, muitos chefes e supervisores continuam não percebendo os sinais de que algo possa estar errado com seus funcionários, provavelmente em virtude de algum dos fatores descritos a seguir:[18,19]

- Por uma combinação de crenças, atitudes e comportamentos que os impede de reconhecer os problemas ou por se responsabilizar por fazer algo ("não é minha tarefa me envolver com problemas pessoais", "ele é esperto, nunca se envolveria com drogas", "ele não é do tipo que se envolveria com drogas"). Quando isso acontece, os supervisores acabam negando ou minimizando a existência de problemas
- Falta de prontidão para confrontar um empregado com problemas: alguns supervisores se sentem à vontade para identificar problemas de desempenho, sabem o que procurar e como registrar suas preocupações. Outros não se sentem assim. Uma das melhores maneiras de facilitar uma intervenção efetiva é levar o supervisor a compreender qual é o seu papel: sua responsabilidade de encorajar e monitorar o desempenho no trabalho. Se existe desconfiança quanto ao uso de álcool ou drogas, todas as tentativas de intervenção devem se basear no desempenho do funcionário. Isso permite manter a meta clara e empregar outros recursos para determinar a extensão do problema, utilizando profissionais qualificados para esta investigação
- Ausência de políticas claras: chefes e supervisores que têm de lidar com esses problemas, o fazem com mais facilidade quando a empresa tem políticas claras e específicas. Infelizmente, muitas organizações são demasiado pequenas ou simplesmente não percebem a necessidade de desenvolver protocolos apropriados e isso acaba sendo um problema tanto para o empregado, quanto para o empregador. Nesses casos, convém que o supervisor discuta suas preocupações com alguém da área de recursos humanos (se houver) ou com algum líder ou gerente. Também convém descobrir como outros supervisores vêm lidando com a questão
- Cultura da empresa: a cultura de uma empresa se expressa por meio de pensamentos, atitudes e comportamentos. A maioria das empresas não permite o consumo de bebidas alcoólicas durante o dia. Outras, porém, não têm objeções à ingestão de vinho no almoço. Algumas reuniões costumam ser regadas a bebidas. De qualquer forma, é importante para o supervisor identificar qual é a cultura da empresa em relação ao uso de álcool e outras drogas.

Perfil do coordenador

Em geral, os coordenadores desses programas são assistentes sociais, psicólogos ou médicos do trabalho, com pouco ou nenhum treinamento específico na área, que acabam por atender praticamente toda a demanda de problemas, relacionados ou não à dependência. A coordenação de programas de prevenção requer uma atuação mais ampla, para enfrentar múltiplos papéis como assessoria; encaminhamentos; contato constante com o empregado; suporte quanto ao desempenho; detecção de problemas; proteção ao emprego; relatórios de resultados; contato com supervisores externos e integração entre empregados, administradores, sindicatos e o setor de saúde.[16]

O grupo de trabalho deve ser pequeno: de quatro a oito pessoas que representem as áreas significativas da empresa e um representante do sindicato da categoria dos empregados, para haver respaldo total ao projeto a ser aprovado pela diretoria. A maioria das empresas, atualmente, conduz pesquisas entre os funcionários com a finalidade de estudar seu perfil, necessidades, relacionamento com colegas e chefias, prevalência de doenças clínicas, psiquiátricas e de consumo de substâncias psicoativas, incluindo testes para detecção de prováveis casos de alcoolismo, como *alcohol use disorders identification test* (AUDIT), CAGE (acrônimo referente a quatro perguntas sobre a experiência de beber) etc.[20] Além disso, essa conduta possibilita a mensuração do impacto das ações do programa ao longo do tempo.

A supervisão deverá ser feita por um especialista em dependência química, com visão administrativa. Trata-se de um fenômeno muito complexo, que envolve muitos fatores; a não utilização de técnicos com experiência clínica nessa área pode ser um erro fatal para o programa.[16]

Recursos de tratamento disponíveis

Uma vez identificado o problema, é preciso saber o que fazer com ele. Por isso, é imprescindível o criterioso levantamento dos recursos de tratamento disponíveis na comunidade. O ideal é poder contar com tratamento ambulatorial que utilize técnicas de aconselhamento breve, com ênfase em motivação e prevenção de recaída (individual ou grupal); orientação e terapia familiar; grupos de autoajuda (Alcoólicos Anônimos [AA], Narcóticos Anônimos [NA] etc.); e internação para desintoxicação ou tratamento de complicações psiquiátricas e clínicas.

Devem ser evitados grupos de autoajuda ou atendimentos individuais dentro da própria empresa, para preservar o anonimato, diminuir as resistências ao tratamento e evitar retirar o trabalhador das suas atividades no horário de trabalho.

▶ Prevenção do consumo abusivo de álcool e outras drogas na saúde

Embora o sistema de saúde seja um ambiente mais comumente utilizado para tratamento, suas unidades também podem atuar como agentes de prevenção ao consumo abusivo de substâncias. Seja no ambiente público ou no privado, os profissionais de saúde precisam assumir essa responsabilidade, quer na identificação precoce ou na interrupção da progressão do uso rumo ao consumo abusivo e à dependência química. É importante perceber que, além dos próprios profissionais, os diversos segmentos que compõem o sistema de saúde também podem – e devem – contribuir para essa prevenção, uma vez que diversos agravos estão relacionados com o consumo de substâncias. Para exemplificar: 24% dos homicídios, 11% dos suicídios, 20% dos acidentes de trânsito, 33% dos acidentes intencionais e 26% dos não intencionais estão relacionados com o consumo de álcool.[21]

Mesmo com esses números, a iniciativa privada ainda atua de forma bastante tímida na questão da prevenção ao uso indevido de substâncias psicoativas. Pouca atenção é dada a essa questão, por exemplo, nos programas de medicina preventiva das operadoras de planos de saúde. O tabagismo pode ser considerado uma exceção nesses programas, mas a mesma lógica não é utilizada para a dependência de álcool e outras substâncias. De maneira geral, a saúde privada pouco faz para prevenir os agravos de saúde causados pelo consumo de substâncias, tanto ao próprio indivíduo, quanto à sociedade.

As ações preventivas no serviço de saúde estão mais presentes na esfera pública, mas isso não pode ser generalizado para todo o território nacional. Embora existam diretrizes federais e estaduais para esse tema, a prevenção, na Saúde Pública, se vê fortemente vinculada a ações isoladas dos gestores municipais. São estes que, quando cientes da importância de ações de prevenção, propiciam sensibilização, capacitação e mobilização de suas equipes para a atuação preventiva junto à população.

Dentro das especificidades do Sistema Único de Saúde (SUS) vigente no Brasil, as equipes do Programa Saúde da Família (PSF), das unidades básicas de saúde (UBS), dos prontos-socorros e dos ambulatórios de especialidades reúnem condições para detectar sintomas decorrentes do consumo abusivo ou dependência de substâncias, nesses diversos ambientes de atuação.

Na atenção primária, os agentes comunitários e demais profissionais do PSF e das UBS podem figurar como elementos-chave na detecção do consumo abusivo de substâncias em seu território de atuação, devido à proximidade destes com a comunidade. Desde que capacitados, esses profissionais precisam estar atentos para o reconhecimento precoce de sinais de consumo abusivo de substâncias naqueles pacientes portadores de algumas patologias geralmente associadas a esse transtorno. A proximidade com a população de seus territórios de atuação poderá favorecer, também, a percepção de possíveis consequências do consumo abusivo de substâncias em outros membros da família, seja na forma de violência doméstica, evasão escolar, absenteísmo profissional, episódios depressivos e ansiosos, angústia, isolamento social etc.

O espaço comunitário configurado pelo PSF e pelas UBS deve ser utilizado para a realização de ações preventivas que visem retardar o início do uso de substâncias e/ou a progressão desse uso, orientadas para a educação de uma vida saudável, para a promoção da saúde física e mental nas comunidades atendidas, diminuindo, assim, os riscos associados ao consumo abusivo de substâncias.

Vale lembrar que ações preventivas, nesse contexto, não precisam, necessariamente, abordar de modo direto questões relacionadas com o uso de substâncias. Também são ações preventivas aquelas que se dedicam à melhoria da qualidade de vida da comunidade, ao fortalecimento dos vínculos familiares, à atenção da saúde física e emocional da população, à integração dos diversos serviços existentes na comunidade, como escolas, igrejas, centros de esporte e lazer, policiamento, entidades do terceiro setor, sociedades de "amigos do bairro" etc.

Os serviços de pronto-atendimento e de especialidades possuem características diferentes da atenção primária. Entre elas, o grande fluxo de atendimentos e, em consequência, a necessidade de fazê-los no menor tempo possível tendem a dificultar qualquer ação que fuja do "extremamente necessário", como sentar diante de seu paciente, olhá-lo nos olhos, ouvi-lo, aconselhá-lo.

Mesmo assim, os diferentes profissionais que compõem essas equipes – assistentes sociais, enfermagem, clínico geral, médicos especialistas etc. – podem atuar na prevenção, detectando problemas decorrentes do uso abusivo de substâncias.

Geralmente, a atenção aos cuidados, nessas circunstâncias, fica restrita às complicações físicas decorrentes do consumo excessivo, sejam gastroenterológicas, endócrinas, cardiovasculares, respiratórias, metabólicas, neuropsiquiátricas etc.

Sabendo que tais complicações são frequentes em abusadores de substâncias, esses profissionais especialistas precisam ajudá-los na compreensão da relação existente entre tais patologias e o padrão atual de consumo da substância. Em muitos casos, o entendimento dessa relação já é suficiente para a mudança do comportamento aditivo. Em consequência, o próprio serviço de saúde – e a equipe – será beneficiado pela redução na procura, diminuição dos retornos e reincidências, interrupção dos agravos e progressão das patologias etc.

Vale lembrar que dificilmente os usuários abusivos procurarão um serviço especializado para dependência química.[22] Provavelmente, os profissionais de pronto-atendimentos e dos centros de especialidades serão os únicos profissionais de saúde a terem contato com esses pacientes.

Por outro lado, entre 60% e 75% da população local procuram anualmente os serviços básicos de atenção à saúde e, desses, 50% dos homens e 40% das mulheres consomem álcool abusivamente.[23,24] Por isso, estratégias de rastreamento do consumo abusivo de substâncias e a utilização de técnicas breves de aconselhamento, nessas unidades de saúde, poderiam permitir a identificação de usuários de risco antes da evolução para a dependência química.[25] Pesquisadores e gestores de saúde do mundo todo vêm intensificando a implantação de ações preventivas em UBS – ou seus correlatos – em diferentes países.[26]

Uma área de atuação preventiva que merece destaque é a de traumas físicos assistidos em pronto-atendimento, em virtude de sua relação direta com o consumo de substâncias. A associação do uso de álcool e drogas em situações de trauma já é bastante conhecida. Diferentes formas de abordagens têm sido realizadas na tentativa de identificar tal problema, incluindo *screenings* toxicológicos e autorrelato dos pacientes, por intermédio de questionários estruturados. No entanto, percebe-se que essa identificação ainda continua sendo subdiagnosticada em salas de emergência. Diehl *et al.* encontraram, em pacientes assistidos em pronto-atendimento, resultados positivos em 11% para álcool, 13% para maconha, 3% para cocaína e 4% para benzodiazepínicos.[27] Em um estudo multicêntrico, foi relatada uma prevalência do uso de álcool e traumas em pronto-atendimento de 24% a 29%, principalmente em um período de 6 h anteriores ao momento do acidente.[28] Faz-se necessária, então, uma vigilância epidemiológica mais efetiva em situações de trauma com envolvimento de álcool e drogas, com utilização de instrumentos de rastreamento e encaminhamentos – para melhor avaliação ou tratamento – além da realização de intervenções breves no próprio local em que o paciente foi assistido.[25]

A utilização dos testes de urina para detecção do uso de substâncias vem sendo bastante eficaz no ambiente empresarial, clínico, esportivo e justiça terapêutica. Internacionalmente, existem experiências do uso de testes de urina também no ambiente escolar. No entanto, sua utilização com objetivos preventivos ainda necessita de maiores pesquisas, embora existam evidências de que a aplicação dos testes de urina em locais com alta prevalência de uso propicia diminuição do uso experimental e do uso frequente. Para muitos, isso já justificaria o uso dos testes de urina no campo da prevenção, mesmo na ausência de estudos que comprovem sua eficácia.[29]

Vale ressaltar algumas vantagens da sua aplicabilidade: fornecem evidência de uso recente; permitem comparar com o autorrelato; alguns tipos de testes são altamente sensíveis e específicos; possibilitam o acompanhamento de tratamento, associado a outras formas de obtenção de informação; podem ser utilizados como uma técnica comportamental (reforço positivo ou negativo). No entanto, destacam-se algumas desvantagens: não revelam o padrão de uso; não revelam a quantidade usada; não fornecem informação sobre diagnóstico; existe a possibilidade de falso-positivo ou falso-negativo.[29]

As estratégias mais utilizadas são aquelas que associam instrumentos de rastreamento (*screening*) às intervenções breves.[25] Dentre os instrumentos de rastreamento, destaca-se o AUDIT, amplamente utilizado em ações preventivas de diferentes níveis e contextos.[30] Quando utilizado em conjunto com a intervenção breve (IB), o AUDIT auxilia o profissional na abordagem inicial ao paciente e na introdução dos procedimentos que visem à motivação para a busca de ajuda especializada.[31]

Existem diversas evidências sobre a eficácia da IB aplicada em serviços de atenção básica à saúde.[32] Entre elas, a redução de 20% a 30% no consumo daqueles usuários de risco submetidos a um aconselhamento de 5 min durante a consulta de rotina, com o dobro de chances de diminuição do consumo, se comparados àqueles que não receberam qualquer intervenção.[33,34]

A IB se caracteriza pela curta duração (de 5 a 60 min, de uma a três sessões) e pelos aspectos educativos e motivacionais abordados, que visam reduzir a probabilidade de desenvolvimento de problemas relacionados com o consumo de substâncias.[25,35]

Essas atitudes simples – e rápidas – muitas vezes são suficientes para a evitação de danos maiores à saúde e à vida desses pacientes e de seus familiares. Entretanto, a implantação dessas intervenções na rotina de serviços das UBS esbarra na falta de engajamento dos profissionais e gestores que, muitas vezes, não acreditam ser possível motivar um usuário de substâncias a modificar seu comportamento, visando a diminuir os problemas relacionados.[25]

Alguns municípios contam ainda com os Centros de Referência para a Infância e/ou Adolescência. Esses centros, onde houver, devem se configurar como o mais importante polo de desenvolvimento de ações preventivas na Saúde Pública, a partir de uma preocupação constante, em todas as atividades desenvolvidas por esses centros, com o adiamento de início do uso e/ou a interrupção da progressão do consumo.

Novamente, ressaltamos que a *prevenção* ao uso indevido de substâncias não está apenas naquelas ações que tratam diretamente da questão "drogas", mas sim em quaisquer outras que visem à melhoria da qualidade de vida, da saúde física e mental, dos relacionamentos inter e intrapessoais, do envolvimento escolar e comunitário, da busca por atividades saudáveis etc.

Por fim, ressaltamos que, embora seja um ambiente de tratamento, o sistema de saúde pode desempenhar papel importante na prevenção, desde que os gestores e os profissionais se sensibilizem para essa questão, estando atentos aos sinais clínicos, capacitados e dispostos a lidarem com a missão de diminuir os inúmeros problemas sociais decorrentes do consumo abusivo e dependência de substâncias.

▶ Prevenção do consumo abusivo de álcool e outras drogas na comunidade

Os contextos e processos sociais, ao mesmo tempo em que são afetados, também afetam o uso e consumo abusivo de substâncias. Alguns deles acabam por favorecer o aumento da probabilidade de consumo abusivo de substâncias (fatores de risco). Outros, porém, provêm vínculos que protegem o indivíduo da exposição às substâncias (fatores de proteção).

Quatro perspectivas teóricas embasam a relação entre os contextos sociocomunitários e as intervenções preventivas para a redução do uso e consumo abusivo de substâncias:[4]

- *Teoria do controle social*: fortes laços com família, escola, instituição religiosa e outros aspectos da comunidade favorecem o engajamento de jovens e adolescentes em comportamentos responsáveis. Quando tais vínculos sociais estão ausentes ou fracos, é menos provável que os adolescentes sigam padrões saudáveis e acabam por se engajar em comportamentos de uso e consumo abusivo de álcool e outras substâncias
  - Principais causas: desorganização social e monitoramento inadequado do comportamento (famílias com falta de coesão e estrutura; ambiente comunitário sem supervisão e vigilância; vizinhança desorganizada)
- *Teoria da escolha do comportamento*: semelhante à perspectiva do controle social, esta teoria foca especificamente o envolvimento dos adolescentes em atividades protetoras, provendo alternativas que os protejam da exposição e das oportunidades de uso de substâncias. A falta de acesso a essas alternativas (como envolvimento em atividades escolares, engajamento religioso e participação em atividades físicas, culturais e de lazer) precipita a escolha pelo uso de substâncias. Por exemplo: a busca, pelos jovens, de reconhecimento, valorização, ânimo, diminuição da ansiedade etc. tem um funcionamento similar tanto na opção pelas atividades físicas e esportivas quanto na opção pelo uso de substâncias. O diferencial seria a maior disponibilidade de uma ou de outra opção
- *Teoria da aprendizagem social*: o uso de substâncias se origina em atitudes e comportamentos específicos de adultos significativos que servem como modelos para os jovens. Inicia-se com a observação e a imitação, passa pela aceitação social do uso, pela expectativa de consequências positivas, podendo terminar no consumo abusivo de substâncias. Esse modelo acredita que o uso de substâncias seja consequência da fácil disponibilidade, da permissividade e do uso pelos adultos significativos
- *Teoria dos estressores e enfrentamento*: algumas circunstâncias estressantes na vida dos jovens muitas vezes são geradas pela desorganização social, incluindo familiares e amigos, escola, trabalho e vizinhança, podendo vir a ser gatilhos para angústia, alienação e, eventualmente, consumo abusivo de substâncias. Por exemplo: problemas no ambiente escolar podem impelir crianças e adolescentes com habilidades inadequadas para lidar com tais situações a procurarem, no uso de substâncias, a saída para suas aflições.

Essas quatro teorias confirmam a presença de dois processos simultâneos: a própria escolha e as causas sociais. Por exemplo: um grupo de amigos (ou familiares) que reforce o comportamento de fumar ou beber, somado a aspectos individuais dominantes, provavelmente resultará na experimentação ou continuidade do uso dessas substâncias.

O papel da comunidade na prevenção, de acordo com as teorias apresentadas, está na atenção ao próprio comportamento dos adultos, no papel protetor dos vínculos e normas sociais e na ênfase à oferta de atividades alternativas ao uso, como fatores de proteção.

Sabemos que jovens e adolescentes estabelecem aspectos-chave de suas identidades no relacionamento com o grupo de iguais.[36] Dessa forma, o envolvimento com outros jovens usuários – somado à oferta explícita de substâncias – formará um importante fator de risco. Por outro lado, a associação a grupos escolares, esportivos, culturais, religiosos ou comunitários se configura em um forte fator de proteção.

A importância da atuação da comunidade na prevenção fica mais evidente ao constatarmos que a influência do grupo de usuários se fortalece quando o contexto social é conivente com o uso de substâncias. Quanto maior o número de usuários na comunidade, mais os adolescentes terão a percepção de aceitabilidade e disponibilidade, evidenciadas pelo elevado número de pontos de venda existentes na comunidade (álcool, tabaco e ilícitas).

A abundância de locais de venda de substâncias ou de "apetrechos" para o consumo acarreta maior concentração de adolescentes usuários e de outros com propensão ao uso, que procurarão tais vizinhanças para terem fácil acesso às drogas.

Na questão comunitária, o aumento do uso de substâncias está vinculado à falta de coesão social e de monitoramento efetivo dos residentes, número de pontos de venda, desorganização social, depreciação de moradias e prédios públicos, mobilidade entre moradores e a consequente falta de vínculos comunitários. A capacidade de a comunidade prover ações preventivas passa pela diminuição dessas condições.

O apoio familiar e comunitário, o relacionamento sadio entre os moradores, o aumento do monitoramento social, a busca pela disponibilização de ações governamentais e não governamentais que propiciem alternativas de lazer, educação, saúde, trabalho, espiritualidade e cultura podem minimizar os riscos da influência comunitária no uso de substâncias.

Mas para isso ocorrer, é fundamental a participação e a união dos membros da comunidade. Somente pela organização comunitária será possível cobrar dos órgãos governamentais a disponibilização de serviços públicos essenciais para o fortalecimento do papel protetor da comunidade: escolas, centros de lazer, cultura e esportes, unidades de saúde, policiamento, iluminação pública, oferta de trabalho, moradia e outras condições necessárias para a dignidade da vida humana.

▶ Diretrizes de uma intervenção preventiva

Atualmente, a tendência dos programas de prevenção é atuar de maneira multifatorial, sendo desejável que, além do individual, outros domínios também recebam a atenção preventiva (família, escola, comunidade, trabalho, grupal e ambiental político). Nesta linha, a Fundação Mentor* vem adotando um conjunto de Treze Princípios considerados desejáveis para o desenvolvimento, implantação e sustentabilidade de projetos eficazes.[37] São eles:

- *Princípio 1.* As metas e objetivos do programa precisam estar claramente descritos. A identificação clara das metas a serem alcançadas a curto, médio e longo prazos é a base para a eficácia do programa
- *Princípio 2.* O programa precisa estar adequado à prevenção da substância desejada. Embora muitos programas procurem abranger a prevenção a todas as substâncias, aqueles que forem específicos para uma única substância precisam ter atividades e propostas adequadas a ela
- *Princípio 3.* O programa precisa estar adequado à idade do público-alvo desejado. Programas direcionados aos mais jovens precisarão fornecer competências destinadas a impedir o início do uso de substâncias, enquanto os programas destinados aos mais velhos poderão necessitar incluir competências associadas à forma de interromper o uso ou reflexões sobre as razões que possibilitaram seu início
- *Princípio 4.* O programa precisa ser sensível à cultura e normas da comunidade das pessoas envolvidas no projeto preventivo. Isso inclui linguagem, visão cultural sobre drogas, políticas públicas etc.
- *Princípio 5.* As metas do programa precisam ser adequadas aos fatores de risco e de proteção da população envolvida. Programas eficazes visam organizar as atividades, a fim de reduzir os fatores de risco e aumentar os fatores de proteção associados ao início e manutenção do uso de substâncias. Assim, as metas do programa poderão incluir a redução da violência, delinquência e influências de colegas transgressores; intensificar o relacionamento com os pais – familiares; as relações com outros modelos protetores de adultos; a autoestima; a inserção na escola e em atividades de lazer. Além disso, um programa com enfoque ambiental e comunitário poderá atuar no problema do fácil acesso às drogas
- *Princípio 6.* O conteúdo do programa deve estar baseado em uma prévia avaliação das necessidades da comunidade local, da magnitude do problema com drogas, dos fatores de risco e de proteção. Deve incluir uma revisão dos dados existentes e compará-los com a percepção e normas da comunidade local
- *Princípio 7.* O programa deve conter estratégias que promovam a participação e sua continuidade pela população. Programas efetivos dão alta prioridade à implantação de estratégias que promovam o engajamento dos participantes e que sejam vistas como acessíveis, relevantes, desafiadoras e divertidas. Devem insistir na remoção de barreiras à participação (p. ex., fornecer transporte, considerar a disponibilidade dos participantes etc.)
- *Princípio 8.* Planejamento, manutenção e direções futuras do programa devem envolver as principais partes interessadas (agências, organizações e grupos-alvo) em um processo colaborativo. Todos os membros devem ter voz ativa nos destinos do programa
- *Princípio 9.* Habilidades e conhecimentos importantes deverão ser oferecidos, desde que sejam consistentes com as metas do projeto de prevenção. Treinamento de habilidades

---

*Nota do autor: A Mentor Foundation (Mentor) é uma organização não governamental sem fins lucrativos com a missão de impedir o uso nocivo de substâncias psicoativas e promover a saúde e o bem-estar de crianças e jovens.

sociais, aumento de experiências positivas e de liderança em contextos sociais; construção de habilidades de enfrentamento contra a pressão dos colegas para usar drogas; e incentivar os jovens a participarem de atividades sociais que não impliquem uso de drogas e atividades delinquentes. Com relação aos programas dirigidos aos pais, é importante focar a construção de competências para uma educação eficaz, o envolvimento, acompanhamento e fiscalização de seus filhos, visando melhorar a união da família e a solidariedade entre seus membros

- **Princípio 10.** O projeto precisa apresentar orçamento e planejamento específico da atividade ou estratégia, previamente definidos
- **Princípio 11.** Necessário existir um plano de sustentabilidade. O planejamento geral do programa necessita incluir a forma como este poderá ser sustentado
- **Princípio 12.** A necessidade de avaliações e plano de divulgação. A avaliação do programa é fundamental para a equipe verificar sua eficácia, propondo ajustes, se necessário. Além disso, os resultados destas avaliações precisam ser divulgados aos colaboradores, participantes e grupos de interesse na comunidade
- **Princípio 13.** O programa precisa ser dirigido por pessoal qualificado. Um programa eficiente e eficaz necessita de uma equipe devidamente capacitada e treinada. Treinamentos regulares atualizam as competências dos colaboradores.

A Mentor foi criada em 1994, em Genebra, com Sua Majestade a rainha da Suécia, como presidente. Mentor tem um mandato internacional para a prevenção de drogas e desenvolve organizações nacionais que funcionam como parte da família Mentor. Atualmente, estes são os seguintes: Mentor Saudita, Colômbia Mentor, Mentor Alemanha, Lituânia Mentor, Mentor Suécia, Reino Unido Mentor e Mentor EUA. Mentor Internacional é o órgão central de coordenação da Fundação Mentor.

▶ Considerações finais

A seguir, destacamos os principais aspectos que devem ser levados em conta no planejamento de qualquer intervenção preventiva:

- Reforçar os "fatores de proteção" e reduzir ou reverter os "fatores de risco" conhecidos
- Procurar evitar formas de uso de drogas, incluindo o uso de tabaco e álcool
- Incluir o desenvolvimento de habilidades para resistir ao uso de drogas, fortalecer o compromisso pessoal de evitação do uso de substâncias e reforçar a competência pessoal (p. ex., habilidades para boa comunicação, relacionamento entre colegas, autoeficácia e assertividade)
- Incluir um componente familiar que reforce o que os filhos estão aprendendo e abram oportunidades para discussões em família sobre uso de substâncias legais e ilegais
- Ter grande duração, com intervenções repetidas para reforçar as metas de prevenção originais
- Dirigidos à natureza específica do problema de consumo abusivo de drogas na comunidade local
- Quanto maior for o risco de o público-alvo usar substâncias, maior deverá ser o esforço preventivo e mais cedo ele deverá começar
- Elaborados de maneira específica com adequação à faixa etária e público-alvo (cultura)
- Os programas de prevenção aplicados prematuramente são mais efetivos
- Os programas de prevenção cuja equipe é simpática, calorosa, competente e não abusa de substâncias psicoativas são mais efetivos do que aqueles que não possuem estas características.

▶ Referências bibliográficas

1. GORDON, R. An operational classification of disease prevention. In: STEINBERG, J. A.; SILVERMAN, M. M. (eds.). *Preventing mental disorders*. Rockville: U.S. Department of Health and Human Services, 1987. p. 20-26.
2. BLIZARD, R. A.; TEAGUE, R. W. Alternatives to drug use: an alternative approach to drug education. *Intern. J. Addict.*, v. 16, n. 2, p. 371-375, 1981.
3. DU PONT, R. Prevention of adolescent chemical dependency. *Pediat. Clin. N. Am.*, v. 34, n. 2, p. 495-505, 1987.
4. MOSS, R. H. Social contexts and substance use. In: MILLER, W. R.; CARROL, K. M. *Rethinking substance abuse*. New York: Guilford Press, 2006. p. 182-200.
5. HERREL, I. C.; HERREL, J. M. *Prevención del abuso de drogas*: conceptos y estrategias. Washington, DC: Organização Panamericana da Saúde/Oficina Regional da Organização Mundial da Saúde, 1985.
6. NEGRETE, J. C. *Primary prevention of alcohol abuse*: Latin American perspective. Brown University: Center for Latin American Studies, 1985.
7. MCALISTER, A.; PERRY, C.; KILLEN, J.; SLINKARD, L. A.; MACCOBY, N. Pilot study of smoking, alcohol, and drug abuse prevention. *Am. J. Pub. Health*, v. 70, n. 7, p. 719-721, 1980.
8. VUYLSTEEK, K. *Health education*: smoking, alcoholism, drugs. Copenhagen: Regional Office for Europe/World Health Organization, 1979.

9. GARMEZY, N.; MASTEN, A. Chronic adversities. In: RUTTER, M.; TAYLOR, E.; HERSON, L. (orgs.) *Child and adolescent psychiatry*. Oxford: Blackwell Scientific. 1994. p. 191-207.
10. LINDSTRÖM, B. O significado de resiliência. *Adolescência latino-americana*, v. 2, p. 133-137. 2001.
11. BATISTA, C. V. A.; COSTA, F. B.; FONTES, A. Intervenção com as crianças. In: FIGLIE, N. B.; MILAGRES, E. A.; CROWE, J. *Família e dependência química*: uma experiência de prevenção com crianças e adolescentes no Jardim Ângela. São Paulo: Roca, 2009, *in press*.
12. ZIMMERMAN, M. A.; ARUNKUMAR, R. Resiliency research: implications for schools and policy. *Social Policy Report*, v. 8, n. 1, p. 1-18, 1994.
13. MICHEL, O. R. *Alcoolismo e drogas de abuso*: problemas ocupacionais e sociais. A realidade do trabalhador brasileiro. Rio de Janeiro: Revinter, 2000.
14. VAISSMAN, M. *Alcoolismo no trabalho*. Rio de Janeiro: Garamond/Editora Fiocruz, 2004. 219 p.
15. GALVIN, D. M. Workplace manage care – collaboration for substance abuse prevention. *J. Behav. Health Serv. Res.*, v. 27, n. 2, p. 125-130, 2000.
16. CAMPANA, A. A. M. Álcool em empresas. In: RAMOS, S. P.; BERTOLOTE, J. M. *Alcoolismo hoje*. 3ª ed. Porto Alegre: Artes Médicas, 1997. Capítulo 16, p. 223-240.
17. MORAES, G. T. E.; PILATTI, L. A. Alcoolismo e as organizações: por que investir em programas de prevenção e recuperação de dependentes químicos. In: XXIV ENCONTRO NACIONAL DE ENGENHARIA DE PRODUÇÃO, 2004. Florianópolis. *Anais XXIV Encontro nacional de engenharia de produção*, 2004. Disponível em http://www.abepro.org.br/biblioteca/ENEGEP2004_Enegep0404_1055.
18. PETERSON, L. *Toward a drug free workplace*: the role of managers and supervisors. Minneapolis: Johnson Institute Hazelden Foundation, 1989. 19 p.
19. PAPATOLA, K. U. *How to identify employees in trouble with alcohol or other drugs*. 2nd ed. Minneapolis: Johnson Institute Hazelden Foundation, 1998. 19p.
20. MORAES, E.; CAMPOS, G. M.; FIGLIE, N. B. Avaliação clínica de usuários nocivos e dependentes de álcool. In: CORDEIRO, D. C.; FIGLIE, N. B.; LARANJEIRA, R. (Org.). *Boas práticas no tratamento do uso e dependência de substâncias*. São Paulo: Roca, 2007. p. 13-32.
21. ROOM, R.; BABOR, T.; REHM, J. Alcohol and public health. *Lancet*, v. 365, p. 519-530, 2005.
22. MILLER, W. R.; ROLLNICK, S. *Entrevista motivacional*: preparando as pessoas para a mudança de comportamentos adictivos. Porto Alegre: Artmed, 2001. 293p.
23. AALTO, M.; SEPPA, K. Primary health care nurses' and physicians' attitudes, knowledge and beliefs regarding brief intervention for heavy drinkers. *Addiction*, v. 96, p. 305-311, 2001.
24. AALTO, M.; SEPPA, K.; KIIANMAA, K.; SILLANAUKEE, P. Drinking habits and prevalence of heavy drinking among primary health care outpatients and general population. *Addiction*, v. 94, p. 1371-1379, 1999.
25. RONZANI, T. M.; RIBEIRO, M. S.; AMARAL, M. B. et al. Implantação de rotinas de rastreamento e intervenção breve na atenção primária à saúde. *Cad. Saúde Pública*, Rio de Janeiro, v. 21, n. 3, p. 852-861, mai./jun. 2005.
26. BABOR, T.; CAETANO, R.; CASSWELL, S. et al. *Alcohol*: no ordinary commodity – research and public policy. Oxford: Oxford University Press, 2003.
27. DIEHL, A. R.; FIGLIE, N. B.; LARANJEIRA, R. R. Prevalence of substance use among trauma patients treated in a Brazilian emergency room. *Rev. Bras. Psiq.*, v. 28, n. 3, p. 191-195, 2006.
28. CHERPITEL, C. J.; YE, Y.; BOND, J. et al. Multilevel analysis of alcohol-related injury among emergency department patients: a cross-national study. *Addiction*, v. 100, p. 1840-1850, 2005.
29. DUPONT, R. L.; SAYLOR, K. E. Drug test in prevention research. In: SLOBODA, Z.; BUKOSKI, W. J. (Eds.) *Handbook of drug abuse prevention*: theory, science and practice. New York: Kluwer Academic Publishers, 2003. p. 199-215.
30. BABOR, T.; HIGGINS-BIDDLE, J. C.; SAUNDERS, J. B.; MONTEIRO, M. G. *AUDIT – the alcohol use disorders identification test*: guidelines for use in primary care. Geneva: World Health Organization; 2001.
31. BABOR, T.; HIGGINS-BIDDLE, J. C. *Brief intervention for hazardous and harmful drinking*. Geneva: World Health Organization; 2001.
32. FOXCROFT, D. R.; IRELAND, D.; LISTER-SHARP, D. J. et al. Longer-term primary prevention for alcohol misuse in young people: a systematic review. *Addiction*, v. 98, p. 397-411, 2003.
33. ROCHE, A. M.; PARLE, M. D.; STUBBS, J. M. et al. Management and treatment efficacy of drug and alcohol problems: what do doctors believe? *Addiction*, v. 90, p. 1357-1366, 1995.
34. WILK, A.; JENSEN, N.; HAVIGHUSRT, T. Meta-analysis of randomized control trials addressing brief interventions with problem drinkers. *J. Gen. Intern. Med.*, v. 12, p. 274-283, 1997.
35. MARQUES, A. C. P. R.; FURTADO, E. F. Intervenções breves para problemas relacionados com o álcool. *Rev. Bras. Psiquiatr.*, v. 26, Supl. I, p. 28-32, 2004.
36. ERIKSON, E. H. The wider identity. In: *In search of common ground*: conversations with Erik H. Erikson and Huey P. Newton. New York: Norton, 1973.
37. CAMPOS, G. M.; FIGLIE, N. B. Prevenção ao uso de substâncias focada no individuo e no ambiente. In: DIEHL, A.; CORDEIRO, D.; LARANJEIRA, R. (org.). *Dependência química – prevenção, tratamento e políticas públicas*. 1ª ed. Porto Alegre: Artmed, 2011. v. 1, p. 481-494.

38 Redução de Danos | Uma Abordagem Legítima para Lidar com o Consumo de Substâncias Psicoativas

Thaís dos Reis Vilela, Andrezza Fontes, Luca Santoro Gomes e Neliana Buzi Figlie

▶ Introdução

A redução de danos (RD) é um conjunto de medidas de saúde pública voltadas a minimizar as consequências adversas do uso de drogas, sejam lícitas ou ilícitas, sendo compreendida como uma das possíveis estratégias de abordagem no tratamento e na prevenção do uso de drogas. É reconhecida pelo International Narcotics Control Board (INCB), órgão responsável por verificar se a comunidade mundial obedece aos ditames das convenções, como uma estratégia de prevenção indicada (prevenção terciária) que tem suas ações voltadas a interromper ou diminuir as consequências do uso contínuo de substâncias psicoativas.

O termo *redução de danos* estava longe de ser conhecido, mas suas práticas já eram realizadas em vários países, mesmo antes da convenção da Organização das Nações Unidas (ONU) sobre narcóticos, em 1961. Desde a década de 1920, ópio, heroína e morfina já eram administrados a dependentes químicos em países da Europa. Na Ásia, a partir de 1914, a administração de ópio a dependentes desta substância já era prática comum e, em 1965, a metadona começou a ser prescrita para dependentes de opiáceos. Atualmente, essas práticas são conhecidas como tratamento de substituição ou de manutenção.

A RD é um movimento internacional que surgiu em resposta à crescente crise da síndrome da imunodeficiência adquirida (*acquired immune deficiency syndrome* – AIDS) na década de 1980, quando muitos países reconheceram a necessidade de desenvolver estratégias mais práticas e adaptativas para reduzir o risco de transmissão do vírus da imunodeficiência humana (*human immunodeficiency virus* – HIV) entre usuários de drogas injetáveis.[1]

Programas inovadores de saúde pública começaram a ser implantados na Europa (principalmente nos Países Baixos e no Reino Unido) e na

Austrália e incluíam troca de seringas e prescrição médica de substâncias. Esses programas estimularam ainda mais o desenvolvimento desse modelo, conhecido no Reino Unido como "minimização de danos"; desde então, houve um interesse mundial por essa abordagem.[2]

Os programas de RD devem ser destinados a atingir usuários que não poderiam ser alcançados por outros meios. Exemplos disso são os programas de troca de agulhas e as salas de injeções, algumas vezes planejados com o objetivo adicional de chegar até os dependentes "fim de linha" (*hard core abusers*) para motivá-los a iniciar tratamentos. Portanto, os programas de RD devem ter suas ações exercidas no ambiente frequentado pelos usuários de substâncias e devem atingir ambientes de profunda exclusão social, geralmente onde se encontram os usuários "fim de linha" ou com comprometimento grave. Por outro lado, seguindo as características de uma prevenção indicada, várias estratégias ou programas podem ser estabelecidos, entre eles: escolha de motorista sóbrio; servir bebidas em copos de plástico ou material mais resistente; adesivos de nicotina para fumantes; tratamentos de manutenção ou de substituição (uma das mais difundidas estratégias de RD), entre outros.

Dessa forma, a RD pode ser entendida atualmente por, pelo menos, duas vertentes diferentes: a primeira, mais fidedigna aos conceitos primordiais de sua criação, para reduzir danos de HIV e doenças sexualmente transmissíveis (DST) em usuários de drogas injetáveis; e a segunda, cujo conceito mais abrangente inclui ações no campo da saúde pública preventiva e de políticas públicas que visam prevenir os danos antes que ocorram.

Para melhor ilustrar tal prática, o objetivo deste capítulo é apresentar inicialmente o modelo adotado em países pioneiros; em seguida, as especificidades da filosofia; como pode ser usada no tratamento da dependência de cada droga; sua aplicabilidade no Brasil e, por fim, os desafios enfrentados pela política de RD.

▶ Modelos pioneiros

Modelo holandês

Na Holanda, país com pouco mais de 15 milhões de habitantes, no final da década de 1960, época marcada pelos protestos estudantis e juvenis, houve um importante aumento dos problemas com drogas e, em 1972, a heroína tornou-se amplamente disponível. A reação inicial das autoridades nacionais e locais foi tratar o fenômeno como algo indesejável, com a adoção de uma política judicial repressiva e incremento de tratamentos com base na abstinência, como ainda acontece em muitos países.[3] No entanto, em resposta ao crescente aumento de problemas relacionados com o uso de drogas, começaram a ser instituídas mudanças radicais na política.

Atualmente, Amsterdã é uma cidade que carrega a fama de ser extremamente liberal no que se refere ao uso de drogas e ao sexo. As chamadas cafeterias vendem maconha e haxixe para consumo no próprio local ou para o cliente levar para casa. Em outras regiões, prostitutas são vistas nas ruas abordando clientes; os preços pelos serviços sexuais são fixos, o uso de preservativos é obrigatório e policiais oferecem proteção tanto para as prostitutas quanto para seus clientes. Em outra região, encontra-se a "camioneta de metadona", uma caminhonete que presta serviços aos usuários de drogas, fornecendo metadona, preservativos e seringas hipodérmicas em troca das agulhas usadas. Por trás desse aparente liberalismo está a nova política implementada.

As ações rumo à nova abordagem começaram a ser colocadas em prática com o decreto que reconhecia que as premissas básicas da política de drogas deveriam ser congruentes com a extensão dos riscos envolvidos no uso, o que levou à adoção da Lei do Ópio em 1976. Esta lei fazia distinção entre drogas de risco inaceitável (heroína, anfetaminas e dietilamida do ácido lisérgico, [*lysergic acid diethylamide* – LSD]) e drogas de menor risco (maconha e haxixe), a fim de separar os mercados em que as drogas pesadas e leves circulavam.[4] Dessa forma, os consumidores de maconha e haxixe não estariam expostos aos traficantes, uma vez que poderiam adquirir a droga em locais mais seguros, como as cafeterias.

O governo holandês, diante da dificuldade de eliminar o comportamento aditivo, optou pela RD e começou a incentivar, cada vez mais, formas de auxílio, visando ao bem-estar físico e social dos dependentes e a ajudá-los a atuar socialmente. Foi detectado que a efetividade da nova abordagem se relacionava a serviços de baixa exigência e auxílio acessível; dessa forma, iniciou-se o fornecimento de metadona prescrita, apoio material e reabilitação social em ruas, hospitais, prisões e centros de livre circulação para prostitutas.[5]

Essa abordagem humanista e pragmática teve participação direta dos usuários e, em 1980, foi fundada em Roterdã uma espécie de sindicato para usuários de drogas pesadas, a Junkiebond, com o objetivo de zelar pelos seus interesses e combater sua deterioração. O trabalho envolve consultas com funcionários do governo em relação a diversas questões da vida.[2]

Com o aumento da AIDS e do risco de infecção pelas agulhas compartilhadas, em 1984 foi desenvolvido o primeiro programa de troca de seringas em Amsterdã, pelo qual o Serviço Municipal de Saúde forneceria agulhas e seringas descartáveis ao Junkiebond em troca da coleta das agulhas usadas. A iniciativa foi um sucesso, o número de agulhas trocadas cresceu de 100.000, em 1985, para 720.000, em 1988.[6]

Em 1985, ocorreu outra revisão da política de drogas voltada às necessidades dos usuários e foi estruturada a "normalização" do problema das drogas no país, com o intuito de evitar a estigmatização dos usuários e separar os mercados de drogas perigosas de drogas menos perigosas.[7]

A partir dessas iniciativas, os programas de baixa exigência, com base nos princípios da RD, que não requerem comprometimento com a abstinência e sim disponibilidade e início de um movimento em direção à redução dos danos associados ao uso de drogas, aumentaram consideravelmente nos últimos 20 anos.

A descriminalização do uso da maconha e do haxixe não levou ao aumento do consumo e apresentou êxito. Em 1985, o Ministério da Previdência Social, Saúde e Assuntos Culturais da Holanda afirmou que, em 1976, 3% dos jovens entre 15 e 16 anos de idade e 10% entre 17 e 18 anos haviam feito uso de haxixe ou maconha e, em 1985, os números baixaram para 2% e 6%, respectivamente.

Vale ressaltar que as abordagens inovadoras parecem ter êxito na Holanda, mas a aplicação desse modelo de política de drogas em outros países é uma questão difícil, devido às diferenças culturais, mas pode servir como exemplo, considerando-se as adaptações necessárias.[8]

Contudo, a Holanda foi alvo de muitas críticas, principalmente dos EUA e países europeus com políticas mais proibitivas, como a França e a Suécia. As mudanças foram promissoras, mas o país também encontrou problemas, por exemplo, o contrabando de drogas lá adquiridas para revenda em outros países. Para combater tal problema, a quantidade máxima de maconha e haxixe adquirida nas cafeterias diminuiu de 30 g para 5 g e o cultivo em grande escala foi proibido, sendo permitidos no máximo cinco pés de maconha para uso pessoal.

Em 2012, o governo holandês tentou endurecer a norma que regula os estabelecimentos onde é permitido consumir maconha, os *coffee shops* (cafeterias); estes, após décadas sendo uma atração para viajar à Holanda, passariam a ser lugares vetados aos turistas, uma medida adotada para lutar contra o chamado "turismo da droga". De acordo com a nova norma, os *coffee shops* seriam transformados em clubes fechados com, no máximo, 2.000 membros, abertos somente para holandeses ou estrangeiros residentes na Holanda. No entanto, o governo decidiu modificar a medida restritiva e atribuiu aos governos locais a decisão pela proibição ou não ao acesso de turistas aos *coffee shops*, entrando em vigor em 2013.[9]

Em 2013, o senado uruguaio aprovou o projeto de lei que legaliza e regulamenta o cultivo, produção e venda de maconha no Uruguai com o controle do Estado. Com isso, o Uruguai torna-se um país pioneiro na legalização da maconha no mundo. Segundo o projeto uruguaio, haverá cadastro para usuários, com mais de 18 anos e residentes no país, mas sem levar em conta a nacionalidade, que poderão comprar até 40 g por mês. Esta medida trará consequências às cidades brasileiras fronteiriças ao país vizinho. O chefe do United Nations Office on Drugs and Crime, o russo Yuri Fedotov, classificou de "decepcionante" o projeto do governo do Uruguai para a legalização da venda de maconha no país. Para alguns especialistas, ele viola convenção de 1988 da ONU, segundo a qual cabe aos países signatários reprimir a produção e a venda de drogas.[10]

Modelo do Reino Unido

O Reino Unido foi pioneiro no enfoque de "medicalização", no qual dependentes passaram a receber prescrições de drogas, como heroína ou cocaína, para manutenção, a fim de reduzir os danos do uso e ajudá-los a levar uma vida mais proveitosa. Tal política foi desaprovada durante alguns anos e, mesmo assim, continuou sendo praticada pelo Departamento de Saúde de Merseyside, atendendo à população de Liverpool.[11]

Nesse modelo, os dependentes dispõem de grande variedade de serviços como a troca de seringas e a educação na comunidade, prescrição de drogas, serviços de aconselhamento de emprego e moradia. Os farmacêuticos preparam cigarros nos quais drogas como heroína e metadona são injetadas e oferecem ampolas de forma líquida ou em aerossol para os usuários.[11] Todo inscrito no serviço tem a oportunidade de receber tratamento para dependência; no entanto, apenas 10% deles têm interesse em algum tratamento cuja meta seja a abstinência. Nesses casos, adota-se a política de RD para minimizar os perigos para o usuário e para a sociedade.[2]

Esse trabalho do Reino Unido tem a função de aliviar os sintomas de abstinência, atrair o usuário de drogas ao programa, estimular a retenção e prevenir o abandono do tratamento, promover mudanças por intermédio de meta a curto prazo e prescrever drogas como estado final para aqueles que não estão dispostos ou são incapazes de alcançar a abstinência.[12]

A polícia é ativamente implicada nesse modelo: policiais participam de comitês de aconselhamento do Departamento de Saúde, encaminham infratores detidos para tratamento e oferecem apoio público para programas de troca de agulhas. Existe também a "política de advertência", na qual infratores primários não são fichados na polícia e sim orientados sobre serviços de tratamento e informados de que, se forem cadastrados, passarão a ter o direito legal de portar drogas para consumo pessoal. Todavia, ao serem surpreendidos novamente por um policial fora dessas condições, serão processados. Com a implantação do programa, as estatísticas da região mostraram diminuição das taxas de criminalidade e infecção pelo HIV.[2]

Além da "medicalização", o Reino Unido dispõe de um programa de prescrição de heroína injetável para dependentes de opiáceos por médicos que possuem licença especial.

A prática de "medicalização" de drogas no país foi controversa, mas com a crise da AIDS houve um crescimento dos programas de troca de seringas e agulhas para minimizar os danos; em contrapartida, não houve o mesmo desenvolvimento no que diz respeito a drogas não injetáveis.[13]

Redução de danos em outros países europeus

Muitos países europeus não concordam com a política de RD e a legalização de drogas. A França e a Suíça são mais enfáticas na rejeição. Em compensação, algumas cidades europeias formam uma aliança para promover práticas de RD para usuários de alto risco.[2]

O programa de Frankfurt, na Alemanha, tornou-se um modelo de RD para as grandes cidades europeias. O modelo dispõe de caminhonetas móveis para provisão de aconselhamento e troca de seringas, acesso à troca de seringas em farmácias urbanas, programas de baixa exigência para fornecimento de metadona, abrigos para pernoite para dependentes carentes de moradia, quatro centros de urgência para tratamento médico e salas de assistência à saúde, onde usuários podem injetar drogas. Um estudo mostrou efeitos positivos desse programa, principalmente a queda de mortes por superdosagem, que passou de 140, em 1991, para 22, em 1994.[14]

O Canadá também dispõe de um modelo de RD que ressalta a diminuição das consequências negativas do uso de drogas e o estabelecimento de uma hierarquia de metas. A prática visa ao uso de drogas injetáveis com programas de trocas de seringas e manutenção com metadona, prevenção de problemas com álcool, por meio de programas de consumo moderado e educação para a saúde.[2]

A RD na educação fundamenta-se no humanitarismo, no pragmatismo e em uma abordagem científica de Saúde Pública. Seus princípios são: o uso de drogas está associado a benefícios e riscos; o consumo de substâncias não pode ser completamente eliminado, mas seus riscos podem ser reduzidos e muitos jovens superam o uso. A abordagem envolve diálogo e enfatiza o apoio de parceiros e companheiros. Focaliza as informações sobre drogas, leis e direitos legais, como conduzir riscos e obter ajuda; auxilia os jovens a desenvolver habilidades em avaliação, julgamento, comunicação, afirmação, resolução de conflitos, tomada de decisões e uso seguro.[2]

A Austrália também defende os programas de RD na educação. No entanto, os australianos acreditam que há pouco resultado na perspectiva que enfatiza apenas o "NÃO às drogas", pois acham que esta abordagem ignora aqueles que já fazem uso; seu objetivo não é eliminar o uso, mas sim reduzir os danos. Segundo o governo australiano, uma sociedade livre de drogas não é uma meta atingível. Na atual política de drogas do país, o tabaco e o álcool estão incluídos, por serem estas duas substâncias responsáveis pela maioria dos danos relacionados com drogas.[2]

▶ Princípios básicos da redução de danos

Para melhor compreensão do modelo se faz necessário entender os princípios postulados por ele. Marlatt, autor partidário da RD em seu livro *Redução de danos, estratégias práticas para lidar com comportamentos de alto risco*, postula cinco princípios básicos apresentados a seguir:[2]

- *A RD é uma alternativa de saúde pública para os modelos moral, criminal e de doença*: o modelo de RD desvia a atenção do uso de drogas em si, para suas consequências e efeitos prejudiciais, que são avaliados em termos de serem prejudiciais ou favoráveis ao usuário e à sociedade como um todo. Diferentemente do modelo moral, que categoriza o comportamento como moralmente certo ou errado, encara o uso de drogas como ruim e ilegal e defende a redução da oferta por proibição e punição. Difere também do modelo de doença, o qual considera a dependência uma patologia biológica, promove a redução da demanda como meta primordial da prevenção e a abstinência como única meta aceitável de tratamento. A RD oferece várias opções de políticas e procedimentos que visam reduzir as consequências negativas da adição, assim como aceita que muitas pessoas usem drogas e concomitantemente apresentem outros comportamentos de alto risco que devem ser levados em consideração e acredita não existir quase nenhuma chance de uma sociedade se tornar realmente livre das drogas
- *A RD reconhece a abstinência como resultado ideal, mas aceita alternativas que reduzam os danos*: tanto o modelo moral quanto o de doença insistem na abstinência absoluta. Isso caracteriza uma abordagem de "alta exigência", que, muitas vezes, se torna um obstáculo para aqueles que procuram ajuda.[15] A RD estimula os indivíduos com comportamento excessivo ou de alto risco a reduzirem as consequências prejudiciais de seu comportamento gradualmente e a abstinência é vista como meta final
- *A RD surgiu principalmente como uma abordagem "de baixo para cima", com base na defesa do dependente, em vez de uma política "de cima para baixo", promovida pelos formuladores de políticas de drogas*: muitos programas de RD surgiram de intervenções de Saúde Pública com base comunitária que apoiam usuários de substâncias e suas comunidades na RD relacionados com as drogas. A defesa dos dependentes químicos levou ao desenvolvimento de estratégias inovadoras, tais como a troca de seringas. Esses avanços desenvolveram-se "de baixo para cima", ou seja, de iniciativas locais de base comunitária. Apesar do êxito, essas abordagens foram denegridas e criticadas em âmbito federal
- *Acesso a serviços de baixa exigência como uma alternativa para abordagens tradicionais de alta exigência*: como já dito, a RD não preconiza a abstinência para que os indivíduos tenham mais facilidade de se envolver e começar o tratamento. Os programas de baixa exigência fazem parceria com a população-alvo para o desenvolvimento de novos programas, reduzem o estigma associado ao consumo abusivo de substâncias e práticas sexuais de risco e oferecem um enfoque integrador e normalizado de comportamentos de alto risco, definindo-os como respostas mal-adaptadas ao enfrentamento de problemas. Com isso, visa promover o desenvolvimento de mecanismos de enfrentamento mais adaptativos, bem como mecanismos de apoio social
- *A RD baseia-se nos princípios do pragmatismo empático* versus *idealismo moralista*: diante dos comportamentos prejudiciais, o pragmatismo empático busca o que pode ser feito para reduzir o dano e o sofrimento tanto para o indivíduo quanto para a sociedade: não pergunta se o comportamento é certo ou errado, bom ou ruim, doentio ou saudável. Sua preocupação é dirigida ao manejo das questões cotidianas e das práticas reais e sua validade é avaliada por resultados práticos. Essa abordagem estruturada na aceitação e na empatia apresenta semelhanças com outras filosofias e escolas de terapia; adota uma postura humanitária para lidar com o sofrimento humano semelhante à psicologia humanista de Carl Rogers, no que diz respeito a uma abordagem centrada no cliente. Tal abordagem prioriza as necessidades do cliente no desenvolvimento de programas e serviços. Assemelha-se também à teoria de Abraham Maslow, quanto à hierarquia de necessidades humanas, na qual não se trabalham as necessidades mais elevadas do indivíduo até que as básicas sejam atendidas. Ainda é compatível com a teoria da aprendizagem na psicologia e com sua aplicação em termos de terapias cognitivas e comportamentais.

▶ Redução de danos e políticas públicas

A prática de RD está intrinsecamente ligada às políticas públicas dos locais em que é praticada.

Nos EUA, por exemplo, o objetivo é eliminar o uso de drogas por completo. Então, a política de controle de drogas tem sido caracterizada, principalmente, pela proibição, com abordagens de tolerância zero que estigmatizam, marginalizam e, muitas vezes, criminalizam de modo direto os usuários de drogas.[2]

Os americanos, sobretudo os jovens, apresentam índices preocupantes de uso e consumo abusivo de substâncias. Frente a tal situação, os profissionais de saúde pública assumiram a liderança na promoção de RD como alternativa para as abordagens políticas tradicionais. No entanto, a redução no uso continuou sendo a meta primordial da política de controle de drogas norte-americana e o programa enfatiza a redução da demanda, acreditando ser esta a estratégia mais efetiva da RD e que menores danos ocorrem, à medida que as drogas não sejam absolutamente usadas.[2]

Em 1997, houve uma tentativa de diminuição das barreiras de entrada nos programas de tratamento para reduzir os problemas sociais e de saúde; mas apenas esse procedimento não basta, pois, no contexto da política, muitos continuam distantes do tratamento – grande parte dos indivíduos com problemas de drogas são incapazes de se manter sóbrios – e as opções de tratamento continuaram vendo a abstinência total como único resultado aceitável. Consequentemente, os centros de tratamento acabam rejeitando os clientes que não conseguem parar de usar drogas, bem como aqueles que voltam a usá-las depois de um período de abstinência, ou seja, o tratamento continua sendo de alta exigência, porque as barreiras legais advindas das políticas proibitivas de controle de drogas continuam existindo.[2]

Por outro lado, os partidários da RD reconhecem a futilidade de tentar eliminar o uso de drogas por completo e se concentram na identificação da melhor forma de minimizar os danos decorrentes do uso, supondo que certas substâncias psicoativas são relativamente seguras; que as decisões de usar drogas não são imorais; e que os usuários não são criminosos de má índole, mas sim indivíduos com hábitos mal-adaptados que precisam de tratamento.[2]

Com o exemplo dos EUA, nota-se que as abordagens de RD vão além das iniciativas para diminuir a prevalência do uso de substâncias, pelo reconhecimento de que alguns indivíduos inevitavelmente serão incapazes ou não estarão dispostos a reduzir seus níveis de uso de drogas. Conclui-se, então, que se as estratégias de prevenção e tratamento com base na abstinência não apresentam êxito com o subgrupo da população que não consegue se manter abstinente, estratégias de RD inovadoras, como troca de seringas, substituição de substâncias e mudança de via de administração, podem ser empregadas para minimizar os efeitos adversos do uso.[2]

Outra questão importante a ser esclarecida é que, diferentemente do que muitos críticos desse modelo alegam, a RD não é legalização de drogas. Na *medicalização*, as drogas seriam legalizadas, mas só estariam disponíveis para usuários dependentes com prescrição de um médico e as sanções de justiça criminal continuariam sendo empregadas contra aqueles que comprassem ou vendessem drogas fora dos canais oficiais. Em outra classe de opções de política, conhecida como *descriminalização*, a posse, o uso e a distribuição de substâncias psicoativas continuariam sendo expressamente proibidos pela autoridade de lei (as drogas continuariam sendo ilegais), mas as penalidades pela violação seriam reduzidas, eliminadas ou cumpridas de modo seletivo, sob a condição de que a quantidade de droga estivesse abaixo de determinado nível considerado como apenas para uso pessoal.[16]

Quando as penalidades criminais por violação das leis de drogas são oficialmente reduzidas ou eliminadas por meio de ação legislativa, a política é chamada de *descriminalização simples* ou *descriminalização de jure*.[17] Quando as penalidades criminais continuam nos livros, mas os órgãos de cumprimento de leis têm considerável liberdade para decidir se irão cumpri-las ou não (particularmente as penas que se aplicam a substâncias consideradas menos aditivas ou ofensivas), a política é denominada *descriminalização de facto*.[1] Os holandeses adotaram esta opção política e a utilizaram na tentativa de "normalizar" os usuários de drogas sem oficialmente aprovar o uso delas. Portanto, a normalização refere-se a uma política de descriminalização *de facto*.[2]

Em graus variados, as intervenções de RD são compatíveis com todas as opções de políticas de drogas, inclusive com a proibição. Por exemplo, sob uma política de *medicalização*, os dependentes poderiam reduzir o risco de infecção e de superdosagem pelo acesso a seringas esterilizadas e usar drogas de qualidade e pureza conhecidas. Além disso, a *medicalização* colocaria os dependentes em contato com recursos de saúde e sociais que, de outra forma, poderiam não utilizar.[2]

Em 2012, no encontro da World Federation Against Drugs (WFAD) foram apresentados os Princípios da Política de Drogas Moderna,[18] com os quais os EUA garante se comprometer e encoraja outros países a fazer o mesmo. São eles:

- *Garantir uma política de drogas humanitária.* As políticas de drogas devem reconhecer que a dependência química é uma doença crônica que pode ser prevenida e tratada. As políticas de Saúde Pública e segurança são complementares e igualmente vitais para reduzir o uso de drogas e suas consequências. O desafio da política de drogas que o mundo enfrenta hoje não é uma escolha simples entre dois lados: "guerra às drogas" *versus* legalização. Pelo contrário, o desafio está na combinação de custo-benefício, abordagens baseadas em evidências que protejam a saúde pública e a segurança

- *Integrar prevenção, tratamento e serviços de recuperação aos sistemas de Saúde Pública.* Há evidências científicas de que prevenção, *screening* (rastreamento) e intervenções breves nos serviços de saúde, programas de tratamento e serviços de apoio de recuperação, são componentes vitais de uma estratégia eficaz de controle de drogas e altamente vantajosos do ponto de vista custo-benefício
- *Proteção dos direitos humanos.* Cidadãos, especialmente crianças, têm o direito de estar protegidos do uso ilegal de drogas, bem como da criminalidade, violência e outras consequências associadas, seja em sua família ou na comunidade. Infratores envolvidos com drogas que têm contato com o sistema de justiça criminal merecem ser supervisionados com respeito pelos seus direitos humanos básicos e dispor de serviços para tratamento do uso de substâncias
- *Reduzir o uso de drogas para reduzir as consequências.* A melhor maneira de reduzir os danos associados ao uso de drogas é reduzir o uso de drogas em si. Serviços públicos de saúde para usuários de drogas, incluindo o tratamento de HIV para usuários de drogas injetáveis, devem ser implementados em um contexto que também ofereça aos usuários de drogas acesso ao tratamento para dependência química. Políticas e programas, tais como salas de injeção e os esforços de distribuição e legalização de drogas devem ser combatidos, pois toleram o uso de drogas e permitem que a dependência continue sem tratamento
- *Apoiar e expandir o acesso às terapias de medicação assistida.* As recentes inovações em terapias de medicação assistida têm demonstrado eficácia crescente na redução do uso de drogas e suas consequências. Estes medicamentos devem ser estudados para identificar novas terapias e melhores práticas na implementação do programa
- *Reforma dos sistemas de justiça criminal para apoiar a Saúde e Segurança Públicas.* Sistemas de justiça penal desempenham um papel vital para quebrar o ciclo de uso de drogas, crime, prisão, e nova detenção. Enquanto os indivíduos devem ser responsabilizados por infringir a lei, o sistema de justiça criminal deve colocá-los em contato com os serviços de tratamento, caso seja detectado um transtorno por uso de substância. Isso inclui prestar serviços de tratamento em unidades prisionais, proporcionando alternativas ao encarceramento, como os tribunais de drogas para infratores não violentos, e usando meios de monitoramento, testagem de drogas e outros para garantir a recuperação do uso de drogas ilegais
- *Interromper o tráfico de drogas.* Organizações criminosas transnacionais devem ser alvo, com foco sobre a detenção, julgamento e prisão de traficantes, apreensão de bens ilícitos, interrupção de redes de produção de medicamentos, controle de precursores químicos, bem como a erradicação de cultivos ilícitos. Cooperação internacional no intercâmbio de informações, extradição, assim como treinamento e assistência técnica devem ser reforçados para eliminar portos seguros para organizações criminosas transnacionais
- *Resolver o problema das drogas como uma responsabilidade compartilhada.* Uso de drogas, produção e tráfico são problemas cada vez mais globalizados e representam desafios para todas as nações. Devido à natureza global dos mercados da droga, a cooperação internacional é essencial para proteção da saúde pública e segurança
- *Apoiar as convenções de drogas da ONU.* As três convenções de drogas da ONU são a base dos nossos esforços de controle globais de drogas e são eficazes na sua forma atual. Os esforços para renegociar as Convenções devem ser combatidos
- *Proteger os cidadãos das drogas.* As drogas são ilegais porque seu uso é perigoso não só para os usuários, mas para a sociedade como um todo.

Redução de danos para problemas associados ao álcool

O excesso do uso de bebidas alcoólicas tem sido associado a uma variedade de consequências prejudiciais como acidentes de trânsito e morte, comportamento sexual não seguro, suicídio, violência doméstica, crime, bem como a doenças hepáticas, pancreatite, complicações cardiovasculares, certos tipos de câncer, complicações endócrinas e neurológicas, entre outras. Em 1990, nos EUA, os gastos diretos e indiretos estimados em decorrência do álcool totalizaram 99 bilhões de dólares. Diante dessa situação, quaisquer intervenções que ajudem a minimizar o quadro deveriam ser consideradas de grande valia.[2]

A filosofia da RD desenvolvida a partir da preocupação com os usuários de drogas ilícitas também é aplicável a problemas com álcool.[19] Os danos podem ser reduzidos com o ensino de habilidades, a modificação do ambiente e a promoção de políticas para reduzir os riscos da bebida. Embora essa abordagem relacionada com o álcool tenha sido identificada com o beber controlado, a RD para os problemas com álcool não se limita às abordagens clínicas ou aos programas de treinamento de automanejo; mudanças no ambiente físico e social também podem ser implementadas junto com mudanças nas políticas públicas que visem minimizar os danos.[19,20]

Mesmo quando a abstinência é a meta do tratamento de dependência de álcool, a RD pode ser aplicada para reduzir a frequência ou a intensidade das recaídas; os programas de prevenção de recaída incluem procedimentos de prevenção terciária para reduzir as consequências prejudiciais.[5] A RD também pode ser utilizada como prevenção secundária de problemas com álcool por meio de metas de moderação.

A RD estimula uma abordagem de diminuição gradativa para reduzir as consequências prejudiciais do álcool ou das drogas. Quando o dano é reduzido progressivamente, os usuários podem ser incentivados a atingir submetas rumo à moderação ou à abstinência.[2]

Os modelos de doença e moral veem os alcoolistas como impotentes para controlar seu consumo e consideram a abstinência total o único meio de recuperação. A RD, em contraste com tais crenças, oferece um modelo alternativo por meio de evidências de que o mau uso do álcool representa uma escala contínua de problemas e não um estado doentio dicotômico e procura facilitar o movimento ao longo de um *continuum* de consequências do uso de álcool, indo das mais às menos negativas.[21] A abstinência pode ser considerada um ponto de segurança de danos mínimos, mas qualquer movimento em direção à RD tem apoio.[5]

Uma das maiores vantagens dessa inovadora abordagem é seu potencial para aumentar a participação nos serviços de tratamento e prevenção.[15] Há evidências de que a maioria dos dependentes de álcool nunca fez contato com qualquer tipo de programa de autoajuda ou tratamento.[22] Esses indivíduos nunca tratados podem conhecer o que os programas tradicionais oferecem e não se identificar com a filosofia de alta exigência e, pela falta de outras opções, ficarem sem motivação para fazer mudanças no hábito de beber.

A possibilidade de uma variedade de serviços propostos pela RD – incluindo moderação como alternativa – pode fazer com que mais pessoas procurem ajuda. Uma variedade de modalidades e metas de tratamento pode aumentar a motivação para mudar o hábito de beber em bebedores em estágio de pré-contemplação ou contemplação de mudança.[23] O Canadá, a Austrália e a Europa oferecem programas de tratamento de "beber controlado" que acabam atraindo clientes que não se interessam por programas fundamentados na abstinência.[24]

Marlatt et al.[2] fizeram uma revisão nas pesquisas de tratamento com consumo controlado e treinamento em moderação com dependentes de álcool e apresentaram quatro conclusões principais:

- Mesmo em programas de tratamento orientados à abstinência, alguns clientes optam e atingem metas de moderação: os dados sugerem que muitos pacientes não conseguem atingir abstinência contínua e nem moderação após um tratamento com base na abstinência
- Mesmo quando treinados a beber controladamente, muitos dependentes de álcool optam pela abstinência: com o tempo, as taxas de abstinência (comparadas com o "beber controlado") tendem a aumentar
- O oferecimento de metas opcionais tende a resultar em maior retenção no tratamento e recrutamento de uma faixa mais ampla de consumidores problemáticos, sem aumentar o risco de recaída para estados de consumo descontrolado de álcool
- As características do cliente, a escolha de metas e a gravidade da dependência podem estar relacionadas com o resultado do tratamento (abstinência, moderação, ou recaída): quando podem optar, os indivíduos tendem a escolher a meta mais apropriada para a gravidade de seus problemas.

As evidências mostram que o treinamento de moderação como estratégia de prevenção secundária é mais indicado para consumidores que satisfazem os critérios diagnósticos para consumo abusivo do álcool e não dependência, enquanto a maioria dos tratamentos tradicionais atinge poucas pessoas, em geral aquelas com problemas mais graves.[2] Para reduzir consideravelmente os problemas relacionados com o álcool, o principal foco de intervenção deveria ser as pessoas que apresentam problemas leves e moderados, convencendo-as de que, ainda que seja leve ou moderado, o problema existe.[2]

Nas últimas décadas, foram desenvolvidos vários programas compatíveis com RD ou saúde pública, no que diz respeito ao tratamento de dependentes de álcool; tanto programas para reduzir o consumo prejudicial quanto programas com base na abstinência.[19] Houve aumento do interesse pelas intervenções breves e abordagens de autoajuda orientada à moderação. Além disso, novas abordagens farmacológicas auxiliam as intervenções psicossociais.

Em relação a tratamentos cognitivo-comportamentais breves para "bebedores-problema" que buscam a moderação, destaca-se o programa de Martha Sanchez-Craig, na Fundação de Pesquisa e Dependência Química de Toronto. Esse programa de tratamento geralmente não excede seis sessões ambulatoriais, que incluem instrução de clientes em estratégias cognitivo-comportamentais para chegar à abstinência ou ao consumo moderado, incluindo fixação de metas, automonitoramento, identificação de situações de alto risco para beber e procedimentos para evitar o consumo ou uso excessivo do álcool, apresentando resultados significativos no que diz respeito à moderação.[2]

Outra opção é a avaliação breve, que oferece às pessoas a oportunidade de avaliar seus problemas com a bebida sem especificar qualquer modalidade ou meta específica de tratamento. Existem também grupos de autoajuda orientados à moderação como alternativa de baixa exigência, como o Moderation Management (MM), fundado por uma ex-dependente de álcool, em 1994, nos EUA, utilizando abordagens cognitivo-comportamentais de automanejo, oferecendo recomendações para o "beber moderado", informações sobre teor alcoólico no sangue, técnicas de recusa de bebida e prevenção de recaídas, sendo indicados a indivíduos com dependência leve e moderada.

As intervenções farmacológicas associadas a intervenções psicossociais para problemas com álcool também têm demonstrado êxito e podem ser utilizadas no contexto da RD; embora o uso desses tratamentos farmacológicos ainda seja controverso, os resultados das pesquisas são favoráveis.[2]

Em termos de medicação, o dissulfiram, que tem longa história no tratamento para problemas com álcool, provoca reação extremamente desagradável se o indivíduo beber, como suores e aceleração dos batimentos cardíacos, entre outras complicações mais sérias como dificuldade em respirar. Nos casos em que o paciente está motivado a manter a abstinência, essa medicação é uma boa opção, desde que a dose diária seja monitorada em conjunto com o tratamento psicossocial.[2]

A naltrexona também tem sido usada para tratamento de problemas com álcool e as pesquisas sugerem que pode reduzir a fissura e o prazer ou o reforço positivo do álcool, além de aumentar o senso de autocontrole ao beber. Reduz a gravidade e a frequência de episódios de consumo, mas não aumenta as taxas de abstinência a longo prazo, o que torna seu uso uma estratégia viável de RD.[2]

O acamprosato também é um medicamento que ajuda a reduzir o consumo de álcool, propiciando maior quantidade de dias de abstinência; também pode diminuir o desejo de álcool.[25] Foi demonstrado que esse medicamento não reduz a intensidade dos episódios de consumo e parece reduzir a frequência de consumo e aumentar a abstinência geral, por isso pode ser a opção mais indicada para indivíduos que desejam se abster, ao passo que a naltrexona pode ser mais adequada para aqueles que desejam moderar o consumo.[2]

O uso de ansiolíticos, especificamente a buspirona, ou de algum inibidor seletivo de recaptação de serotonina (ISRS) para tratar dependentes ou abusadores de álcool que apresentam ansiedade ou transtornos depressivos é compatível com uma abordagem de RD, pois se a medicação e/ou terapia pode reduzir os sintomas de depressão ou ansiedade, isso pode ser suficiente para reduzir o uso de álcool a níveis não problemáticos.[2]

Políticas de redução de danos relacionadas com o álcool

Cada vez é maior a atenção à implementação de políticas que se mostrem efetivas na RD relacionada com o álcool. Essas políticas tendem a se concentrar na restrição de acesso ao álcool ou punir legalmente comportamentos prejudiciais específicos, procurando diminuir o consumo perigoso.[2] São elas:

- *Idade legal mínima para beber:* nos EUA, esta política determina 21 anos como idade mínima para beber. Isso resulta em menor consumo do que uma idade mínima mais precoce, como no Brasil, que é 18 anos, e em menor consumo após tal idade, além de ter sido associada a menores níveis de ferimentos não fatais em acidentes de trânsito associados ao álcool[26]
- *Legislação por dirigir embriagado:* procura impedir que os indivíduos dirijam depois de beber; inclui limites de álcool no sangue acima dos quais se considera que o motorista está

alcoolizado; leis administrativas de suspensão de carteira; leis de tolerância zero, tornando criminoso o fato de dirigir depois de beber; sentenças de prisão obrigatória por dirigir alcoolizado. Essa política vincula-se à queda do número de mortes em acidentes de trânsito ligados ao álcool.[2] No Brasil, a Lei nº 11.705, de 19 de junho de 2008, vulgarmente conhecida como Lei Seca estabelecia que quem fosse flagrado sob efeito de álcool (de 0,1 mg a 0,29 mg de álcool por litro de ar expelido) cometia infração gravíssima, com perda de sete pontos na carteira de motorista, multa e suspensão do direito de dirigir por 12 meses. O condutor que atingisse o limite de 0,3 mg cometia também crime de trânsito, que previa penas de detenção de 6 meses a 3 anos, multa e suspensão ou proibição de obter a permissão ou a habilitação para dirigir veículo automotivo. O impacto dessa lei levou à promulgação da Lei nº 12.760, de 20 de dezembro de 2012, conhecida como a nova Lei Seca. Essa nova lei estabelece que quem for flagrado com qualquer concentração de álcool por litro de sangue ou por litro de ar alveolar está sujeito à multa (10 vezes) e suspensão do direito de dirigir por 12 meses. Com a nova Lei Seca houve uma mudança significativa no conteúdo do artigo 306 do Código de Trânsito Brasileiro, com relação ao estado de embriaguez, que agora pode ser comprovado por diversos meios, tais como exames de alcoolemia, vídeos, fotografias, provas testemunhais ou outras provas admitidas pelo ordenamento jurídico. Além disso, a nova lei aumenta as punições e os valores das multas cobradas aos infratores

- *Leis de responsabilização dos vendedores de bebidas alcoólicas:* proíbem que se sirva álcool a indivíduos alcoolizados e menores. Pesquisas sugerem que a maior fiscalização das leis de responsabilização de quem serve álcool resulta em maior obediência a essas leis, o que corresponde à redução dos danos relacionados com o álcool[27]
- *Restrições às vendas e aos vendedores de bebidas:* por exemplo, restringir o horário de funcionamento de bares, o número de revendedores em uma área particular e os tipos de estabelecimento que podem vender bebidas alcoólicas.[2] Há alguns anos, a cidade de Diadema, na Grande São Paulo, aprovou o fechamento dos bares a partir das 23 h. Desde então, a mortalidade por causas violentas caiu em mais de 50%
- *Tributação e aumento de preço:* aumentar os preços pode ser um meio de diminuir o consumo e os danos a ele relacionados, principalmente em usuários menores[2]
- *Controle local e intervenção comunitária:* a intervenção comunitária é um meio de aumentar a consciência e o cumprimento das leis que regularizam a responsabilidade dos provedores, como a idade mínima legal para beber e o ato de dirigir alcoolizado, bem como uso de medidas de controle local, como zoneamento de leis e permissões para uso condicional, para controlar a disponibilidade de álcool sem recorrer à assistência de órgãos de controle de bebidas alcoólicas.[2]

Mudanças ambientais também podem ajudar a reduzir os riscos associados à bebida, como tentativas de tornar bares, automóveis e estradas mais seguros, estratégias para evitar o dirigir embriagado, programas de fornecimento de transporte gratuito para clientes alcoolizados e programas de designação do motorista.[2]

Na Escócia, por exemplo, ocorreram mudanças nos copos, objetivando reduzir os ferimentos em caso de brigas nos bares: os copos se esmigalham, em vez de se estilhaçarem em cacos afiados.[28]

Redução de danos no uso de cigarros e nicotina

O uso do tabaco e da nicotina apresenta muitas implicações para a saúde. A nicotina, por sua vez, é uma substância altamente adictiva, porém diferente da maioria das outras drogas de abuso: seus efeitos são sutis, não provoca importantes mudanças de comportamento, não causa "blecautes" ou perda de memória e não faz com que, sob seus efeitos, os fumantes apresentem sinais de prejuízo físico ou emocional.[29] Seus danos incidem sobre os próprios usuários e aparecem sob a forma de privações econômicas decorrentes do tratamento de doenças e diminuição do tempo de vida.[2]

Contudo, não é apenas a nicotina presente nos cigarros que causa problemas; muitas doenças que acometem fumantes são provocadas pelo alcatrão, pelo monóxido de carbono e por outras substâncias presentes nos cigarros.[2]

Em relação à RD, qualquer estratégia que reduza o uso, como prevenção e abstinência, é válida e, como já mencionado, tende a oferecer condições mais criativas, com base na crença de que muitos indivíduos continuarão a usar a substância e, para melhorar a saúde e o bem-estar destes, são necessárias iniciativas políticas ou comportamentais.

Embora as estratégias de RD aplicadas ao uso de nicotina não tenham recebido muita atenção de pesquisas, existem quatro áreas gerais de mudança potencial, estabelecidas por Marlatt et al.:[2]

- *Limitação da oferta:* a restrição do acesso aos produtos com nicotina parece ser um modo regularmente produtivo de reduzir o tabagismo; logo, restringir a disponibilidade física do produto e aumentar o preço dos cigarros destacam-se por reduzirem o consumo; seus efeitos atingem fumantes ativos e parecem ser maiores entre fumantes mais jovens (faixa etária de prevalência do uso). Estudos mostram que, quando as leis referentes à venda de produtos do tabaco a menores são cumpridas, as vendas podem ser reduzidas consideravelmente, diminuindo a prevalência do tabagismo entre adolescentes. O uso de nicotina também pode ser afetado reduzindo-se situações e ambientes nos quais fumar é aceitável. Em 2009, entrou em vigor a Lei nº 13.541, estabelecendo no estado de São Paulo a proibição de fumar em ambientes de uso coletivo, públicos ou privados, total ou parcialmente fechados em qualquer dos seus lados. A nova lei entrou em vigor dia 7 de agosto de 2009 e se tornou um modelo para outros estados brasileiros. No Brasil, a propaganda de cigarros é permitida em rádio e televisão no horário compreendido entre 21 h e 6 h; propagandas e embalagens devem apresentar advertência falada ou escrita a respeito dos malefícios do fumo. Vale ressaltar que dificultar o acesso e disponibilidade dos produtos do tabaco, limitar a publicidade e afastar as crianças de seu foco, assim como aumentar os preços e restringir a disponibilidade física, provavelmente resultará na diminuição do tabagismo e, portanto, na promoção de saúde pública[30]
- *Mudar a natureza dos produtos que contêm nicotina:* a redução de alcatrão e nicotina do cigarro tem sido praticada há alguns anos, mas não existem dados mostrando que fumantes de marcas com baixos teores tenham menor risco de adoecer.[31] Além disso, cigarros de baixos teores de nicotina e alcatrão não são aceitos por grande parte dos fumantes. Existe também a prática de manter a nicotina e reduzir o alcatrão; se os níveis de alcatrão forem reduzidos, talvez haja benefícios à saúde pública. Essa abordagem é compatível com a filosofia de RD, na medida em que a dependência não seria o foco e sim a minimização dos danos associados, mas isso nunca foi avaliado cientificamente.[31] Os efeitos a longo prazo do consumo controlado e a troca de marca precisam ser avaliados, porque podem resultar algumas mudanças destas estratégias, mas os benefícios potenciais à saúde são quase totalmente descartados[2]
- *Mudar as práticas do uso para reduzir danos:* para muitos fumantes, a meta mais acessível é reduzir o uso; no entanto, não existem evidências que corroborem um nível seguro de uso do tabaco.[29] A quantidade de tabaco consumida está relacionada com a quantidade de problemas associados e o tabagismo é perigoso, mas reduzir o uso pode gerar alguns benefícios. Intervenções de tabagismo controlado foram testadas e apresentaram êxito, porém enfrentaram muitas críticas, como a ideia de que os benefícios à saúde poderiam ser muito pequenos, que seria difícil manter a redução da taxa de nicotina e, principalmente, que os indivíduos que tentariam controlar o consumo pudessem tender a não tentar parar de fumar no futuro
- *Reposição de nicotina:* parece ser a estratégia mais compatível com a RD, apesar de ter sido estudada de maneira limitada. Os desagradáveis sintomas da abstinência representam um obstáculo à tentativa de parar de fumar. Entretanto, a reposição de nicotina permite ao fumante mudar o hábito com poucos ou nenhum sintoma de abstinência. A nicotina utilizada sob cuidados clínicos apresenta poucos riscos e pode ser retirada completamente, extinguindo o hábito de fumar. Foram desenvolvidas diversas técnicas de reposição de nicotina. A mais antiga é a goma de nicotina, que pode ser adquirida em qualquer farmácia e apresenta melhores resultados quando associada a algum tipo de programa de tratamento. Existem também os transdérmicos, o inalador de nicotina, o aerossol nasal e as pastilhas de nicotina, alternativas promissoras e compatíveis com as ações redutoras de danos; estas últimas não são encontradas no Brasil.

Com certeza, parar de fumar é a estratégia mais efetiva de todas. No entanto, não se conhece em que grau os programas de RD podem ser integrados às iniciativas para fazer com que as pessoas parem de fumar. Há muito que conhecer e estudar sobre a aplicação dos princípios de RD ao fumo e uso de tabaco em geral. As intervenções motivacionais parecem ser mais apropriadas àqueles que não estão dispostos à abstinência e as intervenções breves e de autoajuda fazem mais sentido para os menos dependentes, sem comorbidades. A RD pode ser abordada como uma estratégia adicional.[2]

Redução de danos para uso e consumo abusivo de substâncias ilícitas

Os danos associados a drogas ilícitas que podem ser minimizados manifestam-se em vários aspectos: pessoal, incluindo riscos à saúde; financeiros, legais; diminuição da eficiência em diversas áreas, como profissional e familiar; conflitos interpessoais, tráfico e crimes cometidos a fim de obter drogas, o que diminui a segurança da comunidade.[2]

Muitas vezes, os principais riscos para um indivíduo estão mais ligados aos meios pelos quais a substância é consumida ou administrada que aos seus efeitos farmacológicos. Certas vias de administração podem ser fisiologicamente mais perigosas e mudar a forma de consumo pode reduzir os riscos à saúde, quando a abstinência não é um resultado imediatamente alcançado.

A substituição de uma substância por outra menos nociva ou, pelo menos, em forma menos potente é outra opção, pois permite que se reduza o potencial de dependência e os riscos associados. Um indivíduo que apresente graves sintomas de abstinência pode utilizar uma substância menos perigosa e com menos potencial adictivo para substituir a droga de escolha, por exemplo, substituir a heroína pela metadona. Porém, nem todo dano é eliminado, uma vez que podem ocorrer riscos associados à substância alternativa, mas para indivíduos com dificuldade de levar a vida sem drogas abordagens intermediárias como essa podem ser praticadas.[2]

Tratamento de substituição/manutenção

O International Narcotics Control Board (INCB) define tratamento de substituição como a prescrição de uma droga com ação similar à droga de dependência, mas com menor grau de risco, com a finalidade específica de tratamento. Para o INCB, um tratamento de substituição tem por finalidade: reduzir o uso ilícito da droga (o paciente recebe a droga e a utiliza sob orientação); reduzir o risco de infecções pela via intravenosa; melhorar o estado físico e psicológico do usuário; reduzir a criminalidade.[32]

Entre as substâncias usadas no tratamento de substituição destaca-se a metadona. O INCB defende que, em quase todos os indivíduos dependentes de opioides, a metadona, quando corretamente prescrita, reduz e frequentemente elimina o uso de opioides não prescritos.

Nos EUA, uma conferência de consenso patrocinada pelos National Institutes of Health (NIH), em 1998, concluiu que embora um estado livre de drogas seja o objetivo ideal de tratamento, as pesquisas mostram que este estado não pode ser atingido pela maioria dos pacientes. Todavia, outros objetivos importantes de um tratamento podem ser atingidos, tais como diminuição do uso de drogas, diminuição da atividade criminosa e restabelecimento de emprego, como acontece com a maioria dos pacientes sob a metadona.[32]

Mais recentemente, a própria substância indutora de dependência tem sido dada aos pacientes sob supervisão médica, em programas conhecidos como tratamento de manutenção. É o caso da heroína sendo fornecida, sob contrato, para os dependentes desta substância na Holanda, na Suíça, na Alemanha e no Reino Unido; do ópio sendo administrado sob supervisão aos dependentes desta substância na Índia, no Irã, em Mianmar, no Laos e na Tailândia; da morfina para os dependentes desta substância na Austrália, na Guatemala, no México e na Suíça.[32]

Distribuição/troca de seringas e agulhas

Uma das formas mais utilizadas de RD é a distribuição ou troca de agulhas e seringas. Em relação a esse programa, em 1987, já constava no relatório anual do INCB sua manifestação favorável e, em 2003, ele novamente se posicionou favorável ao programa, reafirmando que, embora concorde que tais programas possam ser necessários para limitar a disseminação de HIV/AIDS, cuidados devem ser tomados para tais medidas não provocarem o consumo abusivo de drogas.[32]

As avaliações desses programas indicam que são efetivos na redução do uso injetável de drogas. Um estudo realizado em Nova York mostrou redução de 70% na incidência de HIV. Estudos de custo/efetividade mostram que esses programas previnem novas infecções e poupam gastos com tratamento para indivíduos infectados.[33]

Salas de injeção

Não há equipe de saúde nessas salas. As salas de injeção são apenas ambientes mais discretos, onde os usuários podem injetar as drogas que eles mesmos adquiriram. Há rumores de que a verdadeira razão para o aparecimento dessas salas de injeção seria de ordem econômica. Algumas cidades já haviam adotado o programa das praças de drogas, locais públicos onde usuários de drogas por via intravenosa se reuniam para se autoadministrarem. A grande concentração de dependentes nessas praças e a visão deprimente de pessoas intoxicadas fez com que houvesse uma grande queda no comércio e no valor dos imóveis locais. As salas de injeção teriam, então, sido organizadas para diminuir a presença de dependentes em um único local (a praça), diluindo a população para diferentes pontos (as salas de injeção).[32]

Em 2002, o INCB emitiu duas decisões: em relação às salas de injeção confirmou que tais programas estão em desacordo com as convenções e são uma violação destas; em relação aos tratamentos de substituição e manutenção, o INCB afirmou que são legítimos em face das convenções, desde que o objetivo último de tais tratamentos seja a abstinência.[32]

Salas de inalação

Uma variante das salas de injeção, as salas de inalação, abertas em caráter experimental, são ambientes onde os usuários podem fumar ou inalar *crack* e heroína adquiridos ilicitamente. Essas salas são condenadas pelo INCB, assim como as salas de injeção.[32]

Controle de qualidade das drogas

Na Holanda, e possivelmente em outros países europeus, o governo instalou junto às salas de injeção/inalação equipamentos que permitem aos usuários avaliar a pureza das drogas que compram ilicitamente no mercado negro. Em relação a esse tópico, o INCB, em seu relatório anual de 2003, condenou tal prática, afirmando que tais programas estão em desacordo com as Convenções. O governo holandês descontinuou o programa de controle de qualidade, pois surgiram evidências de que este estava incentivando o uso indevido de drogas.[32]

Opiáceos

Dentre os opiáceos estão heroína, morfina, ópio; metadona; analgésicos, como oxicodona (Percodan®), cloridrato de meperidina (Demerol®), cloridrato de hidromorfina (Dilaudid®) e codeína, além de drogas produzidas em laboratório, como a fentanila.

A dependência de opiáceos é menos comum do que a de outros tipos de drogas, mas os efeitos são generalizados. Além de os efeitos nocivos da droga incidirem sobre os dependentes e suas famílias, a dependência afeta a sociedade pelos atos criminosos cometidos pelos usuários com o intuito de conseguir dinheiro para adquirir a droga.

A metadona é um opiáceo de ação mais prolongada, com curva mais lenta e suave do efeito psicoativo; sua meia-vida é mais longa, possibilitando que dependentes a administrem com menos frequência. É um opiáceo sintético que previne sintomas de fissura e abstinência de opiáceos, bloqueia os efeitos eufóricos de outros opiáceos, criando tolerância cruzada. A metadona quase sempre é administrada por via oral. É menos tóxica que a maioria dos opiáceos e os usuários sentem menos euforia e comprometimento, o que lhes possibilita prosseguir com suas metas de vida.[2]

No início da década de 1970, com o crescente problema com drogas em diversos países, programas com metadona começaram a ser utilizados, o que durou pouco tempo pelas dificuldades encontradas na ocasião. No entanto, anos depois, quando o uso de drogas injetáveis foi reconhecido como importante via de transmissão de HIV e hepatite, o uso da metadona voltou a ser empregado e a metadona tem sido utilizada quase no mundo todo, para tratamento da dependência de opiáceos, atuando na redução da criminalidade, na melhoria da saúde física e psicológica dos dependentes e no desenvolvimento de estilos de vida mais produtivos.[2]

Contudo, tal prática gera polêmicas. Algumas comunidades não querem os programas por perto com receio de "vadiagem" por parte dos usuários; existe o receio de substituição de dependência; pessoas em tratamento com a substância queixam-se de problemas de identidade por não serem consideradas nem viciadas nem "caretas"; as propriedades farmacológicas dessa droga não alteram o desejo por outras drogas; alguns dependentes de opiáceos evitam o uso de metadona por medo de efeitos colaterais negativos, outros alegam que sua retirada pode ser mais demorada e desconfortável. Embora as qualidades eufóricas da substância sejam bem menores do que as da heroína, algumas pessoas receiam que os indivíduos mantidos com metadona possam não ser capazes de cumprir suas funções profissionais ou dirigir em rodovias. Certas polêmicas referem-se a falhas genuínas, mas outras se devem à falta de informação.

Por ser administrada oralmente, a metadona diminui os riscos à saúde, como transmissão de HIV, hepatite B, endocardite, infecções da pele, deterioração de veias e abscessos. Os riscos de HIV por comportamento sexual também são menores e os participantes com HIV com manutenção de metadona demoram mais tempo para serem atingidos pelas doenças associadas à AIDS.[34] Mulheres grávidas apresentam menores riscos para os fetos.[35] Os bebês de mães mantidas com metadona têm menos peso ao nascer, mas não anormalidade notável de desenvolvimento.[2]

Os programas de manutenção de metadona variam muito no mundo inteiro. Pode ser fornecida por hospitais, instituições para tratamento de drogas, médicos particulares e clínicas de metadona independentes. As unidades podem ser lucrativas, sem fins lucrativos e operadas pelo Estado. Na maioria dos países europeus e na Austrália, o fornecimento está ligado aos programas de Saúde Pública. As diferenças de fornecimento influenciam as taxas de retenção e êxito dos dependentes.

No Brasil, a heroína ainda é muito pouco utilizada. De acordo com o II Levantamento domiciliar sobre o uso de drogas psicotrópicas,[36] realizado nas 108 maiores cidades do Brasil, apenas 0,09% (sete entrevistados, sendo seis dos sexo masculino) relataram uso na vida de heroína, percentual muito abaixo dos EUA (1,3%) e Colômbia (1,5%). Com relação à percepção sobre a obtenção da droga, 29,6% dos entrevistados tiveram a percepção de que obter a heroína era fácil, uma clara discrepância entre o número de pessoas que relataram uso e as porcentagens de facilidade de obtenção, provavelmente, pelo imaginário criado pela mídia.

Um programa ideal recomendado por Marlatt et al.,[2] com base em pesquisas, para resultar em máxima RD deve:

- Promover um ambiente que favoreça a baixa rotatividade de pessoal
- Disponibilizar o tratamento a indivíduos dependentes de opiáceos que ainda não conseguem alcançar a abstinência
- Expandir a disponibilidade de serviços para fornecimento de metadona em unidades móveis ou consultórios médicos
- Quando não existirem vagas para tratamento, garantir admissão rápida e serviços provisórios, em vez de colocar as pessoas em listas de espera
- Permitir que o tratamento seja longo ou tenha duração indefinida
- Utilizar contratos de contingência e incentivos na forma de doses para levar para casa e vales
- Oferecer (mas não exigir) aconselhamento e treinamento vocacional e incentivar vigorosamente o aconselhamento para participantes com transtornos mentais
- Utilizar, ao máximo, as informações dos participantes nas operações e políticas do programa.

A manutenção de metadona é o tratamento mais bem estudado e de melhor êxito para dependência de opiáceos, porém existem outras substâncias utilizadas para tal, como o L-alfa-acetil-metadol (LAAM), a buprenorfina, a prescrição da própria heroína e a ibogaína.[2]

A prescrição de heroína pode ser uma alternativa para dependentes de opiáceos ficarem longe das ruas e das drogas ilícitas. A meta básica é prevenir as injeções, mas como alguns indivíduos apresentam preferência por essa via, pelo menos podem utilizá-la em um consultório médico, com seringa limpa e permissão. As drogas também podem ser adquiridas em forma de cigarros e na forma oral: fumar a heroína, em vez de injetá-la, provoca menos riscos para a saúde. Assim, mudar a via de administração pode reduzir alguns riscos, como envolvimento em crimes e graves danos à saúde, como HIV.

Cocaína

A cocaína pode ser usada por via nasal ou intravenosa e fumada. O *free-basing* é um método de rápida administração sem injeções intravenosas, pelo qual a cocaína é fumada, tendo os adulterantes removidos por fervura com álcali ou éter. O *crack*, também fumado, é produzido misturando-se o pó da cocaína (cloridrato de cocaína) com amônia ou água e bicarbonato de sódio, aquecendo-se a mistura para remover o cloridrato, resultando em pequenas pedras que queimam facilmente a temperaturas moderadas.[37] É o modo mais rápido de levar cocaína ao cérebro e os efeitos são sentidos em menos de 10 s, provocando grande potencial de consumo abusivo.

O uso de cocaína acarreta consequências negativas cardiovasculares, respiratórias, psiquiátricas e relacionadas com o HIV, neurotoxicidade e efeitos pré-natais.

O tratamento ideal é empregar farmacoterapia combinada com terapia psicológica e comportamental apropriadas.[38] Diversas terapias comportamentais foram desenvolvidas para o tratamento da dependência de cocaína, como prevenção de recaída, terapia neurocomportamental, manejo comunitário de reforço/contingência, terapia cognitiva, exposição a estímulos e tratamento ambulatorial; todas apresentam a abstinência como meta.[2]

Marlatt et al.[2] indicam algumas implicações para uma abordagem de RD:

- *Levar em consideração a escala contínua do uso prejudicial no tratamento e na pesquisa:* vai do uso experimental ao uso compulsivo. Além

disso, muitos indivíduos usam outras drogas e uma abordagem de RD tende a diminuir o uso concomitante de outras substâncias
- *Aumentar a probabilidade de manutenção do sucesso terapêutico:* os serviços de tratamento não podem se restringir ao consumo abusivo de substâncias, mas sim englobar serviços psicossociais, tais como psicoterapia, terapia familiar e orientação profissional e precisam ter duração suficiente para reduzir o risco de recaídas e melhorar a capacidade de os clientes funcionarem na sociedade[39]
- *Fazer com que o acesso aos serviços seja tão fácil quanto o acesso às drogas.*

Maconha

A maconha, assim como as outras substâncias de sua classe – haxixe e *sinsemilla* – são as drogas ilícitas mais usadas nos EUA e apresentam consequências negativas aos usuários quanto à saúde e questões psicológicas e sociais.[40]

No Brasil, a maconha também aparece como a droga ilícita mais utilizada. O II Levantamento nacional de álcool e drogas (II LENAD),[41] realizado em 2012, identificou que 7% da população adulta já experimentou maconha na vida, representando 8 milhões de pessoas desse montante e 3% (o equivalente a mais de 3 milhões de pessoas) fazem uso frequente. Comparando esse resultado com os de outros países, o Brasil não está entre os países com maiores índices de uso de maconha no mundo, sendo encontrados desde 2% de uso no último ano na Ásia, 5% na Europa, e índices de até 10% nos EUA. Com relação ao uso de maconha na adolescência, o estudo mostrou que quase 600.000 adolescentes (4% da população) já usou maconha pelo menos uma vez na vida, enquanto a taxa de uso no último ano foi idêntica a dos adultos (3% equivalente a mais de 470.000 adolescentes). Mais de 60% dos usuários experimentaram a droga pela primeira vez antes dos 18 anos de idade e mais de um terço dos usuários adultos foram identificados como dependentes, enquanto entre os adolescentes os índices de dependência alcançam 10% entre usuários. Embora a quantidade de usuários relatados no Brasil seja relativamente pequena, o número de usuários é significativo, com mais de 1,5 milhão de pessoas consumindo maconha diariamente, além da porcentagem de dependentes de maconha ser a mesma encontrada em países com maior prevalência de uso.

De acordo com Hall e Fischer,[42] uma política de redução de danos deve englobar estratégias de orientação aos usuários sobre os riscos associados ao consumo de maconha, tais como:

- Os consumidores de maconha podem tornar-se dependentes. Quanto mais cedo um jovem começa, maior o risco
- Uso de maconha por semanas consecutivas aumenta os riscos de desenvolver dependência, além de prejuízos na área escolar e aumento do risco de desenvolver depressão e outros problemas de saúde
- O uso regular pode aumentar o risco de psicose em jovens que têm um membro da família com psicose ou outro transtorno mental, ou que tenham experiências psicológicas incomuns após o uso de maconha
- Dirigir após o consumo de maconha aumenta o risco de acidentes, especialmente depois do uso de álcool. Alguns países, como Austrália, Noruega e Suécia, têm adotado testes de drogas aleatórios nas estradas, a fim de desencorajar o uso. Outros países europeus adotaram uma política focada apenas em motoristas com comportamento suspeito, sendo os testes realizados por meio de saliva ou urina
- O uso de vaporizadores filtram os resíduos e causam menor dano ao sistema respiratório, sendo uma alternativa ao ato de fumar maconha ou ao uso de *bongs* (purificador através do qual a fumaça entra em contato com a água)
- Evitar a inalação profunda ou práticas de prender a respiração, a fim de reduzir os riscos de problemas respiratórios ocasionados por uma exposição desnecessária aos componentes cancerígenos do fumo, como o alcatrão
- Não manusear máquinas quando intoxicado.

Triagem e aconselhamento breve em hospitais e clínicas gerais são estratégias efetivas na redução do consumo de álcool e problemas associados ao uso. A mesma abordagem poderia ser adotada para transtornos por uso de maconha, por exemplo, entre os usuários com problemas respiratórios ou sintomas de ansiedade e depressão, os quais são comuns entre os dependentes que procuram ajuda médica.

Ainda faltam evidências sobre como os usuários respondem às campanhas de educação, e novas pesquisas são necessárias para avaliar a efetividade de tais medidas.

Alucinógenos

As estratégias de RD restringem-se ao uso de LSD, agente psicodélico de uso mais comum, e de peiote (mescalina), tradicionalmente empregado em cerimônias religiosas e espirituais.[2]

As vias de administração de LSD incluem engolir, fumar, cheirar, injetar e a instilação conjuntival de LSD líquido. As doses variam de 25 a 500 mg e a droga tem meia-vida de 8 a 12 h.

A longo prazo, o uso pode provocar sintomas psicóticos prolongados, depressão, *flashbacks*, exacerbação de doenças mentais preexistentes ou o diagnóstico raro de "transtorno perceptivo alucinatório persistente" do *Manual diagnóstico e estatístico de transtornos mentais IV (DSM-IV, Diagnostic and statistical manual of mental disorders IV – Revision)*.[43]

As abordagens de RD abrangem ampla educação sobre os efeitos dos alucinógenos – tanto os benefícios quanto os perigos do uso, salientando os fatores de risco para experiências alucinatórias desagradáveis, os efeitos psicológicos e fisiológicos, as descobertas das pesquisas e o encaminhamento a tratamento e grupos de apoio, pois acredita-se que, se os usuários forem informados, os danos poderão ser evitados.[2]

O peiote, cujo principal componente ativo é a mescalina, pode ser fumado, bebido, ou administrado por via retal; considera-se sua meia-vida como 12 a 14 h e tem mecanismo de ação e efeitos semelhantes aos do LSD.[44] A intoxicação pode causar mudanças de percepção, pensamento, emoção, estado vígil e na autoimagem. O usuário geralmente mantém a capacidade de compreensão e os sentidos permanecem inalterados durante a experiência. O "barato" atinge pico durante 4 a 6 h, depois diminui. Os danos associados ao seu uso também diminuem com a divulgação de informações sobre os efeitos fisiológicos e psicológicos.[2]

No Brasil, no ritual de algumas seitas religiosas como a União do Vegetal (UDV) e Santo Daime, utiliza-se um chá preparado com as plantas *Banisteriopsis caapi* e *Psychotria viridis*, que contêm potentes alucinógenos em sua composição: harmina, harmalina, tetra-hidro-harmalina e N,N-dimetiltriptamina (DMT). Os efeitos iniciais pela ingestão são caracterizados por vertigens, náuseas, vômitos intensos, diarreia, palpitação, taquicardia, tremores, midríase, euforia e excitação agressiva. Os principais efeitos alucinógenos são alucinações visuais de animais, comunicação com divindades ou demônios, voo a lugares distantes, dentre outros; esses efeitos tóxicos costumam ser subestimados e atribuídos ao processo de purificação da alma, pregado pelas seitas.[45]

O uso de plantas em seitas religiosas é fundamentado em direito constitucional de liberdade de culto e religião e não há restrições sob o aspecto forense. Diante de tal problemática, torna-se necessário o desenvolvimento de estudos referentes às substâncias e a divulgação de informações sobre seu potencial tóxico, bem como seus efeitos fisiológicos e psicológicos e os riscos associados ao uso.[45]

Drogas de prescrição

As drogas de prescrição geralmente são usadas com êxito no tratamento de saúdes física e mental e apresentam benefícios terapêuticos comprovados. Entretanto, algumas pessoas empregam tais medicamentos por seus efeitos agradáveis e limitar o acesso para o uso indevido é uma importante questão de saúde pública.

As drogas de prescrição com propriedades psicoativas mal utilizadas incluem analgésicos, tranquilizantes, estimulantes e sedativos.

O consumo abusivo pode ser diminuído por intermédio de melhores práticas de prescrição, facilidade de obediência ao tratamento, melhor relação entre médicos e pacientes e orientação médica sobre as consequências negativas do uso indevido do medicamento de forma objetiva e não punitiva.[2]

Anfetaminas e drogas relacionadas

As anfetaminas e metanfetaminas, drogas produzidas em laboratório de manipulação (*designer drugs*), e esteroides não foram tão bem estudados pela perspectiva de RD.

Anfetamina e metanfetamina estimulam o sistema nervoso central com propriedades psicoativas semelhantes às da cocaína, são mais baratas que esta e mais acessíveis aos jovens.

No Brasil, o uso recreacional da metilenodioximetanfetamina (MDMA), uma versão quimicamente alterada das anfetaminas popularmente chamada de *ecstasy* (êxtase), tem sido identificada em vários pacientes que buscam tratamento para dependência de drogas nas clínicas de São Paulo. Embora a MDMA não seja uma droga nova, a maioria dos profissionais da saúde não tem conhecimento de seus efeitos físicos e psíquicos e das possíveis complicações decorrentes. Em termos de classificação, a droga estaria entre as anfetaminas alucinógenas, ainda que nas doses costumeiramente empregadas não produza alucinações.[46]

No início do século 20, a MDMA foi sintetizada como um moderador de apetite. No final dos anos 1970 e início dos anos 1980, a substância passou a ter destaque na mídia pelo fato de alguns psicoterapeutas a considerarem útil no processo psicoterapêutico. No mesmo período foi divulgado que a MDMA estimularia as relações interpessoais, facilitaria a comunicação e a intimidade, aumentaria a autoestima e melhoraria o humor; com estas características hipotéticas, a droga começou a ser usada principalmente em locais onde música e dança se associam e passou a ser retratada, pela mídia, como a "droga do amor".[46]

A substância apresenta efeitos físicos e psicoativos; os efeitos estimulantes são notados depois de 20 a 60 min com pequena ingestão da droga (75 a 100 mg). Foram identificadas muitas complicações clínicas e psiquiátricas decorrentes do uso, potencialmente fatais, destacando-se a hipertermia e a hepatotoxicidade.[46]

Além dos riscos fisiológicos concretos da substância, as drogas manipuladas apresentam riscos relacionados com o próprio desenvolvimento, por se tratarem de experimentos químicos descontrolados. Dosagem e efeitos colaterais são imprevisíveis; portanto, os usuários devem ser advertidos sobre os riscos do consumo de uma substância quimicamente modificada.

Essas substâncias podem ser utilizadas por via oral ou injetável, havendo por isso alto risco de contaminação pelo HIV. Para os usuários, talvez seja necessário enfatizar os efeitos prejudiciais da via intravenosa e incentivar a mudança para vias mais seguras.[2]

Anabolizantes

Existem usos médicos legítimos para os anabolizantes, mas são muito empregados nos esportes pelo potencial de aumento da força muscular, alteração da aparência física e satisfação de algumas necessidades psicológicas.[47] As necessidades físicas e psicológicas dos usuários associadas à melhoria da imagem corporal são satisfeitas e, com isso, podem se tornar resistentes às evidências dos danos associados ao uso. É provável que apenas a educação sobre os efeitos dos anabolizantes sozinha não consiga efetivas mudanças no comportamento dos usuários. O foco, então, pode ser dirigido a uma consequência menos contestável, ou seja, os riscos associados à via de administração: podendo os anabolizantes ser injetados, é possível o compartilhamento de seringas.[2]

▶ Redução de danos no Brasil

Em 1989, em Santos, SP, houve a primeira tentativa de promover trocas de seringas entre usuários de drogas injetáveis, mas a iniciativa foi frustrada por uma decisão judicial. Na mesma época, o Ministério da Saúde implementou um tipo de atividade de RD voltado aos usuários de drogas injetáveis, consistindo na promoção do uso de soluções de hipoclorito de sódio para desinfecção de equipamentos de injeção. A promoção do uso dessas soluções e o ensinamento de como desinfetar seringas e agulhas ocorria por meio de ações de educação para a saúde, comunicação social e trabalho de campo realizado por trabalhadores de saúde e voluntários, ligados a serviços de saúde e organizações não governamentais, que buscavam usuários de drogas injetáveis em locais de uso e tráfico. Essas ações foram abandonadas por insuficiência e baixa eficácia, mas, desde então, a Coordenação Nacional de Doenças Sexualmente Transmissíveis (DST) e AIDS, o Ministério da Justiça e técnicos de instituições governamentais e não governamentais, em várias cidades do Brasil, empenham-se para fazer da RD uma realidade brasileira.

Em 1995, em Salvador, BA, surgiram o primeiro programa de troca de seringas e a primeira lei estadual a legalizar a troca de seringas. Essa lei foi sancionada no estado de São Paulo, em 1998, e outros municípios adotaram leis semelhantes posteriormente.

A RD no Brasil fundamenta-se em ações de campo desenvolvidas por agentes comunitários de saúde devidamente treinados, que compreendem troca e distribuição de seringas, atividades de informação, educação e comunicação, aconselhamento, encaminhamento e vacinação contra hepatite.

Serviços que trabalham com portadores de HIV e usuários de drogas podem desenvolver ações de RD, porém tomando os devidos cuidados no embasamento das atividades nos princípios da RD, para não banalizarem a prática.

Existem alguns Centros de Atenção Psicossocial (CAPS) em diversas cidades brasileiras que oferecem assistência a usuários de drogas sem enfatizar a abstinência; farmácias que contribuem, facilitando o acesso a equipamentos de injeção estéreis e descartáveis já constituem experiência importante e são locais onde os princípios de RD têm encontrado ressonância e aplicação. Todavia, ainda é preciso que se instaure essa prática nos serviços básicos de saúde (centros e postos de saúde, ambulatórios etc.) para se adequarem às peculiaridades dos usuários de drogas, a fim de incluí-los em sua clientela e não se concentrarem apenas na distribuição de seringas e preservativos.

Em nosso meio, foi necessário um grande esforço pessoal e institucional junto a organismos internacionais e nacionais, nas esferas federal, estadual e municipal, universidades, organizações não governamentais e serviços para aceitação e consolidação da RD, por não ter sido adequadamente entendida nos âmbitos legal e da opinião pública, chocando-se com o desconhecimento – ou negação – do problema, os preconceitos e a lei.[48]

Fóruns, congressos, seminários e debates sobre o assunto, dirigidos às mais diferentes populações e instituições, foram e são fundamentais para dar visibilidade ao problema, à divulgação da estratégia e à obtenção de parcerias de trabalho.

De acordo com dados do Ministério da Saúde, em 2003 já somavam 160 projetos financiados pela Coordenação Nacional de DST/AIDS no Brasil, atingindo 84.000 pessoas, equivalente a 10,5% do total estimado de usuários de drogas injetáveis no Brasil. Além desses, 19 associações de usuários, ex-usuários e profissionais da RD, sendo 2 nacionais e 17 estaduais.[49]

A experiência internacional tem demonstrado que os investimentos em programas de RD resultam em elevada relação custo-benefício, por reduzirem os gastos com assistência médico-hospitalar e farmacêutica em decorrência da prevenção de casos de AIDS e hepatite.

No caso brasileiro, a avaliação de 12 programas de RD, em execução no período de 1996 a 1999, estimou que o custo médio anual de cada um desses projetos correspondia ao custo anual do tratamento de quatro casos de AIDS e que a prevenção de um único caso de AIDS em cada grupo de 45 usuários de drogas injetáveis assistidos por um programa de RD já representava uma economia significativa, por ter custo inferior ao do gasto médio com assistência médica e farmacêutica de um infectado ou doente de AIDS.[48]

Estudos realizados pela Universidade Federal de Minas Gerais (1999/2001) demonstraram que as ações de RD voltadas aos usuários de drogas injetáveis foram responsáveis pelo aumento do uso de preservativo (de 42% para 65%) e pela diminuição do compartilhamento de material de injeção (de 70% para 41%). A procura para diagnóstico de HIV e hepatites, o tratamento de dependência química e o tratamento da AIDS também foram relatados a partir da implantação dos programas de troca de seringas, diminuindo a vulnerabilidade à infecção pelo HIV, bem como a soroprevalência da hepatite C nos usuários de drogas injetáveis.[49]

Outro estudo verificou que a distribuição de preservativos e seringas para usuários de drogas injetáveis contribuiu para a diminuição dos casos de AIDS no Brasil. Entre os homens, a taxa caiu de 23,8, em 1996, para 8,9%, em 2006, e entre as mulheres foi de 12,6 para 3,3% no mesmo período.[50]

Modelos atuais de boas práticas para a redução de danos

As práticas de RD estão amplamente preconizadas e estabelecidas como abordagens válidas de saúde pública para o universo das DST e AIDS e também como modelo de prevenção e tratamento para álcool, tabaco e outras drogas pelos órgãos governamentais da saúde e da assistência social do país, principalmente para populações mais vulneráveis e excluídas, que dificilmente acessam serviços apropriados e adequados para suas necessidades.

Para melhor entendimento de sua utilização como uma política de saúde na área do uso indevido de substâncias e como um modelo de boas práticas, serão descritos a seguir os principais pontos da última revisão e análise dos serviços de álcool e drogas da Inglaterra que trabalham com RD, publicada em 2008 pelo Ministério da Saúde inglês, por meio da National Treatment Agency for Substance Misuse.[51]

Pesquisas foram realizadas em todo o país por dois órgãos governamentais ingleses com os serviços para usuários de drogas que tiveram as melhores avaliações de desempenho em seus trabalhos com RD, para identificar modelos de boas práticas em intervenções que reduzissem os danos causados pelo uso indevido de álcool e outras drogas, diminuindo o número de doenças virais e mortes por superdosagem, por exemplo, e com melhor aderência aos serviços de tratamento.

Principais fatores que influenciaram boas práticas em RD:

- A prática de RD precisa estar inserida em um sistema de prevenção e tratamento, fomentado por uma estratégia local para benefício de uma rede de atendimento local. Parceiros identificaram que ter acesso a um banco de dados local é essencial para avaliar as necessidades de seu público-alvo
- O envolvimento dos clientes no planejamento, execução e desenvolvimento de serviços de RD foi considerado importante. Fórum de usuários e outros mecanismos de *feedback* foram usados para checar a qualidade dos serviços oferecidos
- Acesso rápido e flexível. Serviços de campo (*outreach work*), com unidades móveis e instalação de clínicas satélites para alcançar a clientela que se encontra fora do sistema de tratamento. Serviços especializados abertos alguns dias da semana até mais tarde. Possibilidade de acesso imediato a testagem e vacinação para hepatite A e B aos clientes atendendo ser-

viços com enfermeiras especialistas em dependência química. E um plano de acesso já traçado para encaminhamento de pacientes com hepatite C
- Ações e estratégias já estabelecidas para a redução de mortes por superdosagem. Treinamento de toda a equipe sobre superdosagem por uso de substâncias psicoativas, bem como serviços de prevenção a mortes relacionadas com o uso de substâncias
- Competência da equipe. Treinamento em RD obrigatório para todas as equipes de serviços que trabalhem diretamente com usuários de substâncias. Porém, foi oferecido treinamento para profissionais de outros serviços que trabalhassem de maneira indireta ou ocasional com usuários de drogas
- Todos os parceiros avaliados tinham um coordenador de serviços de RD, mesmo que este serviço fosse parte de uma série de serviços oferecidos pelos equipamentos
- Para alcançar um alto retorno de seringas e equipamentos injetáveis usados (a maioria entre 95% e 100%), os serviços criaram várias campanhas comunitárias de conscientização e informação
- Em locais onde o lixo da droga era um problema, os parceiros identificaram estas áreas e medidas apropriadas foram adotadas em conjunto com as prefeituras locais
- Intervenções de RD também foram oferecidas fora dos ambientes de tratamento, por exemplo, em delegacias de polícia e em albergues para população de rua
- Uso de disque-ajuda 24 h para a comunidade local.

O relatório ressalta a necessidade de desenvolvimento de melhores abordagens em RD para usuários de estimulantes em geral, como cocaína e *crack*, anfetaminas e drogas sintéticas; provisão de serviços específicos voltados para usuários de esteroides anabolizantes; e modelos inovadores para trazer aos serviços de RD os diferentes grupos de minorias étnicas e indivíduos das comunidades de lésbicas, *gays*, bissexuais e transgêneros (LGBT), que ainda não acessam os serviços de cuidado e tratamento.

▶ Redução de danos | Desafios atuais

Embora a importância da RD seja reconhecida mundialmente, ainda é comum ouvir que é uma abordagem carente de pesquisas.

Carlini-Marlatt *et al.*[52] discutem essa questão apresentando dois pontos. Primeiramente, criticam esse tipo de raciocínio destacando que outras abordagens vêm sendo amplamente utilizadas, não só no Brasil como no exterior, com pouquíssima pesquisa, com muito mais condescendência. Exemplos nesse sentido são os grupos de autoajuda do tipo AA ou NA e as comunidades terapêuticas.

Um segundo ponto, para eles bem mais relevante, é que parece haver evidências de que projetos de pesquisa que se propõem a investigar abordagens que possam beneficiar os grupos mais marginalizados da sociedade vêm enfrentando problemas sérios de financiamento, principalmente nos EUA, país que financia 85% das pesquisas na área de drogas.[52]

Uma abordagem tolerante e pragmática, como a RD, precisa urgentemente de mais pesquisas para se afirmar como uma alternativa viável; e essas pesquisas têm sido conduzidas com rigor e sucesso, mas somente quando abordam populações e substâncias de fácil digestibilidade política, como jovens universitários que bebem pesadamente e adultos tabagistas, ou quando abordam epidemias, como a AIDS, que há muito tempo deixaram de respeitar os cordões sanitários que separam os grupos sociais de comportamentos pouco convencionais.[52]

Para Fonseca e Bastos,[53] os principais desafios enfrentados pela política de RD brasileira incluem: resistências políticas à implantação de políticas de RD; segmentos da sociedade civil que atuam no tratamento da dependência química, contrários à RD; necessidade de intensificar as discussões com instâncias/instituições que trabalham com o uso de drogas e educação; interface com outras populações (presidiários, profissionais do sexo, garimpeiros).

Várias outras questões têm sido foco de debate e esforços vêm sendo realizados no sentido de estender e aperfeiçoar os programas de RD. No Brasil, surgem iniciativas criativas, com estratégias adaptadas à realidade local e que não estão restritas à replicação das experiências internacionais. Soluções alternativas começam a aparecer, mas as ações de RD não são verdades em si. Algumas ações são muito eficazes, outras precisam ser mais bem estudadas.

▶ Considerações finais

Embora os tratamentos para dependência química tenham sido aprimorados e diversificados, a maioria deles continua tendo base na abstinência, fazendo com que aqueles que não querem ou não são capazes de deixar o uso acabem abandonando os serviços. Frente a essa situação e às consequências negativas do uso de drogas para os próprios usuários, familiares, amigos e para a sociedade, uma meta de RD de uso controlado ou moderado pode ser possível para esse subgrupo, mas não apropriada para todos os casos. Algumas pessoas podem ter um histórico tão problemático com o uso de uma substância particular, que evitar qualquer uso de substâncias pode ser a melhor opção para elas. Além disso, para certas substâncias (p. ex., *crack*) está claro que qualquer uso pode ser tanto perigoso quanto ilegal. Dependendo do histórico de problemas do indivíduo e dos danos inerentes a uma determinada substância, a redução no uso pode representar um resultado favorável, ou a moderação pode ser vista como um passo intermediário para a abstinência.

Por fim, os programas de RD devem nortear suas ações com estratégias realistas, que demonstrem respeito pelo usuário e lhe proporcionem escolhas e responsabilidade pela mudança, além de promover intervenções baseadas em uma hierarquia de metas que começam com a minimização dos prejuízos e terminam na manutenção da abstinência e na promoção de mudanças qualitativas, duradouras e mais saudáveis. Sendo um serviço de baixa exigência, respeita o modo de consumo dos indivíduos e planeja o tratamento de acordo com o objetivo deles, ou seja, enquadra-se ao usuário e ao seu contexto atual e não o contrário.

▶ Referências bibliográficas

1. DÊSJARLAIS, D. C.; FRIEDMAN, R. S. AIDS, injecting drug use and harm reduction. In: HEATHER, N.; WODAK, N. A.; NADEKMANN, E. et al. *Psychoactive drugs and harm reduction:* from faith to science. London: Whurr, 1993. p. 297-309.
2. MARLATT, G. A. et al. Redução de danos: *estratégias práticas para lidar com comportamentos de alto risco*. Porto Alegre: Artmed, 1999, 275 p.
3. GRUND, J. P. C. Where do we go from here? The future of Dutch drug policy. *Brit. J. Addict.*, v. 84, p. 992-995, 1989.
4. VAN DE WIJNGAART, G. F. *Competing perspectives on drug use:* the Dutch experience. Amsterdam: Swets & Zeitlinger, 1991.
5. BRUSSEL, G.; BUNING, E. C. Public health management of AIDS and drugs in Amsterdam. In: HARRIS, L. S. *Problems of drug dependence*. Rockville: U.S. Department of Health and Human Services, 1988. (NIDA Research Monograf nº 90, p. 295-301).
6. DORN, N. Sideshow: an appreciation and critique of Dutch drug policies. *Brit. J. Addict.*, v. 84, p. 995-997, 1989.
7. MCCOUN, R. J.; SAIGER, A. J.; KAHAN, J. P.; REUTER, P. Drug policies and problems: the promise and pitfalls of cross-national comparison. In: HEATHER, N.; WODAK, A.; NADELMANN, E. et al. *Psychoactive drugs and harm reduction*. London: Whurr, 1993. p. 103-117.
8. ROLLESTON, H. *Report of the Departmental Committee on Morphine and Heroin Addiction*. London: His Majesty's Stationery Office, 1926.
9. AMSTERDAM.INFO. *Amsterdam Coffee Shop News 2012*. Disponível em http://www.amsterdam.info/coffee-shop-news/
10. FOLHA DE SÃO PAULO. *ONU critica plano do Uruguai para liberar a maconha*. Disponível em http://www1.folha.uol.com.br/fsp/mundo/51291-onu-critica-plano-do-uruguai-paraliberar-a-maconha.shtml
11. RILEY, D. *The harm reduction model:* pragmatic approaches to drug use from the area between intolerance and neglect. Ottawa: Canadian Centre on Substance Abuse, 1994.
12. STIMSON, G. V. Minimizing harm from drug use. In: STRANG, J.; GOSSOP, M. *Heroin addiction and drug policy:* the British system. New York: Oxford University Press, 1994. p. 248-256.
13. SCHNEIDER, W. *Harm reduction in Frankfurt*. Paper presented at the Ninth International Conference on Drug Policy Reform, Santa Monica, CA, 1995.
14. MARLATT, G. A.; TUCKER, J. A.; DONOVAM, D. M. et al. Help-seeking by substance abusers: the role of harm reduction and behavioral-economic approaches to facilitate treatment entry and retention by substance abusers. In: ONKEN, L. S.; BLAINE, J. D.; BOREN, J. J. *Beyond the therapeutic alliance:* keeping the drug-dependent individual in treatment. Rockville, MD: US Department of Health and Human Services, 1997. (NIDA Research Monograph nº 165. p. 44-84.)
15. CHESHER, G.; WODAK, A. Evolving a new policy for illicit drugs. *J. Drug Issues*, v. 20, n. 4, p. 555-561, 1990.
16. BERTRAND, M. A. Beyond antiprohibitionism. *J. Drug Issues*, v. 20, n. 4, p. 689-700, 1990.
17. SINGLE, E. Harm reduction as an alcohol-prevention strategy. *Alcohol Heal. Res. World*, v. 20, p. 239-243, 1996.
18. WORLD FEDERATION AGAINST DRUGS. *Principles of modern drug policy*. 3rd World Forum Stockholm, Sweden. Disponível em http://www.wfad.se/images/articles/WFAD_2012_-_Gil_R._Kerlikowske.pdf.
19. PLANT, M.; SINGLE, E.; STOCKWELL, T. *Alcohol:* minimising the Harm – what works? London: Free Association Books, 1997.
20. MARLATT, G. A.; GORDON, J. R. *Relapse prevention:* maintenance strategies in the treatment of addictive behaviours. New York: Guilford Press, 1985.
21. HEATHER, N. The great controlled drinking consensus: is it premature? *Addiction*, v. 90, p. 1160-1162, 1995.
22. INSTITUTE OF MEDICINE (IOM). *Broadening the base of treatment for alcohol problems*. Washington: National Academy Press, 1990.
23. PROCHASKA, J. O.; DICLEMENTE, C. C. Stages and processes of self-change of smoking: toward an integrative model of change. *J. Consult. Clin. Psych.*, v. 51, p. 390-395, 1983.
24. MILLER, W. R. Controlled drinking: a history and a critical review. *J. Studies on Alcohol*, v. 44, p. 68-83, 1983.
25. LITLETON, J. Acamprosate in alcohol dependence: how does it work? *Addiction*, v. 90, p. 1179-1188, 1995.

26. JONES, N. E.; PÍER, C. F.; ROBERTSON, L. S. The effect of legal drinking age on fatal injuries of adolescents and young adults. *Am. J. Public Health*, v. 82, p. 112-115, 1992.
27. MCKNIGHT, A. J. Server intervention: accomplishments and needs. *Alcohol Health and Res. World*, v. 17, p. 76-83, 1996.
28. GRAHAM, K.; HOMEL, R. Creating safer bars. In: PLANT, M.; SINGLE, E.; STOCKWELL, T. *Alcohol:* minimising the harm – what works? London: Free Association Books, 1997. p. 171-192.
29. RUSSEL, M. A. H. Reduction of smoking-related harm: the scope for nicotine replacement. In: HEALTHER, N. A.; WODAK, A.; NADELMANN, E. A. et al. *Psychoactive drugs and harm reduction:* from faith to science. London: Whurr, 1993.
30. KESSLER, D. A. Nicotine addiction in young people. *New Engl. J. Med.*, v. 333, n. 3, p. 186-189, 1995.
31. HUGHES, J. R. Applying harm reduction to smoking. *Tobacco Control: An Intern. J.*, v. 4, n. 2, p. 33-38, 1995.
32. CARLINI, E. A. Redução de danos: uma visão internacional. *J. Bras. de Psiq.*, v. 52, n. 5, p. 335-339, 2003.
33. MALBERGIER, A.; ANDRADE, A. G.; SCIVOLETTO, S. Redução de danos: Departamento e Instituto de Psiquiatria da Faculdade de Medicina da Universidade de São Paulo. *J. Bras. Psiq.*, v. 52, n. 5, p. 375-380, 2003.
34. SORENSEN, J. L.; BATKI, S. L.; GOOD, P. et al. Methadone maintenance program for AIDS-affected opiate addicts. *J. Subst. Abuse Treat.*, v. 6, p. 87-94, 1989.
35. JARVIS, M. A. F.; SCHOOLL, S. H. Methadone maintenance during pregnancy. *J. Psych. Drugs*, v. 26, p. 155-161, 1994.
36. CARLINI, E. A.; GALDURÓZ, J. C.; NOTO, A. R.; CARLINI, C. M.; OLIVEIRA, L. G.; NAPPO, S. A.; et al. *II Levantamento domiciliar sobre o uso de drogas psicotrópicas no Brasil:* estudo envolvendo as 108 maiores cidades do país – 2005. São Paulo: CEBRID/UNIFESP, 2007.
37. SMART, R. G. Crack cocaine use: a review of prevalence and adverse effects. *Am. J. Drug Alcohol Abuse*, v. 17, p. 13-26, 1991.
38. GOLDSTEIN, A. *Addiction:* from biology to drug policy. New York: WH Freeman, 1994.
39. O'BRIAN, C. P. Recent developments in the pharmacotherapy of substance abuse. *J. Consult. Clin. Psych.*, v. 64, p. 677-686, 1996.
40. ZIMMET, L.; MORGAN, J. P. *Marijuana myths, marijuana facts:* a review of scientific evidence. New York: Lindesmith Centre, 1997.
41. INSTITUTO NACIONAL DE CIÊNCIA E TECNOLOGIA PARA POLÍTICAS PÚBLICAS DO ÁLCOOL E OUTRAS DROGAS. *II Levantamento nacional sobre álcool e drogas*. O uso de maconha no Brasil. Disponível em http://inpad.org.br/lenad/maconha/resultados-preliminares/
42. HALL, W.; FISCHER, B. Harm reduction policies for Cannabis. In: *Harm reduction:* evidence, impacts and challenges. European Monitoring Centre for Drugs and Drug Addiction (EMCDDA), Lisbon, April 2010. Disponível em http://www.emcdda.europa.eu/publications/monographs/harm-reduction.
43. JORGE, M. R. *Manual diagnóstico e estatístico de transtornos mentais.* Trad. Dayse Batista. 4ª ed. Porto Alegre: Artmed, 2000. 845 p.
44. WINGER, G.; HOFMANN, E. G.; WOODS, J. H. *A handbook on drug and alcohol abuse:* the biomedical aspects. 3rd ed. New York: Oxford University Press, 1992.
45. CAZENAVE, S. O. Banisteriopsis caapi: ação alucinógena e uso ritual. *Rev. Psiq. Clin.*, v. 27, n. 1, p. 32-35, 2000.
46. LARANJEIRA, R.; DUNN, J.; RASSI, R. et al. Êxtase (3,4-metilenodioximetanfetamina, MDMA): uma droga velha e um problema novo? *Rev. ABP-APAL*, v. 18, n. 3, 1996.
47. GOLDBERG, L.; BOSWOTH, F. F.; BENTS, R. T. et al. Effect of an anabolic steroid education program on knowledge and attitudes of high school football players. *J. Adolesc. Health Care*, v. 11, p. 210-214, 1990.
48. BRASÍLIA. Ministério da Saúde. Coordenação Nacional de DST e AIDS e Secretaria de Políticas de Saúde. *Manual de redução de danos*, série manuais n. 42, Brasília, 2001.
49. SILVEIRA, C.; DONEDA, D.; GANDOLFI, D. et al. Política do Ministério da Saúde para atenção integral a usuários de álcool e outras drogas. *J. Bras. Psiq.*, v. 52, n. 5, p. 349-354, 2003.
50. BRASÍLIA. Ministério da Saúde. *Dados de AIDS*. Boletim epidemiológico 2008. Disponível em http://www.gtp.org.br/Boletim2008_jornalistas.pdf.
51. MURRAY, T. et al. *Good practice in harm reduction*. London: National Treatment Agency, 2008.
52. CARLINI-MARLATT, B.; REQUIÃO, D. H.; STACHON, A. C. Redução de danos: uma abordagem de saúde pública. *J. Bras. Psiq.*, v. 52, n. 5, p. 381-386, 2003.
53. FONSECA, E. M.; BASTOS, F. I. Políticas de redução de danos em perspectiva: comparando as experiências americana, britânica e brasileira. In: ACSELRAD, G. *Avessos do prazer:* drogas, AIDS e direitos humanos. 2ª ed. Rio de Janeiro: FIOCRUZ, 2005.

39 Organização de Serviços de Tratamento para Dependência Química

Marcelo Ribeiro

▶ O estrutural | Enquadramento terapêutico

O tratamento da dependência química de boa qualidade é efetivo para reduzir ou interromper o consumo de substâncias psicoativas, melhorar a saúde clínica dos usuários, prevenir danos, tais como infecções e superdosage*n*s, bem como aumentar seu funcionamento social.[1,2]

Por outro lado, trata-se de um assunto relativamente novo, considerado até então estritamente sob o ponto de vista moral.[3,4] A partir do século 20, porém, passou a ser mais considerado cientificamente – deixou de ser visto como um desvio de caráter para ganhar características de doença.[5] Essa mudança paulatina de mentalidade também repercutiu sobre as estratégias de tratamento: se há uma doença, deve haver também um tratamento específico para ela. O surgimento dos Alcoólicos Anônimos (AA), durante a década de 1930, representou a primeira proposta de tratamento ambulatorial para os dependentes.[3]

A segunda metade do século 20 viu nascer os modelos de tratamento contemporâneos. Para isso, contribui a nova concepção de dependência química: uma doença de natureza biológica, psicológica e social.[5] Ao se entender o consumo de álcool e drogas como um padrão de comportamento cuja gravidade varia ao longo de um *continuum*, surgiu a necessidade de organizar serviços que atendessem aos usuários em seus diferentes estágios.[6] Um usuário de álcool, empregado e dentro de uma união estável, demanda um tratamento diferente de um segundo, com os mesmos critérios diagnósticos, mas desempregado e sem apoio familiar. Um usuário de cocaína que consegue restringir seu consumo ao final do dia, difere daquele que a utiliza sem qualquer critério. Há uma diferença marcante no controle que ambos exercem sobre o seu consumo, por mais que os sinais de fissura sejam iguais nos dois casos.

O novo conceito de dependência também passou a atribuir pesos semelhantes aos critérios biológicos, psicológicos e sociais que compõem o quadro diagnóstico da dependência química.[7] A internação era o recurso terapêutico mais utilizado, porque o objetivo primordial era a busca da abstinência completa.[8] A partir dessa nova concepção, no entanto, passou-se a pensar para além dela: o tratamento da dependência química carecia de abordagens capazes de motivar os indivíduos a ampliarem novamente seu repertório social, a buscarem novas maneiras de relacionamento com seu ambiente, novas habilidades sociais para lidar com o cotidiano, enfim, a construção de um novo estilo de vida.[6] Desse modo, novas dimensões de tratamento foram desenvolvidas e indicadas de acordo com a gravidade dos sintomas e do contexto social dos indivíduos.[9]

A partir daí, serviços de atendimento foram sendo criados ou adaptados para o tratamento da dependência química: ambulatórios, centros de convivência, internações breves e longas, hospitais-dia, moradias assistidas, acompanhamento terapêutico, agentes multiplicadores, dentre outros. Para ampliar ainda mais a malha de atendimento a esses usuários, nasceu a necessidade de sensibilizar a rede primária de atendimento, para fazer o diagnóstico precoce e motivar os usuários ao tratamento.[10] Abordagens como a política de redução de danos surgiram com a finalidade de prevenir consequências danosas à saúde do usuário, tais como as doenças sexualmente transmissíveis (DST) e a síndrome da imunodeficiência adquirida (AIDS, *acquired immunodeficiency syndrome*), sem necessariamente interferir na oferta ou na demanda.[11]

Desse modo, a organização de um serviço é uma tarefa complexa, envolta por inúmeras variáveis. Um serviço de atendimento contemporâneo deve ser preferencialmente interdisciplinar, construído com base nas necessidades do paciente, considerando parceiros locais e envolvendo os familiares nos cuidados oferecidos.[2] Além disso, precisa saber que linha seguirá e que população-alvo estará disposta a assistir, levando em conta os critérios de gravidade e o contexto sociocultural que circunda essa população.[12] É necessário, também, planejar o futuro do serviço, monitorar a implementação e avaliar os resultados de modo constante e sistemático.[13]

Visando ao levantamento de subsídios para a organização de serviço, o objetivo desta primeira parte é apresentar os principais tipos e modelos de atendimento, posicionando-os dentro da rede de atendimento disponível. Em seguida, os componentes fundamentais de um serviço, o quadro de profissionais e a população-alvo serão abordados, com enfoque final na preocupação com a adesão dos pacientes ao modelo proposto. A partir dessa exposição estrutural, a parte seguinte do capítulo tratará do planejamento e da avaliação do atendimento, estruturas dinâmicas capazes de nortear estratégias bem-sucedidas de implementação.

Ambientes de tratamento

O *ambiente*, a *composição da equipe profissional* e o *tipo de tratamento* constituem o *enquadramento terapêutico*, ou seja, a organização interna do serviço.[12] Essa estrutura (institucional, profissional e teórico-prática) determina o jeito de ser, a "cara" do programa de atendimento.

Há uma possibilidade ilimitada de modelos de tratamento.[1,10,12] No entanto, há os ambientes de tratamento "mais famosos", tradicionais e conhecidos do grande público. Cada um deles tem vantagens e desvantagens na prestação de auxílio ao dependente químico.[1,14] Não há um serviço melhor que o outro, mas sim pacientes mais indicados para cada serviço.[3] A compreensão e o entendimento das possibilidades e limitações de cada ambiente de tratamento auxiliam o processo de adequação de um serviço às necessidades da comunidade à qual presta assistência.[14]

O momento do tratamento também influencia a escolha do serviço.[10] Usuários de cocaína com sintomas agudos de abstinência podem requerer um ambiente ambulatorial não intensivo, intensivo, hospital-dia ou até uma internação para desintoxicação. Três semanas depois, porém, os sintomas de abstinência já não são mais o problema preponderante e abordagens menos intensivas e comunitárias poderão ser instituídas. Por isso é preciso reconhecer o serviço mais indicado para aquele momento e saber combiná-lo a outros ambientes em que a sequência do tratamento se dará.[12]

Em *O tratamento do alcoolismo*, Griffith Edwards elencou nove ambientes de tratamento (Quadro 39.1), que serão discutidos a seguir.[14] O hospital-dia e a moradia assistida também foram incluídos nessa lista. As comunidades terapêuticas serão discutidas em tópico específico.

Quadro 39.1 Ambientes de tratamento.

- Rede primária de atendimento à saúde
- Unidades comunitárias de álcool e drogas
- Unidade ambulatorial especializada
- Comunidades terapêuticas
- Grupos de autoajuda
- Hospitais gerais
- Hospital-dia
- Moradia assistida
- Hospitais psiquiátricos
- Sistema judiciário
- Empresas

Adaptado de Edwards, Marshall e Cook (2005).[14]

Rede primária de atendimento à saúde

A rede primária de atendimento à saúde vem sendo cada vez mais valorizada como uma maneira eficiente de tratar indivíduos com problemas relacionados com o consumo de álcool e drogas.[1,10] Alguns fatores contribuíram para a emergência desse fenômeno. A popularização do consumo de substâncias psicoativas aumentou a demanda por tratamento, dificilmente suprida apenas pelos centros especializados, pois não existe um usuário típico e facilmente detectável; os usuários, por sua vez, procuram mais frequentemente o tratamento clínico do que o especializado; além disso, sabe-se hoje que as intervenções breves são efetivas na motivação desses indivíduos para a mudança.[7,15-17]

Todas essas evidências contribuíram para transformar a rede primária em um importante centro diagnóstico, motivador e terapêutico para os dependentes químicos.[2,11] Os casos de menor complexidade podem ser tratados por médicos generalistas capacitados para a aplicação de intervenções breves e para o manejo medicamentoso disponível para essa classe de pacientes.[10,18] No entanto, é importante que a unidade básica de saúde seja apoiada por um ambulatório especializado.[15]

Unidades comunitárias de álcool e drogas

As unidades comunitárias de álcool e drogas surgiram como alternativas ao tratamento hospitalar (estigmatizador) e às clínicas especializadas (geralmente pouco disponíveis e distantes da maioria dos pacientes).[14] Tais unidades procuram oferecer mais opções de serviços e estar em maior contato com a comunidade.[19] Tal proximidade facilita o acesso do paciente ao tratamento (remoção de barreiras) e permite aos profissionais visitas domiciliares, aproximando ainda mais o tratamento da realidade do paciente.[14] Isso proporciona um tratamento mais específico e adaptado, englobando recursos terapêuticos que vão desde a intervenção breve (usuários com poucos problemas) até intervenções mais complexas (usuários com muitos problemas).[19]

As unidades comunitárias estão mais próximas das redes primárias e de saúde mental locais. Desse modo, conhecem bem os recursos que ambas disponibilizam e têm acesso facilitado aos seus profissionais.[14] Os agentes capacitados nessas unidades são provenientes da própria comunidade, conhecem a realidade da região, estão mais acessíveis aos moradores locais e têm maior liberdade para abordar aqueles que apresentam algum problema relacionado com o consumo de álcool e drogas.[19] Tornam-se, assim, grandes fomentadores do diagnóstico precoce e da motivação para a mudança entre seus pares.[19]

Unidade ambulatorial especializada

Uma unidade ambulatorial especializada é um centro de tratamento multidisciplinar, composto de médicos, psicólogos, assistentes sociais, enfermeiros, terapeutas ocupacionais e educadores. Todos esses profissionais estão capacitados para o diagnóstico e o manejo dos casos difíceis, bem como familiarizados com as abordagens mais especializadas para a dependência química, dentro de suas respectivas áreas de atuação.[14]

Esses serviços funcionam como referência para as unidades primárias de saúde e hospitais gerais e psiquiátricos. Também podem estar preparados para a promoção de atividades de pesquisa, ensino, capacitação e prevenção.[14] Desse modo, constituem não apenas um referencial terapêutico, mas também teórico.

Hospital geral

Conforme a rede primária de atendimento, o hospital geral também é um espaço destinado à motivação para o tratamento de indivíduos que o procuram devido a complicações físicas relacionadas com o consumo de álcool, tabaco e outras drogas.[15] Mais uma vez, sensibilizar o corpo clínico para diagnosticar, promover ações motivadoras e manejar casos menos graves, bem como o corpo de enfermagem para aconselhar esses pacientes é uma importante ação de saúde pública, ainda carente no Brasil.[20]

As salas de emergência com frequência recebem pacientes acometidos pela síndrome de abstinência do álcool e *delirium tremens*.[21] Outras situações possíveis nesse ambiente são os indivíduos admitidos em decorrência de acidentes automobilísticos ou de trabalho após o consumo de álcool e outras drogas, quadros ansiosos agudos, anginas e infartos decorrentes do uso de estimulantes[27] e outras mais.[22-24] Ao final, esses pacientes devem receber alta com aconselhamento ou motivação para a busca de um tratamento.[25]

No Brasil, as *enfermarias de desintoxicação* para álcool e drogas vêm sendo organizadas dentro dos hospitais gerais. O termo *desintoxicação* é definido como um tratamento para dependência química, cuja intenção é remover os efeitos fisiológicos desta (sintomas de abstinência).[15] A internação e a permanência são estritamente voluntárias. O tempo de internação acompanha o período de maior intensidade dos sintomas: duas semanas, em média. Durante esse período, os pacientes podem receber, além do tratamento farmacoterápico, atendimento psicoterapêutico individual e em grupo, bem como terapia ocupacional. A intenção é sensibilizar os pacientes para os problemas ocasionados pela dependência e motivá-los à manutenção do tratamento em um ambiente ambulatorial ou em regime de internação prolongada.

Moradia assistida e albergue comum

A *moradia assistida* é uma opção de ambiente terapêutico bastante utilizada em vários países.[26] A falta de uma residência representa um sério empecilho à reintegração social de qualquer indivíduo. Desse modo, sua função precípua é proporcionar um ambiente estável e protegido para dependentes em recuperação.[27] Com a garantia de um teto, o paciente poderá se dedicar com mais tranquilidade à procura de um emprego, ao retorno aos estudos ou à criação de seus filhos.[28] Além disso, o convívio dentro do programa estimula e promove a interação com outros moradores, o gerenciamento do tempo e do dinheiro, a aquisição de novas responsabilidades (consigo e com outrem) e o estabelecimento de prioridades e objetivos realistas.[27,28] A moradia assistida não interfere na circulação diária do dependente. Funciona como um albergue, porém, com uma estrutura de hotelaria bem mais adequada e individualizada.[26] Algumas contam, inclusive, com quartos individuais e banheiros privativos.

Hospital psiquiátrico

O hospital psiquiátrico pode se tornar um espaço para o tratamento da dependência química por vários motivos. Em primeiro, as enfermarias especializadas e estruturadas exclusivamente para o tratamento das dependências químicas são raras, inclusive no Brasil.[19] As poucas existentes, baseadas principalmente na internação voluntária, não dispõem de uma equipe organizada (principalmente em termos de segurança) para lidar com pacientes com comorbidades graves, tais como quadros esquizofreniformes, depressão maior, transtornos bipolares.[29] Nesses casos, complicações como ímpetos agressivos e tentativas de suicídio requerem um ambiente de cuidados mais intensivos e seguros.[14] Eis uma indicação precisa de internação para dependentes químicos em hospitais psiquiátricos.

O manejo exclusivo dos quadros de abstinência nesses ambientes pode se tornar inadequado, se a equipe estiver mais voltada para outras formas de casos agudos ou não tiver uma experiência mínima nessa área.[14]

Hospital-dia

O hospital-dia é um ambiente tradicionalmente utilizado para o tratamento da dependência química. Há incontáveis possibilidades de abordagem dentro de um hospital-dia.[30] Podem ser intensiva (frequência diária e integral), intermediária (algumas vezes por semana, integral ou parcial) ou "quase ambulatoriais" (com visitas semanais por meio período). Pode haver, ainda, adequações para populações especiais, tais como casos agudos (manejo da abstinência), adolescentes, mulheres, pacientes com comorbidades (depressão maior, transtorno bipolar, esquizofrenia). O hospital-dia permite todo tipo de abordagem teórica, dentro de uma perspectiva de atendimento multidisciplinar.[30]

O hospital-dia parece influir positivamente e com mais rapidez na evolução de quadros agudos, com a vantagem de não excluir o indivíduo de seus grupos de convívio.[31] Não parece ter, porém, eficácia superior a outras formas de abordagens quando o tratamento oferecido nesses ambientes é analisado isoladamente.[31,32] A recidiva dos sintomas é menor quando, após a alta, o dependente continua a participar de tratamentos em ambiente ambulatorial.[33]

Apesar de não haver critérios objetivos de internação para dependentes químicos, está indicado para as situações em que estes necessitam de prontos cuidados, de maneira intensiva (controle medicamentoso, manejo de sintomas comórbidos agudos, risco evidente de recaída), voltados ao rápido estabelecimento em um momento de sofrimento agudo.[34]

Comunidades terapêuticas

As comunidades terapêuticas surgiram a partir das observações clínicas de Maxwell Jones.[35] Psiquiatra do exército inglês, Jones começou a desenvolver esse modelo para soldados com traumas decorrentes da Segunda Guerra Mundial. Com esse propósito, organizou um serviço de internação baseado em abordagens educativas, encenações dramáticas e discussões, dentro de um ambiente pautado pelas normas de convivência em grupo. Posteriormente, ampliou seu modelo para outras patologias crônicas. Jones considerava que seus pacientes

> representavam o "fracasso" na sociedade; eles advinham primordialmente de famílias desestruturadas e eram desempregados; inevitavelmente, desenvolveram atitudes antissociais na tentativa de se defenderem contra aquilo que lhes parecia ser um ambiente hostil.[35]

Para esses pacientes, a construção de padrões de relacionamento nunca adquiridos durante a vida só seria estimulada dentro de um ambiente grupal seguro e terapêutico.

Durante a década de 1950, as comunidades terapêuticas ganharam grande notoriedade como uma alternativa para o tratamento psiquiátrico manicomial. As comunidades terapêuticas exclusivamente desenhadas para o tratamento da dependência de álcool e drogas começaram a surgir durante os anos 1960. Dois modelos de tratamento, cujos pilares eram a disciplina, o trabalho e o aconselhamento confrontativo ou terapia do ataque, influenciaram ativamente essas primeiras comunidades: o modelo de Minnesota e o modelo Synanon.[36]

A popularização do modelo de tratamento proposto pelos AA fez com que este também chegasse às comunidades terapêuticas. Essa versão institucional do AA ficou conhecida como *modelo de Minnesota*.[37] Geralmente, o tratamento começa em regime fechado e isolado, podendo durar vários meses. Nessa fase, há um programa intensivo de terapia de grupo, palestras, leituras e reuniões de AA. O tratamento internado é sucedido por reuniões em *salas de Alcoólicos ou Narcóticos Anônimos* (NA). A equipe é composta de antigos usuários, que completaram os Doze Passos com sucesso e passaram a colaborar com a recuperação de outros.[37] Esse modelo influenciou e até hoje influencia boa parte das comunidades terapêuticas em todo o mundo, especialmente nos EUA e no Brasil.

Desprestigiadas desde o final da década de 1970, as comunidades terapêuticas voltaram a chamar a atenção no final dos anos 1980.[38] Muitas comunidades terapêuticas para dependência química nascidas a partir dessa época assumiram perfis que as tornaram diferentes de suas predecessoras.[39] Anteriormente utilizadas de modo preponderante por métodos de tratamento baseados no confronto e desprovidas de profissionais especializados, as comunidades terapêuticas passaram a servir também para abordagens baseadas na psicanálise, nas terapias existencial e cognitivo-comportamental.[40] Muitas comunidades passaram a ter profissionais especializados, entre eles, médicos, psicólogos, enfermeiros, assistentes sociais e terapeutas ocupacionais. Novas técnicas, tais como o aprendizado social e o treinamento de habilidades, foram instituídas em alguns lugares.[41] Houve, igualmente, maior investigação científica acerca de sua eficácia, dos pacientes mais indicados para esse ambiente de tratamento, do papel dos profissionais envolvidos, entre outras coisas.

A Therapeutic Community National Conference define esse ambiente de tratamento como "um tratamento comunitário altamente estruturado que emprega sanções e penalidades, privilégios e prestígios determinados pela comunidade como parte de um processo de recuperação. As comunidades terapêuticas fomentam o crescimento pessoal por meio da mudança de comportamentos e atitudes individuais. Essa mudança está ambientada em uma comunidade de residentes e profissionais trabalhando juntos para ajudar a si mesmos e aos outros, tendo como foco a integração individual dentro da comunidade".[42]

A abordagem comunitária como instrumento primário e facilitador do crescimento e da mudança individual é o ponto de distinção entre as comunidades terapêuticas e outras formas de ambiente de tratamento.[43] Há quatro dimensões comportamentais visadas para que o indivíduo opere a ressocialização terapeuticamente objetivada:[43]

- *Desenvolvimento individual*: marcado pela aquisição de atitudes mais maduras, melhor habilidade para lidar com a emoção e construção da identidade
- *Mudança de aspectos subjetivos do comportamento*: relacionada com as experiências e percepções do indivíduo quanto às circunstâncias externas que fomentam o consumo de drogas, as motivações internas para a mudança, a prontidão para o tratamento, a identificação com o método terapêutico e a percepção crítica da mudança obtida ao longo do processo
- *Incorporação de princípios comportamentais e sociais*: tais como autoeficácia, entendimento do papel social e da necessidade de se colocar no lugar do outro
- *Integração social*: possível apenas se pautada por cooperação, conformidade e comprometimento.

Frequentemente, a equipe das comunidades terapêuticas é formada por ex-usuários de álcool e drogas bem-sucedidos no processo de recuperação.[14] No entanto, as comunidades terapêuticas podem dispor, em graus variados, do auxílio de outros profissionais: desde a colaboração de psicólogos e médicos voluntários sem especialização em dependência química, passando pela associação entre profissionais especializados e ex-usuários, até equipes exclusivamente compostas de profissionais da área.[40,41,44]

O papel dos ex-usuários, batizados pela literatura como "profissionais da experiência", é pouco estudado. Apesar de alguns estudos descreverem a mesma eficácia entre abordagens especializadas e não especializadas, acredita-se, por outro lado, que haja situações mais e menos indicadas para a atuação desse tipo de profissional.[45-47] Instrumentos para medir as concepções e o *modus operandi* dos conselheiros ex-usuários foram desenvolvidos.[48] A capacitação desses profissionais pode melhorar a qualidade de seu desempenho e é sempre desejável.[14]

Não há um consenso acerca da população de dependentes mais indicada para o tratamento em comunidades terapêuticas, apenas que, como qualquer modelo, não está indicado para todo e qualquer indivíduo.[49] A própria abordagem deve respeitar as características sociodemográficas e o padrão de consumo de cada um.[50] Os pacientes que geralmente procuram esse ambiente de tratamento têm problemas sociais, educacionais, vocacionais, comunitários e familiares relacionados com o consumo de substâncias psicoativas de maior gravidade.[50] Entre esses, há maior prevalência de consumo de múltiplas substâncias, envolvimento com o sistema judicial, suporte social precário e transtornos mentais associados (depressão, ansiedade, transtorno de personalidade antissocial e *borderline*).[49-51]

Grupos de autoajuda

Os grupos de autoajuda, em especial *AA* e *NA*, são um importante recurso de tratamento, difundidos e de pronto acesso a qualquer indivíduo.[14] As reuniões de AA e NA são de importância central para o seu funcionamento. É dentro delas que o processo de recuperação encontra sua afirmação cotidiana, dentro do modelo dos Doze Passos.[37]

O depoimento é o instrumento terapêutico maior dos AA ou NA. Oradores, voluntariamente, expõem suas experiências, dificuldades, conquistas e sofrimentos relacionados com o consumo de substâncias psicoativas. O espaço não permite julgamentos ou interpretações acerca dos depoimentos apresentados. No entanto, outros membros, igualmente por meio de depoimentos pessoais (*técnica do espelho*), podem concordar, discordar, solidarizar-se ou apresentar soluções ao companheiro. Ninguém é obrigado a falar e aceita-se que um novo membro permaneça em silêncio por várias sessões.[37]

O plano de ação é baseado no convívio dentro do ambiente seguro proporcionado pelo AA ou NA. O propósito é galgar pequenas metas ("um dia de cada vez") e manter-se sóbrio "só por hoje".[37] Períodos de sobriedade são lembrados, comemorados e condecorados com fichas de sobriedade em cerimônias especialmente dedicadas à sua entrega.[37]

O modelo dos Doze Passos pode ser aplicado em qualquer ambiente de tratamento, ou caminhar juntamente com este.[14] Em muitas cidades, essa é a única fonte de tratamento disponível. Os AA e NA estão presentes em todas as capitais brasileiras, no Distrito Federal e na maior parte das cidades.[52,53]

Sistema judiciário

Há um grande número de situações envolvendo o consumo de álcool e drogas identificadas como contravenções penais.[14] Entre essas situações estão o ato de beber e dirigir, os crimes de natureza aquisitiva, isto é, aqueles que visam a angariar fundos para o consumo de drogas, o porte de drogas ilícitas e muitas outras. Em situações como essas, o juiz pode decidir enviar o condenado para tratamento. Tal determinação judicial pode acontecer enquanto o indivíduo está sob custódia ou como forma de pena alternativa de detenção. Outro ambiente ligado ao sistema judiciário são as *prisões*. O noticiário frequentemente apresenta apreensões de drogas dentro desses ambientes. Além disso, o álcool, substância considerada ilegal nas prisões, é fermentado e destilado artesanalmente a partir do milho com açúcar e cascas de frutas como melão, mamão, laranja ou maçã. Tal "beberagem" é conhecida por *maria-louca*.[54] O tratamento e a prevenção ao uso de drogas nesses ambientes ficam a cargo de esforços voluntários, geralmente partidos dos AA e NA ou de grupos religiosos que atuam no local.[14]

Empresas

O local de trabalho também pode se transformar em um "serviço de prevenção e tratamento".[14] Atualmente, muitas empresas dispõem de programas de prevenção para combater o uso indevido de álcool e drogas e apoiam (em vez de demitir ou estigmatizar) aqueles que necessitam de tratamento, dentro do maior sigilo possível.

Um programa de álcool e drogas voltado ao ambiente de trabalho deve contemplar a prevenção primária (não usuários), secundária (uso abusivo) e terciária (dependência).[55] Isso se dá por meio de estratégias combinadas, que incluem abordagens educativas (palestras, folhetos, mídia interna), comportamentais (ambientes livres de cigarro) e interativas (encontros, passeios e celebrações). A mensagem deve ser simples, objetiva, com linguagem e *layout* capazes de atingir diferentes grupos dentro da empresa. Quanto mais o programa privilegiar a promoção da qualidade de vida (escapando de colocações maniqueístas e moralistas), em ambientes que promovam a integração, melhores serão os resultados.[55] A direção da empresa deve estar comprometida com o programa e uma equipe da própria empresa deve garantir a manutenção do programa após o treinamento.[56]

Níveis de atendimento

Os diversos ambientes de atendimento para dependência química encontram-se divididos em modalidades, distribuídas ao longo de um *continuum* de cuidados.[57] No campo da Saúde Pública e do planejamento de serviços, os serviços são dispostos da seguinte forma: *serviços não relacionados com a área da saúde*, tais como escolas, albergues e prisões, cuja atuação visa à prevenção, identificação e encaminhamento; *serviços não especializados*, tais como ambulatórios e hospitais-gerais, encarregados de diagnosticar, avaliar riscos, motivar e indicar o melhor encaminhamento; e os *serviços especializados*, ambulatoriais ou hospitalares, encarregados de prover o melhor tratamento.[2] A ausência de tal divisão dificulta o encaminhamento racional daqueles que procuram auxílio especializado, sobrecarregando setores que deveriam se responsabilizar por apenas uma parte do tratamento.[19]

Ainda assim, faz parte da organização de um serviço determinar, mesmo que grosseiramente, qual é o seu ponto de inserção dentro da rede de tratamento disponível em uma determinada região (Figura 39.1). Muitas vezes, por competição entre linhas e modelos terapêuticos, ou por ingenuidade ou arrogância, alguns serviços se acham plenamente capazes de responder a todas as necessidades de seus pacientes, apenas utilizando seu cabedal teórico e suas técnicas terapêuticas.[3] Perde-se, assim, um importante referencial: algumas técnicas e ser-

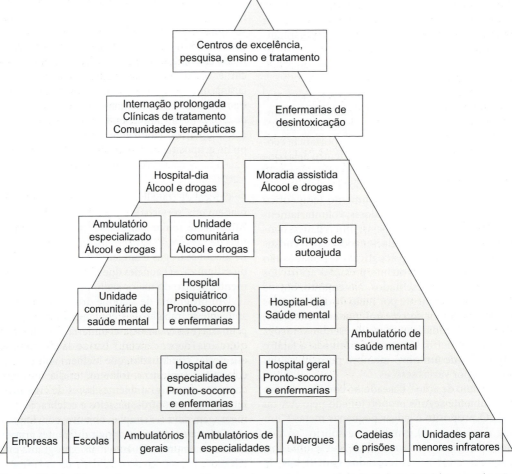

Figura 39.1 Ambientes de tratamento posicionados de acordo com o nível de atenção à saúde ao qual estão destinados.

viços são mais ou menos efetivos, de acordo com o estágio em que se encontra o dependente. Além disso, não existe um serviço melhor que o outro, mas pacientes que respondem melhor a um tipo de tratamento do que a outro.

Todo o serviço deve procurar o seu lugar para apoiar com mais eficácia o paciente que o procura. Isso vai além da determinação do papel e do posicionamento do serviço: é necessário também se conectar aos demais serviços disponíveis, para formar *redes de apoio mútuo*. Isso reforça e amplia as estratégias de tratamento do serviço e possibilita o encaminhamento daqueles que já concluíram o tratamento proposto, mas ainda necessitam de outras abordagens.

Papéis profissionais

Há um grande número de profissionais diretamente envolvidos no tratamento da dependência química. Cada ambiente (e a complexidade de sua organização) requer um tipo de equipe.[14] Um hospital-dia é um ambiente obrigatoriamente multidisciplinar, enquanto uma comunidade terapêutica pode funcionar com apenas um profissional da saúde especializado, integrado a um grupo de ex-usuários. Independentemente da complexidade de cada serviço, é necessário que os pacientes tenham acesso a todos os profissionais necessários. Mais uma vez, além de conhecer seus limites e sua posição no nível de atendimento, um serviço também deve estar integrado à totalidade da rede de atendimento, a fim de potencializar ou suprir pontos não cobertos por seu tratamento.

Médico

O médico desempenha diferentes papéis dentro da rede de atendimento ao dependente químico, de acordo com o seu grau de especialização. Ao *médico generalista*, tanto da rede primária quanto do hospital geral, cabe o diagnóstico precoce, o tratamento das complicações clínicas relacionadas com o consumo de drogas, o manejo dos casos mais leves e o encaminhamento dos casos mais graves.[2,10,15] Ao *médico especialista* cabe o tratamento dos casos mais graves e das comorbidades, especialmente do ponto de vista clínico e farmacoterápico, dentro do ambiente de tratamento que julgar mais adequado.[14,15]

Psicólogo

O *psicólogo não especializado* pode atuar nos diversos níveis de tratamento para a dependência química.[10] Na rede primária, no hospital geral, no ambiente de trabalho e na escola pode colaborar para o estabelecimento do diagnóstico precoce, prover apoio inicial aos dependentes e motivação para tratamento especializado. O *psicólogo especialista* tem conhecimento teórico e técnico para a atuação dentro de grupos, atendimento individual e coordenação de equipes de tratamento.[15,58,59] O *neuropsicólogo* complementa o trabalho de equipe, a partir de suas avaliações diagnósticas acerca dos danos cerebrais primários ou secundários ao consumo de drogas.[14]

Enfermeiro

O enfermeiro está cada vez mais presente e atuante na área da dependência química. Desse modo, vem abandonado seu papel estritamente assistencial de outrora, para assumir o comando de abordagens terapêuticas específicas. O *enfermeiro não especialista* pode contribuir para o diagnóstico precoce, o aconselhamento e a motivação ao tratamento dentro da rede primária e dos hospitais gerais.[14] O *enfermeiro especialista* é capaz de realizar triagem, aconselhamento, grupos (educativos e de orientação) e auxiliar procedimentos de tratamento, como a desintoxicação ambulatorial.[60]

A desintoxicação ambulatorial por enfermeiros é um procedimento altamente estruturado.[2,61] A desintoxicação alcoólica é uma das portas de entrada para o paciente no programa de tratamento. A adesão à terapia de desintoxicação realizada por enfermeiros ultrapassa 70% dos pacientes.[62] Inclui manejo medicamentoso (benzodiazepínicos), orientações acerca da síndrome de abstinência e acompanhamento intensivo (diário).[62] O tratamento ambulatorial realizado por enfermeiros, muito mais que oferecer uma forma alternativa de abordagem terapêutica, amplia o campo de atuação do especialista em saúde mental oferecendo, a baixo custo social e assistencial, uma proposta de tratamento individualizado, objetivo, seguro e eficaz.[62]

Assistente social

Cada vez mais o assistente social ocupa posições-chave dentro do tratamento da dependência química. Frequentemente caricaturado como o encarregado da distribuição dos passes de ônibus e da cesta básica, sua atuação contemporânea vem suplantando em muito tal concepção. O *assistente social não especializado*, que atua na rede primária, hospitais gerais e empresas, pode ser capacitado para diagnóstico, motivação e encaminhamento do dependente.[14] Já o *assistente social especialista* está particularmente envolvido em equipes nas quais há questões relacionadas com a infância e à família.[14] Além de coordenar as responsabilidades e os recursos sociais destinados aos dependentes químicos, em alguns países o assistente social é responsável pelo gerenciamento dos recursos de atenção comunitários, bem como pela coordenação de equipes especializadas de prevenção e atendimento.[63]

Terapeuta ocupacional

O *terapeuta ocupacional* é um componente fundamental da equipe multiprofissional voltada ao tratamento da dependência química.[64] Os terapeutas ocupacionais ajudam o dependente a aprender ou reaprender comportamentos necessários para seu cotidiano e o convívio social.[14] Além das atividades materiais de terapia ocupacional, esse profissional auxilia os dependentes na estruturação do seu dia a dia, além propiciar e apoiar oportunidades de contatos ressocializadores.[64] Por isso, são fundamentais para ampliar o repertório social do dependente, estreitado e empobrecido pelos anos dedicados exclusivamente ao consumo de substâncias psicoativas. Desse modo, as atividades de terapia ocupacional não devem ser vistas como aquelas destinadas a "preencher o tempo" dos pacientes: mais do que a atividade em si, há um propósito terapêutico ensejado, capaz de suscitar importantes habilidades sociais ao repertório desses indivíduos.[14]

Acompanhante terapêutico

A proposta inicial para essa classe de profissionais, oriunda dos movimentos antimanicomiais das décadas de 1950 e 1960, era auxiliar tratamentos psiquiátricos em curso, especialmente em suas fases agudas. Outrora denominados "auxiliares psiquiátricos", "atendentes terapêuticos" ou "amigos qualificados", a importância de sua atuação no manejo desses casos os transformaram em uma nova opção terapêutica para os pacientes com transtornos psiquiátricos, agora sob o nome de *acompanhantes terapêuticos*.[65]

O acompanhamento terapêutico é uma "clínica em ato", ambientalizada em qualquer espaço, seja público ou privado.[66] Talvez seja a única atividade terapêutica que aconteça em locais escolhidos pelo paciente a partir de seus próprios referenciais.[67] O acompanhante terapêutico é um profissional em movimento, cuja direção e sentido são determinados pela relação terapêutica estabelecida entre ele e o seu paciente.[68] Tal movimento pelos espaços coletivos, supervisionado pela presença do acompanhante terapêutico, objetiva despertar no paciente experiências seguras capazes de ampliar e facilitar o manejo de seus arredores sociais.[67] Desse modo, cabe ao acompanhante terapêutico promover ações capazes de amplificar repertórios, sejam estes internos ou externos.

Quando a atuação do acompanhante terapêutico é aplicada à dependência química, apesar da ausência de estudos, sua função pode ser adequada para o manejo de situações agudas (sintomas de abstinência), para auxiliar *in loco* a resolução de conflitos familiares e dificuldades sociais e favorecer, na prática, o processo de aquisição de novos espaços de convívio social. Além disso, passa a ser representante e porta-voz da equipe terapêutica dentro do ambiente de convívio do dependente.

Agentes comunitários de saúde

O *agente comunitário de saúde* é um indivíduo capaz de exercer liderança na comunidade em que reside e à qual está culturalmente ligado.[69] Dependendo de sua capacitação e nível de formação, pode atuar como palestrante, cuidador ou auxiliar as atividades de promoção da saúde e serviço social. Independentemente da profundidade de sua capacitação, todo agente comunitário de saúde deve ser capaz de detectar indivíduos com comportamentos de alto risco e prover-lhes aconselhamento básico e intervenções breves.[39]

Seus ambientes de trabalho são amplos: escolas, residências, espaços públicos, prisões e outros. Por ser profissional-membro da comunidade, seu acesso aos indivíduos é privilegiado. Muitas vezes, funciona como uma referência para o paciente, fazendo visitas domiciliares, dando aconselhamento, facilitando atitudes pragmáticas, motivando a permanência no tratamento.[14] Desse modo, suas funções mesclam, de alguma forma, componentes do assistente social e do acompanhante terapêutico. Como este último, promove um elo entre a instituição de tratamento e o meio de convívio do paciente, além de estar mais próximo da realidade do paciente.

Redutor de danos

Segundo o Ministério da Saúde (MS) e a Coordenação Nacional de DST e AIDS, em algumas situações, a ação de um agente de saúde está voltada para a difusão de informações preventivas, focalizada na melhoria da qualidade de vida, sem necessariamente interferir na demanda. É o caso do *redutor de danos*.[70] O redutor de danos tem ação comunitária, porém, dirigida a populações especiais, tais como os usuários de drogas injetáveis (UDI). Habitualmente, tais populações são de difícil acesso, tendo em vista o preconceito e a falta de serviços atraentes. Desse modo, o redutor de danos "abre caminhos" por meio dos grupos de convívio dos usuários até alcançá-los diretamente.

Essa classe de indivíduos pode ser composta de usuários de drogas injetáveis, ex-usuários de drogas e profissionais de saúde.[70] Há vantagens e desvantagens em cada uma das categoriais. Os *UDI*, por sua vez, conhecem os locais de uso, circulam por eles com naturalidade e se comunicam com maior facilidade. No entanto, o consumo de drogas durante o trabalho de redução de danos, as pendências judiciais, o envolvimento com o tráfico e roubos frequentemente os afastam de suas atividades. O *ex-usuário* não apresenta os inconvenientes de trabalho dos UDI. Porém, vê-se constantemente às voltas com a recaída. Já a ação do *profissional de saúde* tem a vantagem do conhecimento técnico acerca das drogas, das formas de assepsia, bem como do elo que possui com os sistemas de tratamento. Por outro lado, sua aceitação entre os UDI é limitada, se comparada aos outros dois grupos.

Conselheiros ex-usuários

Há um grupo de profissionais, formais ou voluntários, que se dedicam ao aconselhamento de dependentes químicos em tratamento. Tais *conselheiros* são ex-usuários de álcool e drogas bem-sucedidos em seu processo de recuperação.[14] Seus ambientes terapêuticos mais habituais são os grupos de autoajuda e as comunidades terapêuticas, e os métodos mais utilizados são os Doze Passos e o modelo de Minnesota. Atuam também em atividades preventivas, visitando e levando seu conhecimento a escolas, empresas e presídios.[37]

A proposta desses conselheiros, consoante com o Décimo Segundo Passo, é transmitir aos dependentes que lhes procuram a mensagem dos Doze Passos. O tratamento executado por esses profissionais pode ser tão eficaz quanto qualquer outro.[45] Acredita-se de maneira não consensual que há situações em que a atuação do conselheiro está mais ou menos indicada.[47] A ação do conselheiro pode encontrar, em alguns pacientes, maior receptividade e permeabilidade aos relatos de vida e às soluções encontradas por estes para lidar com a dependência. Por outro lado, a falta de conhecimento técnico pode colocá-los em situações de conflito, competição ou identificação excessiva com os pacientes, trazendo prejuízos ao manejo adequado do caso.[37] Prover capacitação a esses profissionais poderá combinar o conhecimento teórico-técnico com os *insights* de sua experiência pessoal, colaborando, assim, para a qualidade de sua abordagem com os dependentes.[48]

Tipo de tratamento

Segundo o Instituto Nacional para a Saúde e Excelência Clínica, do Reino Unido, todo indivíduo com problemas relacionados com o consumo de substâncias psicoativas tem o direito de tomar decisões informadas sobre o seu cuidado, em parceria com a equipe que lhe assiste.[71] A Organização Pan-americana de Saúde (OPAS) e a Comissão Interamericana para o Controle do Abuso de Drogas (CICAD) descrevem quatro aspectos fundamentais para caracterizar um tipo de tratamento: *caráter da intervenção*, *estratégia terapêutica*, *metas terapêuticas* e *filosofia do tratamento*.[12]

Caráter da intervenção

Essa categoria determina qual é o tipo de intervenção mais prevalente dentro de um serviço de atendimento. Pode ser restrita ao dependente ou incorporar também seus grupos de convívio.

A *intervenção biofísica* utiliza procedimentos físicos e não farmacológicos. É o caso de abordagens como a acupuntura, as massagens e a eletroconvulsoterapia (ECT). Nenhuma intervenção biofísica é utilizada como abordagem primordial no tratamento das dependências químicas. A *intervenção farmacológica* utiliza psicofármacos para o alívio da fissura, como método aversivo e no tratamento das comorbidades relacionadas com o uso indevido de substâncias psicoativas. As enfermarias de desintoxicação e os tratamentos de reposição de metadona são espaços nos quais a farmacoterapia é fundamental. A *intervenção psicológica* se dá por meio de intervenções psicoterapêuticas individuais, em grupo ou por meio de acompanhamento terapêutico. A *intervenção social* visa à modificação do contexto social ao redor do usuário. As unidades comunitárias de álcool e drogas, as ações de redução de danos e as abordagens sistêmicas são alguns exemplos. Na prática, os serviços oferecem *intervenções combinadas*, que mesclam os enfoques anteriores em diferentes proporções.

Estratégia terapêutica

As estratégias terapêuticas se organizam a partir da combinação simultânea ou consecutiva de três componentes: *tratamento profissional especializado* (ambulatórios, enfermarias de desintoxicação); *estruturas de apoio não profissional* (oficinas, centros culturais); e *atividades não oficiais de ajuda mútua ou autoajuda* (Doze Passos).

Metas terapêuticas

As metas terapêuticas referem-se ao propósito maior que o tratamento pretende alcançar. Serviços determinados a tratar a dependência e suas comorbidades a partir da abstinência completa promovem *redução da demanda*. Já aqueles mais interessados em atuar sobre os fatores estimuladores ou mantenedores do consumo fazem *redução da oferta*. Por fim, os serviços interessados em modificar as consequências do consumo, sem necessariamente influir sobre a demanda, fazem *redução de danos*. Uma combinação das três abordagens é sempre possível.

Filosofia do tratamento

A filosofia do tratamento se refere aos aspectos ideológicos e teóricos que estruturam o programa de tratamento. Desse modo, o tratamento de *orientação moral* apresenta o consumo de drogas como "pecaminoso" e propõe a culpa como elemento reabilitador. As abordagens de *orientação espiritual*, como o modelo de Minnesota, enfatizam a transcendência da existência humana, a espiritualidade e a religiosidade como alternativas terapêuticas. O modelo de *orientação biológica* considera a dependência resultante de alterações nos sistemas de neurotransmissão cerebral, cuja origem pode ser também genética. As abordagens de *orientação psicológica* definem a dependência como o resultado de determinantes psicogênicas, como a expressão de conflitos ou disfunções emocionais. O modelo de *orientação sociocultural* entende a dependência como reflexo de uma alteração no processo de socialização dos sujeitos. A combinação dos três últimos fatores (*orientação multifatorial*) é bastante comum entre os modelos contemporâneos da dependência química.

Conforme o exposto, os tipos de tratamento permitem a aplicação de qualquer linha de abordagem. A definição do tipo de tratamento de um serviço tem caráter meramente estrutural. Por isso, tal definição deve fazer parte da organização de qualquer serviço. Demonstra maturidade da equipe, confere seriedade aos procedimentos e permite avaliações mais objetivas acerca dos resultados obtidos.

Componentes de um serviço de atendimento

O National Institute on Drug Abuse (NIDA) considera que qualquer enquadramento terapêutico proposto deve contemplar ao menos 13 itens e propiciar ao paciente que o procura uma infraestrutura capaz de atender às suas necessidades e remover barreiras que dificultem sua adesão à proposta terapêutica (Figura 39.2).[72]

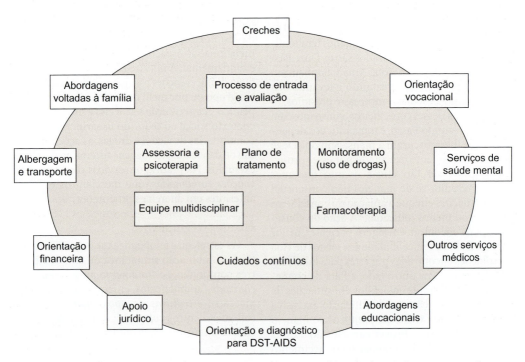

Figura 39.2 Os melhores programas de tratamento provêm uma combinação de terapias e outros serviços para satisfazer as necessidades do paciente. DST-AIDS = doenças sexualmente transmissíveis – Síndrome da imunodeficiência adquirida. Adaptada de NIDA (2001).[72]

Individualização da abordagem

Não existe uma forma de tratamento adequada para toda e qualquer pessoa. Desse modo, a abordagem proposta deve contemplar ao máximo as necessidades particulares de cada indivíduo, para que este volte a funcionar produtivamente na família, no trabalho e na sociedade. Deve ser adequada para sua idade, gênero, etnia e cultura.

Disponibilidade de acesso

A motivação dos dependentes para a mudança passa por fases. Por isso, é importante aproveitar a oportunidade quando esses se mostram preparados para ingressar em um tratamento. Os serviços, assim, devem remover todas as barreiras que dificultem o acesso, tais como filas, distância e transporte.

Multidisciplinaridade

Não há efetividade se o serviço enfoca apenas o consumo de drogas de seus pacientes. A abordagem deve dirigir-se, também, a qualquer outro tipo de problema médico, sociológico, social, vocacional e legal.

Plano de tratamento maleável

O paciente pode requerer combinações de serviços e componentes de tratamento que variam durante o curso do processo terapêutico. Uma abordagem inicial focalizada em aquisição da abstinência, manejo da fissura e tratamento de complicações clínicas pode evoluir para outra, marcadamente psicoterápica, com intervenções familiares e vocacionais. Por isso, toda abordagem deve ser discutida e modificada pela equipe multiprofissional responsável, sempre que necessário.

Tempo de permanência mínimo

A duração apropriada do tratamento depende dos problemas e das necessidades de cada indivíduo. As investigações indicam que a melhora começa a ser sentida após três meses de tratamento. Quando se atravessa essa marca, pode-se adquirir uma recuperação acelerada. Já que muitas pessoas deixam o tratamento prematuramente, os serviços devem incluir estratégias que favoreçam a adesão ao tratamento.

Psicoterapia individual e em grupo

Durante a terapia (individual ou em grupo), os pacientes se motivam para a mudança, aprendem a evitar a recaída e desenvolvem habilidades que contribuem para sua reintegração social e resolução de seus problemas pessoais. Trata-se, assim, de um instrumento fundamental, dentro de qualquer modelo de serviço proposto.

Farmacoterapia

Muitos pacientes se beneficiam do tratamento medicamentoso, em especial para o manejo da fissura, como terapia de substituição e tratamento das comorbidades. No primeiro caso, enquadra-se a utilização de naltrexona ou acamprosato entre os dependentes de álcool e de bupropiona e nortriptilina entre os dependentes de nicotina. A metadona é mundialmente utilizada como terapia de substituição de opiáceos, como a heroína e a meperidina (Dolantina®). O tratamento das comorbidades segue o protocolo medicamentoso indicado para o transtorno psiquiátrico associado.

Tratamento integrado da comorbidade

Sempre que houver uma comorbidade associada ao quadro de dependência química, o serviço deverá oferecer um tratamento simultâneo para ambas.

Desintoxicação apenas como primeiro passo

A desintoxicação e o manejo médico dos sintomas agudos da síndrome de abstinência, apesar de fundamentais e insubstituíveis, são apenas o primeiro passo. Para muitos pacientes, estimulam a adesão e o sucesso do tratamento. No entanto, tais procedimentos, quando isolados, não proporcionam ao paciente uma abstinência duradoura.

Tratamento voluntário e involuntário

O sucesso de qualquer tratamento depende da motivação para a mudança e da capacidade da equipe em suscitá-la no paciente. Aqueles que chegam para tratamento devido a pressões familiares, do ambiente de trabalho ou por determinação judicial podem ser motivados e apresentar êxito no tratamento.

Monitoramento do consumo

Monitorar o consumo de drogas durante o tratamento é fundamental, uma vez que a recaída é um fator de risco importante para o abandono do processo terapêutico. O NIDA sugere os exames de urina como um método efetivo de monitoramento. No entanto, outros procedimentos também são marcadores de grande valia para monitorar a abstinência: observar mudanças de comportamento, ligar para o paciente após abstenção à consulta e averiguar com familiares o sucesso do paciente na implementação das metas estabelecidas durante o atendimento.

Doenças sexualmente transmissíveis e síndrome da imunodeficiência adquirida

O tratamento também deve abordar com eficiência e propriedade os comportamentos de alto risco, oferecendo abordagens preventivas (orientações) e diagnósticas (exames para hepatites, vírus da imunodeficiência humana [HIV, *human immunodeficiency vírus*], tuberculose, DST) e encaminhamentos para serviços especializados no tratamento dessas patologias.

Tratamento a longo prazo

Assim como qualquer outra enfermidade crônica, todo tratamento está sujeito à reincidência. Os pacientes usuários de álcool, nicotina e outras drogas estão sujeitos a recaídas e a múltiplos retornos ao tratamento até que atinjam um padrão estável de abstinência. Desse modo, devem ser orientados acerca da longa duração do tratamento, mesmo que o serviço que o atenda naquele momento seja responsável por apenas uma das etapas.

População-alvo do serviço

O atendimento ao usuário de substâncias psicoativas deve basear-se em suas necessidades.[73] Isso deve ser sempre considerado quando se planeja organizar um serviço, não importando o ambiente de tratamento escolhido. A adaptação de um serviço a determinadas populações específicas é plenamente contemplada, aceita e recomendada pela literatura especializada.[74,75] Há inúmeros exemplos, com possibilidades quase infinitas de combinação e identificação de subgrupos dentro das populações especiais conhecidas.

Mesmo que o serviço estruturado não se dedique, a priori, a um perfil estrito de pacientes, certamente a população que buscará seu auxílio tem particularidades. Além disso, o tipo de substância consumida, bem como a gravidade de seus padrões de consumo, varia ao longo do tempo. Desse modo, é inviável a organização de um serviço sem que se conheça minimamente quem poderá procurá-lo e a quem será capaz de atender.

Adesão

Um aspecto que merece destaque na organização de um serviço para dependência química é a *preocupação com a adesão*. Vários dos itens citados ao longo do texto, tais como a personalização da abordagem, a melhoria do suporte social (albergagem, transporte, orientação familiar), a disponibilidade ao primeiro acesso e a escolha de um nível de atendimento consoante com a gravidade da dependência, visam aumentar as chances de adesão dos pacientes ao serviço. Apesar dos progressos no tocante à diversificação dos ambientes e das linhas de atendimento, o sucesso dos tratamentos instituídos ainda é tímido.[76]

O índice de abandono ao tratamento é extremamente alto. Entre os usuários de cocaína, acredita-se que mais da metade dos pacientes marque uma primeira consulta e não compareça a ela.[77] Outro terço assiste a uma ou duas sessões e não volta mais. Isso significa que é muito grande a chance de um serviço perder até dois terços de seus pacientes usuários de cocaína em menos de um mês. A dificuldade de chegar ao tratamento, por exemplo, devido à fila de espera, é a maior responsável pelas desistências antes da primeira consulta.[77] A adesão à primeira consulta chega a 60% quando esta é marcada para o dia seguinte, caindo para 30% quando o intervalo é de uma semana. Quando esses pacientes são reagendados, por iniciativa do serviço, o índice aumenta para 46%. Desse modo, vê-se que os serviços que adotam uma postura ativa frente à abstenção de seus pacientes apresentam melhores índices de adesão ao tratamento por parte deles.

Há evidências sugestivas de que o abandono aumenta conforme a gravidade do quadro diminui.[78] Apesar de a melhora inicial aumentar o risco de saída precoce do atendimento, outras situações, tais como recaídas, falta de apoio social, comorbidade e doença mental na família, também contribuem para o aumento do abandono.[79,80] Aqueles que desistem do tratamento (mesmo após a melhora inicial) retornam com maior frequência ao consumo e apresentam mais complicações sociais do que os que permanecem.[81]

Geralmente, a melhora proporcionada pelo tratamento começa a aparecer de modo mais nítido para o paciente e seus familiares somente após o terceiro mês. No entanto, os maiores índices de abandono acontecem justamente nesse período. Desse modo, o desenvolvimento de estratégias para aumentar a adesão dos pacientes nesse período é fundamental para que o tratamento atinja o maior número possível de indivíduos. Isso inclui abordagens que respeitem o estágio motivacional dos indivíduos, bem como uma postura ativa do serviço para remover barreiras à chegada destes ao serviço (fila de espera, transporte, poucas opções de métodos terapêuticos) e frente às abstenções dos pacientes.

Considerações finais

O intuito deste subcapítulo foi apresentar ao leitor os componentes necessários para a construção de um enquadramento terapêutico adequado, bem posicionado na estrutura global de atendimento, bem como interessado na qualidade do atendimento e na adesão de seus pacientes ao tratamento. Um programa de tratamento não necessita possuir todos os recursos terapêuticos recomendados, desde que saiba do limite do seu alcance terapêutico e se complemente com outros serviços, dentro de uma rede local de atenção.

No Brasil, boa parte dos serviços é organizada única e exclusivamente a partir do empenho e da experiência de seus profissionais. Isso origina serviços com potencial de atendimento limitado e desvinculado das necessidades locais. O conhecimento acerca da estrutura mínima de um serviço orienta e refina a prestação de serviços, além de situar interna e externamente os papéis profissionais e institucionais de atendimento. De posse da estrutura física, teórica e prática da organização do serviço, a linha dinâmica da implantação de um programa terapêutico (planejamento e avaliação) será o objeto da próxima parte do capítulo.

▶ O dinâmico | Planejamento e avaliação

As informações expostas nesta parte são uma colagem de orientações e normas obtidas de outras fontes, cuja sistematização poderá ser capaz de proporcionar ações e gerenciamento bem-sucedidos na organização de um serviço para dependentes químicos. Desse modo, a leitura do capítulo implicará, necessariamente, no aprofundamento do tema a partir de outras leituras ou na busca de cursos relacionados com o tema.

Apesar de ter complexidade, as ações de planejamento e avaliação de um serviço não são mais difíceis, ardorosas ou dispendiosas do que seriam as ações realizadas "naturalmente": o caminho percorrido durante o planejamento é o mesmo que seria percorrido durante qualquer ação implantadora de serviços. Diferentemente, o planejamento ocorre de maneira sistematizada, valorizando as potencialidades do grupo, aproveitando-se das oportunidades oferecidas pelo meio, corrigindo pontos fracos do serviço e respondendo às ameaças ambientais, dentro de uma ação integrada, marcada pelo trabalho de equipe. Tornou-se, por isso, uma ferramenta fundamental para o sucesso de qualquer empreendimento terapêutico.

Motivos

Qualquer ação de planejamento proposta deve levar em consideração quatro aspectos primordiais: existe um público-alvo, inserido em um contexto social (dependentes químicos e seu grupo de convívio), uma entidade que lhes presta atendimento (serviço a ser organizado), a qual dispõe de recursos (sede própria, programas de atendimento, financiamentos, rede de apoio) e pessoas capacitadas para tal.[82] Um projeto de atuação sempre deve considerar esses quatro elementos. Desse modo, é preciso conjugar ações de qualidade com as reais necessidades do público atendido.

As variações sociodemográficas e dos padrões de consumo, as diferentes populações de usuários nos serviços de tratamento e a necessidade de se obter respostas satisfatórias fazem necessária a criação de padrões de planejamento e avaliação do serviço, com o intuito de detectar precocemente erros, acertos e tendências, para assim efetivar as modificações necessárias.[83] Além disso, os novos conceitos de dependência química e as demandas sociais por esse tipo de atendimento exercem novas pressões sobre os serviços já existentes, ameaçando sua viabilidade futura.[6]

Por isso, além de saber o formato do serviço desejado, seu nível de atendimento, a população-alvo escolhida e a equipe profissional, é necessário planejar, monitorar e avaliar as ações de atendimento propostas. Isso possibilita conhecer em profundidade os problemas que se apresentam e permite o desenho e a implementação de ações ajustadas à realidade social.[83]

Planejamento

O planejamento é uma etapa essencial no processo de organização de qualquer serviço.[84] Planejar é uma tentativa de antever o futuro. Isso significa pensar o serviço para o ano que vem, para os próximos 10 anos, para as próximas gerações de profissionais que assumirão o atendimento e nos destinos da sociedade que o circunda. Há diversos princípios e diretrizes

Quadro 39.2 Princípios e diretrizes do processo de planejamento.

- Pensar o futuro da organização e da sociedade a curto, médio e longo prazos
- Definir o caminho a ser tomado para implementar e executar as ações
- Estabelecer os limites: o que é exequível e o que está além das capacidades do serviço
- Diminuir as incertezas acerca do futuro do serviço
- Promover o senso de responsabilidade em todos os membros da equipe
- Investigar profundamente a questão para a qual o serviço está destinado
- Não subestimar as ameaças externas ao funcionamento do serviço
- Fomentar ações integradas
- Criar ações que reflitam a vontade, os ideais e os sentimentos de toda a equipe

Adaotado de Silva (2000).[85]

(Quadro 39.2) envolvidos nesse processo, os quais precisam ser profundamente discutidos pela equipe de profissionais.[85]

O planejamento está destinado ao desenvolvimento do conteúdo do serviço, do processo de implantação e gestão, bem como ao estabelecimento das normas de interação entre os membros da equipe e entre estes e o público-alvo.[84,86] Tudo isso visa um só objetivo: produzir um atendimento de qualidade para aqueles que buscam os serviços para dependência química. A CICAD e a OPAS sugerem que algumas informações estejam bem claras no momento de planejar (ou avaliar) um serviço (Quadro 39.3).[13] Entre elas, encontram-se as necessidades do serviço,

Quadro 39.3 Informações necessárias para um bom planejamento.

- Situação atual da problemática relacionada com o consumo de drogas no nível do serviço
- Necessidades do serviço
- Demandas por tratamento, os serviços já existentes e sua distribuição local
- Disponibilidade de recursos humanos e materiais
- Composição da equipe que promove o tratamento
- Custo das intervenções
- Modelo das intervenções escolhidas pela equipe
- Possibilidades de capacitação dos recursos humanos
- Desenvolvimento de atividades de investigação, coordenação e administração
- Conhecimento das vantagens do tratamento

Adaptado de OPAS/CICAD (2000).[13]

a distribuição local de outros serviços relacionados, de que recursos humanos (capacitação) e materiais o serviço dispõe, qual o modelo de atendimento e como é coordenado e administrado.

Esses assuntos precisam ser discutidos exaustivamente, ponto a ponto, até que todos tenham bem claro o que desejam. Só assim, a equipe terá opiniões comuns, divergências clarificadas e uma noção viva da realidade que a rodeia. Desse modo, haverá um ambiente propício para a tomada das melhores decisões.

Processo de planejamento

O processo de planejamento segue algumas diretrizes básicas, para que sua execução seja realizada de uma maneira sistemática (Quadro 39.4).[86] A equipe deve estar consciente da necessidade de atravessar todas essas etapas sem pressa, de maneira descentralizada, ouvindo a todos, distribuindo responsabilidades e integrando continuamente as experiências adquiridas e as realizações implementadas. Não se trata de um organograma, que precisa ser seguido rigidamente, mas sim de fases que exigem determinadas ações para que as necessidades daquele momento sejam atendidas de modo adequado e consciente.[86]

Um bom planejamento começa com um diagnóstico adequado da situação social, cultural e econômica, bem como a disposição que cada membro da equipe tem para enfrentá-la. Qual é o tipo de problema relacionado com a dependência química que aflige determinada região? Há uma população especialmente atingida? Quais são os dados sociodemográficos gerais e específicos? Qual o tipo de droga e a via de administração mais utilizada? Qual o modelo de atendimento que atenderia da melhor maneira tais necessidades? Há outros serviços com os quais poderemos contar e apoiar mutuamente? Como os membros da equipe pensam a dependência química? Qual a formação de cada um? Há necessidade de mais capacitação? São apenas algumas das muitas perguntas a serem respondidas nessa fase inicial.[83,86]

Um componente importante das etapas de *organização*, *direcionamento* e *plano de ação* é a avaliação das tentativas que estão ou já foram implementadas na área da dependência química, dentro do modelo de atendimento que se quer construir. Isso evita um esforço desnecessário e infrutífero. Para isso, é necessário buscar na literatura experiências bem-sucedidas de atendimento

Quadro 39.4 Etapas do processo de planejamento.

Etapa	Ações	Objetivos
Organização Como será o planejamento?	Formar equipes de discussão Checar as motivações individuais Estabelecer o tempo de elaboração Definir o papel de cada um no processo Ser ousado e realista nas ações propostas	Inocular responsabilidade em todos os envolvidos no processo de planejamento
Orientação Qual é a situação real?	Examinar as situações em detalhe Formular os problemas e procurar suas causas Ouvir as ideias e informações de todos Verificar se houve entendimento comum Trazer experiências de fora	Trazer clareza para as questões que envolvem a organização do serviço
Direcionamento O que vamos ser ou mudar?	Fazer perguntas sem resposta rápida Reconhecer que nenhuma resposta satisfaz ainda Estabelecer critério e referenciais comuns Discutir com base em evidências e argumentos Ordenar, sintetizar, resumir Registrar, colocar no papel Esclarecer dúvidas, produzir senso comum Focar o essencial e manter os pés no chão	Dar confiança à iniciativa
Plano de ação O que vamos fazer?	Ouvir quem está na prática (leigos e especialistas) Ouvir quem não está na rotina Quantificar prazos, quantidades e valores Nomear responsáveis Estimar custos Sintetizar no papel	Comprometer a equipe com o processo de planejamento
Avaliação Quais as correções?	Ter informações disponíveis Reuniões frequentes com a equipe Focar com perguntas Abertura de opinião a todos Pensar novas formas de fazer Examinar causas e consequências	Consciência e aprendizado

Adaptado de Silva (2000).[86]

(baseadas em evidências científicas), consultar especialistas, visitar serviços semelhantes e frequentar encontros entre profissionais da área.[86]

Projeto de planejamento

O esforço ao redor do planejamento deve se converter em um *projeto*. Esse documento é a concretização de um compromisso e a linha mestra para as ações que serão tomadas daí em diante. Um projeto de planejamento é apresentado dentro de um formato, para que as proposições sejam colocadas de maneira clara e lógica para qualquer leitor (Quadro 39.5).[82]

Os cinco primeiros itens (*missão, visão, vocação, valores e princípios* e *estratégias*) permitem saber exatamente como o serviço pensa o mundo e se define nele, qual é a sua opinião sobre a questão das drogas e quais são suas capacidades para lidar com o problema. Isso deixa muito claro o foco de atuação, ou seja, que áreas, atividades, programas, região, público-alvo e parceiros serão contemplados pelo projeto. Todos esses itens devem ser expostos de maneira clara e sucinta.

A prática parte dos *objetivos*, que são quantificados e previstos pelas *metas* e detalhados pelas *ações, atividades e cronograma*. O *custo* da empreitada deve ser estabelecido para que a equipe saiba o quanto já tem e o que deverá captar para a implantação do projeto.

Avaliação

A avaliação é parte constituinte (e indissociável) do planejamento. É a responsável pelo dinamismo que toda proposta de tratamento deve possuir. Sem a avaliação, o serviço estará à mercê das mudanças sociais e da persistência de erros que o expõe constantemente ao desgaste e ao anacronismo. Além disso, o crescimento do serviço já é, *per se*, uma nova realidade. Esta precisa ser

Quadro 39.5 Conteúdo de um projeto de planejamento.

Missão	A missão sintetiza a razão da existência de um serviço. O que diz deve estar presente em todas as ações implementadas, nas atitudes da equipe, no papel que cada um desempenha. É o grande norte. Suas proposições devem ser estáveis, essenciais e duradouras
Visão	Se a missão prima por ser duradoura, a visão de mundo se caracteriza por esforço da instituição em acompanhar os desenvolvimentos e desafios que a sociedade lhe impõe. Por isso, deve ser avaliada e criticada constantemente
Vocação	Se a missão é o que a organização faz e compromete-se a fazer, a vocação é o que a organização é capaz de fazer. Por exemplo, a missão pode ser divulgar conhecimento acerca de métodos preventivos sobre DST e AIDS e a vocação divulgar tais conhecimentos pela internet (pois ainda carece de recursos para fazê-lo por impresso ou pela televisão)
Valores e princípios	Em linhas gerais, tudo aquilo em que os membros do serviço acreditam, creem e valorizam. Isso engloba desde os temas mais gerais (p. ex., as linhas de orientação teóricas e religiosas), passando pela necessidade de assegurar ao ser humano um tratamento digno e igualitário e chegando à visão da equipe sobre a questão das drogas nos dias de hoje
Estratégias	Aqui deve ficar claro que o serviço sabe os caminhos para atingir seus objetivos. Esta seção é reservada à exposição das restrições e possibilidades internas e externas à execução do projeto. O serviço deve mostrar que sabe onde está pisando. A estratégia deve ser consistente com a visão a longo prazo desenvolvida para suas ações. Deve ser flexível, ou seja, pode ser melhorada e corrigida a todo instante, sempre que necessário. Devem ser apresentadas estratégias de curto e a longo prazo. Para deixar claro que a instituição sabe o que está fazendo, devem-se listar os *pontos fortes e fracos da instituição e as ameaças e oportunidades externas*
Objetivos	Devem ser genéricos e contemplar também as ações que a equipe implementará para solucionar os pontos fracos do serviço e as ameaças externas ao sucesso do serviço
Metas	A meta é quantificável, mensurável e concreta. Deve ser clara e descrever tudo que se pretende realizar em um dado período. Assim, se o objetivo do serviço é atender dependentes químicos em ambiente ambulatorial, a meta poderá ser atender, durante o ano, 50 pacientes e seus familiares mensalmente, por meio de desintoxicação (se necessária), atendimento semanal em grupo, grupo familiar e individual (psicológico e clínico)
Ações, atividades e cronogramas	Deve detalhar minuciosamente a rotina do serviço, incluindo tipos de atendimento, horários, profissionais envolvidos, pontos de apoio e tudo que estiver relacionado com seu funcionamento
Custos	Relacionar as necessidades do projeto de forma detalhada, inclusive com orçamentos

AIDS = síndrome da imunodeficiência adquirida; DST = doenças sexualmente transmissíveis. Adaptado de Silva (2000).[82]

entendida por toda a equipe, para que as adaptações possam favorecer a todos. Por exemplo, o aumento do número de profissionais e dos turnos de atendimento pode dificultar o encontro diário dos profissionais e a presença simultânea de todos às reuniões de equipe. Dessa forma, novas formas de comunicação precisarão ser desenvolvidas (grupos de *e-mail*, boletins informativos) e a dinâmica das reuniões, alterada (reuniões semanais de pequena equipe e uma geral, mensal ou bimestral). Outro foco importante da avaliação é a alocação de recursos. O serviço necessita saber qual é o seu caixa, seu fluxo de entrada e de saída, como deve aplicá-lo, os resultados de tal investimento e como captar mais.[83,84]

A avaliação do serviço é a melhor forma de gerar integração, aumentar o aporte financeiro, otimizar os serviços oferecidos e detectar ameaças e falhas. No entanto, a própria avaliação pode se constituir na ruína do serviço, quando executada ou tomada de maneira errônea (Quadro 39.6).[86] Avaliar não significa questionar ou julgar o trabalho alheio, mas sim o momento de corrigir

Quadro 39.6 Erros típicos da etapa de avaliação.

- Dedicação excessiva ou escassa ao processo de avaliação
- Olhar polarizado: avaliação exclusiva do bom ou do ruim
- Confundir avaliação com crítica
- Mexer só no trabalho alheio
- Evitar os assuntos delicados
- Criação de ambiente eminentemente punitivo
- Misturar questões de poder com questões de aprendizagem

Adaptado de Silva (2000).[86]

imprevistos, detalhes e consequências negativas que não puderam ser antevistos durante o processo de planejamento.

Instrumentos de avaliação

Um serviço não requer apenas uma avaliação. Planejar e organizar um serviço de dependência química, conforme exposto anteriormente, requer um esforço considerável, para que os diversos componentes se encaixem de maneira harmoniosa. Tais componentes necessitarão de avaliação isolada, colocada posteriormente para uma avaliação maior, dentro das reuniões de equipe.[13] Tais dados, como as características sociodemográficas da população atendida, os recursos internos e externos disponíveis, as situações específicas de tratamento, as modalidades de atendimento, a aplicação dos recursos e o nível do tratamento oferecido, são coletados durante o processo de planejamento.

Uma estratégia efetiva para tornar o processo de avaliação impessoal é a utilização de *instrumentos de avaliação*. Há diversos *instrumentos padronizados* disponíveis na literatura para as mais diversas áreas: diagnóstico clínico, situação familiar, evolução da gravidade dos sintomas, satisfação do cliente, custos. Há algumas vantagens na utilização de instrumentos de avaliação cientificamente validados: são objetivos e focalizados; levam em consideração todos os fatores envolvidos e se preocupam com aqueles que poderiam falsear o resultado final; já estão elaborados, poupando tempo para a equipe; são neutros, isto é, não foram elaborados por ninguém da equipe; e permitem a comparação com resultados obtidos por outros serviços. No entanto, há algumas desvantagens: muitas escalas necessitam de treinamento antes da sua aplicação, nem sempre esta se encaixa às necessidades de avaliação do serviço e algumas são extensas em demasia.

A equipe, também, poderá estabelecer e padronizar seus critérios de avaliação a partir de *questionários estruturados*. A desvantagem é que esse método, apesar de permitir comparações ao longo do tempo, não produz resultados cientificamente comprovados e os resultados não podem ser comparados com os obtidos por outros serviços. De qualquer forma, é importante que haja ao menos algum instrumento de avaliação. Em ambos os casos, a equipe deve decidir o tipo de escala ou elaborar um questionário conjuntamente.

O Programa sobre Abuso de Substâncias Psicoativas (Organização Mundial de Saúde [OMS]) desenvolveu uma escala para a avaliação de serviços que engloba desde a normatização do acesso dos pacientes ao serviço até o enquadramento terapêutico (ambiente, equipe e tipo de tratamento), passando pelo direito dos pacientes e normas de funcionamento físico (higiene e saúde ambiental).[87]

Níveis de avaliação

A maioria dos profissionais de saúde mental está habituada a um tipo de avaliação: a *discussão de caso*. Apesar de não ser essa a função explícita da discussão, ao apresentar um caso à opinião de outros membros da equipe, o profissional avalia o andamento de seu trabalho, ouve considerações, identifica os pontos fortes e fracos de sua intervenção e aprende, visando em última instância à melhora de seu paciente. Geralmente, o clima é de respeito e a opinião de terceiros não é recebida como uma crítica, mas como um sinal de apoio à abordagem terapêutica em curso. A discussão de caso é um bom modelo para o entendimento do espírito da avaliação.

Esse espírito pode ser aplicado em diversos níveis.[83] Pode ser utilizado na avaliação da *proposta de tratamento* aplicada dentro de um grupo psicoterápico isoladamente ou do trabalho realizado por toda a equipe, no qual esse grupo é constituinte. O *serviço*, como um todo, pode ter um instrumento de avaliação geral para medir, por exemplo, a adesão, a melhora clínica ou a qualidade de vida. Há, ainda, possibilidade de avaliações mais amplas, tais como dos serviços gerenciados por uma *agência* de serviços ou mesmo de um *sistema de saúde* (público ou privado), responsável por várias agências.

Pontos fundamentais

Segundo a OPAS, há pontos fundamentais que não podem ser esquecidos durante o desenvolvimento de um programa de avaliação.[12] Tais aspectos precisam ser investigados e integrados. O objetivo dessas avaliações é o fornecimento de subsídios para a etapa seguinte, fechando, assim, um ciclo iniciado pelo processo de planejamento.[83] É como se o planejamento começasse novamente, com a diferença de dispor agora de dados objetivos acerca dos resultados (pontos fortes e fracos) obtidos após sua implementação. A cada ciclo, o processo se clarifica, se fortalece e as ações se tornam mais econômicas e adequadamente focalizadas.

Diagnóstico de situação

Qualquer processo de avaliação começa pelo diagnóstico situacional, tanto do serviço quanto do ambiente, seja este micro (a comunidade, a cidade) ou macro (o estado, o país, o mundo).[13] Essa fase faz parte das etapas de *organização* e *di-*

recionamento do processo de planejamento (ver Quadro 36.3).[86] Isso inclui as necessidades locais da população atendida. Por exemplo, uma região em que os índices de dependência de álcool em mulheres são elevados justifica a criação de um ambulatório específico para estas. No entanto, a garantia da adesão necessitará de equipamentos especiais dentro da infraestrutura da unidade, tais como locais para deixar os filhos durante as consultas e atividades, atendimento ginecológico e endocrinológico e orientação sobre métodos contraceptivos. Desse modo, tão importantes quanto as tendências epidemiológicas nacionais, estaduais e municipais são as estatísticas do próprio serviço (Quadro 39.7).[12]

Com o passar das avaliações, torna-se claro o perfil sociodemográfico daqueles que procuram o serviço e os recursos disponíveis para a atenção na comunidade, tanto gerais quanto especializados. Além disso, tais estatísticas podem detectar o aumento precoce de alguma demanda, um abandono excessivo dentro de um grupo especial de pacientes ou a associação recorrente de um complicador social entre os pacientes locais que dificulta o sucesso das abordagens.

Todos esses dados ajudarão na elaboração de um modelo ideal de atenção, que contemple as necessidades da comunidade local (dentro dos limites de funcionamento do serviço) sem repetir modelos de atendimentos que já existiram sem sucesso ou estejam presentes naquela região.

Organização do serviço

Uma proposta de tratamento se inicia com a marcação da consulta, seja esta presencial ou por telefone. A partir daí, há uma série de componentes inclusos, geralmente integrados, que determinarão o perfil terapêutico e institucional da organização. Todos esses precisam ser constantemente avaliados.

O *enquadramento terapêutico proposto* é um desses componentes. É preciso avaliar se o *caráter da intervenção* (farmacoterápica, psicoterápica, social), a *estratégia terapêutica* (linhas psicológicas de abordagem, Doze Passos, estruturas de apoio), as *metas terapêuticas* (redução da demanda e das causas sociais do consumo, redução de danos) e a *filosofia do tratamento* (moral, espiritual, biológica, psicológica, sociocultural ou integrativa) foram bem implantados e, em caso positivo, se resultaram em ações efetivas.

A *avaliação da efetividade* de um serviço visa conhecer os resultados das intervenções. Por que o ambulatório intensivo foi efetivo para os dependentes de cocaína e não foi para os de álcool? Por que as mulheres entre 30 e 40 anos aderiram mais ao tratamento do que aquelas com menos de 30? Oferecer terapia ocupacional para indivíduos do ambulatório de álcool foi melhor do que oferecer apenas o atendimento ambulatorial padrão? O desemprego e a violência doméstica influenciaram o sucesso do tratamento? São essas algumas perguntas que podem ser respondidas nessa fase.

Quadro 39.7 Pontos importantes para o diagnóstico situacional do serviço de tratamento.

Perfil sociodemográfico	Naturalidade, procedência, idade, gênero, etnia, estado civil, nível de escolaridade, vínculo empregatício, religião
Perfil do consumo	Tipo de substância, padrão de consumo, populações especiais de usuários (usuários de drogas injetáveis, mulheres dependentes de álcool, adolescentes, grávidas, meninos em situação de rua, quadros de intoxicação aguda)
Avaliação integral	Avaliações física (clínica e exames complementares), psiquiátrica e social; diagnóstico de entrada e plano de atendimento instituído
Avaliação diagnóstica (CID-10 cerca de OMS)	Intoxicação aguda, uso nocivo, síndrome de dependência, síndrome de abstinência, comorbidade física e/ou psiquiátrica, incapacidades crônicas
Motivação	Voluntária, por pressão familiar, recomendação médica, ordem judicial, outras
Acessibilidade	Conveniência geográfica para o paciente, custos com transporte, tempo de espera para a primeira consulta
Perfil social local	Situação econômica da região, aceitação e valorização do tratamento pela comunidade, compromisso da comunidade com as atividades terapêuticas, composição da rede de serviços públicos e privados para dependência química, demanda e necessidades locais de tratamento

CID-10 = *Classificação internacional de doenças* – 10ª edição; OMS = Organização Mundial da Saúde. Adaptado de OPAS/CICAD (2000).[12]

A avaliação de efetividade, baseada em critérios científicos, é um procedimento complexo que requer estudos sistematizados, com grupos-controle para comparações e amostras escolhidas ao acaso (randomizadas).[12] Por isso, é difícil de ser implementada em serviços que não contam com profissionais altamente capacitados (centros de excelência). No entanto, é sempre possível balizar a efetividade de um serviço, sem pretensões acadêmicas e científicas, levando-se em consideração alguns padrões indicadores de efetividade, tais como adesão, melhora dos padrões de consumo e do nível de emprego, dentre outros (Quadro 39.8).[12] Um aspecto importante é a *satisfação do cliente* com o tratamento oferecido. Ajuda o serviço a investir em abordagens que se mostraram efetivas e conta com a simpatia do paciente em repensar outras, que carecem de maior aceitação.[83]

Há alguns critérios que podem ser seguidos para valorizar a análise de efetividade, por mais que se dê fora dos parâmetros estritamente científicos (Quadro 39.9).[83] Sobre isso, vale ressaltar a importância de se determinar a adesão e comparar os resultados do tratamento entre os que abandonaram e permaneceram em tratamento. Por exemplo, um serviço pode demonstrar que 90% dos pacientes que concluíram seu tratamento estão abstinentes e melhoraram significativamente seu desempenho social. No entanto, esses representam apenas 5% do total de pacientes que iniciaram o tratamento. Isso quer dizer que, no total, o serviço funcionou apenas para 4,5% dos dependentes que o procuraram. Será preciso comparar os dados entre aqueles que permaneceram e abandonaram, para, por exemplo, identificar barreiras à adesão e buscar novas estratégias motivadoras.

Avaliação econômica

A avaliação econômica compara todos os custos efetuados pelo serviço em um dado período.[12] Podem estar direta ou indiretamente relacionados com o serviço em questão. Além de verificar o modo como os recursos foram alocados, deve-se considerar o impacto de tais investimentos para a melhora dos indivíduos e dos problemas que tais disfunções causavam na comunidade local.[83]

Há quatro componentes básicos dessa avaliação.[12] A *avaliação de custo-benefício* compara todos os custos e benefícios proporcionados pelo tratamento e quais seriam os custos sociais, caso o tratamento não existisse. Não há razão em manter serviços incapazes de reduzir custos sociais relacionados com a patologia que tratam, tampouco se o custo do tratamento suplanta o natu-

Quadro 39.8 Pontos importantes para avaliar a efetividade do serviço de tratamento.

Adesão	Verificar a adesão ao tratamento, considerando aqueles que marcaram a primeira consulta, mas não compareceram, os que abandonaram após 30, 90 e 180 dias e os que completaram um ano de atendimento
Padrões de consumo	Avaliar a melhora dos padrões de consumo entre os pacientes que participaram do tratamento, em comparação com os dados coletados na admissão
Qualidade de vida	Avaliar a melhora dos indicadores sociais (emprego, relacionamentos sociais) e das comorbidades físicas e psiquiátricas entre os pacientes que participaram do tratamento, em comparação com os dados coletados na admissão
Direitos dos pacientes	Os serviços estão de acordo com as leis que normatizam seu funcionamento ou protegem populações especiais, como os adolescentes e os deficientes físicos
Satisfação do cliente	O serviço atinge os objetivos propostos e as expectativas do paciente. Utilizar instrumentos que possam ser preenchidos reservadamente pelo paciente (nominados ou anônimos)

Adaptado de OPAS/CICAD (2000).[13]

Quadro 39.9 Cuidados necessários na avaliação da efetividade do serviço de tratamento.

- A avaliação da efetividade não deve ser feita pelo mesmo profissional que conduziu a intervenção
- A admissão é o tempo da primeira avaliação, seguida por outras, 6, 12, 18 ou 24 meses depois (preferencialmente, mais de uma vez)
- Todos os pacientes em tratamento devem ser avaliados
- Pelo menos 70% a 80% dos pacientes que abandonaram devem ser contatados e entrevistados, para fins de comparação com os que permaneceram. Caso isso não seja possível, os dados sociodemográficos obtidos na admissão devem ser comparados

Adaptado de Formigoni (2001).[83]

ralmente causado pela doença. Para que o critério macrossocial não seja o único parâmetro, foi criada a *avaliação de custo-utilidade*, que leva em conta os benefícios ao indivíduo, quanto à duração do efeito do tratamento e da qualidade de vida. Portanto, não basta reduzir custos sociais se a abordagem não proporciona benefícios individuais ao paciente. O *custo-eficácia* avalia se as intervenções propostas pelo serviço, além de beneficiarem a sociedade e o indivíduo, atingem exatamente aquilo que se propuseram a fazer, de modo quantificável e significativo (não adianta melhorar por três meses 10% daqueles que procuraram atendimento). Por fim, a *compensação do custo* compara o custo do tratamento com o impacto sobre outras instituições de saúde mental e sistemas de atendimento.

No entanto, tais critérios de avaliação são complexos e, por isso, habitualmente realizados apenas por centros de excelência em pesquisa. O cotidiano dos serviços pode aplicá-los de maneira simplificada, observando se os investimentos em suas modalidades de atendimento foram realmente efetivos, se há abordagens bem-sucedidas que necessitam de ampliação, se realmente é necessário continuar investindo naquelas subutilizadas, se computadores melhorariam a qualidade do atendimento pelas secretárias e assim por diante.

▶ Considerações finais

Os processos de planejamento e avaliação constituem a etapa dinâmica da organização de um serviço. Nesse momento, os diversos componentes do serviço são dispostos e integrados de uma maneira sistematizada. Qualquer tentativa de organizar um programa terapêutico engendra, ainda que intuitivamente, noções de planejamento e avaliação: faz parte do raciocínio lógico preocupar-se com o futuro, excluir o acidente, o imprevisto, o erro. O planejamento e a avaliação sistematizados visam justamente à ampliação de potencialidades intrínsecas de qualquer empreendedor. Uma tentativa consciente de antever problemas e produzir subsídios capazes de aumentar a harmonia entre os componentes, potencializar a efetividade do atendimento e garantir sustentabilidade econômica ao serviço, beneficiando diretamente o público atendido. Trata-se de uma nova postura (proativa), voltada para a detecção precoce de tendências, a fim de melhor aproveitar suas consequências positivas e prevenir as negativas; ao contrário da postura vigente em muitos serviços (reativa), que coloca a ação após a chegada de tais consequências.

▶ Referências bibliográficas

1. NATIONAL TREATMENT AGENCY FOR SUBSTANCE MISUSE. *Models of care for treatment for adult drug misuse*: update 2006. London: Department of Health, 2007.
2. DEPARTMENT OF HEALTH SCOTTISH GOVERNMENT, WELSH ASSEMBLY GOVERNMENT AND NORTHERN IRELAND EXECUTIVE. *Drug misuse and dependence* – UK guidelines on clinical management. London: DH, 2007.
3. MILLER, W. R.; HESTER, R. K. Treatment for alcohol problems: toward an informed eclecticism. In: MILLER, W. R. *Handbook of alcoholism treatment approaches*: effective alternatives. Boston: Allyn & Bacon, 1995.
4. CROWLEY, J. W. *Drunkard's progress:* narratives of addiction, despair and recovery. Baltimore: Johns Hopkins University Press, 1999.
5. GRANT, B. F.; DAWSON, D. A. Alcohol and drug use, abuse and dependence: classification, prevalence, and comorbidity. In: MCCRADY, B. S.; EPSTEIN, E. E. *Addictions:* a comprehensive guidebook. Oxford: Oxford University Press, 1999.
6. ORGANIZAÇÃO PAN-AMERICANA DE SAÚDE (OPAS); COMISSÃO INTERAMERICANA PARA O CONTROLE DO ABUSO DE DROGAS (CICAD). El tratamiento de los problemas relacionados con la dependencia de las drogas. In: *La dependencia de las drogas y su tratamiento:* guía y criterios básicos para el desarrollo de programas de avaluación de la calidad y normas para la atención de la dependencia de drogas. OPAS/CICAD, 2000. Disponível em www.cicad.oas.org/reduccion_demanda/esp/documentos/documentosb/documento%20normas.doc.
7. EDWARDS, G.; MARSHALL, E. J.; COOK, C. C. H. A síndrome de dependência do álcool. In: *O tratamento do alcoolismo*. Porto Alegre: Artmed, 2005.
8. KRAMER, J. F.; CAMERON, D. C. Tratamiento y prevención. In: ORGANIZACIÓN MUNDIAL DE LA SALUD (OMS). *Manual sobre dependencia de las drogas*. Genebra: OMS, 1975.
9. ALLEN, J. P.; LITTEN, R. Z. Treatment of drug and alcohol abuse: an overview of major strategies and effectiveness. In: MCCRADY, B. S.; EPSTEIN, E. E. *Addictions:* a comprehensive guidebook. Oxford: Oxford University Press, 1999.
10. ADMINISTRACIÓN DE SERVICIOS PARA EL ABUSO DE SUSTANCIAS Y LA SALUD MENTAL (SAMSHA). Programas especializados en el tratamiento del abuso de sustancias. In: *Guía de servicios para el abuso de sustancias para proveedores de atención primaria de la salud*. Rockville: NIH, 1999. Disponível em www.nlm.nih.gov/hmd/hmd.html.
11. MARLATT, G. A. Redução de danos no mundo: uma breve história. In: *Redução de danos:* estratégias práticas para lidar com comportamentos de alto risco. Porto Alegre: Artmed, 1999.
12. ORGANIZAÇÃO PAN-AMERICANA DE SAÚDE (OPAS); COMISSÃO INTERAMERICANA PARA O CONTROLE DO ABUSO DE DROGAS (CICAD). El modelo ideal de atención – normas mínimas. In: *La dependencia de las drogas y su tratamiento:* guía y criterios básicos para el desarrollo de programas de avaluación de la calidad y normas para la atención de la dependencia de drogas. OPAS/CICAD, 2000.
13. ORGANIZAÇÃO PAN-AMERICANA DE SAÚDE (OPAS); COMISSÃO INTERAMERICANA PARA O CONTROLE DO ABUSO DE DROGAS (CICAD).

Desarrollo de un programa de evaluación de la calidad de atención en el tratamiento de la dependencia de las drogas. In: *La dependencia de las drogas y su tratamiento*: guía y criterios básicos para el desarrollo de programas de evaluación de la calidad y normas para la atención de la dependencia de drogas. OPAS/CICAD, 2000.
14. EDWARDS, G.; MARSHALL, E. J.; COOK, C. C. H. Ambientes de tratamento, papéis profissionais e organização de serviços de tratamento. In: *O tratamento do alcoolismo*. Porto Alegre: Artmed, 2005.
15. DEPARTMENT OF HEALTH. The changing organization on primary care. In: *Drug misuse and dependence*: guidelines on clinical management [online]. London: Department of Health, 1999. Disponível em www.doh.gov.uk/pub/docs/doh/dmfull.pdf.
16. TURISCO, J. L.; PAYÁ, R.; FIGLIE, N. B, LARANJEIRA, R. As pessoas que precisam, procuram o tratamento para alcoolismo? *J. Bras. Psiquiatr.*, v. 9, p. 319-322, 2000.
17. BARBOR, T.; GRANT, M. *Project on identification and management of alcohol related problems*: report on Phase II: a randomized clinical trial on brief interventions in primary health care. Geneva: World Health Organization, 1992.
18. GRAHAN, A. W.; FLEMING, M. S. Brief interventions. In: GRAHAM, A.; SCHULTZ, T. *Principles of addiction medicine*. Washington: American Society of Addiction Medicine (ASAM), 1998. Seção 8, Cap.3, p. 615-630.
19. LARANJEIRA, R. Bases para uma política de tratamento dos problemas relacionados com o álcool e outras drogas no Estado de São Paulo. *J. Bras. Psiquiatr.*, v. 45, n. 4, p. 191-199, 1996.
20. MARQUES, A. C. P. R.; RIBEIRO-ARAÚJO, M. Abordagem geral do usuário [online]. In: *Usuários de substâncias psicoativas*: abordagem, diagnóstico e tratamento. São Paulo: CREMESP-AMB, 2002. Disponível em www.amb.org.br/inst_projeto_diretrizes.php3.
21. WORLD HEALTH ORGANIZATION (WHO). International guide for monitoring alcohol consumption and related harm [online]. Geneva: WHO, 2000. Disponível em www.who.int/substance_abuse/PDFfiles/guidemontr_alcoholconsum.pdf.
22. MCGINNIS, J. M.; FOEGE, W. H. Actual causes of death in the United States. *JAMA*, v. 270, n. 18, p. 2207-2212, 1993.
23. CABALLERO VALLÉS, P. J.; DORADO POMBO, S.; BRUSINT OLIVARES, B. et al. Vigilancia epidemiológica de la intoxicación aguda 1997 (estudio de 1.140 casos del área sur de la Comunidad de Madrid). *Rev. Clin. Española*, v. 7, p. 18-24, 1999.
24. LANGE, R. A.; HILLIS, L. D. Cardiovascular complications of cocaine use. *N. Eng. J. Med.*, v. 345, p. 351-358, 2001.
25. LUBIN, B.; BRADY, K.; WOODWARD, L.; THOMAS, E. A. Graduate professional training in alcoholism and substance abuse: 1984. *Prof. Psychol. Res. Pr.*, v. 17, p. 151-154, 1986.
26. HOLLEY, H. L.; JEFFERS, B.; HODGES, P. Potential for community relocation among residents of Alberta's psychiatric facilities: a needs assessment. *Can. J. Psychiat.*, v. 42, n. 7, p. 750-757, 1997.
27. COVENT HOUSE. *Rights of passage*: a long-term transitional living program. New York: Covent House; date missing.
28. GRELLA C. A residential recovery program for homeless alcoholics: differences in program recruitment and retention. *J. Ment. Health Adm.*, v. 20, n. 2, p. 90-99, 1993.
29. RIBEIRO-ARAÚJO, M. *Estudo de seguimento com usuários de crack*: mortalidade durante cinco anos. Tese (Mestrado) – Universidade Federal de São Paulo, Escola Paulista de Medicina – Programa de Pós-graduação em Psiquiatria, São Paulo, 2001. 31p.
30. RAIMUNDO, A. M. G.; BANZATO, C. E. M.; SANTOS, V. A.; PALMIERI, T. C. Hospital-dia em psiquiatria: revisão dos últimos cinco anos da literatura. *J. Bras. Psiquiatr.*, v. 43, n. 4, p. 205-211, 1994.
31. MARSHALL, M.; CROWTHER, R.; ALMARAZ-SERRANO, A. et al. Day hospital *versus* admission for acute psychiatric disorders (Cochrane review). *Cochrane Database Syst. Rev.*, v. 1, CD004026, 2003.
32. ALTERMAN, A. I.; O'BRIEN, C. P.; MCLELLAN, A. T. et al. Effectiveness and costs of inpatient *versus* day hospital cocaine rehabilitation. *J. Nerv. Ment. Dis.*, v. 182, n. 3, p. 157-163, 1994.
33. MCKAY, J. R.; ALTERMAN, A. I.; MCLELLAN, A. T.; SNIDER, E. C. Treatment goals, continuity of care, and outcome in a day hospital substance abuse rehabilitation program. *Am. J. Psychiatr.*, v. 151, n. 2, p. 254-259, 1994.
34. ZUSMAN, J. A. Hospitalização parcial no Brasil: em busca de uma identidade. *J. Bras. Psiquiatr.*, v. 44, n. 2, p. 63-66, 1995.
35. JONES, M. *The therapeutic community*: a new treatment method in psychiatry. New York: New York Basic Books,1953.
36. MILLER, R. M.; ROLLNICK, S. The atmosphere of change – the evolution of confrontation. In: *Motivational interviewing*: preparing people to change addictive behavior. New York: Guilford Press, 1991.
37. EDWARDS, G.; MARSHALL, E. J.; COOK, C. C. H. Alcoólicos Anônimos. In: *O tratamento do alcoolismo*. Porto Alegre: Artmed, 2005.
38. DEITCH, D. A. Developmental features of the therapeutic community: imprints – actions and discoveries. *J. Psychoact. Drugs*, v. 29, n. 2, p. 145-148, 1997.
39. MINISTÉRIO DA SAÚDE. *Modalidade de contratação de agentes comunitários de saúde*: um pacto tripartite [online]. Brasília: Ministério da Saúde; 2002. [citado 2003 Mar 15]. Disponível em www.saude.gov.br/bvs/publicacoes/contratacao_agentes.pdf.
40. WATSON, J. Maintenance of therapeutic community principles in an age of biopharmacology and economic restraints. *Arch. Psychiatr. Nurs.*, v. 6, n. 3, p. 183-188, 1992.
41. DE LEON, G. The therapeutic community: toward a general theory and model. In: NATIONAL INSTITUTE ON DRUG ABUSE (NIDA). *Therapeutic communities*: advances – in research and application [monograph online]. Rockville: NIDA, 1994. Disponível em 165.112.78.61/pdf/monographs/144.pdf.
42. THERAPEUTIC COMMUNITY NATIONAL CONFERENCE [online]. *Conference Program*. [cited 2003 Mar 15]. Columbus (Ohio), Sep. 10-12, 2001. Disponível em www.webtest.state.oh.us/ada/TCbro.pdf.
43. TIMS, F. M.; JAINCHILL, N.; DE LEON, G. Therapeutic Communities and Treatment Research. In: NATIONAL INSTITUTE ON DRUG ABUSE (NIDA). *Therapeutic Communities*: advances in research and application [monograph online]. Rockville: NIDA, 1994. Disponível em 165.112.78.61/pdf/monographs/144.pdf.
44. BROEKAERT, E.; VANDERPLASSCHEN, W.; TEMMERMAN, I. et al. Retrospective study of similarities and relations between American drug-free and European therapeutic communities for children and adults. *J. Psychoactive Drugs*, v. 32, n. 4, p. 407-417, Oct./Dec., 2000.

45. AIKEN, L. S.; LOSCIUTO, L. A.; AUSETTS, M. A.; BROWN, B. S. Paraprofessional *versus* professional drug counselors: the progress of clients in treatment. *Int. J. Addict.*, v. 19, n. 4, p. 383-401, 1984.
46. CZUCHRY, M.; DANSEREAU, D. F.; SIA, T. L.; SIMPSON, D. D. Using peer, self, and counselor ratings to evaluate treatment progress. *J. Psychoactive Drugs*, v. 30, n. 1, p. 81-87, 1998.
47. BROWN, B. S. Observations on the recent history of drug user counseling. *Int. J. Addict.*, v. 28, n. 12, p. 1243-1255, 1993.
48. KASARABADA, N. D.; HSER, Y. I.; PARKER, L. *et al.* A self-administered instrument for assessing therapeutic approaches of drug-user treatment counselors. *Subst. Use Misuse*, v. 36, n. 3, p. 273-299, 2001.
49. ROSENTHAL, M. S. Therapeutic communities: a treatment alternative for many but not all. *J. Subst. Abuse Treat.*, v. 1, n. 1, p. 55-58, 1984.
50. CONDELLI, W.; HUBBARD, R. L. Client outcomes from therapeutic communities. In: NATIONAL INSTITUTE ON DRUG ABUSE (NIDA). *Therapeutic communities*: advances in research and application [monograph online]. Rockville: NIDA, 1994. Disponível em 165.112.78.61/pdf/monographs/144.pdf.
51. NATIONAL INSTITUTE ON DRUG ABUSE (NIDA). *Research report series – therapeutic community*: who receives treatment in a therapeutic community? [online]. Rockville: NIDA; 2002. [cited 2003 Mar 15]. Disponível em www.nida.nih.gov/ResearchReports/Therapeutic/Therapeutic2.html.
52. ALCOÓLICOS ANÔNIMOS. *Alcoólicos Anônimos no Brasil* [online]. Disponível em www.alcoolicosanonimos.org.br.
53. NARCÓTICOS ANÔNIMOS. *Lista de grupos* [online]. Disponível em www.na.org.br.
54. VARELLA, D. *Maria-louca*. In: *Estação Carandiru*. São Paulo: Companhia das Letras, 1999.
55. ANDRADE, A. G.; TANAKA, A. S. Prevenção na comunidade ou na instituição. In: CURSO HOMOGENEIZAÇÃO DE CONHECIMENTOS PARA CONSELHEIROS ESTADUAIS- E MUNICIPAIS ANTIDROGAS, 2002. Brasília. *Anais do Curso Homogeneização de Conhecimentos para Conselheiros Estaduais e Municipais Antidrogas*, 2002. Disponível em http://www.led.br/homogeneizacao/biblio/unidade4.pdf.
56. ARAÚJO, M. A. P.; GORGULHO, M. Estratégias preventivas nas empresas. In: SEIBEL, S. D.; TOSCANO JR., A. *Dependência de drogas*. São Paulo: Atheneu, 2001.
57. OFFICE OF SUBSTANCE ABUSE POLICY. *Directory of licensed substance abuse treatment programs in Chicago*. Chicago: OSAP, 2002.
58. FIGLIE, N. B.; PILLON, S. C.; CASTRO, A. L.; LARANJEIRA, R. Organização de serviço para alcoolismo: uma proposta ambulatorial. *J. Bras. Psiquiatr.*, v. 50, n. 5/6, p. 169-179, 2001.
59. JUNGERMAN, F. S.; ALMEIDA, R. A. M.; LARANJEIRA, R. Grupos de motivação: estudo descritivo de um atendimento para dependentes de drogas. *J. Bras. Psiquiatr.*, v. 49, n. 3, p. 61-68, 2000.
60. OLIVEIRA, E.; PILLON, S. C. Alternativas para o tratamento da síndrome de dependência alcoólica realizado por enfermeiros. *Mundo Saúde*, v. 25, n. 3, p. 285-294, 1995.
61. NATIONAL NURSES SOCIETY ON ADDICTIONS. Outpatient detoxification: guidelines for nurses. *Perspect. Addict. Nurs.*, v. 6, n. 2, p. 8-10, 1995.
62. SAWICHI, W. C.; LARANJEIRA, R.; DUNN, J. *et al.* Tratamento ambulatorial da síndrome de abstinência do álcool. *Rev. Bras. Clin.*, v. 24, n. 2, p. 65-68, 1998.
63. VAN WORMER, K. Alcoholism counseling in Norway: an American social worker's experience. *Int. J. Addict.*, v. 8, n. 3, p. 281-291, 1993.
64. STOFFEL, V. C. Occupational therapists' roles in treating substance abuse. *Hosp. Community Psychiatry*, v. 45, n. 1, p. 21-22, 1994.
65. EQUIPE DE AT'S DE "A CASA" (org.). *A rua como espaço clínico*: acompanhamento terapêutico. São Paulo: Escuta, 1991.
66. PALOMBINI, A. L. Sobre o concreto, a céu aberto, o fora: poder e transgressão na relação psicanalítica. In: VI FÓRUM BRASILEIRO DE PSICANÁLISE, 2001. São Leopoldo. *Anais do VI Fórum Brasileiro de Psicanálise*, 2001. Disponível em www.cprs.com.br/VIFORUM/diversos/analice_palombini.rtf.
67. CERDEIRA, A.; FERREIRA, M.; LIMA, F. *et al.* Que lugar é esse? Pensando o acompanhamento terapêutico na clínica da drogadição. In: VI CONGRESSO BRASILEIRO DE PSICOPATOLOGIA FUNDAMENTAL, 2002. Recife. *Anais do VI Congresso Brasileiro de Psicopatologia Fundamental*, 2002. Disponível em www.unicap.br/pathos/vicongresso/anais/Co72.PDF.
68. DORFMAN LERNER, B. Nuevo modo de investigar en psiquiatría: el acompañamiento terapéutico. *Acta Psiquiatr. Psicol. Am. Lat.*, v. 30, n. 1, p. 21-28, 1984.
69. MINISTÉRIO DA SAÚDE. *Programa Agentes Comunitários da Saúde* (PAC) [online]. Brasília: Ministério da Saúde, 2001. Disponível em www.saude.gov.br/bvs/publicacoes/pacs01.pdf.
70. MINISTÉRIO DA SAÚDE E COORDENAÇÃO NACIONAL DST E AIDS. *Manual de redução de danos*: saúde e cidadania. Brasília: MS – CN DST&Aids, 2002. [Série manuais nº 42].
71. NATIONAL INSTITUTE FOR HEALTH AND CLINICAL EXCELLENCE. *Drug misuse*: psychosocial interventions. London: DH, 2007.
72. INSTITUTO NACIONAL SOBRE EL ABUSO DE DROGAS (NIDA). *Principios de Tratamiento para la drogadicción*: una guía basada en investigaciones. Rockville: NIH, 2001.
73. NATIONAL TREATMENT AGENCY FOR SUBSTANCE MISUSE. *Good practice in care planning*. London: Department of Health, 2008.
74. POLINSKY, M. L.; HSER, Y. I.; GRELLA, C. E. Consideration of special populations in the drug treatment system of a large metropolitan area. *J. Behav. Health Serv. Res.*, v. 25, n. 1, p. 7-21, 1998.
75. HATSUKAMI, D. K. Targeting treatments to special populations. *Nicotine Tob. Res.*, v. 1, suppl. 2, p. S195-S200, 1999.
76. SONENREICH, C.; KERR-CORREA, F.; ESTEVÃO, G.; SILVA-FILHO, L. M. A. Atividades psiquiátricas no campo dos transtornos devidos ao uso de substâncias psicoativas. *J. Bras. Psiquiatr.*, v. 51, n. 1, p. 55-68, 2002.
77. GOTTHEIL, E.; STERLING, R. C.; WEINSTEIN, S. P. Abandonos pré-tratamento: características e resultados. *J. Addictiv. Dis.*, v. 2, n. 2, p. 43-54, 1998. [edição portuguesa].
78. STARK, M. J.; CAMPBELL, B. K. Personality, drug use and early attrition from substance abuse treatment. *Am. J. Drug Alcohol Abuse*, v. 14, p. 475-485, 1988.
79. PASSOS, S. R. L. Fatores associados ao abandono de tratamento ambulatorial para dependência de drogas entre pacientes de um Centro de Referência no Rio de Janeiro. Dissertação (Mestrado) – Escola Nacional de Saúde Pública do Estado do Rio de Janeiro, Rio de Janeiro, 1996.

80. PINSKI, I.; SILVA, E. A.; MARQUES, A. C.; FORMIGONI, M. L. O. S. Abandono de tratamento por dependentes de álcool e drogas: um estudo qualitativo dos motivos. *Rev. ABP-APAL,* v. 17, n. 4, p. 150-154, 1995.
81. SURJAN, J.; PILLON, S. C.; LARANJEIRA, R. O que acontece com os pacientes dependentes de álcool e drogas que desaparecem das primeiras consultas? *J. Bras. Psiquiatr.,* v. 49, n. 8, p. 271-275, 2000.
82. SILVA, A. L. P. O conteúdo do planejamento. In: *Utilizando o planejamento como ferramenta de aprendizagem.* São Paulo: Global Editora, 2000. [Série Gestão e Sustentabilidade]
83. FORMIGONI, M. L. O. S. Organização e avaliação de serviços de tratamento a usuários de drogas. In: SEIBEL, S. D.; TOSCANO JR., A. *Dependência de drogas.* São Paulo: Atheneu, 2001.
84. NATIONAL TREATMENT AGENCY FOR SUBSTANCE MISUSE. *Good practice in care planning.* London: Departament of Health, 2008.
85. SILVA, A. L. P. Princípios e diretrizes. In: *Utilizando o planejamento como ferramenta de aprendizagem.* São Paulo: Global Editora, 2000. [Série Gestão e Sustentabilidade]
86. SILVA, A. L. P. O processo de planejamento. In: *Utilizando o planejamento como ferramenta de aprendizagem.* São Paulo: Global Editora, 2000. [Série Gestão e Sustentabilidade]
87. ORGANIZAÇÃO PAN-AMERICANA DE SAÚDE (OPAS); COMISSÃO INTERAMERICANA PARA O CONTROLE DO ABUSO DE DROGAS (CICAD). Instrumento de evaluación de la asistencia dispensada en el tratamiento del abuso de sustancias psicoactivas (OMS). In: *La dependencia de las drogas y su tratamiento:* guía y criterios básicos para el desarrollo de programas de avaluación de la calidad y normas para la atención de la dependencia de drogas. OPAS/CICAD; 2000.

▶ Bibliografia

BLOOM, S. L. *Creating sanctuary, towards the evolution.* New York: Routledge; 1997.

40 Comunidade Terapêutica no Tratamento da Dependência Química

Laura Fracasso, Maurício Landre, Neliana Buzi Figlie e Ronaldo Laranjeira

▶ Introdução

As comunidades terapêuticas (CT) são ambientes de internação especializados, presentes em mais de 60 países,[1] que oferecem programas de tratamento estruturados e intensivos, visando ao alcance e manutenção da abstinência, inicialmente em ambiente protegido, com encaminhamento posterior para internação parcial e/ou seguimento ambulatorial, conforme as necessidades do paciente.[2]

Em uma comunidade terapêutica, aprende-se a abordar as pequenas crises surgidas em toda vida de grupo não como empecilhos que se devem desprezar ou sumariamente resolver, mas antes como situações de aprendizagem ao vivo – um termo predileto de Maxwell Jones – que muito nos pode ensinar sobre a dinâmica das interações pessoais, tanto benéficas quanto prejudiciais.[3,4]

Esse modelo, fundamentado desde os primeiros tempos como uma *abordagem de autoajuda*, que acontece por intermédio da convivência entre os pares, provocando e promovendo mudanças e desenvolvimento de hábitos e valores importantes para uma vida saudável, manteve sua característica essencial e diversificou-se, englobando e combinando com eficácia outros modelos psicossociais, tais como a prevenção da recaída e técnicas motivacionais, além de inúmeros serviços adicionais relacionados com a família, a educação ou o trabalho e com a saúde física e mental.[5] Dessa forma, ampliou seu leque de possibilidades e tornou-se um ambiente mais eficaz para o tratamento de usuários com comorbidades.[6]

▶ Comunidades terapêuticas e dependência química

Filosofia do tratamento

A CT considera o uso de drogas um sintoma do comprometimento daquele que faz uso nocivo ou é dependente, incapaz de manter-se abstinente, sendo gravemente disfuncional do ponto de vista social e interpessoal, tomando atitudes e condutas antissociais. As comunidades terapêuticas funcionam como agente-chave do processo de mudança – eis o seu método e diferencial maior em relação às demais modalidades de tratamento.[5]

Nesse contexto, a cultura da recuperação, baseada na filosofia e na linguagem da comunidade, na transmissão do patrimônio, nas celebrações, regras, rituais e nas atividades desenvolvidas no cronograma da comunidade, promove a aprendizagem e a cura. Os indivíduos recebem ajuda ajudando os demais, responsabilizando-se tanto pela própria recuperação quanto (ao menos em parte) pela recuperação de seu companheiro. As mensagens de mudança, de recuperação, de bem viver e de transformação são reiteradas e ampliadas por meio da intensidade e da intimidade da vida comunitária.[5]

Os Doze Passos e as Doze Tradições dos Alcoólicos Anônimos (AA) e/ou Narcóticos Anônimos (NA) são a base dos programas de recuperação oferecidos pelas comunidades terapêuticas em grande parte do mundo e na maioria das comunidades no Brasil. Programas com referencial na espiritualidade e/ou na religião também podem compor as abordagens nesse ambiente de tratamento, em graus variados de combinação entre si e com outros modelos.[2,5]

Alguns modelos igualmente baseados na filosofia dos Doze Passos, tais como o Modelo de Minnesota,[2] são aplicados pelas comunidades, com o intuito de provocar não só a interrupção do consumo, mas uma mudança mais profunda no estilo de vida e no modo de o indivíduo se relacionar com seus pares.[5] Neste último caso, a combinação de técnicos, corpo clínico, medicação e períodos mais curtos de internação e de estudos mais intensos, para auxiliar o processo de construção da consciência e adesão ao programa e à recuperação, são os grandes diferenciais da CT clássica.

Objetivos

O objetivo específico das CT é tratar o transtorno do indivíduo como um todo, objetivando para sua recuperação, a médio e longo prazo, transformar positivamente seu estilo de vida e a identidade pessoal. Para isso, uma série de programas e metas é oferecida aos pacientes em recuperação (Quadro 40.1).

Processo de mudança

Há quatro dimensões comportamentais que devem ser observadas no acompanhamento do indivíduo durante o processo de mudança, para sua ressocialização:[12]

- *Desenvolvimento individual*, marcado pela aquisição de atitudes mais maduras, melhor habilidade para lidar com a emoção e construção da identidade
- *Mudança de aspectos subjetivos do comportamento*, relacionada com as experiências e percepções do indivíduo quanto às circunstâncias externas que fomentam o consumo de drogas, as motivações internas para a mudança, a prontidão para o tratamento, a identificação com o método terapêutico e a percepção crítica da mudança obtida ao longo do processo
- *Incorporação de princípios comportamentais e sociais*, tais como a autoeficácia, o entendimento do papel social e da necessidade de se colocar no lugar do outro
- *Integração social*, possível apenas se pautada pela cooperação, conformidade e comprometimento.

As quatro dimensões podem ser avaliadas qualitativamente por observação dos funcionários e dos residentes, membros da CT, e quantitativamente por avaliações de evolução ao longo de uma escala de indicadores em seu plano de tratamento individualizado. Esses indicadores reportam aos comportamentos e atitudes dos residentes observados pelos membros da CT na vida cotidiana da comunidade.

As mudanças multidimensionais que os dependentes químicos necessitam para que o tratamento surta efeito e, assim, entrem em recuperação, acontecem por meio de um processo que pode ser descrito dinamicamente na rotina da CT e nas intervenções planejadas e não planejadas que o

Quadro 40.1 Objetivos e metas do tratamento oferecido pelas comunidades terapêuticas.

1. Proporcionar a abstinência de álcool e drogas psicoativas na comunidade terapêutica e na etapa da reinserção social
2. Convivência e estabelecimento de relacionamentos saudáveis entre o grupo e outros dependentes de álcool e drogas
3. Fortalecer o senso de responsabilidade individual, entre os companheiros e na equipe
4. Aconselhamento utilizando técnicas motivacionais e prevenção de recaída
5. Acompanhamento individual, auxílio no processo de educação e reeducação, treinamento profissional por meio de experiência e cursos
6. Atenção aos cuidados com sua estadia na comunidade e desenvolvimento psicossocial do residente
7. Acompanhamento pós-alta

Adaptado de De Leon (2003).[5]

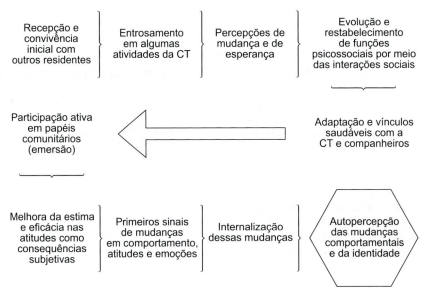

Figura 40.1 Evolução de comportamentos, percepções e experiências para mudanças de estilo de vida. Adaptado de De Leon (2003).[5]

dia a dia proporciona. As mudanças, inicialmente observadas nos comportamentos, percepções e experiências, evoluem gradualmente para mudanças de estilo de vida (Figura 40.1).

No processo de mudança, essas quatro dimensões estão inter-relacionadas e alguns indicadores comportamentais são comuns a todos, já que estão diretamente relacionados com a vivência da cultura do dia a dia da comunidade.

Desenvolvimento individual

Refere-se à evolução do indivíduo em relação ao seu crescimento pessoal e pode ser descrita por dois domínios descritos a seguir:

Maturidade

- Processo de crescimento ao longo do tratamento:
  - Indicadores típicos:
    - Lidar com desejos e impulsos com bom senso e moderação
    - Deixar para trás comportamentos infantis e reduzir a conduta de agir por impulso
    - Lidar com autoridade e críticas de maneira assertiva
    - Deixar de lado atitudes de rebeldia e utilizar conduta socialmente aceitável como forma de afirmar a individualidade e a identidade e de obter satisfação das próprias necessidades
    - Definir metas realistas de curto, médio e longo prazos, tendo paciência para executar cada passo necessário e compreendendo o tempo, esforço e as habilidades necessárias
    - Demonstrar maior tolerância em relação a todos os tipos de desconforto (frustração, irritação, retardamento da gratificação etc.)
    - Demonstrar autocontrole emocional (conseguir administrar impulsos e sentimentos que poderiam atrapalhar os passos planejados).

Responsabilidade

- Consciência e responsabilidade perante os outros com relação a obrigações e relações interpessoais:
  - Indicadores típicos:
    - Atender às necessidades de saúde e autoestima
    - Conservar o quarto limpo, usar roupas adequadas
    - Admitir erros, minimizar a culpa atribuída a outros ou a circunstâncias externas e procurar corrigir os erros pessoalmente
    - Abandonar padrões de manipulação
    - Manter esforços em tarefas apesar dos reveses, interrupções e distrações
    - Oferecer avaliações honestas de como desempenhar suas obrigações
    - Monitorar comportamentos e atitudes de outros e da comunidade.

Mudança de aspectos subjetivos do comportamento

Vê o indivíduo de acordo com suas funções mentais e emocionais e é constituída por três domínios, a saber:

- *Habilidades cognitivas:* padrões característicos de pensamento do residente como usuário abusivo, dependente de substâncias psicoativas (SPA) em termos de conscientização, solução de problemas, tomada de decisões, pensar de forma realista e usar o bom senso. Seus indicadores típicos são:
  - *Consciência:* avaliada por impacto do comportamento de outras pessoas sobre si; impacto de seu próprio comportamento e atitudes sobre os outros; condições de seu ambiente físico
  - *Discernimento:* identificar estímulos externos de pensamentos negativos, ações impulsivas e uso de drogas; identificar estímulos internos de pensamentos e sentimentos negativos, ações impulsivas e uso de drogas; compreender os sentimentos, comportamentos, pensamentos atuais em relação a condições, eventos e relacionamentos passados
  - *Defesas:* reduzir o uso de justificativas e defesas típicas de negação, racionalização, projeção, externalização e somatização; abandonar imagens, máscaras
  - *Realidade:* ver a si mesmo e eventos e pessoas como realmente são, e mostrar-se disposto a confrontá-los, em vez de evitá-los ou fugir deles; demonstrar contato com a realidade ao relacionar-se com outros para distinguir entre: sentimentos e fatos; pensamentos e fatos; desejos, vontades e necessidades; ilusão, desilusão e decepção; demonstrar autoavaliação precisa em termos de recursos e aspirações; expressar pensamentos particulares em palavras e testar sua realidade
- *Habilidades emocionais:* características comuns de comunicação e administração de estados de sentimentos. É o aprendizado de como identificar, administrar estados afetivos e comunicar as emoções com transparência e assertividade (inclui tolerância, admissão de estados emocionais sem agir de forma autodestrutiva, com controle, contenção ou interrupção de expressões emocionais impulsivas). Seus indicadores típicos são:
  - *Exposição e entendimentos emocionais:* revelar uma variedade de estados emocionais; mudar de níveis de baixa exposição, por exemplo, indiferença, negação, retraimento, para níveis de intensidade mais alta, como catarse, manifestação de emoções; identificar adequadamente os próprios sentimentos, experiências, e os dos outros; exibir expressões comportamentais de emoções que são aceitáveis, efetivas e produzem alívio (p. ex.: compartilhar, confrontar); poder identificar estimuladores ou determinantes de experiências afetivas, conseguindo encontrar as relações situacionais e cognitivo-emocionais
  - Comunicação:
    - *Renunciar à violência:* "colocar em palavras e não em atos"; "colocar em atos e não em palavras"
    - *Demonstrar expressão afetiva:* usar palavras emocionais e gestos não verbais, refletindo experiências sinceramente sentidas; trabalhar com as culpas: expor, confessar e tentar corrigir os erros; receber abertamente as expressões afetivas dos outros
- *Saúde mental e emocional do residente:* os residentes sentem-se perturbados quando entram em tratamento e isto se evidencia em uma variedade de sintomas físicos, emocionais e mentais. Seus indicadores típicos são: disforia; anedonia; ansiedade; depressão; hostilidade; irritação; dores somáticas

Incorporação de princípios comportamentais e sociais

Refere-se à evolução do indivíduo como um membro pró-social da sociedade mais ampla. Pode ser descrita por três domínios:

- *Desvio social:* como o indivíduo está orientado para um estilo de vida antissocial em sua conduta, valores e relações sociais. Seus indicadores típicos são:
  - Modificar as formas de comportamento antissocial, em particular violência e intimidação
  - Renunciar a atitudes de rebelião, cinismo
  - Modificar pensamentos antissociais e modos desviantes de lidar com a vida (exploração, manipulação, mentira, "passar por cima" etc.)
  - Abandonar "imagens" sociais negativas (agressividade, máscara de bandido) que transmitem invulnerabilidade ou indiferença
  - Demonstrar respeito pela autoridade, pelas pessoas e propriedades

- Apresentar distanciamento do estilo de vida, amigos, vizinhanças, linguagem e atitudes de envolvimento com drogas
- *Capacitação:* desenvolvimento do indivíduo no que se refere às habilidades educacionais e profissionais e ser socialmente efetivo em relação à conduta social e habilidades interpessoais. Seus indicadores típicos são:
  - *Desempenho social:* demonstrar hábitos positivos de trabalho e estudo (pontualidade, frequência, modo de se vestir); reverter atitudes ruins em relação a tarefas (negativismo, cinismo); à autoridade (atitudes de rebelião, não aceitação de críticas); a subordinados (falta de cooperação); demonstrar padrões eficazes de trabalho, estudo (diligência, cem por cento de esforço, busca de excelência); demonstrar prontidão e habilidades de trabalho, estudo
  - *Efetividade social:* demonstrar boas maneiras (polidez, com discurso e tom de voz respeitosos em todas as situações sociais) ao jantar, cumprimentar companheiros, funcionários e visitantes, atender ao telefone e falar durante seminários; não gritar na sala de estar; ouvir música em volume agradável
- *Valores:* compreender, aceitar e praticar os ensinamentos do bem viver da CT. Seus indicadores típicos são: honestidade; autoconfiança; atenção responsável; responsabilidade para com a comunidade; ética no trabalho

Integração social

Evolução do indivíduo como membro da comunidade terapêutica, podendo ser descrita por dois domínios, a saber:

- *Agregação:* vínculo do indivíduo com a comunidade de companheiros. Seus indicadores típicos são:
  - *Compreender a comunidade como método:* conhece a filosofia e a perspectiva da CT; sabe como usar o ambiente; usa as ferramentas; segue as regras; conhece a linguagem e os conceitos da CT; segue o código de vestuário da CT (sem objetos de valor, roupas simples, limpeza pessoal)
  - *Expressar pertencimento:* mantém a limpeza e o cuidado com objetos, móveis e a imagem do programa, tanto interiormente quanto externamente; oferece-se como voluntário para falar, conduzir visitas de apresentação
- *Modelo de atuação:* o membro individual é um exemplo de alguém que atende às expectativas comportamentais da comunidade. Seus indicadores típicos são:
  - Dá "advertência" a indivíduos e à comunidade
  - Usa o "agir como" (opção de conduta como ferramenta de aprendizado e interiorização de valores e comportamentos) como um modo de aprendizagem
  - Demonstra *status* pessoal adquirido
  - Oferece atenção responsável
  - Oferece *feedback* positivo aos companheiros
  - Inicia por conta própria novas tarefas e áreas de responsabilidade
  - Demonstra consciência de comportamento, atitudes que deveria mudar e define uma estratégia pessoal para lidar com essas mudanças
  - Mostra-se responsável com os companheiros
  - Relaciona-se com os outros em ambientes formais e informais
  - Demonstra alto nível de energia em atividades comunitárias

As dimensões, os domínios e os indicadores são inter-relacionados (associados a mudanças em outras dimensões) e interativos de diversas maneiras (facilitam ou aceleram diretamente a mudança nos domínios de outras dimensões).

É importante compreender as diferenças individuais, porque os residentes não começam no mesmo lugar em uma dimensão nem progridem de maneira uniforme. Uma visão dimensional da mudança evidencia diferenças entre indivíduos, e estas diferenças enfatizam a necessidade de flexibilidade no programa para tornar as mensagens de recuperação relevantes para indivíduos que se encontram em diferentes pontos do processo de mudança.

Mudar a "pessoa inteira", mas incluir a forma como os indivíduos percebem e experimentam o programa, o tratamento e a si mesmos no processo.

▶ Mudança individual | Experiências essenciais

Uma mudança duradoura no indivíduo só é possível se ele trabalhar ativamente os comportamentos a serem mudados, sentir os sentimentos associados a esse trabalho e compreender o significado ou valor da mudança, a fim de ver a si mesmo, aos outros e ao mundo de um modo diferente.

Experiências essenciais no processo da comunidade terapêutica

- *Cura emocional:* refere-se à moderação de dores físicas, psicológicas e sociais que os residentes experimentam em sua vida, direta ou indiretamente relacionadas com o uso de substâncias psicoativas (SPA), a saber:
  - *Nutrição-amparo:* assegurar a provisão das necessidades básicas da manutenção cotidiana: refeições, moradia, roupas, acessórios de higiene e perfumaria, além de serviços médicos, dentários, sociais e jurídicos
  - *Segurança física:* manter a segurança do ambiente social é essencial para preservar a segurança psicológica no processo de mudança. O código da CT é a segurança coletiva, administrada pela própria CT
  - *Segurança psicológica:* as experiência de fé incondicional (atender às exigências do programa sem questionar), confiança (conseguir se revelar completamente aos outros), ser compreendido e ser aceito pelos outros (residentes definem, com frequência, a experiência em CT como a primeira vez em que outros os compreendem e se importam com eles pelo que realmente são, e não os rejeitam pelo que foram ou fizeram no passado) aliviam temores intrapessoais e interpessoais velados
- *Relacionamento social e atenção:* as experiências de relacionamento social essenciais para a recuperação incluem:
  - *Identificação:* percepção de similaridades entre si próprios e outros comportamentos, sentimentos e experiências e eventos de vida. Cabe dizer que a identificação é limitada por diferenças individuais de idade, sexo, classe social e raça-etnia ou características culturais
  - *Empatia e compaixão:* estas experiências indicam que o indivíduo é emocionalmente tocado pelos sentimentos dos outros, superando as características de autocentrismo, evitação de desconforto, busca de gratificação, impulsividade geral e pouca tolerância para com emoções em geral e culpas em particular
  - *Vínculo:* as histórias de vínculos de usuários abusivos e dependentes de SPA em CT são variadas e constituem um aspecto especial de seus problemas com relacionamentos em geral. A saber: dissolução de defesas e imagens; vulnerabilidade emocional; riscos mútuos.

Aprendizagem subjetiva

Trata-se de experiências associadas a várias consequências positivas e negativas durante o processo de aprendizagem social. Estas estão centradas no tema da autoeficácia e da autoestima.

Indicações

Em relação às demais modalidades e ambientes de tratamento, a CT é apropriada e eficaz para qualquer perfil de usuário com diagnóstico de uso nocivo ou dependência de SPA.[13] Apesar disso, o perfil do paciente que escolhe essa modalidade de atendimento habitualmente tem maior envolvimento com o consumo de álcool e drogas, fracassos consecutivos em alcançar um padrão estável de abstinência ambulatorialmente[2] e mais problemas sociais, educacionais, vocacionais, comunitários e familiares relacionados com o consumo de SPA.[14] Para esses indivíduos, a abordagem das comunidades terapêuticas possui especificidades capazes de auxiliar seu processo de recuperação[15] (Quadro 40.2).

Quadro 40.2 Indicações para internação em comunidades terapêuticas.

1. Restabelecimento e abstinência não conseguidos por meio de modelos ambulatoriais
2. Desejo de parar de usar (abstinência) por causa do tratamento proposto
3. Dependência de álcool e/ou álcool grave, sem sucesso em modelos ambulatoriais
4. Necessidade de programas com abordagem residencial
5. Comprometimentos social e relacional graves, que representam dificuldade constante para a mudança ou para a manutenção da abstinência, sendo uma ameaça constante de recaída

Adaptado de National Treatment Agency for Substance Misuse (2002).[2]

A admissão nas comunidades terapêuticas é *voluntária*. Alguns serviços têm a abstinência como um critério de entrada, mas para outros, a prontidão para o tratamento é suficiente, ficando a desintoxicação integrada à proposta de recuperação.[2] Os casos de intoxicação que requeiram acompanhamento médico são encaminhados para atendimentos de desintoxicação especializada, e posteriormente iniciam o processo dentro das comunidades terapêuticas.

Equipe de atendimento

As CT possuem um corpo de funcionários diversificado, que combina profissionais tradicionais e não tradicionais.[5] Pode ser composto por psicólogos, assistentes sociais, terapeutas ocupacionais, enfermeiros e educadores, dependendo do tamanho e da complexidade da organização. Por vezes, médicos integram o corpo clínico ou se associam à organização como prestadores de serviço ou voluntários.

A figura diferencial, porém, é a do ex-usuário, que, ao longo de seu processo de recuperação, assumiu papéis cada vez complexos na administração e nos cuidados da comunidade até tornar-se um *funcionário da comunidade*. Isto lhe confere um papel *suis generis*, com impacto norteador para os residentes em recuperação: todos estão igualmente envolvidos no processo de recuperação, mas diferentemente nele posicionados.[5] Partindo dessa realidade, que combina experiência, empatia e responsabilidade pelo conquistado, o funcionário recuperado exerce diversas funções, dedicando-se ao tratamento como educador, conselheiro e supervisor comunitário[5] (Quadro 40.3).

Quadro 40.3 Papéis dos funcionários de comunidade terapêutica.

Como educadores
Assistem e auxiliam os residentes na aquisição de novas habilidades e a responder com qualidade aos enfrentamentos de sua interação na comunidade e na sociedade

Como conselheiros
Como modelos de indivíduos que conseguiram vencer a dependência, auxiliam os residentes no processo de recuperação dentro da comunidade terapêutica e pós-tratamento

Como supervisores
Acompanham todas as atividades do dia a dia na comunidade terapêutica, cuidando de questões operacionais, administrativas e logísticas, além de supervisionar o programa

Adaptado de De Leon (2003).[5]

Em algumas CT há investimento educacional em relação a esses funcionários, estimulando-os a voltar aos estudos, e muitos deles já concluíram o curso superior tornando-se psicólogos, assistentes sociais, enfermeiros etc. Aliar o conceito técnico à história de vida tem feito desses funcionários, profissionais com grande diferencial de atuação nas CT.

Duração

As CT possuem programas estruturados de tratamento, organizados em períodos de 3 a 9 meses, podendo haver variações para mais ou para menos.[2,14] Independentemente da duração, nas fases iniciais do tratamento o paciente busca aceitação e esperança. Mais tarde, vem o aprendizado com as ações interpessoais e o autoconhecimento.[16]

Desse modo, períodos são divididos em duas etapas ou dois momentos principais: a etapa do acolhimento, da desintoxicação e da conscientização e a etapa da reinserção social, quando os indivíduos iniciam seus primeiros contatos com a sociedade e os agentes sociais, para que, por meio de visitas e saídas, possam iniciar o processo de reintegração junto às suas famílias, trabalho/escola, grupos sociais, lazer etc.

Quanto mais a CT proporcionar momentos para que o indivíduo possa experienciar o retorno à sociedade gradativamente, envolvendo autonomia conquistada progressivamente, cuidados por meio da mudança de hábitos e valores para uma vida saudável, grupos de prevenção de recaída e um projeto de vida que também contemple a construção de ambientes, pessoas e situações protetoras, mais eficaz será o resultado do programa e do processo de recuperação.

A família do indivíduo em tratamento na comunidade terapêutica

A participação da família no tratamento está diretamente relacionada com o grau de necessidade de mudança por parte do usuário, de manutenção da abstinência e da continuidade do processo de recuperação.[5] Uma família com funcionamento saudável tem mais chance de sucesso no processo de reorganização e manutenção da recuperação do indivíduo, do que aquelas que não aderem ao programa ou não se incluem nos problemas dos indivíduos que apresentam dependência.[17] Nesse sentido, é recomendada a participação em grupos de mútua ajuda para familiares (como Al-Anon, Nar-Anon e Amor Exigente, Pastoral da Sobriedade, entre outros, com nomenclaturas diferentes, mas o mesmo objetivo), que dão suporte e preparam a família para lidar com as adversidades e crises que virão ao longo da caminhada do indivíduo no processo de recuperação.[18]

Algumas CT incluíram a terapia familiar no atendimento às famílias. Receber a família no estágio inicial da internação; ajudá-la a reelaborar sua história; seguir com a família; sair da conversa da "droga" e poder estar junto para entender o que se passa; significar a experiência de cada um e tentar construir uma maneira mais produtiva de seguir a vida tem sido o desafio dos terapeutas familiares que têm o papel de agir como facilitadores, tradutores, mediadores. Devem estar preparados para acolher, ouvir, sintonizar, significar, traduzir, e não desafiar, não confrontar, não julgar, mas sim cooperar e não querer controlar a vida do outro.

▶ Comunidades terapêuticas no Brasil

No Brasil, o marco que dá início à expansão das CT nos Estados de São Paulo, Minas Gerais, Goiás, Rio Grande do Sul, entre outros, é a fundação da Fazenda do Senhor Jesus, por pe. Haroldo J. Rahm, em 1978, na cidade de Campinas, SP.[7] Algum tempo depois, percebendo que o comprometimento de alguns dependentes ultrapassava a compreensão e a força terapêutica provenientes dos recursos das CT, Rahm introduziu abordagens psicossociais no quadro de sua equipe de profissionais.[8]

A partir desse momento, o número de comunidades pelo Brasil cresceu rapidamente, mas sem o conhecimento e o treinamento necessários desse modelo, gerando uma série de movimentos e metodologias regionais tanto para a utilização das técnicas, quanto para o desenvolvimento dos programas. Segundo Rahm[7] (2001): "há organizações que, denominando-se comunidades terapêuticas, na verdade são simples centros de acolhimento", apontando essa indistinção como uma das causas do baixo índice de recuperação mostrado por alguns estudos, além do uso indevido da abordagem, o que dificulta o reconhecimento das comunidades terapêuticas.

Em 2001, a Agência Nacional de Vigilância Sanitária (Anvisa), considerando a necessidade de normatização do funcionamento de serviços públicos e privados de atenção às pessoas com transtornos decorrentes do uso ou abuso de SPA, adotou a Resolução de Diretoria Colegiada (RDC) nº 101/01, que estabeleceu o Regulamento Técnico para o Funcionamento das Comunidades Terapêuticas – Serviços de Atenção a Pessoas com Transtornos Decorrentes do Uso ou Abuso de Substâncias Psicoativas (SPA), segundo Modelo Psicossocial.[9]

O regulamento oferecia a seguinte conceituação sobre CT:

> São serviços de atenção a pessoas com transtornos decorrentes do uso ou abuso de substâncias psicoativas (SPA), em regime de residência ou outros vínculos de um ou dois turnos, consoante modelo psicossocial. São unidades que têm por função a oferta de um ambiente protegido, técnica e esteticamente orientado, que forneça suporte e tratamento aos dependentes de substâncias psicoativas, durante período estabelecido de acordo com programa terapêutico adaptado às necessidades de cada caso. É um lugar cujo principal instrumento terapêutico é a convivência entre os pares. Oferece uma rede de ajuda no processo de recuperação das pessoas, resgatando a cidadania, buscando encontrar novas possibilidades de reabilitação física e psicológica e de reinserção social. Tais serviços, urbanos ou rurais, são também conhecidos como comunidades terapêuticas.

Segundo a Federação Brasileira de Comunidades Terapêuticas (Febract), a Federação Brasileira de Comunidades Terapêuticas Evangélicas (Feteb), Cruz Azul do Brasil e Federação Norte/Nordeste Comunidades Terapêuticas (Fennoct), os elementos essenciais que compõem o tratamento, voltado à abstinência, praticado nas CT são os seguintes:[10]

- Prática da espiritualidade sem a imposição de crenças religiosas
- Internação e permanência voluntária, entendida como um episódio que objetiva auxiliar o dependente de SPA a reinserir-se e reintegrar-se à sociedade, assumindo suas funções como cidadão, membro de uma família e trabalhador e/ou estudante
- Ambiente residencial, com características de relações familiares, saudável e protegido técnica e eticamente, livre de drogas e violência, assim como de práticas sexuais (temporariamente, neste último caso)
- Convivência entre os pares, participando ativamente da vida e das atividades da CT
- Critérios de admissão, permanência e alta definidos com o conhecimento antecipado por parte do dependente de SPA e de seus familiares/responsável
- Aceitação e participação ativa no programa terapêutico definido e oferecido pela CT, tanto pelos dependentes de SPA como pelos familiares/responsável
- Utilização do trabalho como valor educativo e terapêutico no processo de tratamento na CT e na recuperação do dependente de SPA
- Acompanhamento pós-tratamento de, no mínimo, um ano após o episódio da internação.

Em 2011, a Anvisa revogou a RDC nº 101/01 e criou a RDC nº 29/11,[11] com o intuito de se aproximar do modelo de comunidade terapêutica proposto pela Febract. Dessa forma, as comunidades deixaram de se adequar às normas gerais de um serviço de saúde, tal qual um hospital ou centro de tratamento, em favor de seu caráter residencial e de convívio familiar (Quadro 40.4).

Quadro 40.4 Pontos-chave do novo regulamento técnico para o funcionamento das comunidades terapêuticas – Serviços de atenção a pessoas com transtornos decorrentes do uso ou abuso de substâncias psicoativas.

1. **Condições quanto à organização do serviço**
   1.1 *Organizacionais*
   Necessidade de licença sanitária de acordo com a legislação local, contendo descrição das atividades, responsável técnico com nível superior e ficha individual de cada residente, atualizada periodicamente de acordo com a RDC nº 29/11
   1.2 *Recursos humanos*
   Em período integral, em número compatível com as atividades desenvolvidas e com capacitação profissional para atuar no serviço
   1.3 *Recursos de infraestrutura*
   Instalações em condições de conservação, segurança e higiene. Ambientes obrigatórios, tais como alojamento, espaços de recuperação e convivência, setores administrativo e de apoio logístico são caracterizados especificadamente

2. **Características do processo assistencial**
   2.1 *Da admissão*
   Apenas internações voluntárias e consentidas, com avaliação prévia diagnóstica. Caso os pacientes apresentem problemas clínicos que requeiram serviços de saúde não disponibilizados pela instituição, devem ser encaminhados para a rede de atenção local, que deverá disponibilizá-lo
   2.2 *Da sua permanência*
   Garantia ao bem-estar físico e psíquico, ambiente livre de drogas e álcool, proibição de castigos físicos e psicológicos
   2.3 *Das normas de moradia e regras de conduta para as seguintes situações*
   Alta terapêutica, desistência (alta a pedido), desligamento (alta administrativa), desligamento em caso de mandado judicial e evasão (fuga)

Esta resolução revoga a RDC nº 101, da Anvisa – de 31 de maio de 2001

Adaptado de Anvisa (2001).[9]
Anvisa = Agência Nacional de Vigilância Sanitária.

Desafios posteriores à regulamentação das comunidades terapêuticas brasileiras

Nos últimos 10 anos, as CT têm recebido regulamentações dos órgãos sanitários brasileiros, cujo marco regulatório foi a publicação das normas mínimas de funcionamento para esse ambiente de tratamento.[9,11] O *I Mapeamento das instituições governamentais e não governamentais de atenção às questões relacionadas com o consumo de álcool e outras drogas no Brasil – 2006/2007*[29] – cadastrou 9.503 serviços de tratamento para dependência química e enviou questionários para uma amostra representativa de abrangência nacional, conseguindo um índice de resposta de 82% (n = 1256). Nessa amostra, 38% dos serviços governamentais e não governamentais pesquisados ou 65% dos serviços não governamentais eram compostos por comunidades terapêuticas (n = 596), as quais responderam por 75% das internações realizadas no período do levantamento.

Ainda assim existe uma indisposição entre o modelo comunitário de tratamento e a área da saúde, devido ao desconhecimento de toda esta evolução da abordagem das comunidades terapêuticas, mesmo diante do fato de as comunidades terapêuticas estarem contempladas no eixo tratamento da Política Nacional sobre Drogas da Secretaria Nacional de Políticas sobre Drogas (Senad),[30] revisada e construída coletivamente por meio de cinco fóruns regionais, em 2005.

Por outro lado, muito deste enfrentamento deve-se ao fato de que grande parte das CT ainda não está adequada às normas mínimas de funcionamento, nem tem acesso a recursos financeiros, capacitação e informações sobre o tratamento das dependências, deixando a desejar quanto aos resultados possíveis e esperados. Também é importante ressaltar que muitos centros de recuperação e clínicas utilizam algumas técnicas e características de CT e se intitulam comunidades, porém não têm os elementos essenciais nem as características necessárias para serem reconhecidos como tais.

Mitos e fatos

Ao longo dos anos, devido às diferentes formas de compreensão e aplicação do modelo de CT, reforçados por líderes carismáticos que utilizaram intervenções específicas e regionalizadas, foram surgindo jargões e mitos que se espalharam entre as comunidades, produzindo, assim, diferentes sentidos e interpretações (Quadro 40.5).

Quadro 40.5 Mitos e fatos.

É possível ser internado involuntariamente na comunidade terapêutica
De acordo com a legislação vigente, a internação no modelo de tratamento comunidade terapêutica deve ser voluntária. A internação involuntária pressupõe a necessidade de alas, profissionais e atendimentos clínicos que descaracterizam o ambiente familiar. Algumas clínicas podem utilizar metodologias utilizadas em CT e ter o modelo clínico preservado

O usuário fica internado por um tempo indeterminado e acaba sendo institucionalizado
O tratamento nas comunidades terapêuticas, embora estas ainda utilizem períodos preestabelecidos (4, 6, 9 e 12 meses), prevê o retorno à sociedade com habilidades e capacidades para lidar com situações de risco e, mantendo-se em abstinência e em grupos de mútua ajuda, (re)construir sua vida através de um projeto de vida

A família pode internar o usuário sem seu consentimento
De acordo com a legislação vigente, a internação no modelo de tratamento da comunidade terapêutica deve ser voluntário e ter o consentimento expresso e por escrito do candidato, após conhecer e aceitar o processo de tratamento oferecido

É possível internar um usuário em fase experimental do uso de substâncias psicoativas em comunidade terapêutica
O tratamento da dependência química em comunidade terapêutica é indicado para pessoas que têm os critérios de elegibilidade para a internação, não sendo indicado para pessoas com diagnóstico de uso de baixo risco ou de abuso (nocivo)

A família é orientada a colocar o usuário para fora de casa, a fim de forçar sua internação em comunidade terapêutica
A família é orientada a procurar ajuda para tratar a codependência quando busca ajuda para seu ente querido e, por meio do grupo, a buscar orientações sobre como proceder para auxiliar o dependente a aceitar ajuda

Não é permitido o uso de medicação nas comunidades terapêuticas
As comunidades terapêuticas podem administrar medicação prescrita por médico após avaliação da necessidade

Na comunidade terapêutica, todo mundo é igual
Na comunidade terapêutica é comum a todos os residentes, salvaguardando os direitos e deveres, a participação ativa e os demais recursos e atividades que oferece. Os membros da equipe devem ter capacitação mínima para manter uma relação saudável e avaliar as características e necessidades individuais dos residentes. Alguns se adaptam mais rapidamente, outros necessitam de mais cuidados físicos e acompanhamento comportamental etc.

▶ Considerações finais

As CT oferecem abordagens eficazes para o tratamento da dependência química,[22] especialmente para pacientes graves, com dependência grave, refratários a abordagens ambulatoriais e comprometimentos psicossociais.[23,15,25]

As diferentes drogas e suas formas de utilização, a necessidade em desenvolver novas técnicas e abordagens para atender os vários tipos de usuários nas suas diversas formas de expressão cultural e social encontraram, na grande flexibilidade que a CT proporciona, diferentes respostas para essas novas perspectivas de uso/tratamento.

As CT, guiadas por perspectiva e método para o tratamento da dependência química ampliaram em todo mundo diferentes formas de programas, incorporando diferentes práticas baseadas em evidência – CT padrão –, adaptando-as para populações específicas e ambientes especiais e, assim, incorporando serviços, práticas e profissionais para atender a essas demandas – CT modificadas e serviços orientados por algumas das práticas das CT, mas não utilizando o modelo de CT e seus elementos – vêm ocupando espaços significativos nas diferentes formas de prestação de serviço alternativo para os usuários e dependentes de SPA.

As CT contemporâneas vêm paulatinamente associando sua experiência de recuperação baseada na espiritualidade e na filosofia dos Doze Passos, com modelos psicológicos de orientação cognitivo-comportamental, como a prevenção de recaída e psicodinâmica.[25,26] Profissionais especializados, entre eles médicos, psicólogos, enfermeiros, assistentes sociais e terapeutas ocupacionais, vêm sendo absorvidos pelo modelo.[2]

Novas técnicas, tais como o aprendizado social e o treinamento de habilidades, foram instituídas em alguns lugares.[12] Houve, igualmente, maior investigação científica acerca de sua eficácia, dos pacientes mais indicados para esse ambiente de tratamento, do papel dos profissionais envolvidos, entre outras coisas.[24] Desse modo, tornou-se um modelo pronto, diversificado, eficaz e livre de estereótipos para o tratamento dos transtornos relacionados com o uso de SPA.[27,28]

► Referências bibliográficas

1. BUNT, G. C., MUEHLBACH, B., MOED, C. O. The therapeutic community: an international perspective. *Subst Abus*, v. 29, n. 3, p. 81-7, 2008.
2. NHS – NATIONAL TREATMENT AGENCY FOR SUBSTANCE MISUSE. *Models of care for the treatment of drug misusers*. London: DH, 2002. Disponível em www.nta.nhs.uk.
3. JONES, Maxwell. *A comunidade terapêutica*. Petrópolis: Vozes, 1972.
4. CARSTAIRS, G. M. Prefácio. JONES, M. *A comunidade terapêutica*. Petrópolis: Vozes, 1972.
5. DE LEON, G. *A comunidade terapêutica*. São Paulo: Loyola, 2003.
6. SACKS, S., BANKS, S., MCKENDRICK, K. et al. Modified therapeutic community for cooccurring disorders: a summary of four studies. *J. Subst. Abuse Treat.*, v. 34, n. 1, p. 112-22, 2008.
7. RAHM, H.J. *O caminho da sobriedade* – a Fazenda do Senhor Jesus e o Amor Exigente. São Paulo: Loyola, 2001.
8. RAHM, H. J. *Esse terrível jesuíta*. São Paulo: Loyola, 2004.
9. ANVISA – AGÊNCIA NACIONAL DE VIGILÂNCIA SANITÁRIA. *RDC nº 101*, de 30 de maio de 2001. Normatiza o funcionamento de serviços públicos e privados, de atenção às pessoas com transtornos decorrentes do uso e abuso de substâncias psicoativas, segundo modelo psicossocial para o licenciamento sanitário. Secretaria Nacional Antidrogas – SENAD. Ministério da Saúde. Agência Nacional de Vigilância Sanitária – ANVISA. Brasília, 2001.
10. FEBRACT – Federação Brasileira de Comunidades Terapêuticas, FETEB – Federação Brasileira de Comunidades Terapêuticas Evangélicas, FENNOCTE – Federação Norte-Nordeste de Comunidades Terapêuticas e Cruz Azul no Brasil. *I Encontro das federações de comunidades terapêuticas*. Teresina: FEBRACT, 2011.
11. ANVISA – AGÊNCIA NACIONAL DE VIGILÂNCIA SANITÁRIA. *RDC nº 29*, de 30 de junho de 2011. Dispõe sobre os requisitos de segurança sanitária para o funcionamento de instituições que prestem serviços de atenção a pessoas com transtornos decorrentes do uso, abuso ou dependência de substâncias psicoativas. Ministério da Saúde – Agência Nac. de Vigilância Sanitária. Brasília, 2011. Disponível em bvsms.saude.gov.br/bvs/saudelegis/anvisa/2011/res0029_30_06_2011.html.
12. TIMS, F. M., JAINCHILL, N., DE LEON, G. Therapeutic communities and treatment research. In: NATIONAL INSTITUTE ON DRUG ABUSE (NIDA). *Therapeutic communities*: advances in research and application [monograph online]. Rockville: NIDA, 1994. Disponível em 165.112.78.61/pdf/monographs/144.pdf.
13. HUBBARD, R. L., CRADDOCK, S. G., ANDERSON, J. Overview of 5-year followup outcomes in the drug abuse treatment outcome studies (DATOS). *J. Subst. Abuse Treat.*, v. 25, n. 3, p. 125-34, 2003.
14. NIDA – NATIONAL INSTITUTE ON DRUG ABUSE. *Research report series – Therapeutic community*: who receives treatment in a therapeutic community? [online]. Rockville: NIDA, 2002. Disponível em www.nida.nih.gov/ResearchReports/Therapeutic/Therapeutic2.html.
15. LAFFAYE, C., MCKELLAR, J. D., ILGEN, M. A. et al. Predictors of 4-year outcome of community residential treatment for patients with substance use disorders. *Addiction*, v. 103, n. 4, p. 671-80, Apr. 2008.
16. WHITELEY, S. The evolution of the therapeutic community. *Psychiatr. Q.*, v. 75, n. 3, p. 233-48, 2004.
17. LENNOX, R. D. SCOTT-LENNOX, J. A., HOLDER, H. D. Substance abuse and family illness: evidence from health care utilization and cost-offset research. *J. Ment. Health. Adm.*, v. 19, n. 1, p. 83-95, 1992.
18. FRIEDEMANN, M. L. Effects of ALANON attendance on family perception of inner-city indigents. *Am. J. Drug Alcohol Abuse*, v. 22, n. 1, p. 123-34, 1996.
19. SAMHSA – SUBSTANCE ABUSE AND MENTAL HEALTH SERVICES ADMINISTRATION, Office of Applied Studies. *The TEDS report*: treatment outcomes among clients discharged from residential substance abuse treatment: 2005. Rockville: SAMHSA, 2009.
20. ROWAN-SZAL, G. A., JOE, G. W., SIMPSON, D. D. Treatment retention of *crack* and cocaine users in a national sample of long term residential clients. *Addiction Res. Theor.*, v. 8, n. 1, p. 51-64, 2000.
21. GOSSOP, M., MARSDEN, J., STEWART, D. et al. The National Treatment Outcome Research Study (NTORS): 4-5 year follow-up results. *Addiction*, v. 98, n. 3, p. 291-303, Mar. 2003.
22. LEES, J., MANNING, N., RAWLINGS, B. A culture of enquiry: research evidence and the therapeutic community. *Psychiatr. Q.*, v. 75, n. 3, p. 279-94, Fall, 2004.
23. WARD, K. Is substance abuse treatment providing services to the right population? *Subst. Use Misuse*, v. 40, n. 3, p. 369-73, 2005.
24. DE LEON, G., MELNICK, G., CLELAND, C. M. Matching to sufficient treatment: some characteristics of undertreated (mismatched) clients. *J. Addict. Dis.*, v. 29, p. 59-67, 2010.
25. WATSON, J. Maintenance of therapeutic community principles in an age of biopharmacology and economic restraints. *Arch. Psychiatr. Nurs.*, v. 6, n. 3, p. 183-8, 1992.
26. BROEKAERT, E., VANDEVELDE, S., SOYEZ, V. et al. The third generation of therapeutic communities: the early development of the TC for addictions in Europe. *Eur. Addict. Res.*, v. 12, n. 1, p. 1-11, 2006.
27. FRYE, R.V. Therapeutic communities: a therapeutic bridge. *J. Psychoactive Drugs*, v. 36, n. 2, p. 265-71, Jun. 2004.
28. BROEKAERT, E. What future for the Therapeutic community in the field of addiction? A view from Europe [editorial]. *Addiction*, v. 101, p. 1677-8, 2006.
29. SENAD – SECRETARIA NACIONAL ANTIDROGAS. *Mapeamento das instituições governamentais e não governamentais de atenção às questões relacionadas com o consumo de álcool e outras drogas no Brasil – 2006/2007*. Brasília: SENAD, 2007.
30. BRASIL. *Resolução nº 3/GSIPR/CH/CONAD*, de 27 de outubro de 2005. Aprova a política nacional sobre drogas. Brasília (DF): Gabinete de Segurança Institucional, 2005. Disponível em www.cbid.senad.gov.br/portais/obid/biblioteca/documentos/legislação326979.pdf.

41 Políticas Públicas Relacionadas com as Bebidas Alcoólicas

Marco Aurélio Romano-Silva, Sérgio Duailibi e Ronaldo Laranjeira

▶ Introdução

Embora gere empregos e lucros para produtores, vendedores, anunciantes e investidores, o consumo de bebidas alcoólicas traz um importantíssimo custo social, que ultrapassa com facilidade o montante arrecadado por impostos sobre sua produção e comercialização. Uma estimativa aponta o custo econômico anual do abuso de álcool nos EUA em torno de 48 bilhões de dólares, incluindo 19 bilhões de dólares de gastos com cuidados médicos.[1] Na Austrália, o custo de problemas relacionados com o álcool é calculado em 1% do seu produto interno bruto.[2]

Políticas que visam a diminuir os problemas relacionados com o álcool têm sido implementadas internacionalmente para minimizar seus efeitos sobre a saúde e a segurança pública, mas só recentemente tais estratégias e intervenções foram avaliadas com rigor científico. Discutem-se as políticas de melhor custo-efetividade, capazes de promover redução dos danos e dos custos socioeconômicos relacionados com o uso de bebidas alcoólicas, por meio de estratégias que conduzam à mudança de comportamentos e contextos de consumo prejudiciais e possam ser aplicáveis em diferentes comunidades.

Dessa forma, os objetivos deste capítulo são:
- Tornar as evidências científicas mais acessíveis para os que elaboram políticas públicas
- Facilitar a avaliação das diversas estratégias disponíveis segundo critérios de efetividade, suporte científico, custo e viabilidade de transposição cultural
- Familiarizar o profissional de saúde e em especial os que trabalham em saúde mental sobre as prioridades da política do álcool.

Para tanto, realizou-se pesquisa na literatura científica sobre políticas públicas relacionadas com as bebidas alcoólicas, por meio das buscas nas bases de dados eletrônicos Medline, Scielo e Lilacs. A seleção dos artigos teve como critérios de inclusão publicações de periódicos nacionais e internacionais sobre políticas relacionadas com o consumo de bebidas alcoólicas, que apresentassem enfoque no aspecto custo-efetividade e facilidade de implementação das medidas preventivas.

O uso prejudicial do álcool é associado a mais de 60 tipos de doenças, incluindo desordens mentais, suicídios, câncer, cirrose, danos intencionais e não intencionais (beber e dirigir), comportamento agressivo, perturbações familiares, acidentes no trabalho e produtividade industrial reduzida. Associa-se também a comportamentos de alto risco, incluindo sexo inseguro, doenças sexualmente transmissíveis (DST) e uso de outras substâncias psicoativas.[3,4]

Problemas relacionados com o álcool não só afetam o consumidor individual, mas também toda a comunidade, mesmo pessoas que não bebem, incluindo familiares e vítimas de violências e acidentes associados ao uso de bebidas alcoólicas.[5] Mulheres que consomem bebidas alcoólicas podem ter o risco de gravidez indesejada e expor-se a uma gama extensa de alterações, incluindo síndrome fetal alcoólica.[5] Adolescentes e adultos jovens, mais do que indivíduos de qualquer outra idade, estão em maior risco de sofrer acidentes de trânsito, violências e rompimentos familiares relacionados com o uso prejudicial de álcool.[4,6]

▶ Como o álcool produz seus efeitos?

Três mecanismos explicam os danos associados ao consumo de álcool: toxicidade física, intoxicação e dependência.[3] Tais danos dependem do padrão de consumo pessoal, que se caracteriza pela frequência e quantidade do uso do álcool e pelo contexto em que se bebe (nas refeições ou não, em festas, reuniões, entre outros). Padrões que conduzam a uma elevação rápida dos níveis alcoólicos sanguíneos resultam em danos associados a intoxicação aguda, como acidentes e violência. Padrões que promovam consumo de álcool frequente e pesado associam-se a problemas de saúde crônicos, como cirrose, doença cardiovascular e depressão. Finalmente, o beber contínuo pode resultar em dependência, que, uma vez instalada, prejudica a habilidade pessoal de controlar a frequência e a quantidade da bebida consumida.[3]

Beber ocasionalmente e ficar intoxicado é muito frequente. A intoxicação, mesmo quando ocorre com pouca constância, pode provocar danos sociais e físicos consideráveis. Isso contraria uma tendência popular de associar todos os problemas relacionados ao consumo com o alcoolismo. Estudos mostram que um grande espectro de problemas causados pelo álcool está relacionado com a intoxicação e não à sua dependência.[3] Na verdade, há um amplo espectro de problemas relacionados com a bebida que vão além do conceito médico restrito de dependência.

Tal fato deu origem ao que se chama de "paradoxo da prevenção", porque, paradoxalmente, as medidas preventivas destinadas a reduzir tais problemas têm de ser dirigidas a toda a população de bebedores, e não apenas aos bebedores pesados.[10,11]

A toxicidade do álcool ocorre após exposição crônica ao álcool e atinge direta ou indiretamente uma gama extensa de órgãos e sistemas corporais. A dependência química conta com diferentes causas contributivas que incluem exposição repetida, fatores biológicos (incluindo vulnerabilidade genética), psicológicos e sociais.[3,10] Mas a causa principal dos problemas relacionados com o álcool na população é a intoxicação alcoólica, processo agudo relacionado geralmente ao grande consumo de bebidas em curto período de tempo.[3,9,12] Portanto, prevenir a intoxicação alcoólica é uma estratégia poderosa para diminuir os danos causados por essa substância e deve ser um dos objetivos das políticas públicas.[3]

O risco de problemas decorrentes de um único episódio de intoxicação é mais alto entre aqueles que o fazem infrequentemente do que entre aqueles que bebem com mais frequência.[1,3,10] Estudos recentes mostram relação direta entre a intoxicação ocasional e problemas como violência, acidentes e mortes no trânsito, problemas familiares e profissionais.[3,9,13] Isso contraria a tendência popular de associar todos os problemas relacionados com o consumo de álcool ao alcoolismo, uma vez que um grande espectro de problemas causados pelo álcool está relacionado com a intoxicação e não à sua dependência.[3,8,10] Portanto, prevenir a intoxicação pelo álcool é uma estratégia poderosa para diminuir os danos causados pelo álcool e deve ser um dos objetivos das políticas públicas.[3,8,10]

A relação entre intoxicação e problemas decorrentes sofre uma grande influência do contexto físico e social. Portanto, os danos podem ser evitados alterando-se o ambiente onde se bebe, seja física (tornando o local mais seguro) ou temporalmente (separando o hábito de beber de atividades que requeiram atenção).[13]

▶ Tipos de políticas preventivas

São consideradas políticas do álcool aquelas que dizem respeito à relação entre álcool, segurança, saúde e bem-estar social. Definem-se políticas do álcool como qualquer esforço ou decisão de autoridades governamentais ou de organizações não governamentais (ONG) para minimizar ou prevenir problemas relacionados com o álcool.[3]

Quem faz a política do álcool? A resposta a essa pergunta difere entre países e entre níveis diferentes de governo de cada país. Leis federais e nacionais frequentemente estabelecem as bases legais para prevenção e políticas de tratamento.[2] Em muitas nações, como o Brasil, há um vazio em advocacia pública, propiciando que as ONG sejam prováveis candidatas a representarem o público nos assuntos relacionados com o consumo de álcool. Recentemente, esses assuntos tornaram-se a preocupação dos profissionais de saúde.

Os meios de comunicação têm tido influência significativa no debate político nos níveis nacionais e locais, confirmando seu papel dominante na cultura contemporânea. A bebida alcoólica tem sido apoiada por livres valores de mercado e conceitos sociais e, de forma crescente, tem seus interesses defendidos pelas suas indústrias. Estas entraram na arena política para proteger seus interesses comerciais e em alguns países constituem o principal agente não governamental presente à mesa na qual se discute política do álcool.[2] Embora a indústria do álcool tente fazer alguma propaganda educativa ("se beber, não dirija" ou "beba com moderação"), seus interesses comerciais entram em conflito com medidas de saúde pública.

As políticas do álcool podem ser divididas em duas categorias: as alocatórias e as reguladoras.[14] As políticas alocatórias promovem recursos a um grupo ou organização específica para prevenção e tratamento, de forma a atingir objetivos de interesse público, como financiamento de campanhas educativas e fornecimento de tratamento aos dependentes do álcool. As políticas reguladoras procuram influenciar comportamentos e decisões individuais por meio de ações mais diretas. Por exemplo, leis têm sido usadas para restringir o acesso à bebida alcoólica por motivos de Saúde e Segurança Públicas: regulam preço e taxação dessas bebidas; impõem uma idade mínima para sua compra; limitam os horários de funcionamento de bares; proíbem total ou parcialmente a propaganda de bebidas.[3]

Políticas que visam a reduzir o acesso às bebidas alcoólicas

A disponibilidade representa um dos componentes fundamentais do consumo de substâncias.[6] Se a substância for barata, facilmente acessível e conveniente, seu consumo será intenso e consequentemente haverá aumento da quantidade e da importância dos problemas a ele associados. Há três tipos de disponibilidades: econômica (preço, taxações), de varejo (facilidades de compra e acessibilidade ao álcool) e social (acessibilidade de fontes de não varejo do álcool, como família e amigos).[6]

Quanto à disponibilidade econômica, estudos mostram que a estratégia de aumento de preços do álcool é altamente eficaz, associando-se à redução de consumo e problemas decorrentes, principalmente nos grupos mais vulneráveis: os adolescentes (menor renda disponível) e os bebedores pesados.[3,6,10,15]

Para especialistas, o aumento de preços das bebidas alcoólicas é o meio mais eficaz de reduzir a embriaguez ao volante, principalmente em jovens.[6,14,16] Nos EUA, o aumento de 10% no preço de bebidas alcoólicas reduziu a probabilidade de dirigir embriagado em 7% para homens e 8% para mulheres, com reduções ainda maiores nos menores de 21 anos de idade.[13,17] Vários estudos têm examinado o impacto dos preços do álcool em homicídios e outros crimes (incluindo sequestro, assalto, furto, roubo de veículos, violência doméstica e abuso de crianças).[8,9,15] Estudos indicam que o aumento dos preços de bebidas está associado à diminuição da ocorrência desses crimes e dos afastamentos do trabalho.[3,4,15]

A disponibilidade de varejo é representada pela facilidade de compra e venda nos mercados formal e informal. As limitações na disponibilidade de varejo visam regular o mercado de venda da bebida alcoólica, limitando o acesso do consumidor ou regulando o contexto em que é consumida. Dessa forma, várias ações podem ser realizadas preventivamente:

- *Delimitação da localização dos pontos de venda.* Governos locais podem aplicar medidas que limitem os locais onde possam existir pontos de venda de bebidas, como leis de zoneamento urbano, estabelecimento de uma distância mínima de escolas, ou estabelecer um sistema de licença para a venda de bebidas
- *Estabelecimento de idade mínima para a compra de bebidas.* A redução ocorre ao se especificar a idade em que se pode comprar e consumir a bebida legalmente. Elevações na idade mínima para comprar bebidas – com adequada implementação e fiscalização – podem provocar reduções substanciais nos problemas relacionados com o álcool na população mais jovem, especialmente os decorrentes de acidentes de carro e violência[17-19]
- *Restrição dos dias e horários de venda.* Essa medida diminui as oportunidades para compra, o consumo e os problemas relacionados com o álcool.[1,10,15] Um bom exemplo nacional é a lei de fechamento de bares às 23 h, que, em Diadema,

SP, produziu uma redução importante nos homicídios e na violência contra mulheres na cidade.[9] O contrário também é verdadeiro: quando as restrições são suspensas, ocorre aumento dos problemas.[7,14] Os que bebem até tarde durante a semana constituem o segmento da população que bebe de forma particularmente pesada

- *Diminuição da densidade dos pontos de venda.* Quanto menor a densidade, maior a oportunidade de lucros na venda de álcool, maior o seu preço e menores o seu consumo e os problemas associados.[1,4,20] Um estudo estimou que a diminuição de 10% na densidade dos pontos de venda de álcool reduz o consumo dos destilados em 1% a 3% e o consumo do vinho em 4%.[16] Outros estudos encontraram associação inversamente proporcional entre a densidade dos pontos de venda e os problemas relacionados com a bebida e a condução de veículos[11,19]
- *Instituição de serviços responsáveis de venda de bebidas.* O treinamento de garçons e vendedores de bebidas tem o potencial de diminuir a venda de álcool para pessoas já intoxicadas e menores de idade, por conseguinte, reduz o número de acidentes de carro[11]
- *Regulação da venda.* O poder de influência dessa medida sobre o consumo de bebidas alcoólicas é maior nos estabelecimentos que vendem a bebida para ser consumida no próprio local, já que têm a oportunidade de influenciar diretamente o que acontece durante e após a compra. As regulamentações podem: especificar o volume das doses das bebidas (o padrão internacional é de 35 mℓ), inibir descontos e promoções do tipo consumação mínima ou livre, incluir treinamento dos funcionários em relação à oferta de alimentos, de opções de entretenimentos e outras questões não relacionadas diretamente com o consumo de álcool[1,11]
- *Implantação de sistema de licenças.* O mecanismo de controle mais direto e imediato sobre o álcool tende a ser a implantação de sistema de licenças para a venda de bebidas alcoólicas. Se o sistema tiver poder para suspender ou revogar a licença do estabelecimento em caso de infrações, torna-se um instrumento efetivo e flexível para reduzir problemas relacionados com o álcool.[1]

Finalmente, a disponibilidade social refere-se à obtenção de bebidas por meio de "fontes sociais" (amigos e parentes), que geralmente não envolvem dinheiro. Fontes sociais são responsáveis por 36% a 67% de condutores alcoolizados de veículos. A iniciação precoce do uso de álcool por adolescentes muitas vezes ocorre em festas ou na própria casa.[13,20]

Os fatores envolvidos na regulação local do mercado de bebidas alcoólicas são exemplificados na Figura 41.1, no modelo idealizado por Holder e Reynolds.[13]

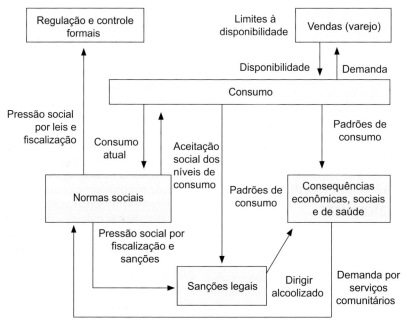

Figura 41.1 Modelo de perspectiva social sistêmica concebido por Harold Holder.

Modelo sistêmico de Holder

O modelo de perspectiva social sistêmica concebido por Harold Holder nos permite compreender todas as forças que interagem, influenciando o consumo de álcool em uma determinada comunidade. Para Holder, o sistema comunitário do álcool divide-se em diversos subsistemas que interagem e são agrupamentos naturais de fatores e variáveis que as pesquisas mostraram ser importantes na compreensão do uso do álcool e dos problemas associados.[11] Para planejar a prevenção efetiva dos problemas relacionados com o álcool, devem-se considerar as interações entre esses subsistemas. O consumo do álcool é o subsistema mais importante, central; afeta outros subsistemas e é afetado por estes. A Figura 41.1 ajuda a compreender melhor a interação entre os subsistemas.

Subsistema do consumo | Uso do álcool como parte da rotina da vida social

Esse é o subsistema-chave. Padrões de consumo de álcool mudam com o tempo e os efeitos das diferenças de idade e de gênero devem ser considerados. Os padrões de consumo para cada grupo etário e sexo podem ser subdivididos de acordo com a média diária de consumo e a distribuição da quantidade de doses consumidas por evento, influenciados por fatores como renda, preço do álcool, disponibilidade, aceitação social ou normas sociais acerca do consumo e regulações formais do álcool, como a idade mínima para beber. Quando esses fatores mudam, o efeito em cadeia das mudanças determina um novo valor para a média de consumo diária, resultando em mudança no padrão para cada idade e sexo e para a comunidade como um todo.[11]

Subsistema do varejo | Disponibilidade do álcool

O álcool, como qualquer produto comercial, está disponível para os consumidores em pontos de venda do varejo, que podem ser licenciados (como lojas, bares, restaurantes) ou não (casas, estabelecimentos clandestinos, vendedores ambulantes, vendedores de beira de estrada etc.). Os estabelecimentos podem ter licença para a venda de álcool a ser consumido no próprio estabelecimento (bares, restaurantes) ou para ser consumido fora dali (supermercados, lojas de conveniência, lojas especializadas etc.). A quantidade e o tipo dos estabelecimentos licenciados para vender álcool em uma comunidade são afetados pelo tamanho da população, pelo consumo *per capita* e por fatores econômicos (renda média da população).[11]

Subsistema de controle e regulação formais: leis, administração e fiscalização

Esse subsistema reflete leis e controles governamentais que regulam a venda de álcool no varejo. Por exemplo, restrições podem ser feitas ao número de novas licenças de um determinado tipo, ou nos dias e horários em que a venda é permitida, como um meio de conter a disponibilidade de álcool. A força das leis e regulações é afetada pelas fiscalizações e pela gravidade das punições às violações.[11]

Subsistema de normas sociais | Valores da comunidade e influências sociais que afetam o consumo

Esse subsistema reflete os valores da sociedade acerca do álcool e influencia os níveis de consumo por meio de reforçadores positivos ou negativos. *Reforço positivo* descreve o fenômeno pelo qual o aumento no consumo de álcool ao longo do tempo está associado ao aumento da aceitação do consumo de álcool. *Reforço negativo* descreve o fenômeno pelo qual o aumento do consumo resulta em aumento dos problemas relacionados e, consequentemente, em diminuição da aceitação social.[11]

Subsistema das sanções legais | Usos proibidos do álcool

Esse subsistema organiza-se para reforçar as leis contra o uso do álcool em determinadas situações e contextos. Isso pode incluir dirigir alcoolizado, intoxicação pública, posse de álcool, beber antes da idade mínima ou beber em lugares específicos (praças e parques públicos, estádios, auditórios, determinadas festas etc.).[11]

Subsistema das consequências econômicas, sociais e de saúde | Identificação dos problemas e respostas organizadas pela comunidade

As consequências do beber estão relacionadas nesse subsistema. Mortalidade e morbidade ligadas ao álcool refletem os riscos à saúde associados ao uso de álcool; tais riscos variam em razão da idade, do sexo e do grupo de consumo. Aumento da mortalidade e da morbidade relacionadas com o álcool pode estimular mudança da aceitação social e, consequentemente, mudança da regulação formal, com o objetivo de reduzir o consumo ou comportamentos associados aos problemas causados pelo álcool. Esse subsistema também responde à demanda por serviços sociais e de saúde para problemas referentes ao uso de álcool.

Esse aspecto do subsistema está ligado às informações sobre número de pacientes, serviços para tratamento, custos desses serviços, tamanho das listas de espera e tempo médio do tratamento.[11]

Interações entre os subsistemas

Conhecendo-se as interações possíveis entre esses diversos subsistemas, pode-se planejar intervenções que ajam, direta ou indiretamente, no subsistema de consumo. Por exemplo: diminuindo o nível de aceitação social do consumo de álcool, provavelmente surgiria uma pressão social por regulação governamental mais rigorosa da venda de álcool no varejo, restringindo a disponibilidade de álcool e, por consequência, o seu consumo. Outro exemplo: certos padrões de uso do álcool podem provocar consequências sociais que suscitem pressão social a favor de certas políticas de sanções legais, como a proibição de dirigir alcoolizado.

▶ Estratégias preventivas de acidentes de trânsito relacionados com o consumo de álcool | Beber ou dirigir

Acidentes decorrentes da condução de veículos sob o efeito do álcool constituem grave problema mundial. No Brasil, dados do Departamento Nacional de Trânsito (Denatran) mostram que 50% dos acidentes automobilísticos fatais estão relacionados com o consumo de álcool.[19]

Várias são as ações efetivas para reduzir esses problemas:

- Diminuição na concentração de álcool no sangue (CAS) permitida por lei para dirigir. Estudo mostra que o risco de um indivíduo se acidentar com CAS de 0,05% é o dobro do risco para uma pessoa com CAS igual a zero; e quando a CAS atinge 0,08%, esse risco é multiplicado por dez.[18] Devido às evidências de forte correlação entre a CAS e os acidentes de veículos, muitos países estabeleceram leis que determinam os níveis máximos de CAS tolerados para motoristas.[3,18] Além da quantidade de álcool que a pessoa ingeriu, a CAS depende também de fatores individuais, como peso, gênero, velocidade da ingestão alcoólica, presença de alimento no estômago, entre outros. Prejuízos no desempenho tornam-se marcantes para CAS entre 0,05 e 0,08%, mas podem estar presentes em CAS abaixo de 0,05%.[18,19]
- Estabelecimento de postos de fiscalização com utilização de bafômetros para checagem aleatória ou seletiva. Uma estratégia para aumentar a "certeza de punição" para motoristas infratores consiste em intensificar a frequência e a visibilidade da fiscalização. Essas fiscalizações geralmente ocorrem de modo seletivo, ou seja, apenas os motoristas que a polícia julga estarem alcoolizados são submetidos ao teste do bafômetro. Todavia, estudo norte-americano mostrou que a polícia pode deixar de selecionar 50% dos motoristas com CAS acima de 0,1%.[21] Uma alternativa às checagens seletivas são as aleatórias: qualquer motorista, em qualquer momento, pode ser submetido ao teste, que pode variar em frequência e local, sem aviso prévio; são sempre muito visíveis e causam impacto na mídia. Estimativas sugerem que a realização de 1.000 testes diários reduz em 6% os acidentes graves e em 19% os acidentes noturnos envolvendo um único veículo.[21] Existem evidências científicas de que checagens aleatórias têm um efeito sustentado e significativo em reduzir acidentes, traumas e mortes associados ao beber e dirigir, além de oferecer aos bebedores uma desculpa legítima para beber menos com os amigos[1]
- Suspensão administrativa da licença de motoristas que dirigem intoxicados. A perda ou suspensão da carteira de habilitação é uma medida eficaz para acidentes relacionados ou não com o álcool. Infratores que não perdem a licença apresentam maior índice de reincidência. Estudo revelou que embora três quartos dos motoristas que perderam a licença permanecessem dirigindo, eles o faziam com menor frequência e mais cautela.[17-19] Estabelecimento de uma graduação no licenciamento para motoristas novatos. Tolerância zero para associação entre álcool e direção nos primeiros anos da carteira de motorista.[1,2]

Custo-efetividade das políticas preventivas

As estratégias aqui apresentadas custam pouco em comparação aos custos dos problemas relacionados com o consumo de álcool, principalmente do beber pesado. Exemplo disso é a instituição de idade mínima para a compra de bebidas, medida de custo insignificante e de grande impacto. O custo de implantação de tais medidas tende a elevar-se quando se encontram resistências. Interesses comerciais podem dificultar a implantação de medidas de zoneamento ou outras destinadas a regulamentar a distribuição geográfica dos pontos de venda. Inversamente, o custo diminui quanto maior o apoio popular às medidas implantadas.

Considerando a importância das políticas públicas relacionadas com o álcool para saúde, segurança e economia internacional, a OMS realizou um estudo com a participação de vários especialistas de nove países, para avaliar diferentes políticas de consumo de bebidas alcoólicas. Foi composta uma lista das 10 "melhores práticas" com base nos seguintes critérios: evidência de efetividade, existência de suporte científico, possibilidade de transposição para diferentes culturas e custos de implementação e sustentação.[1,5]

Cinco práticas são referentes a políticas de controle de álcool (reguladoras):

- Estabelecimento (e fiscalização) de idade mínima legal para compra de bebidas alcoólicas
- Monopólio governamental das vendas de bebida no varejo
- Restrição dos horários ou dias de venda
- Restrições de densidade dos pontos de venda de álcool
- Criação de impostos para o álcool.

Outras quatro práticas estão diretamente relacionadas com o controle do beber e dirigir:

- Redução do limite de CAS permitida para dirigir
- Suspensão administrativa da licença de motoristas que dirigem alcoolizados
- Estabelecimento de postos de fiscalização de sobriedade
- Política de "tolerância zero" quanto ao dirigir alcoolizado, por vários anos, no licenciamento para motoristas novatos.[1,5]

A última prática é instituir processos terapêuticos do tipo intervenções breves para bebedores pesados.

Algumas estratégias políticas são bastante populares, porém sua eficácia é reduzida por apresentarem baixa efetividade e alto custo:[3,9]

- Promoção de atividades alternativas de lazer e diversão "livres de álcool" (como esportes) e abordagens efetivas direcionadas à clarificação de valores, autoestima e habilidades sociais são igualmente ineficazes[3]
- Prevenção nas escolas. O objetivo dos programas escolares é modificar crenças, atitudes e comportamentos dos adolescentes em relação ao álcool. Embora aumentem o conhecimento, não modificam o consumo. Além disso, dar informação sobre os perigos de diferentes substâncias psicoativas pode despertar a curiosidade e estimular o consumo entre aqueles que buscam estímulos. Qualquer que seja o programa educacional adotado, é alternativa bastante cara e pouco efetiva, com pequeno e fugaz impacto
- Designação de serviços de transporte ou "designação do motorista da vez" para prevenção do dirigir alcoolizado
- Advertências nos rótulos das bebidas não são eficazes em mudar comportamentos relacionados com o consumo de álcool e não são efetivas para diminuir o consumo entre bebedores pesados
- Mensagens publicitárias. Embora tenha apelo popular, a propaganda educativa nunca é tão bem produzida, nem dispõe dos mesmos recursos e frequência nos meios de comunicação da propaganda da indústria do álcool. Apresenta alguma efetividade quando é parte integrante de um programa mais amplo de políticas. Proibir a publicidade do álcool custa bem menos e é bem mais eficaz que qualquer medida de contrapropaganda.[1]

No Quadro 41.1, estão listadas estratégias e intervenções possíveis de serem adotadas, cuja efetividade encontra-se documentada na literatura internacional. Mesmo aquelas cuja efetividade não foi comprovada estão listadas, a fim de servir de alerta e evitar gastos públicos com o que não funciona.[3]

▶ Intervenções comunitárias e ambientais

As estratégias ambientais apresentadas consistem em medidas reguladoras que afetam o ambiente onde ocorre o consumo de álcool. A literatura revela que regulamentações de caráter preventivo, direcionadas às vendas de álcool e respaldadas por controle eficiente são mais efetivas que programas de prevenção baseados somente na educação direcionada a prováveis bebedores.[1,3,5] O uso de álcool tem contexto social, cultural e comunitário. Portanto, o consumo pesado pode ser modificado e os problemas reduzidos por meio de estratégias que alterem esse contexto e que sejam direcionadas para o ambiente onde o

Quadro 41.1 Efetividades das estratégias e intervenções passíveis de serem implementadas como políticas do álcool.

Estratégia ou intervenção	Efetividade	Suporte científico	Transposição cultural	Custos	Grupo-alvo/ comentários
Disponibilidade					
Proibição total	***	***	**	Alto	PG; muitos efeitos colaterais
Idade mínima	***	***	**	Baixo	AR; fiscalização é necessária
Restrição à densidade de bares	**	***	**	Baixo	PG; implementação a longo prazo
Responsabilidade dos atendentes	***	*	***	Baixo	AR; requer definição legal de responsabilidade
Disponibilidade diferenciada pelo teor alcoólico	**	**	*	Baixo	PG
Preço e taxação	***	***	***	Baixo	PG; efetividade depende do controle da produção e distribuição; desvantagens: produção ilícita e contrabando
Alterando o contexto					
Não servir cliente alcoolizado	*	***	**	Moderado	AR; necessário treinamento e fiscalização
Manejo da agressividade	*	*	*	Moderado	AR
Códigos de conduta	0	*	*	Baixo	AR; ineficaz sem fiscalização
Fiscalização dos pontos de venda	**	*	**	Alto	AR; ineficaz sem fiscalização
Promoção de atividades sem álcool	0	**	*	Alto	PG
Mobilização da comunidade	**	**	*	Alto	PG
Educação e persuasão					
Programas escolares	0	***	**	Alto	AR; aumenta conhecimento, não diminui o consumo
Advertência nos rótulos	0	*	*	Baixo	PG; aumenta conscientização, não muda comportamento

continua

Quadro 41.1 Efetividades das estratégias e intervenções passíveis de serem implementadas como políticas do álcool. (*Continuação*)

Estratégia ou intervenção	Efetividade	Suporte científico	Transposição cultural	Custos	Grupo-alvo/comentários
Regulando a promoção do álcool					
Proibição da propaganda	*	**	**	Baixo	PG; forte oposição da indústria
Controle do conteúdo da propaganda	0	0	0	Moderado	PG; sujeito a acordos de autorregulação
Beber e dirigir					
Pontos de checagem	**	***	***	Moderado	PG; efeito de curta duração
Checagem aleatória	***	**	*	Moderado	PG; maior custo de implantação
Reduzir CAS permitida	***	***	**	Baixo	PG; maior custo de implantação
Suspensão da habilitação	**	**	**	Moderado	BAD
Campanhas do motorista designado	0	*	*	Moderado	AR; não evita acidentes

Efetividade: 0 = falta de evidência; * = limitada; ** = moderada; *** = elevada.
Suporte científico: 0 = sem estudos de efetividade; * = apenas um estudo com boa metodologia; ** = dois a quatro estudos completos; *** = cinco ou mais estudos de efetividade concluídos.
Transposição cultural: 0 = estratégia não testada; * = apenas um país testado quanto à estratégia; ** = dois a quatro países estudados; *** = cinco ou mais países estudados.
AR = grupo de alto risco (bebedores de alto risco ou pessoas particularmente vulneráveis aos efeitos do álcool, como os adolescentes); BAD = pessoas que fazem uso abusivo do álcool ou são dependentes; CAS = concentração de álcool no sangue; PG = população geral.
Traduzido de Babor *et al.* (2010).[3]

álcool é vendido e consumido. Dessa forma, sua efetividade não vai depender do apoio e/ou adesão dos bebedores, embora estes possam aumentar seus efeitos.

A mobilização da comunidade aumenta o grau de consciência dos problemas associados ao abuso de bebidas em bares e casas noturnas, desenvolve soluções para problemas específicos e pressiona os proprietários dos bares a reconhecerem suas responsabilidades. O envolvimento da comunidade mostra elevado sucesso na redução das agressões e de outros problemas relacionados com o consumo em bares, como episódios de violência, traumas e acidentes de trânsito.[3,15,19] Estratégias de redução de danos no ambiente em que se bebe têm despertado interesse crescente em sociedades e lugares em que o consumo de álcool é amplamente aceito. Essa abordagem preventiva é relativamente nova e efetiva, embora tenha uma relação custo-efetividade mais baixa que as estratégias de controle e de taxação do álcool.[1,3,5]

As estratégias publicitárias de bebidas alcoólicas acarretam consequências à Saúde Pública. Tais evidências são fortes o bastante para fazer com que o Estado, para o interesse público, regule a promoção do álcool, em vez de deixar que a indústria e a mídia façam sua "autorregulação", levando à oferta excessiva, aos baixos preços e ao elevado consumo.[3,10]

Estudo comparando 17 países com proibição total, parcial ou sem proibição de publicidade e propaganda de bebidas alcoólicas mostrou o seguinte: países que proíbem a publicidade de destilados têm níveis de consumo 16% mais baixos e 10% menos acidentes automobilísticos fatais do que países sem qualquer proibição. As nações que proíbem a propaganda de cervejas, vinhos e destilados têm níveis de consumo 11% menores e 23% menos acidentes automobilísticos fatais do que os que proíbem apenas a propaganda de destilados.[1]

▶ Situação nacional e perspectivas

No Brasil, algumas leis federais propõem ações regulamentadoras relacionadas com as bebidas alcoólicas. Entre elas destacam-se a proibição da venda de bebidas alcoólicas para menores de 18 anos (art. 243 do Estatuto da Criança e do Adolescente, Lei nº 8.069/90 e art. 63 da Lei das Contravenções Penais); a legislação do Código Brasileiro de Trânsito (art. 165), que passou a considerar crime dirigir alcoolizado (concentração ≥ 0,6 grama de álcool por litro de sangue); e, em 20 de junho de 2008, a Lei nº 11.705, que entrou em vigor modificando o limite de alcoolemia do condutor para zero (com tolerância até 0,2 g/ℓ) e prevendo maiores penas, inclusive prisão em flagrante se constatada alcoolemia superior a 0,6 g/ℓ. O condutor fica sujeito à multa, suspensão do direito de dirigir, retenção do veículo, recolhimento da sua carteira de habilitação e até prisão.

Quanto ao "beber e dirigir", dados do Detran-SP mostram que 50% dos acidentes automobilísticos fatais nesta cidade estão relacionados com o consumo de álcool. A Associação Brasileira dos Departamentos de Trânsito, em outro estudo nacional realizado em 1997, em Brasília, Curitiba, Recife e Salvador, investigou 865 vítimas de colisões de carro, e, em 27,2% dos casos, a alcoolemia encontrada era superior ao limite permitido pela lei.

Somando-se ao fato de o Brasil ter uma excessiva oferta de bebidas alcoólicas a baixos preços e alta disponibilidade de álcool nos diferentes ambientes, o resultado dessa equação é um dos motivos para o país ser um dos recordistas mundiais de acidentes de trânsito.

Reconhecendo que nenhuma política é efetiva, a menos que seja fiscalizada permanentemente, um estudo nacional mostrou que menores de idade de 13 a 17 anos conseguiram facilmente comprar bebidas alcoólicas em diferentes tipos de estabelecimento.[16] Sem multa e fiscalização adequada, dificilmente poderia haver condições de se promover uma melhoria nessa situação. O que funciona realmente é a certeza de que uma determinada infração será punida.[15] Pesquisa realizada em Diadema, SP, concluiu que quase 20% dos motoristas pesquisados com bafômetros estavam dirigindo com níveis de álcool iguais ou maiores aos permitidos pela lei.[19]

Mas há boas perspectivas de avanços na legislação nacional. Em Brasília, em novembro de 2005, foi realizada a Primeira Conferência Pan-americana de Políticas Públicas sobre o Álcool, promovida pelo governo brasileiro com o apoio institucional da Organização Pan-americana de Saúde (OPAS). Esse foi um passo importante no desenvolvimento de uma estratégia continental, tendo sido recomendado que os países das Américas implementassem políticas, estratégias eficazes e programas capazes de prevenir e reduzir os danos relacionados com o consumo de álcool. O documento final dessa reunião enfatiza que as estratégias nacionais devem incorporar uma lista culturalmente apropriada de políticas baseadas em evidências, estudos científicos e sistemas de informação. As medidas devem considerar, dentre outras situações: ocasiões em que se bebe excessivamente; consumo geral da população e das mulheres em particular (inclusive durante a gravidez); consumo por menores de idade, jovens, índios e outras populações vulneráveis; e violência, lesões intencionais, acidentes, doenças e transtornos ocasionados pelo consumo do álcool. A compreensão e o apoio da população são elementos imprescindíveis para planejamento, direcionamento e implementação de políticas públicas sobre o consumo do álcool. Enquanto algumas medidas dependem da aprovação de lei pelo Poder Legislativo, outras podem ser adotadas a partir de decisão política, de normas regulamentadoras ou atos administrativos do Poder Executivo.

Principais resultados iniciais da Lei Seca

As evidências científicas internacionais apontam que os principais impactos resultantes de uma lei desse tipo se devem à contundência da fiscalização dos motoristas com bafômetros e suas penalidades administrativas decorrentes. Dessa forma, essa Lei Seca, como já foi visto, promove uma modificação no ambiente em que se bebe, alterando o comportamento e os hábitos dos bebedores, modificando a associação, outrora automática, entre bebida e direção. Em outras palavras, com o aumento da sensação de que podem ser pegos pela fiscalização da lei, motoristas mudam seu comportamento de consumir bebidas alcoólicas e dirigir. Isso apresenta muito mais eficácia e efetividade do que medidas educacionais isoladas, como mensagens do tipo "se beber, não dirija" ou programas do tipo "piloto da vez".

Entre 2005 e 2009, estudos que relacionaram uso de álcool e vítimas fatais no Estado de São Paulo, Distrito Federal e Porto Alegre encontraram alcoolemia positiva em 45%, 43% e 32% dos casos, respectivamente.[22] Entre vítimas não fatais atendidas em centros de atenção ao trauma e emergências de São Paulo e Uberlândia (MG), a prevalência de ingestão de álcool foi, respectivamente, 24% e 29%.[22] Cerca de 17% das vítimas de acidente de trânsito atendidas em serviços de emergência de cidades cobertas pelo Sistema de Vigilância de Violências e Acidentes em Serviços Sentinelas apresentavam suspeita de uso de álcool.[22]

Mello Jorge e Koizumi[23] detectaram diminuição de 28% nas internações hospitalares entre os dois semestres de 2008, além de importantes declínios como tempo de internação (42%), gastos hospitalares (39,2%) e mortalidade (13,6%). No município de São Paulo, houve redução de 48% para 36% na alcoolemia positiva de vítimas fatais quando comparados os segundo semestres de 2007 e 2008.[24] Apesar de não terem sido baseados em uma "série histórica", que poderia reforçar ou refutar os achados, os resultados sugerem que a nova lei foi efetiva.

Pesquisas utilizando bafômetros em pontos de fiscalização de sobriedade (*sobriety checkpoints*) em finais de semana mostraram prevalências bastante elevadas em outras duas cidades brasileiras. Em Belo Horizonte (MG), 38% dos condutores dirigiam com algum nível de álcool no sangue e 20% estavam acima dos limites legais.[22] Em Diadema (SP), os valores corresponderam a 24% e 19%, respectivamente, até seis vezes mais elevados que em pesquisas internacionais.[22] Estudo realizado após implementação da lei, com indivíduos potencialmente sob risco de acidentes de trânsito relacionados ao álcool, mostrou que 51% apresentavam alcoolemia positiva e pretendiam dirigir.[22] Vale destacar a fiscalização insuficiente como fator preponderante para o descumprimento da lei, além de alta prevalência de alcoolemia.[22]

Pinsky e colaboradores[25] mostraram que 85% de jovens candidatos à primeira habilitação não conheciam alguém que tenha sido punido legalmente por beber e dirigir, 74% acreditavam que nenhum infrator receberia a pena legal e 64% consideravam mínima a chance de ser parados por policial ou sujeitos a penalidades. Em estudo realizado após a implementação da "Lei Seca", apesar de 86% dos entrevistados referirem ter bebido e dirigido no último ano, 9% foram abordados para realizar teste de alcoolemia (bafômetro).

A Organização Mundial da Saúde recomenda a adoção de postos de fiscalização de sobriedade com uso do bafômetro, que podem reduzir os acidentes em cerca de 20% e mostram excelente custo-efetividade. Essa ação deve ser realizada, prioritariamente, nas noites dos finais de semana, nas quais ocorre a maioria dos acidentes envolvendo bebidas alcoólicas.[22]

De acordo com o Consenso Brasileiro sobre Políticas Públicas do Álcool (2004),[9] medidas com evidências científicas formam uma estratégia de grande potencial de sucesso na prevenção de acidentes de trânsito relacionados ao álcool: nível baixo de alcoolemia tolerada, fiscalizações frequentes e visíveis, suspensão da habilitação de infratores e estabelecimento da certeza da punição mediante checagens aleatórias (fiscalização em *checkpoints*).

Segundo o *I Levantamento sobre os padrões de consumo de álcool na população brasileira*[26], a sociedade apoia políticas públicas que enfrentem o problema do álcool e direção, como aumento do imposto sobre bebidas, restrições à publicidade e ao apoio a eventos culturais e esportivos e aplicação de sanções mais severas. Entretanto, é fundamental considerar a força dos grupos de interesse afetados: a indústria de bebidas, comerciantes e consumidores. A implementação dessas políticas é vital para prevalecer a vontade social.[22]

▶ Considerações finais

O álcool é importante fonte de danos para Saúde e Segurança Pública e não deveria ser tratado como um produto qualquer, inócuo e sujeito às leis de mercado.[3] A consequência desse descontrole e da excessiva oferta e acessibilidade têm gerado consumo elevado a baixos preços e ampla disponibilidade de álcool nos ambientes, banalizando seu consumo e levando à tolerância em relação às transgressões legais. Poucas restrições às propagandas nos meios de comunicação as tornam eficientes em seduzir o público, principalmente o jovem, para o consumo de bebidas alcoólicas.[3] Ao contrário, o mercado de venda do álcool deve ser mais bem regulado, estabelecendo-se um controle social dessa substância. Há evidências científicas fortes e suficientes de que o estabelecimento de políticas reguladoras de controle do acesso e da disponibilidade do álcool são efetivas em reduzir o consumo da bebida alcoólica e os problemas relacionados.[1,3,10]

O impacto esperado das políticas do álcool é a redução global: do consumo, dos danos relacionados com o álcool (violência doméstica, acidentes automobilísticos, agressões em geral, morbidade e mortalidade relacionadas, intoxicações pelo álcool) e do sucesso dos adolescentes na obtenção de bebidas. Espera-se também a criação de um clima social propício para outras políticas.

As vantagens de estabelecimentos de políticas ou estratégias ambientais locais, com controle dos ambientes onde se bebe, são inúmeras: melhor adaptação aos hábitos culturais da comunidade, maior flexibilidade e facilidade na obtenção de apoio social e mobilização, maior facilidade para serem ampliadas e avaliadas e de visualização de seus benefícios.

A falta de implementação de políticas nacionais do álcool associada a uma excessiva oferta tem gerado consumo elevado a baixos preços, com ampla disponibilidade de bebidas nos mais variados ambientes (Laranjeira e Romano, 2004), banalizando seu consumo e levando à tolerância em relação às transgressões legais, tais como a venda de bebidas a menores e ao beber e dirigir.[9] As resultantes disso seriam o descumprimento dessas leis por parte de quem deveria observá-las, a omissão do poder público que deveria fiscalizá-las e o silêncio da sociedade que deveria exigi-las.

▶ Referências bibliográficas

1. CHISHOLM, D.; REHM, J.; VAN OMMEREN, M.; MONTEIRO, M. Reducing the global burden of hazardous alcohol use: a comparative cost-effectiveness analysis. *J. Stud. Alcohol.*, v. 65, n. 6, p. 782-793, 2004.
2. COLLINS, D.; LAPSLEY, G. *The social costs of drug abuse in Australia in 1988 and 1992*. Canberra: Commonwealth Department of Human Services and Health. Australian: Government Printing Service, 1996. (National Drug Strategy Monograph Series, 30.)
3. BABOR, T.; CAETANO, R.; CASSWELL, S. *et al. Alcohol: no ordinary commodity: the global burden of alcohol consumptiom*. Oxford: Oxford University Press, 2003. p. 57-92.
4. MAYER, R. R.; FORSTER, J. L.; MURRAY, D. M.; WAGENAAR, A. C. Social settings and situations of underage drinking. *J. Stud. Alcohol.*, v. 59, n. 2, p. 207-215, 1998.
5. WORLD HEALTH ORGANIZATION (WHO). Fifty-eighth World Health Assembly. A58/18. Provisional agenda item 13.14. 7 April 2005. *Public health problems caused by harmful use of alcohol*. Report by the Secretariat. Geneva: WHO, 2005. p. 1-4.
6. JONES-WEBB, R.; TOOMEY, T.; MINER, K. *et al.* Why and in what context adolescents obtain alcohol from adults: a pilot study. *Subst. Use Misuse*, v. 32, n. 2, p. 219-228, 1997.
7. REHM, J.; TAYLOR, B.; PATRA, J. Volume of alcohol consumption, patterns of drinking and burden of disease in the European region 2002. *Addiction*, v. 101, n. 8, p. 1086-1095, 2006.
8. BABOR, T. F.; CAETANO, R. Evidence-based alcohol policy in the Americas: strengths, weaknesses, and future challenges. *Rev. Panam. Salud Pública*, v. 18, n. 4/5, p. 327-337, 2005.
9. LARANJEIRA, R.; ROMANO, M. Consenso brasileiro sobre políticas públicas do álcool. *Rev. Bras. Psiquiatr.*, v. 26, supl. 1, p. 68-77, 2004.
10. EDWARDS, G.; ANDERSON, P. L.; BABOR, T. *et al. Alcohol policy and the public good*. Oxford: Oxford University Press, 1994.
11. HOLDER, H. D. *Alcohol and the community*: a system approach to prevention. Cambridge: Cambridge University Press, 1998.
12. HURST, P. M.; HARTE, D.; FRITH, W. J. The grand rapids dip revisited. *Accid. Anal. Prev.*, v. 26, n. 5, p. 647-654, 1994.
13. HOLDER, H. D.; REYNOLDS, R. I. Application of local policy to prevent alcohol problems: experiences from a community trial. *Addiction*, v. 92, suppl. 2, p. 285-292, 1997.
14. CHALOUPKA, F. J.; GROSSMAN, M.; SAFFER, H. The effects of price on alcohol consumption and alcohol-related problems. *Alcohol Res. Health.*, v. 26, n. 1, p. 22-34, 2002.
15. DUAILIBI, S.; PONICKI, W.; GRUBE, J. *et al.* Does restricting opening hours reduce alcohol related violence? *Am. J. Public. Health.*, v. 97, n. 12, 2007.
16. ROMANO, M.; DUAILIBI, S.; PINSKY, I.; LARANJEIRA, R. Pesquisa de compra de bebidas alcoólicas por adolescentes em duas cidades do Estado de São Paulo – SP. *Rev. Saúde Publ.*, v. 41, n. 4, p. 495-501, 2007.
17. KENKEL, D. S. Drinking, driving and deterrence: the effectiveness and social costs of alternative policies. *J. Law Econ.*, v. 36, n. 2, p. 877-913, 1993.
18. MILLER, T. R.; LESTINA, D. C.; SPICER, R. S. Highway crash costs in the United States by driver age, blood alcohol level, victim age, and restraint use. *Accid. Anal. Prev.*, v. 30, n. 2, p. 137-150, 1998.
19. DUAILIBI, S.; PINSKY, I.; LARANJEIRA, R. Prevalência do beber e dirigir em Diadema, SP. *Rev. Saúde Públ.*, v. 41, n. 6, 2007.
20. BIRCKMAYER, J. D.; HOLDER, H.; YACOUBIAN, G. S.; FRIEND, K. B. A general causal model to guide alcohol, tobacco, and illicit drug prevention: assessing the research evidence. *J. Drug Educ.*, v. 34, n. 2, p. 121-153, 2004.
21. ROOM, R.; BONDY, S. J.; FERRIS, J. The risk of harm of oneself from drinking – Canada 1989. *Addiction*, v. 90, n. 4, p. 499-513, 1995.
22. BACCHIERI, G.; BARROS, A. J. D. Acidentes de trânsito no Brasil de 1998 a 2010: muitas mudanças e poucos resultados. *Rev Saúde Pública*. v. 45, n. 5, p. 949-63, 2011.
23. MELLO JORGE, M. H. P.; KOIZUMI, M. S. Acidentes de trânsito causando vítimas: possível reflexo da lei seca nas internações hospitalares. *Rev. ABRAMET*. v. 27, n. 1, p. 16-25, 2009.
24. KOIZUMI, M. S.; LEYTON, V.; CARVALHO, D. G.; COELHO, C. A.; MELLO JORGE, M. H. P.; GIANVECCHIO, V. *et al.* Alcoolemia e mortalidade por acidentes de trânsito no Município de São Paulo, 2007/2008. *Rev ABRAMET*. v. 28, n. 1, p. 25-34, 2010.
25. PINSKY, I.; LABOUVIE, E.; PANDINA, R.; LARANJEIRA, R. Drinking and driving: pre-driving attitudes and perceptions among Brazilian youth. *Drug Alcohol Depend*. v. 62, n. 3, p. 231-7, 2001. DOI:10.1016/S0376-8716(00)00173-3.
26. LARANJEIRA, R.; PINSKY, I.; ZALESKY, M.; CAETANO, R. *I Levantamento nacional sobre os padrões de consumo de álcool na população brasileira*. Brasília (DF): Secretaria Nacional Antidrogas; 2007.

42 Políticas Públicas para o Controle do Tabagismo

Mônica Andreis e Paula Johns

▶ Evidências da necessidade de políticas públicas em controle do tabagismo

Neste capítulo, abordaremos questões associadas à importância da elaboração, adoção e acompanhamento de políticas públicas em controle do tabagismo no Brasil.

Em síntese apresentada por Silveira, as políticas públicas

(…) podem ser entendidas como um conjunto de normas que orientam práticas e respaldam os direitos dos indivíduos em todos os níveis e setores da sociedade. As bases das políticas públicas devem ser os princípios da igualdade e da equidade, disseminando o sentido de justiça social na sociedade como um todo. Devem ser elaboradas a partir dos direitos universais e não individuais.[1]

No campo da saúde, refere-se à ação do Estado para melhoria das condições de saúde da população e dos ambientes natural, social e do trabalho.[2] De acordo com a Constituição Federal brasileira, a saúde é direito de todos e dever do Estado, garantido mediante políticas sociais e econômicas que visem à redução do risco de doença e de outros agravos e ao acesso universal igualitário às ações e aos serviços para sua promoção, proteção e recuperação.[3]

Em relação à questão específica do tabagismo, é indiscutível o extenso dano à saúde causado pelo consumo e exposição a produtos derivados do tabaco. O tabagismo é considerado pela Organização Mundial da Saúde (OMS) uma doença, pois a nicotina que o cigarro contém causa dependência e provoca alterações físicas, emocionais e comportamentais na pessoa que fuma. Assim, de acordo com a Classificação Internacional de Doenças (CID), o tabagismo foi catalogado como "uma desordem mental e de comportamento, decorrente da síndrome de abstinência à nicotina".[4]

O tabagismo é considerado a principal causa de morte potencialmente evitável em seres humanos, sendo responsável por cerca de seis milhões de mortes ao ano no mundo.[5]

Por muitos anos predominou a imagem de que o ato de fumar estava associado ao prazer, à sedução e à independência. Aspectos especialmente apreciados pelos jovens foram explorados à exaustão e com criatividade pelo *marketing* de empresas do tabaco. Associado ao alto poder aditivo da nicotina (estima-se que 60% daqueles que venham a fumar por mais de seis semanas continuarão fumando por mais 30 anos) e aos demais fatores psicológicos e comportamentais da dependência, milhões de pessoas tornaram-se fumantes regulares e o tabagismo disseminou-se pelo mundo.[6]

O processo de mudança da representação social do tabagismo inicia-se quando inequivocamente se constatam e vêm a público seus graves danos à saúde das pessoas, sejam fumantes ativos ou passivos (submetidos à exposição da fumaça de tabaco).

A despeito de esforços contrários à sua divulgação, promovidos pela indústria do tabaco (que não tinha interesse em expor os malefícios de seu produto), informações cada vez mais detalhadas e chocantes passam a ser reveladas por médicos, jornalistas e estudiosos do tema, bem como por juristas que, por meio de ações judiciais, tiveram acesso a documentos internos de empresas de tabaco.[7]

Além da nicotina, caracterizada como droga psicoativa, na composição de produtos fumígenos existem diversas substâncias tóxicas e muitas delas cancerígenas. Estima-se que fumar causa aproximadamente 71% dos cânceres de pulmão, 42% das doenças respiratórias crônicas e 10% das doenças cardiovasculares. É um dos principais fatores de risco para as doenças crônicas não transmissíveis (DCNT), que lideram as causas de morte no mundo todo. Segundo relatório da OMS, 63% das mortes ocorridas em 2008 estavam associadas às DCNT.[8]

No Brasil, as DCNT constituem o mais significativo problema de saúde e correspondem a 72% das causas de mortes, com forte impacto em camadas mais pobres da população e grupos vulneráveis, como a população de baixa escolaridade e renda.[9]

Além disso, existem efeitos agudos e crônicos advindos da exposição à poluição tabagística ambiental (PTA). Esta é considerada o principal agente poluidor de ambientes fechados, não existindo níveis seguros de exposição à fumaça de tabaco. Dos cerca de 4.800 constituintes nela identificados, ao menos 250 são comprovadamente tóxicos, como o cianeto de hidrogênio, o monóxido de carbono, o butano, a amônia, o tolueno e o chumbo, e ao menos 50 são comprovadamente cancerígenos, sendo 11 comprovadamente em humanos: 2-naftilamina, 4-aminobifenil, benzeno, cloreto de vinila, óxido de etileno, arsênico, berílio, compostos de níquel, cromo, cádmio e polônio-210 (radioativo).[10]

Em pesquisa realizada pelo Instituto Nacional do Câncer (INCA) e pela Universidade Federal do Rio de Janeiro (UFRJ), denominada *Mortalidade atribuível ao tabagismo passivo na população urbana do Brasil*, constatou-se que pelo menos sete pessoas morrem por dia em nosso país devido ao tabagismo passivo.[11]

Ademais, existem

(...) aspectos sociais e econômicos ligados ao impacto socioambiental da cadeia produtiva do fumo que não costumam ser contemplados pelas políticas de controle do tabaco. O tabaco contribui para o empobrecimento de indivíduos e suas famílias porque usuários estão propensos a sofrer de doenças e perdas de produtividade e renda.[12]

As condições de trabalho na cultura de fumo também contribuem para doenças e pobreza nas famílias envolvidas no plantio e beneficiamento do tabaco. Ainda pouco divulgada, a "doença da folha de tabaco" atinge fumicultores devido aos problemas de saúde decorrentes da absorção transdérmica da nicotina, potencializada com o uso de agrotóxicos nas lavouras.[13]

Em países em desenvolvimento, onde se cultiva o tabaco, cerca de 5% de todo o desmatamento é provocado por essa cultura. Aspectos relacionados ao descarte de bitucas (causando incêndios e acúmulo de lixo) contribuem também para o significativo impacto ambiental associado a produtos de tabaco.[14]

Considerando todos esses aspectos, esforços mundiais têm sido realizados no sentido de conter a expansão da epidemia tabagística por intermédio da adoção de políticas eficazes de controle do tabaco.

Toda e qualquer ação dirigida ao controle do tabagismo deve ter um foco muito além da dimensão do indivíduo, buscando abarcar tanto as variáveis sociais, políticas e econômicas que contribuem para que tantas pessoas ainda comecem a fumar quanto os fatores que aqueles que se tornaram dependentes parem de fumar e se mantenham abstinentes. Além disso, o reconhecimento de que a epidemia do tabagismo é um problema de saúde pública globalizado que transcende fronteiras de países, de que existem medidas intersetoriais comprovadamente efetivas para controlar sua expansão e de que a eficácia dessas medidas depende de uma ampla cooperação internacional levou a 49ª Assembleia Mundial da Saúde, realizada em maio de 1996, a adotar uma resolução voltada para a elaboração do primeiro tratado internacional de saúde pública, a Convenção-quadro para Controle do Tabaco (CQCT).[15]

O tratado, desenvolvido pela OMS, entrou em vigor em fevereiro de 2005, e o Brasil o assinou e ratificou, comprometendo-se assim a adotar as medidas recomendadas no texto da CQCT e seus protocolos.[16] Seu objetivo é "proteger as gerações presentes e futuras das devastadoras consequências sanitárias, sociais, ambientais e econômicas geradas pelo consumo e pela exposição à fumaça do tabaco".[17]

Considerada um marco histórico para a Saúde Pública global, a CQCT aponta diretrizes para reduzir o impacto do tabagismo, abordando temas como proibição da propaganda, da publicidade e do patrocínio, uso de advertências nos maços, proteção ao fumo passivo, aumento da taxação de produtos fumígenos, combate ao contrabando, criação de programas de tratamento e cooperação internacional.

Reforçando a importância do tema, em 2011 foi divulgado pela OMS um relatório no qual se alertou para o fato de que, se não forem adotadas medidas de controle, o tabagismo será responsável por um bilhão de mortes no século 21, especialmente em países em desenvolvimento. Caso a tendência de consumo se mantenha, até 2030 o tabagismo será responsável pela morte de oito milhões de pessoas anualmente no mundo.[5]

Destacam-se seis iniciativas consideradas decisivas para a redução do consumo e da iniciação ao tabagismo:[18]

- Monitorar o uso do tabaco e as políticas de prevenção
- Proteger as pessoas contra a fumaça do tabaco
- Oferecer ajuda para cessação
- Advertir sobre os riscos à saúde
- Reforçar a proibição de propaganda, promoção e patrocínio pelas empresas de tabaco
- Aumentar os preços e impostos sobre produtos de tabaco.

Embora os esforços para combater o tabaco estejam aumentando, todos os países precisam fazer mais. Essas seis estratégias estão ao alcance de todo país, rico ou pobre, e quando combinadas, oferecem a melhor chance de reverter esta epidemia crescente, disse Margaret Chan, diretora-geral da OMS.[18]

Analisaremos a seguir de que forma tais estratégias vêm sendo adotadas no Brasil e quais os desafios a enfrentar na implementação de políticas públicas em controle do tabaco.

▶ Políticas públicas em controle do tabagismo no Brasil

Mesmo sendo um grande produtor e o maior exportador de tabaco, o Brasil tem importantes iniciativas na área de controle do tabagismo e é internacionalmente reconhecido por isso. O Programa de Controle do Tabagismo, lançado pelo governo há cerca de 20 anos e coordenado em âmbito nacional pelo INCA, é considerado de grande abrangência e corresponsável por inúmeras medidas que contribuíram para a diminuição da prevalência do tabagismo no país.[15]

Estudo publicado em 2012 aponta uma redução de 46% na prevalência de fumantes no Brasil no período de 1989 a 2010.[19] De acordo com os resultados da Pesquisa Nacional por Amostra de Domicílios/Pesquisa Especial de Tabagismo (PNAD/PETab 2008),[20] o total de fumantes corresponde a 17,2% da população acima de 15 anos. Segundo este estudo, os percentuais de fumantes foram maiores entre os homens (21,6%), entre as pessoas de 45 a 64 anos de idade (22,7%), entre os moradores da região sul (19,0%), os que viviam na área rural (20,4%), os menos escolarizados (25,7% entre os sem instrução ou com menos de um ano de estudo) e os de menor renda (23,1% entre os sem rendimento ou com menos de um quarto de salário mínimo). Já de acordo com a pesquisa do Sistema de Vigilância por Inquérito Telefônico (Vigitel), 2013, realizada somente com adultos, o tabagismo nas capitais brasileiras variava entre 5,2% em Salvador e 16,5% em Porto Alegre, com uma média nacional de 11,3%.[21]

No que se refere às medidas de controle preconizadas pela OMS e contidas no texto da CQCT, temos várias já parcialmente implementadas no país, como se vê a seguir:

- *Monitorar o uso do tabaco e políticas de prevenção*: pesquisas são realizadas periodicamente, analisando dados de prevalência do tabagismo e consumo de produtos de tabaco; algumas utilizam métodos e público-alvo diferentes, sendo importante o desenvolvimento de uma visão abrangente e integrada dos dados. A pesquisa Vigitel, por exemplo, é feita por contato telefônico e é restrita a maiores de 18 anos de idade. Já a Vigilância de Tabagismo em Escolares (Vigescola) é feita com escolares de 7ª e 8ª séries do Ensino Fundamental e 1ª série do Ensino Médio.[22] Por meio de um convênio entre o Ministério da Saúde (MS) e o Instituto Brasileiro de Geografia e Estatística (IBGE), a saúde e o comportamento do brasileiro em relação ao tabagismo são investigados simultaneamente à PNAD, o que contribui sobremaneira para o monitoramento e a análise sistemática.[23] Aspectos complementares, como pesquisas sobre mortalidade atribuível ao tabagismo e custos ao sistema de saúde, também têm sido estudados.[24,25] Estudo de

2012 sobre a carga das doenças relacionadas ao tabaco para o Brasil revelou que o custo anual para o sistema de saúde chega a atingir R$21 bilhões[26]
- *Proteger as pessoas contra a fumaça do tabaco:* existem diversas leis relacionadas à proibição do fumo em locais públicos e fechados vigentes no país. A Lei Federal nº 12.546, sancionada em 2011 e regulamentada em 31 de maio de 2014 por meio do decreto 8262/2014[27], determina a adoção de ambientes fechados livres de tabaco em todo o Brasil a partir de dezembro de 2014. Um marco histórico foi também a lei que proíbe o fumo em recintos coletivos fechados no estado de São Paulo, cuja população estimada é de 40 milhões de pessoas, em vigor desde 2009 e com ampla aceitação popular. Oito outros estados brasileiros adotaram com sucesso leis semelhantes, proibindo o fumo em ambientes coletivos fechados[28]
- *Oferecer ajuda para cessação:* deixar de fumar reduz drasticamente o risco de doenças, além de aumentar a sobrevida daqueles já enfermos. Em pacientes com doenças coronarianas, deixar de fumar reduz em 50% o risco de morte prematura.[6] O Programa Nacional para o Controle do Tabagismo disponibiliza consenso sobre tratamento do tabagismo, capacitação a profissionais de saúde e medicamentos de apoio pela rede do Sistema Único de Saúde (SUS).[8] No entanto, muitas pessoas ainda não têm acesso ao tratamento gratuito no Brasil, fenômeno que se repete também em outros países: as intervenções para interromper o uso de tabaco ainda não estão integradas às rotinas dos serviços de saúde no mundo. A falta de estratégias de integração, de tempo disponível para acoplar ações assistenciais mais específicas e mesmo a percepção dos profissionais de saúde de que os tratamentos para a dependência de nicotina são pouco efetivos são algumas das barreiras apontadas[6]
- *Advertir sobre os riscos à saúde:* o Brasil foi o primeiro país do mundo a proibir o emprego de descritores que pudessem induzir os consumidores ao uso do produto.[29] Foram proibidas expressões como *light*, suave, entre outras, e as embalagens passaram a conter frases e imagens de advertência sobre males associados ao tabagismo, em consonância com o que é previsto no tratado. A partir de 2016, além de as imagens ocuparem 100% do verso do maço de cigarros, está prevista a inserção de imagens de advertência sanitária na parte frontal, ocupando 30% dessa face dos maços[27]
- *Reforçar a proibição de propaganda, promoção e patrocínio pelas empresas de tabaco:* desde o ano 2000 há no Brasil legislação restritiva à publicidade de produtos de tabaco.[30] Essa foi uma importante medida de prevenção à iniciação e de desestímulo ao consumo. Estima-se que, do total de redução da prevalência do tabagismo observada nos últimos 20 anos no Brasil, 14% esteja associado a medidas restritivas de publicidade de produtos de tabaco.[19] A Lei Federal nº 12.546/2011 determinou também a proibição da propaganda de tabaco nos pontos de venda (até então permitida sob a forma de cartazes e painéis), mas ainda permite a exposição dos produtos, o que torna a proibição ainda parcial no país
- *Aumentar preços e impostos sobre produtos de tabaco:* o aumento do preço real de cigarros e dos impostos é considerado o instrumento com melhor relação custo-benefício em controle do tabaco.[18,19] No Brasil, foi adotada uma mudança do sistema de tributação dos cigarros em 2011, por meio dos artigos 14 a 20 da Lei nº 12.546 e Decretos nº 7.555 e 7.593/2011. O novo regime tributário prevê um aumento progressivo nos preços, da ordem de 20% em 2012 e chegando a 55% em 2015. Caracteriza-se como um avanço significativo, ainda que o preço do cigarro no Brasil seja considerado baixo diante do valor adotado em outros países
- *Proibição de aditivos:* cigarros com aromas e sabores facilitam a iniciação no tabagismo e são os preferidos dos jovens,[31] sendo recomendada sua proibição. Após três anos de debate público, em março de 2012 a Agência Nacional de Vigilância Sanitária (Anvisa) publicou uma Resolução de Diretoria Colegiada (RDC nº 14/2012) proibindo o uso de flavorizantes e aromatizantes nos cigarros comercializados no Brasil. Com isso, o país se tornaria o primeiro do mundo a banir a adição do mentol em produtos derivados do tabaco. No entanto, por força de uma liminar obtida pela indústria na Justiça, a medida até o presente momento não foi adotada.

Em avaliação realizada sobre o Programa Nacional para o Controle do Tabagismo, além dos fatores anteriormente mencionados, destaca-se a importância de uma ação efetiva contra o comércio ilegal de cigarros, bem como o fortalecimento da rede de controle de tabaco.[29] Ainda que o processo de controle do tabagismo no Brasil tenha sido alavancado por órgãos governamentais, é importante também destacar a participação de pessoas e organizações da sociedade civil, que progressivamente desenvolveram maior articulação e hoje desempenham significativo papel na consolidação das conquistas e discussão sobre avanços necessários.

▶ Controle social e participação da sociedade civil organizada

A parceria com a sociedade civil organizada revela-se cada vez mais necessária para a mobilização de iniciativas de interesse público. A mobilização popular, articulada com o controle social, constitui-se em elemento fundamental para a mudança da pauta nos governos e a conquista das políticas públicas ou melhoria da sua execução.[32]

A participação autônoma das organizações da sociedade contribui, portanto, para a concepção e a gestão de políticas públicas, bem como para a construção de novas estruturas de representação democrática. Caracterizam-se como "iniciativas privadas que não visam ao lucro; iniciativas na esfera pública que não são feitas pelo Estado. Nem empresa nem governo, mas sim cidadãos participando, de modo espontâneo, em um sem-número de ações que visam ao interesse comum".[33]

Em controle do tabaco é reconhecido o papel da sociedade civil organizada para o alcance de metas relacionadas às medidas de prevenção, proteção e cessação do tabagismo. A experiência internacional demonstra que os programas de controle do tabaco mais eficientes e sustentáveis a longo prazo necessitam do engajamento e da participação ativa da sociedade civil. Isso se caracteriza como um dos sete princípios norteadores da CQCT: "a participação da sociedade civil é essencial para atingir o objetivo da Convenção e seus protocolos".[17]

Uma vez que existem poderosos interesses econômicos em manter ou elevar o comércio de produtos de tabaco, devido à sua lucratividade, faz-se necessária uma articulação social em defesa da saúde pública e dos direitos humanos fundamentais.

> Os direitos humanos incluem não somente saúde física e mental, mas também as condições sociais e ambientais que permitam um estado de boa saúde (…) Direitos humanos e saúde pública são relacionados. O estado de boa saúde é um pré-requisito para gozar dos direitos humanos.[34]

Em um esforço para formação de uma rede de intercâmbio para medidas de controle do tabaco no Brasil que possibilitasse o fortalecimento e o maior engajamento da sociedade civil, em 2003, reuniram-se representantes de organizações não governamentais e governamentais de diversos Estados e foi criada a Rede Tabaco Zero (RTZ). A partir de 2006, a RTZ passou a se chamar Aliança de Controle do Tabagismo (ACT) e foi formalmente constituída uma organização não governamental, que hoje congrega entidades de diferentes setores (saúde, meio ambiente, gênero, educação, direitos humanos), comunidades científicas e ativistas sensíveis à causa de controle do tabaco.

A missão da ACT é monitorar a implementação e o cumprimento das medidas preconizadas pela CQCT e seus protocolos, desenvolver a capacidade de controle do tabagismo nas cinco regiões do país e promover e apoiar uma rede de organizações comprometidas com o controle do tabagismo e as atividades correlacionadas.

Por meio de sua missão, a ACT visa consolidar essa rede para o fortalecimento do papel da sociedade civil organizada no processo de elaboração e implementação de políticas públicas. Para tanto, são planejadas ações no sentido de informar e mobilizar a população, além de reivindicar e acompanhar o estabelecimento de políticas públicas comprovadamente eficazes em controle do tabaco.

Entre as iniciativas já realizadas pela ACT, destacam-se:

- *Campanhas de mídia:* temas como fumo passivo, propaganda de cigarros, uso de aditivos e prevenção têm sido desenvolvidos visando à maior conscientização da população e apoio à adoção de medidas de controle do tabaco. O material é distribuído a diversas organizações e veículos de comunicação em todo o Brasil, além de disponibilizado no *site* da ACT (http://actbr.org.br)
- *Realização e divulgação de estudos especializados, bem como tradução de textos e artigos:* a iniciativa visa disponibilizar informação atualizada e análise crítica de aspectos relevantes em controle do tabagismo. Entre os temas abordados, encontram-se: tabagismo passivo; responsabilidade civil da indústria do tabaco; ambientes livres de fumo; propaganda de tabaco e influência na iniciação e consumo; política de preços e impostos e outros
- *Concepção, realização e divulgação de pesquisas de opinião pública:* as pesquisas permitem avaliar o grau de conhecimento e apoio da população às medidas vigentes ou em discussão no

país, contribuindo para o estabelecimento de prioridades e decisão política. Pesquisas realizadas em 2008 evidenciaram, por exemplo, que 95% da população brasileira considerava que o fumo passivo faz mal à saúde e 88% apoiava a proibição do fumo em ambientes fechados. Entre os próprios fumantes, o índice de apoio encontrado na ocasião foi de 80%.[35] Em 2009, outra pesquisa demonstrou o apoio dos jovens à adoção de ambientes livres de tabaco, pois 85% dos entrevistados de 12 a 22 anos de idade relataram ser contra o fumo em locais fechados.[36] Em 2011, pesquisa de opinião de abrangência nacional evidenciou que 78% dos entrevistados manifestaram-se a favor de proibir os estabelecimentos comerciais de expor embalagens de cigarro que possam ser vistas por jovens e crianças, e 75% eram favoráveis a proibir os fabricantes de adicionar sabores e aromas ao cigarro[37]

- *Promoção de seminários e reuniões para capacitação, integração e apoio mútuo entre organizações governamentais e não governamentais:* os encontros permitem o estabelecimento de novas parcerias e a formação de multiplicadores, incrementando e otimizando o trabalho em rede
- *Advocacy junto a autoridades e políticos em níveis municipal, estadual e federal, para discutir implementação da CQCT e legislação relacionada com o tema:* havendo consenso mundial sobre riscos associados ao fumo e estratégias eficazes para conter a expansão do tabagismo, associado a uma coalizão entre diferentes organizações em prol da Saúde Pública, é necessário que legisladores e autoridades assumam a responsabilidade no sentido de adequar a legislação vigente face aos novos conhecimentos e necessidades da população, bem como procurem estabelecer parâmetros claros que viabilizem seu cumprimento e fiscalização
- *Participação e acompanhamento das reuniões de negociação internacionais dos artigos e protocolos da CQCT:* por meio de sua participação na Framework Convention Alliance (FCA), composta de mais de 350 organizações de mais de 100 países, cuja missão é promover diretrizes fortes para a CQCT, assim como sua implementação em nível nacional
- *Atuação na área jurídica:* realizada no âmbito do Sistema de Justiça Brasileiro, com o fim de garantir a manutenção e implementação das políticas públicas de controle do tabagismo aprovadas nos Poderes Executivo e Legislativo e contestadas no Poder Judiciário, além de contribuir para a disseminação de informações atualizadas, discussão sobre legislação vigente e promover o debate sobre a responsabilidade civil da indústria do tabaco.

▶ Considerações finais

A ação em diversas instâncias, envolvendo o poder público, a sociedade civil e a mídia, têm contribuído para que o tabagismo esteja inserido na pauta de desafios a enfrentar em Saúde Pública no Brasil. A participação ativa das pessoas, por meio do pleno exercício da cidadania, mostra o alcance possível na mudança de paradigmas e no desenvolvimento de políticas públicas relacionadas a produtos fumígenos.

Ainda que muito reste a fazer, a atuação em rede e a contínua atualização vêm se constituindo em elementos de grande importância para a crescente conscientização sobre males associados ao tabagismo e a adoção de medidas eficazes de prevenção e proteção da saúde da população brasileira.

Embora a conscientização da população em geral sobre o tabagismo seja altíssima no Brasil (conforme demonstrado nas pesquisas realizadas e na visível diminuição da aceitação social do fumo), há, em consequência dos avanços, alguns desafios que a comunidade de controle do tabagismo começa a enfrentar. Não é incomum o controle do tabagismo ser citado como exemplo bem-sucedido de regulamentação eficiente que deve ser seguido pelo controle do álcool e até mesmo pelo controle de publicidade para crianças. Pode-se afirmar que há uma tendência de pensar genericamente que o problema do tabagismo já estaria resolvido e, portanto, não mereceria mais tanta atenção ou destaque na agenda de atuação da Saúde Pública. Outra dificuldade é o caráter crônico da doença: como os efeitos deletérios do tabagismo são lentos e dispersos, a adoção de medidas eficazes não parece ter caráter de urgência e pode ser protelada por muito tempo e/ou atropelada por questões de saúde mais urgentes, a exemplo das políticas de prevenção da dengue.

Outro desafio inerente ao sucesso das medidas adotadas até então é a resistência de aliados da indústria do tabaco, que, por vezes, são bem-sucedidos em desvirtuar o debate sobre o mérito das políticas em questão e conquistam alguns intelectuais, articulistas e formadores de opinião que não se aprofundam no tema e confundem o controle do tabagismo com um movimento antitabagista (leia-se antifumante), como se o alvo das políticas adotadas fosse o fumante.

A interferência indevida da indústria do tabaco se faz presente de diferentes formas e pode ser identificada no âmbito do Executivo, Legislativo e Judiciário. Conforme reconhecido e expressamente declarado nas diretrizes para implementação do Art. 5.3 da CQCT,[38] existe um conflito fundamental e irreconciliável entre os interesses da indústria do tabaco e os interesses da política de saúde pública. Este é um dos maiores desafios a enfrentar na contenção da epidemia do tabagismo no mundo todo.

Tanto os sucessos como os desafios são partes de um processo longo de transformação profunda de um comportamento social historicamente datado e construído e desconstrução da história, para conseguir mudar seu curso. Este é um projeto que não poderia ocorrer sem percalços e sem extenso debate na sociedade.

▶ Referências bibliográficas

1. SILVEIRA, A. F. *Tabagismo e políticas públicas*: uma análise sobre a lógica de diferentes estabelecimentos do ramo de entretenimento sobre a proibição de fumar em ambientes fechados. Tese (Doutorado) – Psicologia Social, Pontifícia Universidade Católica de São Paulo, São Paulo, 2007.
2. LUCCHESE, P. T. R. *Políticas públicas em saúde, BVS Saúde Pública Brasil e BIREME, OPAS. OMS*, 2004. Disponível em itd.bvs.br/itd-mod/public/scripts/php/page_show_introduction.php?lang=pt&menuId=2&subject=healthPolicies&search=($)* (introduction/channel).
3. BRASIL. Constituição da República Federativa do Brasil. Disponível em www.planalto.gov.br/ccivil_03/constituicao/constitui%C3%A7ao.htm.
4. BRASIL. Ministério da Saúde. *Classificação estatística internacional de doenças e problemas relacionados à saúde – CID-10*. Disponível em www.datasus.gov.br/cid10/v2008/cid10.htm.
5. WORLD HEALTH ORGANIZATION (WHO). WHO Report on the global tobacco epidemic – warning about the dangers of tobacco. Geneva: World Health Organization, 2011.
6. MARQUES, A. C. P. R.; CAMPANA, A.; GIGLIOTTI, A. P. et al. Consenso sobre o tratamento da dependência de nicotina. *Rev. Bras. Psiquiatr.* (São Paulo), v. 23, n. 4, dez., 2001.
7. ALIANÇA DE CONTROLE DO TABAGISMO (ACT). *O veredicto final*: trechos do processo EUA versus Philip Morris. Trad. Renata Galhanone. São Paulo: Aliança de Controle do Tabagismo, 2008. Disponível em www.actbr.org.br/uploads/conteudo/98_1209-livro-veredicto-final.pdf.
8. WORLD HEALTH ORGANIZATION (WHO). T*he global status report on noncommunicable diseases*. Description of the global burden of NCDs, their risk factors and determinants. Geneva: World Health Organization, 2011.
9. BRASIL. Ministério da Saúde. Secretaria de Vigilância em Saúde. Departamento de Análise de Situação de Saúde. *Plano de ações estratégicas para o enfrentamento das doenças crônicas não transmissíveis (DCNT) no Brasil 2011-2022*. Ministério da Saúde. Secretaria de Vigilância em Saúde. Departamento de Análise de Situação de Saúde. Brasília: Ministério da Saúde, 2011. 148 p.: il. (série B. Textos básicos de saúde).
10. U.S. DEPARTMENT OF HEALTH AND HUMAN SERVICES. *The health consequences of involuntary exposure to tobacco smoke*: A report of the surgeon general, U.S. Department of Health and Human Services. Rockville: Office of the Surgeon General (OSG), 2007. Disponível em www.surgeongeneral.gov/library/secondhandsmoke/factsheets/factsheet9.html.
11. BRASIL. Ministério da Saúde. *Mortalidade atribuível ao tabagismo passivo na população urbana do Brasil*. Disponível em www.inca.gov.br/tabagismo/frameset.asp?item=atualidades&link=ver.asp?id=906.
12. ALMEIDA, G. E. *Um novo horizonte para o controle do tabaco* – aspectos socioambientais da fumicultura. São Paulo: Aliança de Controle do Tabagismo, 2008. Disponível em www.actbr.org.br/uploads/conteudo/118_Aspectos-Socioambientais-da-Fumicultura.pdf.
13. ARCURY, T. A. et al. High levels of transdermal nicotine exposure produce green tobacco sickness in Latino farmworkers. *Nicotine & Tobacco Research*, v. 5, p. 315-321, 2003.
14. BRASIL. Ministério da Saúde. *Tabaco e pobreza*: um círculo vicioso – Organização Pan-americana da Saúde. Brasília: Ministério da Saúde, 2004.
15. CAVALCANTE, T. Controle do Tabagismo no Brasil: avanços e desafios. *Rev. Psiq. Clin.*, v. 32, n. 5, 2005.
16. BRASIL. *Decreto n° 5.658, 3/02/2006*. Promulga a convenção-quadro sobre controle do uso do tabaco, adotada pelos países-membros da Organização Mundial de Saúde em 21 de maio de 2003 e assinada pelo Brasil em 16 de junho de 2003. Diário Oficial da União (DOU) 03 fev. 2006, p. 1.
17. ALIANÇA DE CONTROLE DO TABAGISMO (ACT). *Convenção-quadro para o controle do tabaco*. São Paulo: Aliança de Controle do Tabagismo (ACT), 2003. Disponível em www.actbr.org.br/tabagismo/convencao-quadro.asp.
18. WORLD HEALTH ORGANIZATION (WHO). *WHO Report on the global tobacco epidemic* – The MPOWER package. Geneva: World Health Organization, 2008.
19. LEVY D.; DE ALMEIDA, L. M.; SZKLO, A. (2012) The Brazil SimSmoke Policy Simulation Model: the effect of strong tobacco control policies on smoking prevalence and smoking-attributable deaths in a middle income nation. *PLoS Med*, n. 9, v. 11, e1001336. doi:10.1371/journal.pmed.1001336.
20. IBGE. COORDENAÇÃO DE TRABALHO E RENDIMENTO. *Tabagismo*. Rio de Janeiro: IBGE, 2009. 140 p.
21. BRASIL. Ministério da Saúde. Secretaria de Vigilância em Saúde. *Vigitel Brasil 2013*: vigilância de fatores de risco e proteção para doenças crônicas por inquérito telefônico/Ministério da Saúde, Secretaria de Vigilância em Saúde. Brasília: Ministério da Saúde, 2014. 120 p.: il. (Série G. Estatística e Informação em Saúde)
22. BRASIL. Ministério da Saúde. Instituto Nacional do Câncer. *Vigescola* – Vigilância de Tabagismo em Escolares. Rio de Janeiro: INCA, 2002-2005. Disponível em www.inca.gov.br/vigescola/docs/vigescolafim1.pdf.

23. INSTITUTO BRASILEIRO DE GEOGRAFIA E ESTATÍSTICA (IBGE). *Suplemento Saúde*. Comunicação Social IBGE, outubro de 2008. Disponível em www.ibge.gov.br/home/presidencia/noticias/noticia_visualiza.php?id_noticia=1240&id_pagina=1.
24. PINTO, M. F. T. *Custos de doenças tabaco-relacionadas*: uma análise sob a perspectiva da economia e da epidemiologia. Tese (Doutorado) – Fundação Oswaldo Cruz no Rio de Janeiro, Rio de Janeiro, 2007.
25. CORREA, P. C. R. P.; BARRETO, S. M.; PASSOS, V. M. A. Métodos de estimativa da mortalidade atribuível ao tabagismo: uma revisão da literatura. *Epidemiol. Serv. Saúde*, v. 17, n. 1, p. 43-57, mar. 2008.
26. PINTO, M. T. (coord.) *Carga das doenças tabaco-relacionadas para o Brasil*. [S/L]: Instituto Fernandes Figueira/Fundação Oswaldo Cruz, IECS, [S/D]. Disponível em www.actbr.org.br/uploads/conteudo/721_Relatorio_Carga_do_tabagismo_Brasil.pdf.
27. BRASIL. *Lei nº 12.546*, de 14 de dezembro de 2011. Disponível em www.planalto.gov.br/ccivil_03/_ato2011-2014/2011/lei/ℓ12546.htm. e DECRETO 8262, DE 31 DE MAIO DE 2014. Disponível em www.jusbrasil.com.br/diarios/71175089/dou-secao-1 a 02 a 06 a 2014-pg-1.
28. http://www.actbr.org.br/tabagismo/legislacao.asp.
29. IGLESIAS, R.; J. H. A., P.; PINTO, M. et al. *Controle do Tabagismo no Brasil*. Rio de Janeiro: Aliança de Controle do Tabagismo, 2007.
30. BRASIL. Ministério da Saúde. *Legislação federal vigente sobre tabaco no Brasil*. Disponível em www.inca.gov.br/tabagismo/frameset.asp?item=economia&link=leisfederais.pdf.
31. FIGUEIREDO, V. et al. *Use of flavored cigarettes among brazilian adolescents*: a step toward nicotine addiction? In: XV World Conference on Tobacco or Health. Abstracts from 15th World Conference on Tobacco or Health (WCTOH), Singapore, 20 a 24 March 2012.
32. PEDRINI, D. M.; ADAMS, T.; SILVA, V. R. *Controle social de políticas públicas* – caminhos, descobertas e desafios. São Paulo: Paulus, 2007.
33. FERNANDES, R. C. *Privado porém público*: o terceiro setor na América Latina. 2ª ed. Rio de Janeiro: Relume-Dumará, 1994.
34. ALIANÇA DE CONTROLE DO TABAGISMO. *Direitos humanos e o controle do tabaco*. Disponível em www.actbr.org.br/tabagismo/direitos-humanos.asp.
35. DATAFOLHA. *Pesquisa sobre fumo em locais fechados – Brasil*. São Paulo: ACT e Instituto Datafolha, 2008. Disponível em www.actbr.org.br/uploads/conteudo/105_Fumo-em-Locais-Fechados-Datafolha-2008.pdf.
36. DATAFOLHA. *Pesquisa sobre percepção de marcas de cigarros em pontos de venda*. São Paulo: ACT e Instituto Datafolha, 2008. Disponível em www.actbr.org.br/uploads/conteudo/222_Datafolha-pontos-de-venda-2008.pdf.
37. DATAFOLHA. *Opiniões sobre a propaganda de cigarros – Brasil*. São Paulo: ACT e Instituto Datafolha, 2011. Disponível em www.actbr.org.br/uploads/conteudo/620_ACT_DATAFOLHA_propaganda.pdf.
38. BRASIL. *Diretrizes para implementação do Artigo 5.3 da Convenção-quadro para o controle do tabaco*. Disponível em www2.inca.gov.br/wps/wcm/connect/c59c83004eb68a52a149b3f11fae00ee/Diretrizes_para_implementacao_do_artigo53_da_CQCT.pdf?MOD=AJPERES&CACHEID=c59c83004eb68a52a149b3f11fae00ee.

Glossário

Ísis Marafanti, Maria Carolina Pedalino Pinheiro e Clarissa Bastos Frota Figueiredo

A

AA (Alcoólicos Anônimos) – grupo de ajuda que tem como base a filosofia dos Doze Passos.

Abstinência – ato de se abster; renúncia; privação (diferente de síndrome de abstinência).

Acamprosato – medicamento usado no tratamento da dependência de álcool.

Adicção (ou adição) – termo derivado da palavra em inglês *addiction*, que significa obsessão, compulsão ou dependência física ou psíquica a uma substância. É um termo abandonado pela Organização Mundial da Saúde (OMS) por ser impreciso e passível de confusão.

Agorafobia – medo de estar em situações embaraçosas ou em lugares difíceis de escapar ou que não há ajuda disponível no caso de experimentar um ataque de pânico.

Al-Anon – grupo de mútua ajuda para familiares e amigos de alcoolistas com o objetivo de melhor adaptação ao programa de recuperação dos alcoólicos anônimos (ver AA – Alcoólicos Anônimos).

Aliança terapêutica – formação de um compromisso entre paciente e terapeuta.

Alucinação – alteração de algum dos cinco sentidos, no qual o indivíduo tem uma percepção sem um estímulo externo real correspondente. Pode ser auditiva, visual, tátil, cinestésica ou cenestésica. A mais comum é a alucinação auditiva, característica dos processos esquizoparanoides.

Alucinógenos – substâncias naturais ou sintéticas capazes de causar perturbação no sistema nervoso central.

Ambivalência – estado de ter, simultaneamente, sentimentos conflitantes perante uma pessoa ou coisa. A ambivalência é a experiência de ter pensamentos e emoções concomitantemente positivos e negativos em relação a alguém ou alguma coisa. Um exemplo comum de ambivalência é o sentimento de amor e ódio por uma mesma pessoa. A palavra "ambivalente" deriva do latim *ambi*, que significa "ambos", e *valentia*, "força".

Amnésia – prejuízo da memória, podendo ser total ou parcial.

Amor Exigente – grupo de apoio em que os próprios membros se ajudam; proposta de educação destinada a pais e orientadores como forma de prevenir e solucionar problemas com o uso de drogas.

Anabolizantes – classe de hormônios esteroides naturais e sintéticos que promovem o desenvolvimento de diversos tipos de tecidos, especialmente o muscular e o ósseo.

Analgesia ou anestesia – palavra derivada do grego *an*, que significa sem, e *aisthesis*, sensação. Geralmente refere-se à ausência de sensação dolorosa.

Anedonia – ausência de prazer em atos normalmente prazerosos.

Aneurisma – dilatação de uma artéria, podendo esta ser em qualquer topografia do corpo.

Anfetamina – droga sintética com efeito estimulante sobre o sistema nervoso central.

Anorexia – perda ou diminuição do apetite, sintoma comum de muitas doenças. Diferente de anorexia nervosa, que é um tipo de transtorno alimentar caracterizado por uma rígida e insuficiente dieta alimentar.

Anorexígeno – medicamento com a finalidade de induzir a anorexia. Geralmente são potenciais drogas causadoras de dependência.

Anorgasmia – dificuldade em atingir o orgasmo, mesmo sem alteração nas outras fases da relação sexual.

Ansiedade – característica fisiológica humana que antecede momentos de perigo ou de tensão, reais ou imaginários. É marcada por sensações corporais desagradáveis, como sensação de vazio, taquicardia, apreensão e sudorese.

Ansiolíticos – medicamentos que diminuem a ansiedade e a tensão, muito utilizados no tratamento dos transtornos de ansiedade. Os principais são os benzodiazepínicos.

Anticolinérgicos – substâncias antagonistas da ação de fibras parassimpáticas que liberam acetilcolina.

Anticonvulsivantes – medicações que evitam convulsão, por exemplo: fenobarbital, fenitoína, carbamazepina e fentanila (ver Convulsão).

Antidepressivos – substâncias consideradas eficazes na remissão de sintomas característicos da síndrome depressiva. Algumas substâncias com atividade antidepressiva podem ser eficazes também em transtornos psicóticos. Há três classes principais: tricíclicos, inibidores da recaptação de serotonina e/ou noradrenalina e inibidores da enzima monoamina oxidase.

Antiespamódicos – medicações cuja função é evitar espasmos, geralmente causadores de cólicas.

Apatia – é um estado de indiferença, no qual um indivíduo não responde aos estímulos da vida emocional, social ou física.

Arteriosclerose – endurecimento e espessamento da parede das artérias.

Ataque de pânico – período que dura, em média, alguns minutos de intenso medo ou desconforto, tipicamente abrupto, e em geral inclui sintomas de tremores, dificuldade em respirar, palpitações do coração, náuseas e tontura.

B

Barbitúricos – grupo de substâncias depressoras do sistema nervoso central. São usados como antiepilépticos, sedativos e hipnóticos. Os barbitúricos têm uma pequena margem de segurança entre a dosagem terapêutica e a tóxica.

Baseado – como é popularmente conhecido o cigarro da maconha.

Bazuco – tipo de pasta de cocaína vendido a custo barato sob a forma de pó.

Benzina – líquido obtido na destilação do petróleo. Ao ser inalada, pode trazer efeitos alucinógenos.

Benzodiazepínicos – família de ansiolíticos. Classe de medicamentos com efeitos calmantes, sedativos, hipnóticos e relaxantes musculares. Vendidos apenas com prescrição médica, pois podem causar dependência.

Biopsicossocial – visão integral do ser e do adoecer, que compreende as dimensões física, psicológica e social.

Borderline – ver Transtorno de personalidade *borderline*.

Brainstorm – técnica que muitos profissionais usam e que literalmente significa "tempestade mental". É uma metodologia de exploração de ideias que visa à obtenção das melhores soluções de um grupo de pessoas.

Bulimia nervosa – distúrbio alimentar em que o indivíduo tende a apresentar períodos em que se alimenta em excesso, seguidos pelo sentimento de culpa extrema.

Bupropiona – ver Antidepressivos.

C

Carbamazepina – ver Anticonvulsivantes.

Catarse – expressão de emoções ou sentimentos. Pode ser a ponte entre a contemplação e a determinação para a ação.

Catatonia – refere-se a um grupo de anormalidades de postura e movimento.

Cefaleia – termo médico para dor de cabeça

CID – sigla usada para Classificação Estatística Internacional de Doenças e Problemas Relacionados com a Saúde ou, na forma resumida, Classificação Internacional de Doenças. É o documento organizado pela Organização Mundial da Saúde, que padroniza a codificação de doenças e outros problemas de saúde.

Codependência – pessoas, em geral parentes, fortemente ligadas de modo emocional a uma pessoa com dependência, que acabam reforçando alguns comportamentos patológicos do dependente.

Cognitivo – ato ou processo de conhecer, que envolve diversas funções psíquicas, como atenção, percepção, memória, raciocínio, juízo, imaginação, pensamento e linguagem.

Comorbidade – quando duas ou mais doenças têm sua origem relacionada e uma pode potencializar a gravidade da outra.

Compulsão – impulso irresistível. Quando patológica, é a necessidade de agir segundo um impulso, que, se controlado, produz extrema ansiedade.

Condicionamento – processo de aprendizagem e modificação de comportamento por meio de mecanismo estímulo-resposta sobre o sistema nervoso central.

Constipação intestinal – conhecida também por obstipação intestinal ou, mais popularmente, como intestino preso.

Contemplação – um dos quatro estágios motivacionais, no qual o indivíduo percebe alguns prejuízos que a dependência causa, mas que não toma nenhuma atitude para mudar.

Contratransferência – conceito psicanalítico que considera o conjunto de reações do terapeuta diante do analisando.

Convulsão – fenômeno eletrofisiológico anormal temporário que ocorre no cérebro. Esta alteração pode gerar contrações involuntárias da musculatura, como movimentos desordenados, alterações do estado mental ou sintomas psíquicos.

Craving – ver Fissura.

Crystal – droga sintética estimulante do sistema nervoso central, da classe da metanfetamina, vendida na forma de cristais brancos ou incolores, que pode ser inalada, fumada, injetada, ingerida ou absorvida pelas mucosas.

D

Delírio – palavra derivada do latim *de*, que significa fora, e *liros*, sulcos; ou seja, fora dos trilhos, descarrilhamento. É uma alteração do juízo de realidade, isto é, da capacidade de distinguir o falso do verdadeiro. Trata-se de uma crença falsa que tem como características a certeza absoluta e a incorrigibilidade mediante argumentações.

Delirium – transtorno cognitivo com prejuízo relativamente global, que consiste em déficits de atenção, de excitação, de consciência, de memória, de orientação, de percepção e de fala ou de linguagem. Também são frequentes mudanças no ciclo sono-vigília e atividade psicomotora anormal.

Delirium tremens – é um estado confusional com grave risco de vida, acompanhado de perturbações somáticas. É, em geral, consequência de uma abstinência absoluta ou relativa de álcool.

Desordens psicóticas – ver Psicose.

Despersonalização – síndrome não específica na qual os indivíduos sentem que perderam sua identidade pessoal, que estão diferentes ou estranhos ou são irreais.

Discinesia – distúrbio de movimento caracterizado pelo aumento da atividade motora; atividade muscular involuntária, como tique, espasmo ou mioclonia.

Disforia – manifestação emocional de desconforto geral, mal-estar, ansiedade e irritabilidade extrema.

Distimia – tipo de transtorno depressivo que consiste em um padrão crônico de dias com humor deprimido que superam os dias livres de sintoma.

Distonia – tônus muscular anormal, incluindo tônus excessivo ou exagerado (como no espasmo muscular), e tônus deficiente ou ausente. Postura persistente de uma parte do corpo, que pode resultar em movimentos grotescos e posições distorcidas.

Dopamina – ver Neurotransmissores.

Doze Passos (*twelve-step program*) – programa criado nos EUA, em 1935, por William Griffith Wilson e Dr. "Bob" Smith, inicialmente para o tratamento de alcoolismo e, mais tarde, estendido para praticamente todos os tipos de dependência química. É a estratégia central da grande maioria dos grupos de autoajuda para o tratamento de dependências químicas ou compulsões, sendo mais conhecidos no Brasil os Alcoólicos Anônimos (e grupos relacionados como Al-Anon/Alateen, voltados às famílias de alcoólatras) e os Narcóticos Anônimos. Os Doze Passos (para os Alcoólicos Anônimos) são:

- Admitimos que éramos impotentes perante o álcool – que tínhamos perdido o domínio sobre nossas vidas
- Viemos a acreditar que um Poder Superior a nós mesmos poderia devolver-nos à sanidade
- Decidimos entregar nossa vontade e nossa vida aos cuidados de Deus, na forma em que O concebíamos
- Fizemos minucioso e destemido inventário moral de nós mesmos
- Admitimos perante Deus, perante nós mesmos e perante outro ser humano, a natureza exata de nossas falhas
- Prontificamo-nos inteiramente a deixar que Deus removesse todos esses defeitos de caráter
- Humildemente rogamos a Ele que nos livrasse de nossas imperfeições
- Fizemos uma relação de todas as pessoas que tínhamos prejudicado e nos dispusemos a reparar os danos a elas causados
- Fizemos reparações diretas a essas pessoas, exceto quando isso significava prejudicá-las ou a outrem
- Continuamos fazendo o inventário pessoal e, quando estávamos errados, nós o admitíamos prontamente
- Procuramos, por meio da prece e da meditação, melhorar nosso contato consciente com Deus, na forma em que O concebíamos, rogando apenas o conhecimento de Sua vontade em relação a nós, e forças para realizar essa vontade
- Tendo experimentado um despertar espiritual, graças a esses passos, procuramos transmitir essa mensagem aos alcoólicos e praticar esses princípios em todas as nossas atividades.

DSM – abreviatura de *Manual diagnóstico e estatístico de transtornos mentais* (*Diagnostic and statistical manual of mental disorders*). Trata-se de um sistema categórico publicado pela American Psychiatric Association (APA), em 1994, como referência de diagnóstico para os profissionais de saúde mental. Desde sua publicação, em 1952, o DSM passou por cinco revisões. A DSM-IV, publicada em 1994 pela Editora Artes Médicas, foi a maior delas; no entanto, houve uma "revisão textual" produzida em 2000. A versão atual do Manual é o DSM-5, publicado em 18 de maio de 2013.

E

Ecstasy – moderna droga estimulante sintetizada, ou seja, feita em laboratório, cujo efeito é a diminuição da reabsorção da serotonina, dopamina e norepinefrina no cérebro.

Efedrina – droga sintética estimulante com efeitos similares aos da anfetamina (ver Anfetamina).

Eletroconvulsoterapia (ECT) – forma de tratamento somático para certas condições psiquiátricas, na qual uma corrente elétrica é aplicada ao cérebro por meio de dois eletrodos colocados no crânio.

Endorfina – neurotransmissor endógeno que causa sensação de prazer e bem-estar.

Enfisema – doença pulmonar obstrutiva crônica, caracterizada pela dilatação excessiva dos alvéolos pulmonares.

Entorpecimento – torpor, falta de energia, debilitação.

Epilepsia – a palavra epilepsia vem do grego e significa "doença que provoca repentina convulsão ou perda de consciência".

Esquizofrenia – trata-se de uma doença psiquiátrica caracterizada por um transtorno psicótico em que alterações do pensamento e/ou da sensopercepção comprometem gravemente o indivíduo. É comum que pacientes portadores do transtorno escutem vozes ou acreditem que outros estão lendo e controlando seus pensamentos ou, ainda, podem crer que estão conspirando para prejudicá-los. É uma doença que compromete 1% da população.

F

Feedback – procedimento que consiste no provimento de informação a uma pessoa sobre o desempenho, conduta ou eventualidade executada por ela, com o objetivo de reprimir, reorientar e/ou estimular determinadas ações executadas anteriormente.

Fissura – também chamada de *craving*, é um forte impulso subjetivo para usar a substância. Experimentada pela maioria, senão por todos os dependentes de substâncias psicoativas.

Fluoxetina – ver Antidepressivos.

Flunitrazepam – ver Benzodiazepínicos.

G

Gestalt – psicoterapia com base no ideal experimental do "aqui-agora" e nas relações com os outros e com o mundo.

Ginecomastia – termo médico dado ao crescimento das mamas nos homens devido aos hormônios.

Glutamato – neurotransmissor depressor do sistema nervoso central (ver Neurotransmissores).

H

Haloperidol – ver Neurolépticos.

Haxixe – exsudato resinoso seco, extraído da planta da maconha, também utilizado como droga devido a sua concentração de delta-9-tetraidrocanabinol (THC), o qual pode ser fumado ou ingerido.

Hemoptise – termo médico para a expectoração de sangue pela tosse.

Hepático – relativo ao fígado.

Hepatite – termo médico para denominar uma inflamação do fígado que pode ser desde uma alteração laboratorial assintomática até uma doença fulminante e fatal.

Heroína – droga derivada do ópio.

Hiperemia – termo médico para um aumento da quantidade de sangue circulante em determinado local, ocasionando, muitas vezes, uma região avermelhada.

Hiperfagia – aumento anormal do apetite.

Hiperlipidemia – presença de níveis elevados ou anormais de lipídios, moléculas gordurosas, no sangue.

Hipertemia – temperatura corporal elevada como resultado de uma sobrecarga dos mecanismos termorreguladores do corpo.

Hipnóticos – fármacos indutores do sono.

Hipogonadismo – termo médico para uma diminuição da função das gônadas, ou seja, ovários ou testículos.

Hipomania – forma menos intensa de mania (ver Mania).

Hipopotassemia – diminuição da concentração do íon potássio no sangue.

Homeostase – palavra derivada do grego, *homoios*, que significa igual, semelhante, e de *stasis*, que significa parado. O termo homeostase é utilizado para designar a propriedade dos seres vivos de regular seu ambiente interno, a fim de manter uma condição estável.

I

Ice – droga sintética, uma anfetamina modificada, potente estimulante do sistema nervoso central. Tem este nome, pois tem a apresentação em pó branco ou cristal que lembra gelo (*ice*, em inglês). Pode ser fumada, cheirada, injetada ou engolida.

Icterícia – termo médico para a coloração amarelada da pele e mucosas devido à acumulação de bilirrubina no organismo.

Imunoglobulinas – glicoproteínas sintetizadas e excretadas por células plasmáticas fundamentais para a defesa do organismo.

Incidência – número de casos novos surgidos em determinada população e em determinado intervalo de tempo.

Insight – capacidade da observação profunda e da dedução, discernimento, percepção.

J

Janela imunológica – intervalo de tempo entre a infecção pelo vírus da síndrome da imunodeficiência adquirida (AIDS) e a produção de anticorpos anti-HIV (vírus da imunodeficiência humana) no sangue (confirmados pelo exame).

K

Kindling – termo criado por Goddard (1969) para conceituar um fenômeno de sensibilização, no qual estímulos elétricos subconvulsivos, repetidos e intermitentes, levavam ao desenvolvimento de convulsões generalizadas. Hoje é utilizado para o fenômeno em que neurônios de algumas regiões do cérebro, expostos intermitentemente a um determinado estímulo (uso de alguma substância, p. ex.), tornam-se mais sensíveis aos seus efeitos e disparam com maior rapidez a cada exposição (por menor que seja).

L

Labilidade emocional – estado especial de tônus emocional em que se produz a mudança rápida e imotivada do humor ou estado de ânimo, sempre acompanhada de extraordinária intensidade afetiva.

Lapso – termo utilizado em dependência química para caracterizar o dependente que estava abstêmio e usou determinada substância sem o mesmo padrão de uso anterior, ou seja, sem ter tido uma recaída (ver Recaída). Por exemplo, um dependente de álcool que antes fazia uso de 1ℓ de pinga por dia, ficou abstinente durante 3 meses e bebeu uma cerveja.

Letargia – perda temporária e completa da sensibilidade e do movimento.

M

Macrocitose – aumento do tamanho das células, geralmente referindo-se aos eritrócitos, células vermelhas do sangue.

Malária – parasitose tropical, doença infecciosa aguda ou crônica, causada por protozoários do gênero *Plasmodium*, transmitidos pela picada do mosquito *Anopheles* (mosquito-prego).

Mania – caracterizada por humor exaltado ou eufórico, atividade psicomotora, inquietação e agitação aumentadas, aumento do número de ideias, velocidade de pensamento e fala.

MDMA – metilenodioximetanfetamina (ver *Ecstasy*).

Mescalina – alucinógeno natural extraível do cacto peiote (ver Peiote).

Metadona – medicamento da classe dos opioides.

Metanfetamina – droga estimulante do sistema nervoso central, cujos efeitos se manifestam nos sistemas nervosos central e periférico. Pode provocar aumento do estado de alerta, da sensopercepção e da libido, e diminuição do apetite, da fadiga e do sono.

Midríase – termo médico usado para a dilatação da pupila.

Mielinólise – lesão causada pela destruição da bainha de mielina dos nervos que passam pela ponte (mesencéfalo), cujo nome completo é mielinólise pontina central.

Miocardiopatia – distúrbio progressivo que altera a estrutura ou compromete a função dos ventrículos, ou seja, da parede muscular das câmaras inferiores do coração.

Modus operandi – expressão em latim que significa "modo de operação", quando alguém ou algo usa o mesmo jeito e aplicação em todas as coisas que realiza.

Monilíase – também chamada de candidíase, é uma infecção causada pelo fungo Candida.

N

Naltrexona – medicamento usado em dependência química, especialmente para dependência de álcool.

Nar-Anon – grupo de mútua ajuda de familiares e amigos de dependentes químicos com base nos Doze Passos.

Narcisista – pessoa que gosta de si mesma excessivamente, vaidosa, egocêntrica

Narcótico – indutor do sono. Drogas que podem aliviar dores fortes são indutoras de sono e, em geral, altamente viciantes. Por isso, narcótico, em regra, se refere a um analgésico que causa dependência.

Neurolépticos – agentes que suprimem movimentos espontâneos e comportamento complexo sem provocar perda da consciência, dos reflexos medulares e comportamento de esquiva. Geralmente são usados como sinônimo de antipsicóticos. Como exemplos, podem ser citados haloperidol, risperidona, olanzapina, clozapina, aripripazol, clorpromazina, entre outros.

Neurotransmissores – substâncias químicas produzidas pelas células nervosas, por meio das quais elas podem enviar informações a outras células. Como exemplos, podem ser citados endorfina, epinefrina, norepinefrina, glutamato, dopamina, entre outros.

Nistagmo – oscilações repetidas, involuntárias e rítmicas dos olhos.

Norepinefrina – ver Neurotransmissores.

O

Opioide – medicações que produzem ações de analgesia. Em doses elevadas, produzem euforia e estados hipnóticos. São usados como droga recreativa de abuso e causam dependência.

P

Paranoia (transtornos delirantes) – grupo de condições raras, nas quais o aspecto central é o desenvolvimento de um ou mais delírios persistentes que não são bizarros, mas envolvem mecanismos que ocorrem na vida real, tais como ser seguido, ser amado de longe ou ser traído por um amante.

Peiote – cacto (peyote) nativo da região do sudoeste dos EUA até o centro do México e que tem sido usado pelos efeitos psicodélicos experimentados quando ingerido.

Pragmatismo – doutrina em que todas as ideias e atos têm consequências ou finalidades práticas.

Pré-contemplação – um dos estágios motivacionais, caracterizado por ausência de crítica em relação ao uso, no qual o indivíduo não demonstra desejo de parar de usar a substância.

Prevalência – número total de casos existentes em determinada população e em determinado momento temporal.

Priapismo – ereção do pênis sem a estimulação física ou psicológica, associada à sua impossibilidade de retornar ao seu estado flácido. Geralmente é uma condição dolorosa e potencialmente danosa.

Prostração – ação ou efeito de prostrar. Enfraquecimento extremo.

Psicodrama – tipo de psicoterapia que utiliza técnicas dinâmicas.

Psicopatologia – estudo da vida psíquica mórbida, anormal e patológica.

Psicose – termo genérico usado para definir as formas mais graves de transtorno psiquiátrico, nas quais as alucinações e os delírios podem ocorrer e a consciência de doença é perdida.

Psicotrópicos – drogas que atuam sobre o nosso cérebro alterando de alguma maneira nosso psiquismo (o que sentimos, fazemos e pensamos).

Q

Qualidade de vida – as condições de vida de um ser humano que envolve o bem espiritual, físico, mental, psicológico e emocional, além de relacionamentos sociais, com família e amigos.

Quetamina (cetamina ou *special k*) – droga sintética, depressora do sistema nervoso central, com efeitos levemente alucinógenos

R

Rapport – palavra francesa que significa harmonia, confiança, segurança e compreensão (com os outros ou consigo mesmo). Ter *rapport* com os outros significa ter relacionamentos de qualidade. Ter *rapport* consigo mesmo significa ter um diálogo interno produtivo.

Recaída – retomada do antigo padrão de consumo, quando o indivíduo volta a utilizar a substância nociva nos mesmos níveis anteriores à intervenção terapêutica ou à abstinência.

Resiliência – conceito usado para caracterizar pessoas que têm a capacidade de retornar ao seu equilíbrio emocional após sofrer situações de extremo estresse.

S

Santo Daime – uma manifestação religiosa que teve seu início na região amazônica e tem como base o uso sacramental de uma bebida psicodélica chamada *ayahuasca*.

Sedativo – medicamento que diminui a ansiedade, que acalma e que seda.

Senescência – processo de envelhecimento.

Serotonina – substância que atua em diversas funções fisiológicas como neurotransmissor no sistema nervoso central (ver Neurotransmissores).

Sífilis – doença sexualmente transmissível causada pelo microrganismo *Treponema pallidum*.

Síndrome – estado mórbido caracterizado por um conjunto de sinais e sintomas, e que pode ser produzido por mais de uma causa.

Síndrome de abstinência – conjunto de sinais e sintomas que surgem na suspensão do consumo de drogas causadoras de dependência física e psíquica. Geralmente é usada em referência ao álcool e caracterizada por apresentar sintomas como disforia, insônia, ansiedade, irritabilidade, náuseas, agitação, taquicardia, hipertensão e até mesmo alucinações, convulsão e morte.

Sinestesia – relação de planos sensoriais diferentes, como, por exemplo, a experiência sonora vista ou experiência visual ouvida.

Sintomas – manifestações subjetivas de doenças.

Skunk – também conhecido como *skank* ou supermaconha, é a maconha com alto teor de delta-9-tetraidrocanabinol (THC).

Substâncias psicoativas – ver Psicotrópicos.

Superdosagem – dose excessiva (geralmente de tóxico).

T

Taquicardia – termo médico para designar o aumento da frequência cardíaca esperada.

Testosterona – hormônio esteroide.

Tiamina – nome químico da vitamina B1.

Tinidos – sensação auditiva cuja fonte não advém de estímulo externo ao organismo; zumbido.

Tolerância – do latim *tolerare*, que significa sustentar, suportar. É utilizado em medicina para a diminuição do efeito de uma substância por exposição excessiva ao seu princípio ativo, ou seja, a necessidade do uso de doses cada vez maiores da substância para se obter os mesmos resultados anteriores.

Tranquilizantes – ver Sedativo.

Transtorno de personalidade *borderline* – caracteriza-se por uma personalidade disfuncional, com a presença de desregulação emocional, extremo ou cisão, relações intensas e instáveis, impulsividade, acessos de raiva, comportamento de automutilação, ideação suicida recorrente, desconfianças.

Transtorno do pânico – condição mental psiquiátrica que faz com que o indivíduo tenha ataques de pânico intensos e, muitas vezes, recorrentes (ver Ataque de pânico).

Trombose – formação de um coágulo de sangue, ou seja, um trombo, no interior de um vaso sanguíneo.

U

União do Vegetal – ordem religiosa milenar que distribui o composto de mesmo nome. A União do Vegetal é a combinação de duas plantas da Floresta Amazônica: o mariri (*Banisteriopsis caapi*) e a chacrona (*Psycotria viridis*), que compõem um chá misterioso denominado *oaska*, utilizado exclusivamente em rituais religiosos.

V

Vareniclina – remédio que atua no mesmo receptor da nicotina e é utilizado para ajudar as pessoas a pararem de fumar.

Vertigem – sensação de tontura rotatória.

Volição – ato de querer; vontade de realizar algo.

Z

Zolpidem – remédio indutor do sono.

Índice Alfabético

A

Abordagem
- cognitivo-comportamental, 310
- familiar em dependência química, 299
- - atendimento familiar, 314
- - características presentes em famílias de dependentes químicos, 300
- - ciclo de vida familiar, 304
- - contexto
- - - familiar, 302
- - - sociocultural, 302
- - família, 300
- - fatores constitucionais, 302
- - modalidades terapêuticas, 307
- - resiliência familiar, 312
- - terapia familiar, 306
Abstinência, 521
- no dia da sessão, 329
Abstração seletiva, 175
Abuso, 7
Acamprosato, 38, 521
Ação, 188
- das drogas de abuso no sistema nervoso central, 19
Aceitação, 201
Acetilcolina, 42
Acidentes de trânsito, consumo de álcool, 506
Acompanhante terapêutico, 474
Acompanhar, 203
Aconselhamento, 139
Aconselhar, 209
Acupuntura, tabaco e, 49
Aderência, 263
Adesão, 478
Adesivo de nicotina, 46
Adicção (ou adição), 521
Adolescência, 281
- aspectos biopsicossociais, 281
- crise normal da, 281
- e drogas sob diversos prismas, 282
- fatores
- - de proteção, 284
- - de risco, 284
- filhos de dependentes químicos, 285
- impacto do consumo abusivo, 285
- prognóstico, 287
- resiliência, 284
- sexualidade e drogas na, 283
- tratamento, 287
Adolescentes, tabaco e, 51
Afirmações automotivacionais, 215
Afirmar, 208
Agentes
- antidepressivos, 62

- antidopaminérgicos, 62
- antiepilépticos, 63
- antipsicóticos, 62
- comunitários de saúde, 474
- dopaminérgicos, 62
Agorafobia, 156, 521
Agregação, 494
Agressivo, comportamento, 237
Al-Anon, 521
Albergue comum, 469
Álcool
- acidentes de trânsito, 506
- alteração do funcionamento sexual, 32
- alucinose alcoólica, 34
- ansiedade, 35
- bioquímica, 26
- *blackouts* alcoólicos, 34
- câncer, 30
- ciúme patológico, 36
- complicações sociais, 36
- conceitos de dependência, 29
- convulsões, 33
- danos ao tecido cerebral, 35
- *delirium tremens*, 34
- depressão, 34
- disfunções sexuais, 385
- distúrbios
- - endócrinos, 30
- - físicos decorrentes do uso crônico do, 30
- - gastroenterológicos, 30
- - hematológicos, 31
- - metabólicos, 31
- - musculoesqueléticos, 30
- - nos sistemas nervosos central e periférico, 31
- doenças
- - cardiovasculares, 31
- - dermatológicas, 31
- - respiratórias, 31
- epidemiologia, 26
- episódios de amnésia induzidos, 34
- esquizofrenia, 36
- etiologia, 27
- farmacologia, 26
- hipomania, 35
- intoxicação
- - alcoólica aguda, 32
- - patológica, 34
- metabolismo, 26
- no sistema nervoso central, 20
- síndrome
- - de abstinência do álcool, 33
- - fetal alcoólica, 31
- suicídio, 35
- supressão do sistema imunológico, 31
- transtorno(s)
- - alimentares, 36

- - de personalidade, 36
- - psicótico delirante induzido pelo álcool, 34
- - psiquiátricos decorrentes do uso de álcool, 32
- tratamento farmacológico, 37
- uso de baixo risco, 28
Alcoólicos Anônimos, 334, 521
- características, 337
- Doze Passos, 341
- Doze Tradições, 342
- experiência aplicada por outros grupos, 335
- filosofia, 340
- grupos de interesse especial, 339
- interface entre profissionais e comunidades terapêuticas, 343
- reuniões, 338
Alcoolismo nos idosos, 372
Aliança terapêutica, 140, 521
Alívio ou evitação dos sintomas de abstinência, 7
Alteração do funcionamento sexual, álcool e, 32
Alucinação, 521
Alucinógenos, 80, 521
- controle de danos, 459
- diagnóstico, 88
- - diferencial, 88
- do grupo "miscelânea", 86
- semelhantes à serotonina, 81
- semelhantes às catecolaminas, à norepinefrina e à dopamina, 83
- similares à acetilcolina, 85
- tratamento, 88
Alucinose alcoólica, 34
Ambiente(s)
- de trabalho, 422
- de tratamento, 467
Ambivalência, 521
Ambliopia alcoólica, 31
Amnésia, 295, 521
Amor-Exigente, 348, 521
- chegada ao Brasil, 348
- comunidade, 352
- definição, 349
- federação brasileira de, 352
- filhos, 352
- filosofia, 350
- metodologia, 350
- pais, 352
- público-alvo, 350
Anabolizantes, 521
- controle de danos, 461
Análise das opções, 216
Anedonia, 522
Aneurisma, 522

Anfetaminas, 100, 522
- absorção, 101
- controle de danos, 460
- efeitos
- - do uso agudo, 101
- - do uso crônico, 103
- - farmacológicos, 102
- - psicoativos mantenedores da dependência, 102
- epidemiologia, 101
- excreção, 101
- metabolismo, 101
- no sistema nervoso central, 19
- síndrome de abstinência, 104
- tratamento, 104
- vias de administração, 101
Anorexia, 159, 522
Anorexígeno, 522
Anorgasmia, 522
Ansiedade, 522
- álcool e, 35
Ansiolíticos, 522
Antagonistas opioides, 47
Anticolinérgicos, 127, 522
Antidepressivos, 44, 522
Antiespamódicos, 522
Apatia, 522
Aprendizado social, 6
Aprendizagem subjetiva, 495
Armadilha
- da avaliação, 210
- da culpa, 211
- da rotulação, 211
- do bate-papo, 211
- do especialista, 210
- do foco prematuro, 211
Assertividade, 236
Assertivo, comportamento, 237
Assistência domiciliar, 376
Assistente social, 473
Ataques de pânico, 522
Atenção plena, 233
Atendimento familiar, 314
Atividades prazerosas, 254
Aumento
- da tolerância, 7
- do controle social, 432
Autoeficácia, 190, 221
Automedicação, 152
Automonitoramento, 226
Avaliação(ões), 210, 479, 481
- de autoeficácia, 226
- de prós e contras, 176
- econômica, 485

B

Balança decisional, 190
Barbitúricos, 522
Baseado, 522
Bate-papo, 211
Bazuco, 522
Bebidas alcoólicas, políticas públicas e, 501, 503
Beladona, 86
Benzina, 522
Benzodiazepínicos, 522
Biopsicossocial, 522

Bissexuais, 396
Blackouts alcoólicos, 34
Boa noite cinderela, e disfunções sexuais, 389
Borderline, 522
Brainstorm, 522
Bromo *Dragon-Fly* (*B-fly, fly*), 83
Bulimia nervosa, 159, 522
Bupropiona, 44, 522
Burnout, 422

C

Cafeína, 133
- absorção, 134
- efeitos
- - do uso agudo, 134
- - do uso crônico, 135
- - farmacológicos e psicoativos, 134
- energéticos, 135
- epidemiologia, 133
- excreção, 134
- metabolismo, 134
- síndrome de abstinência, 135
- vias de administração, 133
Câncer, álcool e, 30
Cancro mole, 365
Capacitação, 494
Caráter da intervenção, 475
Carbamazepina, 522
Cartões de enfrentamento, 180
Catastrofização, 176, 252
Catatonia, 522
Catinonas sintéticas, 130
Cefaleia, 523
Células nervosas, 15
Cetamina, 88, 123, 527
Cetoacidose alcoólica, 31
Chá da morte, 125
Change Questionnaire, 217
Ciclo
- de resposta sexual, 383
- de vida familiar, 304
CID, 523
- - 10, 9
- - 11, 7
Cirrose alcoólica, 30
Ciúme patológico, álcool e, 36
Clamidíase, 363
Cleptomania, 413
Clonidina, 47
Cloreto de metileno, 126
Cloridrato de benzidamina, 124
Cocaína, 54
- absorção, 55
- abstinência, 60
- comorbidades, 61
- - esquizofrenia, 61
- - transtorno(s)
- - - afetivos, 61
- - - de ansiedade, 61
- - - de déficit de atenção e hiperatividade, 61
- - - de personalidade, 61
- - complicações
- - físicas, 58
- - psiquiátricas, 59
- - sociais, 59

- controle de danos, 458
- crash, 60
- disfunções sexuais, 387
- efeitos
- - do uso agudo, 55
- - do uso crônico, 57
- - farmacológicos, 56
- - psicoativos que favorecem a dependência, 57
- epidemiologia, 54
- excreção, 55
- extinção, 60
- *kindling*, 58
- metabolismo, 55
- no sistema nervoso central, 19
- sensibilização, 57
- síndrome de abstinência, 60
- superdosagem, 59
- tratamento, 61
- - emergencial, 61
- - farmacológico, 62
- tolerância, 57
- vias de administração, 55
Cognitivo, 523
Coming out, 398
Comorbidade(s), 523
- psiquiátricas na dependência química, 150
- - diagnóstico, 159
- - epidemiologia, 151
- - etiologia, 151
- - principais transtornos associados, 153
- - tratamento, 160
Compaixão, 202, 495
Complicações sociais, álcool e, 36
Comportamento sexual de risco, drogas e, 389
Compras compulsivas, 414
Comprometimento com a mudança, 214
Compulsão, 523
Comunicação, 493
Comunidades terapêuticas, 469
- e dependência química, 490
- no Brasil, 497
Condicionamento, 523
- clássico, 4
- operante, 4
Consciência, 493
Conselheiros ex-usuários, 475
Constipação intestinal, 523
Consumo abusivo, 5
Contatos pós-consulta, 213
Contemplação, 186, 523
Contrato terapêutico, 327
Contratransferência, 523
Controle
- local e intervenção comunitária, 454
- social, 432, 517
Convulsão(ões), 523
- álcool e, 33
Coterapeuta, 326
Crack, 65
- absorção, 67
- complicações físicas, 67
- comorbidade(s), 68
- - com o tabagismo, 68
- dados epidemiológicos, 66

Índice Alfabético

- disfunções sexuais, 387
- efeitos
- - do uso agudo, 67
- - do uso crônico, 67
- - farmacológicos, 67
- - emergências/avaliação e manejo da intoxicação pelo, 69
- excreção, 67
- internação, 71
- investigação, 70
- metabolismo, 67
- síndrome de abstinência, 68
- tratamento, 68
- - farmacológico, 71
- - psicossocial, 71
- vias de administração, 66
Craving, 166, 523
Crenças
- ativadas, 166
- facilitadoras ou de permissão, 167
Crimes, álcool e, 37
Crystal, 523
Culpa, 211
Cura emocional, 495
Custo-efetividade das políticas preventivas, 506

D

Danos ao tecido cerebral, álcool e, 35
Datura, 86
Defesas, 493
Degeneração cerebelar alcoólica, 31
Delírio, 523
Delirium, 523
- *tremens*, 34, 523
Demência alcoólica, 31
Dependência(s), 5, 7
- comportamentais, 411
- - comunidades terapêuticas e, 490
- - donovanose, 364
- de tecnologia, 415
- - dos profissionais de saúde, 421
- - gonorreia, 363
- graus de, 11
- - grupos de autoajuda no tratamento da, 334
- - - Amor-Exigente, 348
- - - Narcóticos Anônimos, 344
- - - Alcoólicos Anônimos, 334
- - - herpes simples, 366
- - - HIV/AIDS, 356
- - - linfogranuloma venéreo, 363
- - - na mulher, 292
- - - características da, 293
- - - identificação de mulheres com transtornos pelo uso de substâncias, 295
- - - tratamento, 296
- - no idoso, 370
- - - alcoolismo, 372
- - - consumo abusivo de benzodiazepínicos, 373
- - - fatores de proteção, 371
- - - fatores de risco, 371
- - - serviços de prevenção para idosos, 371
- - - tabagismo nos, 374

- - papiloma vírus humano, 365
- múltipla e disfunções sexuais, 389
- neurobiologia da, 9, 10, 13
- - psicoterapia de grupo no tratamento da, 318
- - - aspectos norteadores para a estruturação do grupo, 324
- - - aspectos psicológicos, 322
- - - escolha do referencial teórico, 320
- - - grupos no tratamento, 319
- - - questões práticas para administração dos grupos psicoterapêuticos, 324
- sífilis, 361
- química, 3
- - abordagem familiar em, 299
- - - atendimento familiar, 314
- - - características presentes em famílias de dependentes químicos, 300
- - - ciclo de vida familiar, 304
- - - contexto
- - - - familiar, 302
- - - - sociocultural, 302
- - - família, 300
- - - fatores constitucionais, 302
- - - modalidades terapêuticas, 307
- - - resiliência familiar, 312
- - - terapia familiar, 306
- - cancro mole, 365
- - clamidíase, 363
- - comorbidades psiquiátricas na, 150
- - diagnóstico, 159
- - epidemiologia, 151
- - etiologia, 151
- - principais transtornos associados, 153
- - tratamento, 160
Dependentes químicos, filhos de, 266
- ações preventivas, 274
- características da personalidade, 272
- consumo abusivo e dependência do álcool e a família, 268
- fator(es)
- - de proteção, 276
- - genéticos, 271
- - gestação, 269
- - influência
- - - materna, 269
- - - paterna, 269
- intervenção, 276
- irmãos e o uso de álcool e substâncias, 270
- perfil dos filhos do(s) dependente(s)
- - de álcool, 272
- - de substâncias ilícitas, 273
- prevenção, 276
Depressão, 154
- álcool e, 34
Descrições de episódios passados, 226
Desempenho social, 494
Desenvolvimento individual, 492
Desintoxicação apenas como primeiro passo, 477
Desordens psicóticas, 523
Despersonalização, 523
Dessensibilização sistemática, 227
Desvio social, 493

Determinação de metas, 216
Dietilamida do ácido lisérgico, 81
Dificuldades financeiras, álcool e, 37
Dimetiltriptamina, 83
2,5-dimetoxi-4-metilanfetamina, 84
Direcionar, 203
Dirigir alcoolizado, álcool e, 37
Discernimento, 493
Discinesia, 523
Disforia, 523
Disfunções sexuais
- causadas por medicamentos psicotrópicos, 384
- e dependência química, 382
Disponibilidade de acesso, 477
Dissulfiram, 37
Distimia, 523
Distonia, 524
Distúrbios
- endócrinos, álcool e, 30
- gastroenterológicos, álcool e, 30
- hematológicos, álcool e, 31
- metabólicos, álcool e, 31
- musculoesqueléticos, álcool e, 30
- nos sistemas nervosos central e periférico, álcool e, 31
Ditadura do "eu deveria", 252
Doença(s)
- cardiovasculares, álcool e, 31
- de Marchiafava-Bignami, 31
- dermatológicas, álcool e, 31
- hepáticas alcoólicas, 30
- respiratórias, álcool e, 31
- sexualmente transmissíveis, 478
Donovanose, 364
Dopamina, 42, 524
Down-regulation, 14
Doze Passos, 524
Dramatizações, 181
Drogas
- *date rape* e disfunções sexuais, 389
- de prescrição, controle de danos, 460
- e comportamento sexual de risco, 389
- e disfunções sexuais, 385
- sintéticas semelhantes à mescalina e às anfetaminas, 84
DSM, 523
- -V, 7, 8

E

Ecstasy, 85, 121, 524
- e disfunções sexuais, 388
Educação, 432
Efedrina, 127, 524
Efetividade social, 494
Eficácia da entrevista motivacional, 216
Elaboração de um plano de mudança, 216
Eletroconvulsoterapia (ECT), 524
Empatia, 495
Empresas, 471
Encefalopatia
- hepática, 31
- por pelagra alcoólica, 31
Endorfina, 524

Energéticos, 135
Enfermeiro, 473
Enfisema, 524
Engajamento, 204, 213
Ensaio de recaída, 227
Entorpecimento, 524
Entrevista motivacional, 195, 198
Epilepsia, 524
Episódios de amnésia induzidos, álcool e, 34
Equanimidade, 212
Equilíbrio, 212
Equipe multiprofissional, 326
Especialista, 210
Esquizofrenia, 153, 524
- álcool e, 36
- cocaína e, 61
Estágios de mudança, 185
Esteatose hepática, 30
Esteroides anabolizantes
- absorção, 118
- dependência, 117
- efeitos
- - do uso agudo, 118
- - do uso crônico, 118
- - negativos, 119
- - positivos, 118
- - psicoativos, 118
- epidemiologia, 116
- excreção, 118
- metabolismo, 118
- potencial de consumo abusivo, 117
- síndrome de abstinência, 119
- suplementos nutricionais, 119
- tratamento, 119
- vias de administração, 117
Estilo(s)
- de comunicação, 203
- de vida desequilibrado, 230
Estímulo(s)
- ambiental, 221
- elétricos, 15
- eliciador, 166
Estratégia terapêutica, 475
Estreitamento do repertório, 6
Estresse, 421
Estrutura da membrana celular, 14
Evocação, 202, 204
Exercícios físicos, tabaco e, 50
Exposição
- e entendimentos emocionais, 493
- graduada, 180
Expressão afetiva, 493
Eye-opener (alerta), 295

F

Família, 300
Fantasias de recaída, 226
Farmacoterapia, 477
Fatores de risco
- individuais e interpessoais, 433
- ligados à comunidade, 433
- ligados à escola, 433
- ligados à família, 433
- relacionados com o grupo, 433
Feedback, 524
Fenitoína, 524

Fenobarbital, 524
Fenômeno biopsicossocial, 4
Fentanila, 524
Filhos de dependentes químicos, 146, 266
- ações preventivas, 274
- características da personalidade, 272
- consumo abusivo e dependência do álcool e a família, 268
- fator(es)
- - de proteção, 276
- - genéticos, 271
- gestação, 269
- influência
- - materna, 269
- - paterna, 269
- intervenção, 276
- irmãos e o uso de álcool e substâncias, 270
- perfil dos filhos do(s) dependente(s)
- - de álcool, 272
- - de substâncias ilícitas, 273
- prevenção, 276
Filosofia do tratamento, 476
Fissura, 166, 525
Flunitrazepam, 125, 525
Fluoxetina, 525
Foco, 204
- em estratégias instrumentais, 167
- prematuro, 211
Funcionamento
- celular normal, 14
- familiar, álcool e, 37

G

Ganho de peso após a cessação do uso de tabaco, 50
Gastrite, 30
Gays, 396
Gênero, 396
- e identidade sexual, 397, 400
Genograma, 144
Gerenciamento de caso, 261
Gestalt, 525
Gestantes tabagistas, 51
Ginecomastia, 525
Glutamato, 525
Gomas de nicotina, 47
Gonorreia, 363
Gota, 30
Gradiente de concentração, 14
Graus de dependência, 11
Grupo(s)
- abertos, 324
- de autoajuda, 334, 471
- - Amor-Exigente, 348
- - Narcóticos Anônimos, 344
- - Alcoólicos Anônimos, 334
- de educadores, grupo de irmãos e variações, 315
- de multifamiliares, 315
- de pares, 314
- fechados, 324
- homogêneos ou heterogêneos, 325
- uno-familiar, 315

H

Habilidade(s)
- cognitivas, 493
- comunicativas básicas, 203
- de falar e ouvir sentimentos e opiniões, 240
- de fazer
- - críticas, 243
- - e receber elogios, 242
- de iniciar conversações, 238
- de lidar com
- - decisões aparentemente irrelevantes, 252
- - situações de emergência, 255
- de receber críticas, 245
- de recusar bebidas/drogas, 247
- de resolução de problemas e problemas persistentes, 256
- emocionais, 493
- interpessoais, 236
- intrapessoais, 248
Habitação, álcool e, 37
Haloperidol, 525
Haxixe, 525
Hemoptise, 525
Hepatite, 525
- alcoólica, 30
Hereditariedade, 152
Heroína, 74, 525
Herpes simples, 366
Heterossexismo, 398
γ-hidroxibutirato, 124
Hiperemia, 525
Hiperfagia, 525
Hiperlipidemia, 525
Hipertemia, 525
Hipnoterapia, tabaco e, 50
Hipnóticos, 525
Hipogonadismo, 525
- masculino, 30
Hipomania, 525
- álcool e, 35
Hipopotassemia, 525
História
- clínica, 139, 140
- de atendimento para problemas com álcool/drogas, 146
- de uso de drogas, 148
- do beber, 146
- forense, 146
- marital/sexual, 145
- médica e psiquiátrica, 146
- ocupacional, 146
- pessoal, 145
- social, 146
HIV/AIDS, 356
- diagnóstico, 358
- estágios, 357
- prevenção, 360
- quadro clínico, 357
- tratamento, 360-361
Homeostase, 525
Homofobia, 398
- internalizada, 398
Hospital
- - dia, 469
- geral, 468
- psiquiátrico, 469

Índice Alfabético

I

Ice, 525
Icterícia, 525
Idade legal mínima para beber, 453
Identidade sexual e de gênero, 397, 400
Identificação, 142, 495
Idoso, dependência química no, 370
- alcoolismo, 372
- consumo abusivo de benzodiazepínicos, 373
- fatores
- - de proteção, 371
- - de risco, 371
- serviços de prevenção para idosos, 371
- tabagismo no, 374
Impulsividade, 409
Imunoglobulinas, 525
Inalantes, 106
- absorção, 107
- efeitos
- - do uso agudo, 107
- - do uso crônico, 108
- - farmacológicos e psicológicos, 108
- epidemiologia, 106
- excreção, 107
- metabolismo, 107
- síndrome de abstinência, 109
- tratamento, 109
- vias de administração, 107
Incidência, 525
Individualização da abordagem, 477
Informar, 209
Insight, 525
Instrumentos de avaliação, 483
Integração social, 494
Interação entre estágios e mecanismos de mudança, 192
Intervenção(ões)
- comunitárias e ambientais, 507
- preventiva, 442
Intoxicação
- alcoólica aguda, 32
- patológica, álcool e, 34

J

Janela imunológica, 525
Jogo patológico, 411
Jovens *gays*, 401

K

K cut-down (redução), 295
Khat, 129
Kindling, 58, 525

L

Labilidade emocional, 526
Lapso, 228, 526
Laxantes, 127
Legislação por dirigir embriagado, 453
Lei Seca, resultados iniciais da, 510
Leis de responsabilização dos vendedores de bebidas alcoólicas, 454
Lésbicas, 396
Letargia, 526
Libido, 526
Linfogranuloma venéreo, 363
Linha evolutiva do consumo de substâncias psicoativas, 146

M

Maconha
- absorção, 92
- alteração das funções cognitivas, 95
- câncer, 95
- complicações
- - físicas, 94
- - psiquiátricas, 95
- - sociais, 96
- consumo, 91
- - entre jovens, 92
- controle de danos, 459
- cultivo, 92
- dependência, 97
- disfunções sexuais, 386
- efeitos(s)
- - do uso agudo, 92
- - do uso crônico, 94
- - farmacológicos, 93
- - nas células e no sistema imunológico, 94
- - no sistema cardiovascular, 94
- - no sistema gastrintestinal, 95
- - no sistema reprodutor, 94
- - no sistema respiratório, 94
- - psicoativos, 93
- epidemiologia, 91
- excreção, 92
- fatores de risco, 92
- metabolismo, 92
- no sistema nervoso central, 20
- síndrome de abstinência, 97
- tratamento farmacológico, 97
- vias de administração, 92
Macrocitose, 526
Malária, 526
Mandrágora, 86
Manejo
- da raiva, 248
- de pensamentos sobre álcool e drogas, 250
- do pensamento disfuncional, 251
Mania, 526
Manutenção, 189
Maturidade, 492
MDMA, 526
Médico, 473
Mefredona, 130
Mescalina, 83, 526
Metadona, 78, 526
Metanfetamina, 126, 526
- e disfunções sexuais, 388
Metas terapêuticas, 475
Metilenodioxianfetamina, 84
Metilenodioximetanfetamina, 85
Metilfenidato, 126
Metodologia da entrevista motivacional, 205
Métodos de avaliação, 217
Midríase, 526

Mielinólise, 526
Mielinose centropontina, 31
Mindfulness, 233
Miocardiopatia, 526
- alcoólica, 31
Miopatia, 30
Modelagem, 4, 221
Modelo(s)
- cognitivo-comportamental, 4
- da educação afetiva, 433
- da pressão positiva do grupo, 433
- de atuação, 494
- de comportamento aprendido, 4
- de doença, 3
- do amedrontamento, 432
- do conhecimento científico, 432
- do estilo de vida saudável, 433
- do princípio moral, 432
- familiares, 4
- psicanalítico, 4
- sistêmico de Holder, 505
- transteórico, 190
Modus operandi, 526
Moniliíase, 526
Monitoramento
- de atividades e agendamento, 178
- do consumo, 477
Moradia assistida, 469
Morfina, 73
Motivação, 183
- estágios de mudança, 185
- - ação, 188
- - contemplação, 186
- - manutenção, 189
- - pré-contemplação, 185
- - preparação, 187
- - interação entre estágios e mecanismos de mudança, 192
- modelo transteórico, 190
- - autoeficácia, 190
- - balança decisional, 190
- - processos de mudança, 191
- - tentação de retornar ao comportamento-problema, 190
Mudança individual, 494
Mulher, dependência química na, 292
- características da, 293
- identificação de mulheres com transtornos pelo uso de substâncias, 295
- tratamento, 296
Multidisciplinaridade, 477

N

Naltrexona, 37, 526
Nar-Anon, 526
Narcisista, 526
Narcótico, 526
Narcóticos Anônimos, 344
- no Brasil, 346
- primeiros anos, 345
Negociando um plano de ação, 216
Neurobiologia da dependência, 9, 10, 13
Neurolépticos, 526
Neurotransmissores, 526
Nicotina, no sistema nervoso central, 24

Nistagmo, 526
Nitratos, 125
Níveis
- de atendimento, 472
- de avaliação, 483
Nome social, 400
Norepinefrina, 42, 526
Nortriptilina, 45
Nutrição-amparo, 495

O

Objetivos, 210
Oniomania, 414
Opiáceos, controle de danos, 457
Opioides, 73, 527
- absorção, 74
- complicações
- - para o usuário, 76
- - sociais, 77
- disfunções sexuais, 387
- efeitos
- - do uso agudo, 74
- - do uso crônico, 76
- - farmacológicos, 75
- - psicoativos, 75
- epidemiologia, 74
- excreção, 74
- metabolismo, 74
- síndrome de abstinência, 77
- tratamento
- - da intoxicação aguda, 77
- - farmacológico
- - - da dependência, 78
- - - da síndrome de abstinência, 77
- vias de administração, 74
Organização do serviço, 484
Orientação sexual, 396
Orientar, 203
Osteoporose, 30

P

Padrão de consumo
- de cada droga no decorrer dos anos, 148
- durante um dia típico, 147
Pancreatite
- aguda, 30
- crônica, 30
Papel(éis)
- do terapeuta, 326
- profissionais, 473
Papiloma vírus humano, 365
Papoula, 73
Paranoia, 527
Parceria, 201
Participação da sociedade civil organizada, 517
Passivo
- - agressivo, comportamento, 237
- - comportamento, 236
Peiote, 527
Peniciclidina, 86
Pensamento(s)
- automáticos, 166
- dicotômico, 176, 252
- disfuncional, 251
- sobre álcool e drogas, 250
Percepção subjetiva da compulsão para o uso, 7
Perfil do coordenador, 436
Perguntas abertas, 206
Personalização, 252
Pertencimento, 494
Planejamento, 205, 479
Plano
- de ação, 216
- de tratamento, 149
- - maleável, 477
Política(s)
- de redução de danos relacionadas com o álcool, 453
- pública(s)
- - aos indivíduos em situação de rua, 404
- - para o controle do tabagismo, 513, 515
- - relacionadas com as bebidas alcoólicas, 501, 503
População
- - alvo do serviço, 478
- em situação de rua, 402, 403, 404
Pragmatismo, 527
Prazer, 17
Pré-contemplação, 185, 527
Preparação, 187
Prevalência, 527
Prevenção
- de recaída, 220
- - determinantes imediatos, 222
- - efeito da violação da abstinência, 224
- - efetividade da técnica, 233
- - estilo de vida desequilibrado, 230
- - expectativas de resultados positivos, 223
- - intervenções específicas, 226
- - - em situações de alto risco, 226
- - - em respostas de enfrentamento, 227
- - - em expectativas de resultado positivo do uso da substância, 227
- - - para frear o uso inicial, 227
- - - sobre o efeito da violação da abstinência, 229
- - intervenções globais, 231
- - - no estilo de vida, 232
- - - no desejo de indulgência, 232
- - - sobre as compulsões e fissuras, 233
- - nova proposta de modelo de recaída, 224
- - respostas de enfrentamento, 223
- - situações de alto risco, 222
- - teoria de aprendizagem social, 220
- - uso inicial da substância/lapso e recaída, 223
- em escolas, 431
- indicada, 431
- na comunidade, 440
- na saúde, 438
- nas empresas, 436
- seletiva, 430
- universal, 430
Priapismo, 527
Problemas
- no trabalho, álcool e, 37
- relacionados com o álcool, 147
Processo(s)
- de mudança, 191, 491
- de planejamento, 480
- da entrevista motivacional, 203
Programas de prevenção
- indicada, 431
- seletiva, 430
- universal, 430
Projeto(s)
- de prevenção em empresas, 436
- de planejamento, 481
Prostração, 527
Pseudossíndrome de Cushing, 30
Psicodrama, 527
Psicólogo, 473
Psicopatologia, 527
Psicose, 527
Psicoterapia
- de casal, 315
- de grupo no tratamento da dependência química, 318
- - aspectos
- - - norteadores para a estruturação do grupo, 324
- - - psicológicos, 322
- - escolha do referencial teórico, 320
- - grupos no tratamento, 319
- - questões práticas para administração dos grupos psicoterapêuticos, 324
- familiar, 314
- individual e em grupo, 477
Psicotrópicos, 527
Psilocibina, 82
Psilocina, 82

Q

Qualidade de vida, 527
- dos profissionais de saúde, 421
Quetamina, 527

R

Rapport, 527
Realidade, 493
Reatribuição, 176
Recaída, 167, 527
- prevenção de, 220
- - determinantes imediatos, 222
- - efeito da violação da abstinência, 224
- - efetividade da técnica, 233
- - estilo de vida desequilibrado, 230
- - expectativas de resultados positivos, 223
- - intervenções específicas, 226
- - - em situações de alto risco, 226
- - - em respostas de enfrentamento, 227
- - - em expectativas de resultado positivo do uso da substância, 227
- - - para frear o uso inicial, 227

Índice Alfabético

- - - sobre o efeito da violação da abstinência, 229
- - intervenções globais, 231
- - - no estilo de vida, 232
- - - no desejo de indulgência, 232
- - - sobre as compulsões e fissuras, 233
- - nova proposta de modelo de recaída, 224
- - respostas de enfrentamento, 223
- - situações de alto risco, 222
- - teoria de aprendizagem social, 220
- - uso inicial da substância/lapso e recaída, 223
Receber críticas a respeito de beber, 246
Recompensas naturais, 17
Rede primária de atendimento à saúde, 468
Redução de danos, 445
- desafios atuais, 463
- e políticas públicas, 449
- em outros países europeus, 448
- modelo do Reino Unido, 447
- modelo holandês, 446
- no Brasil, 461
- no uso de cigarros e nicotina, 454
- para problemas associados ao álcool, 451
- para uso e consumo abusivo de substâncias ilícitas, 456
- princípios básicos da, 448
Redutor de danos, 474
Reflexão, 206
- amplificada, 208
- de sentimentos, 208
- dupla, 208
- simples, 208
Reforçadores, 221
Reforço positivo, 208
Registro de pensamentos disfuncionais, 177
Reinstalação após a abstinência, 7
Relação entre cliente e terapeuta, 141
Relacionamento(s)
- população LGBT, 399
- social e atenção, 495
Renunciar à violência, 493
Resiliência, 275, 527
- familiar, 312
Resistência, 214
Resolução de problemas, 178
Responsabilidade, 492
Restrições às vendas e aos vendedores de bebidas, 454
Resumo, 209
Role play, 181
Rotina, 420
Rotulação, 211

S

Sair do armário, 398
Sais de banho, 130
Saliência do uso, 6
Sálvia, 88
Salvia divinorum, 129
Santo Daime, 527
Saúde mental
- dos profissionais de saúde, 420, 421
- e emocional do residente, 493
Sedativo, 527
Sedativo-hipnóticos, 110
- absorção, 111
- dependência, 111
- efeitos
- - do uso agudo, 111
- - do uso crônico, 113
- - farmacológicos e psicoativos, 112
- epidemiologia, 111
- excreção, 111
- metabolismo, 111
- síndrome de abstinência, 113
- tratamento farmacológico
- - da dependência, 114
- - da síndrome de abstinência, 114
- uso
- - clínico, 111
- - nocivo, 111
- vias de administração, 111
Segurança
- física, 495
- psicológica, 495
Seleção dos clientes, 326
Senescência, 527
Sensibilização, 57
Serotonina, 42, 527
Sexo, 396
Sexualidade, 396
Sífilis, 361, 528
- quadro clínico, 361
- primária, 361
- secundária, 361
- latente, 362
- tardia, 362
- diagnóstico, 362
- tratamento, 362
Sigilo sobre conteúdo da sessão, 329
Sildenafila, 128
Síndrome, 527
- da imunodeficiência adquirida, 478
- de abstinência, 527
- - do álcool, 33
- - de dependência alcoólica, 5, 6
- - de Mallory-Weiss, 30
- - de Wernicke-Korsakoff, 31
- - fetal alcoólica, 31
Sinestesia, 528
Sintomas, 528
- de abstinência, 7
Sistema
- de recompensa cerebral, 17
- judiciário, 471
- nervoso central, ação das principais drogas de abuso no, 19
Skunk, 528
Solventes, 106
- absorção, 107
- efeitos
- - do uso agudo, 107
- - do uso crônico, 108
- - farmacológicos e psicológicos, 108
- epidemiologia, 106
- excreção, 107
- metabolismo, 107
- síndrome de abstinência, 109
- tratamento, 109
- vias de administração, 107
Special k, 527
Spice, 128
Stages Readiness and Treatment Eagerness Scale (SOCRATES), 217
Substâncias psicoativas, 528
Sudorese, 528
Suicídio
- álcool e, 35
- na população LGBT, 400
Superdosagem, 527
Supergeneralização, 175, 252
Suplementos nutricionais, 119
Supressão do sistema imunológico, álcool e, 31

T

Tabaco, 39
- absorção, 42
- comorbidade de síndrome de dependência de álcool, drogas ilícitas e nicotina, 43
- complicações
- - físicas, 43
- - psiquiátricas, 43
- custos econômicos, 40
- dependência de nicotina, 41
- disfunções sexuais, 386
- efeitos
- - do uso agudo, 42
- - do uso crônico, 43
- - farmacológicos, 42
- - psicoativos que favorecem a dependência, 42
- epidemiologia, 39
- excreção, 42
- fator de risco, 39
- ligação entre pobreza e tabagismo, 40
- metabolismo, 42
- no sistema nervoso central, 24
- síndrome de abstinência, 44
- tabagismo
- - e mulheres, 40
- - em crianças e adolescentes, 40
- - nos idosos, 374
- - passivo, 43
- tratamento, 44
- - não farmacológico, 48
- - farmacológico, 44
- vias de administração, 42
Taquicardia, 528
Tempo de permanência mínimo, 477
Tentação de retornar ao comportamento-problema, 190
Tentativas de suicídio na população LGBT, 400
Teoria
- da aprendizagem social, 441
- da escolha do comportamento, 441
- do controle social, 441
- dos estressores e enfrentamento, 441
Terapeuta ocupacional, 474
Terapia
- cognitiva, 162
- - avaliação de prós e contras, 176
- - cartões de enfrentamento, 180
- - conceituação cognitiva de caso clínico, 170

- - *craving*, 166
- - crenças
- - - ativadas, 166
- - - facilitadoras ou de permissão, 167
- - dramatizações, 181
- - estímulo eliciador, 166
- - estrutura, 170
- - exposição graduada, 180
- - fissura, 166
- - foco em estratégias instrumentais, 167
- - modelo cognitivo
- - - do abuso de substâncias, 165
- - - do desenvolvimento do abuso de substâncias, 168
- - monitoramento de atividades e agendamento, 178
- - pensamentos automáticos, 166
- - principais características, 162
- - princípio básico do modelo cognitivo, 163
- - reatribuição, 176
- - recaída, 167
- - registro de pensamentos disfuncionais, 177
- - relacionamento terapêutico colaborativo, 169
- - resolução de problemas, 178
- - *role play*, 181
- - técnicas cognitivas e comportamentais, 174
- - tratamento de dependentes químicos, 169
- - uso continuado, 167
- comportamental de casal, 311
- de família cognitivo-comportamental, 311
- de grupo, tabaco e, 49
- estratégica breve para adolescentes, 309
- familiar, 306
- motivacional sistêmica, 309
- psicossociais, 48

Testosterona, 528
Tiamina, 528
Tinidos, 528
Tolerância, 57, 295, 528
Tranquilizantes, 528
Transgêneros, 396
- acomodações para indivíduos, 401
Transtorno(s)
- afetivo bipolar, 155
- afetivos, cocaína e, 61
- alimentares, 159
- - álcool e, 36
- de abuso de substância, 7
- de ansiedade, 156
- - cocaína e, 61
- - generalizada, 156
- de déficit de atenção e hiperatividade, 157
- - cocaína e, 61
- de pânico, 156
- de personalidade, 158
- - álcool e, 36
- - antissocial, 158
- - *borderline*, 158, 528
- - cocaína e, 61
- delirantes, 527
- do humor, 154
- do pânico, 528
- dos hábitos e impulsos, 410
- mentais na população LGBT, 400
- psicótico delirante induzido pelo álcool, 34
- psiquiátricos decorrentes do uso de álcool, 32
Tratamento
- a longo prazo, 478
- integrado da comorbidade, 477
- voluntário e involuntário, 477
Treinamento
- de chefes e supervisores, 436
- de habilidades, 227
- de relaxamento e manejo do estresse, 227

Triagem, 142
Tributação e aumento de preço, 454
Trombose, 528

U

União do Vegetal, 528
Unidade(s)
- ambulatorial especializada, 468
- comunitárias de álcool e drogas, 468
Up-regulation, 14
Uso, 5
- continuado, 167
- de drogas por motivos primordialmente sexuais, 389
- de substância precipitando psicopatologia, 152

V

Valores, 210, 494
Vareniclina, 46, 528
Vertigem, 528
Vínculo, 495
Violência
- contra a população LGBT, 399
- doméstica, álcool e, 37
Visão de túnel ou filtro negativo, 252
Visita domiciliar, 376
- com enfoque motivacional, 378
Vitimização, álcool e, 37
Volição, 528

W

Worry (preocupação), 295

Z

Zolpidem, 528

Impressão e acabamento: